MANUAL **WALLS** PARA EL

Manejo urgente de la vía aérea

6.ª Edición

MANUAL **WALLS** PARA EL
Manejo urgente de la vía aérea

6.ª Edición

Director de la edición

Calvin A. Brown III, MD
Associate Professor
Department of Emergency Medicine
Harvard Medical School
Brigham and Women's Hospital
Boston, Massachusetts

Editores asociados

John C. Sakles, MD
Professor
Department of Emergency Medicine
University of Arizona College of Medicine
Tucson, Arizona

Nathan W. Mick, MD, FACEP
Associate Professor
Department of Emergency Medicine
Tufts University School of Medicine
Boston, Massachusetts
Vice Chair
Department of Emergency Medicine
Maine Medical Center
Portland, Maine

Jarrod M. Mosier, MD
Associate Professor
Department of Emergency Medicine
Division of Pulmonary, Allergy, Critical Care and Sleep
Department of Medicine
University of Arizona College of Medicine
Medical Director
Adult ECMO
Banner University Medical Center—Tucson
Tucson, Arizona

Darren A. Braude, MD, MPH, EMT-P
Professor, Emergency Medicine and Anesthesiology
University of New Mexico Health Sciences Center
Medical Director and Flight Physician
Lifeguard Air Emergency Services
University of New Mexico Hospital
Albuquerque, New Mexico

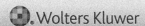. Wolters Kluwer

Philadelphia · Baltimore · New York · London
Buenos Aires · Hong Kong · Sydney · Tokyo

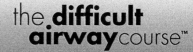

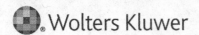®Wolters Kluwer

Av. Carrilet, 3, 9.ª planta, Edificio D - Ciutat de la Justícia
08902 L'Hospitalet de Llobregat, Barcelona (España)
Tel.: 93 344 47 18   Fax: 93 344 47 16   e-mail: consultas@wolterskluwer.com

Revisión científica
Bardo Andrés Lira Mendoza
Especialista en Medicina de Urgencias, diplomado en Medicina de Aviación. Adscrito al Servicio de Urgencias del Hospital General de Zona 32, IMSS, México.

Traducción
Pedro Sánchez Rojas
Médico Cirujano por la Universidad Nacional Autónoma de México, México

Armando A. Robles Hmilowicz
Traductor y editor profesional, México

Dirección editorial: Carlos Mendoza
Editora de desarrollo: Núria Llavina
Gerente de mercadotecnia: Pamela González
Cuidado de la edición: Doctores de Palabras
Adaptación de portada: Alberto Sandoval
Impresión: Mercury Print Productions / Impreso en Estados Unidos

Se han adoptado las medidas oportunas para confirmar la exactitud de la información presentada y describir la práctica más aceptada. No obstante, los autores, los redactores y el editor no son responsables de los errores u omisiones del texto ni de las consecuencias que se deriven de la aplicación de la información que incluye, y no dan ninguna garantía, explícita o implícita, sobre la actualidad, integridad o exactitud del contenido de la publicación. Esta publicación contiene información general relacionada con tratamientos y asistencia médica que no debería utilizarse en pacientes individuales sin antes contar con el consejo de un profesional médico, ya que los tratamientos clínicos que se describen no pueden considerarse recomendaciones absolutas y universales.

El editor ha hecho todo lo posible para confirmar y respetar la procedencia del material que se reproduce en este libro y su copyright. En caso de error u omisión, se enmendará en cuanto sea posible. Algunos fármacos y productos sanitarios que se presentan en esta publicación solo tienen la aprobación de la Food and Drug Administration (FDA) para uso limitado al ámbito experimental. Compete al profesional sanitario averiguar la situación de cada fármaco o producto sanitario que pretenda utilizar en su práctica clínica, por lo que aconsejamos consultar con las autoridades sanitarias competentes.

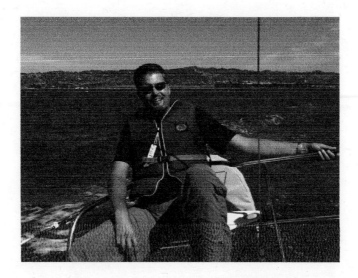

Este libro está dedicado a nuestro amigo y colega Aaron E. Bair, MD (1966-2018), quien falleció tras una larga enfermedad. Aaron era un experto en el manejo urgente de la vía aérea, la educación y la investigación, y combinaba sus considerables habilidades con la sabiduría, el entusiasmo, el humor y la ocasional ironía. Fue uno de los primeros instructores del The Difficult Airway Course y dedicó gran parte de su carrera profesional a enseñar el manejo de la vía aérea a la comunidad de medicina de urgencias. Algunos de nosotros tuvimos la suerte de trabajar directamente con Aaron y todavía podemos oír su voz en nuestra cabeza cuando tratamos casos de vía aérea difícil. Aaron tenía una curiosidad inagotable, siempre buscando mejorar la forma de enseñar el manejo de la vía aérea y proporcionar una atención de mayor calidad y más segura a nuestros pacientes. No solo fue un valioso colega y mentor, sino también un amigo cercano de muchos autores de esta edición. Nos dejó demasiado pronto, pero sigue vivo en cada sesión de vía aérea que impartimos y en la visión de este libro de ofrecer a sus lectores conocimientos prácticos, basados en la evidencia y perfeccionados.

Prefacio

Presentamos con gran orgullo e increíble entusiasmo esta 6.ª edición del *Manual Walls para el manejo urgente de la vía aérea*. Al igual que las ediciones anteriores, este libro ha sido ampliamente reelaborado y actualizado con nuevos contenidos, capítulos y lo último en cuanto a métodos basados en la evidencia para el manejo de la vía aérea. La obra se presenta con un estilo práctico, pero creativo, por nuestros autores y editores de gran talento, que enseñan con nosotros el *The Difficult Airway Course: Emergency*, *The Difficult Airway Course: Anesthesia, The Difficult Airway Course: Critical Care* y *The Difficult Airway Course: EMS*. Cada tema se ha sometido a una revisión exhaustiva que incorpora la información más reciente de la literatura médica disponible para garantizar que el contenido sea relevante, moderno y esté a la vanguardia de la medicina clínica.

Los elementos fundamentales del manejo de la vía aérea permanecen constantes entre ediciones, pero otros evolucionan, a menudo a un ritmo rápido, lo que conlleva cambios en la evaluación del paciente, las técnicas de intubación y la utilización de fármacos. Con tal motivo, la 6.ª edición contiene varios cambios importantes. Siguen evolucionando las «siete P» de la secuencia de intubación rápida (SIR), un abordaje fundamental para el manejo de la vía aérea. A partir de la 5.ª edición, hemos eliminado el *pretratamiento* como acción farmacológica diferenciada. Se sustituyó por el concepto de *optimización preintubación* y ahora se ha renombrado como *optimización fisiológica*, destacando aún más la importancia de la estabilización cardiopulmonar antes de la inducción y la ventilación con presión positiva para atenuar la hipoxemia periintubación y el colapso circulatorio. Se ha redactado un capítulo completamente nuevo titulado «Vía aérea fisiológicamente difícil» para proporcionar un marco que destaque los factores metabólicos, fisiológicos y hemodinámicos que hacen que el manejo urgente de la vía aérea sea complejo y, a menudo, peligroso. Se introduce una nueva mnemotecnia, «CRASH», para ayudar a identificar las características de los pacientes de alto riesgo que presentan amenazas fisiológicas. Este nuevo contenido complementa la información que se encuentra en el capítulo «Intubación del paciente altamente infeccioso» para proporcionar a los clínicos un abordaje integral dirigido a aumentar la seguridad cuando se intuba a un paciente con trastornos fisiológicos graves, un escenario habitual durante el manejo urgente de la vía aérea. Los algoritmos de la vía aérea han sido objeto de una reevaluación crítica. Como resultado, presentamos abordajes algorítmicos actualizados. El «algoritmo de la vía aérea difícil» se ha modificado de manera que incorpora la fisiología anómala como posible factor desencadenante para recurrir a las técnicas de intubación con el paciente despierto, y el «algoritmo de la vía aérea en el choque» se ha sustituido por el «algoritmo de la vía aérea en el paro cardíaco» para destacar el manejo de la vía aérea basado en la adecuación de la circulación más que en la urgencia percibida de la intervención de la vía aérea. Hemos reducido el número de intentos de intubación necesarios para activar el «algoritmo del fracaso de la intubación» de tres a dos con el fin de destacar el efecto negativo de las intubaciones numerosas y la importancia de pasar a los planes de reoxigenación de rescate en etapas más tempranas del manejo urgente de la vía aérea.

La pandemia de COVID-19 trajo nuevos retos para los médicos de primera línea. La preocupación por las técnicas de preoxigenación, la ventilación con presión positiva y las maniobras de rescate de la vía aérea entraron en conflicto, desde el principio, con la ansiedad por la seguridad del paciente y del personal sanitario. El nuevo capítulo sobre intubación del paciente altamente infeccioso aborda estos temas de forma directa y describe un método integral para el manejo seguro y eficaz de la vía aérea. La lidocaína sigue siendo un medicamento obsoleto y, al igual que en la 5.ª edición, ya no forma parte de estos procedimientos. Históricamente se recomendaba el fentanilo como simpaticolítico cuando se requería la intubación en el marco de una urgencia hipertensiva. Aunque el fentanilo puede administrarse a los pacientes con crisis hipertensivas graves como parte de un abordaje integral del tratamiento de la presión arterial, su beneficio como complemento farmacológico de la vía aérea no está claro y su uso ya no es una recomendación razonable durante la intubación de urgencia. El etomidato tiene un lugar aparte como el fármaco principal de inducción para la SIR, ya que su eficacia está firmemente establecida y los datos recientes indican que es el sedante más seguro en los pacientes con hipotensión. Al igual que en ediciones anteriores, cubrimos lo último en dispositivos de la vía aérea a medida que más herramientas comienzan a incorporar tecnología de video de alta definición y elementos de diseño avanzados para hacerlos más ligeros, ergonómicos y asequibles.

Esta edición plasma lo que creemos que son los conocimientos necesarios para un manejo seguro y eficaz de la vía aérea de urgencia. No obstante, los principios son aplicables a una amplia gama de contextos clínicos, como la unidad de cuidados intensivos, las plantas de hospitalización y el ámbito prehospitalario. Los conceptos que presentamos en esta 6.ª edición pueden extrapolarse a cualquier ámbito en el que pueda tener lugar el manejo urgente de la vía aérea y es relevante para todo el personal clínico, no solo para los especialistas en medicina de urgencias. Con nuevos retos, amenazas infecciosas y un panorama clínico en constante evolución, la información actualizada de este libro hace que esta última edición sea un recurso vital para todo aquel que realice manejos urgentes de la vía aérea y el manual más adaptable hasta la fecha.

Calvin A. Brown III, MD
Boston, Massachusetts

John C. Sakles, MD
Tucson, Arizona

Nathan W. Mick, MD, FACEP
Portland, Maine

Jarrod M. Mosier, MD
Tucson, Arizona

Darren A. Braude, MD, MPH, EMT-P
Albuquerque, New Mexico

Agradecimientos

La medicina es un viaje, pero no se recorre solo. Sin el amor y el apoyo de mis padres, mi familia y mis dos increíbles hijos, Calvin y Caleb, no podría mantener la energía y el compromiso con la medicina de urgencias académica, un campo que es exigente y sorprendentemente gratificante al mismo tiempo. Sigo estando agradecido por la increíble tutoría que he recibido en las últimas dos décadas y continúo inspirado por los asistentes a nuestros cursos de vía aérea, así como por el profesorado, los residentes y los estudiantes de la Mass General Brigham y la Harvard Medical School.

Calvin A. Brown III, MD
Boston, Massachusetts

Hay muchas personas, entre ellas mi familia, mis colegas y mis pacientes, que han enriquecido enormemente mi vida personal y mi carrera académica, y les agradezco a todos su apoyo incondicional. Me gustaría dedicar este manual a todos los profesionales sanitarios de primera línea, de todas las especialidades y disciplinas, que manejan la vía aérea de los pacientes en estado crítico y lesionados. Gracias a sus incansables esfuerzos, trabajando en entornos no controlados y en circunstancias difíciles, se salvan muchas vidas en todo el mundo.

John C. Sakles, MD
Tucson, Arizona

Uno de los grandes secretos del *The Difficult Airway Course* es que los instructores sacan tanto provecho de la enseñanza como los participantes de cada curso, sin excepción. Además de interactuar con increíbles clínicos de todo el país y del mundo, algunos de los cuales trabajan en condiciones tan austeras que dejan perpleja a la mente, aprendo muchísimo de mis compañeros del profesorado. Estas lecciones abarcan desde el manejo de la vía aérea hasta la sabiduría general sobre la vida y la carrera profesional. Es, sin duda, el punto culminante de mi carrera profesional. Un agradecimiento especial al Dr. Bob Luten, que ocupa un lugar especial en mi corazón por ser uno de los padres fundadores de la Medicina de Urgencias de Pediatría y un auténtico pionero en el tratamiento de la vía aérea pediátrica. Gracias también a mi familia, mi esposa Kellie y mis hijas Gracyn y Afton, por aguantar los viajes frecuentes y saber que el tiempo lejos de la familia nunca es fácil, pero sentimos que realmente estamos marcando la diferencia.

Nathan W. Mick, MD, FACEP
Portland, Maine

La experiencia se convierte en sabiduría, la sabiduría se convierte en dogma, el dogma se vuelve obsoleto... por la nueva experiencia. Así transcurre el ciclo del arte, y la ciencia, de la medicina. Lo mejor del manejo de la vía aérea es lo rápido que se está produciendo ese ciclo con la creciente colaboración de todas las especialidades responsables de esta labor. Sin embargo, la consecuencia es que nunca hay tiempo para descansar. Estoy agradecido por todas las experiencias que me han enseñado mis pacientes, por todas las conversaciones a lo largo de los años con expertos, novatos y aprendices que han fomentado nuevas ideas, y por la tutoría y la amistad con el profesorado del *The Difficult Airway Course*. Sobre todo, me gustaría dar las gracias a mi familia, Breann, Carter y Aubrey, por sacrificarse constantemente porque nuestro trabajo nunca termina.

Jarrod M. Mosier, MD
Tucson, Arizona

Tengo la suerte de haber pasado la mayor parte de las últimas cuatro décadas atendiendo a pacientes tanto dentro como fuera del hospital. He trabajado junto a increíbles clínicos en todos los niveles de formación y sigo aprendiendo de cada uno de ellos todos los días. La oportunidad de transmitir estas experiencias e incorporar la medicina basada en la evidencia como parte de este libro de texto y del *The Difficult Airway Course* es inmensamente gratificante y una verdadera lección de humildad. El profesorado internacional del *The Difficult Airway Course: EMS* es un grupo asombroso que marca una diferencia increíble en los resultados de innumerables pacientes que probablemente nunca conoceremos. Me gustaría agradecer en particular a Terry Steele y Mike Steuerwald, que han ayudado a hacer del *The Difficult Airway Course: EMS* lo que es hoy. No puedo expresar suficiente gratitud a todos los autores que han dedicado su valioso tiempo a contribuir a este libro de texto. Los enérgicos debates con los otros increíbles editores sobre los conceptos han renovado mi fe en el sano desacuerdo y el mutuo acuerdo. Entre bastidores, han sido mi familia y todas nuestras mascotas las que me han mantenido sano y cuerdo, o al menos tan sano y cuerdo como puede estarlo un socorrista y médico de urgencias de toda la vida.

Darren A. Braude, MD, MPH, EMT-P
Albuquerque, New Mexico

Colaboradores

Steven Bin, MD
Clinical Professor
Department of Emergency Medicine and Pediatrics
UCSF School of Medicine
Medical Director
Emergency Department
UCSF Benioff Children's Hospital
San Francisco, California

Darren A. Braude, MD, MPH, EMT-P
Professor, Emergency Medicine and Anesthesiology
University of New Mexico Health Sciences Center
Medical Director and Flight Physician
Lifeguard Air Emergency Services
University of New Mexico Hospital
Albuquerque, New Mexico

Peter G. Brindley, MD, FRCPC, FRCP
Professor
Critical Care Medicine Anesthesiology
University of Alberta
Intensivist, Critical Care Medicine
University of Alberta Hospital
Edmonton, Alberta, Canada

Calvin A. Brown III, MD
Associate Professor
Department of Emergency Medicine
Harvard Medical School
Brigham and Women's Hospital
Boston, Massachusetts

Stephen Bush, MA (Oxon), FRCS, FRCEM
Consultant in Emergency Medicine
Medical Director Operations
Leeds Teaching Hospitals
Emergency Department
St James's University Hospital
Leeds, United Kingdom

Steven C. Carleton, MD, PhD
Professor
Department of Emergency Medicine
University of Cincinnati College of Medicine
Cincinnati, Ohio

David A. Caro, MD
Professor
Department of Emergency Medicine
University of Florida College of Medicine—Jacksonville
Associate Chair
Department of Emergency Medicine
UF Health Jacksonville
Jacksonville, Florida

Brian E. Driver, MD
Associate Professor
Department of Emergency Medicine
University of Minnesota Medical School
Emergency Physician
Department of Emergency Medicine
Hennepin County Medical Center
Minneapolis, Minnesota

James C. DuCanto, MD
Clinical Adjunct Professor
School of Medicine
University of Wisconsin School of Medicine and
Public Health
Madison, Wisconsin
Staff Anesthesiologist
Department of Anesthesiology
Aurora Medical Center at Summit
Summit, Wisconsin

Fred Ellinger, Jr., NRP
Deputy Chief of EMS / Paramedic/Firefighter
Bryn Athyn Fire Company
Bryn Athyn, Pennsylvania

Megan Leigh Fix, MD
Associate Professor
Department of Emergency Medicine
University of Utah School of Medicine
University of Utah Hospital
Salt Lake City, Utah

Michael A. Gibbs, MD, FACEP, FAAEM
Professor
Department of Emergency Medicine
Atrium Health
Chair
Department of Emergency Medicine
Carolinas Medical Center & Levine Children's
Hospital
Charlotte, North Carolina

Steven A. Godwin, MD, FACEP
Professor and Chair
Department of Emergency Medicine
University of Florida College of
Medicine—Jacksonville
Jacksonville, Florida

Michael G. Gonzalez, MD
Chief
Department of Emergency Medicine
Memorial Hermann Memorial City Medical Center
Houston, Texas

Chivas Guillote, DNP, APRN, AGACNP, ENP,
FNP, LP
Harris County Emergency Corps
University of Texas Health Science Center at
Houston
Houston, Texas

Alan C. Heffner, MD
Professor
Atrium Healthcare and University of North
Carolina School of Medicine
Director of Critical Care
Departments of Internal Medicine and Emergency
Medicine
Carolinas Medical Center
Charlotte, North Carolina

Michael J. Keller, BS, NRP
Professor Emeritus
Department for EMS Education
Gaston College
Dallas, North Carolina
Paramedic III
Lincoln County Emergency Medical Services
Lincolnton, North Carolina

Rebecca L. Kornas, MD
Chair and Medical Director
Emergency Medicine
Avista Adventist Hospital
Louisville, Colorado

Estêvão M. Lafuente, MD
Associate Professor
Department of Emergency Medicine
CESPU
Gandra—Paredes, Portugal
Intensive Care Senior
HLG—Intensive Care Unit
HLG Guimarães
Guimarães, Portugal

Erik G. Laurin, MD
Professor
Department of Emergency Medicine
UC Davis School of Medicine
Attending Physician
Emergency Department
UC Davis Health
Sacramento, California

Joseph Loehner, BSN, RN, EMT-P, CFRN, CEN,
FP-C, C-NPT
Founder
Medical Education and Dynamic Instruction
Consultants (MEDiC), LLC
Reno, Nevada

Robert C. Luten, MD
University of Florida Health Sciences Center
Jacksonville, Florida

Christyn F. Magill, MD, FAAP
Assistant Professor
Division of Pediatric Emergency Medicine
Department of Emergency Medicine
Clinical Assistant Professor
Wake Forest School of Medicine
Levine Children's Hospital
Atrium Health's Carolinas Medical Center
Charlotte, North Carolina

Heather Mahoney, MD
Attending Physician, Volunteer Clinical Faculty
Emergency Department
Zuckerberg San Francisco General Hospital
UCSF Health
San Francisco, California
Attending Physician
Emergency Department
Mills Peninsula Hospital
Burlingame, California

Lauren M. Maloney, MD, NRP, FP-C, NCEE
Clinical Assistant Professor
Department of Emergency Medicine
Renaissance School of Medicine at Stony Brook University
Emergency Physician
Department of Emergency Medicine
Stony Brook Medicine
Stony Brook, New York

Nathan W. Mick, MD, FACEP
Associate Professor
Department of Emergency Medicine
Tufts University School of Medicine
Boston, Massachusetts
Vice Chair
Department of Emergency Medicine
Maine Medical Center
Portland, Maine

Katelin Morrissette, MD
Assistant Professor
Department of Medicine
University of Vermont
Assistant Professor
Departments of Medicine, Emergency Medicine
University of Vermont Medical Center
Burlington, Vermont

Jarrod M. Mosier, MD
Associate Professor
Department of Emergency Medicine
Division of Pulmonary, Allergy, Critical Care and
Sleep
Department of Medicine
University of Arizona College of Medicine
Medical Director
Adult ECMO
Banner University Medical Center—Tucson
Tucson, Arizona

Michael F. Murphy, MD, FRCPC
Professor
Department of Anesthesia, Pain Management &
Perioperative Medicine
Dalhousie University
Staff Anesthesiologist
Department of Anesthesia
Queen Elizabeth II Health Sciences Centre
Halifax, Nova Scotia, Canada

Joshua Nagler, MD
Associate Professor
Pediatrics and Emergency Medicine
Harvard Medical School
Associate Chief and Director of Medical
Education
Division of Emergency Medicine
Boston Children's Hospital
Boston, Massachusetts

Bhupinder Natt, MD
Associate Professor
Department of Medicine
University of Arizona
Division of Pulmonary, Allergy, Critical Care and
Sleep
Banner-University Medical Center
Tucson, Arizona

Bret P. Nelson, MD, RDMS, FACEP
Professor and Vice Chair, Education
Department of Emergency Medicine
Icahn School of Medicine at Mount Sinai
Attending Physician
Department of Emergency Medicine
Mount Sinai Hospital
New York, New York

Tatsuya Norii, MD, FACEP
Associate Professor
Department of Emergency Medicine
University of New Mexico Health Sciences Center
University of New Mexico
Associate Chief Data Officer
University of New Mexico Hospital
Albuquerque, New Mexico

Matteo Parotto, MD, PhD
Associate Professor
Department of Anesthesiology and Pain
Management, and Interdepartmental Division of
Critical Care Medicine
University of Toronto
Staff Physician
Department of Anesthesia and Pain Management
Toronto General Hospital
Toronto, Ontario, Canada

Rudolph Princi, MA, EMT-P, TP-C, NCEE, CIC
Clinical Assistant Professor
Paramedic Program Director
School of Health Professions
Renaissance School of Medicine at Stony Brook
University
Stony Brook, New York

Ali S. Raja, MD, MBA, MPH
Professor
Departments of Emergency Medicine and Radiology
Harvard Medical School
Deputy Chair
Department of Emergency Medicine
Massachusetts General Hospital
Boston, Massachusetts

Robert F. Reardon, MD
Professor
Department of Emergency Medicine
University of Minnesota Medical School
Assistant Chief
Department of Emergency Medicine
Hennepin Healthcare
Minneapolis, Minnesota

John C. Sakles, MD
Professor
Department of Emergency Medicine
University of Arizona College of Medicine
Tucson, Arizona

Leslie V. Simon, DO
Associate Professor
Department of Emergency Medicine
Mayo Clinic Alix School of Medicine
Chair
Department of Emergency Medicine
Mayo Clinic Florida
Jacksonville, Florida

Jocelyn M. Slemko, BSc. MD
Clinical Scholar
Department of Critical Care Medicine
University of Alberta
Edmonton, Alberta, Canada

Michael T. Steuerwald, MD
Associate Professor
Emergency Medicine
University of Wisconsin School of Medicine and
Public Health
Retrievalist
UW Med Flight
University of Wisconsin Hospital
Madison, Wisconsin

Jamie Todd, Dip IMC, BEd BSc (Hons), MSc,
MCPara
Paramedic Consultant
Green Label PHEM
Global Education Director (Europe/MENA)
The Difficult Airway Course: EMS
Enhanced Care Paramedic
SCAS BASICS
Hampshire, United Kingdom

Eli Torgeson, MD
Associate Professor
Department of Anesthesiology and Critical Care
Medicine
University of New Mexico School of Medicine
Vice Chair for Education
UNM Health Sciences Center
Albuquerque, New Mexico

Katren R. Tyler, MBBS
Clinical Professor of Emergency Medicine
Department of Emergency Medicine
UC Davis School of Medicine
Sacramento, California

Ron M. Walls, MD
Professor
Department of Emergency Medicine
Harvard Medical School
Physician
Department of Emergency Medicine
Brigham and Women's Hospital
Boston, Massachusetts

Contenido

Sección I

Principios del manejo de la vía aérea

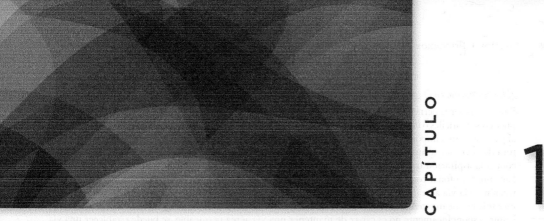

La decisión de intubar

Calvin A. Brown III

INTRODUCCIÓN

El manejo de la vía aérea está en constante evolución. La aparición de nuevas tecnologías, principalmente los distintos métodos de videolaringoscopia, nuestra comprensión de los factores que contribuyen a la dificultad de la intubación, y un foco renovado en la preoxigenación eficaz y la estabilidad cardiovascular durante el manejo de la vía aérea están cambiando de forma fundamental nuestra toma de decisiones para maximizar la seguridad y el pronóstico del paciente. Lo que no ha cambiado, sin embargo, es la importancia crítica de determinar si un paciente requiere intubación y, si es así, con qué grado de urgencia. La decisión de intubar es el primer paso en el manejo urgente de la vía aérea y pone en marcha una compleja serie de acciones requeridas por el médico, antes de realizar la intubación real:

- Evaluar rápidamente la necesidad e indicación de intubación del paciente y la urgencia de la situación.
- Determinar el mejor método de manejo de la vía aérea basado en la evaluación de la dificultad anatómica y fisiológica prevista del paciente.
- Decidir qué fármacos están indicados, en qué orden y en qué dosis.
- Preparar planes de reoxigenación e intubación de rescate en caso de que el método primario no tenga éxito. Hay que saber de antemano cómo reconocer cuándo la intervención primaria en la vía aérea ha fallado o va a fallar inevitablemente, y establecer con claridad la secuencia de las técnicas alternativas (de rescate).

Los médicos responsables del manejo urgente de la vía aérea deben dominar las técnicas y los medicamentos utilizados para la secuencia de intubación rápida (SIR), el método preferido para la mayoría de las intubaciones de urgencia, así como las estrategias de intubación alternativas cuando la inducción y el bloqueo neuromuscular están contraindicados. Se debe dominar todo el repertorio de habilidades de la vía aérea, incluyendo la ventilación con bolsa-mascarilla, la videolaringoscopia, la laringoscopia convencional (directa), la endoscopia flexible, el uso de dispositivos extraglóticos, las técnicas complementarias como el uso de un introductor de tubo traqueal (también conocido como «*bougie*» *elástico de goma*) y las técnicas de la vía aérea quirúrgica.

Este capítulo se centra en la decisión de intubar. Los capítulos siguientes describen la toma de decisiones sobre el manejo de la vía aérea, los métodos para asegurar la oxigenación, las técnicas y los dispositivos para realizar este procedimiento, la farmacología de la SIR y las consideraciones ante circunstancias clínicas especiales, incluyendo el contexto prehospitalario y el cuidado de los pacientes pediátricos.

INDICACIONES PARA LA INTUBACIÓN

La decisión de intubar se basa en tres valoraciones clínicas fundamentales:

1. ¿Hay un fracaso real o inminente de la permeabilidad o protección de la vía aérea?
2. ¿Hay un fracaso real o inminente de la ventilación o la oxigenación?
3. ¿Es probable que el curso clínico previsto requiera intubación?

Los resultados de estas tres evaluaciones conducirán a una decisión correcta de intubar o no intubar en prácticamente todos los casos imaginables.

¿Hay un fracaso en la permeabilidad o protección de la vía aérea?

Sin una vía aérea permeable y unos reflejos protectores intactos, la oxigenación y la ventilación adecuadas pueden ser difíciles o imposibles y puede producirse la aspiración del contenido gástrico. Ambos exponen al paciente a una importante morbilidad y mortalidad. El paciente consciente y alerta utiliza la musculatura de la vía aérea superior y varios reflejos de protección para mantener la permeabilidad y protegerse contra la aspiración de sustancias extrañas, sangre, contenido gástrico o secreciones. La capacidad del paciente para fonar con una voz clara y sin obstrucciones es un fuerte indicio de la permeabilidad y protección de la vía aérea y de la perfusión cerebral. En el paciente gravemente enfermo o lesionado, estos mecanismos de mantenimiento y protección de la vía aérea suelen limitarse o perderse. Si el paciente que respira espontáneamente no es capaz de mantener una vía aérea permeable, se puede establecer una vía aérea artificial mediante la inserción de una cánula bucofaríngea o nasofaríngea. Aunque estos dispositivos pueden restaurar la permeabilidad, no proporcionan ninguna protección contra la broncoaspiración. Los pacientes que no son capaces de mantener su propia vía aérea tampoco pueden protegerla. Por lo tanto, en general, cualquier paciente que requiera el establecimiento de una vía aérea permeable o que tolere la presencia de una vía aérea artificial, también requiere la protección de dicha vía. La excepción es cuando un paciente tiene una causa inmediatamente reversible de compromiso de la vía aérea (p. ej., sobredosis de opiáceos) y la corrección del daño restaura rápidamente su capacidad para mantener una vía aérea abierta y funcional. La necesidad de proteger la vía aérea requiere la colocación de una vía aérea definitiva (es decir, un tubo endotraqueal con balón), y los dispositivos que simplemente mantienen pero no protegen la vía aérea, como las vías aéreas bucofaríngeas o nasofaríngeas, son solo medidas temporales. Anteriormente se pensaba que el reflejo nauseoso era un método fiable para evaluar los reflejos de protección de la vía aérea. De hecho, este concepto nunca ha sido sometido a un escrutinio científico adecuado, y la ausencia del reflejo nauseoso no es sensible ni específica como indicador de la pérdida de los reflejos protectores de la vía aérea. Tampoco se ha constatado que la presencia de un reflejo nauseoso garantice la protección de la vía. Además, la comprobación del reflejo nauseoso en un paciente en decúbito supino y obnubilado puede provocar vómitos y broncoaspiración. Por lo tanto, la prueba del reflejo nauseoso no tiene valor clínico, puede ser peligrosa y no debe utilizarse para evaluar la necesidad de intubación.

La deglución espontánea o voluntaria es una mejor forma para evaluar la capacidad del paciente para proteger la vía aérea. La deglución es un reflejo complejo que requiere que el paciente perciba la presencia de material en la bucofaringe posterior y luego ejecute una serie de acciones musculares intrincadas y coordinadas para dirigir las secreciones hacia abajo, pasando por una vía aérea cubierta, hasta el esófago. El hallazgo de secreciones acumuladas en la bucofaringe posterior del paciente indica un posible fracaso de estos mecanismos de protección y, por lo tanto, un fracaso en la protección de la vía aérea. Un error clínico frecuente es asumir que la respiración espontánea es una prueba de que los mecanismos de protección de la vía aérea están preservados. Aunque la ventilación espontánea puede ser adecuada, el paciente puede estar lo suficientemente obnubilado como para correr un grave riesgo de broncoaspiración.

¿Hay un fracaso de la ventilación o de la oxigenación?

En pocas palabras, el intercambio de gases es necesario para el funcionamiento de los órganos vitales. Siempre que sea posible, deben evitarse los períodos incluso breves de hipoxia. Si el paciente es incapaz de ventilar suficientemente, o si no se puede conseguir una oxigenación adecuada a pesar del uso de oxígeno suplementario, entonces está indicada la intubación. En estos casos, la intubación se realiza para facilitar la ventilación y la oxigenación más que para establecer o proteger la vía aérea. Un ejemplo es el paciente con estado asmático, en el que el broncoespasmo y la fatiga conducen a un fracaso ventilatorio y a la hipoxemia, anunciando el paro respiratorio y la muerte. La intervención en la vía aérea está indicada cuando se determina que el paciente no responderá lo suficiente al tratamiento para revertir estos eventos en cascada. Del mismo modo, aunque el paciente con síndrome de dificultad respiratoria aguda grave puede mantener y proteger la vía aérea, puede tener un fracaso progresivo en la oxigenación y fatiga secundaria que solo puede tratarse con intubación traqueal y ventilación con presión positiva. A menos que el fracaso ventilatorio o de oxigenación se deba a una causa rápidamente reversible, como la sobredosis de opiáceos, o a una afección que se sabe que puede tratarse con éxito con ventilación no invasiva (p. ej., presión positiva binivel en la vía aérea [BiPAP, *bilevel positive airway pressure*] para el edema pulmonar agudo), se requiere la intubación. Incluso en estos casos, el clínico debe estar atento y reevaluar constantemente el estado del paciente, y si no hay una trayectoria pronta y clara de mejoría, está indicada la intubación.

¿Cuál es el curso clínico previsto?

La mayoría de los pacientes que requieren una intubación de urgencia tienen una o más de las indicaciones comentadas anteriormente: fracaso en la protección de la vía aérea, la oxigenación o la ventilación.

Sin embargo, hay un grupo grande e importante para el que está indicada la intubación, aunque no haya fracasos fundamentales inmediatos en el momento de la evaluación. Son los pacientes en los que la intubación es probable o inevitable porque se prevé que su estado se deteriore por cambios dinámicos y progresivos relacionados con la fisiopatología que presentan o porque el trabajo respiratorio se volverá abrumador ante una enfermedad o lesión catastrófica. Por ejemplo, consideremos al paciente que presenta una herida por arma blanca en la zona II de la parte anterior del cuello y un hematoma visible. En el momento de la presentación, el paciente puede tener un mantenimiento y protección de la vía aérea perfectamente adecuados y estar ventilando y oxigenando bien. El hematoma, sin embargo, ofrece un signo claro de lesión vascular significativa. La hemorragia en curso puede estar clínicamente oculta porque la sangre a menudo se desplaza por los planos tisulares del cuello en lugar de mostrar una expansión externa visible del hematoma. Además, la distorsión anatómica causada por el agrandamiento del hematoma interno puede frustrar una serie de técnicas de manejo de la vía aérea que habrían tenido éxito si se hubieran realizado antes. El paciente pasa inexorablemente de estar despierto y alerta con una vía aérea permeable a un estado en el que la vía se obstruye, a menudo de forma bastante repentina, y la anatomía está tan distorsionada que el manejo es difícil o imposible.

Del mismo modo, un paciente politraumatizado agitado que presenta una fractura expuesta de fémur, pelvis inestable e hipotensión puede requerir la intubación aunque no haya una amenaza inmediata para su vía aérea. La intubación está indicada como parte del tratamiento seguro de la constelación de lesiones. La razón queda clara cuando se examina la evolución clínica prevista del paciente. La hipotensión obliga a la reanimación y a la evaluación del origen de la pérdida de sangre, incluida la tomografía computarizada (TC) abdominopélvica. Las fracturas pélvicas inestables con hipotensión requieren inmovilización y probablemente embolización de los vasos sangrantes. Las fracturas abiertas de huesos largos exigen un control agresivo del dolor y una intervención quirúrgica inevitable. Si se sospecha de una lesión torácica, pueden ser necesarias sondas torácicas para tratar el hemoneumotórax o como preparación para la ventilación con presión positiva durante la cirugía. El comportamiento combativo confunde los esfuerzos por mantener las precauciones en la columna vertebral y requiere la contención farmacológica y la evaluación mediante una TC de la cabeza. A lo largo de todo esto, el estado de choque del paciente provoca una perfusión tisular inadecuada y una deuda metabólica creciente. Esta deuda afecta significativamente a los músculos de la respiración y, a menudo, viene acompañada de fatiga e insuficiencia respiratoria progresiva. Dado que el destino final del paciente es el quirófano o la unidad de cuidados intensivos (UCI), y ante la necesidad de realizar procedimientos complejos y potencialmente dolorosos y de evaluaciones diagnósticas, que pueden requerir largos períodos fuera de la sala de reanimación, el mejor tratamiento para este paciente es la intubación temprana. Además, la intubación mejora la oxigenación de los tejidos durante el choque y ayuda a reducir la creciente carga de la deuda metabólica.

En ocasiones, el curso clínico previsto puede requerir la intubación porque el paciente estará expuesto a un período de mayor riesgo a causa de su posible traslado, un procedimiento médico o el diagnóstico por técnicas de imagen. Por ejemplo, el paciente con numerosas lesiones que parece relativamente estable podría ser tratado adecuadamente sin intubación mientras se encuentra físicamente en el servicio de urgencias. Sin embargo, si ese mismo paciente requiere una TC, una angiografía o cualquier otro procedimiento diagnóstico prolongado, puede ser más adecuado intubarlo antes de permitirle abandonar el servicio de urgencias para que no se produzca una crisis de la vía aérea en la sala de radiología, donde el reconocimiento del problema puede retrasarse y la respuesta puede no ser la óptima. Del mismo modo, si dicho paciente va a ser trasladado de un hospital a otro, puede estar indicado el manejo de la vía aérea en función del mayor riesgo que corre el paciente durante dicho traslado.

No todos los pacientes traumatizados o con un trastorno médico grave requieren intubación. No obstante, por lo general, es mejor errar haciendo una intubación que, en retrospectiva, podría no haber sido necesaria, que retrasar la intubación, exponiendo así al paciente al riesgo de un deterioro grave por broncoaspiración o hipoxia.

ABORDAJE DEL PACIENTE

Cuando se evalúa a un paciente para el manejo urgente de la vía aérea, la primera evaluación debe ser la permeabilidad e idoneidad de la vía aérea. En muchos casos, la idoneidad de la vía se confirma haciendo hablar al paciente. Haga preguntas del tipo: «¿Cómo se llama?» o «¿Sabe dónde está?». Las respuestas proporcionan información tanto sobre la vía aérea como sobre el estado neurológico del paciente. Una voz normal (en contraste con una voz apagada o distorsionada), la capacidad para inhalar y exhalar de la manera modulada requerida para el habla, y la capacidad para comprender la pregunta y seguir las instrucciones son un fuerte indicio de la función adecuada de la vía aérea superior. Aunque dicha evaluación no debe tomarse como prueba definitiva de que la vía aérea superior está segura, insinúa con solidez que la vía aérea es adecuada *en ese momento*. Y lo que es más importante: la incapacidad del paciente para fonar correctamente, su incapacidad para percibir y tragar las secreciones, o la presencia de estridor, disnea o alteración del estado mental que impida responder al interrogatorio, deben motivar una evaluación detallada de la protección y la permeabilidad de la vía aérea (**cuadro 1-1**). Tras evaluar la respuesta verbal a las preguntas, realice una exploración más detallada de la boca y la bucofaringe. Examine la boca en busca de hemorragias, hinchazón de la lengua o de la úvula, anomalías de la bucofaringe (p. ej., absceso periamigdalino) o cualquier otra anomalía que pueda interferir en el paso libre del aire por la boca y la bucofaringe. Explore la mandíbula y el centro de la cara para comprobar su integridad estructural. El examen de la parte anterior del cuello requiere tanto una inspección visual en busca de deformidades, asimetrías o anomalías como su palpación, incluidas la laringe y la tráquea. Durante la palpación, evalúe cuidadosamente la presencia de aire subcutáneo. Se identifica por una sensación de crepitación al comprimir los tejidos subcutáneos del cuello, como si una hoja de papel de seda arrugada estuviera situada inmediatamente debajo de la piel. La presencia de aire subcutáneo indica la interrupción de un conducto lleno de aire, a menudo la propia vía aérea, especialmente en el contexto de un traumatismo torácico o cervical contuso o penetrante. El aire subcutáneo en el cuello también puede ser causado por una lesión pulmonar, una rotura esofágica o, en raras ocasiones, por una infección formadora de gas. Aunque estas dos últimas situaciones no suponen una amenaza inmediata para la vía aérea, los pacientes pueden, no obstante, deteriorarse rápidamente y requerir el manejo de la vía aérea. En el contexto de un traumatismo cervical anterior contuso, evalúe la laringe para ver si hay dolor con el movimiento. Mueva la laringe de lado a lado, evaluando la «crepitación laríngea», que indica el contacto normal de la vía aérea con el esófago superior lleno de aire. La ausencia de crepitación puede ser causada por edema entre la laringe y el esófago superior.

Tras inspeccionar y palpar la vía aérea superior, obsérvese el patrón respiratorio del paciente. La presencia de estridor inspiratorio, aunque sea leve, indica una obstrucción significativa de la vía aérea superior. La obstrucción de la vía aérea inferior, que se produce más allá del nivel de la glotis, produce con más frecuencia estridor espiratorio. El volumen y el tono del estridor están relacionados con la velocidad y la turbulencia del flujo de aire ventilatorio. La mayoría de las veces, el estridor es audible sin un estetoscopio. La auscultación del cuello con un estetoscopio puede revelar estridor subclínico que también puede indicar el posible compromiso de la vía aérea. El estridor es un signo tardío, especialmente en los pacientes adultos, de que tienen una vía aérea de gran diámetro, y puede haber un daño significativo de la vía aérea antes de que el estridor sea evidente. Al evaluar el patrón respiratorio, observe el tórax a través de varios ciclos respiratorios, buscando un movimiento torácico normal, simétrico y concordante. En los casos en los que hay una lesión importante, puede observarse el movimiento paradójico del tórax inestable. Si una lesión de la médula espinal ha deteriorado el funcionamiento de los músculos intercostales, puede haber respiración diafragmática. En esta forma de respiración, hay poco movimiento de la pared torácica, y la inspiración se vuelve evidente por un aumento del volumen abdominal causado por el descenso del diafragma. Ausculte el tórax para evaluar la idoneidad del intercambio de aire. La disminución de los ruidos respiratorios puede indicar neumotórax, hemotórax, derrame pleural, enfisema u otras enfermedades pulmonares.

La evaluación de la ventilación y la oxigenación es de carácter clínico. La gasometría arterial proporciona poca información adicional sobre la necesidad de la intubación y puede ser engañosa. El estado mental del paciente, el grado de fatiga y la gravedad de las lesiones concomitantes o las afecciones médicas concomitantes son más importantes que las determinaciones aisladas o incluso seriadas de la presión

---

CUADRO 1-1 Signos clave de la obstrucción de la vía aérea superior

- Voz apagada, ronca o de «papa caliente» (como si el paciente hablara con la boca llena de comida caliente)
- Imposibilidad para deglutir las secreciones, ya sea por dolor o por obstrucción
- Estridor
- Disnea

Los dos primeros signos no anuncian necesariamente una inminente obstrucción total de la vía aérea superior; el estridor, si es nuevo o progresivo, suele hacerlo, y la disnea es un síntoma imperioso.

arterial de oxígeno o dióxido de carbono (CO_2). La saturación de oxígeno se controla de forma continua mediante la pulsioximetría, por lo que la gasometría arterial rara vez está indicada para determinar la presión arterial de oxígeno. En determinadas circunstancias, monitorizar la saturación de oxígeno no es fiable debido a la escasa perfusión periférica, por lo que puede ser necesaria la gasometría arterial para evaluar la oxigenación o para proporcionar una correlación con las mediciones de oximetría de pulso. La capnografía en forma de onda puede servir para evaluar los cambios en la capacidad del paciente para ventilar adecuadamente, y medir la presión arterial de CO_2 aporta poca información útil adicional, aunque a menudo se emplea una única medición de los gases sanguíneos arteriales para proporcionar una línea de base de correlación con las lecturas de CO_2 al final de la espiración. Una gasometría venosa o arterial puede ofrecer una buena instantánea general del estado ácido-base del paciente y una referencia de la ventilación, pero la evaluación de la ventilación global sigue siendo una tarea clínica que requiere explorar el estado general del paciente y la trayectoria percibida. En los pacientes con enfermedades pulmonares obstructivas, como el asma o la enfermedad pulmonar obstructiva crónica (EPOC), puede ser necesaria la intubación ante presiones de CO_2 relativamente bajas si el paciente se está fatigando. Otras veces, las presiones elevadas de CO_2 pueden tratarse con éxito con ventilación no invasiva de presión positiva en lugar de una intubación si el paciente muestra signos clínicos de mejoría.

Por último, después de la evaluación de la vía aérea superior y del estado ventilatorio del paciente, incluyendo la pulsioximetría, la capnografía (si se utiliza) y el estado mental, considere el curso clínico previsto del paciente. Si el estado del paciente es tal que la intubación es inevitable y se requiere una serie de intervenciones, es preferible la intubación temprana. Del mismo modo, si el paciente tiene una afección que corre el riesgo de empeorar con el tiempo, especialmente si es probable que comprometa la propia vía aérea, está indicado el tratamiento temprano de esta última. La misma consideración se aplica a los pacientes que requieren un traslado entre centros por aire o tierra o un procedimiento prolongado en una zona con capacidad de reanimación disminuida. La intubación antes del traslado es preferible a una intubación difícil y descontrolada en un entorno austero después de que el estado haya empeorado. En cualquier circunstancia, debe primar la decisión de intubar. Si existen dudas sobre si el paciente requiere intubación, hay que errar hacia el lado de la intubación del paciente. Es preferible intubar al paciente y asegurar la integridad de la vía aérea que dejar al paciente sin una vía segura y que se produzca una crisis evitable.

INFORMACIÓN BASADA EN LA EVIDENCIA

¿Existen indicadores fiables de la necesidad de intubar?

La determinación del médico respecto a la necesidad de intubación se basa en el escenario clínico, la fisiopatología, la evaluación de la vía aérea a pie de cama y la probabilidad de deterioro. Algunos datos medibles y las características de los pacientes pueden ser útiles, mientras que otros son en gran medida folclóricos. En primer lugar, en algunos entornos se sigue enseñando que el reflejo nauseoso es un factor determinante para evaluar la idoneidad de la protección de la vía aérea o la necesidad de intubación, aunque la bibliografía no respalde esta afirmación. La escala de coma de Glasgow del paciente es un mejor indicador de la protección de la vía aérea y de su riesgo de broncoaspiración en caso de sobredosis.[1] El estridor inspiratorio, cuando se observa en los adultos, es particularmente ominoso y a menudo exige la intubación. Aunque no existe un punto de corte absoluto para la saturación de oxígeno o el CO_2 que establezca la necesidad de intubación, una saturación que no pueda mantenerse por encima del 80%, una frecuencia respiratoria > 30 o un CO_2 > 100 se asocian fuertemente a la intubación. Además, muchas afecciones pueden tratarse sin un manejo definitivo de la vía aérea, incluso cuando el paciente parece, inicialmente, tener una dificultad respiratoria grave. La EPOC y el edema pulmonar agudo son causas poco frecuentes de intubación en urgencias y por lo general pueden abordarse con tratamiento médico y ventilación no invasiva con presión positiva.[2]

¿Existen factores de predicción fiables de la necesidad de intubación en los pacientes con sospecha o confirmación de COVID-19?

Los pacientes con COVID-19 pueden ser tratados con una variedad de estrategias de apoyo que van desde el oxígeno suplementario a presión ambiental hasta el oxígeno nasal de alto flujo (ONAF) y la intubación traqueal, dependiendo de la gravedad de la insuficiencia respiratoria hipoxémica. En los pacientes tratados con ONAF, el índice ROX predice de forma fiable la probabilidad de intubación. El índice ROX es la relación entre la saturación de oxígeno (SpO_2)/fracción inspirada de oxígeno (FiO_2) y la frecuencia respiratoria. Un índice ROX > 4.88 señala un bajo riesgo de intubación, mientras que un índice < 3.85 apunta a una alta tasa de fracaso y la eventual necesidad de intubación.[3,4]

RECONOCIMIENTOS

Agradecemos las aportaciones realizadas a este capítulo por el autor de la edición anterior, Ron M. Walls.

Referencias

1. Elzadi-Mood N, Saghaei M, Alfred S, et al. Comparative evaluation of Glasgow Coma Score and gag reflex in predicting aspiration pneumonitis in acute poisoning. *J Crit Care*. 2009;24:470.e9-470.e15.

2. Brown CA III, Bair AE, Pallin DJ, et al. Techniques, success, and adverse events of emergency department adult intubations. *Ann Emerg Med*. 2015;65(4):363-370.e1.

3. Suliman LA, Abdelgawad TT, Farrag NS, Abdelwahab HW. Validity of ROX index in prediction of risk of intubation in patients with COVID-19 pneumonia. *Adv Respir Med*. 2021;89(1):1-7.

4. Roca O, Messika J, Caralt B, et al. Predicting success of high-flow nasal cannula in pneumonia patients with hypoxemic respiratory failure: the utility of the ROX index. *J Crit Care*. 2016;35:200-205.

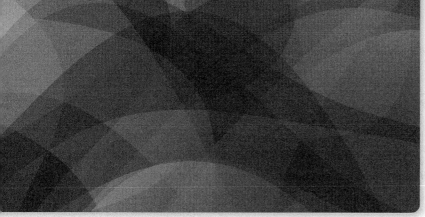

Identificación de la vía aérea anatómicamente difícil

Calvin A. Brown III

INTRODUCCIÓN

Una *vía aérea anatómicamente difícil* es aquella en la que los atributos anatómicos identificables predicen una dificultad técnica para asegurar la vía aérea. Se puede pensar en la dificultad de la vía aérea en dos categorías: una vía anatómicamente difícil y una vía fisiológicamente difícil. La primera presenta barreras anatómicas para su manejo exitoso, mientras que la segunda requiere que el operador optimice la fisiología general del paciente en el contexto de una saturación de oxígeno críticamente baja, inestabilidad hemodinámica o acidosis metabólica grave (analizado en el capítulo 3). Este capítulo se centra en las cuestiones anatómicas relacionadas con el manejo de la vía aérea.

Las vías aéreas anatómicamente difíciles se presentan en un espectro y son aquellas en las que una exploración previa a la intubación identifica atributos físicos que pueden dificultar la laringoscopia, la intubación, la ventilación con bolsa-mascarilla (VBM), el uso de un dispositivo extraglótico (DEG; p. ej., una vía aérea con mascarilla laríngea [VAML] o un tubo laríngeo de King) o el manejo quirúrgico de la vía aérea más que en el caso de un paciente normal sin esos atributos. Algunos pacientes pueden tener un único motivo anatómico que dificulte la vía aérea, mientras que otros pueden tener numerosas características de dificultad. La identificación de vías respiratorias anatómicamente difíciles es un componente clave del abordaje del manejo de la vía aérea para cualquier paciente y es un punto de ramificación clave en el algoritmo principal de la vía (*véase* cap. 5). La razón principal es que, dependiendo del grado de dificultad previsto, se evitaría la inducción de la anestesia y el uso de medicamentos de bloqueo neuromuscular ante una limitación anatómica grave (es decir, una afección bucofaríngea obstructiva), a menos que se tenga cierta confianza en que se pueda mantener el intercambio gaseoso si fallan la laringoscopia y la intubación, o que exista un escenario de acto forzado (*véase* cap. 5). En consecuencia, si se identifica una vía aérea anatómicamente difícil, se utiliza el algoritmo para la vía difícil.

La vía aérea que es difícil de manejar debido a los desafíos anatómicos es frecuente en la práctica de la medicina de urgencias. La laringoscopia directa (LD) difícil, definida como una visualización laringoscópica de grado III o IV, se produce en aproximadamente el 10% de todas las intubaciones de urgencia de los adultos. La incidencia es mucho menor cuando se utiliza un videolaringoscopio (*véase* cap. 16). Reconocer de antemano la vía aérea anatómicamente difícil y ejecutar un plan adecuado y razonado, guiado por el algoritmo de la vía aérea difícil, limitará las probabilidades de que fracase el manejo de la vía.

VÍA AÉREA DIFÍCIL

Según el principal algoritmo para el manejo urgente de la vía aérea, la secuencia de intubación rápida (SIR) es el método preferido para cualquier vía aérea cuando no se prevé una dificultad significativa en su manejo. Esto requiere un método fiable y reproducible para identificar la vía aérea difícil. Esta evaluación debe ser rápida, fácil de recordar y completa.

En la práctica clínica, la vía aérea anatómicamente difícil tiene cuatro dimensiones:

1. Laringoscopia e intubación difíciles
2. VBM difícil
3. DEG difícil
4. Cricotirotomía difícil

Se requiere una evaluación distinta para la LD difícil, la VBM difícil, la DEG difícil y el manejo de la vía aérea quirúrgica difícil, y cada evaluación debe aplicarse a cada paciente, cuando el tiempo lo permita, antes de comenzar el manejo de la vía aérea (**fig. 2-1**).

Laringoscopia difícil: LEMON

El concepto de laringoscopia e intubación difíciles está inextricablemente ligado a una mala visualización de la glotis; cuanto menos adecuada sea, más difícil será la intubación. Este concepto, desarrollado durante una época en la que casi todas las intubaciones se realizaban por LD, sigue siendo relevante incluso en la era de la videolaringoscopia (VL). Casi todas las investigaciones que relacionan las características específicas de los pacientes con la intubación difícil o imposible se basan en estudios de la LD. La VL se ve mucho menos afectada que la LD por la presencia o el número de atributos de la vía aérea difícil; sin embargo, las anomalías extremas de algunos elementos de la mnemotecnia LEMON afectarán tanto a la LD como a la VL. Una abertura bucal muy reducida, por ejemplo, imposibilita la inserción de cualquier hoja de laringoscopio. Por lo tanto, aunque los hallazgos anómalos en la evaluación de LEMON afectarán más a la LD, recomendamos realizar una evaluación de la laringoscopia difícil con este esquema en todos los pacientes en los que se tenga contemplada la intubación, incluso para la VL planificada. Cuando se puede insertar, es raro que la VL, en particular la VL hiperangulada (VLHA), produzca una visualización glótica de grado III (o peor) de Cormack y Lehane (C-L). La VL logra esto independientemente de la necesidad de alinear los distintos ejes de la vía aérea, como debe ocurrir durante la LD (*véanse* caps. 15 y 16). De ello se desprende que la creación de guías basadas en la evidencia para la predicción de la VL difícil puede ser un reto, o incluso imposible. Se ha desarrollado una mnemotecnia para la VL difícil, CRANE (*véase* la sección «Información basada en la evidencia»), basada en una evidencia limitada de la literatura anestésica, pero su utilidad en el manejo urgente de la vía aérea no está clara. Si se planifica la intubación orotraqueal y la vía aérea no está abrumadoramente sucia u obliterada por una gran afección obstructiva de la vía aérea, entonces la VL proporciona la mejor oportunidad para el éxito de la intubación a pesar de la presencia de otras anomalías «CRANE». Los médicos deben proceder con el uso de la VL, a menos que las características del paciente hagan que tanto la VL como la LD sean prácticamente

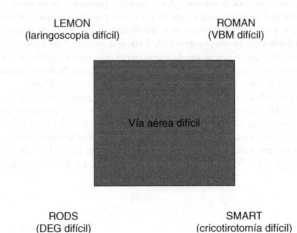

LEMON
(laringoscopia difícil)

ROMAN
(VBM difícil)

Vía aérea difícil

RODS
(DEG difícil)

SMART
(cricotirotomía difícil)

Figura 2-1. Cuadro de la vía aérea difícil. Observe que las *cuatro esquinas* representan las cuatro dimensiones de la dificultad.

imposibles, en cuyo caso, puede ser necesario otro abordaje (p. ej., VL flexible nasotraqueal para el angioedema avanzado de la lengua).

C-L introdujeron el sistema más utilizado para clasificar el grado de visualización de la laringe durante la LD, en el que una visualización laringoscópica completa se designa como grado 1 y la peor visualización posible, grado 4 (**fig. 2-2**). Las vistas C-L de grado 3 (solo se ve la epiglotis) y grado 4 (no se ven las estructuras glóticas) están altamente correlacionadas con la intubación difícil o fallida. El grado 1 de C-L (visualización de casi toda la abertura glótica) y el grado 2 (visualización de la porción posterior de las cuerdas o de los aritenoides) no suelen asociarse a una intubación difícil. El sistema de clasificación C-L no diferencia con precisión el grado de visibilidad de la abertura laríngea durante la laringoscopia: una visualización de grado 2 puede revelar poco de las cuerdas vocales, o nada si solo son visibles los aritenoides. Esto llevó a la adopción de un sistema de grado 2a/2b, en el que 2a muestra cualquier porción de las cuerdas y 2b muestra solo los aritenoides. La vía aérea de grado 2a se comporta de forma comparable a las de grado 1, mientras que la de grado 2b se comporta más como la de grado 3. Cuando se utiliza la LD, el grado 2b representa solo un 20% de las vistas de grado 2. No obstante, cuando se produce una visualización de grado 2b, dos tercios de los pacientes son difíciles de intubar, mientras que solo un 4% de los pacientes con el grado 2a se caracterizan por ser intubaciones difíciles. Una visibilidad de grado 1 revela prácticamente toda la glotis y se asocia a un éxito de intubación casi universal.

A pesar de las decenas de estudios clínicos, hasta la fecha no se ha identificado un conjunto infalible de atributos de los pacientes que, cuando están ausentes, predigan siempre el éxito de la intubación y, cuando están presentes, predigan el fracaso seguro de la intubación. A falta de un sistema probado y validado que pueda predecir la dificultad de intubación con una sensibilidad y especificidad del 100%, es importante desarrollar un abordaje que permita al médico identificar de forma rápida y sencilla a aquellos pacientes que *podrían* ser difíciles de intubar, de modo que se pueda realizar un plan adecuado utilizando el algoritmo para la vía aérea difícil. En otras palabras, al plantear la pregunta: «¿La vía aérea de este paciente justifica el uso del algoritmo de vía aérea difícil o es apropiado y seguro proceder directamente a la secuencia de intubación rápida (SIR)?», valoramos más la sensibilidad (es decir, identificar a todos los que podrían ser difíciles) que la especificidad (es decir, acertar siempre al reconocer a un paciente como difícil).

La nemotecnia LEMON es una guía útil para identificar el mayor número de riesgos anatómicos de dificultad de la forma más rápida y fiable posible para hacer frente a las exigencias de una situación de urgencia. Los elementos de la mnemotecnia se han reunido a partir de un análisis de los instrumentos de predicción de la vía aérea difícil en la literatura sobre anestesia, medicina de urgencias y cuidados intensivos. La mnemotecnia, que desarrollamos para el Curso de vía aérea difícil y la 1.ª edición de este libro, ha sido validada externamente en pacientes del servicio de urgencias. El esquema LEMON modificado (todos los aspectos del LEMON excepto la escala de Mallampati y la distancia tiromentoniana)

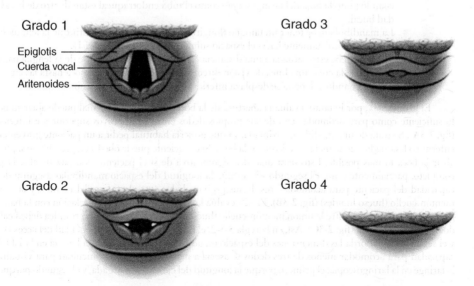

Figura 2-2.   Sistema de clasificación de la visualización laríngea de Cormack y Lehane.

ha sido sometido a una validación externa adicional y se ha descubierto que tiene un valor predictivo negativo muy alto tanto para la laringoscopia convencional como para la VL. El esquema LEMON ha sido adoptado como herramienta de evaluación de la vía aérea recomendada en el manual *Advanced Trauma Life Support* (ATLS). Cuando no es posible realizar una evaluación LEMON completa o casi completa debido a la agudeza del paciente o a la obnubilación, se puede medir una sola altura tiromentoniana (ATM); si es < 5 cm, identifica a los pacientes con laringoscopia difícil con una sensibilidad y especificidad aceptables (*véase* la sección «Información basada en la evidencia» que sigue).

La mnemotecnia es la siguiente:

L *(Look): inspección externa.* Aunque una *gestalt* o impresión general de la intubación difícil no es en especial sensible (lo que significa que muchas vías aéreas difíciles no son muy evidentes externamente), es bastante específica, lo que significa que si la vía aérea parece difícil, probablemente lo sea. La mayor parte de la letanía de las características físicas asociadas a la laringoscopia e intubación difíciles (p. ej., mandíbula pequeña, lengua grande, dientes grandes y cuello corto) se tienen en cuenta en los elementos restantes de LEMON y, por lo tanto, no es necesario recordarlos o buscarlos específicamente, lo que puede suponer un reto de memoria difícil en una situación crítica. La inspección externa aquí especificada se centra en la «sensación» de que la vía aérea será difícil. Esta sensación puede ser motivada por un hallazgo específico, como la evidencia externa de una alteración facial inferior y una hemorragia que podría dificultar la intubación, o puede ser la impresión general mal definida del paciente, como el paciente con obesidad, agitado, con el cuello corto y la boca pequeña, cuya vía aérea parece formidable incluso antes de realizar cualquier evaluación formal (el resto de los atributos de LEMON). Esta *gestalt* está influida por los atributos del paciente, el entorno y la experiencia y conocimientos del médico, y probablemente sea tan válida para la VL como para la LD.

E: *evaluar el 3-3-2.* Este paso es una amalgama de las muy estudiadas consideraciones geométricas que relacionan la abertura de la boca y el tamaño de la mandíbula con la posición de la laringe en el cuello en términos de probabilidad de visualización exitosa de la glotis por LD. Este concepto se identificó originalmente con la «distancia tiromentoniana», pero se ha sofisticado con el tiempo. La distancia tiromentoniana es la hipotenusa de un triángulo rectángulo, cuyos dos catetos son la dimensión anteroposterior del espacio mandibular y el intervalo entre la unión mentón-cuello (aproximadamente la posición del hueso hioides que indica el límite posterior de la lengua) y la parte superior de la laringe, indicada por la escotadura tiroidea. La evaluación 3-3-2 se deriva de los estudios sobre los requisitos geométricos para el éxito de la LD, es decir, la capacidad del operador para crear una línea de visión directa desde el exterior de la boca hasta la glotis. Es poco probable que tenga algún valor en la predicción de la VLHA difícil, para la que no se requiere una línea recta de visión. Las premisas de la evaluación 3-3-2 son las siguientes:

- La boca debe abrirse adecuadamente para permitir la visualización más allá de la lengua cuando tanto la hoja del laringoscopio como el tubo endotraqueal están dentro de la cavidad bucal.
- La mandíbula debe tener un tamaño (longitud) suficiente para permitir que la lengua se desplace completamente hacia el espacio submandibular durante la LD.
- La glotis debe estar situada a una distancia caudal suficiente de la base de la lengua para que se pueda crear una línea de visión directa desde el exterior de la boca hasta las cuerdas vocales cuando la lengua se desplaza inferiormente hacia el espacio submandibular.

El primer «3», por lo tanto, evalúa la abertura de la boca. Un paciente normal puede abrir su boca lo suficiente como para acomodar tres de sus propios dedos entre los incisivos superiores e inferiores (**fig. 2-3A**). Se trata de una medida aproximada, ya que no sería habitual pedir a un paciente gravemente enfermo o lesionado que se meta tres dedos en la boca. Si el paciente puede obedecer, pregúntele si puede abrir la boca lo más posible. Esto dará una idea significativa de si el paciente es capaz de abrirla por completo, parcialmente o no. El segundo «3» evalúa la longitud del espacio mandibular asegurando la capacidad del paciente para acomodar tres de sus propios dedos entre la punta del mentón y la unión mentón-cuello (hueso hioides) (**fig. 2-3B**). El «2» evalúa la posición de la glotis en relación con la base de la lengua. En el espacio entre la unión mentón-cuello (hueso hioides) y la escotadura tiroidea deben caber dos dedos del paciente (**fig. 2-3C**). Así, en la regla 3-3-2, el primer «3» evalúa la idoneidad del acceso oral y el segundo «3» aborda las dimensiones del espacio mandibular para acomodar la lengua en la LD. La capacidad para acomodar menos de tres dedos se asocia a mayores grados de dificultad para visualizar la laringe en la laringoscopia: el primero porque la longitud del eje oral es alargada, y el segundo porque el

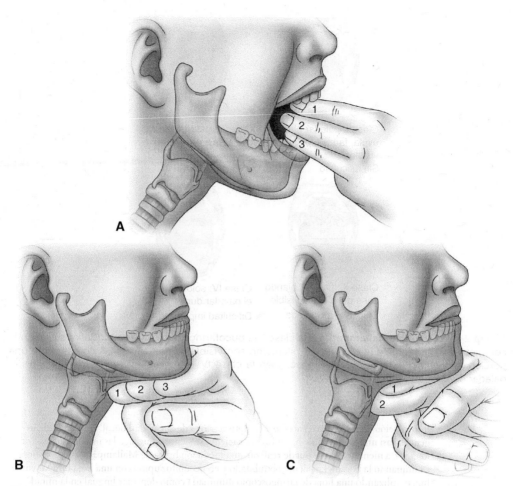

Figura 2-3. **A.** El primer «3» de la regla 3-3-2. **B.** El segundo «3» de la regla 3-3-2. **C.** El «2» de la regla 3-3-2.

espacio mandibular puede ser demasiado pequeño para acomodar la lengua, lo que la obliga a permanecer en la cavidad bucal o a desplazarse hacia atrás, oscureciendo la visión de la glotis. La invasión del espacio submandibular por afecciones infiltrativas (p. ej., angina de Ludwig) se identifica durante esta evaluación. El último «2» identifica la ubicación de la laringe en relación con la base de la lengua. Si se acomodan mucho más de dos dedos, lo que significa que la laringe está alejada de la base de la lengua, puede ser difícil alcanzar o visualizar la glotis en la LD, sobre todo si se utiliza inicialmente un tamaño de hoja más pequeño. Menos de dos dedos puede significar que la laringe está metida bajo la base de la lengua y puede ser difícil de exponer. Esta afección suele denominarse de forma imprecisa «laringe anterior».

M: *escala de Mallampati.* Mallampati determinó que el grado de visibilidad de las estructuras bucofaríngeas posteriores cuando la boca está completamente abierta y la lengua está extruida refleja las relaciones entre la abertura de la boca, el tamaño de la lengua y el tamaño de la cavidad bucal, ya que estas relaciones están asociadas a la dificultad de intubación. La evaluación clásica de Mallampati requiere que el paciente se siente erguido, abra la boca lo más ampliamente posible y saque la lengua lo máximo posible sin fonar. La **figura 2-4** muestra cómo se construye la escala. Los pacientes de las clases I y II tienen bajas tasas de fracaso de la intubación; por lo tanto, la importancia con respecto a la decisión de utilizar o no el bloqueo neuromuscular recae en las clases III y IV, sobre todo en la clase IV, donde las tasas de fracaso de la intubación pueden superar el 10%. Por sí misma, la escala no es sensible ni específica y no está pensada para ser empleada como una evaluación independiente; sin embargo, cuando se usa junto con las otras evaluaciones de la vía aérea difícil, proporciona

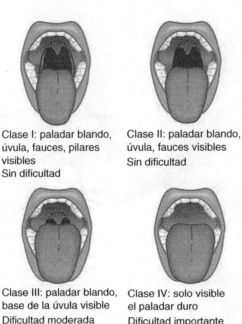

Clase I: paladar blando, úvula, fauces, pilares visibles
Sin dificultad

Clase II: paladar blando, úvula, fauces visibles
Sin dificultad

Clase III: paladar blando, base de la úvula visible
Dificultad moderada

Clase IV: solo visible el paladar duro
Dificultad importante

Figura 2-4. **Escala de Mallampati.** En la clase I, la bucofaringe, los pilares amigdalinos y la úvula completa son visibles. En la clase II, los pilares no son visibles. En la clase III, solo es visible una porción mínima de la pared bucofaríngea; y en la clase IV, la lengua está presionada contra el paladar duro.

información valiosa sobre el acceso a la glotis a través de la cavidad bucal. En estado de urgencia, casi nunca es posible hacer que el paciente se siente o que siga las instrucciones. Por lo tanto, a menudo solo se puede realizar una medición bruta de Mallampati, que se obtiene examinando la boca del paciente obnubilado y en decúbito supino con una hoja lingual y una luz, o utilizando una hoja de laringoscopio iluminada como depresor lingual en la mitad anterior de la lengua para obtener una estimación de cuánta abertura bucal hay (al menos en el estado de preparación) y la relación entre el tamaño de la lengua y el de la cavidad bucal. Aunque no se ha validado en posición supina utilizando este abordaje, no hay razón para esperar que la evaluación sea mucho menos fiable que el método original con el paciente sentado y realizando la maniobra activamente. El laringoscopio o la hoja lingual no deben introducirse a demasiada profundidad, ya que esto puede incitar un reflejo nauseoso y poner al paciente en posición supina y comprometida con riesgo de vómito y broncoaspiración.

O: *obstrucción/obesidad.* La obstrucción de la vía aérea superior es un marcador de laringoscopia difícil. Los cuatro signos cardinales de la obstrucción de la vía aérea superior son la voz apagada (voz de «papa caliente»), la dificultad para tragar las secreciones (debido al dolor o a la obstrucción), el estridor y la sensación de disnea. Los dos primeros signos no suelen anunciar una obstrucción total inminente de la vía aérea superior en los adultos, pero la obstrucción crítica es más próxima cuando aparece la sensación de disnea. El estridor es un signo particularmente ominoso. En general, se considera que la presencia de estridor indica que la vía aérea se ha reducido a menos del 50% de su calibre normal, o a un diámetro de 4.5 mm o menos. El manejo de los pacientes con obstrucción de la vía aérea superior se trata en el capítulo 37. Aunque es tema de debate si la obesidad por sí misma es un marcador independiente de laringoscopia difícil o si la obesidad solo se asocia a diversos atributos de la vía aérea difícil, como una escala de Mallampati elevada o el fracaso de la regla 3-3-2, los pacientes con obesidad presentan con frecuencia una mala visibilidad de la glotis mediante LD o VL; debe considerarse que la obesidad presagia una laringoscopia difícil.

N *(Neck): movilidad del cuello.* La capacidad para posicionar la cabeza y el cuello es uno de los factores clave para conseguir la mejor visión posible de la laringe mediante LD. La inmovilización de la columna cervical por un traumatismo, por sí misma, puede no crear un grado de dificultad que en última instancia lleve a evitar la SIR tras aplicar los procesos de razonamiento del algoritmo para la vía aérea difícil. No obstante, la inmovilización de la columna cervical dificultará la intubación y empeorará los efectos de otros marcadores de vía aérea difícil identificados. Además, la inmovilidad intrínseca de la columna cervical, como en los casos de espondilitis anquilosante o artritis reumatoide, puede hacer que la intubación por LD sea extremadamente difícil o imposible y debe considerarse un problema mucho más grave que el collarín cervical ubicuo (que obliga a la inmovilización manual en línea). La VL requiere una extensión de la cabeza mucho menor (o ninguna), dependiendo de la forma de la hoja, y ofrece una visualización glótica superior a la de la LD cuando se restringe la extensión de la cabeza o la flexión del cuello, en especial cuando se utiliza la VLHA. Otros dispositivos angulados, como el King Vision VL® o el Airtraq®, de los que se habla en otra parte de este manual, también pueden requerir menos movimiento de la columna cervical que la LD, aunque el tamaño y la claridad de la imagen son muy inferiores a los que se obtienen con las unidades de VL tradicionales, como el GlideScope® o el C-MAC®.

Ventilación con bolsa-mascarilla difícil: ROMAN

El capítulo 12 destaca la importancia de la VBM en el manejo de la vía aérea, especialmente como maniobra de rescate cuando la intubación orotraqueal ha fracasado. El responsable de la vía aérea debe estar seguro de que la oxigenación con VBM o DEG es factible antes de administrar fármacos de inducción o bloqueadores neuromusculares, independientemente de que se considere que la laringoscopia y la intubación son satisfactorias.

Los indicadores validados de VBM difícil de diversos estudios clínicos pueden recordarse fácilmente para su uso rápido en el contexto de urgencias utilizando la mnemotecnia ROMAN.

R: *radiación/restricción*. La evidencia indica que la radioterapia en el cuello es uno de los más fuertes factores de predicción de la dificultad y el fracaso de la ventilación con mascarilla. La *restricción* se refiere a los pacientes cuyos pulmones y tórax son resistentes a la ventilación y requieren presiones de ventilación elevadas. Estos pacientes padecen principalmente enfermedades reactivas de las vías respiratorias con obstrucción de las vías aéreas medianas y pequeñas (asma y enfermedad pulmonar obstructiva crónica), así como edema pulmonar, síndrome de dificultad respiratoria aguda, neumonía avanzada o cualquier otra afección que reduzca la distensibilidad pulmonar o aumente la resistencia de las vías respiratorias a la VBM.

O: *obesidad/obstrucción/apnea obstructiva del sueño*. Nos referimos a esto como la «triple O» porque los tres atributos son importantes, y a menudo están relacionados (p. ej., la obesidad con la apnea obstructiva del sueño [AOS]). Los pacientes con obesidad (índice de masa corporal [IMC] > 26 kg/m^2) son a menudo difíciles de ventilar adecuadamente mediante VBM. Las mujeres en el tercer trimestre de gestación también son un reto para la ventilación con mascarilla debido a su masa corporal mayor y la resistencia al desplazamiento diafragmático causado por el útero grávido. Las pacientes embarazadas o con obesidad también desaturan con rapidez, lo que hace que la dificultad de la ventilación con bolsa sea aún mayor (*véanse* caps. 38 y 43). La dificultad para aplicar una bolsa-mascarilla al paciente con obesidad no se debe solo al peso de las paredes torácicas y abdominales, sino también a la resistencia del contenido abdominal al desplazamiento diafragmático. Estos pacientes también tienen tejidos redundantes, lo que crea resistencia al flujo del aire en la vía aérea superior. Esto explica la reciente asociación con la AOS y la difícil ventilación con mascarilla. Del mismo modo, la obstrucción causada por el angioedema, la angina de Ludwig, los abscesos de las vías respiratorias superiores, la epiglotitis y otras afecciones similares dificultarán la VBM. En general, las lesiones de tejidos blandos (p. ej., angioedema, laringitis y epiglotis) son susceptibles al rescate con bolsa-mascarilla si se produce una obstrucción, pero no con un 100% de seguridad. Del mismo modo, el laringoespasmo suele superarse con una buena técnica de bolsa-mascarilla. Por el contrario, las lesiones firmes e inmóviles, como los hematomas, el cáncer y los cuerpos extraños, son menos susceptibles del rescate con VBM, que probablemente no brindará una ventilación u oxigenación adecuada si se produce una obstrucción total en este contexto.

M: *sellado de la mascarilla/Mallampati/sexo masculino*. La barba tupida, la sangre, los restos en la cara o la interrupción de la continuidad en la parte inferior de la cara son los ejemplos más frecuentes de alteraciones que pueden dificultar un sellado adecuado de la mascarilla. Algunos expertos recomiendan untar en la barba un lubricante hidrosoluble como remedio a este problema, aunque esto puede simplemente empeorar una mala situación, ya que toda la cara puede volverse demasiado resbaladiza para mantener la mascarilla en su sitio. Tanto el sexo masculino como una vía aérea de clase 3-4 de Mallampati también parecen ser predictivos e independientes de una VBM difícil.

A (*Age*): *edad*. La edad superior a los 55 años se asocia a un mayor riesgo de VBM difícil, quizá por la pérdida de tono muscular y la plenitud de los tejidos de la cara. La edad no es un punto de corte preciso y puede aplicarse algún criterio con respecto a si el paciente tiene un tejido relativamente elástico (joven) o inelástico (envejecido).

N: *no hay dientes*. Un sellado adecuado de la mascarilla puede ser difícil en el paciente edéntulo si la cara no puede soportar adecuadamente la mascarilla. Una opción es dejar la dentadura postiza (si se dispone de ella) *in situ* para la VBM y retirarla para la intubación. Como alternativa, se pueden introducir apósitos de gasa en las zonas de las mejillas a través de la boca para inflarlas y mejorar el sellado. Otra técnica para limitar las fugas de la mascarilla consiste en enrollar el labio inferior hacia la barbilla y utilizar la superficie interna de la mucosa como punto de contacto para la parte inferior de la mascarilla (*véase* cap. 12).

Dispositivo extraglótico difícil: RODS

En el ámbito de las urgencias, los dispositivos extraglóticos para la vía aérea son excelentes herramientas de primera línea para la ventilación y la oxigenación, en lugar de la tradicional bolsa-mascarilla; representan alternativas a la intubación traqueal en algunas circunstancias de los pacientes (sobre todo fuera del hospital) y son valiosos dispositivos de rescate. Los estudios han identificado factores que predicen la dificultad para colocar un DEG y proporcionar un intercambio de gases adecuado. Estos pueden ser evaluados utilizando la mnemotecnia RODS.

R: *restricción*. La restricción a la que se hace referencia aquí es como la de la mnemotecnia ROMAN, es decir, la distensibilidad pulmonar «restringida» o la resistencia intrínseca a la ventilación por enfermedad pulmonar primaria o traqueal/bronquial. La ventilación con un DEG puede ser difícil o imposible ante el aumento sustancial de la resistencia de la vía aérea (p. ej., asma) o disminuciones de la distensibilidad pulmonar (p. ej., edema pulmonar), aunque a menudo el DEG es más eficaz para la ventilación que la bolsa-mascarilla. Además, la restricción de la abertura de la boca afectará a la inserción del DEG o la hará imposible. Se requiere una abertura bucal adecuada para la inserción del DEG. Este requisito varía en función del DEG que se vaya a utilizar. Los datos recientes del quirófano también han identificado la movilidad restringida de la columna cervical como un riesgo para el uso difícil del DEG, probablemente porque la colocación puede ser más difícil en estos pacientes.

O: *obstrucción/obesidad*. Si existe una obstrucción de la vía aérea superior en la faringe, al nivel de la laringe o de la glotis, o por debajo de las cuerdas vocales, puede ser imposible insertar un DEG o adaptarlo correctamente para lograr la ventilación y la oxigenación. En algunas circunstancias, no evitará la obstrucción en absoluto. La obesidad crea dos desafíos para la oxigenación mediante el DEG. En primer lugar, los tejidos redundantes en la faringe pueden dificultar la colocación y el asentamiento del dispositivo. En general, esto no es un problema relevante. Por otro lado, lo que es más importante, los pacientes con obesidad requieren presiones de ventilación más altas, en gran parte debido al peso de la pared torácica y del contenido abdominal. El primer desafío causa resistencia a la ventilación al aumentar las presiones necesarias para expandir el tórax; el segundo causa resistencia a la ventilación al aumentar las presiones necesarias para hacer descender el diafragma. Dependiendo del DEG elegido y de la posición del paciente (es mejor intentar la ventilación con la cabeza del paciente 30° hacia arriba o en posición de Trendelenburg inversa), la resistencia a la ventilación puede superar la capacidad del DEG para sellar y dar las presiones necesarias. En el capítulo 13 se puede encontrar más información sobre las presiones de fuga para los DEG disponibles.

D: *disrupción o distorsión de las vías respiratorias*. La pregunta clave aquí es: «Si inserto este DEG en la faringe de este paciente, ¿podrá el dispositivo adaptarse y sellar de forma correcta dentro de una anatomía relativamente normal?». Por ejemplo, la deformidad de flexión fija de la columna vertebral, la lesión penetrante del cuello con hematoma, la epiglotitis y el absceso perilaríngeo pueden distorsionar la anatomía lo suficiente como para impedir la colocación adecuada del dispositivo.

S (*Short*): *distancia tiromentoniana*. Un espacio mandibular pequeño, evaluado por la distancia tiromentoniana del paciente, puede indicar que la lengua reside menos en la fosa mandibular y más en la cavidad bucal. Esto puede obstruir y complicar la inserción del DEG y se ha asociado fuertemente a la dificultad para su uso.

Cricotirotomía difícil: SMART

No existen contraindicaciones absolutas para realizar una cricotirotomía de urgencia en los adultos (*véase* cap. 19). Sin embargo, algunas condiciones pueden dificultar o imposibilitar la realización del procedimiento, por lo que es importante identificar esas situaciones de antemano y permitir la consideración de alternativas en lugar de asumir que la cricotirotomía, si es necesaria, tendrá éxito como técnica de rescate. La mnemotecnia SMART se utiliza para evaluar rápidamente al paciente en busca de características que indiquen que una cricotirotomía podría ser difícil. Una parte de la evaluación del paciente mediante esta mnemotecnia, que tiene lugar durante el paso «A», consiste en realizar una exploración física del cuello, identificando los puntos de referencia y cualquier obstáculo para el procedimiento. La mnemotecnia SMART se aplica de la siguiente manera:

> **S** *(Surgery): cirugía (reciente o remota).* La anatomía puede estar sutil o evidentemente distorsionada, dificultando la identificación de los puntos de referencia de las vías respiratorias. La cicatrización puede fusionar el tejido plano y dificultar el procedimiento. Una cirugía reciente puede asociarse a edema o hemorragia que complique la realización del procedimiento.
>
> **M:** *masa.* Un hematoma (postoperatorio o traumático), absceso u otra masa en el trayecto de la cricotirotomía puede dificultar técnicamente el procedimiento y requiere que el operador localice con meticulosidad los puntos de referencia, que pueden estar fuera de la línea media u ocultos.
>
> **A:** *acceso/anatomía.* La obesidad dificulta el acceso quirúrgico, ya que el exceso de tejido blando dificulta identificar los puntos de referencia. Además, el tejido adicional obliga al operador a trabajar en un agujero profundo. El enfisema subcutáneo, la infección de los tejidos blandos o el edema plantean problemas similares. Un paciente con cuello corto o papada superpuesta representa desafíos tanto en la identificación de puntos de referencia como en el acceso para realizar el procedimiento. Los dispositivos de inmovilización externa, como un collarín de inmovilización cervical o una férula halo-torácica, también pueden impedir el acceso.
>
> **R:** *radiación (y otras deformidades o cicatrices).* La radioterapia previa puede distorsionar y cicatrizar los tejidos, lo que dificulta el procedimiento y a menudo hace que los tejidos que por lo general son discretos se unan, distorsionando los planos y las relaciones de los tejidos.
>
> **T:** *tumor.* Un tumor, ya sea dentro de la vía aérea (cuidado con el paciente con ronquera crónica) o invadiendo la vía, puede presentar dificultades, tanto desde el punto de vista del acceso como de la hemorragia.

CONSEJOS Y ALERTAS

- Cuando está indicada la intubación, la pregunta más importante es «¿Esta vía aérea es difícil?». La decisión de realizar la SIR, por ejemplo, se basa, en parte, en una evaluación exhaustiva de la dificultad anatómica (LEMON, ROMAN, RODS y SMART) y en el uso adecuado de los algoritmos de vía aérea principal o difícil. La mayoría de los pacientes de urgencias tendrán algún grado de dificultad después de una evaluación de cabecera. La decisión de realizar la SIR es compleja y tiene en cuenta el grado de dificultad, la urgencia de la colocación del dispositivo, la disponibilidad de dispositivos para vías aéreas difíciles, sobre todo la VL, así como la propia habilidad y experiencia. Básicamente, para utilizar fármacos bloqueadores neuromusculares (FBNM), el médico debe estar seguro de que la oxigenación puede mantenerse y que es probable que la intubación tenga éxito utilizando el abordaje planificado.
- El esquema LEMON es una herramienta de cribado relevante tanto para la LD difícil como para la VL. Incluso cuando los elementos del LEMON sean anómalos en el examen de cabecera (es decir, movilidad cervical reducida secundaria a un collarín cervical), sigue siendo probable que la VL tenga éxito si la cavidad bucal tiene accesibilidad adecuada y no está obliterada por contaminación masiva, distorsión anatómica significativa o una masa obstructiva.
- Si se evalúan primero LEMON y ROMAN, en este orden, entonces también se ha evaluado cada componente de RODS, aparte de la D (*distorted*): anatomía distorsionada. En otras palabras, si LEMON y ROMAN no han identificado ninguna dificultad, lo único que le queda de RODS es la pregunta: «Si introduzco este DEG en la faringe de este paciente, ¿podrá el dispositivo adaptarse y sellar de forma correcta dentro de una anatomía relativamente normal?».
- La posibilidad de oxigenar al paciente con bolsa-mascarilla o un DEG convierte una situación potencial de «no se puede intubar, no se puede oxigenar» que requiere una cricotirotomía urgente en una situación de «no se puede intubar, *puede* oxigenar», en la que se pueden considerar muchas opciones de rescate. La capacidad para identificar prospectivamente las

(continúa)

CONSEJOS Y ALERTAS (*continuación*)

situaciones en las que la oxigenación mediante DEG o bolsa-mascarilla será difícil o imposible es fundamental para tomar la decisión de utilizar FBNM.

- No se puede confiar en ningún indicador, combinación de indicadores o incluso sistemas de puntuación ponderada de indicadores para garantizar el éxito o predecir el fracaso inevitable de la intubación bucal. La aplicación de un método sistemático para identificar la vía aérea difícil y, a continuación, el análisis de la situación para reconocer el mejor abordaje, teniendo en cuenta el grado de dificultad previsto y la habilidad, la experiencia y el criterio de la persona que realiza la intubación, dará lugar a las mejores decisiones sobre cómo gestionar la situación clínica. En general, es mejor equivocarse identificando una vía aérea como potencialmente difícil, para luego descubrir que no es así, que lo contrario.

INFORMACIÓN BASADA EN LA EVIDENCIA

¿Cuál es la incidencia de la mala visibilidad de la glotis durante la intubación en el servicio de urgencias?

Una mala visibilidad de la glotis se asocia a un bajo éxito de la intubación. El mayor éxito en el primer intento se ha observado históricamente con las vías aéreas C-L de grado I y II y depende en gran medida del dispositivo. Los datos más recientes del National Emergency Airway Registry (NEAR) han proporcionado información sobre la visualización C-L esperada durante la intubación en urgencias. En un análisis de casi 12 000 pacientes intubados con VLHA o videolaparoscopia de geomertría convencional (VLGC), se obtuvo una visualización C-L de grado I o II en el 94.1% y el 87.4%, respectivamente.[1] Un segundo estudio del NEAR, que evaluó las condiciones de intubación durante la SIR con LD o VL, observó una visualización C-L de grado I o II en aproximadamente el 89% de los encuentros. En este mismo estudio, la tasa de éxito en el primer intento fue del 87% al 88%, con una tasa de éxito final mayor del 99%.[2] En una evaluación prospectiva realizada en un solo centro de 750 intubaciones en urgencias durante un período de 2 años, en las que 255 intubaciones se realizaron con un C-MAC® y el resto con un laringoscopio convencional, el C-MAC® obtuvo vistas de grado I/II en el 94% de los casos, en comparación con el 83% de la LD.[3] Por lo general, los médicos de urgencias pueden esperar obtener una visualización de grado I o II de C-L en el 80% al 90% de los pacientes cuando utilizan la LD, pero del 90% al 95% con la VL. Esta última muestra cierta variabilidad dependiendo de si se usa un videolaringoscopio GC o HA.

¿En qué se basa la evidencia de LEMON?

Solo existe una validación externa publicada de la mnemotecnia LEMON y otra para el LEMON modificado.[4] El American College of Surgeons adoptó la mnemotecnia LEMON para el ATLS en el 2008. En un registro prospectivo y multicéntrico de intubación en Japón, 3313 pacientes, para los que se realizó una evaluación de la vía aérea difícil y que fueron intubados utilizando LD, el LEMON modificado tuvo una sensibilidad del 86% y un valor predictivo negativo del 98% para la laringoscopia difícil.[5] La *intubación difícil* se definió como cualquier encuentro que requiriera dos o más intentos. En otras palabras, la evaluación LEMON es más útil cuando es completamente normal e indica que casi todos los pacientes serían candidatos a la SIR si son negativos a LEMON. Los elementos individuales, tomados aisladamente, son menos útiles y no deben constituir la base de una evaluación de la vía aérea difícil. No obstante, en un paciente que no coopera u obnubilado en el que no se pueden analizar muchos de los elementos del LEMON, una sola medición de la ATM tiene un buen rendimiento en comparación con otras pruebas individuales de cabecera. No requiere el movimiento de la cabeza, la cooperación del paciente ni sofisticadas herramientas de medición. Con el paciente en posición neutra de la cabeza, una ATM < 5 cm identificó la laringoscopia difícil con una sensibilidad del 77% y una especificidad del 84%, mejor que cualquier otra prueba de cabecera.[6] La «sensación» de dificultad proporcionada por el paciente es una noción intuitiva y variará en gran medida con las habilidades y la experiencia del operador. No hay estudios de los que tengamos conocimiento que evalúen la sensibilidad o la especificidad de esta primera y rápida impresión. No conocemos el verdadero origen de la regla 3-3-2. Probablemente surgió en un grupo canadiense de expertos en vías aéreas difíciles, liderado por el Dr. Edward Crosby, pero, hasta donde sabemos, no se publicó antes de que lo incluyéramos en la 1.ª edición de nuestro libro en el año 2000. Se sabe que la escala de Mallampati modificada, el método de cuatro categorías más conocido, es fiable, pero aunque la prueba es importante, no es suficiente para evaluar completamente la vía aérea difícil y no puede realizarse en casi la mitad de los pacientes de urgencias que requieren intubación. La interferencia de la LD por la obstrucción de la vía aérea superior es evidente. La obesidad se identifica de manera uniforme como un marcador de dificultad de manejo de la vía aérea. Persiste la controversia sobre si la obesidad, en sí misma, indica una laringoscopia difícil o si los pacientes con obesidad simplemente tienen una mayor incidencia de tener otros marcadores de dificultad de la vía aérea, como puntuaciones de Mallampati más altas.

¿Cuál es la evidencia de ROMAN?

El primer estudio bien diseñado sobre la VBM difícil informó de una incidencia del 5% en 1502 pacientes en el quirófano. Identificaron cinco factores de predicción independientes de VBM difícil: presencia de barba, IMC elevado, edad > 55 años, edentulismo y antecedentes de ronquidos. Los estudios posteriores de otros investigadores fueron mucho más amplios. Kheterpal y cols. utilizaron una definición graduada de VBM difícil en su estudio de más de 22 000 pacientes. Dividieron las VBM difíciles en cuatro clases, que van desde las rutinarias y fáciles (clase I) hasta las imposibles (clase IV). La dificultad de clase III se definió como inadecuada, «inestable» o que requiere dos médicos. Identificaron la clase III (difícil) de la VBM en 313/22 600 (1.4%) y la clase IV (imposible) en 37 (0.16%) pacientes. Se utilizó un análisis multivariado para identificar los factores de predicción independientes de la VBM difícil: presencia de barba, IMC elevado, edad > 57 años, clase III o IV de Mallampati, protrusión mandibular limitada y ronquidos. Los ronquidos y la distancia tiromentoniana < 6 cm fueron factores de predicción independientes de una VBM imposible.[7] Posteriormente, los mismos investigadores estudiaron a 53 041 pacientes durante un período de 4 años. Entre los factores de predicción independientes de una VBM imposible se encuentran los siguientes: la presencia de barba, el sexo masculino, los cambios por radiación en el cuello, la clase III o IV de Mallampati y la apnea del sueño; la radiación en el cuello es la que presenta la mayor asociación con el fracaso de la ventilación con mascarilla.[8] Estos estudios, combinados con otros, y con nuestra experiencia colectiva, son la base de la mnemotecnia ROMAN.

¿En qué se basa la evidencia de RODS?

La mayoría de los DEG no han sido estudiados sistemáticamente en cuanto a los factores de predicción de dificultad. La información anterior procedía de informes de casos o pequeñas series de casos. Un gran registro basado en el quirófano de 14 480 pacientes adultos tratados con una VAML o una i-gel® mostró que la oxigenación y la ventilación fueron satisfactorias en casi todos los casos (99.8%). El análisis multivariable identificó cuatro factores predictivos de la dificultad: la distancia tiromentoniana corta, el sexo masculino, el movimiento limitado del cuello y la edad, siendo el primer parámetro el que presenta las mayores probabilidades de dificultad (cociente de probabilidades [OR, *odds ratio*] ajustado de 4.4).[9] Curiosamente, la obesidad no fue predictiva. Aún así, dudamos en eliminar la obesidad de la mnemotecnia RODS, porque este estudio tenía muy pocos casos difíciles y porque se ha mostrado previamente que afecta a la ventilación con mascarilla de rescate. Como tal, esta mnemotecnia es la representación de nuestro consenso de expertos y las conclusiones del sentido común, más que una evaluación de las pruebas de alta calidad. El requisito de una abertura mínima de la boca suficiente para introducir el dispositivo es evidente. La obesidad y la obstrucción interferirán con el uso del DEG de manera similar a su interferencia con la VBM. No obstante, los dispositivos varían en cuanto a su utilidad en distintos pacientes, y algunos, en particular los que tienen presiones de fuga más altas, pueden ser más adecuados para los pacientes con obesidad. La anatomía distorsionada es nuestro propio concepto, porque cada uno de estos dispositivos está diseñado para «adaptarse» a la anatomía humana normal, siempre que se seleccione el tamaño adecuado del dispositivo.

¿Se aplica el LEMON a la VL y hay otras mnemotecnias de vía aérea difícil en uso?

Gran parte del esquema LEMON tiene que ver con la necesidad de ver más allá de la lengua, hasta la glotis, utilizando una línea de visión recta. La VL, sobre todo la VLHA, no requiere una línea de visión recta, por lo que, por ejemplo, no tenemos ninguna razón para creer que las anomalías descubiertas durante una evaluación 3-3-2 se apliquen a los videolaringoscopios hiperangulados. En un estudio en el que se comparó el videolaringoscopio C-MAC® con la LD en las intubaciones en urgencias, el efecto agregado de presentar múltiples marcadores de vía aérea difícil tuvo un impacto significativo en el éxito del primer intento con la LD pero no con la VL. Al comparar el éxito del primer intento entre los pacientes sin marcadores de vía aérea difícil con los que tenían tres o más, el éxito del primer intento para la LD disminuyó del 88% al 75%, pero solo se redujo un 5% para la VL (99% a 93%).[3] El parámetro de Mallampati no es tan importante, ya que el visor de la mayoría de los videolaringoscopios está situado más allá de la lengua, lo que implica que no es necesario considerar a la lengua. Sin embargo, el factor Mallampati también evalúa la abertura bucal, al igual que el primer «3» de la regla 3-3-2, y la abertura bucal sigue siendo importante para la VL, aunque mucho menos. La mnemotecnia «CRANE» (*Contaminación* y C-L 3 o 4 en la LD; *Radiación*, Anatomía anómala: masa, cirugía previa, disminución de la abertura bucal; [*Neck*] cuello grueso; y *Epiglotitis* o lengua agrandada) ha sido utilizada por algunos profesionales para ayudar a identificar posibles desafíos (en el quirófano) con la VL.[10] Como se ha mencionado anteriormente, la utilidad de esta mnemotecnia para el manejo urgente de la vía aérea es cuestionable. En el quirófano, cuando se cree que la VL va a ser desafiante, el umbral para realizar una intubación flexible con el paciente despierto es mucho menor dada la estabilidad del paciente, la familiaridad de los anestesiólogos con las técnicas con el paciente despierto y la disponibilidad de herramientas endoscópicas flexibles. Un abordaje más práctico en los pacientes de urgencias es determinar en primer lugar si la intubación orotraqueal es posible o está condenada al fracaso debido a una contaminación abrumadora, a la reducción drástica de la abertura de la boca o a una gran afección que obstruye la vía aérea bucal y superior. Si se planifica la intubación orotraqueal y se cree que es factible, se debe utilizar la VL siempre que sea posible y una evaluación LEMON, si es anómala, sustentará aún más esa decisión. Una segunda mnemotecnia alternativa, «HEAVEN» (*Hi*poxemia, *E*xtremos de tamaño, desafíos *A*natómicos, *Vó*mito/sangre/líquido en la vía aérea, *E*xanguinación y movilidad del cuello [*Neck*]), ha mostrado, en una revisión retrospectiva de las SIR aeromédicas, que predice la dificultad tanto con la VL como con la LD. Sin embargo, los componentes de HEAVEN son excesivamente vagos («extremos de tamaño» y «desafíos anatómicos») o evidentes (sangre/vómito en la vía aérea) y no tienen suficiente detalle o especificidad para tener utilidad a la cabecera.[11]

AGRADECIMIENTOS

Agradecemos las aportaciones realizadas a este capítulo por el autor de la edición anterior, Ron M. Walls.

Referencias

1. Driver BE, Prekker ME, Reardon RF, Fantegrossi A, Walls RM, Brown CA III. Comparing emergency department first-attempt intubation success with standard-geometry and hyperangulated video laryngoscopes. *Ann Emerg Med*. 2020;76(3):332-333.

2. April MD, Aran A, Pallin DJ, et al. Emergency department intubation success with succinylcholine versus rocuronium: a National Emergency Airway Registry Study. *Ann Emerg Med*. 2018;72(6):645-653.

3. Sakles JC, Mosier J, Chiu C, et al. A comparison of the C-MAC video laryngoscope to the Macintosh direct laryngoscope for intubation in the emergency department. *Ann Emerg Med*. 2012;60:739-748.

4. Reed MJ, Dunn MJ, McKeown DW. Can an airway assessment score predict difficulty at intubation in the emergency department? *Emerg Med J*. 2005;22(2):99-102.

5. Hagiwara Y, Watase H, Okamoto H, et al. Prospective validation of the modified LEMON criteria to predict difficult intubation in the ED. *Am J Emerg Med*. 2015;33(10):1492-1496.

6. Zimmerman B, Chason H, Schick A, Asselin N, Lindquist D, Musisca N. Assessment of the thyromental height test as an effective airway evaluation tool. *Ann Emerg Med*. 2021;77(3):305-314.

7. Kheterpal S, Han R, Tremper KK, et al. Incidence and predictors of difficult and impossible mask ventilation. *Anesthesiology*. 2006;105(5):885-891.

8. Kheterpal S, Martin L, Shanks AM, et al. Prediction and outcomes of impossible mask ventilation: a review of 50,000 anesthetics. *Anesthesiology*. 2009;110(4):891-897.

9. Saito T, Liu W, Chew ST, et al. Incidence of and risk factors for difficult ventilation via a supraglottic airway device in a population of 14,480 patients from South-East Asia. *Anaesthesia*. 2015;70(9):1079-1083.

10. Aziz MF, Bayman EO, Van Tienderen MM, Todd MM; StAGE Investigator Group, Brambrink AM. Predictors of difficult videolaryngoscopy with GlideScope® or C-MAC® with D-blade: secondary analysis from a large comparative videolaryngoscopy trial. *Br J Anaesth*. 2016;117(1):118-123.

11. Nausheen F, Niknafs NP, MacLean DJ, et al. The HEAVEN criteria predict laryngoscopic view and intubation success for both direct and video laryngoscopy: a cohort analysis. *Scand J Trauma Resusc Emerg Med*. 2019;27(1):50.

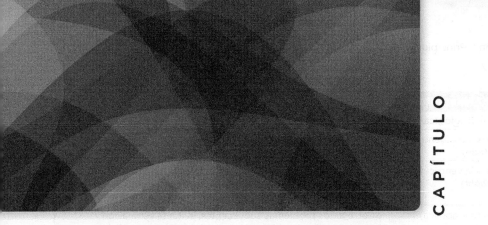

Vía aérea fisiológicamente difícil

Jarrod M. Mosier

Bhupinder Natt

DEFINICIÓN DE LA VÍA AÉREA FISIOLÓGICAMENTE DIFÍCIL

Los pacientes en estado crítico representan un peligro único durante el manejo de la vía aérea. Tradicionalmente se pensaba que el riesgo de complicaciones relacionadas con la intubación era en gran medida el resultado de los problemas anatómicos que confunden los intentos de intubación y dejan al paciente sin una vía aérea asegurada o sin respiración eficaz durante un período prolongado. La reducción de ese riesgo estaba íntimamente ligada al dispositivo de laringoscopia y a la habilidad, y si, por ejemplo, un paciente con hipoxemia resistente necesitaba ser intubado, la mentalidad era «hacer lo que se sabe hacer» y hacerlo rápidamente antes de que el paciente sufriera un paro. El hecho de que el riesgo de complicaciones aumente tras un solo intento fallido no hace sino reforzar la necesidad de recurrir a las habilidades de laringoscopia para atajar el inminente paro cardíaco. Por fortuna, en los últimos 15 años, la videolaringoscopia, los dispositivos supraglóticos de segunda generación para la vía aérea y los endoscopios flexibles desechables han superado en gran medida los retos que suponen los obstáculos anatómicos para la laringoscopia y la ventilación de rescate. Sin embargo, a pesar de todos los dispositivos tecnológicos de los que disponemos y que permiten aumentar las tasas de éxito, sigue habiendo tasas inquietantes de desaturación, hipotensión y paro cardíaco durante el manejo urgente de la vía aérea. Aunque las intubaciones difíciles aumentan drásticamente los riesgos de estas complicaciones, un estudio reciente mostró que la mitad de los pacientes en estado crítico tuvieron complicaciones a pesar de que la incidencia de la intubación difícil fue de solo el 5% (*véase* la sección «Información basada en la evidencia»). Este riesgo se debe a la descompensación cardiopulmonar durante la intubación por alteraciones fisiológicas sin importar la presencia o ausencia de desafíos anatómicos para la intubación: la *vía aérea fisiológicamente difícil*.

PREDICCIÓN DE LA VÍA AÉREA FISIOLÓGICAMENTE DIFÍCIL

Existen innumerables razones por las que un paciente puede descompensarse por una alteración fisiológica durante la intubación. Las anomalías, aisladas o combinadas, se ven exacerbadas por los fármacos para la intubación, la apnea y la transición a la ventilación con presión positiva (VPP) y, en conjunto, afectan el estado cardiopulmonar del paciente. Las anomalías más observadas durante la preintubación que deben tenerse en cuenta se resumen en la mnemotecnia CRASH (**tabla 3-1**).

Consumo: los pacientes pediátricos, la sepsis, el síndrome de dificultad respiratoria aguda (SDRA) y otros estados de alta demanda como el delírium confusional con excitación, la tirotoxicosis y el embarazo aumentan el consumo de oxígeno. Aunque existe una redundancia en el suministro de oxígeno para satisfacer esta demanda (de ahí que la saturación venosa mixta [SvO$_2$] normal sea del 75% y no del 0%), los pacientes que se encuentran en su umbral

TABLA 3-1	Mnemotecnia CRASH	
	Anomalía fisiológica	**Respuesta**
C	**C**onsumo de oxígeno (aumentado)	Optimizar la preoxigenación, la oxigenación apneica
R	Insuficiencia ventricular derecha (**R**ight)	Optimizar la preoxigenación, los vasodilatadores pulmonares inhalados, la elección de fármacos inductores, el uso temprano de vasopresores
A	**A**cidosis (metabólica)	Corregir los problemas subyacentes, evitar la ventilación mecánica si es posible, reducir al mínimo el tiempo de la apnea, considerar la intubación con el paciente despierto, mantener el aumento de la ventilación minuto
S	Riesgo de de**S**aturación	Optimizar la preoxigenación
H	**H**ipotensión	Reanimación con volumen, vasopresores

anaeróbico o cerca de él con una enfermedad crítica que aumenta el consumo de oxígeno y disminuye el suministro de este, corren el riesgo de sufrir una desaturación rápida a pesar de que la saturación de oxígeno sea normal o casi normal durante la preoxigenación.

Disfunción/insuficiencia del ventrículo derecho (Right): los pacientes con disfunción o insuficiencia del ventrículo derecho (VD) tienen un riesgo muy alto de descompensación durante la intubación. El VD tiene muy poca reserva para superar el aumento de la poscarga. Al principio, el VD puede aumentar la contractilidad a través de su dependencia interventricular con el ventrículo izquierdo (VI), pero a medida que la dilatación y el flujo insuficiente a través de la válvula tricúspide empeoran, la contractilidad empeora, y una mayor dilatación acaba por perjudicar el llenado diastólico del VI. En este punto, el gasto cardíaco solo se mantiene mediante la taquicardia, ya que cualquier aumento adicional de la poscarga del VD, o una mayor carga de su volumen, puede llevar el VD demasiado lejos y provocar un paro cardíaco. La hipercapnia, la atelectasia y la hipoxemia aumentan de forma independiente la resistencia vascular pulmonar; la presión positiva puede intensificar también la poscarga del VD, a menudo hasta el punto de causar un colapso cardiovascular.

Acidosis: la acidemia metabólica grave aumenta el riesgo al disminuir aún más el pH con cualquier interrupción de la ventilación compensatoria durante la intubación o la necesidad de ventilación alveolar no compensada después de esta. Aunque muchos pacientes pueden aumentar su presión parcial de dióxido de carbono ($PaCO_2$) durante la intubación, los que intentan compensar una acidosis metabólica grave pueden llegar al límite durante este breve período. La acidosis profunda puede tener efectos inotrópicos negativos en el corazón, empeorar los estados de choque e inducir disritmias ventriculares malignas.

Saturación: los pacientes críticos con enfermedades alveolares, como el SDRA, tienen limitaciones en la capacidad de preoxigenación para proveer un tiempo adecuado de apnea segura. La preoxigenación debe abordar los tres componentes necesarios para un intervalo apneico seguro: la desnitrogenación, la mejoría de la capacidad residual funcional (CRF) y la reducción de la discordancia ventilación/perfusión. Monitorizar el oxígeno teleespiratorio (ETO_2, *end-tidal oxygen*) puede ayudar a garantizar una desnitrogenación óptima, que se realiza mejor con una mascarilla ajustada y oxígeno al 100% a tasa de flujo-lavado o con oxígeno nasal de alto flujo (ONAF; *véase* cap. 8) caliente. En los pacientes en los que la apnea segura es limitada o no es posible, la estrategia debe cambiarse para adaptarse a la posibilidad de una desaturación rápida.

Hipotensión/volumen: los pacientes críticos tienen un riesgo importante de hipotensión periintubación debido a muchos factores. El agotamiento de volumen, la vasoplejía y la miocardiopatía se identifican con relativa facilidad y se pueden tomar medidas para abordarlas antes de la intubación. La respuesta a los fármacos de inducción y a la presión positiva son más difíciles de predecir y, cuando se combinan con cualquiera de los anteriores, aumentan el riesgo de causar un estado de descompensación. Un índice de choque (IC) elevado es útil para predecir los pacientes de alto riesgo, pero un IC bajo no debe ser necesariamente tranquilizador.

PREPARACIÓN PARA LA VÍA AÉREA FISIOLÓGICAMENTE DIFÍCIL

Después de evaluar la dificultad anatómica (p. ej., mnemotecnias «LEMON», «ROMAN», «RODS» y «SMART», *véase* cap. 2), por lo general se tiene una idea de quién es apto para la secuencia de intubación rápida (SIR) en función del éxito previsto con la laringoscopia, la intubación, la ventilación con bolsa-mascarilla, así como las estrategias de rescate, o en quién es obligatoria la intubación con SIR a pesar de las dificultades anatómicas (es decir, «forzado a actuar», *véase* cap. 5). Una vez evaluada la anatomía de la vía aérea, se valora la vulnerabilidad fisiológica del paciente para detectar posibles descompensaciones (p. ej., «CRASH») durante la intubación. Después de evaluar la fisiología, se deben abordar las siguientes cuestiones:

- *¿Qué puedo hacer para mejorar la fisiología y seguir con mi estrategia (es decir, SIR)?* Por ejemplo, la elección del fármaco de intubación, la colocación en posición, las maniobras de preoxigenación, etcétera.
- *¿Debo cambiar mi estrategia debido a una fisiología resistente a la intervención?* Por ejemplo, ¿intubar con el paciente despierto por hipoxemia resistente?

Una vez determinada la estrategia general, se desarrollan planes específicos dentro de la estrategia.

MANEJO DE LA VÍA AÉREA FISIOLÓGICAMENTE DIFÍCIL

Oxigenación

El objetivo de la preoxigenación es crear una reserva de oxígeno a la que el paciente pueda recurrir durante la apnea y mantener la saturación de oxígeno. El éxito de la preoxigenación depende de tres componentes: *1)* un volumen de gas con el cual trabajar (capacidad residual funcional), *2)* la sustitución de ese gas por oxígeno (desnitrogenación), y *3)* la disponibilidad de ese volumen para la circulación pulmonar (reducción al mínimo de la discordancia ventilación/perfusión [V/Q] y de los cortocircuitos). La presencia de una o más alteraciones de esos requisitos necesarios limita el objetivo de lograr el tiempo para la laringoscopia, la intubación y el inicio de la ventilación mecánica. Por ejemplo, los pacientes con SDRA grave pueden ser fácilmente desnitrogenados, pero una CRF de pequeño volumen y un V/Q bajo (cortocircuito alto) reducen de forma drástica el tiempo disponible para la intubación. El alto consumo de oxígeno también aumenta la velocidad a la que se consume esa reserva de oxígeno. Esto se debe sobre todo a la afección del paciente y es difícil de manipular en el período periintubación. Prevenir la desaturación es un paso fundamental para la seguridad del manejo urgente de la vía aérea. «Acelerar» la hipoxemia al intentar una intubación rápida como en los casos de «forzado a actuar», mientras se enfrenta una situación de estrés, para muchos pacientes conlleva peligros como la hipoxemia resistente y el SDRA. Aunque se puede tener suerte y la saturación de oxígeno no caiga drásticamente durante el intento, podría caer en picada incluso antes de que los fármacos para la SIR creen las condiciones necesarias para intubar. La saturación de oxígeno desciende inevitablemente tras el intento, ya que la sangre desaturada que pasa por la circulación pulmonar llega al sensor de saturación de oxígeno sobre el dedo. Si se produce algún retraso inesperado (p. ej., una laringoscopia difícil y prolongada), puede ser el punto de inflexión hacia un paro bradicárdico. La opción más segura es optimizar las tres variables necesarias para la preoxigenación.

Capacidad residual funcional

Como no hay inhalación y exhalación durante la apnea, por definición, el depósito de aire disponible es el que está presente en los pulmones al final de la espiración y se denomina *capacidad residual funcional*. La CRF depende de la estatura y la edad. En un adulto sano, la CRF es cercana a los 25 a 30 mL/kg, lo que da como resultado alrededor de 2 L en un adulto de 70 kg. Cualquier cosa que comprima o llene los alvéolos reducirá la CRF. La grasa torácica o abdominal, la ascitis o el útero grávido avanzado compriman los alvéolos externamente, mientras que la hemorragia, la neumonía, el edema y el SDRA obliteran el espacio aéreo interno. En los pacientes intubados por neumonía u otras causas de hipoxemia, o en aquellos con ascitis, embarazo avanzado, derrames pleurales u obesidad, a menudo la CRF es el factor limitante en la preoxigenación. En estos casos, considere las intervenciones de la **tabla 3-2** para aumentar la CRF.

Desnitrogenación

Desnitrogenar la CRF y sustituirla por oxígeno maximizará la cantidad potencial de oxígeno disponible durante la apnea. La desnitrogenación puede realizarse con 3 min de inhalación y exhalación u ocho respiraciones de capacidad vital si el paciente respira en circuito cerrado y con un 100% de fracción inspirada de oxígeno (FiO_2; asumiendo una frecuencia respiratoria y un volumen corriente normales). En el manejo urgente de la vía aérea, rara vez se dispone de circuitos cerrados y la mayoría de las fuentes de oxígeno disponibles que utiliza la oxigenoterapia convencional implican usar mascarillas de no reinhalación con reservorio de ajuste holgado. Aunque el oxígeno que fluye hacia el reservorio es constante, lo que aumenta la FiO_2 y el volumen disponible durante la inspiración, el flujo inspiratorio generado

TABLA 3-2 Variables para la preoxigenación	
Factor limitante	**Intervención**
Reducción de la capacidad residual funcional	1. Coloque al paciente en posición vertical 2. Reclute cualquier alvéolo reclutable (es decir, BiPAP)
Desnitrogenación	1. Utilice oxígeno a tasa de lavado a través de una mascarilla de no reinhalación o una cánula nasal de alto flujo 2. Monitorice con ETO_2, si está disponible 3. Mantenga la fuente de oxígeno en su lugar hasta que el paciente esté apneico 4. Ventilación con bolsa-mascarilla controlada entre la inducción y la laringoscopia en los pacientes con bajo riesgo de aspiración 5. Oxigenación apneica con tubo nasal convencional de 5 a 15 L/min
Discordancia V/Q (cortocircuito)	1. Reduzca el trabajo respiratorio y reclute los alvéolos con oxígeno nasal de alto flujo o VNIPP 2. Diuréticos para los pacientes con edema pulmonar significativo

BiPAP: presión positiva binivel en la vía aérea; ETO_2: oxígeno al final de la espiración; VNIPP: ventilación no invasiva con presión positiva.

por el paciente causa el arrastre del aire ambiental alrededor de la mascarilla de no reinhalación, contaminando el volumen inspirado con este aire. Como el flujo inspiratorio generado por el paciente suele aumentar con la gravedad de la insuficiencia respiratoria, el arrastre de aire ambiental empeora a medida que aumenta el esfuerzo ventilatorio. El resultado es que el aire ambiental de la habitación diluye la CRF, por lo que la gravedad de esta dilución aumenta en los pacientes que más necesitan incrementar la FIO_2.

La mejor manera de compensar el arrastre de aire ambiental en ausencia de un circuito cerrado es utilizar un flujo de «tasa de flujo-lavado» a través de una válvula de gran apertura (*véanse* caps. 8 y 20). Cuanto más presurizado esté el sistema de oxígeno del hospital, mayor será el flujo que se consiga con la tasa de lavado. La tasa de lavado puede ser tan alta como 90 L/min o más, lo que proporciona un flujo suficiente para aproximarse más a la tasa de flujo inspiratorio del paciente crítico con una alta demanda respiratoria y que respira oxígeno suplementario con un circuito abierto. Una consideración importante es que cualquier respiración espontánea después de retirar la fuente de oxígeno puede causar una renitrogenación rápida, por lo que el paciente debe estar completamente apneico antes de retirar dicha fuente.

El efecto de la desnitrogenación puede prolongarse, teóricamente de forma indefinida, con la aplicación de oxígeno de forma continua en la nasofaringe durante la apnea. La capacidad para mantener la oxigenación alveolar durante la apnea, o la oxigenación apneica, depende del gradiente de presión entre la nasofaringe y los alvéolos, que es una función de la cantidad de flujo aplicado y de la tasa de consumo de oxígeno periférico. Este flujo pasivo de oxígeno desde la entrada glótica a las porciones de intercambio de gases de los pulmones se conoce como «flujo másico sin ventilación» y se trata más a detalle en el capítulo 8. Por lo tanto, se espera que la oxigenación apneica realizada con ONAF, como Vapotherm® u Optiflow®, tenga mejores resultados que la oxigenación apneica con 10 a 15 L/min de una cánula nasal convencional. Se ha mostrado que la oxigenación apneica alarga el período de apnea segura y aumenta el éxito del primer intento (secundario a un mayor tiempo de laringoscopia), aunque no funciona tan bien en los pacientes con un discordancia V/Q significativa. Las intervenciones para la desnitrogenación se encuentran en la tabla 3-2.

Discordancia V/Q

Un paciente totalmente desnitrogenado con una CRF de 2 L y un consumo de oxígeno de 250 mL/min debería tener varios minutos de apnea segura. Sin embargo, esto requiere que esta reserva de oxígeno esté disponible por completo para la circulación pulmonar. Existen diferencias V/Q normales en el pulmón debido a la gravedad, de manera que los ápices tienen más ventilación que perfusión (espacio muerto) y las bases lo contrario (derivación). No obstante, la discordancia V/Q global es mínima, con una fracción de derivación normal de casi el 2%, lo que significa que una CRF desnitrogenada en su totalidad está ampliamente disponible para resaturar la hemoglobina a su paso por la circulación pulmonar.

Aún así, a medida que la enfermedad intersticial o del espacio aéreo empeora, el gradiente alveoloarterial aumenta y el diseordancia V/Q se desplaza hacia el extremo de la derivación del espectro, lo que significa que, aunque todavía se puede lograr la máxima oxigenación alveolar, el oxígeno está menos disponible en la interfaz alveolocapilar para resaturar la hemoglobina. En los pacientes del servicio de urgencias, la discordancia V/Q puede mejorarse reclutando regiones atelectásicas del pulmón con presión teleespiratoria positiva (PEEP, *positive end-expiratory pressure*), reduciendo el edema intersticial con diuresis o mejorando el rendimiento miocárdico en el caso del edema pulmonar cardiógeno. Los vasodilatadores pulmonares inhalados, utilizados a menudo en la unidad de cuidados intensivos (UCI), pueden ser útiles en algunos casos. En ocasiones, la disminución de la distensibilidad pulmonar y las enfermedades alveolares son resistentes a cualquier esfuerzo por mejorar la discordancia V/Q. Esto da como resultado una pequeña CRF disponible a pesar de estar totalmente desnitrogenada.

¿Quién debe ser intubado despierto?

En los casos más resistentes, la preoxigenación no consigue proporcionar un depósito de oxígeno adecuadamente disponible y no es posible lograr un tiempo aceptable de apnea segura. En estos pacientes, una intubación con el paciente despierto con oxígeno de alto flujo continuo puede ser la vía más segura para fortalecer la vía aérea e iniciar la ventilación mecánica invasiva. El riesgo de desaturación crítica y de paro cardíaco es lo suficientemente alto en estos casos como para considerar un abordaje con el paciente despierto. La decisión es más difícil en los pacientes que han mejorado con la asistencia respiratoria no invasiva. Al final del proceso de preoxigenación en estas personas con insuficiencia respiratoria hipoxémica, donde se han reclutado todos los alvéolos posibles, se ha maximizado la CRF y se ha desnitrogenado por completo, la presión parcial de oxígeno arterial (PaO_2) de una gasometría arterial (GSA) puede ofrecer una buena evaluación del grado de derivación. Aunque la PaO_2 no contribuye sustancialmente al suministro de oxígeno, en este caso es un buen indicador de la disponibilidad de oxígeno en los alvéolos para la circulación pulmonar y, por lo tanto, del tiempo de apnea segura. Considere dos pacientes con SDRA que son preoxigenados con métodos idénticos, ambos con una saturación de oxígeno del 95%. La PaO_2 del primer paciente es de 220 mmH_2O y la PaO_2 del segundo es de 79 mmH_2O. A pesar de la misma saturación de oxígeno, el reservorio de oxígeno del segundo paciente está mucho menos disponible para resaturar la hemoglobina y es muy probable que se desature con rapidez tras la inducción.

¿Cómo estratificar la preoxigenación?

Durante una intubación de urgencia, la preoxigenación es el paso más importante de la preinducción, ya que una apnea segura es primordial para la seguridad del paciente durante la SIR. Aunque la desnitrogenación puede cuantificarse fácilmente midiendo el ETO_2, la reserva total de oxígeno del paciente (CRF) es difícil de medir y la saturación de oxígeno solo cuenta una parte de la historia, como se ha mencionado anteriormente. Aunque en la UCI se suele llevar a cabo una estrategia que incluya la toma de muestras de la gasometría, puede resultar poco práctica y logísticamente difícil de llevar a cabo en el contexto de un paciente hipoxémico deteriorándose en el servicio de urgencias. En la práctica, puede ser útil clasificar a los pacientes en una de las tres categorías en función de su facilidad de preoxigenación. El abordaje por defecto es colocar al paciente en posición vertical o en posición de Trendelenburg inversa y aplicar una cánula nasal estándar junto con una mascarilla de no reinhalación utilizando oxígeno a tasa de lavado. Si la saturación es inferior al 94%, entonces hay una derivación intrapulmonar significativa, y el paciente debe pasar a ONAF o a presión positiva binivel en la vía aérea (BiPAP, *bi-level positive airway pressure*) con el fin de reducir la fracción de derivación y mejorar la SaO_2. En estos pacientes, aunque la saturación mejore, no se conocen las reservas totales de oxígeno y, por lo tanto, la duración de la apnea segura. Si se estabiliza temporalmente mientras se preoxigena con ONAF o BiPAP y se obtiene con facilidad una GSA, la relación PaO_2:FiO_2 puede informar al médico sobre quién tiene mayor riesgo de desaturación peligrosa con la SIR a pesar de la mejoría de la saturación. Una relación PaO_2:FiO_2 < 100 indica una situación de muy alto riesgo y se prefiere un abordaje con el paciente despierto. Si, a pesar de la ventilación no invasiva con presión positiva (VNIPP) o del ONAF, el paciente se mantiene en un porcentaje < 94%, se producirá una hipoxemia crítica durante la SIR, que puede ser evidente incluso antes de que los sedantes y los bloqueantes neuromusculares hayan hecho efecto. Del mismo modo, es mejor intubar a estos pacientes con técnicas con el paciente despierto (*véase* cap. 24).

Hemodinámica

Los problemas hemodinámicos se han convertido en la principal fuente de peligro para los pacientes que requieren intubación en el servicio de urgencias o en la UCI. En un reciente estudio internacional realizado en 29 países, menos del 10% de los pacientes fueron intubados por inestabilidad hemodinámica, pero casi la mitad desarrollaron inestabilidad hemodinámica como resultado de la intubación. Por lo tanto, el control de la hemodinámica de los pacientes antes de la intubación es tan importante como la preoxigenación para el manejo urgente de la vía aérea. Por desgracia, las alteraciones hemodinámicas son tan o más complejas que la hipoxemia. El objetivo general es realizar una transición segura de un paciente, a menudo con una reserva limitada o nula, a través de la apnea y la laringoscopia a la VPP. Para conseguirlo, lo más habitual es que se utilicen medicamentos que atenúen el impulso de supervivencia (simpático) y que a menudo tienen sus propias consecuencias hemodinámicas. Dado que 1 de cada 3 pacientes sufre un colapso cardiovascular y casi 1 de cada 30 un paro cardíaco, el manejo urgente de la vía aérea debe incluir el manejo periintubación de la hemodinámica.

Las pruebas para optimizar la hemodinámica se ven cuestionadas por la falta de definiciones estandarizadas en cuanto a los umbrales de los signos vitales o el período periintubación. A pesar de estas limitaciones, los datos observados muestran que el índice de choque preintubación (IC, frecuencia cardíaca/presión arterial sistólica), la edad avanzada, la hipotensión, el choque, la intubación por insuficiencia respiratoria y una puntuación de gravedad de la enfermedad (APACHE) más alta son factores asociados a una mayor probabilidad de colapso cardiovascular postintubación. Se han intentado o debatido diversos métodos para reducir las tasas de hipotensión desde que los pacientes en estado crítico han requerido intubación. Al principio, se modificó la posición del paciente para superar la hipotensión asociada al tiopental. El etomidato y la ketamina han sido objeto de debate durante 20 años. Se han propuesto y debatido estrategias de vasopresores en bolo y de reanimación con líquidos, sin que haya pruebas definitivas a favor de ninguna de estas intervenciones. Se ha constatado que la reanimación, cuando se utiliza como parte de un paquete en el período perioperatorio, reduce las complicaciones. También se ha probado que los hemoderivados antes de la intubación en los pacientes traumatizados mejoran los resultados. Lamentablemente, ninguno de estos hallazgos ha sido reproducible, lo que ilustra las complejas alteraciones fisiopatológicas que requieren una personalización para cada paciente.

Consideremos el siguiente ejemplo para mostrar este complejo entorno: un paciente con SDRA grave. Existe una importante enfermedad alveolar que provoca la pérdida de CRF, tal como se describe en la sección «Oxigenación». Esto empeora la relación ventilación/perfusión para dificultar la preoxigenación, pero también aumenta la resistencia vascular pulmonar y aumenta el esfuerzo del ventrículo derecho. Cualquier hipercapnia o hipoxemia que se produzca durante la apnea puede aumentar aún más la resistencia vascular pulmonar, y cuando se añade a cualquier venodilatación o depresión miocárdica inducida por fármacos de inducción, o a la reducción de la precarga inducida por la presión positiva, puede conducir a un colapso cardiovascular precipitado. El mismo fenómeno puede ocurrir en los pacientes con embolia pulmonar masiva, hipertensión pulmonar descompensada o taponamiento cardíaco. Los pacientes sépticos se encuentran en un espectro que va desde la vasodilatación y el alto gasto cardíaco hasta la alta resistencia vascular sistémica y la depresión miocárdica. Los pacientes con insuficiencia cardíaca con fracción de eyección preservada tienen altas presiones de llenado del ventrículo izquierdo y altas presiones venosas pulmonares que conducen al edema pulmonar, mientras que los pacientes con insuficiencia cardíaca con fracción de eyección reducida tienen una contractilidad deficiente que conduce a altas presiones venosas pulmonares y edema pulmonar. Aunque todos estos pacientes pueden presentar hipoxemia, insuficiencia respiratoria e hipotensión, el tratamiento de cada uno de ellos debe adaptarse para atenuar la debilidad fisiológica (**fig. 3-1**). La vasoplejía es un factor importante que contribuye a los efectos hemodinámicos negativos que se observan en el período periintubación y puede no ser fácilmente medida o tratada de forma adecuada. Además, la elección de los fármacos de inducción y vasoactivos se suma a esta miríada de factores. Cualquiera de estos factores puede ser responsable del colapso cardiovascular en un paciente frágil y en estado crítico. Por lo tanto, estos cambios cardiopulmonares dinámicos son difíciles de predecir, comprender y optimizar. Ofrecemos un abordaje hemodinámico por etapas.

Estrategia hemodinámica escalonada

Son muchos los factores que pueden confluir para provocar un colapso cardiovascular postintubación. Por ello, no existe un abordaje único para la evaluación hemodinámica o la reanimación antes de la intubación. No hay ningún fármaco de inducción que pueda eliminar la inquietud por la fisiopatología subyacente ni ningún vasopresor que pueda terminar con el deterioro periintubación. La reducción de volumen, la vasoplejía, el rendimiento ventricular, los efectos hemodinámicos de los fármacos de inducción y la VPP son factores importantes que deben considerarse cuidadosamente. Hay varios conceptos que pueden llevar a una estrategia hemodinámica escalonada para el manejo urgente de la vía aérea.

1. **Pérdida total de volumen:** la mayoría de los pacientes en estado crítico presentan insuficiencia de volumen, ya sea por pérdida de líquidos o sangre, por pérdidas insensibles o por desplazamientos de líquidos. Por lo tanto, la mayor parte de estos casos requieren alguna forma de reanimación con líquidos. Los métodos para evaluar la capacidad de respuesta al volumen, o la tolerancia al volumen, van más allá del alcance de este capítulo, pero hay muchos métodos disponibles y

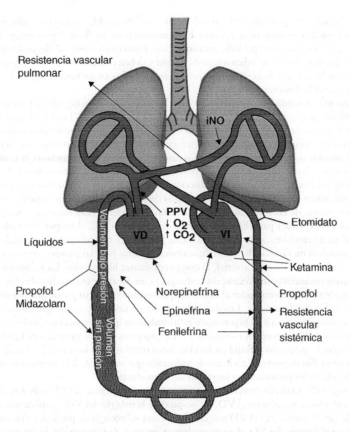

Figura 3-1. Factores que afectan la hemodinámica durante la intubación. Los factores respiratorios incluyen los efectos de la ventilación con presión positiva (VPP), la desaturación o la hipercapnia, que aumentan la resistencia vascular pulmonar y la poscarga del ventrículo derecho (VD), mientras que el óxido nítrico inhalado (iNO) vasodilata la circulación pulmonar y disminuye la poscarga del VD. Los líquidos suelen aumentar el volumen bajo presión, mientras que los sedantes tienen efectos variables. El propofol y el midazolam pueden disminuir el volumen bajo presión, aumentando así el volumen sin presión y disminuyendo la precarga. El etomidato puede reducir la elasticidad arterial causando hipotensión. El propofol puede causar dilatación arterial y depresión de la contractilidad del ventrículo izquierdo (VI), mientras que la ketamina puede ocasionar constricción arterial y aumento de la contractilidad del VI a través de su efecto simpaticomimético indirecto, o supresión del VI a través de su efecto depresor del miocardio. Los vasopresores afectan al sistema cardiovascular en función de su potencia y su perfil de receptor.

fáciles de realizar para evaluar ambos. En los pacientes que probablemente respondan al volumen, debe hacerse la reanimación con líquidos. El tipo y el volumen de líquido dependerán de la fisiopatología subyacente y de la gravedad. El objetivo es aumentar el volumen bajo presión circulante. El volumen bajo presión es el volumen circulante que ejerce una presión contra las paredes vasculares y, por ello, contribuye a la presión sanguínea, el gasto cardíaco y el suministro de oxígeno. La reanimación con líquidos que no conduce al aumento del gasto cardíaco o de la presión arterial está contribuyendo al volumen sin presión, que es el volumen que se almacena en el sistema venoso de alta capacidad.

2. **Reducir el volumen sin presión y la vasoplejía:** cualquier bolo de líquido que no contribuya a aumentar el gasto cardíaco es líquido almacenado como volumen sin presión. Además, los fármacos de inducción venodilatadora convierten el volumen bajo presión en volumen sin presión, es decir, los pacientes que no responden a la reanimación con líquidos deben comenzar a recibir infusiones de vasopresores para reducir el volumen sin presión con vasoconstricción, en particular la venoconstricción.

Los pacientes con un IC ≥ 0.8 tienen un alto riesgo de desarrollar hipotensión postintubación. Los signos vitales individuales que no son alarmantes de forma aislada, como una frecuencia cardíaca de 100 y una presión arterial sistólica de 100 mmHg, cuando se evalúan junto con el IC, pueden ser muy preocupantes. Este paciente tiene un IC de 1 y un riesgo muy alto de descompensación en el período periintubación. Estos casos corren el riesgo de sufrir cualquier tipo de depresión miocárdica o vasodilatación y deben comenzar a recibir vasopresores continuos en línea antes de la intubación, en lugar de confiar en un vasopresor de dosis en bolo para el rescate *tras* la descompensación.

3. **Aumentar el rendimiento ventricular:** tras la reanimación con líquidos y los vasopresores, el siguiente principio es determinar si hay alguna disfunción del VI o del VD que se descompense con la inducción y la VPP. La contractilidad ventricular que sigue siendo escasa a pesar de administrar un vasopresor como la norepinefrina puede requerir el aumento con un inótropo como la dobutamina o la milrinona. En algunos casos (p. ej., fisiología restrictiva), el ventrículo izquierdo puede necesitar una reducción de la poscarga y un apoyo inotrópico en lugar de vasopresores.

4. **Mitigar el efecto del fármaco de inducción:** todos los fármacos inductores utilizados para la SIR tienen consecuencias hemodinámicas desfavorables. Esto debe equilibrarse con la optimización de las condiciones de intubación del paciente para maximizar las posibilidades de éxito del primer paso. En las dosis requeridas para la SIR, el propofol y el midazolam producen venodilatación, reduciendo tanto la precarga como la presión arterial. El etomidato se considera un fármaco hemodinámicamente neutro, pero las pruebas recientes muestran que reduce la elasticidad arterial, lo que puede causar hipotensión. La ketamina tiene efectos simpaticomiméticos indirectos; sin embargo, es un depresor miocárdico directo. Mientras que un paciente puede responder al efecto simpaticomimético, otro puede obtener una depresión miocárdica predominante. Los datos observados de manera reciente han mostrado que la ketamina se asoció a más hipotensión postintubación que el etomidato, incluso cuando se controlaron los factores de confusión y el emparejamiento por propensión. La elección del fármaco de inducción influirá en las elecciones realizadas en los pasos 2 y 3 anteriores, y viceversa. Sin importar el fármaco de inducción que se utilice, debe emplearse una dosis reducida en los pacientes con inestabilidad hemodinámica.

5. **Proteger el ventrículo derecho:** los pacientes con insuficiencia del VD deben recibir reanimación e intubación centradas en el VD. La «espiral de la muerte del VD» implica una disminución de la función sistólica del VD que conduce a una sobrecarga de presión/volumen del VD que reduce el llenado del VI y el gasto cardíaco y empeora la hipotensión, lo que puede deteriorar aún más la función del VD. La intubación es a menudo el acceso final que lleva al VD al límite debido al aumento de la resistencia vascular pulmonar que resulta de cualquier atelectasia, discordancia de ventilación o perfusión, hipoxemia o hipercapnia que se produce con la apnea. Además, el aumento de la poscarga del VD debido a la VPP puede ser muy perjudicial y provocar hipotensión postintubación o incluso un paro cardíaco. Los pacientes con insuficiencia del VD pueden necesitar en última instancia vasodilatadores pulmonares para reducir la poscarga del VD. En el servicio de urgencias, el paso clave es reconocer a los pacientes de riesgo (p. ej., choque obstructivo por una embolia pulmonar grande) e iniciar la norepinefrina para aumentar la presión arterial media y mantener la presión de perfusión coronaria y la contractilidad del VD.

Factor de complicación de la acidosis

Las alteraciones metabólicas tienen efectos amplios, variados y complejos sobre los sistemas respiratorio y cardiovascular. La acidosis metabólica es la más problemática de estas alteraciones. Aunque esta acidosis leve puede elevar modestamente el gasto cardíaco, lo hace a costa de un aumento de la demanda miocárdica de oxígeno y una mayor propensión a las disritmias. La acidosis metabólica grave provoca una depresión del miocardio. El embotamiento de la respuesta miocárdica a las catecolaminas circulantes es también un factor importante. La liberación de catecolaminas en respuesta a la acidosis metabólica da lugar a una arterioconstricción, que de nuevo puede causar taquicardia, acortamiento del tiempo de llenado y disritmias.

Cuando los pacientes con acidosis metabólica grave han maximizado su ventilación alveolar para mantener un pH apenas compatible con la vida, la apnea inducida por la SIR puede ser a menudo el punto de inflexión hacia el paro cardíaco, ya que la $PaCO_2$ puede aumentar rápidamente y ocasionar una caída en picada del pH. Antes de realizar la SIR en estos pacientes, hay que tratar la causa subyacente de la acidosis metabólica lo mejor posible, sentirse seguro de que el paciente puede tolerar un descenso del pH y asegurarse de que la ventilación alveolar actual del paciente puede adaptarse a la ventilación mecánica.

¿Quién debe ser intubado despierto?

Al igual que en el caso de la hipoxemia, algunos pacientes tienen una hemodinámica o una acidemia tan frágiles que no se pueden atenuar adecuadamente, porque la única vía segura de intubación para ellos es un abordaje de intubación con el paciente despierto. Esto evita los efectos hemodinámicos y de ventilación alveolar asociados a la inducción y al bloqueo neuromuscular. Además, la intubación con el paciente despierto permite una transición más gradual a la VPP. En estos casos, hay que sacrificar la seguridad del primer intento de éxito con laringoscopia por la seguridad cardiopulmonar asociada a la ventilación espontánea.

CONSEJOS Y ALERTAS

- Los pacientes deben ser valorados en busca de una vía aérea fisiológicamente difícil al evaluar la preintubación; asimismo, las estrategias de mitigación deben incorporarse a la planificación de la preintubación.
- La vía aérea fisiológicamente difícil puede concebirse como dos grandes grupos, los peligros de desaturación rápida y los peligros de colapso cardiovascular, así como los factores que hacen más probables los dos anteriores, como la insuficiencia del VD o la acidosis metabólica grave.
- Los factores asociados a la desaturación rápida incluyen aquellos que reducen el tamaño de la CRF, limitan la desnitrogenación, aumentan la fisiología de la derivación derecha-izquierda o incrementan el consumo periférico de oxígeno.
- La preoxigenación debe realizarse meticulosamente con la intención de desnitrogenar por completo, reclutar cualquier espacio aéreo disponible y reducir la discordancia ventilación/perfusión. En los pacientes que son resistentes a la preoxigenación, se debe considerar firmemente el abordaje con el paciente despierto para mantener la ventilación espontánea.
- El colapso cardiovascular suele ser difícil de predecir y prevenir, ya que los factores asociados al colapso incluyen los que aumentan la vasodilatación y los que reducen el gasto cardíaco. Para reducir al mínimo el riesgo de colapso cardiovascular en los pacientes en estado crítico, se requiere una progresión escalonada que incluya la reanimación con líquidos, el apoyo con vasopresores e inotrópicos y la ayuda a la función del VD.

INFORMACIÓN BASADA EN LA EVIDENCIA

¿Cuál es la evidencia a favor de la vía aérea fisiológicamente difícil?

La mayoría de los estudios sobre el manejo urgente de la vía aérea en el servicio de urgencias y la UCI han mostrado una tasa de paro cardíaco periintubación de entre el 1% y el 4%.[1-3] Cuando los pacientes están hipoxémicos o hipotensos antes de la intubación (es decir, una vía aérea fisiológicamente difícil), tienen una probabilidad ajustada de sufrir un paro cardíaco casi seis veces superior a la de los pacientes que no están ni hipoxémicos ni hipotensos. Cuando los pacientes en estado crítico tienen una vía aérea difícil, la mitad presentan complicaciones que ponen en peligro su vida.[3,4] Sin embargo, el mayor aumento del riesgo para los pacientes críticos se produce con el segundo intento.[3,5,6] Lo más preocupante es que, a pesar del aumento de las tasas de éxito en el primer intento publicadas en la literatura, las tasas de complicaciones siguen siendo alarmantemente altas. Sakles y cols., Hypes y cols. y De Jong y cols. informaron de tasas de complicaciones, sobre todo hipoxemia e hipotensión, en pacientes con éxito en el primer intento de entre el 14% y el 30%.[5-8] Russotto y cols. publicaron recientemente los resultados de un estudio observacional de intubaciones realizadas en pacientes críticos en 29 países y descubrieron que, a pesar de que el 95% de los pacientes fueron intubados con éxito en uno o dos intentos, la mitad de los pacientes seguían experimentando complicaciones que ponían en peligro su vida.[4] Pacheco y cols. descubrieron que la presencia de características anatómicas o fisiológicas de la vía aérea difícil disminuía el éxito del primer intento *sin* complicaciones en un 10% (92% a 82%), y un 12% adicional (82% a 70%) cuando ambas estaban presentes.[9] El cociente de posibilidades (OR, *odds ratio*) ajustado para el éxito del primer intento sin una complicación fue casi el mismo cuando estaba presente una de las dos (0.37 con características anatómicas difíciles de la vía aérea y 0.36 con características fisiológicas difíciles de la vía aérea), y solo fue de 0.19 cuando estaban presentes ambas. Por lo general, los datos de la literatura publicada sustentan que la vía aérea fisiológicamente difícil es una fuente distinta de peligro para los pacientes, ya que requiere una evaluación y planificación cuidadosas en el mismo grado que la laringoscopia que se prevé difícil.

¿Cuáles son los factores de riesgo de desaturación?

McKown y cols. evaluaron a los pacientes inscritos en ensayos clínicos aleatorizados para determinar los factores de riesgo independientes de desaturación.[10] Identificaron los siguientes factores de riesgo independientes: insuficiencia respiratoria hipoxémica como indicación de intubación (OR 2.70), menor saturación de oxígeno en el momento de la inducción (OR 0.92 por aumento del 1% [por encima del 95%]), menor edad (OR 0.97 por aumento de 1 año), mayor índice de masa corporal (OR 1.03 por 1 kg/m^2 [por encima de 23 kg]), raza (OR 4.58 para blancos frente a afrodescendientes) y experiencia del cirujano (OR 2.83 si ha realizado < 100 intubaciones).

¿Cuáles son los factores de riesgo de la hipotensión?

La elevación del IC se ha mostrado sistemáticamente como un indicador específico, aunque insensible, de la hipotensión postintubación.[10-16] Tres estudios recientes han constatado que los factores de predicción independientes de colapso cardiovascular incluyen la edad avanzada, la hipotensión o el choque antes de la intubación, la intubación por insuficiencia respiratoria y las puntuaciones APACHE más altas antes de la intubación.[15,17-19] En otras palabras, los pacientes enfermos con insuficiencia respiratoria que requieren intubación tienen un riesgo muy alto *tanto* de desaturación *como* de colapso cardiovascular.

¿Cuáles es la evidencia a favor de los métodos avanzados de preoxigenación?

La interpretación de la evidencia sobre la preoxigenación es un desafío. En primer lugar, el ensayo PreVent mostró que la ventilación con mascarilla después de la inducción pero antes de la laringoscopia reduce las tasas de hipoxemia grave del 23% al 11%. El estudio INTUBE, que indicó una tasa de complicaciones de casi el 50%, mostró que el 63% de los pacientes estaban preoxigenados con ventilación por bolsa-válvula-mascarilla. En comparación con la bolsa-válvula-mascarilla, la preoxigenación con VNIPP en los pacientes hipoxémicos dio lugar a menos episodios de desaturación.[20] Vourc'h y cols. estudiaron el ONAF e informaron que la tasa de intubación difícil fue del 1.6% en el grupo de ONAF y del 7.1% en el grupo de mascarilla, aunque no alcanzó significación estadística.[21,22] Los estudios no suelen evaluar la duración de la apnea, sino las tasas de éxito como sustituto, y están plagados de una importante heterogeneidad en la definición y la población de pacientes. Sin embargo, el ONAF parece ser, en general, al menos tan bueno como la preoxigenación con mascarilla[22-25] en cuanto a las tasas de éxito, pero tiene la ventaja añadida de permanecer en su lugar para proporcionar oxigenación apneica y ha mostrado que, en comparación con la mascarilla, previene la desaturación, prolonga el tiempo de apnea seguro y limita la profundidad de la desaturación.[21-23,25-31] Miguel-Montanes y cols. encontraron que el ONAF es un factor de predicción independiente de la prevención de la desaturación < 80% (cociente de posibilidades ajustado [aOR] 0.14).[27] En los pacientes con hipoxemia más grave que reciben la SIR, la VNIPP puede proporcionar la mejor preoxigenación.[24,25,31] No obstante, el ONAF puede permanecer para la oxigenación apneica y puede aportar algún beneficio. En un estudio reciente, la VNIPP tuvo menos episodios de desaturación, pero ninguno de los pacientes con ONAF desaturó a < 70%, aunque el 13% de los pacientes preoxigenados con VNIPP sí llegaron a pasar este umbral.[22]

¿Cuál es la evidencia a favor de la reanimación?

Jaber y cols. descubrieron que la reanimación, cuando se incluía en un paquete de intubación, disminuía significativamente las complicaciones en la UCI.[32] En cambio, ha sido difícil conseguir replicar estos resultados. En un ensayo controlado aleatorizado de pacientes sin hipotensión que requerían intubación, un bolo de cristaloides de 500 mL no disminuyó las probabilidades de colapso hemodinámico.[33] Un ensayo controlado aleatorizado sobre la *optimización* de los líquidos antes de la inducción en un quirófano tampoco mostró una diferencia en los resultados, mientras que un tercio de los pacientes recibieron vasopresores en los 15 min siguientes a la inducción, independientemente de la optimización dirigida a objetivos.[34] Sin embargo, en los pacientes traumatizados, una reanimación basada en productos sanguíneos antes de la intubación redujo la incidencia de hipotensión, paro cardíaco y mortalidad en las tropas de combate heridas.[35]

¿Cuál es la evidencia a favor de los fármacos inductores?

Un estudio reciente mostró que la hipotensión provocada por el etomidato puede estar mediada por una reducción de la elasticidad arterial, lo que causa una dilatación arterial tras la inducción.[36] Algunos estudios observacionales recientes que utilizan la base de datos del National Emergency Airway

Registry (NEAR) mostraron que la ketamina se asoció a una mayor incidencia de hipotensión en comparación con el etomidato, incluso después de la equiparación por propensión y la corrección de los factores de confusión,[37,38] un hallazgo que fue el contrario a un estudio similar en Japón.[39] Un estudio reciente en la UCI indicó que el etomidato y la ketamina tenían resultados similares, ya que ambos parecían ser peores que el propofol como sedante.[40,41]

Referencias

1. De Jong A, Rolle A, Molinari N, et al. Cardiac arrest and mortality related to intubation procedure in critically ill adult patients: a multicenter cohort study. *Crit Care Med.* 2018;46:532-539.

2. Heffner AC, Swords DS, Neale MN, et al. Incidence and factors associated with cardiac arrest complicating emergency airway management. *Resuscitation.* 2013;84:1500-1504.

3. April MD, Arana AA, Reynolds JC, et al. Periintubation cardiac arrest in the Emergency Department: a National Emergency Airway Registry (NEAR) study. *Resuscitation.* 2021;162:403-441.

4. Russotto V, Myatra SN, Laffey JG, et al. Intubation practices and adverse periintubation events in critically ill patients from 29 countries. *JAMA.* 2021;325:1164-1172.

5. De Jong A, Molinari N, Terzi N, et al. Early identification of patients at risk for difficult intubation in the intensive care unit: development and validation of the MACOCHA score in a multicenter cohort study. *Am J Respir Crit Care Med.* 2013;187:832-839.

6. Hypes C, Sakles J, Joshi R, et al. Failure to achieve first attempt success at intubation using video laryngoscopy is associated with increased complications. *Intern Emerg Med.* 2017;12:1235-1243.

7. Sakles JC, Chiu S, Mosier J, et al. The importance of first pass success when performing orotracheal intubation in the emergency department. *Acad Emerg Med.* 2013;20:71-78.

8. De Jong A, Rolle A, Pensier J, et al. First-attempt success is associated with fewer complications related to intubation in the intensive care unit. *Intensive Care Med.* 2020;46:1278-1280.

9. Pacheco GS, Hurst NB, Patanwala AE, et al. First pass success without adverse events is reduced equally with anatomically difficult airways and physiologically difficult airways. *West J Emerg Med.* 2021;22:360-368.

10. McKown AC, Casey JD, Russell DW, et al. Risk factors for and prediction of hypoxemia during tracheal intubation of critically ill adults. *Ann Am Thorac Soc.* 2018;15:1320-1327.

11. Heffner AC, Swords D, Kline JA, et al. The frequency and significance of postintubation hypotension during emergency airway management. *J Crit Care.* 2012;27:417.e9-417.e13.

12. Heffner AC, Swords DS, Nussbaum ML, et al. Predictors of the complication of postintubation hypotension during emergency airway management. *J Crit Care.* 2012;27:587-593.

13. Green RS, Turgeon AF, McIntyre LA, et al. Postintubation hypotension in intensive care unit patients: a multicenter cohort study. *J Crit Care.* 2015;30:1055-1060.

14. Perbet S, De Jong A, Delmas J, et al. Incidence of and risk factors for severe cardiovascular collapse after endotracheal intubation in the ICU: a multicenter observational study. *Crit Care.* 2015;19:257.

15. Trivedi S, Demirci O, Arteaga G, et al. Evaluation of preintubation shock index and modified shock index as predictors of postintubation hypotension and other short-term outcomes. *J Crit Care.* 2015;30:861.e1-861.e7.

16. Smischney NJ, Kashyap R, Khanna AK, et al. Risk factors for and prediction of post-intubation hypotension in critically ill adults: a multicenter prospective cohort study. *PLoS One.* 2020;15:e0233852.

17. Smischney NJ, Demirci O, Diedrich DA, et al. Incidence of and risk factors for post-intubation hypotension in the critically ill. *Med Sci Monit.* 2016;22:346-355.

18. Halliday SJ, Casey JD, Rice TW, et al. Risk factors for cardiovascular collapse during tracheal intubation of critically III adults. *Ann Am Thorac Soc.* 2020;17:1021-1024.

19. Kim JM, Shin TG, Hwang SY, et al. Sedative dose and patient variable impacts on postintubation hypotension in emergency airway management. *Am J Emerg Med.* 2019;37:1248-1253.

20. Lee K, Jang JS, Kim J, et al. Age shock index, shock index, and modified shock index for predicting postintubation hypotension in the emergency department. *Am J Emerg Med.* 2020;38:911-915.

21. Baillard C, Fosse JP, Sebbane M, et al. Noninvasive ventilation improves preoxygenation before intubation of hypoxic patients. *Am J Respir Crit Care Med.* 2006;174:171-177.

22. Vourc'h M, Asfar P, Volteau C, et al. High-flow nasal cannula oxygen during endotracheal intubation in hypoxemic patients: a randomized controlled clinical trial. *Intensive Care Med.* 2015;41:1538-1548.

23. Besnier E, Guernon K, Bubenheim M, et al. Pre-oxygenation with high-flow nasal cannula oxygen therapy and non-invasive ventilation for intubation in the intensive care unit. *Intensive Care Med.* 2016;42:1291-1292.

24. Doyle AJ, Stolady D, Mariyaselvam M, et al. Preoxygenation and apneic oxygenation using transnasal humidified rapid-insufflation ventilatory exchange for emergency intubation. *J Crit Care.* 2016;36:8-12.

25. Bailly A, Ricard JD, Le Thuaut A, et al. Compared efficacy of four preoxygenation methods for intubation in the ICU: retrospective analysis of McGrath Mac Videolaryngoscope versus Macintosh Laryngoscope (MACMAN) trial data. *Crit Care Med.* 2019;47:e340-e348.

26. Frat JP, Ricard JD, Quenot JP, et al. Non-invasive ventilation versus high-flow nasal cannula oxygen therapy with apnoeic oxygenation for preoxygenation before intubation of patients with acute hypoxaemic respiratory failure: a randomised, multicentre, open-label trial. *Lancet Respir Med.* 2019;7:303-312.

27. Miguel-Montanes R, Hajage D, Messika J, et al. Use of high-flow nasal cannula oxygen therapy to prevent desaturation during tracheal intubation of intensive care patients with mild-to-moderate hypoxemia. *Crit Care Med.* 2015;43:574-583.

28. Simon M, Wachs C, Braune S, et al. High-flow nasal cannula versus bag-valve-mask for preoxygenation before intubation in subjects with hypoxemic respiratory failure. *Respir Care.* 2016;61:1160-1167.

29. Mir F, Patel A, Iqbal R, et al. A randomised controlled trial comparing transnasal humidified rapid insufflation ventilatory exchange (THRIVE) pre-oxygenation with facemask pre-oxygenation in patients undergoing rapid sequence induction of anaesthesia. *Anaesthesia.* 2017;72:439-443.

30. Raineri SM, Cortegiani A, Accurso G, et al. Efficacy and safety of using high-flow nasal oxygenation in patients undergoing rapid sequence intubation. *Turk J Anaesthesiol Reanim.* 2017;45:335-339.

31. Lodenius A, Piehl J, Ostlund A, et al. Transnasal humidified rapid-insufflation ventilatory exchange (THRIVE) vs. facemask breathing pre-oxygenation for rapid sequence induction in adults: a prospective randomised non-blinded clinical trial. *Anaesthesia.* 2018;73:564-571.

32. Guitton C, Ehrmann S, Volteau C, et al. Nasal high-flow preoxygenation for endotracheal intubation in the critically ill patient: a randomized clinical trial. *Intensive Care Med.* 2019;45:447-458.

33. Jaber S, Jung B, Corne P, et al. An intervention to decrease complications related to endotracheal intubation in the intensive care unit: a prospective, multiple-center study. *Intensive Care Med.* 2010;36:248-255.

34. Janz DR, Casey JD, Semler MW, et al. Effect of a fluid bolus on cardiovascular collapse among critically ill adults undergoing tracheal intubation (PrePARE): a randomised controlled trial. *Lancet Respir Med.* 2019;7:1039-1047.

35. Khan AI, Fischer M, Pedoto AC, et al. The impact of fluid optimisation before induction of anaesthesia on hypotension after induction. *Anaesthesia.* 2020;75:634-641.

36. Emerling AD, Bianchi W, Krzyzaniak M, et al. Rapid sequence induction strategies among critically injured U.S. Military during the Afghanistan and Iraq conflicts. *Mil Med.* 2021;186:316-323.

37. Abou AO, Fischer MO, Carpentier A, et al. Etomidate-induced hypotension: a pathophysiological approach using arterial elastance. *Anaesth Crit Care Pain Med.* 2019;38:347-352.

38. April MD, Arana A, Schauer SG, et al. Ketamine versus etomidate and periintubation hypotension: a National Emergency Airway Registry study. *Acad Emerg Med.* 2020;27:1106-1115.

39. Mohr NM, Pape SG, Runde D, et al. Etomidate use is associated with less hypotension than ketamine for emergency department sepsis intubations: a NEAR cohort study. *Acad Emerg Med.* 2020;27:1140-1149.

40. Ishimaru T, Goto T, Takahashi J, et al. Association of ketamine use with lower risks of post-intubation hypotension in hemodynamically-unstable patients in the emergency department. *Sci Rep.* 2019;9:17230.

41. Wan C, Hanson AC, Schulte PJ, et al. Propofol, ketamine, and etomidate as induction agents for intubation and outcomes in critically ill patients: a retrospective cohort study. *Crit Care Explor.* 2021;3:e0435.

Identificación del fracaso de la vía aérea

Calvin A. Brown III

INTRODUCCIÓN

Se dice que hay un *fracaso de la vía aérea* cuando un método de intubación no tiene éxito y el intercambio de gases falla en los pacientes que no pueden hacerlo por sí mismos. Se produce un escenario de fracaso de la vía aérea cuando un médico se ha embarcado en un determinado curso de manejo de la vía aérea (p. ej., la secuencia de intubación rápida [SIR]) y ha reconocido que la intubación por ese método no va a tener éxito, lo que requiere el inicio inmediato de una secuencia de rescate. Ciertamente, en retrospectiva, el fracaso de la vía aérea puede denominarse *vía aérea difícil* porque se ha mostrado que es difícil o imposible de intubar, pero los términos «fracaso de la vía aérea» y «vía aérea difícil» deben mantenerse diferenciados porque representan situaciones diferentes, invocan acciones independientes y surgen en puntos distintos de la línea del tiempo del manejo de la vía aérea.

A diferencia del manejo de la vía aérea difícil, cuyo objetivo es colocar una vía definitiva, el manejo del fracaso de la vía aérea se centra en asegurar una oxigenación adecuada por cualquier medio. El algoritmo para el fracaso de la vía aérea y sus estrategias de tratamiento se describen a detalle en el capítulo 5.

FRACASO DE LA VÍA AÉREA

Hay fracaso de la vía aérea cuando se cumple alguna de las siguientes condiciones:

1. No se mantiene una saturación de oxígeno aceptable durante o después del fracaso de cualquier intento de laringoscopia (NINO) *o*
2. Dos intentos fallidos de intubación orotraqueal por parte de un operador experimentado, aunque se pueda mantener la saturación de oxígeno *o*
3. Un único «mejor intento» de intubación es infructuoso en la situación de «actuación forzada» (*véase* cap. 5).

Clínicamente, el fracaso de la vía aérea se presenta de dos maneras que determinan la urgencia creada por la situación:

1. **No se puede** *intubar,* **no se puede** *oxigenar* (NINO): no hay tiempo suficiente para evaluar o intentar una serie de opciones de rescate. La oxigenación de rescate no puede realizarse mediante ventilación con bolsa-mascarilla (VBM) o dispositivo extraglótico (DEG) y es necesario asegurar la vía aérea inmediatamente.
2. **No se puede** *intubar*, **se puede** *oxigenar:* hay tiempo para evaluar y ejecutar varias opciones porque el paciente puede ser oxigenado por VBM o DEG.

Una forma de considerar esto es que la vía aérea difícil es algo que se anticipa y se planifica, mientras que el fracaso en la intubación es algo que se experimenta (especialmente si no se evaluó y anticipó una vía aérea difícil). Sin embargo, la incidencia del fracaso global de la intubación es bastante baja, menor del 1%. El fracaso en la intubación se produce cuando el paciente no puede ser intubado ni oxigenado.

También se observa cuando los múltiples intentos de colocación de un tubo con manguito en la tráquea han sido infructuosos y, no obstante, el paciente puede ser oxigenado por un método alternativo, como la VBM o mediante un DEG. La incidencia de la situación de *«no se puede* intubar, *no se puede oxigenar»* (NINO) en las intubaciones en quirófano preseleccionadas es escasa, se estima que ocurre una vez entre cada 5000 a 20 000 intubaciones. Se desconoce la verdadera incidencia en las intubaciones de urgencia, pero es probable que sea sustancialmente más frecuente, dada la agudeza del paciente, la falta de preselección y una mayor tasa de marcadores de vía aérea difícil. La cricotirotomía de rescate se produce con mayor frecuencia en el contexto de una vía aérea que *no puede* oxigenarse, pero su incidencia ha disminuido con la llegada de la videolaringoscopia (VL) y de diversos dispositivos de rescate. Según los datos de un gran registro de intubaciones en los adultos, las vías aéreas quirúrgicas de rescate se producen entre el 0.3% y el 0.5% de todos los episodios de vía aérea en el servicio de urgencias. Además, el reconocimiento inmediato del fracaso de la vía aérea permite utilizar el algoritmo para este fracaso con el fin de guiar la selección de un abordaje de rescate.

Algunos argumentan que el término «fracaso» tiene una connotación demasiado negativa y que el personal que coloca vías aéreas de urgencia tiene el deseo intrínseco de evitar el fracaso a toda costa. Se cree que etiquetar una vía aérea como *fracaso* puede impedir que el operador dé vuelta a la página y tome las medidas correctivas necesarias para salvar la situación. El fracaso de la vía aérea *no* debe entenderse como que el profesional le ha «fallado al paciente» o que él mismo es un fracaso. Por el contrario, la idea del fracaso de la vía aérea pretende diferenciarse de la vía aérea difícil o de cualquier intento particular de intubación fallido. Debe invocar una comprensión tajante de que el abordaje actual no va a funcionar y de que es necesario priorizar una estrategia de rescate, que se centre en el intercambio de gases y no en la colocación definitiva de la vía. Si no se sabe reconocer y calificar una vía aérea como «fracaso», se corre el riesgo de permanecer en la actual senda fallida de intentar sin sentido la intubación cuando se requiere un cambio para proporcionar oxigenación de rescate (mediante DEG, VBM o cricotirotomía).

La forma más importante de evitar el fracaso en el manejo de la vía aérea es identificar de antemano a aquellos pacientes en los que se puede prever que habrá dificultades con la intubación, la VBM, la inserción de un DEG o la cricotirotomía. En el escenario en el que se está «forzado a actuar», la dificultad de la vía aérea es evidente, pero las situaciones clínicas (p. ej., un paciente agresivo, hipóxico, que empeora rápidamente) fuerzan al operador, requiriendo la administración de fármacos de SIR para crear las mejores circunstancias posibles para la intubación traqueal, con una progresión inmediata hacia el fracaso de la intubación si el mejor intento no tiene éxito (*véase* cap. 5).

INFORMACIÓN BASADA EN LA EVIDENCIA

¿Cuál es la incidencia del fracaso de la vía aérea cuando no se puede intubar y no se puede oxigenar (NINO) en el servicio de urgencias?

Se desconoce la incidencia exacta de la insuficiencia de las vías respiratorias en el servicio de urgencias. No obstante, un marcador sustituto razonable es la tasa de cricotirotomía, ya que la mayoría de los pacientes con fracaso de la vía aérea por NINO requieren un acceso quirúrgico. En un análisis reciente de 4500 intubaciones en casos de traumatismo del National Emergency Airway Registry (NEAR), 31 de 4499 pacientes necesitaron una vía aérea quirúrgica (0.7%, IC del 95%: 0.5-1.0); sin embargo, 7 de 31 vías aéreas quirúrgicas (23%) se realizaron en el primer intento.[1] Se observó que la tasa de vías aéreas quirúrgicas de «rescate» (es decir, una cricotirotomía realizada después de haber intentado otro método) fue de 24 de 4499, es decir, el 0.53%. En un grupo de aproximadamente 15 800 intubaciones médicas, se registraron 18 (0.12%) vías aéreas quirúrgicas.[2] No se observó ninguna vía aérea quirúrgica pediátrica.

AGRADECIMIENTOS

Agradecemos las aportaciones realizadas a este capítulo por el autor de la edición anterior, Ron M. Walls.

Referencias

1. Trent S, Haukoos J, Kaji AH, Brown CA III. Video laryngoscopy is associated with first-pass success in emergency department intubations for trauma patients: a propensity score matched analysis of the National Emergency Airway Registry. *Ann Emerg Med.* 2021;78(6):708-719.

2. April MD, Arana AA, Reynolds JC, et al. Peri-intubation cardiac arrest in the Emergency Department: a National Emergency Airway Registry (NEAR) study. *Resuscitation.* 2021;162:403-441.

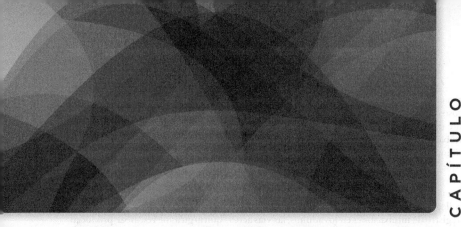

Algoritmos para la vía aérea urgente

Calvin A. Brown III

ABORDAJE DE LA VÍA AÉREA

Este capítulo presenta y discute los algoritmos para la vía aérea urgente, que hemos utilizado, enseñado y perfeccionado durante casi 25 años. Estos algoritmos pretenden reducir los errores y mejorar el ritmo y la calidad de la toma de decisiones en un evento poco frecuente para la mayoría de los profesionales, ya que a menudo altera los intentos de un tratamiento clínico sólido y ordenado.

Cuando nos propusimos por primera vez tratar de codificar los aspectos cognitivos del manejo urgente de la vía aérea, nos vimos liberados y limitados por la total ausencia de tales algoritmos para guiarnos. Al desarrollar el Curso de vía aérea difícil: Urgencias, el Curso de vía aérea difícil: Anestesia, el Curso de vía aérea difícil: Cuidados críticos, y el Curso de vía aérea difícil: EMS, y al aplicar, sucesivamente, cada iteración de los algoritmos para la vía aérea urgente a decenas de miles de casos reales y simulados en los que participaron miles de médicos, nos sentimos guiados tanto por nuestro continuo aprendizaje sobre el manejo óptimo de la vía aérea como por la aplicación empírica de estos principios. Se sustentan tanto en la mejor evidencia disponible como en el consenso de los expertos más reputados en el campo del manejo urgente de la vía aérea. Estos algoritmos, o sus adaptaciones, aparecen ahora en muchos de los principales libros de texto de medicina de urgencias y en referencias en línea. Se utilizan en los cursos sobre la vía aérea, para la formación de los residentes y en las sesiones de enseñanza didáctica para los médicos intra- y extrahospitalarios. Han superado la prueba del tiempo y se han beneficiado de constantes actualizaciones.

La adopción de la videolaringoscopia (VL) como herramienta principal del manejo urgente de la vía aérea ha hecho que nos replanteemos los conceptos relacionados con la definición y el manejo de la «vía aérea difícil» (*véanse* caps. 2 y 3). Esta 6.ª edición incluye los conceptos fundamentales de nuestro abordaje algorítmico probado para el manejo de la vía aérea, ampliado con un nuevo algoritmo para la vía aérea en caso de paro cardíaco y la integración de métodos de intubación flexible, VL y un foco en la «optimización fisiológica», especialmente durante la secuencia de intubación rápida (SIR). Este paso está diseñado para reconocer y tratar a los pacientes con una oxigenación deficiente o una reserva cardiovascular escasa y, al hacerlo, crear condiciones de intubación más seguras. Aunque lo describimos como un paso único durante la SIR (*véase* cap. 20), la optimización de la oxigenación y la hemodinámica debe producirse, si el tiempo y los recursos lo permiten, durante *todas* las intubaciones de urgencia. Los dispositivos extraglóticos (DEG) siguen perfeccionándose, son fáciles de usar, pueden facilitar la colocación del tubo traqueal y la mayoría ofrecen las ventajas de la descompresión gástrica. El abordaje quirúrgico de la vía aérea, aunque sigue siendo una habilidad esencial, pasa de ser infrecuente a raro a medida que aumenta la sofisticación de los dispositivos de primera línea, las herramientas de rescate y las prácticas de intubación seguras.

En conjunto, como antes, estos algoritmos constituyen un abordaje fundamental y *reproducible* de la vía aérea urgente. El propósito no es ofrecer un «libro de cocina» o un modelo rígido que se pueda aplicar universalmente y sin pensar, sino describir un conjunto reproducible de decisiones y acciones para mejorar el rendimiento y maximizar las oportunidades de éxito, incluso en los casos difíciles o desafiantes.

Todos los algoritmos especializados se fundamentan en conceptos que se encuentran en el algoritmo universal de la vía aérea urgente, que describe la prioridad de las decisiones clave: determinar si el paciente representa una vía aérea para paro cardíaco, una vía aérea anatómica o fisiológicamente difícil, o una vía aérea fallida. Además, recomendamos lograr la optimización fisiológica como un paso esencial durante todo el manejo de la vía aérea, teniendo en cuenta el estado del paciente así como el tiempo y los recursos disponibles. La decisión de intubar se debate en el capítulo 1 y el punto de entrada en los algoritmos de la vía aérea urgente se encuentra inmediatamente después de que se haya tomado la decisión de intubar.

La situación «forzado a actuar», que forma parte del algoritmo de la vía aérea difícil, se mantiene en esta actualización. Hay circunstancias clínicas en las que es esencial utilizar fármacos bloqueadores neuromusculares (FBNM) incluso ante una vía aérea difícil evidente, solo porque la necesidad de intubación es inmediata y hay poco tiempo para planificar cualquier otro abordaje. El médico que se ve *forzado a actuar* utiliza un fármaco de inducción y un FBNM para crear las mejores condiciones posibles para la intubación, es decir, para facilitar la única oportunidad de asegurar la vía aérea y para el éxito del rescate en caso de que falle el método primario. La opción de actuación forzada implica una necesidad de intubación en tiempo crítico debido a un cambio dinámico de la vía aérea o a un paciente que empeora rápidamente. Un ejemplo de esto podría ser el paciente con obesidad mórbida con vía aérea difícil que se autoextuba prematuramente en la unidad de cuidados intensivos (UCI) y que de inmediato se agita, entra en hipoxia y empeora. Aunque la complexión del paciente y las características de la vía aérea desaconsejarían por lo general el uso de la SIR, la necesidad de asegurar la vía aérea en pocos minutos y el deterioro crítico del paciente exigen una actuación inmediata. Al administrar un FBNM y uno de inducción, el operador puede optimizar las condiciones para la VL, con un plan para insertar una vía aérea de máscara laríngea (ML) o realizar una vía aérea quirúrgica si no tiene éxito. En pocos casos, el método principal puede ser una vía aérea quirúrgica.

Los algoritmos pretenden ser una guía para el manejo urgente de la vía aérea, independientemente del lugar de atención (servicio de urgencias [SU], unidad de hospitalización, quirófano, UCI y fuera del hospital). El objetivo es simplificar algunas de las complejidades del manejo urgente de la vía aérea definiendo distintas categorías de problemas de la vía. Por ejemplo, seleccionamos a los pacientes que están agonizando o codificando y los tratamos con una vía distinta, el algoritmo para la vía aérea en el paro cardíaco. Del mismo modo, un paciente con una vía anatómicamente difícil debe ser identificado y manejado según principios sólidos.

Una distorsión anatómica significativa impedirá hacer una laringoscopia y la colocación del tubo de manera eficaz; asimismo, será una contraindicación relativa para la SIR. Si se prevé que puede producirse una hipoxemia crítica antes de completar la intubación traqueal, debe realizarse una intubación con el paciente despierto. Un ejemplo de esto podría ser un paciente con angina de Ludwig que llega con dificultad para respirar, trismo y obstrucción de la vía aérea superior. En este caso, se prevé que la intubación orotraqueal tradicional, incluso con VL, sea difícil o imposible, ya que hacer que el paciente esté apneico probablemente crearía un escenario de fracaso de la vía aérea.

La VL ha mitigado muchos, pero no todos, los peligros que la anatomía difícil impone a la laringoscopia directa. El umbral para utilizar la SIR en el contexto de una anatomía difícil ha bajado de manera acorde. Sin embargo, esto ha sido suplantado por una creciente consciencia de que la fisiología alterada puede introducir tanto riesgo en el manejo de la vía aérea urgente como la anatomía desafiante. Para la 6.ª edición, hemos actualizado el algoritmo para la vía aérea difícil de manera que se tenga en cuenta la fisiología comprometida antes de realizar los planes finales de manejo de la vía aérea.

En el análisis de los factores humanos, la incapacidad para reconocer un patrón suele ser un precursor del error médico. Los algoritmos ayudan a reconocer patrones guiando al médico para que haga preguntas específicas, como «¿Es esta una vía aérea difícil?» y «¿Es esta una vía aérea fallida que no se puede intubar ni oxigenar (NINO)?». Las respuestas a estas preguntas agrupan a los pacientes con determinadas características y cada grupo tiene una serie de acciones definidas. Por ejemplo, en el caso de una vía aérea difícil, el algoritmo de la vía aérea difícil facilita la formulación de un plan distinto, pero reproducible, que es individualizado para ese paciente en particular, pero que se encuentra dentro del abordaje general que está predefinido para todos los pacientes de esta clase, es decir, aquellos con vías aéreas difíciles.

Los algoritmos se conciben mejor como una serie de *preguntas clave* y *acciones críticas* en las que la respuesta a cada pregunta guía la siguiente acción crítica. Las respuestas son siempre binarias: «sí» o «no» para simplificar y agilizar el análisis del factor cognitivo. Las **figuras 5-1** y **5-2** ofrecen un panorama general de los algoritmos y de su funcionamiento conjunto.

Cuando un paciente requiere una intubación, la primera pregunta es: «¿Este paciente está agónico o en paro?». En un paciente agonizante o en paro total se podría optar por el manejo de la vía aérea en caso de paro cardíaco, que ha sustituido al concepto de «vía aérea urgente» en esta 6.ª edición.

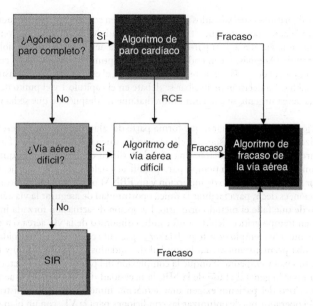

Figura 5-1. Algoritmo universal de la vía aérea urgente. En este algoritmo se muestra el funcionamiento conjunto de los algoritmos de la vía aérea urgente. Para todos los algoritmos, el *gris claro* representa el algoritmo principal, el *blanco* el algoritmo de la vía aérea difícil, el *gris oscuro* el algoritmo de la vía aérea urgente, el *negro* el algoritmo de la vía aérea fallida y las *rayas con fondo gris* el punto final. RCE: retorno de la circulación espontánea (© 2022 The Difficult Airway Course: Emergency).

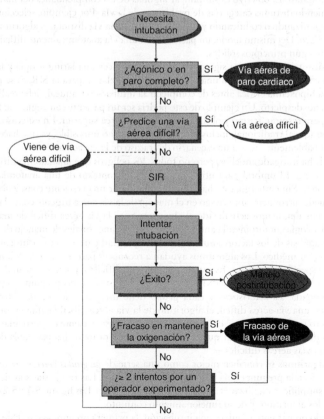

Figura 5-2. Algoritmo principal de manejo urgente de la vía aérea. *Véase* el texto para más detalles (© 2022 The Difficult Airway Course: Emergency).

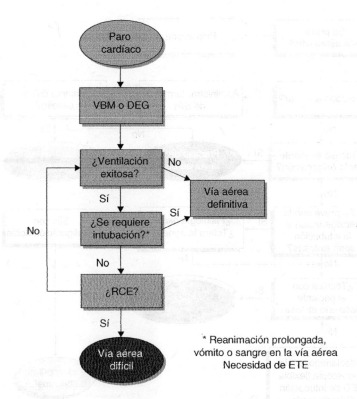

Figura 5-3. **Algoritmo de la vía aérea en paro cardíaco.** *Código prolongado, vómitos o hemorragia en la vía aérea, ecocardiograma transesofágico (ETE). DEG: dispositivo extraglótico; RCE: retorno de la circulación espontánea. (© 2022 The Difficult Airway Course: Emergency).

Históricamente, la vía aérea urgente se utilizaba para describir a los pacientes que necesitaban una intubación urgente y que pasaban de una enfermedad crítica a un paro respiratorio o cardíaco completo. La oportunidad de captar a los pacientes en esta rápida transición es infrecuente. En la práctica, los pacientes se presentan o bien en estado crítico, para quienes la optimización fisiológica es la prioridad junto con el manejo de la vía aérea (*véase* cap. 20), o en paro cardiorrespiratorio, para quienes el manejo de la vía aérea suele consistir en la ventilación con bolsa-mascarilla (VBM) o en la colocación de un DEG seguido del manejo definitivo de la vía aérea si hay retorno de la circulación. Si la respuesta es «sí», el paciente debe ser tratado utilizando el algoritmo de manejo de la vía aérea en caso de paro cardíaco (**fig. 5-3**) con la colocación de la VBM o el DEG durante la reanimación cardiopulmonar (RCP) activa. Se puede planificar la intubación si el paciente es reanimado con éxito o, si todavía está en paro, el profesional decide que es necesaria una vía aérea definitiva debido a los vómitos, a un código prolongado o a la necesidad de realizar procedimientos que obliguen a colocar un tubo traqueal (p. ej., ecocardiograma transesofágico [ETE]). Si la respuesta es «no», la siguiente pregunta es «¿Es una vía aérea difícil?» (*véanse* caps. 2 y 3). Si la respuesta es «sí», el paciente se trata como una vía aérea difícil (**fig. 5-4**). Si la respuesta es «no», se recomienda la SIR, como se describe en el algoritmo principal (*véase* fig. 5-2). Independientemente del algoritmo utilizado al inicio, si se produce fracaso de la vía aérea, se invoca de inmediato el algoritmo correspondiente (**fig. 5-5**). La definición de trabajo del fracaso de la vía aérea es crucial y se explica con mucho más detalle en las siguientes secciones. Según nuestra experiencia, los errores en el manejo de la vía aérea se producen porque el médico no reconoce la situación (p. ej., una vía aérea fallida) o no sabe qué medidas tomar.

ALGORITMO PRINCIPAL PARA LA VÍA AÉREA

El algoritmo principal de la vía aérea urgente se muestra en la figura 5-2. Comienza después de la decisión de intubar y termina cuando se asegura la vía, tanto si la intubación se consigue directamente como si se hace a través de uno de los otros algoritmos. El algoritmo se navega siguiendo unos pasos definidos, con decisiones impulsadas por las respuestas a una serie de preguntas clave como las siguientes.

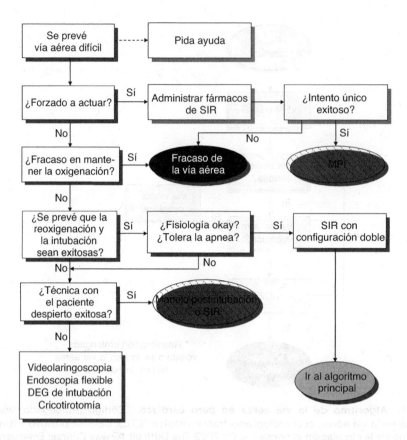

Figura 5-4. Algoritmo para la vía aérea difícil. *Véase* el texto para más detalles. DEG: dispositivo extraglótico; MPI: manejo postintubación; SIR: secuencia de intubación rápida (© 2022 The Difficult Airway Course: Emergency).

Pregunta clave 1: ¿está el paciente agónico o en paro cardiorrespiratorio total?

Si el paciente está agonizando o en paro total y la RCP está en curso o a punto de comenzar, se define como una vía aérea en el paro cardíaco. Estos pacientes suelen estar relajados, es poco probable que se resistan a las maniobras invasivas de la vía aérea, y se tratan de forma adecuada según su estado extremo. Si se identifica una vía aérea en el paro cardíaco, deje de lado el algoritmo principal y consulte el algoritmo correspondiente (*véase* fig. 5-3). En caso contrario, continúe con el algoritmo principal.

Pregunta clave 2: ¿es una vía aérea difícil?

Si el caso no es una vía aérea en el paro cardíaco, la siguiente tarea es determinar si se trata de una vía aérea difícil. Una vía aérea puede ser difícil debido a alteraciones en la anatomía o a una fisiología gravemente afectada. En el primer caso, las dificultades anatómicas hacen que la visualización de la vía aérea sea un reto y pueden impedir el éxito de la intubación traqueal. Con este último, pueden producirse eventos adversos periintubación, no por la incapacidad de colocar un tubo traqueal, sino porque la depresión miocárdica, la hipotensión y la ventilación con presión positiva pueden causar un colapso circulatorio. La dificultad anatómica abarca la intubación difícil por laringoscopia directa o VL, la VBM difícil, el uso difícil de un DEG y la cricotirotomía difícil. En el capítulo 2 se describe la evaluación del paciente para una vía aérea anatómica potencialmente difícil utilizando las distintas mnemotecnias (LEMON, ROMAN, RODS y SMART) correspondientes a estas dimensiones de dificultad. La VL difícil es infrecuente si hay suficiente apertura bucal para permitir la inserción del dispositivo. Aunque se han empezado a identificar algunos parámetros predictivos, todavía no se ha definido un conjunto validado de características de los pacientes. La identificación de la vía aérea fisiológica difícil se trata en el capítulo 3. Los elementos se recuerdan mediante la mnemotecnia CRASH. Se entiende que prácticamente todas las intubaciones

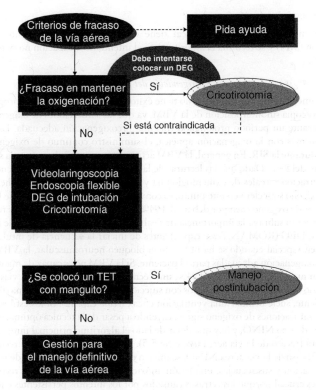

Figura 5-5.   Algoritmo ante el fracaso de la vía aérea. *Véase* el texto para más detalles. DEG: dispositivo extraglótico; TET: tubo endotraqueal (© 2022 The Difficult Airway Course: Emergency).

urgentes son difíciles en cierta medida. Sin embargo, la evaluación del paciente en busca de atributos que predigan un manejo difícil de la vía aérea es muy importante. Si el paciente representa una situación potencial de vía aérea difícil, entonces se trata con el algoritmo de vía aérea difícil (*véase* fig. 5-4) y deja de lado el algoritmo principal. La evaluación LEMON para la laringoscopia e intubación difíciles y la evaluación ROMAN para la reoxigenación difícil con VBM o DEG son las principales herramientas para predecir los desafíos anatómicos de la vía aérea; no obstante, una evaluación de las otras dificultades (cricotirotomía y DEG) también es crítica en este punto. Si la vía aérea no se identifica como especialmente difícil, continúe con el algoritmo principal hasta el siguiente paso, que es realizar la SIR.

Acción crítica: realizar la secuencia de intubación rápida

En ausencia de un paro cardíaco identificado o de una vía aérea difícil, la SIR es el método preferido para la intubación urgente. La SIR se describe a detalle en el capítulo 20 y ofrece la mejor oportunidad de éxito con la menor probabilidad de resultados adversos de cualquier método posible del manejo de la vía aérea, cuando se aplica a los pacientes adecuadamente seleccionados. Este paso supone que se seguirá la secuencia adecuada de la SIR (las siete P). Si el paciente está hemodinámicamente inestable y la necesidad de intubación *no* es inmediata, debe realizarse un esfuerzo para optimizar la fisiología del paciente mientras se finalizan los planes de intubación y se reúnen los fármacos. Durante la SIR, se intenta la intubación. Según la nomenclatura estándar del National Emergency Airway Registry (NEAR), un estudio multicéntrico de intubaciones urgente, *un «intento» se define como las actividades que ocurren durante una única maniobra de laringoscopia continua, que comienza cuando se inserta el laringoscopio en la boca del paciente y termina cuando se retira el laringoscopio, sin importar si se inserta realmente un tubo traqueal en el paciente.* En otras palabras, si se realizan varios intentos para pasar un tubo endotraqueal (TET) a través de la glotis durante el curso de una sola laringoscopia, estos esfuerzos agregados cuentan como un intento. Si no se visualiza la glotis y no se intenta introducir un tubo, la laringoscopia se cuenta igualmente como un intento. Estas distinciones son importantes debido a la definición de *fracaso de la vía aérea* que sigue.

Pregunta clave 3: ¿la intubación fue exitosa?

Si el primer intento de intubación bucal tiene éxito, se intuba al paciente, se inicia el manejo postintubación (MPI) y se termina el algoritmo. Si el intento de intubación no tiene éxito, continúe con la vía principal.

Pregunta clave 4: ¿se puede mantener la oxigenación del paciente?

Cuando el primer intento de intubación no tiene éxito, a menudo es posible y apropiado intentar una segunda laringoscopia sin interposición de la VBM, ya que las saturaciones de oxígeno suelen permanecer aceptables durante un período prolongado tras una preoxigenación adecuada. La desaturación puede retrasarse aún más con la oxigenación apneica, el suministro continuo de oxígeno suplementario por cánula nasal durante la SIR. En general, la VBM activa no es necesaria hasta que la saturación de oxígeno cae por debajo del 94%. Dado que las lecturas de la saturación periférica de oxígeno suelen ir por detrás de las concentraciones reales de oxihemoglobina y que la velocidad a la que la hemoglobina libera sus reservas de oxígeno se acelera en este punto, es conveniente abortar los intentos de laringoscopia cuando las saturaciones de oxígeno caen por debajo del 94% y comenzar la ventilación de rescate con mascarilla. Este planteamiento subraya la importancia de evaluar la probabilidad de éxito de la reoxigenación mediante VBM o DEG (ROMAN, *véase* cap. 2) antes de iniciar la secuencia de intubación. En la mayoría de los casos, en especial cuando se ha utilizado el bloqueo neuromuscular, la VBM proporcionará una ventilación y oxigenación adecuadas para el paciente. Si la VBM no es capaz de mantener la saturación de oxígeno en un nivel igual o superior al 94%, una técnica mejor que incluya las vías respiratorias bucales y nasales, el uso de la técnica de dos manos con sujeción en la zona del ángulo maxilar y una posición óptima del paciente, suele brindar una ventilación eficaz (*véase* cap. 12). Si los esfuerzos de reoxigenación fracasan y las saturaciones de oxígeno siguen cayendo a pesar de la técnica óptima, se considera el fracaso de la vía aérea de tipo NINO, y hay que dejar de lado el algoritmo principal inmediatamente e iniciar el algoritmo para fracaso de la vía aérea (*véase* fig 5-5). Esta es la definición más reconocida de fracaso de la vía. En el fracaso de la vía aérea NINO, se inician en seguida las estrategias de rescate para evitar una mayor desaturación y sus secuelas, una lesión anóxica o un paro cardíaco. El reconocimiento de la vía aérea fallida es crucial porque los retrasos causados por los intentos persistentes e inútiles de intubación desperdiciarán segundos o minutos críticos y pueden reducir drásticamente el tiempo restante para que una técnica de rescate tenga éxito antes de que se produzca una lesión cerebral.

Pregunta clave 5: ¿se han realizado dos intentos de intubación orotraqueal por un operador experimentado?

Además de NINO, hay dos definiciones adicionales de fracaso de la vía aérea que deben tenerse en cuenta: *1*) «dos intentos fallidos por parte de un operador experimentado» y *2*) un *único intento* fallido en el contexto de un escenario «forzado a actuar» (descrito en la sección del algoritmo de la vía aérea difícil). Si dos intentos distintos de intubación orotraqueal por parte de un operador experimentado y con el mejor dispositivo disponible no han tenido éxito, la vía aérea también se define como fracaso, a pesar de que se pueda oxigenar adecuadamente al paciente con bolsa-mascarilla. Los datos del NEAR han mostrado que la mayoría (> 95%) de las intubaciones en urgencias tienen éxito en dos intentos. Si un operador experimentado ha utilizado el mejor método de laringoscopia disponible, por lo general la VL, durante dos intentos sin éxito, el beneficio paulatino de un tercer intento no justifica el riesgo de traumatismo de la vía aérea, hinchazón, desaturación y deterioro clínico que se produce con los intentos sucesivos. Como regla general, el operador debe reconocer el fracaso de la vía aérea y manejarlo como tal utilizando el algoritmo para el fracaso de esta. Si el primer intento no fue exitoso, pero la VBM tiene éxito, entonces es adecuado volver a intentar la intubación orotraqueal, siempre y cuando se mantenga la saturación de oxígeno y el operador pueda identificar un elemento de la laringoscopia que pueda ser mejorado y que probablemente conduzca al éxito (p. ej., el uso de un dispositivo diferente). Del mismo modo, si el intento inicial fue realizado por un operador sin experiencia, como un aprendiz, y el paciente está oxigenado de forma adecuada, entonces es apropiado volver a intentar la intubación bucal hasta que dos intentos del operador más experimentado no hayan tenido éxito. Si se dispone de él, al menos uno de esos intentos debe realizarse con un videolaringoscopio, y si el intento inicial fracasa utilizando la laringoscopia convencional, se recomienda cambiar a un videolaringoscopio para el segundo intento. Aún así, esta no es una regla absoluta, y pueden ser adecuados otros intentos de laringoscopia antes de declarar una vía aérea fallida. Esto ocurre con mayor frecuencia cuando el operador identifica una estrategia particular para el éxito (p. ej., un mejor manejo de la epiglotis mediante el uso de una hoja de laringoscopio más grande o el cambio a una laringoscopia videoasistida) durante el segundo intento fallido. Del mismo modo, es posible que un operador *experimentado* reconozca en el *primer intento* que los siguientes intentos de intubación orotraqueal no tendrán éxito. En estos casos, siempre que se haya colocado al paciente en una posición óptima para la intubación, se haya conseguido una buena relajación y el operador considere que los nuevos intentos de laringoscopia serían inútiles, la vía aérea debe considerarse de inmediato como fallida y se debe iniciar el algoritmo para el fracaso de la vía aérea. Por lo tanto, no es esencial realizar siempre dos intentos de laringoscopia antes de clasificar una vía aérea como fallida, pero dos intentos fallidos por parte de un operador con experiencia y con complementos óptimos deberían considerarse como fracaso a menos que el laringoscopista identifique un problema particular y una solución que justifique un intento más.

ALGORITMO DE LA VÍA AÉREA EN EL PARO CARDÍACO

La entrada en el algoritmo para la vía aérea en el paro cardíaco (*véase* fig. 5-3) indica que se ha identificado a un paciente agónico o en fase de código con necesidad inmediata de oxigenación y ventilación. En este algoritmo, el manejo definitivo de la vía aérea (es decir, la colocación de un tubo con manguito en la tráquea) se sustituye por el manejo general de la reanimación y la RCP de calidad. El objetivo del manejo de la vía aérea es proporcionar oxigenación para permitir el retorno de la actividad cardíaca y la circulación espontánea. La VBM de alta calidad o el uso de un DEG es el paso inicial en el manejo de la vía aérea en el paro cardíaco.

Pregunta clave 1: ¿el paciente está agónico o sin pulso?

Confirmar que el paciente está agónico, al borde del paro cardíaco o en paro cardiopulmonar total. Esto se pondrá de manifiesto mediante la evaluación rápida clínica de la respiración y los pulsos periféricos.

Acción crítica: realice la ventilación con bolsa-mascarilla o coloque un dispositivo extraglótico

Para ajustarse a las recomendaciones del soporte vital cardiovascular avanzado (ACLS, *advanced cardiac life support*), el manejo inicial de la vía aérea implica la ventilación y oxigenación mediante un dispositivo de bolsa-mascarilla o un DEG. El DEG utilizado no está definido aquí y se basará principalmente en la disponibilidad y la comodidad del médico. Es preferible un DEG que pueda facilitar la intubación traqueal ciega (p. ej., ML Fastrach®) o guiada mediante un endoscopio flexible (p. ej., i-gel®, AirQ®).

Pregunta clave 2: ¿parece que la ventilación está teniendo éxito?

Esto se determina mediante una combinación de la forma de onda de la capnografía, la facilidad para colocar la bolsa y el desplazamiento visible del tórax. No se puede confiar en las saturaciones de oxígeno durante un paro cardíaco. Con la VBM, si la ventilación es inadecuada o no tiene éxito, asegúrese de que la vía aérea bucal y nasal están en su sitio y de que se está utilizando una técnica de prensión tenar a dos manos y por dos personas (*véase* cap. 12). Si la VBM sigue sin tener éxito, introduzca un DEG y vuelva a intentar la ventilación. Como alternativa, se puede colocar un DEG como primera maniobra en la vía aérea.

Acción crítica: intento de la vía aérea definitiva

Si se considera que tanto la VBM como el DEG fallan (es decir, no hay rastro del capnograma, alta resistencia a la bolsa, no hay elevación visible del tórax), entonces se intenta la colocación definitiva de la vía aérea. Por lo general, esto puede lograrse sin el uso de fármacos. La mayoría de las veces, el intento inicial será la intubación orotraqueal. Si la intubación falla, realice una cricotirotomía. En raras circunstancias, como el edema progresivo de la vía aérea superior, la cricotirotomía puede ser el primer método preferido para la colocación definitiva de la vía aérea si el médico cree que la intubación orotraqueal sería inútil debido a un edema grave. Si la colocación de la vía aérea definitiva tiene éxito, entonces proceda al tratamiento del código en curso.

Pregunta clave 3: ¿es necesario intubar durante el código?

Durante un código activo pueden surgir circunstancias que hagan deseable o necesaria la intubación traqueal. Entre ellas se encuentran la emesis de gran volumen o la hemorragia activa (para la que se requiere la protección de la vía aérea contra la broncoaspiración con un tubo traqueal con manguito), un código prolongado o la necesidad de un procedimiento especializado como un ETE.

Acción crítica: intento de la vía aérea definitiva

Intente la intubación como se indica en el paso anterior. Si la intubación no tiene éxito, realice una cricotirotomía. Si la intubación tiene éxito, proceda al tratamiento del código en curso.

Pregunta clave 4: ¿hay retorno de la circulación?

Después de la RCP y de una ronda de administración de medicamentos en código, se realiza una comprobación del pulso. Si el paciente sigue sin pulso, reevalúe la ventilación a través de la VBM o el DEG y vuelva a seguir los pasos del algoritmo. Este circuito continuará hasta que el código se termine o regresen los pulsos.

Acción crítica: pase al algoritmo para la vía aérea difícil

Si se recupera la circulación, se puede pasar al algoritmo para la vía aérea difícil para planificar el manejo definitivo de la vía aérea. En el período alrededor del paro, los pacientes pueden ser dependientes de los presores y estar hemodinámicamente inestables. Si este es el caso, continúe con la optimización hemodinámica (*véase* cap. 20) hasta obtener el mejor entorno hemodinámico, seguido de una cuidadosa selección de fármacos y SIR.

ALGORITMO DE LA VÍA AÉREA DIFÍCIL

La identificación de la vía aérea difícil desde el punto de vista anatómico y fisiológico se trata a detalle en los capítulos 2 y 3. Este algoritmo (*véase* fig. 5-4) representa el abordaje clínico que debe utilizarse en caso de que se identifique una posible vía aérea difícil.

Acción crítica: solicitud de asistencia

La casilla «solicitar asistencia» está unida como una línea punteada porque se trata de un paso opcional, que depende de las circunstancias clínicas, la habilidad de la persona que trata la vía aérea, el equipo, los recursos disponibles y la disponibilidad de personal adicional.

Pregunta clave 1: ¿está el operador forzado a actuar?

En algunas circunstancias, aunque se identifique que la vía aérea es difícil, las condiciones del paciente obligan al operador a actuar inmediatamente, antes de que se produzca el deterioro rápido del individuo hacia el paro respiratorio. Un ejemplo de esta situación es el que se ha expuesto antes en este capítulo. Otro ejemplo es el de un paciente con anafilaxia rápidamente progresiva por una reacción al contraste mientras se le realiza una tomografía computarizada (TC). El paciente está ansioso, agitado y muy angustiado. En estos casos, es posible que no haya tiempo para obtener y administrar epinefrina o antihistamínicos y volver a evaluar la mejoría antes de que se produzca una obstrucción total de la vía aérea. En tales circunstancias, el deterioro dinámico de la vía aérea se produce con tanta rapidez que es preferible tomar una decisión rápida de administrar fármacos para la SIR y crear las circunstancias para un *único y mejor intento* de intubación traqueal, ya sea por laringoscopia o por vía quirúrgica, que el manejo médico solo y la esperanza de una reversión inmediata mientras el paciente progresa hacia la obstrucción completa de la vía aérea, el paro respiratorio y la muerte. La administración de fármacos para la SIR optimizará la capacidad del operador para intubar, realizar una vía aérea quirúrgica, colocar un DEG o utilizar una bolsa-mascarilla para oxigenar al paciente. La clave es que el operador haga *un* mejor intento que, a su juicio, tenga más probabilidades de éxito. Si el intento tiene éxito, el operador pasa al MPI. Si ese único intento no tiene éxito, se trata de una vía aérea fallida y el operador pasa al algoritmo para fracaso de la vía aérea.

Pregunta clave 2: ¿está bajando la saturación de oxígeno?

En el contexto de la vía aérea difícil, *oxígeno es tiempo*. Si los esfuerzos de preoxigenación (*véase* cap. 20) dan como resultado saturaciones de oxígeno estables y adecuadas, iguales o superiores al 94%, se puede realizar una evaluación cuidadosa y un abordaje metódico y planificado, aunque se requiera un tiempo de preparación considerable. Si las saturaciones de oxígeno están cayendo y no se pueden estabilizar, pase inmediatamente al algoritmo para el fracaso de la vía aérea. Esta situación equivale a una vía aérea fallida «no se puede intubar (la vía aérea difícil identificada es un sustituto de no se puede intubar), no se puede oxigenar (no se puede mantener una saturación de oxígeno adecuada)». Algunos pacientes con vías respiratorias difíciles tendrán una enfermedad pulmonar crónica, por ejemplo, ya que puede que no sean capaces de alcanzar una saturación de oxígeno del 93%, pero pueden mantenerse estables y viables con, por decir, un 89%. Además, un paciente puede haber sido considerado difícil debido a un collarín cervical colocado por los servicios médicos de urgencias tras un traumatismo craneoencefálico aislado, pero la sospecha de lesión de la columna cervical es baja y no hay otros marcadores de dificultad de la vía aérea. En este ejemplo, un médico con experiencia en manejo de la vía aérea, armado con un videolaringoscopio, puede no considerar esta situación análoga a un escenario de «no se puede intubar». En otras palabras, calificar estos casos como fracaso de la vía aérea es una cuestión de criterio considerando tanto el grado de deuda de oxígeno como la gravedad de la dificultad prevista. Si se toma la decisión de seguir el algoritmo para la vía aérea difícil en lugar de pasar al algoritmo para el fracaso de la vía aérea, es esencial tener en cuenta que la desaturación puede producirse rápidamente durante los intentos de intubación y que todavía hay que emitir un juicio final sobre la idoneidad de la SIR frente a una técnica con el paciente despierto.

Pregunta clave 3: ¿debo usar un FBNM en este paciente?

¿Se prevé que la oxigenación de rescate mediante VBM o DEG tenga éxito? ¿Se prevé una desaturación rápida? ¿Se prevé que la laringoscopia tenga éxito? Tener un paciente en el algoritmo para vía aérea difícil no evita la SIR. De hecho, en la mayoría de los casos, la SIR sigue siendo el mejor abordaje a pesar de la presencia de dificultades en la vía aérea. Esta decisión depende, sobre todo, del grado de dificultad previsto de la laringoscopia, del tiempo de apnea segura y de la probabilidad de reoxigenación de rescate con éxito en caso de que el paciente se desature. Hay tres factores clave combinados en una pregunta compuesta de «sí o no».

El primer factor, y el más importante, es si se puede predecir con confianza que el intercambio gaseoso se puede mantener mediante la VBM o el uso de un DEG si se administran fármacos de SIR que dejen al paciente paralizado y apneico. Esta respuesta puede conocerse de antemano si se ha requerido la VBM para mantener la oxigenación del paciente o si la evaluación de la vía aérea difícil no identificó la dificultad para la oxigenación utilizando la VBM o un DEG. La anticipación de una oxigenación exitosa mediante la VBM o un DEG es un requisito previo esencial para proceder a la SIR, excepto en la situación de «forzado a actuar» descrita anteriormente. En algunos casos, puede ser deseable intentar un ensayo de VBM, pero este abordaje no predice de forma fiable la capacidad para ventilar con bolsa-mascarilla al paciente después de la parálisis. En segundo lugar: ¿cuál es el riesgo previsto de hipoxemia crítica causada por la desaturación rápida antes de que pueda comenzar la laringoscopia? Tras la administración de los medicamentos para la SIR, el paciente quedará significativamente hipopneico por el fármaco de inducción. Esto ocurrirá mucho antes de que se concluya el bloqueo neuromuscular completo. Como resultado, los pacientes de alto riesgo excepcional (p. ej., un paciente con obesidad con COVID-19 e insuficiencia respiratoria hipoxémica) pueden desaturarse peligrosamente antes de que se den las condiciones para permitir un intento de intubación. En estas situaciones, incluso cuando se espera que la laringoscopia sea sencilla, es posible que la colocación del tubo y la reoxigenación no se produzcan antes de que se presente el paro cardíaco. Si se prevé que el uso de la VBM o el DEG sea exitoso y el riesgo de desaturación rápida no es alto, entonces la siguiente consideración es si la laringoscopia y la intubación tienen probabilidades de ser exitosas, a pesar de los atributos de la vía aérea difícil. Muchos pacientes con las vías aéreas difíciles identificadas se someten a una intubación urgente con éxito empleando la SIR, especialmente cuando se utiliza un videolaringoscopio. Por lo tanto, si hay una probabilidad razonable de éxito con la intubación bucal, a *pesar de predecir una vía aérea difícil*, se puede llevar a cabo la SIR. Recuerde, esto se basa en el hecho de que uno ya ha juzgado que el intercambio de gases (VBM o DEG) será exitoso y las saturaciones de oxígeno pueden mantenerse lo suficiente como para permitir un intento de laringoscopia.

En estos casos, la SIR se realiza utilizando una «doble configuración», en la que el plan de rescate (a menudo cricotirotomía) está claramente establecido y el operador está preparado para pasar con rapidez a la técnica de rescate si la intubación mediante SIR no tiene éxito (vía aérea fallida). Dada la alta tasa de intubación urgente difícil, es prudente prepararse *siempre* para el fracaso de la vía aérea, incluida la posibilidad de rescate quirúrgico, incluso cuando se espera que la intubación sea sencilla. Por ello, cuando se lleva a cabo la SIR a pesar de la identificación de los atributos de la vía aérea difícil, la atención adecuada durante la técnica y la planificación relacionada con las dificultades particulares presentes darán como resultado el éxito.

Para reiterar estos principios fundamentales, si el intercambio de gases empleando la VBM o la DEG no garantiza con seguridad el éxito, el riesgo de desaturación crítica antes de la colocación del tubo endotraqueal es alto, o la laringoscopia se considera muy difícil o imposible, entonces no se recomienda la SIR. La única excepción a esto es en el caso de que se vea obligado a actuar.

Acción crítica: realizar una laringoscopia «con el paciente despierto»

Al igual que la SIR es una técnica esencial del manejo de la vía aérea urgente, la intubación «con el paciente despierto» es la piedra angular del manejo de la vía aérea difícil. El objetivo principal de esta maniobra es intubar al paciente cómodamente, manteniendo las respiraciones espontáneas. Esta técnica requiere una medicación tópica minuciosa de la vía aérea y, a veces, el uso juicioso de sedación para permitir la laringoscopia (*véase* cap. 24). El principio es que el paciente está lo suficientemente despierto como para mantener los reflejos protectores de la vía aérea y una ventilación espontánea eficaz, pero además está bien anestesiado como para tolerar despierto una instrumentación de la vía. La laringoscopia puede realizarse por vía oral con un laringoscopio flexible, videoasistida o directa, o por vía nasal con un endoscopio flexible. Se prefiere la VL con paciente despierto porque la profundidad de inserción de la hoja y la fuerza necesaria para obtener una visión adecuada de la entrada glótica es menor que la requerida con un laringoscopio convencional. Estos dispositivos se analizan en detalle en el capítulo 16. Este examen estando despierto puede tener dos resultados. En primer lugar, se visualiza adecuadamente la glotis. En esta situación, proceda a la intubación. Podría ser tentador retirarse, confiando en que la vía aérea puede ser visualizada, y comenzar de nuevo con la SIR. Aunque es una idea razonable, la laringoscopia posterior podría resultar más difícil, incluso con el bloqueo neuromuscular. Por lo tanto, recomendamos completar la intubación durante la inspección con el paciente despierto, siempre que la glotis se visualice lo suficiente como para permitir la intubación. El segundo resultado posible durante el examen laringoscópico con el paciente despierto es que la glotis no se visualice adecuadamente para permitir la intubación. En este caso, el examen ha confirmado la sospecha de intubación difícil y ha reforzado la decisión de evitar la parálisis neuromuscular. Se ha evitado una vía aérea fallida y quedan varias opciones. Mantenga la oxigenación, según la necesidad, en este punto.

Acción crítica: seleccionar un abordaje alternativo de la vía aérea

En este punto, hemos aclarado que tenemos un paciente con atributos de vía aérea difícil, que ha mostrado ser un mal candidato para la laringoscopia, y por ello es inapropiado para la SIR. Si se mantiene la oxigenación, hay varias opciones disponibles. Si la laringoscopia orotraqueal con el paciente despierto se realizó con un laringoscopio directo, un videolaringoscopio o un endoscopio flexible, probablemente proporcionarán una visión superior de la glotis. Dada la ventaja de visualización que ofrece la VL, debería considerarse un dispositivo de primera línea para la laringoscopia orotraqueal con el paciente despierto. El método principal de respaldo para la vía aérea difícil es la cricotirotomía, aunque la vía puede ser susceptible a un DEG que facilite la intubación, es decir, una de las ML para intubación (ML Fastrach®). En casos muy bien seleccionados, la intubación nasotraqueal ciega puede ser posible, pero requiere una vía aérea superior anatómicamente normal. En general, la intubación nasotraqueal ciega solo se utiliza cuando no se dispone de un endoscopio flexible o cuando hay una hemorragia excesiva en la vía aérea. La elección de la técnica dependerá de la experiencia del operador, del equipo disponible, de los atributos de la vía aérea difícil que posea el paciente y de la urgencia de la intubación. Independientemente de la técnica utilizada, el objetivo del manejo de la vía aérea difícil es colocar un tubo endotraqueal con manguito en la tráquea. Si no se puede mantener la oxigenación, se acude al algoritmo de la vía aérea fallida.

ALGORITMO ANTE EL FRACASO DE LA VÍA AÉREA

En varios puntos de los algoritmos anteriores, se puede determinar que el manejo de la vía aérea ha fracasado. La definición de vía aérea fallida (*véase* el debate anterior en este capítulo y en el capítulo 4) se basa en el cumplimiento de uno de los tres criterios, siendo el primero el más importante: *1*) el fracaso de cualquier intento de intubación en un paciente en el que no se puede mantener adecuadamente la oxigenación con bolsa-mascarilla o DEG, *2*) dos intentos de intubación fallidos por parte de un operador experimentado pero con una oxigenación adecuada, y *3*) la intubación fallida con un único *mejor intento* en la situación «forzado a actuar». A diferencia de la vía aérea difícil, en la que la atención determina la colocación de un tubo endotraqueal con manguito que proporcione una vía aérea definitiva y protegida, la vía aérea fallida exige que se actúe para proporcionar una oxigenación urgente suficiente para prevenir la morbilidad del paciente (en particular la lesión cerebral hipóxica y el paro cardíaco) por cualquier medio posible, hasta que se pueda asegurar una vía aérea definitiva (*véase* fig. 5-5). Por lo tanto, los dispositivos considerados para la vía aérea fallida son algo diferentes de los utilizados para la vía aérea difícil, pero los incluyen. Cuando se ha determinado que hay fracaso de la vía aérea, la respuesta se guía dependiendo de si es posible la oxigenación.

Acción crítica: solicitud de asistencia

Al igual que en el caso de la vía aérea difícil, lo mejor es solicitar toda la ayuda disponible y necesaria tan pronto como se identifique el fracaso de la vía aérea. Una vez más, esta acción puede ser una consulta a medicina de urgencias, anestesiología o cirugía, o puede ser una llamada para obtener un equipo especial. En el entorno prehospitalario, un segundo paramédico o un médico de control podría prestar asistencia.

Pregunta clave 1: ¿la oxigenación es adecuada?

Como en el caso de la vía aérea difícil, esta pregunta se refiere al tiempo disponible para efectuar una vía aérea de rescate. Si el paciente presenta fracaso de la vía aérea debido a dos intentos fallidos por parte de un operador experimentado, en la mayoría de los casos la saturación de oxígeno será adecuada, por lo cual hay tiempo para considerar varios abordajes. En cambio, si el fracaso de la vía aérea se debe a una situación de NINO, queda poco tiempo antes de que se produzca la hipoxia cerebral y está indicado actuar de inmediato. Muchos, o la mayoría, de los pacientes con NINO requerirán un manejo quirúrgico de la vía aérea; debe llevarse a cabo la preparación para una vía aérea quirúrgica. Es razonable, como primer paso de rescate, realizar un único intento de inserción de un dispositivo extraglótico de vía aérea colocado con rapidez, *simultáneamente con la preparación para una cricotirotomía*. La colocación o incluso el uso de un DEG no descarta una vía aérea quirúrgica en caso de que ese dispositivo falle, pero la oxigenación exitosa mediante el DEG convierte la situación de NINO en una situación de *no* se puede intubar, *se puede* oxigenar, lo que da tiempo para considerar varios abordajes diferentes para asegurar la vía aérea.

Se debe realizar una vía aérea mediante un endoscopio flexible, un videolaringoscopio, un DEG o con una cricotirotomía. En la situación de no poder intubar, pero *sí* oxigenar, hay varios dispositivos disponibles para proporcionar una vía aérea; la mayoría de ellos también ofrecen algún grado de protección a la vía. La intubación con un laringoscopio flexible o videoasistida colocará un tubo con manguito en la tráquea. De los DEG, la vía aérea con mascarilla laríngea para intubación es preferible porque tiene una alta probabilidad de proporcionar una ventilación eficaz y suele permitir la intubación a través del dispositivo a ciegas o guiada por un endoscopio flexible (*véanse* caps. 13 y 17). La cricotirotomía sigue siendo siempre la vía habitual final si otras medidas no tienen éxito o si la oxigenación del paciente se ve comprometida.

Pregunta clave 2: ¿el dispositivo utilizado da lugar a una vía aérea definitiva?

Si el dispositivo utilizado da lugar a una vía aérea definitiva (es decir, un TET con manguito en la tráquea), se puede pasar al MPI. Si se ha utilizado un DEG, o la intubación no tuvo éxito a través del DEG, se deben tomar medidas para proporcionar una vía aérea definitiva. La vía aérea definitiva puede llevarse a cabo en el quirófano, en la UCI o en el SU, una vez que se disponga del personal y el equipo necesarios. Hasta entonces, se requiere una vigilancia constante para garantizar que la vía aérea, tal y como está colocada, siga suministrando una oxigenación adecuada, con una cricotirotomía siempre disponible como respaldo.

RESUMEN

Estos algoritmos representan nuestro pensamiento más actual con respecto a un abordaje recomendado para el manejo de la vía aérea urgente. Los algoritmos son solo una guía. La toma de decisiones individual, las circunstancias clínicas, la habilidad del operador y los recursos disponibles determinarán el mejor abordaje final para el manejo de la vía aérea en cualquier caso particular. La comprensión de los conceptos fundamentales de la vía aérea difícil y fallida, la identificación, por adelantado, de la vía aérea difícil, la comprensión del papel del manejo de la vía aérea en el paro cardíaco y el uso de la SIR, tras la optimización fisiológica, como método preferido de manejo de la vía aérea para la mayoría de las intubaciones urgentes, fomentarán el manejo exitoso de la vía aérea y reducirán al mínimo la morbilidad evitable.

INFORMACIÓN BASADA EN LA EVIDENCIA

Evidencia de los algoritmos

Lamentablemente, no hay datos sistematizados que respalden el abordaje algorítmico presentado en este capítulo. Los algoritmos son el resultado de una cuidadosa revisión del algoritmo para la vía aérea difícil de la American Society of Anesthesiologists, de los algoritmos de la Difficult Airway Society of the United Kingdom y de los conocimientos y la experiencia compuestos de los editores, así como el profesorado de los cursos de vía aérea difícil, que funcionan como un panel de expertos en este sentido.[1,2] No ha habido, y probablemente nunca habrá, un estudio que compare, por ejemplo, los resultados de la cricotirotomía frente a los dispositivos alternativos para la vía aérea en la situación de NINO. Está claro que la aleatorización de estos pacientes no es ética. Por lo tanto, los algoritmos se derivan de un amplio conjunto de conocimientos y representan un abordaje recomendado, pero no pueden considerarse científicamente probados como la mejor manera de tratar cualquier problema clínico o del paciente. Por el contrario, están diseñados para ayudar a guiar un método coherente en situaciones de manejo de la vía aérea tanto frecuentes como infrecuentes. Las pruebas de la superioridad de la SIR sobre otros métodos que no implican el bloqueo neuromuscular y las características de rendimiento de la videolaringoscopia frente a la laringoscopia directa pueden encontrarse en los capítulos 20 y 16, respectivamente.

AGRADECIMIENTOS

Agradecemos las aportaciones realizadas a este capítulo por el autor de la edición anterior, Ron M. Walls.

Referencias

1. Apfelbaum, JL, Hagberg, CA, Connis RT, et al. 2022 American Society of Anesthesiologists Practice Guidelines for Management of the Difficult Airway. *Anesthesiology*. 2022;136:31-81.

2. Frerk C, Mitchell VS, McNarry AF, et al. Difficult Airway Society 2015 guidelines for management of unanticipated difficult intubations in adults. *Br J Anaesth*. 2015;115(6):827-848.

Factores humanos durante el manejo urgente de la vía aérea

Peter G. Brindley

Jocelyn M. Slemko

INTRODUCCIÓN

«Es un trabajo muy difícil y la única manera de superarlo es que todos trabajemos juntos como un equipo. Y eso significa que haces todo lo que te digo».
Charlie Croker (interpretado por Michael Caine), en *The Italian Job* (Película, 1969)

Cualquier noche en el servicio de urgencias existe la posibilidad de un drama sin igual. Cuando se maneja la vía aérea, los retos individuales parecen imprevisibles, el equipo puede ser díscolo, el entorno peligroso y las fuerzas culturales desalentadoras. En cualquier caso, se trata de conocer tus líneas, entender cuándo es seguro (o necesario) improvisar y comprometerse a practicar. También significa unir a las personas, con habilidades de nicho y diferentes perspectivas. El médico de urgencias está al mando y tiene la tarea de reanimar de forma segura a un paciente en estado crítico o lesionado, a la vez que realiza diversas tareas, garantiza la preparación del equipo y se enfrenta a una sala llena de emociones. Este capítulo trata de los factores humanos (FH), específicamente, aquellos relacionados con el manejo urgente de la vía aérea. Puede ser tan importante como el propio acto de la intubación y merece tanto el tiempo como el compromiso de todos los médicos.

En cuanto al liderazgo y el manejo durante las crisis requieren conocimientos tanto técnicos como no técnicos; este capítulo se centra en los aspectos no técnicos de la actuación humana: ya sea trascendente, mundana o peligrosa. Los FH pueden abordarse utilizando el término general de *gestión de recursos en crisis* (GRC) y subdividirse en seis secciones: consciencia de la situación, toma de decisiones, liderazgo y seguimiento, trabajo en equipo, comunicación y utilización de recursos.[1,2] Como alternativa, los FH pueden describirse en cada uno de los niveles pertinentes: individuo, equipo, entorno y sistema. Usaremos ambos abordajes para ofrecer un panorama integral. En cualquier caso, al igual que la competencia técnica se enseña y se practica deliberadamente, en lugar de intuirse, lo mismo ocurre con las habilidades no técnicas. Exponemos por qué los FH son tan poderosos y los fundamentos del error. El objetivo del tercer paso es reconocer los factores desencadenantes, mitigar las fallas y amplificar las habilidades (lo que también se conoce como «la agregación de ganancias marginales»).[3] El cuarto paso consiste en defender el cambio de cultura en todo el sistema. Que el manejo de la vía aérea acabe en triunfo o en tragedia depende de todos.

Importancia de los factores humanos: por qué el factor humano es siempre un factor

Los FH son importantes en cualquier entorno en el que actúe el ser humano. Además, su importancia aumenta cuando hay complejidad, presión de tiempo, estrés emocional, mucho en juego y poca tolerancia al error. En consecuencia, los FH son muy importantes en el manejo urgente de la vía aérea, quizás tanto como el recuerdo de los hechos o la destreza manual.[2] Por lo tanto, no se puede afirmar que se tiene verdadera experiencia en la vía aérea a menos que se comprenda cómo las personas, los equipos, los entornos y los sistemas tienen éxito y fracasan.[4] Expresado de otra manera, los médicos que intuban y los equipos de vía aérea deben ser tan hábiles con la atención, la emoción y la comunicación como con los laringoscopios. La destreza verbal y la destreza en equipo son tan importantes como la destreza manual.

La aviación comenzó a estudiar formalmente el FH hace medio siglo, a raíz de varios accidentes de gran repercusión. Los datos mostraron que al menos el 70% de los eventos adversos podían atribuirse a lo no técnico.[5] Además, esta profesión de alto riesgo y baja tolerancia estableció que el desastre podía evitarse optimizando la forma en que los seres humanos y los equipos identifican las amenazas, toman decisiones, coordinan la actividad y planifican. Esto parece ser cierto en el manejo de la vía aérea.[4,6,7] La diferencia es que la medicina se ha quedado atrás con respecto a la industria de la aviación en lo que se refiere al cuestionamiento del rendimiento médico, la optimización de la cultura y la obligatoriedad de la simulación. Además, mientras que muchos debatían si la medicina era más «arte» o «ciencia», la aviación aceptaba sin problemas que el rendimiento era tanto «ingeniería» (es decir, seguros contra fallas, listas de verificación, procedimientos operativos establecidos) como «psicología» (es decir, mantener el ancho de banda cognitivo y utilizar la descarga cognitiva).[2,4,8]

En resumen, todavía vale la pena aprender de la aviación, aunque la analogía se haya simplificado y exagerado. A diferencia de los vuelos programados, no podemos retrasar rutinariamente el manejo urgente de la vía aérea hasta que todos estén preparados a nivel cognitivo o descansados. Del mismo modo, rara vez es posible realizar aterrizajes de emergencia si el «plan de vuelo» se complica. Sin embargo, la medicina y la aviación comparten una noble misión central: mantener la seguridad de las personas, la resistencia de los equipos y la previsibilidad de las situaciones. Hasta que la medicina se ponga al día, la aviación ofrece ideas sobre cómo las personas y los equipos gestionan el estrés, la falta de familiaridad, la toma de decisiones y las distracciones, y todo ello se analiza a continuación.[9] Al igual que los pasajeros y los pilotos de la aviación, los pacientes y los profesionales de la medicina están a merced de un sistema que se supone que nos mantiene seguros.

Al igual que la aviación, también deberíamos adoptar la ergonomía, es decir, la ciencia que estudia cómo se desenvuelven los seres humanos en su entorno y si somos «aptos para la tarea». La ergonomía médica implica examinar el diseño de los equipos (p. ej., el mango de un laringoscopio), los entornos físicos (p. ej., las líneas de visión en una sala de reanimación) y los factores cognitivos (cómo nos ayudan a pensar y actuar). Si no podemos pensar (circuito aferente), es más probable que nuestras acciones (circuito eferente) sean defectuosas. En lenguaje cotidiano: entra basura, sale basura.

El panorama del manejo de la vía aérea desde el punto de vista del FH, y no solo desde el punto de vista tradicional de la biotecnología, ofrece ventajas no aprovechadas. Entender los FH significa situar a los pacientes en el centro de un sistema más sólido, reforzado con «redes de seguridad», «dobles controles», «redundancias» y «procedimientos operativos establecidos».[4] Una vez que se adoptan los FH, se ve la simulación (tanto el ensayo mental como la práctica en equipo) como un imperativo de justicia social, no un lujo.[10] Los FH también nos dicen por qué debemos informar regularmente (tanto inmediatamente después de un incidente –el informe en *caliente*– como más tarde, cuando las emociones se calman –el informe en *frío*–).

Adoptar una visión del mundo del FH puede hacer que los equipos sean más resilientes. Cambia el enfoque de «¿por qué has hecho eso?» a uno más matizado y menos *ad hominem*, «¿por qué te pareció apropiado en ese momento y lugar?».[6] Esto destaca cómo la falta de modales puede ser iatrógena, porque los miembros del equipo necesitan sentirse lo suficientemente seguros antes de hablar.[11] También explica porqué, en otras ocasiones, necesitamos que esos mismos miembros del equipo se callen, escuchen activamente, pero no se ofendan. Ayuda a dejar de asumir que los profesionales son perezosos o incompetentes (nombrar, culpar, avergonzar). Los FH también ponen de manifiesto por qué la comunicación en equipo puede ser el «procedimiento» más importante en la medicina, lo que se subraya con la frase a menudo escuchada: «lo que se quiere decir no se dice, lo que se dice no se oye, lo que se oye no se entiende y lo que se entiende no se hace».[12]

La comprensión de los FH también puede fomentar el cambio de cultura en todo el sistema.[13] Obviamente, este es un proyecto a largo plazo, pero se basa en ideales similares. Como se ha dicho, los FH ponen de manifiesto la necesidad de fomentar el respeto mutuo y la empatía, al tiempo que eliminan la toxicidad y la complacencia. Significa aceptar que es necesaria cierta jerarquía, pero no demasiada: de lo contrario, no aprovecharemos los conocimientos y habilidades generalizados.[14] Significa hacer que los miembros del equipo se sientan valorados. Esto se consigue comprometiéndose con el desarrollo de la carrera a largo plazo en lugar de desechar a alguien tras un error. Significa entender que los que hablan activamente son tan importantes como los que escuchan con atención. Significa entender que, aunque los líderes de los equipos marcan desproporcionadamente el tono, todos somos dueños de la cultura. Destaca el principio de que la seguridad es cosa de todos y que la seguridad es tan importante como la eficiencia.[15]

FUNDAMENTOS DEL ERROR: «ERRAR ES HUMANO....»

La cita «errar es humano, perdonar es divino» tiene su origen en el poeta Alexander Pope en el siglo XVIII. En 1999, el Institute for Health Improvement[16] volvió a enfatizar que la medicina tiene un grave problema de seguridad. Recientemente, se ha actualizado de forma irónica: «errar es humano; culpar a los demás muestra el potencial de gestión». Los tres conceptos ilustran que los seres humanos son imperfectos y que la búsqueda de la perfección es digna pero esquiva. En cualquier caso, la preparación (p. ej., establecer, compartir, confirmar, realizar) literalmente puede salvar la vida. Por lo tanto, el «plan A, B, C de la vía aérea» es fundamental para este concepto. Aunque los errores pueden ser inevitables, los malos resultados no lo son.

El modelo del queso suizo ilustra porqué, cuándo y cómo se producen los errores, es decir, cuando los agujeros imaginarios se alinean temporal y espacialmente.[17] Destaca que los errores suelen ser multifactoriales, más que culpa de una sola persona. También explica porqué los errores no siempre conducen al daño: a veces tenemos suerte, a veces somos buenos, a veces estamos protegidos. Los buenos equipos incorporan medidas de seguridad (p. ej., un segundo laringoscopio y tubos endotraqueales más pequeños). También entienden que las fallas pueden ser activas y latentes.[18] Las fallas activas se producen en la cabecera del paciente y, por ello, son fáciles de identificar (p. ej., la persona que intuba introduce un tubo endotraqueal en el esófago).[19] Las fallas latentes son más a menudo problemas del sistema y, por lo tanto, más difíciles de identificar y atribuir, pero no por ello menos importantes. Necesitan un desencadenante, tardan en producirse y son más difíciles de diagnosticar, atribuir o remediar.[18]

Los médicos que intuban tienen que ser expertos en colocar tubos en la vía aérea, punto, fin de la discusión. Sin embargo, los verdaderos expertos en vía aérea tienen una visión más amplia. Se esfuerzan por reducir al mínimo la probabilidad, la gravedad y el impacto tanto de los errores (decisiones o acciones que van en contra de una norma) como de las equivocaciones (decisiones o acciones que resultan ser inútiles). Aceptan que tanto los errores como las equivocaciones son más probables cuando las personas y los equipos están distraídos, son parciales o no están familiarizados. Entienden que ambos son más consecuentes cuando los pacientes son un poco inestables o crónicamente frágiles. Comparten la culpa cuando se producen errores activos y latentes y la responsabilidad de garantizar que no se repitan.[19] Todo empieza por darse cuenta de que podemos (y debemos) hacerlo mejor. Después de todo, «si crees que puedes o crees que no puedes, quizás tengas razón». Por fortuna, existen herramientas prácticas de la GRC.

GESTIÓN DE RECURSOS EN CRISIS: LOS SEIS GRANDES

El primer obstáculo u oportunidad de la GRC es la **consciencia situacional**, de la que hay tres niveles: percepción, comprensión y proyección. En términos cotidianos, esto significa *1)* reconocer las señales (es decir, el paciente está taquipneico, hipercápnico, perdiendo la consciencia); *2)* juntar esas señales (es decir, el paciente está en dificultad respiratoria); y *3)* predecir hacia dónde se dirige esto (es decir, el paciente podría sufrir un paro si no lo intubamos *ahora*). Podemos mejorar el conocimiento de la situación asegurando un modelo mental compartido y solicitando aportaciones para garantizar que todos están en la misma página y de acuerdo con ese modelo actual.

La GRC significa entender la **toma de decisiones** bajo estrés. Por ejemplo, hay tres D en la respuesta a la catástrofe (*[denial]* negación, deliberación y acción definitiva), y podemos acelerar la transición utilizando la familiaridad y dando permiso explícitamente a los miembros del equipo (p. ej., «si este intento falla, vamos a colocar un dispositivo extraglótico»). También ayuda a comprender la progresión típica de principiante a experto. Esto suele empezar por ser «conscientemente incompetente» (usted sabe que no sabe, por ello, es lento pero es fácil enseñarle). El siguiente es «inconscientemente incompetente» (usted cree que sabe pero no sabe, por lo tanto es menos fácil enseñarle y está expuesto a extralimitarse). El siguiente es «conscientemente competente» (usted es un gran profesor, pero menos eficiente y menos capaz de pensar en el futuro; suele ser un aprendiz de alto nivel). Por último, está el «inconscientemente competente» (grandes reflejos, sabe por dónde va esto, pero es menos capaz de explicarlo a los demás). Otro aspecto de la toma de decisiones durante las crisis es que solo podemos gestionar de forma fiable un número finito de elementos discretos, por lo general siete. La diferencia entre el novato y el experto es la cantidad de cosas que se pueden meter en cada una de esas siete cajas. Si fracasamos, suele ser porque los novatos se sobrecargan cognitivamente o los expertos se vuelven complacientes.

Esto nos lleva a la **gestión de tareas**, cuyo objetivo es optimizar el personal, el equipo, el espacio y los procesos organizativos. La gestión de las tareas puede verse perjudicada por la escasa claridad de los roles, la difusión de la responsabilidad, la insuficiencia de modelos mentales compartidos y la falta de descarga. Estas habilidades son muy peligrosas con los «equipos relámpago», es decir, los que se reúnen rápidamente con miembros desconocidos.

El **liderazgo** es importante, sobre todo cuando no está claro quién puede hacer qué o cuando los miembros tienen diferentes prioridades y personalidades.[20,21] Al igual que la cultura, el liderazgo es difícil de definir y debemos evitar los eslóganes y las palabras de moda. En cualquier caso, en el manejo de la vía aérea, un líder eficaz sabe cuándo debe intervenir (liderazgo explícito) y cuándo debe dar un paso atrás y delegar (liderazgo implícito).[14] Los líderes tienen que ganarse simultáneamente la confianza del equipo, presentar un modelo mental compartido aceptable, centralizar el flujo de información, coordinar las tareas y superar las emociones.[12] Dan ejemplo y aceptan una responsabilidad desproporcionada. En consecuencia, el liderazgo requiere madurez y perspicacia, no solo más experiencia en intubación.[21]

La jerarquía sigue siendo importante, pero uno se gana el derecho a liderar; no se concede simplemente el primer día. Es importante destacar que las habilidades de **seguimiento** no son menos importantes que las de liderazgo, aunque, hasta la fecha, haya 60 publicaciones sobre liderazgo por cada una sobre seguimiento.[22] Es probable que siga existiendo un estigma asociado a la autoidentificación como seguidor (es decir, un subordinado relativo), aunque el 85% de los trabajadores sanitarios de todos los rangos se entienden mejor como seguidores. La asistencia sanitaria simplemente no podría funcionar sin seguidores calificados y, una vez más, estas habilidades pueden y deben ser enseñadas. Los seguidores eficaces dan un paso adelante cuando se les pide y no se lo toman como algo personal cuando se les solicita que den un paso atrás. Está claro que el seguimiento es una habilidad tanto avanzada como impresionante, y debe ser valorada como tal.

Los seguidores son capaces de autogestionar y utilizar la inteligencia emocional para dimensionar lo que pueden y deben aportar en cada momento.[14] Cada vez más, el líder binario o seguidor ha quedado obsoleto. En cambio, los miembros sofisticados del equipo de vía aérea entran y salen de las funciones de liderazgo y seguimiento, dejando de lado el ego. También suele haber un «primer seguidor», es decir, alguien que hace de puente entre los papeles apoyando al líder y alentando a los seguidores. En cualquier caso, es mejor hablar de los miembros del equipo que funcionan bien y que tienen la destreza de adaptarse a *lo que* se necesita (más que de *quién* manda). Los líderes y seguidores eficaces también realizan un seguimiento cruzado. Esto significa que nos gestionamos a nosotros mismos pero estamos atentos a lo que necesitan los demás. Un miembro eficaz del equipo tiene ese «sexto sentido» que le permite evaluar una situación y dar un paso adelante o atrás pensando en el mayor interés del paciente, del equipo y de la tarea.

En términos de **trabajo en equipo**, el manejo integral de la vía aérea puede requerir subequipos (es decir, equipo de medicación, equipo de intubación, equipo de hemodinámica). Esto limita la sobrecarga de tareas, fomenta la descarga cognitiva y maximiza la claridad de las funciones. Los subequipos dividen la reanimación en partes manejables. Esto le permite a los líderes mantener un papel de mayor supervisión o una «visión de mil pies».[23] Esto refleja los dos tipos de atención que se observan en la naturaleza. El sistema 1 es una mirada focalizada, ejemplificada por un depredador, que se centra en lo que importa, es decir, la captura de la presa o el ABC. El sistema 2 implica la exploración de un estímulo a otro. En la naturaleza, es la presa la que debe evitar fijarse en un punto y, en su lugar, desplazar su atención entre las posibles amenazas.[21] Los líderes suelen mantener una visión general del sistema 2 y cambian su atención entre las subtareas y los subequipos, así como entre la tarea y el trabajo en equipo.[23] Por ejemplo, el líder puede estar centrado en la tarea hasta que el tubo endotraqueal (TET) esté asegurado. A continuación, pasan a confirmar que el equipo coopere en otras tareas. Todo esto requiere una excelente comunicación, un tema que merece su propio subtítulo.

COMUNICACIÓN

Se necesita tiempo, humildad y compromiso para convertirse en un comunicador experto. También hace falta habilidad para escuchar y perspicacia para callar.[7] El silencio no siempre es excelente, como tampoco lo es la cacofonía.[12] Los tres pilares de una comunicación eficaz son: *1)* cerrar el círculo, *2)* verbalizar los pensamientos y planes y *3)* mantener un entorno de reanimación «estéril».

El lenguaje debe ser conciso y preciso, pero también de fácil comprensión. Además, evite las declaraciones vagas o las frases atenuantes. Realmente no hay lugar para «tal vez» o «quizás» o «alguien» o «alguna vez». Cada petición debe ser ampliada confirmando que ha sido escuchada y reconfirmando cuando se hace (esto es «comunicación en circuito cerrado»). El lenguaje de mitigación es tan peligroso que es la principal causa de los accidentes de aviones comerciales. Solemos utilizar un lenguaje atenuado porque nos falta confianza o nos da miedo ofender.[12] Sin embargo, no es necesario ser grosero para ser claro. Un ejemplo de comunicación en circuito cerrado y sin mitigación es tan sencillo como el siguiente:

> *Jefe de equipo: Residente principal, por favor, intube al paciente y confirme si lo ha hecho con éxito (NO «¿Sería alguien capaz de intubar al paciente?»).*
> *Residente: Voy a intubar al paciente ahora.*
> *Tres minutos después...*
> *Residente: El paciente ha sido intubado con éxito.*

La comunicación en circuito cerrado incluye tres pasos: dirigir una petición a una persona en concreto, el reconocimiento verbal y la confirmación de que la petición se ha realizado con éxito.[23] La asertividad graduada también es importante cuando se está intimidado por la autoridad. Un abordaje útil es el uso de la regla de Preocupación-Incomodidad-Seguridad (PIS).[23]

> *Jefe de equipo: Residente principal, por favor, intube al paciente y confirme cuando lo haga con éxito.*
> *Residente: Me preocupa que sea una vía aérea difícil debido al traumatismo facial.*
> *(Entonces, si la respuesta recibida no es adecuada...)*
> *Residente: No me siento cómodo intubando a este paciente sin asistencia y equipo avanzado.*

Si no se reconocen estas señales de alerta, se puede declarar una «amenaza para la seguridad». Además, como ambos miembros del equipo entienden el modelo PIS, debería disminuir tanto la renuencia como la ofensa. Otro método por el cual abogar es el de los cinco pasos. Desarrollado, una vez más, por la industria de la aviación, implica: *1*) una llamada de atención, *2*) una declaración de preocupación, *3*) una declaración del problema tal y como usted lo ve, *4*) una solución potencial y *5*) una solicitud de acuerdo.[12] Esto podría parecerse a lo siguiente:

> *Disculpe, Dr. Smith. Me preocupa que esta vía aérea sea difícil. No creo que esté preparado. Creo que deberíamos conseguir el carro de vía aérea difícil más el respaldo de anestesia. ¿Está de acuerdo?*

También debemos verbalizar los pensamientos y planes (es decir, el líder pregunta «¿Qué me falta?») y volver a comprobarlo antes de realizar acciones potencialmente peligrosas (es decir, una enfermera anuncia que va a administrar un paralizante). Esto no solo promueve el intercambio, sino que también permite la confirmación o la reevaluación.[12] En situaciones de urgencia, este tipo de comunicación debe ser desapasionada y dirigida. Los mensajes o las preguntas más importantes deben ir en primer lugar («¿Tiene pulso?»), seguidos del porqué («El CO_2 teleespiratorio está bajando; puede estar a punto de sufrir un paro»).[24]

La comunicación eficaz se ve amenazada cuando los mensajes son excesivamente complejos o cuando hay distracción por ruido, emoción o presión de tiempo.[7] Esto aumenta la probabilidad de una mala interpretación debido a la sobrecarga de información. Por lo tanto, debemos esforzarnos por conseguir un entorno de reanimación «estéril» (los pilotos hablan de una «cabina estéril» y de «volar por voz»). Los miembros del equipo deben hablar cuando se les pida, pero reconocer que los momentos críticos (p. ej., el despegue o la intubación) deben ser silenciosos. Durante estos momentos, el médico que intuba recibe una potencia extratemporal. En consecuencia, los comentarios de los demás se reservan y los silenciados no deben ofenderse.[12]

La palabra «comunicación» significa «compartir el significado y hacer frecuente el entendimiento». En consecuencia, es el FH más importante y la mejor manera de identificar si un equipo es de alto rendimiento. Lo más importante es que la comunicación es algo más que palabras. La comunicación puede dividirse en verbal (lo que se dice), paraverbal (cómo se dice) y no verbal (contacto visual, expresión facial, gestos con las manos). Al igual que los equipos expertos saben cuándo compartir piezas clave de información, deben ser hábiles (consciente o inconscientemente) en cada tipo de comunicación.[24] También se aseguran de que la comunicación sea consonante, no disonante. Esto significa que las palabras coinciden con el tono y la expresión facial. Cabe destacar que las palabras son el menos importante de los tres subtipos de comunicación. Decir «no necesito ayuda» pero en un tono que indique lo contrario no es probable que se crea; por ello, aumenta la confusión y el peligro. Solo hay que pedir ayuda: es un signo de madurez.

Como se ha señalado, tan importante como lo que se dice es la forma en que se transmite. Existen cuatro tonos principales: agresivo, sumiso, cooperativo y asertivo.[7,25] El problema de un lenguaje excesivamente agresivo o sumiso es que desplaza el foco de atención de lo que necesita el paciente al estatus y al ego de varios miembros del equipo. Se espera que los médicos modernos utilicen cada vez más estilos cooperativos o asertivos y que se ajusten aún más en función de la urgencia de la situación y de la experiencia del equipo.

El traspaso entre equipos puede ser igualmente peligroso. Por esto, debemos practicarla y perfeccionarla, tanto como el lavado de manos. A medida que los pacientes recorren su camino desde la fase prehospitalaria hasta la sala de urgencias, pasando por el quirófano y más allá, cada una de ellas crea una oportunidad de error, similar al juego del teléfono descompuesto. El SBAR (situación, antecedentes, evaluación y recomendación) es una estrategia ampliamente reconocida y eficaz. Fue desarrollado por los militares y garantiza que el traspaso sea sucinto y completo. Lo más importante es que es muy conocido. Esto significa que los que están en el extremo receptor deben reconocer cuando falta el último componente (es decir, la importantísima «recomendación»). En el manejo de la vía aérea, esto ayuda a la claridad de los papeles (es decir, «¿estás pidiendo refuerzos o que me haga cargo?»).[12]

Las sesiones informativas permiten a los equipos analizar lo que salió bien y lo que salió mal. Son una oportunidad para mejorar e identificar cuándo se requieren revisiones formales o informales.[26] Son un momento para desahogarse, compartir emociones, estrechar lazos y explorar preocupaciones éticas o morales.[27] Las reuniones informativas deben ser rutinarias, no excepcionales, y deben tener lugar cuando las cosas van bien, no solo cuando van mal.

FACTORES INDIVIDUALES

Estrés y otros estados fisiológicos adversos

El estrés afecta el rendimiento. Un nivel bajo de estrés es tolerable, quizás preferible, mientras que un exceso de estrés perjudica el rendimiento a corto plazo y la salud a largo plazo. Cuando se aplica la presión, el rendimiento puede imaginarse en un espectro con tres estados principales: desconexión (estrés insuficiente), fluidez (estrés óptimo) y agotamiento (exceso de estrés), como se muestra en la **figura 6-1**.[20] La fluidez es óptima porque estamos despiertos y concentrados, pero flexibles. Por el contrario, el agotamiento inhibe el pensamiento de alto nivel y reduce la atención. Determina la capacidad para dar un paso atrás a fin de evaluar la situación en su conjunto. Cuando estamos estresados, nos basamos en viejos patrones y somos menos capaces de innovar o resolver problemas. En el peor de los casos, nos congelamos.[20]

Con el exceso de estrés, el ser humano adquiere una visión de túnel. En teoría, esto significa que nos centramos solo en las amenazas inmediatas, y como resultado, se pueden perder importantes pistas periféricas. Del mismo modo, puede producirse una acción en forma de túnel que lleve a la perseverancia y a la persistencia, independientemente de que la acción sea útil o perjudicial. Las acciones memorísticas, o las del pasado, se vuelven dominantes porque son más fáciles de acceder y resultan familiares. Por ejemplo, el médico que intuba puede intentar la laringoscopia una y otra vez, mucho después de que haya llegado el momento de pasar al plan B.[24]

El estrés de «ricitos de oro» (ni mucho, ni poco) se ilustra con la curva de Yerkes-Dodson y se sitúa entre «esto es aburrido y rutinario» y «me tiemblan las manos; no puedo pensar ni actuar».[28,23] No obstante, lo que es aterrador para algunos puede ser estimulante para otros. La respuesta al estrés depende de la experiencia previa y de la personalidad.[23] El entrenamiento de inoculación de estrés puede ser útil porque implica una exposición gradual deliberada al estrés. También es una forma de evitar que las simulaciones médicas se vuelvan monótonas (para los experimentados) o amenazantes (para los novatos).[24]

La percepción se convierte fácilmente en realidad. Por ejemplo, si un médico que intuba siente que las demandas superan los recursos, es probable que se sienta amenazado y, por lo tanto, rinda menos. Esto podría incluir dudar de su capacidad para la vía aérea, de sus asistentes, de su equipo o sospechar que serán ridiculizados por cualquier error. Estos desencadenantes crean una sobreactividad simpática y perjudican la ejecución de la tarea.[29] La misma vía aérea puede replantearse como «un desafío más que una amenaza» si otro médico que intuba cree que sus recursos y habilidades se ajustan o superan las exigencias.

En cuanto a otros estados fisiológicos adversos, el acrónimo de la aviación «IM SAFE»[30] conduce a la autorreflexión. El acrónimo destaca los efectos de la enfermedad, los medicamentos, el estrés, el alcohol, la fatiga y las emociones. Aunque, obviamente, ningún trabajador sanitario o piloto debería trabajar

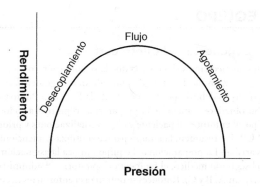

Figura 6-1. Curva de rendimiento que muestra el nivel óptimo de presión para alcanzar el máximo rendimiento (flujo).

en estado de embriaguez, el acrónimo nos recuerda que la privación del sueño puede tener un impacto en el rendimiento similar al del alcohol. A corto plazo, ambos comprenden mayores habilidades cognitivas y de toma de decisiones y, a largo plazo, perjudican la salud mental y cardiovascular.[31,32] La profesión médica sigue restando importancia al sueño, una de nuestras necesidades humanas más básicas. Olvidamos que «para hacer el bien hay que estar bien». Recomendamos una autocomprobación antes de empezar un turno o de manejar esa vía aérea.

Preparación cognitiva

No siempre podemos controlar cuándo la vía aérea es anatómica o fisiológicamente difícil, pero podemos influir en su dificultad situacional.[2] Al maximizar nuestra disposición cognitiva, podemos mitigar nuestros signos vitales.[33] Entre las técnicas se encuentran las técnicas de respiración, la autoafirmación y el ensayo mental. Cada una de ellas es fácil de aprender y solo requiere unos momentos.

La respiración controlada implica cuatro pasos, cada uno de los cuales dura cuatro segundos: inspiración lenta y profunda, luego contención de la respiración, después espiración lenta y completa y, por último, contención de la respiración. Es similar a la atención plena y a la meditación, ya que puede realizarse antes, durante o después de los acontecimientos críticos.[15] La autoconversación positiva, o autoafirmación, consiste en recordarse a sí mismo que se ha intubado con éxito muchas veces. Esto puede disminuir las dudas sobre sí mismo y replantear los pensamientos negativos.[23] El ensayo mental o la imaginación cognitiva (imaginar una secuencia de eventos exitosa) aumenta la confianza y el control subjetivo.[29] Si observas a cualquier deportista olímpico antes de competir, podrás imaginar esa espectacular zambullida o carrera de esquí en sus ojos antes de que ocurra.

Sesgo cognitivo

Las creencias y las acciones están influidas por la experiencia previa, tanto los éxitos como los fracasos. Cuando estamos estresados, confiamos demasiado en lo que hicimos antes. Esto es peligroso si da lugar a respuestas demasiado simplistas a problemas complejos.[6] Aún así, el reconocimiento de patrones también puede salvar vidas y ahorrar tiempo. Al fin y al cabo, puede que antes sí funcionara y evitara peligrosos retrasos. Está claro que existe un equilibrio entre la «parálisis por análisis» y ver patrones donde no deberíamos. A veces, se trata de situaciones del tipo «no te quedes ahí, haz algo», mientras que otras veces es cuestión de «no hagas algo, quédate ahí».

Aunque los seres humanos son capaces de emocionarse, profundizar y abstraerse, cosa que todavía no pueden hacer la mayoría de los sistemas informáticos, podemos ser imprevisibles, irracionales, distraíbles y fatigables. Estamos abiertos a los prejuicios. Entre ellos se encuentran restar importancia a las pruebas contrarias (cierre prematuro), aferrarse a las suposiciones iniciales (heurística de anclaje), dar prioridad a las ideas que vienen a la mente con facilidad (heurística de disponibilidad) e ignorar las alternativas (errores de fijación). Es importante destacar que estos sesgos rara vez son tanto liberados como causados por un conocimiento médico inadecuado. Las soluciones pasan por reflexionar sobre cómo pensamos y aceptar que, a pesar de nuestros mejores esfuerzos y de nuestra narrativa de héroes, somos tan propensos al error como a la genialidad. Ahora, en lugar de un solo humano, multipliquemos por cuatro o cinco. En otras palabras, optimicemos ahora el equipo sanitario.

FACTORES DEL EQUIPO

Informe previo y encuesta del punto cero

A todos los estudiantes de medicina se les enseña que la reanimación comienza con un estudio primario (el ABC). Sin embargo, a menudo hay tiempo antes de que llegue el paciente y de que comience la reanimación. Este período no debe desperdiciarse; de ahí la Encuesta Punto Cero (EPC) adicional y preventiva (fig. 6-2).[33] Su objetivo es mejorar la preparación cognitiva a todos los niveles. En concreto, prepara al **yo**, al **equipo**, al **entorno** y al **paciente** y exige **actualizaciones** y **prioridades** explícitas: de ahí la mnemotecnia **STEP UP**. En resumen, la **autopreparación** utiliza la mencionada lista de verificación de IM SAFE (*véase* más arriba). La preparación del **equipo** implica la asignación de roles claros (es decir, el médico que intuba, el segundo médico, el terapeuta respiratorio, el administrador de medicamentos) y la información previa (plan A, B y C). Entonces se optimiza el **entorno** (es decir, se acerca el equipo de vía aérea difícil o se despejan los pasillos). A continuación, se evalúa y se coloca en posición al **paciente**. Cualquier **actualización** se incorpora al modelo mental compartido, que puede producirse durante el procedimiento (p. ej., cuidado, la presión arterial ya es baja). Se establecen **prioridades**, por ejemplo, confirmar el CO_2 teleespiratorio postintubación y la estabilidad hemodinámica.

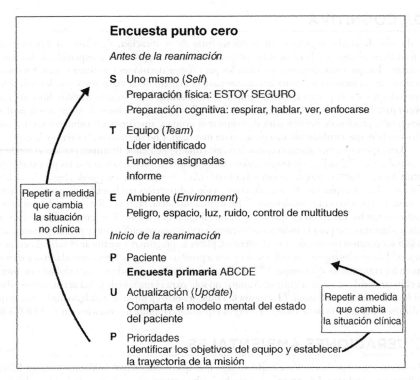

Encuesta punto cero

Antes de la reanimación

S Uno mismo (*Self*)
Preparación física: ESTOY SEGURO
Preparación cognitiva: respirar, hablar, ver, enfocarse

T Equipo (*Team*)
Líder identificado
Funciones asignadas
Informe

E Ambiente (*Environment*)
Peligro, espacio, luz, ruido, control de multitudes

Inicio de la reanimación

P Paciente
Encuesta primaria ABCDE

U Actualización (*Update*)
Comparta el modelo mental del estado del paciente

P Prioridades
Identificar los objetivos del equipo y establecer la trayectoria de la misión

Repetir a medida que cambia la situación no clínica

Repetir a medida que cambia la situación clínica

Figura 6-2. El abordaje STEP-UP de la *Encuesta de punto cero*, que precede y comienza con la llegada del paciente (de Reid C, Brindley P, Hicks C, et al. Zero point survey: a multidisciplinary idea to STEP UP resuscitation effectiveness. *Clin Exp Emerg Med.* 2018;5(3):139-143).

Se ha dicho que «no planificar es como planificar el fracaso». La reunión previa también es un momento excelente para decir a los miembros del equipo que se aprecia su presencia y para alentarles a compartir sus preocupaciones. Todos los miembros del equipo deben tener la oportunidad de expresarlas.[23] La información previa también permite que el equipo, y no solo el médico que intuba, se apropie del plan y del resultado. Si se produce el caos, se tiene un plan alternativo preacordado. En resumen, el equipo tiene una guía para la excelencia porque se ha preparado para un desastre.

Modelos mentales de equipo

Tal y como se ha descrito, el conocimiento de la situación consta de tres partes: absorber las señales, sintetizar para crear un significado y predecir lo que debe ocurrir a continuación.[21] Los equipos que hacen las tres cosas ejemplifican la «coordinación adaptativa». En términos de aviación, esto significa «volar por delante del avión». En términos de manejo de la vía aérea, significa no dejar que el paciente vaya a ningún sitio en el que su cerebro no haya estado ya.[4,23] Para que los equipos sean capaces de adaptarse, sus miembros deben estar en sintonía, especialmente a medida que las cosas evolucionan. En otras palabras, necesitan un modelo mental sólido y adaptable. Suele ser comunicado por el líder y reforzado o modificado cuando los miembros del equipo comparten información. Los mejores líderes buscan la opinión de los demás y comparten las actualizaciones periódicas.[23]

Al igual que la EPC, el modelo mental incluye un entendimiento habitual de las asignaciones, las prioridades, el contexto y los recursos.[6,15] Aunque debemos evitar el ruido excesivo, el proceso de «reanimación por voz» es una forma de mantener a los miembros del equipo en la misma página.[24] El gradiente jerárquico también es importante en el modelo mental compartido. Si es excesivo, disuade a los subordinados de hablar. Si es insuficiente, proporciona poca claridad y responsabilidad difusa. Los equipos de vía aérea experimentados suelen utilizar gradientes de autoridad bajos (también conocidos como *autoridad horizontal*). Esto significa que los miembros del equipo hablan y los líderes dicen menos.[12] Los equipos menos experimentados necesitan una coordinación más explícita y gradientes de autoridad más verticales, parecidos a los de mando y control.[4] Los modelos mentales compartidos también pueden aumentar la calma colectiva porque no solo proporcionan una referencia psicológica compartida, sino que también liberan ancho de banda para realizar tareas complejas novedosas.

AYUDA COGNITIVA

Se dispone de ayudas cognitivas en forma de listas de verificación, algoritmos o mnemotecnias. Pueden sustituir el caos por la estructura, proporcionar una comprensión compartida de los pasos clave y rescatar a los que están demasiado estresados para tomar decisiones o realizar tareas. En consecuencia, las listas de verificación son muy adecuadas para el manejo de la vía aérea y pueden salvar vidas. Por otro lado, no son la panacea. Deben utilizarse para ocuparse de lo más sencillo, liberando así los cerebros para las decisiones que requieren matices y flexibilidad. Las listas de verificación también deben someterse a pruebas de presión para determinar si ayudan, apresuran, obstaculizan o retrasan. Lo más importante es que también son una guía, no un mandato, y no sustituyen al criterio y la experiencia.

Los expertos en vías aéreas conocen la trágica muerte de Elaine Bromiley por lesión cerebral anóxica periintubación.[34] Una lista de verificación o un conjunto de directrices, como las propuestas por la Difficult Airway Society, podrían haber salvado su vida.[35] Pero también se puede abusar de las listas de verificación. Por ejemplo, hay 38 listas de verificación y directrices publicadas solo para la vía aérea difícil, demasiadas cuando ocurre un desastre.[36] En última instancia, las listas de verificación son herramientas y solo son tan buenas como los que las utilizan. Al igual que los medicamentos, las listas de verificación deben administrarse para la indicación correcta, en el momento adecuado y por las personas adecuadas. Deben ser concisas (menos de siete elementos), plantear preguntas y justificar el valioso tiempo que consumen.[2] Las ayudas cognitivas útiles se someten a pruebas de simulación y están abiertas a mejorías basadas en los comentarios del equipo.[26,36-38] Deben tener una letra grande y estar exhibidas de forma visible en el lugar donde se vayan a utilizar. Aunque no solo para el manejo de la vía aérea, somos admiradores del *Resuscitation Crisis Manual*.[39] La **figura 6-3** muestra otro ejemplo de ayuda cognitiva breve que puede utilizarse en el manejo de la vía aérea fuera del quirófano (también conocido como «AMOTOR»).[2]

CONSIDERACIONES AMBIENTALES

El manejo seguro de la vía aérea requiere algo más que herramientas brillantes y manos hábiles. Debe realizarse en un lugar del entorno que «se ha hecho seguro». La cabecera de la cama debe ser accesible, los obstáculos deben ser eliminados, el carro de la vía aérea debe estar cerca y los monitores deben ser visibles. Debe haber una iluminación adecuada y espacio para que el equipo funcione, pero no tan grande como para que los miembros del equipo tengan que gritar. Los dispositivos plantean amenazas únicas: pueden dejar de funcionar, pueden olvidarse o pueden ser poco amigables para el usuario. Los dispositivos, y su ubicación, deben ser estandarizados y los respaldos deben estar a la mano. Los

---

P – **Posición de preoxigenado**

No retirar el oxígeno. Aumentar el oxígeno suplementario. Alinear los ejes de las vías respiratorias del paciente.

R – **Restablecer; Resistir**

Aumentar la frecuencia de registro de los signos vitales. No colocar prematuramente al paciente en decúbito. Vaciar el estómago.

E – **Examinar; Explícito**

Examinar la vía aérea. Identificar la membrana cricotiroidea. Evitar indicaciones ambiguas. Aumentar la asertividad.

P – **Plan A, Plan B**

Identificar, anunciar, compartir plan A/B/C. Asegúrese de que es el plan correcto. Reunir equipo y personal.

A – **Ajustar; Atención**

Ajustar anestésicos y dosis. Considerar un «bolo de presores». Garantizar la atención del sistema 1 y 2.

R – **Permanecer (*Remain*); Revisar**

No dejar al paciente prematuramente. Realizar una revisión de pies a cabeza. Anunciar futuras preocupaciones.

E – **Salida (*Exit*); Explorar**

Anunciar cuando necesite cambiar el plan. Coordinar traslado/entrega. Informar a todo el equipo.

Figura 6-3. La mnemotecnia PREPARE para el manejo de la vía aérea fuera del quirófano (reproducida con autorización de Springer Nature: Brindley PG, Beed M, Law JA, et al. Airway management outside the operating room: how to better prepare. *Can J Anesth.* 2017;64(5):530-539).

dispositivos nuevos no deben utilizarse hasta que se hayan realizado simulaciones.[20] El entorno de reanimación debe examinarse en busca de amenazas latentes. Esto incluye obstáculos alrededor de la cama, tubos de oxígeno defectuosos y suministros extraviados.[37,38] La ubicación y el etiquetado de todo el equipo necesario deben ser ampliamente conocidos.

SEGURIDAD I Y SEGURIDAD II

Hasta la fecha, la seguridad se ha definido en gran medida por la ausencia de fallas. Esto ha supuesto un lema de «mínima variación y máximo cumplimiento». Este abordaje es válido para muchas vías aéreas, pero no para todas. La estrategia de «encontrar y arreglar» (ahora conocida como seguridad I) supone que los errores son generalizados, ya que la primera tarea es poner en orden a los profesionales de la salud.[39,40] Esta visión del mundo también fomenta una visión bimodal: «las cosas salieron bien o mal». No aprecia la complejidad y asume que los humanos son culpables.[40] Es atractiva para los administradores y fomenta la estandarización rígida y el control descendente. Las primeras líneas saben que la atención sanitaria tiene más matices; de ahí la seguridad II: el estudio complementario de cómo las cosas van bien.

La atención sanitaria es a menudo imprevisible, pero el manejo de la vía aérea suele ser exitoso y sin incidentes. Esto se debe a que los humanos son solucionadores de problemas que se adaptan y funcionan a pesar de la complejidad y el caos. La visión del mundo de la seguridad II pone de manifiesto la necesidad de capacitar a los que están en primera línea y de respetar la *gestalt* (percepción general) y la experiencia. La seguridad II estudia los éxitos y no solo los fracasos. Considera que la estandarización excesiva, y no la variación, es el inconveniente. No es de extrañar que el camino a seguir requiera equilibrio. La seguridad I puede funcionar para la vía aérea sencilla y seguridad II para las más complejas. El exceso de seguridad corre el riesgo de culpabilizar, desvincular y «quemar» a los profesionales. La seguridad II busca su compromiso y podría reforzar el bienestar.[39] Es importante que los proveedores de atención sanitaria quieran hacer lo correcto a causa del sistema, no a pesar de él. La percepción de la incapacidad para hacerlo puede causar angustia moral y desvinculación. Cualquiera que comprenda los fundamentos de los FH entenderá por qué equivocarse en la seguridad de la vía aérea puede ser trágico.

CONSEJOS Y ALERTAS

- Cuanto más difícil, caótica e imprevisible sea la vía aérea, mayor será la diferencia entre la vida y la muerte.
- Los equipos deben perfeccionar su comunicación y enorgullecerse de sus funciones *tanto* de liderazgo *como* de seguimiento.
- El entorno debe estar optimizado tanto para pensar como para hacer, y esto incluye el uso de ayuda cognitiva que ayude, no que entorpezca.
- Los sistemas deben estar abiertos al diálogo y a ver a los miembros de la primera línea como activos y socios, no como pasivos o molestias.
- El cambio de cultura lleva mucho más tiempo que la intubación traqueal, pero es igual de importante.

Referencias

1. Brindley PG, Cardinal P. Optimizing Crisis Resource Management to Improve Patient Safety and Team Performance—A Handbook for Acute Care Health Professionals. 1st ed. Royal College of Physicians and Surgeons of Canada; 2017.

2. Brindley PG, Beed M, Law JA, et al. Airway management outside the operating room: how to better prepare. *Can J Anesth*. 2017;64(5):530-539.

3. Clear J. Atomic Habits. 1st ed. Penguin Random House; 2018.

4. Brindley PG. Patient safety and acute care medicine: lessons for the future, insights from the past. *Crit Care*. 2010;14(2).

5. Helmreich RL. On error management: lessons from aviation. *Br Med J*. 2000;320(7237):781-785.

6. Brindley PG. Preventing medical "crashes": psychology matters. *J Crit Care [Internet]*. 2010;25(2):356-357.

7. Brindley PG. Communication: the most important "procedure" in healthcare and bioethics. *Cambridge Q Healthc Ethics*. 2019;28(3):415-421.

8. Brindley PG, Smith KE, Cardinal P, LeBlanc F. Improving medical communication: skills for a complex (and multilingual) clinical world. *Can Respir J*. 2014;21(2):89-91.

9. Hofstede G. Attitudes, values and organizational culture: disentangling the concepts. *Organ Stud*. 1998;19(3):477-492.

10. Ziv A, Wolpe PR, Small SD, Glick S. Simulation-based medical education: an ethical imperative. *Acad Med*. 2003;78(8):783-788.

11. Riskin A, Erez A, Foulk TA, et al. The impact of rudeness on medical team performance: a randomized trial. *Pediatrics*. 2015;136(3):487-495.

12. Brindley PG, Reynolds SF. Improving verbal communication in critical care medicine. *J Crit Care [Internet]*. 2011;26(2):155-159.

13. Haerkens MH, Jenkins DH, van der Hoeven JG. Crew resource management in the ICU: the need for culture change. *Ann Intensive Care*. 2012;2(1):1-5.

14. Gillman LM, Brindley PG, Blaivas M, Widder S, Karakitsos D. Trauma team dynamics. *J Crit Care*. 2016;32:218-221.

15. Russ AL, Fairbanks RJ, Karsh BT, Militello LG, Saleem JJ, Wears RL. The science of human factors: separating fact from fiction. *BMJ Qual Saf*. 2013;22(10):802-808.

16. Kohn L, Corrigan J, Donaldson M, eds. To Err Is Human. Building a Safer Health System. 1st ed. National Academies Press; 2000.

17. Reason J. Human error: models and management. *Br Med J*. 2000;320(7237):768-770.

18. Nickson C. Human factors [Internet]. 2019. Accessed August 7, 2020. https://litfl.com/human-factors/

19. Cohen TN, Cabrera JS, Litzinger TL, et al. Proactive safety management in trauma care: applying the human factors analysis and classification system. *J Healthc Qual*. 2018;40(2):89-96.

20. Hearns S. Peak Performance Under Pressure: Lessons From a Helicopter Rescue Doctor. 1st ed. Anesthesia & Analgesia. Class Professional Publishing; 2019.

21. Gillman LM, Widder S, Blaivas MKD. Trauma team dynamics. 2016;21-26.

22. Leung C, Lucas A, Brindley P, et al. Followership: a review of the literature in healthcare and beyond. *J Crit Care [Internet]*. 2018;46:99-104.

23. Hicks C, Petrosoniak A. The human factor: optimizing trauma team performance in dynamic clinical environments. *Emerg Med Clin North Am*. 2018;36(1):1-17.

24. Lauria M. Comm check: more on resuscitation communication [Internet]. 2020. Accessed August 6, 2020. https://emcrit.org/emcrit/comm-check-more-on-resuscitation-communication/

25. Cyna AM, Andrew MI, Tan SGM, Smith AF. Handbook of Communication in Anaesthesia & Critical Care: A Practical Guide to Exploring the Art. 2010;189-203. http://books.google.com/books?id=6Ipf3pdp46QC&pgis=1

26. Fitzgerald M, Reilly S, Smit DV, et al. The World Health Organization trauma checklist versus Trauma Team Time-out: a perspective. *EMA—Emerg Med Austral*. 2019;31(5):882-885.

27. Arul GS, Pugh HEJ, Mercer SJ, Midwinter MJ. Human factors in decision making in major trauma in Camp Bastion, Afghanistan. *Ann R Coll Surg Engl*. 2015;97(4):262-268.

28. Arul G, Pugh H, Nott D. Keep calm, pack and pause. *Psychol Surg*. 2019;101(3):92-95.

29. Kent J, Thornton M, Fong A, Hall E, Fitzgibbons S, Sava J. Acute provider stress in high stakes medical care: implications for trauma surgeons. *J Trauma Acute Care Surg*. 2020;88(3):440-445.

30. Norris EM, Lockey AS. Human factors in resuscitation teaching. *Resuscitation [Internet]*. 2012;83(4):423-427.

31. Walker M. Why We Sleep: Unlocking the Power of Sleep and Dreams [Internet]. 1st ed. Penguin Random House; 2017. http://library1.nida.ac.th/termpaper6/sd/2554/19755.pdf

32. Groombridge CJ, Kim Y, Maini A, Smit DV, Fitzgerald MC. Stress and decision-making in resuscitation: a systematic review. *Resuscitation [Internet]*. 2019;144(September):115-122.

33. Reid C, Brindley P, Hicks C, et al. Zero point survey: a multidisciplinary idea to STEP UP resuscitation effectiveness. *Clin Exp Emerg Med*. 2018;5(3):139-143.

34. Mcintosh E. The implications of diffusion of responsibility on patient safety during anaesthesia, "So that others may learn and even more may live"—Martin Bromiley. *J Perioper Pract*. 2019; 29(10):341-345.

35. Frerk C, Mitchell VS, McNarry AF, et al. Difficult Airway Society 2015 guidelines for management of unanticipated difficult intubation in adults. *Br J Anaesth*. 2015;115(6):827-848.

36. Edelman DA, Perkins EJ, Brewster DJ. Difficult airway management algorithms: a directed review. *Anaesthesia*. 2019;74(9):1175-1185.

37. Marshall SD, Touzell A. Human factors and the safety of surgical and anaesthetic care. *Anaesthesia*. 2020;75(S1):e34-e38.

38. Catchpole K, Ley E, Wiegmann D, et al. A human factors subsystems approach to trauma care. *JAMA Surg*. 2014;149(9):962-968.

39. Smaggus A. Safety-I, Safety-II and burnout: how complexity science can help clinician wellness. *BMJ Qual Saf*. 2019;28(8):667-671.

40. Hollnagel E. From Safety-I to Safety-II: A White Paper. Australian Institute of Health Innovation; 2015.

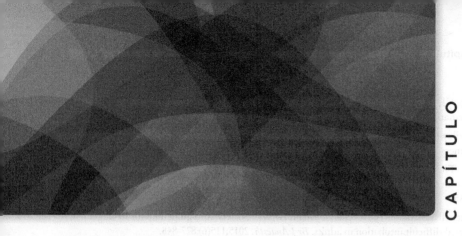

Anatomía funcional aplicada de la vía aérea

Michael F. Murphy

INTRODUCCIÓN

Hay muchas características destacadas de la anatomía y la fisiología de la vía aérea que hay que tener en cuenta con respecto a las maniobras para su tratamiento. En este capítulo se analizan las estructuras anatómicas más implicadas en el manejo de la vía aérea y la inervación de la vía aérea superior. El capítulo 24 se basa en estas relaciones anatómicas y funcionales para describir las técnicas anestésicas para la vía aérea. El capítulo 25 aborda las características anatómicas pediátricas y del desarrollo de las vías respiratorias. En este capítulo se describen las estructuras anatómicas en el orden en que aparecen al entrar en la vía aérea: la nariz, la boca, la faringe, la laringe y la tráquea (**fig. 7-1**).

NARIZ

La nariz externa está formada por una bóveda ósea, una bóveda cartilaginosa y un lóbulo. La bóveda ósea comprende los huesos nasales, las apófisis frontales de los maxilares y la espina nasal del hueso frontal. Los huesos nasales están reforzados en la línea media por la placa perpendicular del hueso etmoides que forma parte del tabique óseo. La bóveda cartilaginosa está formada por los cartílagos laterales superiores, que se unen a la porción cartilaginosa del tabique en la línea media. El lóbulo nasal está formado por la punta de la nariz, los cartílagos laterales inferiores, las alas fibroadiposas que forman los márgenes laterales de la fosa nasal y la columela. Las cavidades de cada fosa nasal se continúan con la nasofaringe en su parte posterior.

Consideraciones anatómicas importantes

- El plexo de Kiesselbach (área de Little) es una zona muy vascularizada situada en la cara anterior del tabique en cada fosa nasal. En esta zona se origina con mayor frecuencia la epistaxis. Durante el acto de inserción de una trompeta nasal o un tubo nasotraqueal (TNT), por lo general se recomienda que el dispositivo se introduzca en la fosa nasal de forma que el borde delantero del bisel (la punta puntiaguda) esté alejado del tabique. El objetivo es minimizar las posibilidades de traumatismos y hemorragias en esta zona tan vascularizada. Esto significa que el dispositivo se inserta «al revés» en la fosa nasal izquierda y se gira 180° después de que la punta haya sobrepasado el tabique cartilaginoso. Aunque algunos autores han recomendado lo contrario (es decir, que la punta del bisel se aproxime al tabique nasal para reducir al mínimo el riesgo de daño y sangrado de los cornetes), el abordaje del bisel alejado del tabique tiene más sentido y es el método recomendado.
- La vía aérea nasal principal se encuentra entre el cornete inferior, situado en sentido lateral, el tabique y el piso de la nariz. El piso de la nariz está un poco inclinado hacia abajo de adelante hacia atrás, aproximadamente de 10° a 15°. Así, cuando se introduce un tubo nasal, una trompeta o un endoscopio flexible a través de la nariz, no debe dirigirse hacia arriba ni tampoco hacia atrás. En cambio, debe dirigirse ligeramente hacia abajo para seguir este conducto principal. Antes de

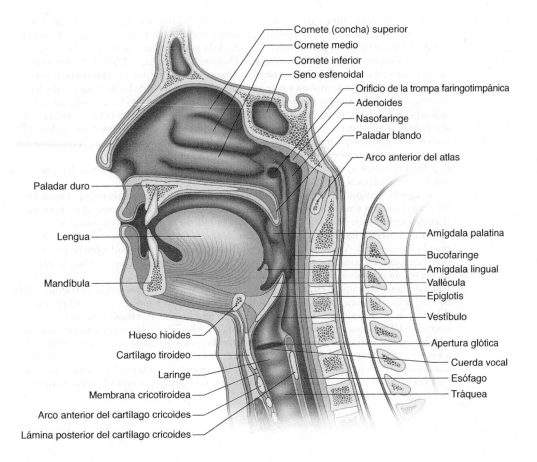

Figura 7-1.   Vista sagital de las vías respiratorias superiores. Obsérvese la sutil inclinación hacia abajo del piso de la nariz de delante a atrás, la ubicación de las adenoides, la localización de la vallécula entre la base de la lengua y la epiglotis y el lugar del hueso hioides en relación con el límite posterior de la lengua.

la intubación nasal de un paciente adulto inconsciente, el autor recomienda introducir de forma suave pero *completa* el dedo meñique enguantado y lubricado en la fosa nasal para comprobar la permeabilidad y dilatar al máximo este conducto antes de insertar la sonda nasal. Además, colocar el tubo endotraqueal (TET; preferiblemente un tubo endotrol) en una botella caliente de solución salina o agua ablanda el tubo y atenúa sus propiedades irritativas.

- La mucosa nasal es bastante sensible a los medicamentos vasoconstrictores de aplicación tópica, como la fenilefrina, la epinefrina, la oximetazolina o la cocaína. La cocaína tiene la ventaja añadida de proporcionar una anestesia tópica profunda y es el único anestésico local que produce vasoconstricción; los demás causan vasodilatación. La reducción de la mucosa nasal con un fármaco vasoconstrictor puede aumentar el calibre de la vía aérea nasal hasta en un 50% a 75%, y puede reducir la epistaxis incitada por la intubación nasotraqueal, aunque hay pocas pruebas que sustenten esta afirmación. La cocaína se ha implicado en la vasoconstricción coronaria cuando se aplica a la mucosa nasal, por lo que debe utilizarse con precaución en los pacientes con arteriopatía coronaria. La cocaína tópica rara vez está disponible o se utiliza en la medicina de urgencias. La evidencia indica que los fármacos vasoconstrictores tópicos y los anestésicos locales no son necesarios para realizar una nasoendoscopia flexible (*véase* la sección «Información basada en la evidencia», más adelante).

- Las fosas nasales están limitadas en sentido caudal por la nasofaringe. Las adenoides están situadas en la parte posterior de la nasofaringe, justo por encima de la superficie nasal del paladar blando, y rodean de forma parcial una depresión de la mucosa donde la trompa faringotimpánica (de Eustaquio) entra en la nasofaringe. Durante la inserción, el TNT suele entrar en esta depresión, donde se encuentra resistencia. Una inserción agresiva y continua puede hacer que el TNT penetre en la mucosa y pase a la submucosa profunda de las mucosas nasal y bucofaríngea (fig. 7-2). Aunque es alarmante cuando se reconoce que esto ha ocurrido, no está indicado ningún tratamiento específico, salvo retirar la sonda y probar en la fosa nasal contraria si se considera oportuna la intubación nasal. A pesar del riesgo teórico de infección, no hay referencias bibliográficas que indiquen que esto ocurra. Es importante documentar la complicación y comunicarla al equipo que la acepta en el momento del ingreso.
- El paladar blando se apoya en la base de la lengua durante la respiración nasal tranquila, sellando la cavidad bucal en su parte anterior.
- Se cree que la contigüidad de los senos paranasales con la cavidad nasal es la responsable de las infecciones de estos senos que pueden estar asociadas a la intubación nasotraqueal prolongada. Aunque este hecho ha llevado a algunos médicos a condenar la intubación nasotraqueal, el miedo a la infección no debe disuadir al médico de urgencias de realizar este procedimiento cuando sea necesario. Asegurar la vía aérea en una urgencia tiene prioridad sobre las posibles complicaciones infecciosas posteriores y, en cualquier caso, siempre se puede cambiar la intubación por un tubo bucal o una traqueotomía, si es necesario.
- La intubación nasotraqueal está relativamente contraindicada en los pacientes con fracturas de la base del cráneo (es decir, cuando el maxilar se fractura fuera de su unión a la base del cráneo), debido al riesgo de penetración en la bóveda craneal (por lo general, a través de la lámina cribosa) con el TET. Una técnica cuidadosa evita esta complicación: la lámina cribosa está situada a la altura de las narinas; la inserción del tubo debe dirigirse ligeramente hacia abajo (*véase* más arriba). Las fracturas maxilares (p. ej., las fracturas de Le Fort) pueden interrumpir la continuidad de las fosas nasales y son una contraindicación relativa para la intubación nasal a ciegas. Una vez más, una inserción cuidadosa, especialmente si es guiada por un endoscopio flexible, puede mitigar el riesgo.

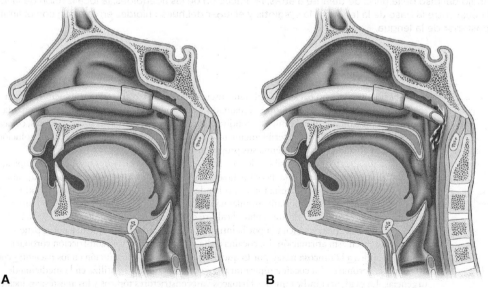

A   **B**

Figura 7-2. Mecanismo de perforación nasofaríngea y tunelización submucosa del TNT.
A. El TNT entra en la fosa de las adenoides, donde la trompa faringotimpánica entra en la nasofaringe.
B. Tubo que perfora la mucosa. TNT: tubo nasotraqueal.

BOCA

La boca, o cavidad bucal, está delimitada externamente por los labios y es contigua a la bucofaringe por su parte posterior (**fig. 7-3**).

- La lengua está unida a la sínfisis de la mandíbula en sentido anterior y anterolateral y a la apófisis estilohioidea, así como al hueso hioides en sentido posterolateral y posterior, respectivamente. El hioides está unido a la epiglotis por el ligamento hioepiglótico. La relevancia clínica de esta relación explica por qué un empuje de la mandíbula tira de la epiglotis hacia delante exponiendo la entrada laríngea. El límite posterior de la lengua corresponde a la posición del hueso hioides (*véase* fig. 7-1).
- Los espacios potenciales en el hueco de la mandíbula se denominan colectivamente *espacio mandibular*, que se subdivide en tres espacios potenciales a cada lado del rafe sublingual de la línea media: los espacios submentoniano, submandibular y sublingual. La lengua es una estructura no comprimible llena de líquido. Durante la laringoscopia directa, la lengua se desplaza, por lo general hacia la izquierda y hacia el espacio mandibular (volumen), lo que permite exponer la laringe para la intubación bajo visión directa. Si el espacio mandibular es pequeño en relación con el tamaño de la lengua (p. ej., mandíbula hipoplásica, edema lingual en el angioedema y hematoma lingual), la capacidad para visualizar la laringe puede verse comprometida. La infiltración del espacio mandibular por una infección (p. ej., angina de Ludwig), hematoma u otras lesiones puede limitar la capacidad para desplazar la lengua hacia este espacio y dificultar o imposibilitar la intubación orotraqueal.
- Las sutiles distorsiones geométricas de la cavidad bucal que limitan el espacio de trabajo y de visión, como un paladar alto con una cavidad estrecha o unos dientes en forma de hebilla con una cavidad alargada, pueden dificultar la intubación orotraqueal. El capítulo 15 profundiza en estas cuestiones.
- Las glándulas salivales segregan continuamente saliva. Esto puede dificultar los intentos de lograr una anestesia tópica suficiente de la vía aérea para realizar una laringoscopia con el paciente despierto u otras maniobras de intervención activa en la vía aérea en el paciente despierto o ligeramente sedado, por ejemplo, la inserción de una máscara laríngea.

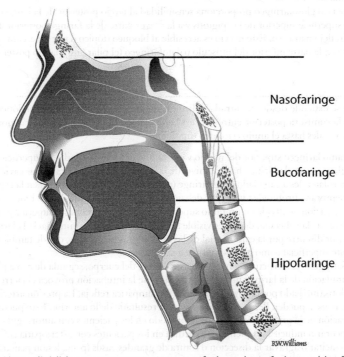

Nasofaringe

Bucofaringe

Hipofaringe

R.W.Williams

Figura 7-3. Faringe dividida en tres segmentos: nasofaringe, bucofaringe e hipofaringe.

- Los cóndilos de la mandíbula se articulan dentro de la articulación temporomandibular (ATM) durante los primeros 30° de apertura de la boca. Más allá de los 30°, los cóndilos se *trasladan* fuera de la ATM en sentido anterior sobre los arcos cigomáticos. Una vez que se ha producido este desplazamiento, es posible utilizar una maniobra de empuje mandibular para tirar de la mandíbula y la lengua hacia delante. Este es el método más eficaz para abrir la vía aérea y aliviar la obstrucción o permitir la ventilación con bolsa. Puede que no sea posible realizar un empuje mandibular para abrir la vía aérea si no se ha producido este desplazamiento (*véase* cap. 12).

FARINGE

La *faringe* es un tubo fibromuscular en forma de «U» que se extiende desde la base del cráneo hasta el borde inferior del cartílago cricoides, donde, a la altura de la sexta vértebra cervical, se continúa con el esófago. A continuación, se apoya en la fascia que recubre los músculos prevertebrales y la columna cervical. Por delante, se abre en la cavidad nasal (la nasofaringe), la boca (la bucofaringe) y la laringe (la laringe o hipofaringe).

- La musculatura bucofaríngea tiene un tono normal, como cualquier otra musculatura esquelética; este tono sirve para mantener abierta la vía aérea superior durante la respiración tranquila. La dificultad respiratoria se asocia a una actividad muscular faríngea voluntaria que intenta abrir más la vía aérea. Las benzodiazepinas y otros sedantes pueden atenuar parte de este tono. Esto explica por qué incluso las pequeñas dosis de medicamentos sedantes (p. ej., midazolam) pueden causar una obstrucción total de la vía aérea en los pacientes que presentan una obstrucción parcial de esta.
- Una «inspección con el paciente despierto» que emplee la laringoscopia directa o indirecta para ver la epiglotis o las estructuras glóticas posteriores, utilizando anestesia tópica y sedación, puede dar tranquilidad de que al menos esta parte, y probablemente más, de la vía aérea se visualizará durante la laringoscopia e intubación tras la administración de un fármaco bloqueador neuromuscular. En la práctica, la visibilidad de la glotis suele mejorar tras el bloqueo neuromuscular. Sin embargo, en raras ocasiones, la pérdida del tono muscular faríngeo causada por el fármaco de bloqueo neuromuscular provoca la migración cefálica y anterior de la laringe, empeorando la visibilidad en la laringoscopia directa. Aunque es infrecuente, suele ocurrir con mayor asiduidad en los pacientes con obesidad mórbida o con embarazos tardíos, en los que puede haber edema submucoso.
- El nervio glosofaríngeo proporciona sensibilidad al tercio posterior de la lengua, a las valléculas, a la superficie superior de la epiglotis y a la mayor parte de la faringe posterior. Es el mediador del reflejo nauseoso. Este nervio es accesible al bloqueo (tópico o por inyección) porque discurre justo en la parte inferior del músculo palatofaríngeo (el pilar amigdalino posterior) (**fig. 7-4**).

LARINGE

La laringe se extiende desde su entrada oblicua formada por los pliegues ariepiglóticos, la punta de la epiglotis y la comisura posterior entre los cartílagos aritenoides (pliegues interaritenoideos) a través de las cuerdas vocales hasta el anillo cricoideo (**fig. 7-5**).

- El ramo laríngeo superior del nervio vago suministra sensibilidad a la superficie inferior de la epiglotis, a toda la laringe hasta el nivel de las falsas cuerdas vocales y a las cavidades piriformes posterolaterales a cada lado de la laringe (*véase* fig. 7-5). El nervio entra en la región atravesando la membrana tirohioidea justo por debajo del cornete inferior del hueso hioides (**fig. 7-6**). A continuación, se divide en un ramo superior y otro inferior: el ramo superior pasa la submucosa a través de la vallécula, donde es visible a simple vista, en su camino hacia la laringe; el ramo inferior discurre por la cara medial de las escotaduras piriformes, donde también es lo suficientemente superficial como para ser visible a simple vista.
- La laringe es la estructura sensorial más inervada del cuerpo, seguida de cerca por la carina. La estimulación de la laringe no anestesiada durante la intubación provoca el cierre reflejo de la glotis (mediado por el vago) y la activación simpática refleja. La presión arterial y la frecuencia cardíaca pueden llegar a duplicarse como resultado de lo anterior. Esto puede conducir a la elevación de la presión intracraneal, sobre todo en los pacientes con autorregulación imperfecta, empeorar o inducir la isquemia miocárdica en los pacientes con arteriopatía coronaria subyacente, o incitar o agravar la disección o rotura de grandes vasos (p. ej., lesión penetrante de una carótida, disección de la aorta torácica o rotura de un aneurisma de la aorta abdominal).

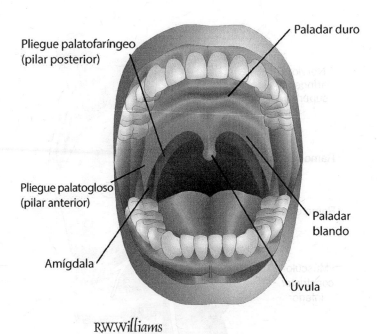

R.W.Williams

Figura 7-4. Cavidad bucal. Obsérvese la posición del pilar amigdalino posterior. El nervio gloso-faríngeo discurre por la base de esta estructura.

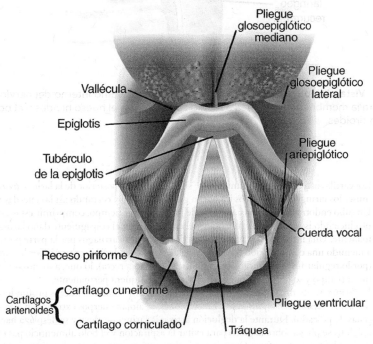

R.W.Williams

Figura 7-5. Laringe visualizada desde la bucofaringe. Nótese el pliegue glosoepiglótico medio que cubre el ligamento hioepiglótico en el centro de la vallécula. Es la presión ejercida sobre esta estructura por la punta de una cuchilla curva lo que hace que la epiglotis se mueva hacia delante, dejando al descubierto la glotis durante la laringoscopia. Obsérvese que las valléculas y los huecos piriformes son estructuras diferentes. Los cartílagos cuneiforme y corniculado se denominan *cartílagos aritenoides*. La cresta de tejido que se encuentra entre ellos posteriormente se llama *comisura posterior*.

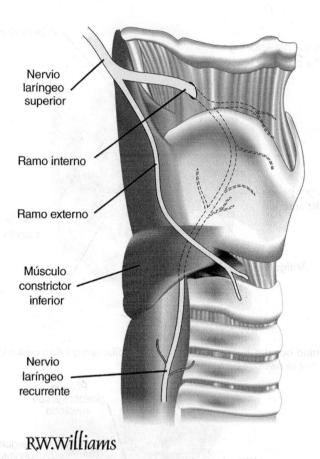

Nervio
laríngeo
superior

Ramo interno

Ramo externo

Músculo
constrictor
inferior

Nervio
laríngeo
recurrente

R.W.Williams

Figura 7-6. Vista oblicua de la laringe. Obsérvese cómo el ramo interno del nervio laríngeo superior perfora la membrana tirohioidea a medio camino entre el hueso hioides y el borde superior del cartílago tiroides.

- Los cartílagos aritenoides piramidales se sitúan en la cara posterior de la laringe (*véase* fig. 7-5). Los músculos laríngeos intrínsecos los hacen girar, abriendo y cerrando así las cuerdas vocales. Un tubo endotraqueal demasiado grande puede, con el tiempo, comprimir estas estructuras, produciendo isquemia de la mucosa y del cartílago, con el consiguiente daño laríngeo permanente. Una intubación traumática puede luxar estos cartílagos por la parte posterior (más a menudo una complicación traumática relacionada con la hoja curva) o por la parte anterior (por lo regular una complicación traumática de la hoja recta), lo que, a menos que se diagnostique a tiempo y se reubique, puede provocar una ronquera permanente.
- La laringe se abomba posteriormente en la hipofaringe, dejando huecos profundos a ambos lados llamados *recesos* o *senos piriformes*. En ocasiones, se alojan cuerpos extraños en este sitio (p. ej., espinas de pescado). Durante la deglución activa, la laringe se eleva y se desplaza hacia delante, la epiglotis se pliega sobre la glotis para evitar la aspiración y el bolo alimenticio pasa por la línea media hacia el esófago. Cuando no deglute activamente (p. ej., el paciente inconsciente), la laringe se apoya en la hipofaringe posterior, de modo que una sonda nasogástrica debe atravesar el receso piriforme para acceder al esófago y al estómago. En general, una sonda nasogástrica introducida por la fosa nasal derecha pasa a la izquierda a nivel de la hipofaringe y entra en el esófago a través del receso piriforme izquierdo. Del mismo modo, con una inserción en la fosa nasal izquierda, la sonda nasogástrica accede al esófago a través del receso piriforme derecho.
- La membrana cricotiroidea (MCT) se extiende entre la superficie anterosuperior del cartílago cricoides hasta el borde anterior inferior del cartílago tiroides. Su altura tiende a ser casi del tamaño de la punta del dedo índice externamente, tanto en los hombres como en las mujeres

adultas. Localizar con rapidez el cartílago cricoides y la MCT en una urgencia de la vía aérea es crucial. Suele ser fácil de realizar en los hombres debido a la evidente prominencia laríngea (manzana de Adán). Se debe localizar la prominencia laríngea y, a continuación, observar la superficie anterior del cartílago tiroides inmediatamente caudal, por lo general a la altura del dedo índice. Hay una evidente hendidura blanda caudal en esta superficie anterior con una cresta muy dura de inmediato caudal a ella. La hendidura blanda es la MCT; la cresta es el cartílago cricoides. Debido a la falta de una prominencia laríngea distintiva en las mujeres, la localización de la membrana puede ser mucho más difícil. En las mujeres, se debe colocar el dedo índice en la muesca del esternón. A continuación, se arrastra en sentido cefálico en la línea media hasta que se perciba la primera cresta transversal, que suele ser la más grande. Este es el anillo cricoideo. Por encima del cartílago cricoides está la MCT, y por encima de esta, la superficie anterior del cartílago tiroides, y luego el espacio tirohioideo y el cartílago tiroides. La MCT es más alta en el cuello en las mujeres que en los hombres porque el cartílago tiroides de las mujeres es relativamente más pequeño que el de los hombres. La localización de la MCT también puede realizarse con la sonda lineal de una ecografía de cabecera y puede ser útil cuando los puntos de referencia son indistintos.

- La MCT mide de 6 a 8 mm de arriba abajo. La proximidad de la MCT a las cuerdas vocales es también el factor que motiva el uso de pequeños ganchos traqueales durante la cricotirotomía quirúrgica para reducir al mínimo cualquier riesgo para las cuerdas (*véase* cap. 19).

TRÁQUEA

La tráquea comienza en el borde inferior del anillo cricoideo. La inervación sensitiva de la mucosa traqueal se deriva del ramo laríngeo recurrente del nervio vago. La tráquea tiene un diámetro de entre 9 y 15 mm en el adulto y una longitud de entre 12 y 15 cm. Puede ser un poco más grande en las personas mayores. La tráquea masculina adulta suele aceptar fácilmente un TET de 8.5 mm de diámetro interior (DI); en las mujeres es preferible un TET de 7.5 mm de DI. Si el paciente que está siendo intubado requiere un aseo pulmonar broncoscópico después del ingreso (p. ej., enfermedad pulmonar obstructiva crónica y quemaduras de la vía aérea), se debe considerar la posibilidad de aumentar a un tubo de 9.0 mm de DI para los hombres y a un tubo de 8.0 mm de DI para las mujeres.

RESUMEN

La anatomía funcional es importante para el manejo experto de la vía aérea. La atención a los matices y sutilezas de la anatomía en relación con la técnica a menudo significará la diferencia entre el éxito y el fracaso en el manejo de la vía aérea, en particular de la que es difícil. El conocimiento claro de las estructuras anatómicas relevantes, su irrigación sanguínea y su inervación guiará la elección de las técnicas de intubación y anestesia; asimismo, mejorará la comprensión sobre el mejor abordaje para cada paciente. También proporciona una base para entender cómo se evitan mejor las complicaciones o, si se producen, cómo se pueden detectar.

INFORMACIÓN BASADA EN LA EVIDENCIA

¿Qué estructuras anatómicas nasales suponen un riesgo de hemorragia para el paciente durante las intubaciones nasales y cómo se puede mitigar?

El plexo de Kiesselbach (área de Little) es una zona vascularizada situada en la cara anterior del tabique en cada fosa nasal. Los vasoconstrictores pueden ayudar a limitar la epistaxis y tienen el beneficio añadido de aumentar el calibre de la cavidad nasal. Existen muchos vasoconstrictores, como la cocaína tópica, la oximetazolina y la fenilefrina nasal. La cocaína debe utilizarse con precaución en los pacientes con arteriopatía coronaria, ya que se ha informado de la existencia de vasoespasmos.[1] Aunque no hay evidencia sólida de que sea necesaria una vasoconstricción preparatoria antes de la intubación nasal, es una práctica habitual y puede ser útil en algunos casos.[2]

¿Qué estructura anatómica es susceptible de sufrir un traumatismo durante la intubación nasal?

Aunque muchas estructuras pueden resultar dañadas durante las intubaciones nasales, existe una depresión de la mucosa a la entrada de la trompa faringotimpánica en la nasofaringe posterior que puede enganchar la punta del tubo endotraqueal y causar un traumatismo o disección de la mucosa. Los pacientes de mayor riesgo son los que padecen enfermedades crónicas debilitantes. Si se sospecha de esta lesión, puede ser necesario algún antibiótico para prevenir la infección o la mediastinitis.[3-5]

¿Qué factores estructurales pueden complicar la intubación nasotraqueal?

Otros dos factores relacionados con la anatomía suelen ser importantes a la hora de plantear una intubación nasotraqueal. En primer lugar, los senos paranasales se abren en el conducto nasal y pueden correr el riesgo de infección con una intubación nasotraqueal prolongada.[6] En segundo, el conducto nasal está delimitado en su parte superior por la lámina cribosa y, si se sospecha o se conoce la existencia de fracturas de la base del cráneo, el daño de esta lámina puede causar la migración de cuerpos extraños nasales a la bóveda craneal.[7]

¿En qué se diferencian los hombres y las mujeres en cuanto a la anatomía de la MCT?

Existen diferencias sutiles pero importantes entre la MCT de los hombres y las mujeres. En primer lugar, la MCT suele estar más alta, o más cefálica, como resultado de un escudo tiroideo más estrecho. En segundo, la punta del cartílago tiroides superior es menos prominente. Como resultado, la localización anatómica puede ser más difícil.[8-10]

Referencias

1. Lange RA, Hillis LD. Cardiovascular complications of cocaine use. *N Engl J Med*. 2001;345:351-358.

2. Sukaranemi VS, Jones SE. Topical anaesthetic or vasoconstrictor preparations for flexible fibre-optic nasal pharyngoscopy and laryngoscopy. *Cochrane Database Syst Rev*. 2011;(3):CD005606.

3. Tintinalli JE, Claffey J. Complications of nasotracheal intubation. *Ann Emerg Med*. 1981;10:142-144.

4. Patow CA, Pruet CW, Fetter TW, et al. Nasogastric tube perforation of the nasopharynx. *South Med J*. 1985;78:1362-1365.

5. Ronen O, Uri N. A case of nasogastric tube perforation of the nasopharynx causing a fatal mediastinal complication. *Ear Nose Throat J*. 2009;88:E17-E18.

6. Grindlinger GA, Niehoff J, Hughes SL, et al. Acute paranasal sinusitis related to nasotracheal intubation of head injured patients. *Crit Care Med*. 1987;15:214-217.

7. Marlow TJ, Goltra DD, Schabel SI. Intracranial placement of a nasotracheal tube after facial fracture: a rare complication. *J Emerg Med*. 1997;15:187-191.

8. Elliott DS, Baker PA, Scott MR, et al. Accuracy of surface landmark identification for cannula cricothyrotomy. *Anaesthesia*. 2010;65:889-894.

9. Aslani A, Ng SC, Hurley M, et al. Accuracy of identification of the cricothyroid membrane in female subjects using palpation: an observational study. *Anesth Analg*. 2012;114:987-992.

10. Lamb A, Zhang J, Hung O, et al. Accuracy of identifying the cricothyroid membrane by anesthesia trainees and staff in a Canadian Institution. *Can J Anaesth*. 2015;62:495-503.

Oxigenación y ventilación

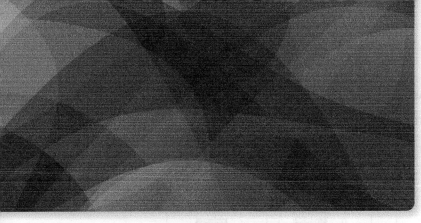

Principios de la oxigenación periintubación

Robert F. Reardon

Brian E. Driver

INTRODUCCIÓN

La hipoxemia durante el manejo urgente de la vía aérea es una complicación temida y se asocia a disritmias, lesión cerebral hipóxica y paro cardíaco. La hipoxemia crítica suele producirse cuando los médicos se centran principalmente en la laringoscopia y la colocación del tubo en lugar de en el intercambio de gases y la oxigenación. La hipoxemia podría evitarse en muchos casos mediante una preoxigenación meticulosa, que es la administración de oxígeno antes de la intubación con el objetivo de sustituir todo el nitrógeno alveolar por oxígeno. Esto crea un reservorio de oxígeno que los pacientes pueden utilizar mientras respiran. Por desgracia, los principios de la preoxigenación a menudo son mal comprendidos y aplicados.

La preoxigenación robusta y la capacidad para reoxigenar a los pacientes con ventilación con bolsa-mascarilla si el primer intento de intubación fracasa son los aspectos más importantes del manejo seguro de la vía aérea urgente. El objetivo principal del manejo de la vía aérea es el intercambio de gases. Aunque el intercambio puede realizarse con ventilación mecánica tras la colocación satisfactoria de un tubo endotraqueal, es mucho más importante prevenir la hipoxemia durante todo el procedimiento de intubación.

La secuencia de intubación rápida (por lo general conocida como SIR, explicada con más detalle en el cap. 20) es el método más frecuente para el manejo urgente de la vía aérea y hace que el paciente esté apneico mientras se realiza la laringoscopia y la colocación del tubo. La apnea es aceptable siempre que el paciente mantenga una saturación de oxígeno normal. Una preoxigenación óptima prolonga el período de apnea segura, que es el tiempo desde el inicio de la apnea en la inducción hasta que el paciente experimenta una saturación de oxígeno inferior al 90%. El tiempo de apnea segura varía entre varios segundos y minutos, dependiendo del hábito corporal del paciente, las comorbilidades, la agudeza de la enfermedad, el consumo de oxígeno y la reserva de oxígeno creada mediante los esfuerzos de preoxigenación (**fig. 8-1**). Un tiempo de apnea segura más largo permite una laringoscopia y colocación del tubo endotraqueal sin prisas y de forma metódica. Por el contrario, los intentos de intubación pueden resultar precipitados y frenéticos cuando los niveles de oxigenación comienzan a descender. Si no se realiza la preoxigenación, el estrés de colocar el tubo correctamente antes de que se produzca una hipoxemia crítica puede transformar lo que podría haber sido una intubación rutinaria en una complicada por la incertidumbre y una técnica deficiente, incluso en manos de médicos calificados y experimentados.

En este capítulo describiremos las técnicas de preoxigenación más recomendables, incluyendo la colocación del paciente en su posición, la administración de oxígeno, la ventilación no invasiva con presión positiva (VNIPP) y la oxigenación apneica. El objetivo de la preoxigenación es aumentar el tiempo de

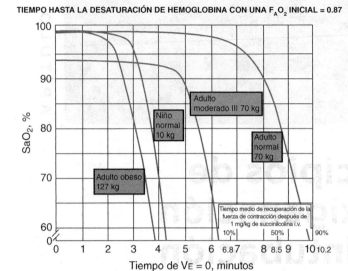

TIEMPO HASTA LA DESATURACIÓN DE HEMOGLOBINA CON UNA F_AO_2 INICIAL = 0.87

Figura 8-1. El tiempo hasta la desaturación se ve afectado por muchos factores, como las afecciones médicas subyacentes, la edad, el hábito corporal y la calidad de la preoxigenación. Se debe suponer que todos los pacientes que requieran una intubación de urgencia están en riesgo de desaturación rápida y deben tener una preoxigenación máxima (de Benumof JL, Dagg R, Benumof R. Critical hemoglobin desaturation will occur before return to an unparalyzed state following 1 mg/kg intravenous succinylcholine. *Anesthesiology.* 1997;87(4):979-982).

apnea segura, lo que facilita el éxito de la intubación con calma y confianza sin hipoxemia. Sin embargo, también abordaremos cuándo abandonar las técnicas pasivas y tomar el control de la ventilación, la oxigenación con ventilación activa con bolsa-mascarilla y la oxigenación de rescate.

PRINCIPIOS DE LA PREOXIGENACIÓN

El objetivo de la preoxigenación es establecer una reserva de oxígeno dentro de los pulmones sustituyendo los gases alveolares mixtos, sobre todo nitrógeno, por oxígeno. El volumen disponible para esta reserva de oxígeno está definido por la capacidad residual funcional del paciente, que es de ~30 mL/kg en los pacientes adultos. Esto proporciona una fuente de oxígeno de la cual la circulación pulmonar puede seguir extrayendo incluso después de que el paciente no esté respirando. Idealmente, se consigue una desnitrogenación pulmonar completa y, si se mide, la fracción de oxígeno espirado (también conocida como FeO_2, o ETO_2 si se mide respiración a respiración, y se define como la proporción de gas exhalado que es oxígeno) sería cercana al 90% (nunca al 100% debido al CO_2 y al vapor de agua exhalados). En los pacientes con pulmones sanos, la preoxigenación puede aumentarse haciendo que el paciente respire oxígeno al 100% durante 3 a 5 min. De otro modo, los pacientes que colaboran con pulmones sanos pueden ser preoxigenados haciéndoles realizar ocho respiraciones profundas de volumen máximo mientras respiran oxígeno al 100%. Los médicos deben comprender las diferencias en la fracción de oxígeno inspirado (FiO_2) que proporcionan los sistemas de administración de oxígeno más utilizados (**tabla 8-1**). La preoxigenación se hace mejor con los pacientes en sedestación o con la cabeza levantada. Los pacientes con afección pulmonar y capacidad residual funcional reducida pueden requerir presión positiva para lograr una preoxigenación máxima. Los detalles y la justificación de estas técnicas se describen en las siguientes secciones.

Mantener una posición vertical para lograr una preoxigenación óptima

Independientemente de cómo se realice la preoxigenación, el paciente debe estar colocado en posición vertical para potenciar su eficacia. La capacidad de almacenamiento de oxígeno de los pulmones es mayor cuando los pacientes están en posición vertical y menor en posición supina; varios estudios han confirmado que la preoxigenación es mucho más eficaz en posición vertical. Esto permite la plena utilización de la capacidad residual funcional del paciente. La capacidad residual funcional es un espacio potencial, rara vez empleado durante la respiración corriente normal, pero reclutada durante la preoxigenación para almacenar oxígeno que puede ser aprovechado por la circulación pulmonar para mantener la oxigenación durante la apnea. Los que no toleran la posición vertical (p. ej., quienes reciben cuidados de la

TABLA 8-1	Administración de oxígeno de baja FiO_2 (inadecuada para preoxigenación)	
Sistema	**Caudal de la fuente de O_2 (L/min)**	**FiO_2 (aproximado) (%)**
Cánula nasal	2-4	30-35
	6	40
Mascarilla simple	6	45
	10	55
Mascarilla Venturi	15	50
Mascarilla con reservorio	15	70
Mascarilla-válvula-bolsa con fuga en la mascarilla o sin válvula de exhalación unidireccional	15	< 50

Aunque el gas que fluye desde cada dispositivo es 100% oxígeno a cualquier caudal, el contenido de oxígeno de cada respiración inhalada es mucho más bajo que esto (FiO_2 30%-70%) para los dispositivos y caudales enumerados en esta tabla porque, por un lado, el caudal inspiratorio del paciente supera el caudal del oxígeno administrado y, por el otro, hay una fuga en la mascarilla.

FiO_2: fracción de oxígeno inspirado.

columna vertebral) deben ser preoxigenados en una posición de Trendelenburg inversa. La posición vertical o con la cabeza hacia arriba durante la preoxigenación es especialmente importante en los pacientes con obesidad, ya que son propensos a la desaturación rápida durante la apnea, así como en aquellos cuya masa abdominal reduce aún más el tamaño de la capacidad residual funcional (*véase* fig. 8-1).

Suministro de oxígeno de alta concentración frente al oxígeno suplementario tradicional

Existen conceptos erróneos generalizados sobre la FiO_2 suministrada por los dispositivos de administración de oxígeno. La preoxigenación óptima requiere el suministro del 100% de la FiO_2, pero los métodos más frecuentes de administración de oxígeno *no* proporcionan una FiO_2 del 100% (*véase* tabla 8-1). Aunque el oxígeno que fluye desde el tubo es 100% oxígeno, no todo el aire inhalado por el paciente es oxígeno porque el caudal inspiratorio del paciente supera el caudal del oxígeno administrado. La principal limitación de la administración tradicional de oxígeno es el bajo caudal de oxígeno utilizado (15 L/min o menos) y la presencia de filtraciones importantes en la mascarilla. Tenga en cuenta que tanto la bolsa-válvula-mascarilla (BVM) como la mascarilla con reservorio *aparecen* en la tabla 8-1 como inadecuadas para la preoxigenación si se utiliza una técnica incorrecta o un flujo de oxígeno inadecuado.

Sin embargo, tanto la BVM como la mascarilla sin reservorio pueden proporcionar una FiO_2 del 100% con una técnica adecuada (**tabla 8-2**), principalmente asegurando un sellado hermético de la mascarilla y la presencia de válvulas unidireccionales cuando se utiliza una BVM, y empleando caudales de

TABLA 8-2	Técnicas de administración de oxígeno de alta FiO_2	
Sistema	**Caudal de la fuente de O_2 (L/min)**	**FiO_2 (aproximado) (%)**
Mascarilla con reservorio	≥ 40	100
Mascarilla simple[a]	≥ 40	70-90
Mascarilla con válvula con bolsa unidireccional y sin fugas en la mascarilla	15	100
Cánula nasal de alto flujo	40-60	100
Máquina de VNIPP	O_2 de pared, > 50 L/min	100
Máquina de anestesia (válvula de lavado abierta)[b]	30-35	100

VNIPP: ventilación no invasiva con presión positiva.

[a] La FiO_2 es menos predecible con las mascarillas simples debido al arrastre de aire ambiente y al flujo turbulento.

[b] El lavado de alto flujo compensa una fuga de la mascarilla.

oxígeno muy elevados con una mascarilla con reservorio. En teoría, una mascarilla con reservorio podría proporcionar una FiO_2 del 100% a bajos caudales si el sellado de esta fuera hermético y funcionaran las válvulas unidireccionales. No obstante, la gran mayoría de las mascarillas con reservorio disponibles en el mercado no tienen ninguna de estas características.

Estas deficiencias de las mascarillas con reservorio, cuando se usa un flujo de oxígeno bajo, dan lugar a una preoxigenación inadecuada porque el paciente respira grandes cantidades de aire ambiente, lo que disminuye la FiO_2 global. Esto se debe a que los pacientes suelen tener caudales inspiratorios superiores al caudal establecido de 15 L/min; algunas personas respiran con una ventilación minuto superior al total de oxígeno administrado durante 1 min. Esto significa que, aunque el paciente respire cada molécula de oxígeno suministrada por el dispositivo durante cada fase de inhalación, cada inhalación sigue conteniendo una cantidad considerable de aire ambiente. Por lo tanto, la FiO_2 disminuye a medida que aumentan la ventilación minuto y el flujo inspiratorio del paciente, porque sus demandas ventilatorias son mayores que el suministro de oxígeno proporcionado por el dispositivo; el aire ambiente compensa la diferencia.

Cuando se utilizan caudales elevados, lo que se consigue fácilmente con el equipo convencional abriendo un caudalímetro convencional a la velocidad de «lavado» (~50 L/min), es posible superar las limitaciones de una mascarilla con reservorio y ofrecer una FiO_2 más cercana al 100%. En la tabla 8-2 se enumeran los sistemas y los caudales que los acompañan y que pueden proporcionar una FiO_2 elevada en el marco de una ventilación minuto y un flujo inspiratorio elevados y, en el caso de algunos dispositivos, independientemente del sellado de la mascarilla. La clave es suministrar el 100% de oxígeno a un caudal muy superior a las necesidades inspiratorias del paciente, de modo que no se requiera el volumen de aire ambiente para satisfacer el esfuerzo inspiratorio del paciente. El caudal de oxígeno es probablemente más importante que el dispositivo de suministro de oxígeno. Aunque los caudales elevados son ruidosos, permiten la administración de oxígeno de alta concentración utilizando una mascarilla facial con reservorio o una cánula nasal. Además, los caudales de oxígeno muy elevados crean una pequeña cantidad de presión positiva al final de la espiración (PEEP, *positive end-expiratory pressure*), lo que puede mejorar un poco el reclutamiento alveolar y los esfuerzos de preoxigenación.

Preoxigenación con y sin presión positiva

Los pacientes sin afección respiratoria subyacente no suelen necesitar presión positiva para lograr una preoxigenación adecuada. El método más sencillo para realizar la preoxigenación en estos pacientes es utilizar una mascarilla con reservorio a un caudal elevado (40 L/min o más).

Los pacientes con hipoventilación, obesidad mórbida, fisiología de derivación por neumonía, atelectasia u otra afección, así como los que no alcanzan una saturación de oxígeno mayor del 93% tras intentar la preoxigenación con una fuente que suministre oxígeno de alto flujo, deben recibir preoxigenación con presión positiva, que por lo general se suministra con el uso de presión positiva no invasiva. Algunos médicos prefieren utilizar un dispositivo de BVM con una válvula de PEEP para los pacientes con respiración espontánea; este abordaje, aunque teóricamente sólido, es difícil porque requiere mantener un sellado perfecto de la mascarilla durante toda la preoxigenación, una tarea que es difícil de llevar a cabo.

DISPOSITIVOS DE ADMINISTRACIÓN DE OXÍGENO

En esta sección se detallan las ventajas e inconvenientes de los distintos dispositivos de administración de oxígeno. Los dispositivos en sí, como se ve en las tablas 8-1 y 8-2, no determinan la eficacia de la preoxigenación. La eficacia de un dispositivo depende en gran medida del caudal de oxígeno y, en el caso de algunos dispositivos, de la hermeticidad de la mascarilla y de otros factores técnicos.

Oxígeno nasal de alto y bajo flujo

La cánula nasal de bajo flujo suele ser la primera línea de suplemento de oxígeno y es apropiada en los pacientes con hipoxemia leve. Los caudales iniciales habituales son de 2 a 4 L/min. Una enseñanza tradicional es que el caudal efectivo máximo para el oxígeno de la cánula nasal es de 6 L/min, que proporciona una FiO_2 máxima del 35 al 40%. La cánula nasal de bajo flujo no puede utilizarse como método de preoxigenación primaria.

En los últimos años se ha generalizado la administración de oxígeno nasal de alto flujo (ONAF). Los sistemas comerciales de ONAF (p. ej., Optiflow®, Vapotherm®, Comfort Flo®) proporcionan casi el 100% de FiO_2 utilizando caudales de 30 a 70 L/min a través de tubos de mayor calibre. También calientan y humidifican el oxígeno, haciendo que el caudal alto sea más tolerable para el paciente. El ONAF limpia el espacio muerto de la vía aérea superior y lo llena de oxígeno, reduce el trabajo de respiración al proporcionar un flujo adecuado y crea un aumento dependiente del flujo en el volumen pulmonar al final de la espiración que imita la PEEP. Los sistemas de ONAF han servido de manera satisfactoria para asistir a los pacientes con insuficiencia respiratoria hipoxémica. Las pruebas disponibles indican que el ONAF es una herramienta útil para la preoxigenación en comparación con los sistemas de presión no positiva de bajo flujo. Si está disponible, el ONAF es un método muy razonable y eficaz de preoxigenación.

Se han realizado dos pequeños estudios en unidades de cuidados intensivos (UCI) en los que se ha comparado el ONAF con la VNIPP, y en los que la presión positiva no invasiva ha mostrado tasas de desaturación de oxígeno ligeramente inferiores. Todavía no está claro cómo se compara el ONAF con la VNIPP en el ámbito de los servicios de urgencias.

Mascarilla simple

La *mascarilla simple* es una máscara de plástico no adaptable que cubre la nariz y la boca. No dispone de una bolsa reservorio externa, por lo que el volumen de oxígeno disponible para cada respiración a caudales bajos de oxígeno es solo el volumen contenido dentro de la mascarilla (~100-150 mL) más el oxígeno suministrado mientras se produce la inhalación. Tradicionalmente, se utilizaba una mascarilla simple con caudales de entre 4 y 10 L/min. Con estos caudales bajos, la FiO_2 es muy variable y viene determinada por el patrón respiratorio del paciente y el volumen de aire ambiente aspirado alrededor de la mascarilla. La enseñanza tradicional era que la FiO_2 máxima que podía suministrarse con una mascarilla simple era de ~50% cuando se empleaba un caudal de oxígeno de 15 L/min. Sin embargo, se pueden suministrar valores de FiO_2 del 90% y superiores con una mascarilla simple cuando el caudal de oxígeno de la fuente se ajusta a un nivel superior ($\geq$ 40 L/min). Algunos expertos creen que una mascarilla simple con un caudal elevado ($\geq$ 40 L/min) es una forma razonable de proporcionar la máxima preoxigenación antes de la SIR de urgencia (*véase* sección «Información basada en la evidencia») en los pacientes sin enfermedad pulmonar. Sin embargo, es más prudente usar una mascarilla con reservorio por dos razones. En primer lugar, la mascarilla simple más habitual (fabricada por Hudson DCI) tiene pequeños orificios adyacentes al lugar donde el tubo de oxígeno se conecta a la mascarilla; ante los caudales de oxígeno muy altos, el efecto Venturi atraerá el aire ambiente hacia la mascarilla junto al flujo de oxígeno y diluirá la FiO_2 (**fig. 8-2A**). En segundo lugar, los caudales muy elevados provocan turbulencias cerca de los orificios laterales de la mascarilla y el aire ambiente es arrastrado de forma imprevisible, lo que proporciona una FiO_2 inferior a la esperada para un caudal determinado. La mayoría de las mascarillas con reservorio no tienen estas limitaciones.

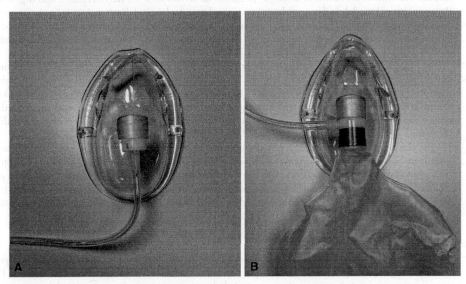

Figura 8-2. A. Mascarilla simple (Hudson). Esta mascarilla proporciona una FiO_2 de aproximadamente el 50% con un caudal de oxígeno de 15 L/min y una FiO_2 de casi el 70% con un caudal de oxígeno $\geq$ 40 L/min. Obsérvense los puertos laterales abiertos y un pequeño orificio en el plástico blanco adyacente en donde se conecta el tubo de oxígeno, que probablemente arrastra el aire ambiente al sistema a través del efecto Venturi. Además, el flujo turbulento cerca de los puertos laterales produce cantidades impredecibles de arrastre de aire ambiente. **B.** Mascarilla con reservorio. Esta mascarilla proporciona una FiO_2 de aproximadamente el 70% con un caudal de oxígeno habitual de 15 L/min, pero puede proporcionar una FiO_2 del 100% con un caudal de lavado $\geq$ 40 L/min.

Mascarilla con reservorio

La *mascarilla con reservorio* es una máscara simple con una bolsa reservorio de 500 a 1000 mL de la que el paciente puede extraer el 100% de oxígeno durante la inspiración. La mayoría de las mascarillas con reservorio también contienen una o dos válvulas unidireccionales en el lado de la mascarilla, que se supone que se abren en la espiración y se cierran en la inspiración, limitando el arrastre de aire ambiente en el sistema. Las mascarillas con reservorio son excelentes dispositivos de preoxigenación, siempre que se utilicen de forma correcta.

Para conseguir una FiO_2 elevada con una mascarilla con reservorio a caudales bajos, debe haber un buen sellado de la mascarilla, las válvulas unidireccionales deben estar presentes y funcionar correctamente, y todo el aire inspirado debe proceder de la bolsa reservorio. En la práctica, el sellado de la mascarilla es insuficiente, el funcionamiento de las válvulas unidireccionales es inconstante y el aire ambiente se arrastra con la inspiración alrededor de la mascarilla, lo que limita su eficacia (**fig. 8-2B**). Por lo tanto, a bajos caudales, las mascarillas con reservorio tienen un bajo rendimiento para la preoxigenación, lo que se ha confirmado en diversos estudios que han comprobado que las mascarillas con reservorio con un caudal de oxígeno de 15 L/min proporcionan una FiO_2 máxima del 65% al 70%.

En cambio, el uso de altos caudales de oxígeno con mascarillas con reservorio supera las limitaciones del sellado imperfecto de la mascarilla y de las válvulas unidireccionales sin analizar, ya que el caudal de oxígeno suministrado supera las demandas inspiratorias del paciente. Varios estudios han confirmado que el uso de una mascarilla con reservorio con un caudal de oxígeno en la fuente muy elevado (lavado $\geq$ 40 L/min) proporciona una FiO_2 cercana al 100% (*véase* sección «Información basada en la evidencia»). Se trata de un sistema excelente para administrar oxígeno de alta concentración para la preoxigenación antes de la SIR de urgencia. Aunque la bolsa reservorio quizás no sea útil en la mayoría de los pacientes, tiene un beneficio teórico en aquellos con ventilación minuto extremadamente alta.

La ventaja de la mascarilla con reservorio es su facilidad de uso; solo se coloca en el paciente y se sube el caudal al máximo. No es necesario intentar crear un sellado hermético de la mascarilla.

Cómo administrar oxígeno de alto caudal con caudalímetros convencionales

Los caudalímetros de oxígeno convencionales montados en la pared, con gradaciones en el cilindro de vidrio de hasta 15 L/min, suelen tener un caudal máximo diferente estampado en el cuerpo metálico, también conocido como *caudal de descarga*. El caudal de lavado suele ser de 40 L/min o más (**fig. 8-3A**). Para conseguir el caudal de descarga, basta con girar el mando del caudalímetro de oxígeno hasta que no gire más; el alto caudal de oxígeno será fácilmente audible. Esto permite suministrar casi el 100% de la FiO_2 con una mascarilla con reservorio. Como alternativa, existen caudalímetros de oxígeno disponibles en el mercado que permiten caudales de hasta 70 L/min (**fig. 8-3B**).

En ocasiones, la fuente de oxígeno de pared convencional tendrá un flujo máximo < 40 L/min, que puede descubrirse leyendo la tasa máxima marcada en el cuerpo del caudalímetro o escuchando el flujo de oxígeno cuando el caudalímetro está abierto al máximo. Los caudales > 40 L/min son ruidosos y se oyen fácilmente; los caudales ~15 L/min son más silenciosos. Busque una fuente de oxígeno diferente capaz de un mayor caudal si se descubre una fuente de oxígeno de bajo flujo donde se va a realizar la intubación.

Obtener caudales elevados depende de una presión de oxígeno adecuada dentro de las líneas de suministro de oxígeno en todo el hospital o la ambulancia, por lo general una presión de ~50 lb/pulg^2. La mayoría de los hospitales que administran ventilación mecánica de forma rutinaria tendrán una presión de oxígeno adecuada porque los ventiladores y la VNIPP también requieren una presión similar. Si un hospital tiene reservas de oxígeno inadecuadas o una presión de oxígeno inadecuada, una circunstancia poco frecuente, no podrá administrar oxígeno a velocidad de flujo.

Bolsa-válvula-mascarilla

Los dispositivos BVM pueden proporcionar una FiO_2 del 100% durante la ventilación con presión positiva activa en los pacientes apneicos o casi apneicos cuando el sellado de la mascarilla es hermético. Este es su objetivo principal. Aunque suele apretarse la bolsa en sincronía con la inspiración del paciente para lograr la preoxigenación y se cree que aumenta el suministro de oxígeno a los individuos que respiran con espontaneidad, esta práctica debe evitarse. Apretar de forma casi sincrónica es técnicamente difícil, proporciona una presión positiva mínima (1-2 cmH_2O), requiere una atención adicional al ciclo respiratorio del paciente y tiene un rendimiento similar al de crear un sellado hermético de la mascarilla sin bolsa. Si un paciente con respiración espontánea realmente necesita presión positiva para lograr la preoxigenación, debe utilizarse una máquina de presión positiva no invasiva cuando el tiempo lo permita.

Las BVM pueden utilizarse en los pacientes que respiran espontáneamente sin bolsa; aún así, el grado de fuerza inspiratoria negativa (FIN) necesario para abrir la válvula inspiratoria unidireccional es variable y puede ser más de lo que el paciente puede generar dependiendo de su tamaño, edad, fuerza

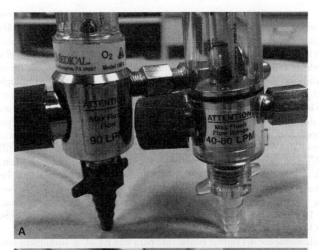

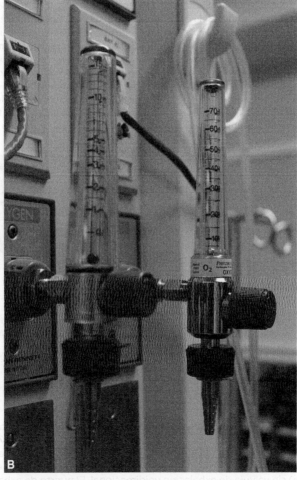

Figura 8-3. **A.** Etiquetas de velocidad de lavado en un caudalímetro de oxígeno convencional. El caudal máximo de los caudalímetros, conocido como «caudal de lavado», suele estar marcado en el lado del dispositivo. Los caudalímetros convencionales que muestran una gradación máxima de 15 L/min en la parte superior de la botella transparente suelen ser capaces de suministrar oxígeno a > 40 L/min. **B.** Medidores de flujo de oxígeno: convencional y de alto flujo. A la izquierda hay un caudalímetro habitual (0-15 L/min, con una «velocidad de lavado» de 40-60 L/min). A la derecha hay un medidor de alto caudal (0-70 L/min, con un caudal de 90 L/min).

diafragmática y presencia de enfermedad pulmonar preexistente. El esfuerzo necesario para superar la resistencia inspiratoria también variará en función de la configuración de la válvula de la bolsa. Si el esfuerzo ventilatorio es insuficiente, este abordaje podría, en esencia, asfixiar al paciente y debe evitarse. Además, para lograr niveles de FiO_2 superiores al 90%, también es necesario que el sellado de la mascarilla sea casi perfecto y que la válvula de exhalación unidireccional funcione (de forma intrínseca al dispositivo o con la adición de una válvula de PEEP). La mascarilla puede sujetarse simplemente con un cierre hermético y el paciente respira con normalidad, tomando el 100% de oxígeno del reservorio de la bolsa.

Si el sellado de la mascarilla se ve comprometido, el paciente aspirará aire ambiente alrededor de la mascarilla durante la inspiración y disminuirá notablemente la FiO_2. En los pacientes que respiran de manera espontánea y que tienen suficiente FIN para aspirar los volúmenes requeridos, la preoxigenación con una BVM y un buen sellado de la mascarilla es mejor que una mascarilla con reservorio con caudales establecidos de 15 L/min, pero similar a una mascarilla con reservorio con caudales altos.

El uso de caudales elevados (≥ 40 L/min) con un dispositivo BVM con cierre hermético de la mascarilla proporciona una FiO_2 de oxígeno idéntica (100%) a la de una BVM con caudales bajos para la mayoría de los pacientes, siempre que la persona no tenga taquipnea extrema, grandes volúmenes corrientes (> 1000 mL) o una ventilación minuto > 15 L/min, en cuyo caso la bolsa arrastrará aire ambiente y la FiO_2 disminuirá en consecuencia.

Independientemente del caudal establecido para una BVM, se suministra poco oxígeno si hay una fuga en la mascarilla, en cuyo caso el paciente respirará aire ambiente; esto se debe a que las BVM tienen válvulas inspiratorias que se abren solo con suficiente presión positiva o negativa; el oxígeno se suministra solo si se aprieta la bolsa o si el paciente crea suficiente presión negativa con la inhalación para abrir la válvula. Si no hay un sellado hermético de la mascarilla, el paciente no puede generar suficiente presión negativa dentro de la mascarilla para abrir la válvula inspiratoria y apenas fluye oxígeno de la mascarilla.

Los médicos que realizan el manejo urgente de la vía aérea deben comprender que los dispositivos BVM presentan importantes diferencias entre los distintos fabricantes y modelos. Como se ha mencionado antes, una característica fundamental es la presencia y el funcionamiento de una válvula de exhalación unidireccional. Sin esta, las BVM suministran en su mayoría aire ambiente (**fig. 8-4**) a los pacientes que respiran espontáneamente. Si se añade una válvula de PEEP, esta sirve como válvula unidireccional

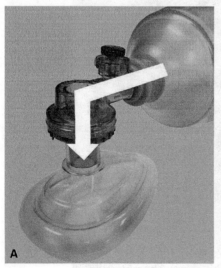
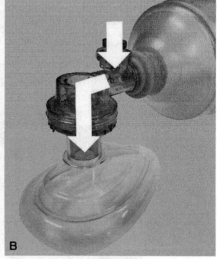

Figura 8-4.   **A.** Bolsa de reanimación con presión positiva (cuando se aprieta la bolsa) y sin respiración activa por parte del paciente. Independientemente de la presencia de una válvula de exhalación unidireccional, el paciente recibe el 100% de oxígeno del reservorio de la bolsa, siempre que el sellado de la mascarilla sea eficaz. **B.** Bolsa de reanimación durante la respiración espontánea (cuando la bolsa *no* se aprieta) sin válvula de exhalación unidireccional. El puerto de exhalación entre la bolsa y la mascarilla está abierto al aire ambiente. Cuando el paciente inhala, una gran cantidad de aire ambiente (con concentración de oxígeno al 21%) es arrastrado desde el puerto de exhalación hacia el tubo y luego es inhalado. También se inhala parte del aire de la bolsa reservorio. Esto da lugar a una FiO_2 inhalada tan baja como el 30%. Si se añade una válvula de exhalación unidireccional (no aparece en la imagen), como una válvula de presión positiva al final de la espiración, el aire ambiente ya no puede entrar en el tubo y el paciente respira el 100% de oxígeno del reservorio de la bolsa.

a la vez que añade PEEP. La PEEP es beneficiosa si el paciente requiere ventilación con presión positiva, pero esta solo se mantiene si se conserva un sellado *perfecto* de la mascarilla en *todo momento*. Se ha propuesto la preoxigenación de estos pacientes con una BVM y una válvula de PEEP, pero no se ha estudiado bien y probablemente no sea un buen sustituto de la VNIPP.

Mascarilla Venturi

Las mascarillas Venturi suelen denominarse *dispositivos de oxígeno suplementario de alto flujo*, pero en realidad no ofrecen altos flujos de oxígeno y no deben considerarse un dispositivo capaz de suministrar una alta concentración de oxígeno. Las mascarillas Venturi están diseñadas para un uso con caudales de oxígeno en la fuente de 12 a 15 L/min y pueden suministrar aire con 24% a 50% de oxígeno. La principal ventaja de las mascarillas Venturi es su capacidad para brindar una FIO_2 constante mediante la fijación del grado de arrastre del aire ambiente y deben considerarse dispositivos de administración de oxígeno con «control de precisión» más que dispositivos de alto flujo. No deben usarse para la preoxigenación y son más útiles cuando las cantidades de oxígeno valorables son importantes o cuando hay preocupación por la administración excesiva de oxígeno, como en los pacientes con enfermedad pulmonar obstructiva crónica.

Ventilación no invasiva con presión positiva para la preoxigenación

Los pacientes con afección pulmonar subyacente suelen requerir ventilación con presión positiva para lograr la máxima preoxigenación, por ejemplo, los casos de edema pulmonar, neumonía grave y síndrome de dificultad respiratoria aguda, así como los de atelectasia compresiva (embarazo de término, ascitis abdominal de gran volumen y obesidad mórbida). Estos pacientes tienen alvéolos perfundidos pero no ventilados o tienen presiones intrínsecas elevadas en la vía aérea que confunden los esfuerzos de preoxigenación y necesitan un aumento de la presión en la vía aérea para abrir los alvéolos y conseguir el máximo almacenamiento de oxígeno y un intercambio de gases óptimo. Por lo tanto, estos pacientes de riesgo deben ser preoxigenados en posición vertical con VNIPP siempre que sea posible (*véase* cap. 3 para más información).

Cuando se utiliza la VNIPP, lo mejor es brindar apoyo de presión inspiratoria y espiratoria. Esto puede lograrse con el sistema de presión positiva de dos niveles en la vía aérea en una máquina no invasiva o un ventilador convencional con presión de soporte más PEEP. Como alternativa, se puede aplicar presión positiva en la vía aérea mediante una configuración de mascarilla de presión positiva continua en la vía aérea o una válvula de PEEP conectada a un dispositivo BVM convencional. La administración de presión positiva a dos niveles mediante una máquina de VNIPP especializada es quizás la mejor técnica por defecto porque estas máquinas compensan las fugas de la mascarilla. La administración de una presión teleespiratoria de 5 a 10 cmH$_2$O y una presión inspiratoria de 10 a 15 cmH$_2$O es un buen punto de partida en la mayoría de los casos (*véase* cap. 9 para obtener más información sobre la VNIPP).

OTROS CONCEPTOS DE PREOXIGENACIÓN

Monitorización de la eficacia de la preoxigenación mediante el uso de OXÍGENO teleespiratorio

Algunos monitores de signos vitales disponibles en el mercado aceptan módulos que pueden medir los valores de oxígeno al final de la respiración (ETO_2), de forma muy similar a como se mide el dióxido de carbono al final de la respiración. En dos pequeños estudios se examinó el uso de la ETO_2 durante la preoxigenación en urgencias y se constató que la monitorización de este valor puede ser un método útil para asegurar que la mayor parte del nitrógeno pulmonar ha sido sustituido por oxígeno. El objetivo de ETO_2 es del 85% o superior. La mayoría de los pacientes de los estudios recibieron preoxigenación con una BVM y el cambio más frecuente en la preoxigenación para optimizar el ETO_2 fue mejorar el sellado de la BVM. Otros cambios incluyeron incrementar la duración de la preoxigenación, aumentar el flujo de oxígeno y el cambio de una mascarilla con reservorio a una BVM. Por lo tanto, la monitorización del ETO_2 parece más beneficiosa cuando se utiliza una BVM para la preoxigenación, ya que esta técnica requiere de atención constante al sellado de la mascarilla. Para más detalles, consulte el capítulo 11.

Concepto de secuencia de intubación retardada para facilitar la preoxigenación

La secuencia de intubación retardada no es un cambio en la forma de administrar los medicamentos para la SIR, como su nombre lo indica, sino que es una forma de sedación para facilitar el cumplimiento de la preoxigenación por parte del paciente, que de otro modo sería imposible debido a su agitación. El objetivo es administrar un sedante, como la ketamina, a una dosis que probablemente no afecte al impulso respiratorio o a los reflejos protectores de la vía aérea del paciente y que al mismo tiempo proporcione una sedación suficiente para que la persona acepte la VNIPP o el oxígeno de alto flujo por mascarilla facial. Si se emplea esta técnica, es prudente empezar a una dosis baja e incrementarla si es ineficaz. Una vez completada la preoxigenación, se administran los medicamentos establecidos de la SIR.

La secuencia de intubación retardada no está bien estudiada; su evidencia principal consiste en una única serie de casos de médicos expertos que utilizan esta técnica en una muestra de pacientes por conveniencia. Dada la escasez de pruebas que respalden su seguridad en un grupo más amplio de médicos, este procedimiento debe llevarse a cabo con gran precaución, ya que la sedación de pacientes críticos y descompensados puede provocar depresión respiratoria, paro o incapacidad para proteger su vía aérea. Si se va a intentar esta técnica, el responsable de la vía aérea debe estar totalmente preparado para el manejo definitivo inmediato de la vía (*véase* cap. 20 para más detalles).

Oxigenación apneica

La *oxigenación apneica* es la administración de oxígeno durante el período apneico de la SIR, por lo general aplicada a través de una cánula nasal normal con un caudal de 5 a 15 L/min. Dado que el oxígeno se difunde a través de los alvéolos con mayor facilidad que el dióxido de carbono y tiene una gran afinidad por la hemoglobina, durante la apnea sale más oxígeno de los alvéolos de lo que entra dióxido de carbono. Esto crea un gradiente que hace que el oxígeno viaje de la nasofaringe a los alvéolos y al torrente sanguíneo por un principio fisiológico conocido como *flujo másico ventilatorio*. Excepto en un escenario de «actuación forzada», durante el cual la preoxigenación no es posible debido a la inmediatez de la colocación del tubo, la oxigenación apneica debe considerarse para cada intubación traqueal porque puede disminuir el riesgo de hipoxemia grave, en especial si la laringoscopia se prolonga, lo que a veces es difícil de predecir.

Para realizar la oxigenación apneica, se coloca una cánula nasal convencional debajo del dispositivo principal de preoxigenación. Si el paciente está despierto, el caudal debe ser tan alto como el paciente pueda tolerar durante la fase de preoxigenación, por lo general entre 5 y 15 L/min. Si el paciente está en coma o no responde, la cánula nasal puede ajustarse a 15 L/min o más. Cuando se retira la mascarilla de preoxigenación para la intubación, la cánula nasal permanece en su lugar. Durante los intentos de intubación, la cánula nasal debe ajustarse a un mínimo de 15 L/min. Si hay obstrucción nasal, puede colocarse una vía aérea nasofaríngea en una o ambas narinas para facilitar el suministro de oxígeno a la nasofaringe posterior. Para optimizar el flujo de gas a través de la vía aérea superior, el paciente debe estar en una posición ideal para la intubación traqueal y se debe realizar una tracción de la mandíbula para asegurar la permeabilidad de las vías respiratorias superiores.

En varios estudios en el contexto del quirófano se ha mostrado que la oxigenación apneica aumenta el tiempo de apnea segura, sobre todo en los pacientes con obesidad. Algunos ensayos aleatorizados recientes en la UCI y en el servicio de urgencias no mostraron ningún beneficio de la oxigenación apneica tras una preoxigenación óptima. Más que constatar la inutilidad de la oxigenación apneica para todos los pacientes, estos ensayos argumentan que la oxigenación apneica no aporta beneficios al paciente medio que es intubado rápidamente tras una preoxigenación adecuada. La oxigenación apneica, en cambio, está pensada para ayudar a los pacientes con laringoscopias prolongadas, desaturación más rápida o un reservorio pulmonar inadecuado. No se sabe con certeza cuáles serían los resultados de un ensayo aleatorizado que incluyera solo a los pacientes de mayor riesgo o a aquellos con laringoscopia prolongada, pero parece probable que la oxigenación apneica sea mucho más beneficiosa para ciertos subgrupos de pacientes sometidos a intubación de urgencia.

Además, en un estudio observacional reciente en urgencias sobre la oxigenación apneica se constató un aumento del éxito de la intubación en el primer intento sin hipoxemia (*véase* sección «Información basada en la evidencia»). Con una intervención tan sencilla y económica como la cánula nasal, recomendamos el uso rutinario de la oxigenación apneica.

Colocación de una mascarilla con bolsa durante el período apneico

Tradicionalmente, la SIR ha sido un procedimiento no ventilado, sin ventilación activa durante el período de apnea de la SIR. En un ensayo aleatorizado reciente con 401 pacientes en la UCI se puso en tela de juicio esta práctica al mostrar una mayor saturación media de oxígeno, una hipoxemia menos frecuente y, sin embargo, tasas similares de broncoaspiración cuando se realiza la ventilación con bolsa-mascarilla durante el período de apnea. No hubo indicios de que esta práctica fuera perjudicial; no obstante, aún no ha sido validada en el ámbito de urgencias y estos datos son difíciles de extrapolar a los pacientes de urgencias por varias razones. En primer lugar, al tratarse de pacientes de la UCI, es probable que estuvieran más en ayuno que el típico paciente de urgencias que necesita ser intubado. Además, los pacientes considerados de alto riesgo de broncoaspiración fueron excluidos del estudio y no se definieron ni siguieron estrategias establecidas de preoxigenación. Por lo tanto, no sabemos si esta práctica es segura para todas las SIR realizadas en el servicio de urgencias; aún así, parece razonable hacer un análisis de riesgo-beneficio y ofrecer una ventilación leve y controlada con bolsa-mascarilla durante el período de apnea a los pacientes con riesgo de desaturación rápida, pero que no tienen un alto riesgo de broncoaspiración. Además, todos los pacientes con una saturación de oxígeno < 93% en el momento de administrar la medicación para la SIR, que tienen un riesgo muy alto de desarrollar hipoxemia crítica, deben recibir ventilación con bolsa-mascarilla durante el período de apnea, independientemente del riesgo de broncoaspiración. Los clínicos deben reconocer que el uso de la mascarilla facial quizás causará algún grado de insuflación gástrica. Sin embargo, no es probable que esto produzca daño si el período de embolsado es breve, pero si se requiere un embolsado prolongado, hay más riesgo de regurgitación pasiva y broncoaspiración. La aplicación de presión cricoidea durante el uso de la mascarilla facial podría disminuir la cantidad de insuflación gástrica, pero también se sabe que impide una ventilación adecuada (*véase* cap. 12).

Oxigenación de rescate

Cuando la saturación de oxígeno desciende al 93% o menos, o cuando fracasa un intento de intubación, los esfuerzos deben centrarse en la ventilación y la oxigenación en lugar de persistir en el intento de intubación. La ventilación óptima con bolsa-mascarilla, con una mascarilla bien ajustada y una técnica perfecta, es el procedimiento de primera línea para la ventilación y reoxigenación en este escenario. El objetivo es aumentar la saturación de oxígeno lo más posible (idealmente al 100%) y volver a realizar la preoxigenación para permitir un tiempo de apnea continua y segura para los siguientes intentos de intubación.

Hay un retraso de unos 30 s entre el inicio de la ventilación adecuada con bolsa-mascarilla y el aumento de la saturación de oxígeno medida por un oxímetro de pulso. Conocer este retraso puede aliviar la ansiedad que sienten tanto el médico que intuba como los miembros del equipo que atienden al paciente mientras se realiza la ventilación con mascarilla. Debe proporcionarse una ventilación con bolsa-mascarilla de alta calidad (*véase* cap. 12), medida por la elevación del tórax, la auscultación y la capnografía de ondas. La capacidad para proporcionar una ventilación con bolsa-mascarilla de alta calidad es una habilidad difícil e infravalorada; muchos médicos que realizan el manejo urgente de la vía aérea llevan a cabo este procedimiento de forma incorrecta. Practicar y optimizar las habilidades de ventilación con bolsa-mascarilla salva vidas y disminuye bastante la ansiedad asociada al manejo urgente de la vía aérea.

Los pacientes con ventilación con bolsa-mascarilla difícil debido a cambios por la irradiación de la cabeza y el cuello, el mal sellado de la mascarilla (p. ej., barba, traumatismo facial), la obesidad u otros factores pueden ser buenos candidatos para recibir un dispositivo extraglótico. Los dispositivos extraglóticos son fáciles de insertar y suministran una ventilación y oxigenación adecuadas en casi todos los pacientes, independientemente de la experiencia del clínico. En este caso, el dispositivo extraglótico puede utilizarse como la ventilación con bolsa-mascarilla: para proporcionar temporalmente ventilación y oxigenación hasta que aumente la saturación de oxígeno. A continuación, se retira el dispositivo extraglótico y se pueden realizar nuevos intentos de intubación. El dispositivo extraglótico también puede servir como conducto para la intubación endoscópica ciega o flexible (*véase* cap. 13).

RESUMEN

La preoxigenación crea un reservorio de oxígeno pulmonar que aumenta el tiempo de apnea segura durante la SIR. Los métodos tradicionales de administración de oxígeno suplementario son inadecuados para la preoxigenación. Las claves de la preoxigenación son comprender cómo suministrar oxígeno de alta concentración ($\approx$100%), utilizar los caudales adecuados, la oxigenación apneica, garantizar una posición adecuada de la cabeza hacia arriba y saber cuándo emplear la ventilación con presión positiva y la ventilación con bolsa-mascarilla de rescate.

INFORMACIÓN BASADA EN LA EVIDENCIA

¿Cuál es la mejor manera de preoxigenar para la SIR?

Si el paciente no tiene una afección pulmonar subyacente, el uso de una mascarilla con reservorio con una velocidad de lavado de oxígeno elevada (> 40 L/min) o una BVM a 15 L/min con cierre hermético proporciona una preoxigenación excelente.[1,2] Si el paciente requiere ventilación con presión positiva debido a la obesidad o a la fisiología de la derivación de una afección pulmonar subyacente, debe recurrirse a una máquina de presión positiva no invasiva.

La regla de oro histórica para suministrar una FiO_2 del 100% antes de la intubación es el uso de una máquina de anestesia con mascarilla bien ajustada; sin embargo, tanto la BVM como la mascarilla con reservorio con oxígeno a velocidad de flujo han mostrado ser equivalentes a la máquina de anestesia. Un estudio reciente de Groombridge y cols. comparó varios métodos habituales de preoxigenación con un circuito de anestesia y descubrió que solo la BVM (con una válvula de exhalación unidireccional) era comparable.[2] No obstante, en ese estudio, el caudal empleado para la mascarilla simple y la mascarilla sin respirador era de solo 15 L/min. El uso de una mascarilla con reservorio y el aumento del caudal a más de 40 L/min, conseguido con un mando de caudalímetro convencional girado hasta que no gire más, ha mostrado conseguir una preoxigenación similar a la de una BVM con 15 L/min de flujo de oxígeno.[1,3] La ventaja de usar una mascarilla con reservorio con caudales altos es que no se requiere ningún equipo especializado y el equipo no necesita mantener constantemente un sellado hermético de la mascarilla, lo que permite al personal ocuparse de otras tareas importantes durante el período de preintubación. Se prefiere una mascarilla con reservorio a la mascarilla simple debido a la preocupación por el arrastre de aire ambiente a través del efecto Venturi y el flujo turbulento.

Los dispositivos de BVM solo proporcionan una FIO_2 del 100% si tienen una válvula unidireccional que funcione en el puerto de exhalación y se mantiene constantemente un buen sellado de la mascarilla. Muchas BVM no tienen válvulas unidireccionales,[4-6] lo que hace que se suministre aire con un contenido de oxígeno similar al del aire ambiente cuando se utiliza con los pacientes que respiran espontáneamente. Además, la ventilación con bolsa-mascarilla es una técnica manual que requiere la atención completa de al menos un miembro del equipo; asimismo, muchos pacientes que necesitan el manejo urgente de la vía aérea no toleran un cierre hermético de la mascarilla y tienen una fuerza inspiratoria insuficiente para extraer un volumen adecuado del reservorio. Si se produce una fuga en la mascarilla, el suministro de oxígeno es escaso, lo que da lugar a una preoxigenación muy deficiente.[7] Las BVM se reservan principalmente para los pacientes que requieren una bolsa activa, ya sea entre los intentos durante la SIR o en el período de preintubación cuando se manifiesta una hipopnea o apnea significativa.

Los pacientes deben estar en posición vertical o con la cabeza levantada durante la preoxigenación siempre que sea posible. Varios estudios aleatorizados de pacientes con obesidad y sin esta han mostrado que la preoxigenación en posición vertical o con posición de la cabeza de 20° a 25° aumenta apreciablemente el tiempo de apnea segura.[8-12]

Los pacientes hipoxémicos (saturación de oxígeno < 93%) a pesar del suministro máximo de oxígeno pasivo y los que padecen obesidad mórbida necesitan ventilación con presión positiva para alcanzar una preoxigenación óptima. Esto se consigue mejor con una máquina no invasiva o un ventilador convencional con presión de soporte más PEEP.[13-18] Como alternativa, se puede aplicar presión positiva en la vía aérea utilizando una configuración de mascarilla de presión positiva continua desechable. Se ha propuesto el uso de un dispositivo de BVM con una válvula de PEEP, pero no está bien estudiado.[19]

El ONAF es un método sencillo para proporcionar tanto preoxigenación como oxigenación apneica. Un estudio del antes y después de pacientes hipoxémicos en la UCI mostró que la preoxigenación con cánula nasal de alto flujo era mejor que la mascarilla con reservorio con un caudal de O_2 de 15 L/min,[20] una estrategia conocida por su ineficacia. Cuando se compara el ONAF con la VNIPP en pacientes de la UCI, dos estudios han mostrado que la VNIPP presenta tasas ligeramente inferiores de desaturación de oxígeno durante la intubación.[21,22] Se necesitan estudios que comparen la preoxigenación con ONAF con una mascarilla facial de alto flujo ($\geq$ 40 L/min), una máquina de anestesia o un dispositivo de BVM. En la actualidad, no hay suficiente información en las poblaciones de urgencias para recomendar formalmente el ONAF como estrategia de preoxigenación, aunque parece probable que su rendimiento sea muy similar al de una mascarilla con reservorio a más de 40 L/min.

¿La oxigenación apneica prolonga el tiempo de desaturación durante la SIR?

En un estudio de pacientes con obesidad sometidos a anestesia general, los que recibieron oxigenación continua mediante cánula nasal a un caudal de 5 L/min durante la apnea mantuvieron una SpO_2 > 95% durante un tiempo mucho mayor que los controles (5.3 frente a 3.5 min) y tuvieron una SpO_2 mínima significativamente mayor (94% frente a 88%).[23] Un estudio observacional de la SIR en urgencias mostró que la oxigenación apneica con cánula nasal convencional se asoció a un aumento significativo del éxito del primer paso sin hipoxemia.[24] Además, un estudio antes y después en el entorno de los servicios de urgencias mostró que la introducción de la oxigenación apneica se asocia a una menor incidencia de desaturación en los pacientes sometidos a SIR.[25] Aunque algunos ensayos prospectivos aleatorizados recientes no mostraron ningún beneficio de la oxigenación apneica después de una preoxigenación óptima, estos resultados no pueden generalizarse a subgrupos de pacientes de mayor riesgo o a aquellos con laringoscopia prolongada imprevista.[26,27] Dado que la administración de oxigenación apneica tiene pocos inconvenientes, recomendamos que el oxígeno se suministre de forma rutinaria a través de la cánula nasal a 15 L/min durante el período apneico de la SIR.

¿Puede una lista de verificación ayudar a mejorar la preoxigenación y evitar la hipoxemia durante la SIR de urgencia?

Sí, se ha comprobado que el uso de una lista de verificación previo a la intubación de los pacientes traumatizados graves se asocia a una reducción significativa de la desaturación de oxígeno (< 90%) debido a la mayor utilización de la preoxigenación máxima y la oxigenación apneica.[28]

Referencias

1. Driver BE, Prekker ME, Kornas RL, Cales EK, Reardon RF. Flush rate oxygen for emergency airway preoxygenation. *Ann Emerg Med*. 2017;69(1):1-6.

2. Groombridge C, Chin CW, Hanrahan B, Holdgate A. Assessment of common preoxygenation strategies outside of the operating room environment. *Acad Emerg Med*. 2016;23(3):342-346.

3. Caputo ND, Oliver M, West JR, Hackett R, Sakles JC. Use of end tidal oxygen monitoring to assess preoxygenation during rapid sequence intubation in the emergency department. *Ann Emerg Med*. 2019;74(3):410-415.

4. Cullen P. Self-inflating ventilation bags. *Anaesth Intensive Care*. 2001;29(2):203.

5. Nimmagadda U, Ramez Salem M, Joseph NJ, et al. Efficacy of preoxygenation with tidal volume breathing: comparison of breathing systems. *Anesthesiology*. 2000;93(3):693-698.

6. Grauman S, Johansson J, Drevhammar T. Large variations of oxygen delivery in self-inflating resuscitation bags used for preoxygenation—a mechanical simulation. *Scand J Trauma Resusc Emerg Med*. 2021;29(1):98.

7. Driver BE, Klein LR, Carlson K, Harrington J, Reardon RF, Prekker ME. Preoxygenation with flush rate oxygen: comparing the nonrebreather mask with the bag-valve mask. *Ann Emerg Med*. 2018;71(3):381-386.

8. Altermatt FR, Muñoz HR, Delfino AE, Cortínez LI. Pre-oxygenation in the obese patient: effects of position on tolerance to apnoea. *Br J Anaesth*. 2005;95(5):706-709.

9. Baraka AS, Hanna MT, Jabbour SI, et al. Preoxygenation of pregnant and nonpregnant women in the head-up versus supine position. *Anesth Analg*. 1992;75(5):757-759.

10. Dixon BJ, Dixon JB, Carden JR, et al. Preoxygenation is more effective in the 25° head-up position than in the supine position in severely obese patients: a randomized controlled study. *Anesthesiology*. 2005;102(6):1110-1115.

11. Lane S, Saunders D, Schofield A, Padmanabhan R, Hildreth A, Laws D. A prospective, randomised controlled trial comparing the efficacy of pre-oxygenation in the 20° head-up vs supine position*. *Anaesthesia*. 2005;60(11):1064-1067.

12. Ramkumar V, Umesh G, Philip FA. Preoxygenation with 20° head-up tilt provides longer duration of non-hypoxic apnea than conventional preoxygenation in non-obese healthy adults. *J Anesth*. 2011;25(2):189-194.

13. Baillard C, Fosse J-P, Sebbane M, et al. Noninvasive ventilation improves preoxygenation before intubation of hypoxic patients. *Am J Respir Crit Care Med*. 2006;174(2):171-177.

14. Cressey DM, Berthoud MC, Reilly CS. Effectiveness of continuous positive airway pressure to enhance pre-oxygenation in morbidly obese women. *Anaesthesia*. 2001;56(7):680-684.

15. Delay J-M, Sebbane M, Jung B, et al. The effectiveness of noninvasive positive pressure ventilation to enhance preoxygenation in morbidly obese patients: a randomized controlled study. *Anesth Analg*. 2008;107(5):1707-1713.

16. Futier E, Constantin J-M, Pelosi P, et al. Noninvasive ventilation and alveolar recruitment maneuver improve respiratory function during and after intubation of morbidly obese patients: a randomized controlled study. *Anesthesiology*. 2011;114(6):1354-1363.

17. Gander S, Frascarolo P, Suter M, Spahn DR, Magnusson L. Positive end-expiratory pressure during induction of general anesthesia increases duration of nonhypoxic apnea in morbidly obese patients. *Anesth Analg*. 2005;100(2):580-584.

18. Harbut P, Gozdzik W, Stjernfält E, Marsk R, Hesselvik JF. Continuous positive airway pressure/pressure support pre-oxygenation of morbidly obese patients. *Acta Anaesthesiol Scand*. 2014;58(6):675-680.

19. Weingart SD, Levitan RM. Preoxygenation and prevention of desaturation during emergency airway management. *Ann Emerg Med*. 2012;59(3):165-175.e1.

20. Miguel-Montanes R, Hajage D, Messika J, et al. Use of high-flow nasal cannula oxygen therapy to prevent desaturation during tracheal intubation of intensive care patients with mild-to-moderate hypoxemia. *Crit Care Med*. 2015;43(3):574-583.

21. Vourc'h M, Baud G, Feuillet F, et al. High-flow nasal cannulae versus non-invasive ventilation for preoxygenation of obese patients: the PREOPTIPOP randomized trial. *EClinicalMedicine*. 2019;13:112-119.

22. Frat J-P, Ricard J-D, Quenot J-P, et al. Non-invasive ventilation versus high-flow nasal cannula oxygen therapy with apnoeic oxygenation for preoxygenation before intubation of patients with acute hypoxaemic respiratory failure: a randomised, multicentre, open-label trial. *Lancet Respir Med*. 2019;7(4):303-312.

23. Ramachandran SK, Cosnowski A, Shanks A, Turner CR. Apneic oxygenation during prolonged laryngoscopy in obese patients: a randomized, controlled trial of nasal oxygen administration. *J Clin Anesth*. 2010;22(3):164-168.

24. Sakles JC, Mosier JM, Patanwala AE, Arcaris B, Dicken JM. First pass success without hypoxemia is increased with the use of apneic oxygenation during rapid sequence intubation in the emergency department. *Acad Emerg Med*. 2016;23(6):703-710.

25. Wimalasena Y, Burns B, Reid C, Ware S, Habig K. Apneic oxygenation was associated with decreased desaturation rates during rapid sequence intubation by an Australian helicopter emergency medicine service. *Ann Emerg Med*. 2015;65(4):371-376.

26. Semler MW, Janz DR, Lentz RJ, et al. Randomized trial of apneic oxygenation during endotracheal intubation of the critically ill. *Am J Respir Crit Care Med*. 2016;193(3):273-280.

27. Caputo N, Azan B, Domingues R, et al. Emergency department use of apneic oxygenation versus usual care during rapid sequence intubation: a randomized controlled trial (the ENDAO trial). *Acad Emerg Med*. 2017;24(11):1387-1394.

28. Smith KA, High K, Collins SP, Self WH. A preprocedural checklist improves the safety of emergency department intubation of trauma patients. *Acad Emerg Med*. 2015;22(8):989-992.

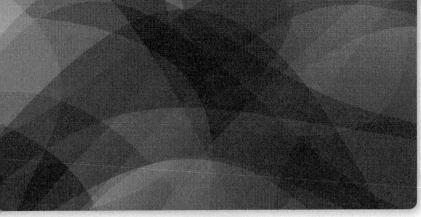

Ventilación con presión positiva no invasiva y oxígeno nasal de alto flujo

Alan C. Heffner

INTRODUCCIÓN

La dificultad respiratoria aguda es una urgencia frecuente, por lo que un conocimiento profundo de las opciones de apoyo respiratorio, tanto invasivas como no invasivas, es esencial para la práctica de la medicina de cuidados intensivos. En este capítulo se tratan las estrategias de apoyo respiratorio no invasivo (ARNI), mientras que el capítulo 10 se centra en la ventilación mecánica tras la intubación traqueal. En la actualidad, el ARNI es un recurso de uso frecuente en la primera línea para la estabilización de muchas afecciones que inducen la insuficiencia respiratoria aguda gracias a la nueva tecnología y la aplicación basada en la evidencia que muestra una mejoría en los resultados de los pacientes, incluyendo la reducción de la tasa de intubación y del tiempo de hospitalización. El ARNI favorece la oxigenación y la ventilación a través de una interfaz no invasiva, con las ventajas añadidas de una mayor comodidad para el paciente y la preservación de su interacción, incluyendo el habla, la deglución y los mecanismos de protección de la vía aérea. En comparación con la asistencia ventilatoria mecánica invasiva, que requiere intubación endotraqueal, los pacientes con ARNI requieren poca o ninguna sedación y se benefician de un menor riesgo de lesión de la vía aérea y de neumonía nosocomial.

TECNOLOGÍA DE APOYO RESPIRATORIO NO INVASIVO

El ARNI se proporciona a través de la ventilación no invasiva con presión positiva (VNIPP) o del oxígeno nasal de alto flujo (ONAF). La mayoría de los ventiladores estándar ofrecen un modo de VNIPP, pero muchos centros utilizan dispositivos específicos de VNIPP con características distintas a las de los ventiladores mecánicos invasivos convencionales. Los ventiladores no invasivos especializados son sistemas portátiles de presión más pequeños con un compresor de aire de tamaño reducido. La mayoría tiene un circuito de una sola extremidad que suministra oxígeno al paciente y permite la espiración. Para evitar la acumulación de dióxido de carbono, el circuito se lava continuamente con oxígeno suplementario durante la fase espiratoria con gas exhalado liberado a través de un puerto de exhalación cerca de la máscara. A diferencia de los ventiladores tradicionales, los dispositivos de VNIPP controlan continuamente las fugas de aire e intentan compensar esta pérdida de volumen. Por ello, las unidades de VNIPP están diseñadas para tolerar cierto grado de fuga de aire y compensarlo manteniendo la presión en la vía aérea.

El ONAF requiere un sistema de cánula nasal de alto flujo específico que facilite flujos muy altos de aire caliente y humidificado. Un mezclador en línea permite una FiO_2 ajustable, y todo el sistema proporciona ciertas características de flujo de aire, dependiendo de la marca, que ofrece beneficios fisiológicos similares a lo de la VNIPP.

El dispositivo que establece el contacto físico entre el paciente y el ventilador se denomina *interfaz*. Las interfaces de la VNIPP vienen en una variedad de formas y tamaños diseñados para cubrir cada fosa nasal, solamente la nariz, la nariz y la boca, toda la cara o ajustadas como un casco. Las interfaces deben seleccionarse en función de la comodidad del paciente y para mantener un buen sellado con una fuga mínima y un espacio muerto limitado. Las interfaces de ONAF dependen de la marca, con algunas cánulas (p. ej., Fisher & Paykel Optiflow®) diseñadas para ocluir las fosas nasales y otras (p. ej., Vapotherm®) diseñadas para proporcionar un flujo de alta velocidad.

MODOS DE VENTILACIÓN MECÁNICA NO INVASIVA

Aunque se puede usar cualquier modo de ventilación para la VNIPP con características que dependen de la selección del modo (*véase* cap. 10), la VNIPP se utiliza con mayor frecuencia en uno de dos formatos:

Presión positiva continua en la vía aérea

El modo de presión positiva continua en la vía aérea (CPAP, *continuous positive airway pressure*) aplica una presión constante en la vía durante todo el ciclo respiratorio. Esto equivale a la presión positiva teleespiratoria (PEEP, *positive end-expiratory pressure*) extrínseca y proporciona una serie de funciones fisiológicas, como el aumento de la presión media de la vía aérea, el reclutamiento alveolar para reducir la fracción de derivación, la atenuación del colapso dinámico de la vía aérea y la reducción del umbral para iniciar el flujo de aire en los pacientes con fisiología pulmonar obstructiva.

Presión positiva binivel en la vía aérea (BiPAP)

La presión positiva binivel o bifásica en la vía aérea (BiPAP, *bilevel positive airway pressure*) es la CPAP con la adición de un apoyo de presión (AP) inspiratoria. La presión durante la fase inspiratoria se denomina *presión positiva inspiratoria de la vía aérea* (IPAP, *inspiratory positive airway pressure*). La IPAP siempre se ajusta más alta que la presión positiva espiratoria de la vía aérea (EPAP, *expiratory positive airway pressure*), por lo general en un mínimo de 5 cmH$_2$O. La diferencia entre los dos ajustes es equivalente a la cantidad de AP proporcionada con cada respiración. La ventaja teórica del soporte inspiratorio por encima de la PEEP es la mejoría del volumen corriente con la reducción del trabajo respiratorio.

Modos espontáneo y espontáneo/temporizado

En el modo espontáneo, la presión de la vía aérea oscila entre una IPAP y una EPAP. El esfuerzo inspiratorio del paciente activa el cambio de EPAP a IPAP. El límite durante la inspiración es el nivel de IPAP establecido. La fase inspiratoria se desactiva y la máquina cambia a EPAP cuando detecta el cese del esfuerzo del paciente, señalado por una disminución del flujo inspiratorio o una vez que se alcanza un tiempo inspiratorio máximo establecido, por ejemplo, 3 s. El volumen corriente varía de una respiración a otra y está determinado por la IPAP, el esfuerzo del paciente y la distensibilidad pulmonar. El trabajo respiratorio del paciente está determinado principalmente por el inicio y el mantenimiento del flujo de aire inspiratorio. El modo espontáneo se basa en el esfuerzo del paciente para activar cada respiración. Por ello, un paciente que respira a baja velocidad puede desarrollar acidosis respiratoria. El modo espontáneo/temporizado (ET) evita esta consecuencia clínica. El desencadenante en el modo ET puede ser el esfuerzo del paciente o un intervalo de tiempo transcurrido que está predeterminado por una tasa de respaldo respiratorio establecida. Si el paciente no inicia una respiración en el intervalo prescrito, se activa la IPAP. En el caso de las respiraciones generadas por la máquina, el ventilador vuelve a realizar ciclos de EPAP basados en un tiempo de inspiración establecido. Para las respiraciones iniciadas por el paciente, el ventilador realiza ciclos como lo haría en el modo espontáneo.

Oxígeno nasal de alto flujo

Los sistemas de ONAF tienen flujos, F$_I$O$_2$ y temperatura ajustables. Todos los sistemas de ONAF permiten calentar y humidificar el aire para mayor comodidad y para evitar la sequedad de las mucosas. Cuanto más altos sean los flujos (40-60 L/min), más volumen pulmonar al final de la espiración se crea, lo que proporciona un efecto similar al de la PEEP que se obtendría con la PEEP/EPAP en la VNIPP. La combinación de flujo y F$_I$O$_2$ favorece la oxigenación, mientras que el propio flujo despeja el espacio muerto y reduce el trabajo respiratorio necesario para los problemas ventilatorios estrictos.

INDICACIONES Y CONTRAINDICACIONES

Las claves para usar de manera satisfactoria el ARNI en caso de urgencia son la selección de los pacientes y una terapia agresiva para revertir la enfermedad que induce la insuficiencia respiratoria. Los candidatos deben estar conscientes, cooperar con el impulso respiratorio preservado y tener capacidad para manejar las secreciones. Los objetivos principales de la VNIPP tienen un proceso de enfermedad que probablemente mejore con rapidez en respuesta al tratamiento médico, como la reagudización de la enfermedad pulmonar obstructiva crónica (EPOC), el asma de moderada a grave y el edema pulmonar agudo. El uso de la VNIPP se ha extendido a otras situaciones respiratorias, como las pruebas de la terapia o la estabilización en preparación para la intubación. Se ha mostrado que el ONAF no es inferior a la VNIPP en los pacientes con exacerbaciones de EPOC y se ha visto su eficacia en los pacientes con insuficiencia respiratoria hipoxémica aguda.

El ARNI está contraindicado en los pacientes con una amenaza inmediata para la vía aérea, incapacidad para colaborar, mal manejo de las secreciones bucales o limitación del impulso respiratorio espontáneo. Los pacientes deben estar conscientes y sin restricciones en su capacidad para quitar la interfaz de la mascarilla para las secreciones o vómitos. Para los pacientes *in extremis* con hipoxemia grave y esfuerzo ventilatorio afectado, por lo general se prefiere el soporte inmediato con bolsa-mascarilla seguido de intubación en lugar de un ensayo de VNIPP, pero destacamos la necesidad del criterio clínico en estas situaciones. Cada vez más, la VNIPP y el ONAF se utilizan para la preoxigenación en preparación para la intubación anticipada. El ONAF también puede emplearse para apoyar la función respiratoria durante una intubación oral despierta.

INICIO DEL APOYO RESPIRATORIO NO INVASIVO

Para el inicio de la CPAP o la BiPAP, se requiere una mascarilla nasal u oronasal. Existen varios tamaños y estilos de mascarilla, por lo que un terapeuta respiratorio debe medir al paciente para garantizar un buen ajuste y sellado. La mascarilla y el proceso de tratamiento deben explicarse al paciente antes de su aplicación. La aceptación por parte del paciente puede mejorar si se le permite sostener la máscara contra su cara, antes de colocar las correas de sujeción.

Los modos de inicio de uso más frecuente comienzan con 3 a 5 cmH$_2$O de CPAP con oxígeno suplementario, según lo determine la oximetría del paciente y la necesidad clínica esperada. Explique al paciente los cambios de presión previstos mientras aumenta consecutivamente la CPAP en incrementos de 2 a 3 cmH$_2$O cada 5 a 10 min o inicie la IPAP para apoyar el esfuerzo respiratorio del paciente. En el caso de la BiPAP, la IPAP suele ser superior a la EPAP en al menos 5 cmH$_2$O. Los ajustes iniciales recomendados para la BiPAP son una IPAP de 8 cmH$_2$O y una EPAP de 3 cmH$_2$O, proporcionando un AP (IPAP menos EPAP) de 5 cmH$_2$O. La EPAP y la IPAP se ajustan para optimizar la asistencia respiratoria en pasos de 3 a 5 cmH$_2$O, permitiendo un breve período de prueba en cada nivel. Del mismo modo, el aumento del volumen corriente se consigue mejor mediante aumentos seriados de la IPAP en incrementos de 3 a 5 cmH$_2$O, manteniendo la EPAP en el nivel objetivo. En general, la EPAP no debe superar los 20 cmH$_2$O.

El mismo abordaje gradual se aplica al inicio del ONAF. Coloque la cánula nasal especializada e introduzca la sensación de alto flujo nasal. Inicie el flujo a 20 L/min y aumente rápidamente a flujos de 30 a 60 L/min, según sea necesario para lograr el efecto fisiológico deseado y de acuerdo con la tolerancia del paciente.

Respuesta a la terapia

El objetivo inmediato del ARNI es mejorar el intercambio gaseoso pulmonar y aliviar la dificultad respiratoria y el trabajo respiratorio. Los pacientes sometidos a ARNI deben ser monitorizados de forma puntual, utilizando parámetros conocidos como la observación clínica del trabajo respiratorio, los signos vitales, la oximetría y la capnografía, junto con la gasometría arterial, según la necesidad. La tolerancia y la mejoría con la VNIPP y el ONAF se reconocen por lo general en la primera hora de aplicación. El tratamiento médico intensivo debe continuar durante el ARNI. Los tratamientos complementarios, incluidos los broncodilatadores inhalados y las mezclas de helio-oxígeno, pueden utilizarse con la VNIPP y el ONAF. Hasta la mitad de los pacientes que se someten a pruebas con ARNI fracasan y requieren intubación endotraqueal. La taquipnea persistente más de 30 respiraciones por minuto, el deterioro del estado neurológico, la edad y la neumonía como causa de la insuficiencia respiratoria son factores bien conocidos que se asocian al fracaso del ARNI. El destete de la VNIPP y del soporte de ONAF se realiza con un abordaje gradual similar al del inicio y la regulación de la terapia. La mejoría clínica y la estabilización deben motivar un ensayo de destete de la terapia e incluso la interrupción a niveles más bajos de soporte respiratorio según se tolere.

CONSEJOS Y ALERTAS

- La selección de pacientes mediante ARNI debe tener en cuenta el estado general del paciente, la tolerancia de la interfaz y la reversibilidad prevista de la lesión subyacente.
- Los pacientes con encefalopatía y protección inadecuada de la vía aérea son malos candidatos para el ARNI, debido al riesgo de broncoaspiración.
- Los pacientes con una vía aérea permeable y un impulso respiratorio preservado, incluso si ese impulso está fallando, pueden ser candidatos para una prueba de ARNI.
- Los pacientes que tienen más probabilidades de responder a la VNIPP y evitar la intubación son aquellos con causas de insuficiencia respiratoria completamente reversibles, como la exacerbación de la EPOC y el edema pulmonar cardiógeno agudo.
- La VNIPP debe venir acompañada de un tratamiento médico agresivo de la afección subyacente (p. ej., vasodilatadores y diuréticos para el edema pulmonar, agonistas adrenérgicos β y aerosoles anticolinérgicos y corticoides para la enfermedad reactiva de la vía aérea).
- Prácticamente todos los ventiladores modernos son capaces de suministrar VNIPP (BiPAP, CPAP) y deberán ser de fácil acceso en el servicio de urgencias u otras áreas de cuidados críticos del hospital.
- Se debe estar preparado para una intubación rápida (es decir, evaluación de la vía aérea difícil completada junto con los fármacos, el equipo y el plan establecido) en caso de que falle el ARNI.
- La respuesta al ARNI por lo general se reconoce entre 30 y 60 min después de su inicio. Se debe considerar la intubación temprana en los pacientes que no mejoren con rapidez, a fin de evitar una intubación de urgencia complicada en medio del deterioro en el ARNI.

INFORMACIÓN BASADA EN LA EVIDENCIA

¿Cuándo es más útil la VNIPP en el manejo de los pacientes del servicio de urgencias (SU)?

La mayoría de los estudios comparan la VNIPP con la atención médica habitual con medidas de resultado favorables de la intubación endotraqueal y la duración de la estancia en la unidad de cuidados intensivos (UCI) y en el hospital. El beneficio en la mortalidad no ha sido corroborado. En algunas series, los pacientes en el SU fueron asistidos con éxito con la VNIPP y evitaron el ingreso en la UCI, con lo que se ahorraron importantes costos sanitarios. El nivel de evidencia más fuerte sustenta el uso de la VNIPP para la reagudización de la EPOC y el edema pulmonar cardiógeno agudo. Los estudios no controlados indican que la VNIPP puede tener éxito en una mayor variedad de pacientes.[1,2]

¿Cuál es el papel del ONAF?

Los estudios realizados hasta la fecha confirman que el ONAF es factible y proporciona una alternativa segura para lograr una oxigenoterapia eficaz y ajustable en la insuficiencia respiratoria aguda hipoxémica.[3,4] La tolerancia del paciente es un beneficio reconocido en comparación con los dispositivos de oxígeno tradicionales, incluida la VNIPP, con datos acumulados que apoyan la reducción de la intubación pero un impacto poco claro en la mortalidad. El ONAF es un complemento natural para optimizar la preoxigenación en los pacientes sometidos a una intubación de urgencia y representa una opción atractiva para reducir la desaturación en los pacientes con insuficiencia respiratoria hipoxémica aguda.[5,6]

Referencias

1. Schnell D, Timsit JF, Darmon M, et al. Noninvasive mechanical ventilation in acute respiratory failure: trends in use and outcomes. *Intensive Care Med.* 2014;40:582-591.
2. Ozyilmaz, E, Ozsancak U, Nava S. Timing of noninvasive ventilation failure: causes, risk factors, and potential remedies. *BMC Pulm Med.* 2014;14:19.
3. Rochwerg B, Granton D, Wang DX, et al. High flow nasal cannula compared to conventional oxygen therapy for acute hypoxemic respiratory failure: a systematic review and meta-analysis. *Intensive Care Med.* 2019;45(5):563-572.
4. Frat JP, Thille AW, Mercat A, et al; FLORALI Study Group; REVA Network. High-flow oxygen through nasal cannula in acute hypoxemic respiratory failure. *N Engl J Med.* 2015;372:2185-2196.
5. Miguel-Montanes R, Hajage D, Messika J, et al. Use of high-flow nasal cannula oxygen therapy to prevent desaturation during tracheal intubation of intensive care patients with mild-to-moderate hypoxemia. *Crit Care Med.* 2015;43(3):574-583.
6. Vourc'h M, Asfar P, Volteau C, et al. High-flow nasal cannula oxygen during endotracheal intubation in hypoxemic patients: a randomized controlled clinical trial. *Intensive Care Med.* 2015;41(9):1538-1548.

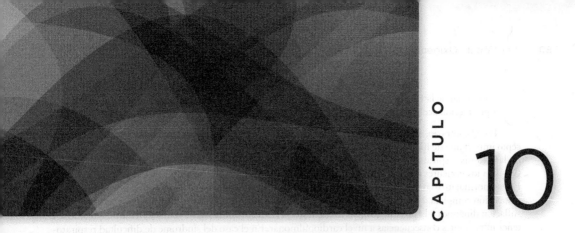

CAPÍTULO 10

Ventilación mecánica

Alan C. Heffner

INTRODUCCIÓN

El inicio y el control de la ventilación mecánica es una habilidad importante para cualquier médico que brinde tratamiento de la vía aérea. Este capítulo se centra en el inicio de una ventilación mecánica invasiva segura y eficaz tras la intubación endotraqueal. El capítulo 9 se centra en la insuficiencia respiratoria que requiere ventilación mecánica no invasiva.

La respiración espontánea introduce aire en los pulmones bajo el gradiente de presión negativo generado por la contracción del diafragma, mientras que la ventilación mecánica aplica presión positiva en la vía aérea para proporcionar el gradiente para el flujo de aire. En cualquier caso, la cantidad de presión negativa o positiva necesaria para suministrar el volumen corriente (VC o V_c) debe superar la resistencia al flujo de aire de la vía aérea artificial y anatómica y distender, o inflar, el pulmón. La ventilación con presión positiva altera claramente la fisiología cardiopulmonar normal en comparación con la respiración espontánea, con efectos diferenciales en el ventrículo izquierdo (por lo general, mejora el rendimiento) y el ventrículo derecho (por lo regular, perjudica el rendimiento). Es importante que, para el manejo de la vía aérea, la transición a la ventilación con presión positiva puede impedir inmediatamente el retorno venoso al corazón y alterar la correspondencia ventilación-perfusión pulmonar.

TERMINOLOGÍA DE LA VENTILACIÓN MECÁNICA

Las siguientes variables son importantes para entender la ventilación mecánica:

- El VC es el volumen de una sola respiración o ciclo respiratorio. Durante la ventilación mecánica, el objetivo contemporáneo habitual del VC es ≤ 8 mL/kg del peso corporal ideal (PCI). Es importante tener en cuenta que el PCI va más en función de la estatura del paciente que del peso o el hábito corporal total. El VC puede reducirse (a ≤ 6 mL/kg del PCI) en las enfermedades que causan consolidación pulmonar unilateral o bilateral (la neumonía y el síndrome de dificultad respiratoria aguda son los ejemplos más frecuentes), a fin de reducir la lesión pulmonar inducida por el ventilador (LPIV) asociada a las presiones excesivas en la vía aérea que arriesgan la sobredistensión de una fracción reducida de unidades pulmonares funcionales.
- Los conductos de la vía aérea no intercambian gases y, por lo tanto, representan un espacio muerto anatómico que representa un volumen fijo de cada VC. Las unidades pulmonares bien aireadas pero mal perfundidas (p. ej., los ápices) representan un espacio muerto fisiológico. El resto del VC participa en el intercambio de gases y constituye la ventilación alveolar (ventilación minuto-espacio muerto). A medida que se reduce el VC, el espacio muerto constituye una parte proporcionalmente mayor de cada respiración. Por ello, es importante ajustar la ventilación minuto mediante el aumento de la frecuencia respiratoria (FR) para equilibrar la disminución de la ventilación alveolar efectiva durante la reducción intencionada del VC.
- La **FR** o **frecuencia** (**f**) es el número de respiraciones por minuto. La FR inicial habitual es de 12 a 18 respiraciones/min en los adultos. Las frecuencias más altas son típicas en los neonatos, lactantes y niños pequeños. Dada nuestra atención a la ventilación con VC bajos, incluso en los pacientes sin lesión pulmonar, la ventilación minuto suele modificarse primero aumentando la FR en lugar del VC. Además de compensar la proporción fija del espacio muerto ya mencionada, el aumento

adicional de la FR también puede utilizarse para compensar la acidosis metabólica y los estados de producción acelerada de CO_2 (p. ej., fiebre/hipertermia, sepsis y estados hipermetabólicos).

Por el contrario, en los pacientes con enfermedad pulmonar aguda grave puede ser necesario un concepto importante de hipercapnia permisiva. La *hipercapnia permisiva* se refiere a la tolerancia intencionada de la acidosis respiratoria, al priorizar la ventilación protectora del pulmón sobre la normalización del CO_2. En los pacientes con fisiología pulmonar obstructiva grave, como una vía aérea reactiva aguda, una FR subnormal (6-10 respiraciones/min si es necesario) da prioridad al tiempo espiratorio adecuado para la exhalación completa del VC, a fin de evitar el aire retenido o «atrapado» y las repercusiones de la hiperinsuflación dinámica y la presión positiva teleespiratoria (PEEP, *positive end-expiratory pressure*), que pueden tener importantes consecuencias a nivel cardiopulmonar. En el caso del síndrome de dificultad respiratoria aguda (SDRA), la hipercapnia permisiva permite una ventilación protectora de los pulmones de baja tensión, sin que se produzcan ciclos respiratorios excesivos ni presiones perjudiciales en la vía aérea.

- **Fracción inspirada de oxígeno (FIO_2):** va desde la concentración de oxígeno en el aire ambiente (0.21 o 21%) hasta la de oxígeno puro (1.0 o 100%). Cuando inicie la ventilación mecánica, comience con una FIO_2 del 100% y redúzcala con base en la monitorización continua de la oximetría de pulso. Durante la enfermedad crítica aguda, el ajuste de la FIO_2 para mantener una $SpO_2 \geq 95\%$ es apropiada para la mayoría de las afecciones. Se debe apuntar a la FIO_2 más baja necesaria para mantener una oxigenación adecuada.
- **Tasa de flujo inspiratorio (TFI):** es la tasa de suministro de VC. En un adulto, la TFI suele fijarse de 40 a 60 L/min. Los casos de enfermedad pulmonar obstructiva pueden requerir que la TFI máxima aumente a 90 L/min, a fin de acortar el tiempo inspiratorio (T_i) y así aumentar el tiempo espiratorio y disminuir el riesgo de hiperinsuflación dinámica. Las TFI más altas generan mayores presiones inspiratorias máximas, sobre todo en circunstancias de alta resistencia de la vía aérea cuando la TFI suele aumentar. Por el contrario, una TFI baja puede contribuir a la falta de flujo cuando el paciente demanda un VC más rápido que el que proporciona el ventilador y es una causa frecuente de disincronía paciente-ventilador.
- **PEEP:** presión estática de la vía aérea que se mantiene durante la espiración y suele fijarse en un mínimo de 5 cmH_2O. La PEEP aumenta el reclutamiento alveolar, la capacidad residual funcional, el volumen pulmonar total y la presión pulmonar e intratorácica. Cuando un paciente no puede alcanzar los objetivos de oxigenación con una $FIO_2 > 50\%$, se suele aumentar la PEEP para elevar la presión media de la vía aérea y mejorar la oxigenación. Sin embargo, una PEEP excesiva puede causar una sobredistensión patológica de las unidades pulmonares sanas, lo que contribuye a un intercambio gaseoso ineficaz, barotraumatismo y LPIV. La presión intratorácica alta también puede comprometer el retorno venoso, con el consiguiente deterioro hemodinámico.
- **Presión inspiratoria máxima (P_{IP}, *peak inspiratory pressure*) y presión de meseta (P_{plat}, *plateau pressure*):** la P_{IP} es la presión máxima de la vía aérea que se alcanza durante el ciclo inspiratorio y es una función de la resistencia en el circuito de la vía aérea (p. ej., circuito del ventilador, tubo endotraqueal) y la vía aérea anatómica, la TFI del ventilador y la distensibilidad pulmonar y extrapulmonar del paciente. La P_{IP} es útil para hacer una evaluación rápida a fin de identificar una presión excesiva en la vía aérea que *pueda* representar un cambio importante en el estado del paciente o un problema del equipo. Las presiones altas en la vía aérea no siempre reflejan una presión alveolar elevada y no deben interpretarse como marcador específico de la sobredistensión alveolar que entraña el riesgo de barotraumatismo y LPIV. La presión alveolar y la evaluación de la distensibilidad pulmonar están mejor representadas por la P_{plat}, medida al final de la inspiración mediante una maniobra de mantenimiento teleinspiratorio del ventilador. La pausa teleinspiratoria permite equilibrar la presión entre el ventilador y las unidades pulmonares para medir la *presión torácica estática*, que refleja tanto la presión alveolar como la distensibilidad extrapulmonar. La P_{plat} se correlaciona con el riesgo de LPIV y las recomendaciones actuales apuntan a una $P_{plat} \leq 30\ cmH_2O$ reduciendo el VC en el contexto de una enfermedad pulmonar parenquimatosa grave.

MODOS DE VENTILACIÓN

Los modos de ventilación mecánica invasiva contemporáneos de uso más frecuente se entienden mejor si se reconocen las diferencias de tres variables: el desencadenante, el límite y el ciclo.

- El *desencadenante* es el evento que inicia la inspiración: el esfuerzo del paciente o la presión positiva iniciada por la máquina.
- El *límite* se refiere al parámetro del flujo de aire que se utiliza para regular la inspiración: la tasa de flujo de aire o la presión de la vía aérea.

- El *ciclo* que termina la inspiración: en los modos de control de asistencia se elige un tiempo inspiratorio determinado, mientras que la reducción del flujo inspiratorio según el esfuerzo del paciente termina el ciclo inspiratorio en el modo de ventilación con soporte de presión (VSP).

Los modos de ventilación más utilizados son los siguientes:

- El **control de asistencia (CA)** es el modo inicial preferido para los pacientes con insuficiencia respiratoria aguda. El modo CA puede orientarse al volumen mediante la administración de un VC establecido en la ventilación con control de volumen (VCV) o regulado por la presión mediante la administración de un VC guiado por una presión de distensión establecida y administrada durante un período determinado en la ventilación con control de presión (VCP). En el modo CA, el ventilador suministra cada respiración en función del desencadenante y termina la inspiración al alcanzar el objetivo de volumen o presión. El médico selecciona la FR, la TFI, la PEEP, la FIO_2 y el VC o la presión de conducción en los ajustes de control de volumen y presión, respectivamente.

  Es importante destacar que el desencadenante que inicia la inspiración es el esfuerzo del paciente o un intervalo de tiempo transcurrido basado en la FR. Cuando se produce cualquiera de estas situaciones, el ventilador suministra el volumen o la presión objetivo. El ventilador sincroniza la FR establecida con los esfuerzos del paciente, y si este respira a la frecuencia establecida o por encima de ella, todas las respiraciones son iniciadas por el paciente. El trabajo de la respiración (TdR) en el modo CA se limita principalmente al esfuerzo del paciente para activar el ventilador y puede modificarse ajustando el umbral de activación.

- La **ventilación obligatoria intermitente sincronizada (SIMV [***synchronized intermittent mandatory ventilation***] con o sin AP)** es como el CA en la mayoría de los aspectos. La SIMV puede estar dirigida al volumen o a la presión; el médico selecciona la FR, la TFI, la PEEP, la FIO_2 y el objetivo de volumen o de presión. Una diferencia importante entre la SIMV y el CA puede llevar a un exceso de TdR del paciente. El desencadenante que inicia la inspiración depende de la FR del paciente en relación con la FR establecida. Cuando el paciente está respirando en o por debajo de la FR establecida, el desencadenante puede ser el esfuerzo del paciente o el tiempo transcurrido. En estos casos, el ventilador funciona como el modo CA. Si el paciente respira por encima de la FR establecida, el ventilador no asiste automáticamente sus esfuerzos. El VC se determina por el esfuerzo y la resistencia al flujo de aire a través del tubo endotraqueal y el circuito del ventilador. En estos casos, el TdR puede ser excesivo.

  La adición de la VSP al modo SIMV proporciona una presión inspiratoria establecida que se aplica durante las respiraciones iniciadas por el paciente, que superan la FR establecida. Una VSP adecuada equilibra la resistencia inherente de las vías aéreas artificiales y apoya la situación fisiológica del paciente para limitar el TdR indebido. Una VSP insuficiente se asocia a una FR alta y una VC baja, también conocida como *respiración rápida y superficial*. La taquipnea sostenida superior a 24 respiraciones/min es un marcador útil para evaluar si el nivel de VSP es apropiado para el estado del paciente. La SIMV no aporta ninguna ventaja clara sobre la ventilación en modo CA. Aunque antes se utilizaba como un modo de destete en el que la frecuencia establecida se reducía progresivamente para permitir que el paciente asumiera un mayor trabajo, la ausencia de una VSP adecuada aumenta mucho el TdR y de manera frecuente es sobrecargado. Los intentos de respiración espontánea mediante VSP, sin SIMV, es el abordaje habitual actual para evaluar la preparación para el destete de la ventilación mecánica.

Ventilación con soporte de presión

El soporte de presión suministra una presión inspiratoria establecida durante cada respiración iniciada por el paciente, como la ventilación de presión positiva no invasiva (p. ej., BiPAP). En el modo VSP, el paciente determina la FR, el inicio y el término de cada respiración. El VC suministrado depende del esfuerzo del paciente y del grado de AP aplicado. Este modo se usa a menudo durante el destete del ventilador y, por lo general, no debe utilizarse como modo inicial tras una intubación de urgencia o en pacientes con riesgo de hipoventilación o apnea, ya que no hay una tasa de respaldo obligatoria o mínima para apoyar al paciente.

ENTREGA DE VOLUMEN CORRIENTE CON VENTILADOR

Ventilación con control de volumen

En este método de entrega de respiración, el operador selecciona el VC de cada respiración. El VC inicial suele fijarse en ≤ 8 mL/kg de PCI. La presión aplicada para suministrar este volumen varía en función de la velocidad de flujo seleccionada, la resistencia del circuito de la vía aérea y los pulmones, así como la

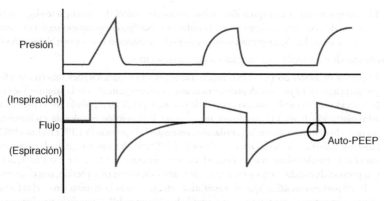

Figura 10-1. **Ventilación con control de volumen (VCV).** El trazado inferior muestra primero una forma de onda de flujo cuadrada, seguida de una forma de onda de desaceleración. Obsérvese que la presión máxima generada por la forma de onda cuadrada supera la de la forma de onda de desaceleración. La tercera forma de onda muestra el inicio de la respiración antes de que el flujo espiratorio llegue a cero. Este es un ejemplo de presión positiva intermitente que conduce a la hiperinsuflación dinámica y a la presión positiva teleespiratoria (PEEP).

distensibilidad de los pulmones y el tórax. Las variables dependientes de la presión del aire (P_{IP} y P_{plat}) se controlan para confirmar que la ventilación sea segura y adecuada (**fig. 10-1**).

Ventilación con control de presión

Por el contrario, la VCP proporciona una presión de distensión de la vía aérea establecida durante un T_i seleccionado, con el VC monitorizado como variable dependiente. Se espera una variación del VC de una respiración a otra debido a la resistencia de la vía aérea, la distensibilidad pulmonar y el esfuerzo del paciente, pero la configuración de la VCP debe ajustarse para cumplir el objetivo establecido de ≤ 8 mL/kg de PCI.

Con los modos dirigidos a la presión, el flujo máximo de la respiración corriente administrada y la forma de la onda de flujo varían según las características de la vía aérea y los pulmones. Al principio de la inspiración, el ventilador genera un flujo lo suficientemente rápido como para alcanzar la presión preestablecida y, a continuación, altera en automático el flujo para mantenerse a esa presión y se desconecta al final del T_i predeterminado. La forma de onda de flujo creada por este método es un patrón de desaceleración (**fig. 10-2**). Un cociente normal entre la inspiración y la espiración (I:E) es de 1:2. Si la FR es de 10 respiraciones/min distribuidas uniformemente en 1 min, cada ciclo de inspiración y espiración es de 6 s. Con un cociente I:E de 1:2, la inspiración es de 2 s y la espiración de 4 s.

El cociente I:E describe las duraciones relativas de cada porción del ciclo respiratorio. El cociente I:E normal es de 1:2, y este es un punto de partida típico para los ajustes del ventilador. La necesidad más frecuente de un ajuste temprano del cociente I:E es en situaciones de enfermedad pulmonar obstructiva grave. Las formas de onda de presión y flujo en el monitor del ventilador permiten reconocer el flujo

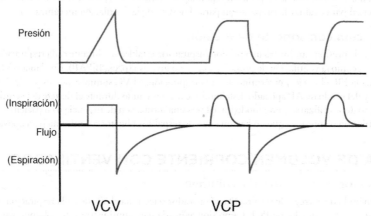

Figura 10-2. **Ventilación con control de presión (VCP).** Estas formas de onda muestran las diferentes características de la forma de onda entre la ventilación con control de volumen (VCV) y la VCP. Tenga en cuenta que la VCP genera presiones máximas más bajas que la VCV.

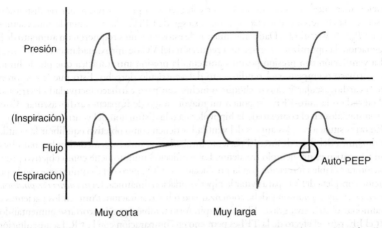

Figura 10-3. **Ventilación con control de presión y cociente inspiración-espiración (I:E).**

teleespiratorio. El flujo teleespiratorio terminal debe acercarse a cero para confirmar que la espiración sea completa y evitar así el volumen intratorácico retenido del VC anterior. Las pequeñas fracciones del VC retenido agravadas por la frecuencia del ventilador conducen a una hiperinsuflación dinámica, con consecuencias de aumento de la presión intratorácica, conocidas como *auto-PEEP*, que afectan el retorno venoso y la mecánica ventilatoria y suponen un riesgo de barotraumatismo (**fig. 10**-3). Por el contrario, un T_i demasiado breve puede conducir a una baja del VC y a la hipoventilación.

INICIO DE LA VENTILACIÓN MECÁNICA

El paciente que respira espontáneamente posee una compleja serie de circuitos de retroalimentación fisiológica que controlan el volumen de gas que entra y sale de los pulmones cada minuto (ventilación minuto). Determinan automáticamente la FR y el volumen de cada respiración necesarios para efectuar el intercambio de gases y mantener la homeostasis. Los pacientes dependientes de ventilador no tienen este tipo de autocontrol y deben confiar en los ajustes individualizados del ventilador para satisfacer sus necesidades fisiológicas. En el pasado, esto requería de gasometrías sanguíneas frecuentes. Ahora, confiamos más en las técnicas no invasivas, como la pulsioximetría con o sin monitorización del CO_2 telerrespiratorio ($ETCO_2$).

La ventilación necesaria para eliminar el CO_2 producido por el metabolismo y entregado a los pulmones por el sistema circulatorio se mide por lo general como ventilación minuto o volumen minuto. El volumen minuto se aproxima a 100 mL/kg, bajo un metabolismo normal. Los pacientes hipermetabólicos y febriles pueden producir hasta un 25% más de CO_2 en comparación con el estado normal de reposo; la ventilación minuto debe aumentar proporcionalmente para compensar esta mayor producción.

En el **cuadro 10**-1 se muestran los ajustes iniciales del ventilador recomendados para los pacientes adultos. Para la mayoría de los pacientes, esta fórmula produce un intercambio de gases razonable para ofrecer una oxigenación y ventilación adecuadas. Los componentes de la ventilación minuto (VC y FR) pueden ser manipulados para proporcionar un volumen minuto más detallado basado en el análisis de los gases sanguíneos. Si se necesita un VC más pequeño, puede ser necesario un aumento compensatorio de la FR. Aunque la mayor parte de la ventilación mecánica puede ajustarse mediante medidas no invasivas usando la saturación de oxígeno por oximetría de pulso y el $ETCO_2$, recomendamos una gasometría inicial para evaluar la idoneidad de los ajustes iniciales del ventilador y la precisión de la monitorización del $ETCO_2$.

La sobredistensión alveolar y la presión elevada en la vía aérea suponen un riesgo de LPIV durante la ventilación mecánica, por lo que el VC inicial recomendado es $\leq$ 8 mL/kg del PCI. Para los pacientes con consolidación pulmonar (p. ej., neumonía, SDRA), la tarea más difícil para la optimización de la

CUADRO 10-1	**Ajustes iniciales del ventilador recomendados para pacientes adultos** (*véase* el texto para las abreviaturas)
• Modo	Modo de control de asistencia (CA) a ajuste de control por volumen (CV)
• Volumen corriente	7 mL/kg peso corporal ideal
• Frecuencia	10-14 respiraciones/min
• FiO_2	1.0
• PEEP	5.0 cmH$_2$O
• TFI	60 L/min

ventilación mecánica es equilibrar el VC, el volumen y la presión pulmonar de distensión. La presión de meseta en la vía aérea se correlaciona con el riesgo de LPIV, y las recomendaciones actuales apuntan a mantener $P_{plat} \leq 30$ cmH$_2$O. Dado que muchos de estos pacientes requieren un aumento de la PEEP para la oxigenación, la optimización exige una reducción del VC de aproximadamente 5 a 7 mL/kg de PCI.

La ventilación con presión positiva aumenta la presión intratorácica que puede limitar el retorno venoso cardíaco o empeorar el rendimiento del ventrículo derecho. Esto puede comprometer el rendimiento cardiovascular y causar choque o incluso un paro cardíaco (actividad eléctrica sin pulso). La PEEP elevada o la auto-PEEP suponen un mayor riesgo de impacto cardiovascular. Estos efectos son más pronunciados en el contexto de la hipovolemia o la disfunción del ventrículo derecho.

En otras situaciones, los ajustes del ventilador tienen como objetivo equilibrar la ventilación minuto con la dinámica del flujo de aire. El paciente intubado con una enfermedad pulmonar obstructiva como el estado asmático es un ejemplo frecuente. La ventilación minuto tiene como objetivo proporcionar una ventilación razonable en relación con la producción de CO$_2$, pero debe equilibrarse con la prioridad de la exhalación completa del VC para evitar la hiperinsuflación dinámica. La *frecuencia respiratoria es la que más influye en el tiempo espiratorio* y debe comenzar con 6 u 8 respiraciones/min en los pacientes con enfermedad pulmonar obstructiva grave. El ciclo inspiratorio también puede acortarse aumentando la TFI para alargar el I:E, pero el efecto de la TFI es pequeño en comparación con la FR. La auscultación del tórax es un medio rápido para aclarar si el inicio del siguiente VC del ventilador se produce antes de la exhalación completa (que se manifiesta típicamente como sibilancias persistentes). La exhalación incompleta, con frecuencia denominada *presión positiva intermitente* (*breath stacking*), conduce a la hiperinsuflación dinámica. El gráfico de flujo-tiempo de los ventiladores modernos es útil, ya que el retorno al flujo cero con cada ciclo respiratorio ayuda a confirmar un período de exhalación adecuado. Sin embargo, incluso esto es una perspectiva incompleta porque las presiones y el flujo se miden en la apertura de la vía aérea. Las vías aéreas pequeñas con obstrucción completa en la exhalación no se verán en las formas de onda del ventilador.

En casos extremos, se realiza una hipoventilación deliberada para evitar la hiperinsuflación dinámica y la alta presión intratorácica que puede llevar a un compromiso cardiovascular por el limitado retorno venoso. Esta hipercapnia permisiva (acidosis respiratoria con pH > 7.20) es el costo esperado de una estrategia de ventilación minuto baja. Las consideraciones relativas al equipo también pueden contribuir a la obstrucción del flujo de aire y merecen una atención especial (**cuadro 10-2**).

CUADRO 10-2   **Recomendaciones para la ventilación mecánica en pacientes adultos con fisiología pulmonar obstructiva**

- Establezca la frecuencia respiratoria inicial en 8 respiraciones/min
- Establezca el volumen corriente inicial en 7 mL/kg del peso corporal ideal
- Utilice la auscultación clínica y los gráficos de flujo-tiempo del ventilador para confirmar el cese del flujo de aire antes del siguiente inicio de la respiración

---

CONSEJOS Y ALERTAS

- Revise las características y los gráficos de los ventiladores disponibles en su institución con un terapeuta respiratorio (TR). Asegúrese de que sus TR estén familiarizados con el protocolo ARDSnet, las mediciones de la presión de meseta y el concepto de hipercapnia permisiva.
- Cuando un paciente empeora, debe saber cómo desconectarlo del ventilador y reanudar la ventilación manual con bolsa si es necesario. Aprenda a poner el ventilador en modo de espera y a silenciar las alarmas. Estos pasos preservarán la calma hasta que un TR u otra ayuda pueda responder. La ventilación manual con bolsa se ocupa eficazmente del mal funcionamiento temporal del ventilador y proporciona información inmediata sobre la resistencia y la distensibilidad de las vías aéreas, pulmonares y torácicas. Cuando utilice la ventilación manual con bolsa, asegúrese de utilizar una válvula de PEEP y tenga en cuenta los grandes volúmenes corriente que suministra la bolsa (a menudo 1 L o más).
- Comprenda las características típicas de resistencia y distensibilidad de diversos trastornos respiratorios. Esta información puede ayudar a predecir los ajustes y medidas específicos del VC y la FR para los ajustes iniciales del ventilador.
- Use el CA como modo de ventilación principal tras la intubación. Este modo proporciona un apoyo completo para los pacientes con riesgo de hipoventilación y evita el trabajo de la respiración innecesario para los que activan el ventilador. La VCV es más intuitiva para muchos médicos y es nuestro modo inicial recomendado.

INFORMACIÓN BASADA EN LA EVIDENCIA

Explique el concepto de hipercapnia permisiva en el broncoespasmo agudo.

Todos los pacientes son capaces de atrapar el aire inspirado si el período espiratorio es inadecuado. Los pacientes con fisiología pulmonar obstructiva son especialmente vulnerables dado el período prolongado necesario para la exhalación completa del VC. La maximización del período espiratorio mediante modificaciones del ventilador (es decir, FR baja, VC normal, TFI rápida) puede requerir el sacrificio de la ventilación minuto para evitar la hiperinsuflación dinámica. La hipercapnia permisiva es la técnica de hipoventilación intencional con tolerancia a la acidosis respiratoria hasta que el broncoespasmo responda al tratamiento. La acidemia de moderada a grave (pH $>$ 7.20) se tolera bien. A menudo se requiere el bloqueo neuromuscular para inhibir el esfuerzo respiratorio del paciente y evitar que se active el ventilador en esta situación. La P_{IP} supranormal es frecuente incluso con los ajustes adecuados debido a la alta resistencia de la vía aérea, pero esta presión se disipa en la vía. La confirmación de una P_{plat} normal muestra una presión de distensión alveolar segura.

¿Cuál es la lesión pulmonar inducida por el ventilador en el síndrome de dificultad respiratoria aguda?

La ventilación mecánica contemporánea pretende reducir la LPIV inducida por la sobredistensión pulmonar, incluso en los pacientes sin enfermedad pulmonar. Las presiones inspiratorias altas en la vía aérea se asocian a resultados adversos; un VC bajo ($\leq$ 8 mL/kg de PCI) reduce la mortalidad y los días de ventilación en los pacientes con SDRA.[1] Al reconocer que el VC se distribuye predominantemente a los alvéolos sanos y permeables, un VC más bajo evita la lesión por sobredistensión de las unidades pulmonares funcionales. La P_{plat} (objetivo $\leq$ 30 cmH$_2$O) se utiliza como medida sustitutiva de la distensibilidad pulmonar para individualizar la reducción adecuada del VC. Puede ser necesaria una mayor reducción del VC (5-6 mL/kg de PCI) para disminuir la presión de distensión y cumplir este objetivo en los pacientes con enfermedad pulmonar grave.

El bloqueo neuromuscular temprano suele mejorar el intercambio gaseoso en los pacientes con enfermedad pulmonar grave, quizás a través de la eliminación de las demandas metabólicas del esfuerzo respiratorio y la disincronía paciente-ventilador. La parálisis continua temprana puede reducir la mortalidad en los pacientes con SDRA grave (definida por una presión parcial de oxígeno arterial [PaO$_2$]/FiO$_2$ $<$ 150).[2] La atención para mantener una sedación adecuada bajo la influencia del bloqueo neuromuscular es esencial para evitar que el paciente esté consciente.

Referencias

1. The Acute Respiratory Distress Syndrome Network, Brower RG, Matthay MA, et al. Ventilation with lower tidal volumes as compared with traditional tidal volumes for acute lung injury and the acute respiratory distress syndrome. *N Engl J Med*. 2000;342:1301-1308.

2. Papazian L, Forem JM, Gacouin A, et al. Neuromuscular blockers in early acute respiratory distress syndrome. *N Engl J Med*. 2010;363:1107-1116.

Control del oxígeno y del dióxido de carbono

Robert F. Reardon

Brian E. Driver

OXIMETRÍA DE PULSO

La cantidad de oxígeno unido de forma reversible a la hemoglobina en la sangre arterial, conocida como *saturación de hemoglobina* (SaO_2), es un elemento fundamental del suministro de oxígeno sistémico. La detección clínica de la hipoxemia mediante la exploración física por sí sola es poco fiable. La oximetría de pulso (SpO_2) permite la medición continua, no invasiva y en tiempo real de la saturación de oxígeno arterial a pie de cama. La interpretación fiable de la información proporcionada por estos dispositivos requiere conocer su tecnología y sus limitaciones.

Principios de medición

La pulsioximetría se basa en el principio de la espectroscopia, que es el método de análisis de las propiedades físico-químicas de la materia basado en sus características únicas de absorción de la luz. En el caso de la sangre, la absorción de la luz transmitida depende de la concentración de especies de hemoglobina. La hemoglobina oxigenada absorbe más luz infrarroja y deja pasar más luz roja que la desoxigenada.

Los oxímetros constan de una fuente de luz, un fotodetector y un microprocesador. Los diodos emisores de luz (LED) emiten señales de alta frecuencia en las longitudes de onda de 660 nm (rojo) y 940 nm (infrarrojo). Cuando se coloca para atravesar o reflejar la luz de un lecho vascular cutáneo, el fotodetector opuesto mide la intensidad de la luz de cada señal transmitida. El procesamiento de las señales aprovecha la naturaleza pulsátil de la sangre arterial para aislar la saturación arterial. El microprocesador promedia estos datos a lo largo de varios ciclos de pulso y compara la absorción medida con una curva establecida de referencia para determinar la saturación de hemoglobina, que se muestra como un porcentaje de oxihemoglobina (SpO_2). La correlación de la SpO_2 y la SaO_2 varía según el fabricante; muestra una alta precisión ($\pm 2\%$) dentro del rango fisiológico y las circunstancias normales, pero hay disparidades entre las razas, ya que la tez más oscura tiene valores de SpO_2 ligeramente más bajos, en promedio.

Se prefieren las localizaciones anatómicas con alta densidad vascular para la colocación de la sonda, y en la práctica clínica se utilizan dos técnicas de oximetría. La primera, la oximetría de transmisión, despliega el LED y el fotodetector en lados opuestos de un lecho tisular (p. ej., el dedo, la nariz o el lóbulo de la oreja) de manera que la señal debe atravesar el tejido. La segunda, la oximetría de reflectancia, coloca el LED y el fotodetector uno al lado del otro en una única superficie y puede colocarse en lugares anatómicos sin lecho vascular interpuesto (p. ej., la frente). Esto facilita la colocación de un sensor más proximal con un mejor tiempo de respuesta en relación con la SaO_2 del centro del cuerpo.

Indicaciones

La pulsioximetría proporciona datos fisiológicos importantes en tiempo real y es la medida no invasiva establecida de la saturación de la hemoglobina arterial, ampliamente considerada una constante vital típica del paciente. La monitorización continua está indicada para cualquier paciente en riesgo o en medio de una descompensación cardiopulmonar aguda. La oximetría continua fiable es obligatoria para los pacientes que requieren del manejo de la vía aérea y debería ser un componente en cada lista de verificación previa a la intubación. Si se coloca en una extremidad, la sonda se coloca preferentemente en el lado opuesto del manguito de presión arterial para evitar interrupciones en las lecturas de SpO_2 durante los ciclos del manguito.

Limitaciones y precauciones

Los pulsioxímetros tienen varias limitaciones fisiológicas y técnicas importantes que influyen en el uso y la interpretación a pie de cama (**tabla 11-1**).

Fiabilidad de la señal

Una oximetría de pulso adecuada requiere la detección del pulso para distinguir la absorción de luz de la sangre arterial en relación con el fondo de otros tejidos. La circulación periférica anómala como consecuencia de choque, bradicardia, vasoconstricción o hipotermia puede impedir la detección del flujo pulsátil. La visualización en el monitor de la frecuencia cardíaca y la forma de onda pletismográfica confirma la sensibilidad arterial; la SpO_2 debe considerarse inexacta a menos que sea corroborada por estos marcadores. La amplitud variable del pulso se reconoce fácilmente en el monitor y representa la medida de la pulsatilidad arterial en el lecho vascular muestreado. La cuantificación en forma de índice de perfusión (la relación entre el flujo pulsátil y el no pulsátil) se está incorporando a algunos programas informáticos para verificar la fiabilidad de la señal y calibrar el flujo microvascular.

Incluso con la detección de la señal verificada, el sesgo de la medición limita la fiabilidad de la SpO_2 en los extremos fisiológicos. La fiabilidad se ve afectada con la hipotensión progresiva con presiones sanguíneas sistólicas inferiores a 80 mmHg. En estos pacientes, por lo general, las lecturas subestiman la verdadera SaO_2. La hipoxemia grave con $SaO_2 < 75\%$ también se asocia a un mayor error de medición, ya que las comparaciones con los estándares de referencia son limitadas por debajo de este valor. Sin embargo, los pacientes con este grado de hipoxemia suelen recibir una intervención maximizada; la discriminación más estrecha en este rango rara vez ofrece nueva información que cambie el tratamiento.

TABLA 11-1	Etiología y ejemplos de oximetría de pulso poco fiable
Causa	**Ejemplos**
Ubicación de los sensores	Enfermedad crítica (lo mejor es la sonda frontal)
	Exposición a la luz externa
Artefacto de movimiento	Ejercicio
	Reanimación cardiopulmonar (RCP)
	Convulsión
	Escalofríos/temblores
	Transporte prehospitalario
Degradación de la señal	Hipotermia
	Hipotensión/choque
	Hipoperfusión
	Vasoconstricción
	Esmalte de uñas/uñas postizas
Rango fisiológico	Cada vez más inexacto cuando la presión arterial sistólica es inferior a 80 mmHg
	Cada vez más inexacto cuando la $SaO_2 < 75\%$
	Anemia grave
	Anemia de células falciformes
Dishemoglobinemia	Carboxihemoglobina (CO-Hb) (sobreestima la SpO_2)
	Metahemoglobina (Met-Hb) (respuesta variable)
Tinte intravenoso	Azul de metileno
	Verde de indocianina

Hay una serie de factores físicos que afectan la precisión de la pulsioximetría. La fiabilidad de la señal se ve influida por la exposición del sensor a la luz externa, el movimiento excesivo, las uñas postizas, el esmalte de uñas, los tintes intravenosos, la anemia grave y las especies anómalas de hemoglobina. La colocación cuidadosa de la sonda y la protección de la sonda frente a la luz externa deben ser de rutina. El calentamiento superficial de las extremidades puede mejorar la perfusión local para permitir la detección del pulso arterial, pero la precisión de la SpO_2 mediante esta técnica no está confirmada.

Las dishemoglobinemias, como la carboxihemoglobina (CO-Hb) y la metahemoglobina (met-Hb), absorben la luz a diferentes longitudes de onda y pueden afectar la precisión de las lecturas de oximetría. Los cooxímetros (y algunos oxímetros de pulso de nueva generación) utilizan cuatro longitudes de onda de estímulo luminoso para discriminar selectivamente estas especies. No obstante, la absorción de CO-Hb es cercana a la de la oxihemoglobina, de modo que la mayoría de los pulsioxímetros convencionales suman su medición y dan lecturas de SpO_2 artificialmente altas. La met-Hb produce un error variable, dependiendo de los niveles reales de oxi- y met-Hb. En general, la SpO_2 se aproxima al 85% en la toxicidad grave.

Tiempo de respuesta

Las lecturas de oximetría de pulso se retrasan con respecto al estado fisiológico del paciente; el promedio de la señal de 4 a 20 s es típico de la mayoría de los monitores. El retraso debido a la ubicación anatómica del sensor y el rendimiento cardíaco anómalo agravan el retraso en relación con la SaO_2 central. Las sondas de la frente y la oreja están más cerca del corazón y responden más rápidamente que las sondas de las extremidades distales. La diferencia de respuesta en comparación con la SaO_2 central también se ve agravada por la hipoxemia (es decir, el inicio en la parte empinada de la curva de disociación de la oxihemoglobina) y la circulación periférica más lenta, como los estados de bajo gasto cardíaco. Por ello, las sondas de reflectancia de la frente suelen ser las preferidas en los pacientes en estado crítico. Todos estos retrasos en la respuesta adquieren mayor importancia clínica durante la desaturación rápida de oxígeno que puede producirse durante el manejo de la vía aérea. Esta es la base de nuestra recomendación general de abortar la mayoría de los intentos de intubación cuando la SpO_2 cae por debajo del 93%.

Apreciación fisiológica y limitaciones

La saturación de la hemoglobina es solo una evaluación de la oxigenación sistémica. Aunque la monitorización es continua, la SpO_2 proporciona información en tiempo real sobre la saturación de la hemoglobina arterial, pero no permite conocer realmente la oxigenación sistémica y la reserva respiratoria. El conocimiento del contexto fisiológico de la oximetría es fundamental para hacer una interpretación adecuada y ayuda a estimar la reserva cardiopulmonar del paciente para la planificación y ejecución de un plan de manejo de la vía aérea.

La oximetría mide la saturación de la hemoglobina arterial, pero no la tensión arterial de oxígeno ni el contenido de oxígeno de la sangre. La curva de disociación de la oxihemoglobina (*véase* cap. 20) describe la relación entre la presión parcial arterial de oxígeno (PaO_2) y la saturación (SaO_2). Su forma sigmoidea depende de la variación de la afinidad de la hemoglobina con la unión sucesiva del oxígeno. Es importante señalar que los valores normales de SpO_2 se correlacionan mal con la PaO_2 cuando el paciente respira oxígeno suplementario. La SpO_2 normal se asocia a un amplio rango de PaO_2 (80-400 mmHg), que incluye dos extremos de reserva de oxígeno. Por lo tanto, la oximetría es insensible a la hora de detectar una disminución significativa de la reserva de oxígeno en los pacientes con una PaO_2 basal elevada. La correlación se establece en el rango hipoxémico en y por debajo del punto de inflexión superior de la curva de oxihemoglobina (PaO_2 ~60 mmHg que se aproxima la SaO_2 al 90% a pH normal), donde la desaturación es rápida con la disminución de la PaO_2. Aunque obtener una gasometría arterial (GSA) antes de la intubación urgente suele ser difícil desde el punto de vista técnico y logístico y nunca debe priorizarse sobre otros pasos preparatorios, puede ser útil a la hora de desarrollar una estrategia de intubación (es decir, decidir entre proceder a una secuencia de intubación rápida [SIR] o a una intubación con el paciente despierto) en los pacientes con insuficiencia respiratoria hipoxémica. Una PaO_2 baja, incluso con una SpO_2 aceptable mientras se preoxigena con oxígeno a velocidad de lavado o presión positiva teleespiratoria (PEEP, *positive end-expiratory pressure*), indica una fracción de derivación muy alta; el tiempo de apnea segura puede ser mínimo o inexistente tras administrar medicamentos para la SIR (*véase* cap. 3).

La saturación de hemoglobina también debe interpretarse en el contexto de la fracción inspirada de oxígeno (FiO_2) para proporcionar información sobre el intercambio de gases y la reserva fisiológica. La simple observación a pie de cama permite una evaluación cualitativa. Se recomienda un cálculo más formal del cociente SpO_2/FiO_2 (SF) si las circunstancias clínicas lo permiten. Por las mismas razones comentadas anteriormente, el cociente SF se correlaciona con el cociente PaO_2/FiO_2 (PF) en el rango hipoxémico (SpO_2 <90%) pero no en el rango normal, y da una estimación de la derivación del paciente (cuánto del oxígeno suplementario externo no se interpone con el flujo sanguíneo). Por ello, la observación del estado del paciente antes de la intensificación del oxígeno suplementario o de la preoxigenación proporciona más información sobre el estado fisiológico. La interpretación correcta de la SpO_2 en relación con la FiO_2 también es importante para evaluar el fracaso de la ventilación no invasiva. La hipoxemia previa a la intubación a pesar de la suplementación máxima de oxígeno o la necesidad de aumentar el oxígeno por encima de la $FiO_2 > 70\%$ para mantener una saturación de oxígeno normal deja un escaso margen de reserva fisiológica para la preoxigenación y la ejecución de una intubación endotraqueal segura y sin complicaciones.

Aunque la PaO_2 (con o sin el cálculo consciente del cociente PF) es un indicador tradicional y fiable del intercambio gaseoso pulmonar y de la reserva, la medición de la PaO_2 mediante la toma de muestras para GSA antes del manejo de la vía aérea no suele ser útil a menos que el paciente tenga una hipoxemia grave o resistente (*véase* cap. 3). El objetivo de aumentar al máximo la preoxigenación en todos los pacientes supera esta estrategia. En cambio, el conocimiento de estos principios y relaciones permite comprender los acontecimientos fisiológicos y la falibilidad de la tecnología actual durante el tratamiento de la enfermedad crítica.

El contexto del rendimiento cardíaco también es fundamental para la interpretación de los datos de oximetría. Aunque la hemoglobina saturada representa la mayor parte del contenido de oxígeno en la sangre, el suministro sistémico de oxígeno está regulado en gran medida por el rendimiento cardíaco y puede verse limitado por este. En relación con el manejo de la vía aérea, debe preverse una desaturación rápida y una respuesta retardada a la oxigenación pulmonar en el contexto de un bajo gasto cardíaco.

Por último, la saturación de oxígeno es un indicador poco fiable de la ventilación, la cantidad de CO_2 arterial ($PaCO_2$) y el estado ácido-base. Una saturación arterial normal no asegura una ventilación adecuada. La oxigenación suele ser adecuada con un volumen mínimo de intercambio de gases, mientras que la eliminación de dióxido de carbono (CO_2) depende de la ventilación pulmonar. El análisis de la GSA es el medio tradicional para medir la $PaCO_2$, pero la monitorización no invasiva del CO_2 proporciona información adicional.

MONITORIZACIÓN DE O_2 AL FINAL DE LA ESPIRACIÓN

Los médicos pueden controlar la eficacia de la preoxigenación midiendo el oxígeno teleespiratorio (ETO_2, *end-tidal oxygen*), la concentración de oxígeno al final de una respiración exhalada. La ETO_2 se mide de forma muy parecida a la del CO_2 teleespiratorio ($ETCO_2$, *end-tidal CO_2*) y requiere un módulo independiente que se conecta al monitor de signos vitales. Para los pacientes no intubados, puede utilizarse una cánula nasal especial con una vía de muestreo para medir el ETO_2. En el caso de los pacientes intubados o si se usa una bolsa-válvula-mascarilla o ventilación no invasiva con presión positiva para la preoxigenación, también existe la opción de colocar la vía de muestreo alineada con la bolsa o la máquina. Algunas máquinas solamente muestran valores numéricos de ETO_2; otras presentan una forma de onda continua.

El ETO_2 máximo alcanzable está entre el 85% y el 90%, y en circunstancias ideales el ETO_2 medido refleja la concentración de oxígeno alveolar. Por lo tanto, si se utiliza el ETO_2 para guiar la preoxigenación, el médico debe intentar alcanzar un valor $> 85\%$. Se han realizado dos pequeños estudios basados en los servicios de urgencias (SU) sobre el uso de ETO_2. En particular, si se comparan los períodos en los que los médicos han tenido acceso a la información del ETO_2 con los que no, los pacientes tenían valores de ETO_2 más altos antes de la intubación y presentaban desaturaciones de oxígeno menos frecuentes durante la intubación. Esto indica que el ETO_2 puede servir para evaluar la eficacia de la preoxigenación, en especial cuando se usa una bolsa-válvula-mascarilla. Los métodos habituales para mejorar la preoxigenación si no se puede alcanzar un valor de $ETO_2 > 85\%$ incluyen mejorar el sellado de la mascarilla (si se emplea un dispositivo de bolsa-válvula-mascarilla), aumentar la duración de la preoxigenación, incrementar el flujo de oxígeno (si se usa una mascarilla sin reciclado) y, con menor frecuencia, cambiar de una mascarilla sin reciclado a una con válvula de bolsa. Cabe destacar que solo dos tercios de los pacientes lograron un $ETO_2 > 85\%$ cuando el médico tuvo acceso a la información, a pesar de estos cambios en la preoxigenación.

Sin embargo, el uso del ETO_2 tiene limitaciones importantes. Hay muchos escenarios posibles en los que el ETO_2 medido será $> 85\%$ mientras el paciente tiene una preoxigenación inadecuada. Si el paciente está apneico o respira volúmenes corriente pequeños, el monitor detectará sobre todo la entrada de oxígeno y no el contenido real de oxígeno alveolar. Del mismo modo, si se utiliza una bolsa-válvula-mascarilla pero hay una gran fuga en la mascarilla, de modo que el paciente inhala y exhala principalmente aire ambiente, el puerto de flujo lateral detectará la entrada de oxígeno fresco en lugar de la respiración real exhalada. El médico atento reconocerá estos problemas a partir de la simple observación del paciente, pero estos ejemplos sirven para recordar que hay que utilizar la tecnología como complemento del criterio clínico y no para sustituirlo.

MONITORIZACIÓN DE CO_2 AL FINAL DE LA ESPIRACIÓN

El CO_2 es un subproducto normal del metabolismo sistémico. La cantidad de CO_2 espirado depende de tres factores: la producción metabólica, el retorno venoso y la circulación pulmonar para llevar el CO_2 a los pulmones (espacio muerto) y la ventilación alveolar. Por lo tanto, la capnografía permite conocer estos factores. El corolario es que la interpretación del CO_2 exhalado no siempre es sencilla como consecuencia de su dependencia a estas funciones.

Fundamentos de la monitorización del CO_2

Los monitores de CO_2 miden la presión parcial de CO_2 (en mmHg) en el gas espirado. Existen diversos métodos y dispositivos. Los monitores colorimétricos cualitativos (o semicuantitativos) simplemente detectan el CO_2 espirado por encima de una concentración umbral. Los dispositivos cuantitativos incluyen capnómetros sin y con forma de onda, que muestran la presión parcial de CO_2 en cada respiración. Cuando se mide al final de la espiración, se denomina *ETCO$_2$*, que puede aproximarse al CO_2 alveolar. Los capnógrafos con forma de onda muestran una forma de onda continua, que representa la concentración de CO_2 exhalado a lo largo del tiempo y, por lo tanto, proporcionan los datos más completos sobre la ventilación, el metabolismo y la perfusión.

Detectores colorimétricos de CO_2

Los detectores colorimétricos de CO_2 utilizan papel de filtro sensible al pH impregnado de metacresol púrpura, que cambia de color de púrpura (< 4 mmHg de CO_2) a naranja (4-15 mmHg de CO_2) a amarillo (> 20 mmHg de CO_2), dependiendo de la concentración de CO_2 exhalado. El indicador, alojado en una carcasa de plástico, suele interponerse entre el tubo endotraqueal y la bolsa del ventilador. Los detectores colorimétricos cualitativos son económicos y fáciles de usar, lo que los convierte en una excelente opción para confirmar la colocación del tubo traqueal. Una limitación importante de los detectores colorimétricos cualitativos es que tienen una tasa de falsos negativos del 25% (es decir, no hay cambio de color con una intubación correcta) en el contexto de un paro cardíaco (por lo general prolongado) que resulta de la ausencia de distribución circulatoria del CO_2 a los pulmones.

Monitores cuantitativos de CO_2

Los monitores cuantitativos incluyen capnómetros sin forma de onda, que presentan el ETCO$_2$ de cada respiración, y capnógrafos con forma de onda, que muestran el ETCO$_2$ y una forma de onda continua que representa el CO_2 exhalado a lo largo del tiempo (**fig. 11-1**). La mayoría de estos dispositivos utilizan un sensor de infrarrojos, que mide la cantidad de luz infrarroja absorbida por el CO_2 en los gases exhalados.

Hay dos tipos de capnógrafos: los monitores de flujo lateral extraen muestras de gas de la vía aérea con un tubo fino y los monitores de flujo principal toman muestras de gas con un sensor en línea. Ambos tipos pueden utilizarse en los pacientes intubados. Los pacientes no intubados que reciben sedación suelen ser monitorizados con un capnógrafo de flujo lateral a través de una cánula nasal. Hay que tener en cuenta que si se usa una cánula nasal de capnografía de flujo lateral antes de la intubación, no puede emplearse para la oxigenación apneica. Las puntas nasales son la vía de muestreo y el oxígeno se suministra a través de pequeños orificios situados delante de la nariz. El uso de estas cánulas para la oxigenación apneica no proporcionaría ningún oxígeno a la nasofaringe. También existen máscaras faciales

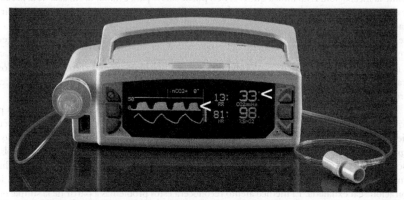

Figura 11-1. Capnógrafo de forma de onda. Pantalla que muestra el valor de CO_2 teleespiratorio (ETCO$_2$) (<) con cada respiración y una forma de onda (<) que representa la concentración de CO_2 exhalado en el tiempo.

de capnografía que utilizan tanto la tecnología de flujo lateral como la convencional para monitorizar a los pacientes no intubados.

Interpretación de la capnografía

En los pacientes sanos, existe una estrecha correlación entre el $ETCO_2$ y la $PaCO_2$, de manera que el $ETCO_2$ es casi 2 a 5 mmHg menor que la $PaCO_2$ (el $ETCO_2$ normal es de 35 a 45 mmHg). Por desgracia, los cambios en la ventilación y la perfusión alteran el gradiente alveolar-arterial de tal manera que la $PaCO_2$ absoluta puede ser difícil de predecir con base en la capnografía. Esto no resta utilidad a la forma de onda capnográfica y al análisis de tendencias (**tabla 11-2**).

Los monitores de capnografía pueden mostrar una tasa de registro alta, que permite la evaluación de formas de onda individuales o una tasa de registro baja, que permite una mejor evaluación de las tendencias (**figs. 11-2 y 11-3**). Una forma de onda normal tiene una forma rectangular característica y debe comenzar en 0 mmHg y volver a 0 mmHg. La elevación de la línea de base por encima de cero implica una reinhalación de CO_2 o hipoventilación. El ascenso debe ser rápido y casi vertical. Se observa un golpe ascendente lento con la obstrucción espiratoria causada por el broncoespasmo, la enfermedad pulmonar crónica o un tubo doblado. La meseta tiende a inclinarse suavemente hacia arriba hasta el final de la espiración, donde se mide el valor de $ETCO_2$. Comenzando con la inspiración, hay una rápida caída vertical hacia la línea de base.

TABLA 11-2	Valores anómalos del CO_2 teleespiratorio ($ETCO_2$)	
$ETCO_2$	**Fisiología**	**Condición clínica**
Aumento	Menor depuración de CO_2	Hipoventilación clásica
	Aumento de la circulación	Retorno de la circulación espontánea en el paro cardíaco
	Mayor producción de CO_2	Aumento del metabolismo (fiebre y convulsiones)
Disminución	Mayor eliminación de CO_2	Hiperventilación
	Falta de CO_2 en el gas	Hipoventilación hipopneica
	Muestra de la disminución de la circulación	Bajo gasto cardíaco
	Menor producción de CO_2	Embolia pulmonar
		Disminución del metabolismo (hipotermia)
Cero	No hay ventilación	Intubación esofágica
		Extubación accidental
		Apnea
	No hay circulación	Paro cardíaco

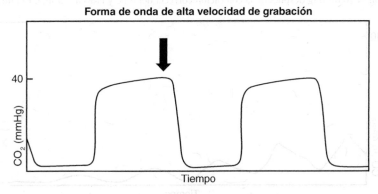

Forma de onda de alta velocidad de grabación

Figura 11-2. Forma de onda de capnografía normal a una velocidad de registro alta (12.5 mm/s) con una forma rectangular característica. La carrera ascendente y descendente son casi verticales, la meseta se eleva ligeramente a lo largo de la espiración y el valor de CO_2 teleespiratorio ($ETCO_2$) (unos 40 mmHg) se mide al final de la espiración (*flecha*).

Forma de onda de baja velocidad de grabación

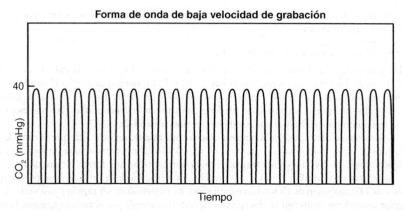

Figura 11-3. Forma de onda de capnografía normal a una velocidad de registro baja (25 mm/min). La baja tasa de registro es útil para monitorizar las tendencias del CO_2 teleespiratorio (ETCO$_2$), no la forma de la onda.

Utilidad clínica de la capnometría cuantitativa y la capnografía

Confirmación de la colocación del tubo endotraqueal y detección de la extubación accidental

La capnografía de forma de onda continua y la capnometría sin forma de onda son los métodos más precisos para la confirmación inicial y continua de la colocación correcta del tubo endotraqueal. La intubación esofágica da lugar a un valor o una forma de onda de ETCO$_2$ ausente o anómala después de las primeras respiraciones (**fig. 11-4**). Cuando la forma de onda está ausente por completo inmediatamente después de una intubación que parece exitosa, el operador debe considerar la posibilidad de volver a colocar el tubo en la vía aérea, sobre todo cuando se utiliza la videolaringoscopia, porque la falta de una forma de onda de ETCO$_2$ también puede ocurrir con el mal funcionamiento del monitor. La colocación correcta del tubo da lugar a un valor razonable de ETCO$_2$ y a una forma de onda rectangular característica. El valor y la forma de onda del ETCO$_2$ se pueden monitorizar continuamente durante el traslado prehospitalario e intrahospitalario. La pérdida súbita de la forma de onda es el primer signo de extubación accidental y puede preceder a la desaturación de oxígeno en minutos.

Capnografía durante la reanimación cardiopulmonar

La capnografía es un indicador sensible del estado cardiovascular. El CO_2 exhalado depende de la circulación pulmonar, que está ausente durante el paro cardíaco no tratado. Las directrices de la American Heart Association (AHA) de 2015 fomentan el uso de la capnografía de onda continua para optimizar las compresiones torácicas durante la reanimación cardiopulmonar (RCP). Las compresiones torácicas efectivas conducen a un aumento inmediato del ETCO$_2$ como resultado de la circulación pulmonar efectiva (**fig. 11-5**). El ETCO$_2$ < 10 mmHg indica una circulación ineficaz a pesar de la RCP o un paro prolongado con mal pronóstico. El retorno de la circulación espontánea (RCE) es improbable si el ETCO$_2$ persiste con < 10 mmHg después de la colocación correcta del tubo y la RCP óptima. El aumento abrupto

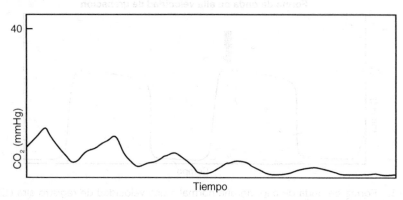

Figura 11-4. Intubación esofágica. Observe que hay una forma de onda anómala mínima que desaparece en cinco o seis respiraciones.

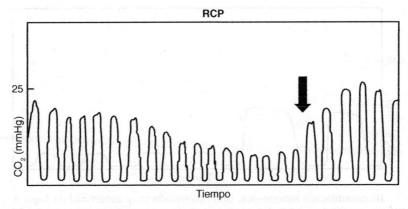

Figura 11-5. Forma de onda de capnografía durante la reanimación cardiopulmonar (RCP) mostrada a una velocidad de registro baja para el análisis de tendencias. Los valores de CO_2 teleespiratorio (ETCO$_2$) durante la RCP están estrechamente correlacionados con la circulación. Esta tendencia de forma de onda muestra un aumento del ETCO$_2$ con la mejoría de las compresiones torácicas (*flecha*). El retorno de la circulación espontánea también causa un aumento abrupto del ETCO$_2$.

del ETCO$_2$ hasta valores normales (> 30 mmHg) durante la RCP es un indicador temprano del RCE y a menudo precede a otros signos clínicos. Tenga en cuenta que la administración i.v. de bicarbonato libera CO_2 y provoca un aumento transitorio del ETCO$_2$ que no debe interpretarse erróneamente como una RCP optimizada o un RCE.

Monitorización de la ventilación durante la sedación para el procedimiento

En el marco de la sedación para el procedimiento, la capnografía es el indicador más sensible de la hipoventilación y la apnea. Varios estudios muestran que los pacientes que reciben sedación para un procedimiento tienen una alta tasa de episodios respiratorios agudos, incluyendo hipoventilación y apnea, y la evaluación clínica de la elevación del pecho no es sensible para detectarlos. La desaturación de oxígeno es un hallazgo tardío en la hipoventilación, en especial en los pacientes que reciben oxígeno suplementario. Por ejemplo, esta es la premisa que subyace a las pruebas de apnea para determinar la muerte cerebral: aplicar oxígeno suplementario para que no se produzca la desaturación de oxígeno mientras se acumula la hipercapnia debido a la apnea. La adición de la capnografía a la monitorización establecida proporciona una alerta avanzada y reduce los eventos hipóxicos.

Cuando se utiliza la capnografía para evaluar la depresión respiratoria, es importante entender que la hipoventilación puede dar lugar a un aumento o disminución del ETCO$_2$. La evidencia capnográfica de depresión respiratoria incluye un ETCO$_2$ > 50 mmHg, un cambio del ETCO$_2$ del 10% con respecto a la línea de base (o un cambio absoluto de 10 mmHg) o la pérdida de la forma de onda. La hipoventilación bradipneica (clásica) da lugar a una onda de mayor amplitud y anchura (**fig. 11-6**). La hipoventilación hipopneica (respiración poco profunda e ineficaz) da origen a una forma de onda de baja amplitud, a pesar del aumento del CO_2 alveolar (**fig. 11-7**). En este caso, el valor del ETCO$_2$ medido descenderá debido a la

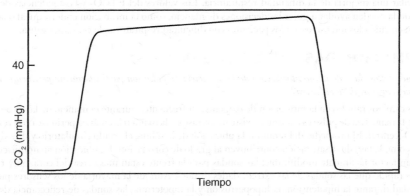

Figura 11-6. **Hipoventilación bradipneica (clásica).** Obsérvese que la forma de la onda es amplia y tiene mayor amplitud, con un CO_2 teleespiratorio > 50 mmHg.

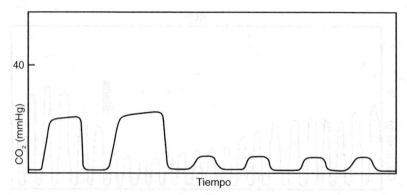

Figura 11-7. Hipoventilación hipopneica. Una respiración muy superficial da lugar a una forma de onda de baja amplitud y un CO_2 teleespiratorio bajo, a pesar de un aumento del CO_2 alveolar.

reducción relativa del volumen de gas exhalado en relación con el volumen fijo de gas del espacio muerto, diluyendo así el CO_2 de la muestra como se indica.

De forma análoga a su uso en la sedación para procedimientos, la capnografía puede utilizarse para medir la idoneidad de la ventilación espontánea siempre que exista la preocupación de que se produzca una depresión respiratoria, similar a la de los pacientes con un estado mental deprimido causado por una enfermedad, un traumatismo o fármacos.

Vigilancia y monitorización de los pacientes con ventilación mecánica
La capnografía es útil para determinar la idoneidad de la ventilación en los pacientes con ventilación mecánica y para vigilar la extubación accidental durante el movimiento (p. ej., giros del paciente para procedimientos, durante la realización de una tomografía computarizada o durante el traslado). Aunque el $ETCO_2$ puede ser un indicador poco fiable de la $PaCO_2$ debido a la variación del gradiente alveoloarterial, puede incorporarse como sustituto de la $PaCO_2$ para reducir el número de análisis rutinario de gases en la sangre. Una muestra inicial de GSA permite la comparación de la $PaCO_2$ y el $ETCO_2$ y establece la calibración para que el monitor del $ETCO_2$ proporcione un indicador continuo de la $PaCO_2$, suponiendo que no haya ningún cambio clínico importante en el estado del paciente. Esto es muy útil para mantener la normocapnia en los pacientes intubados que pueden verse perjudicados por la hipercapnia o la hiperventilación, como aquellos con hipertensión intracraneal o lesión cerebral.

Evaluación y seguimiento de los pacientes con insuficiencia respiratoria
La capnografía puede ser útil para controlar a los pacientes que presentan dificultad respiratoria. La embolia pulmonar fuerte puede causar una disminución del $ETCO_2$ debido a la falta de perfusión pulmonar; muchos pacientes con dificultad respiratoria grave son hipercápnicos. La enfermedad pulmonar obstructiva crónica y el broncoespasmo muestran una forma de onda característica con una fase ascendente lenta. La forma de la onda puede normalizarse con el tratamiento de la enfermedad subyacente. El aumento del $ETCO_2$ suele indicar un empeoramiento de la dificultad respiratoria y su disminución suele señalar una mejoría de la dificultad respiratoria. Los valores del $ETCO_2$ y las tendencias de la forma de onda pueden ayudar a guiar las decisiones de manejo, como la intubación endotraqueal o la observación en cuidados intensivos, en los pacientes con dificultad respiratoria de cualquier causa.

INFORMACIÓN BASADA EN LA EVIDENCIA

¿Qué puntos clave de la monitorización de la oximetría de pulso son particularmente pertinentes durante el manejo urgente de la vía aérea?

Los cambios rápidos en la saturación de oxígeno son frecuentes durante el manejo de la vía aérea. Aunque la oximetría de pulso es continua, existe un retraso en la oximetría cutánea periférica con respecto a la SaO_2 central. El promedio del monitor, la ubicación de la sonda, el estado circulatorio y de oxigenación, así como la tasa de desaturación contribuyen al grado de correlación. La ubicación anatómica del sensor es un factor fácilmente modificable: las sondas para la frente están más cerca del corazón y responden más rápido que las sondas de las extremidades distales. Aunque la mayoría de los sensores pierden fiabilidad durante la hipotensión, la hipoperfusión y la hipotermia, las sondas de reflectancia de la frente mantienen la fiabilidad durante estas situaciones en la mayoría de los pacientes.[1-3] Por ello, a menudo se prefieren para el tratamiento de los pacientes en estado crítico.[4,5]

¿Puede ser útil la monitorización del oxígeno teleespiratorio para controlar la preoxigenación?

Los valores de ETO_2 pueden reflejar la concentración alveolar de oxígeno y, por lo tanto, pueden ayudar a evaluar el porcentaje de oxígeno que ha sido sustituido por nitrógeno dentro de los pulmones. Los valores de $ETO_2 > 85\%$ suelen indicar una preoxigenación óptima. Un estudio realizado en un solo SU mostró que, cuando los médicos no conocían los valores de ETO_2, solo el 25% alcanzaba este grado de preoxigenación.[6] En un estudio posterior en el que los médicos podían ver los valores de ETO_2 y realizar ajustes en la preoxigenación con base en esta información, el 67% de los pacientes lograron una pre-oxigenación óptima.[7] El ETO_2 parece ser más útil cuando se utiliza una bolsa-válvula-mascarilla para la preoxigenación, ya que las pequeñas fugas de la mascarilla amenazan la preoxigenación adecuada. Estos estudios destacan un posible papel de la monitorización del ETO_2 durante la preoxigenación, aunque se necesitan más investigaciones para evaluar la utilidad de este parámetro en diferentes estrategias de preoxigenación y determinar su asociación con los resultados centrados en el paciente.

¿Existen datos probatorios para el uso de la capnografía en los entornos de urgencia?

Las directrices de soporte vital cardiovascular avanzado de la AHA del 2020 recomiendan el uso de la capnografía para confirmar la colocación correcta del tubo, controlar la calidad de la RCP e indicar el RCE. Se recomienda la capnografía de forma de onda continua, además de la evaluación clínica, como el método más fiable para confirmar y supervisar la colocación correcta de un tubo endotraqueal.[8] Si no se dispone de capnometría de forma de onda continua, el detector de CO_2 sin forma de onda es una alternativa razonable.[8] Los detectores colorimétricos son menos precisos para confirmar la colocación correcta del tubo durante el paro cardíaco. No obstante, los capnómetros colorimétricos y sin forma de onda tienen una precisión de casi el 100% para confirmar la colocación correcta del tubo en los pacientes con circulación.[9] Las directrices de la AHA también recomiendan la capnografía de forma de onda para optimizar el rendimiento de la RCP.[8] El RCE es poco probable cuando los valores de $ETCO_2$ son per-sistentemente < 10 mmHg en los pacientes intubados que reciben una RCP de buena calidad.[10] Un au-mento repentino del $ETCO_2$ hasta valores normales (> 30 mmHg) durante la RCP es una indicación temprana de RCE.[11] El uso de la capnografía de forma de onda durante la sedación para procedimientos está bien aceptado y se recomienda como referencia para la práctica segura de la anestesia en todo el mundo.[12] Aunque no se utiliza en algunos SU, existen pruebas sólidas de que la capnografía de forma de onda es el indicador precoz más sensible de la hipoventilación y la apnea; asimismo, se ha mostrado que su uso disminuye la incidencia de la hipoxia durante la sedación para procedimientos en el SU.[13-16]

Referencias

1. Chan ED, Chan MM, Chan MM. Pulse oximetry: understanding its basic principles facilitates appre-ciation of its limitations. *Respir Med*. 2013;107(6):789-799.

2. Jubran A. Pulse oximetry. *Crit Care*. 2015;19:272.

3. Schallom L, Sona C, McSweeney M, et al. Comparison of forehead and digit oximetry in surgical/trauma patients at risk for decreased peripheral perfusion. *Heart Lung*. 2007;36(3):188-194.

4. Branson RD, Mannheimer PD. Forehead oximetry in critically ill patients: the case for a new moni-toring site. *Respir Care Clin N Am*. 2004;10(3):359-367, vi-vii.

5. Nesseler N, Frenel JV, Launey Y, et al. Pulse oximetry and high-dose vasopressors: a comparison be-tween forehead reflectance and finger transmission sensors. *Intensive Care Med*. 2012;38(10):1718-1722.

6. Caputo ND, Oliver M, West JR, Hackett R, Sakles JC. Use of end tidal oxygen monitoring to assess preoxygenation during rapid sequence intubation in the emergency department. *Ann Emerg Med*. 2019;74:410-415.

7. Oliver M, Caputo ND, West JR, Hackett R, Sakles JC. Emergency physician use of end-tidal oxygen monitoring for rapid sequence intubation. *J Am Coll Emerg Physicians Open*. 2020;1:706-713.

8. Panchal AR, Bartos JA, Cabañas JG, et al. Part 3: adult basic and advanced life support: 2020 Amer-ican Heart Association guidelines for cardiopulmonary resuscitation and emergency cardiovascular care. *Circulation*. 2020;142(16_suppl_2):S366-S468.

9. Ornato JP, Shipley JB, Racht EM, et al. Multicenter study of a portable, hand-size, colorimetric end-tidal carbon dioxide detection device. *Ann Emerg Med*. 1992;21(5):518-523.

10. Levine RL, Wayne MA, Miller CC. End-tidal carbon dioxide and outcome of out-of-hospital cardiac arrest. *N Engl J Med*. 1997;337(5):301-306.

11. Falk JL, Rackow EC, Weil MH. End-tidal carbon dioxide concentration during cardiopulmonary resuscitation. *N Engl J Med*. 1988;318(10):607-611.

12. Merry AF, Cooper JB, Soyannwo O, et al. International standards for a safe practice of anesthesia 2010. *Can J Anaesth*. 2010;57(11):1027-1034.

13. Deitch K, Miner J, Chudnofsky CR, Dominici P, Latta D. Does end tidal CO_2 monitoring during emergency department procedural sedation and analgesia with propofol decrease the incidence of hypoxic events? A randomized, controlled trial. *Ann Emerg Med*. 2010;55(3):258-264.

14. Krauss B, Hess DR. Capnography for procedural sedation and analgesia in the emergency department. *Ann Emerg Med*. 2007;50(2):172-181.

15. Mohr NM, Wessman B. Continuous capnography should be used for every emergency department procedural sedation. *Ann Emerg Med*. 2013;61(6):697-698.

16. Waugh JB, Epps CA, Khodneva YA. Capnography enhances surveillance of respiratory events during procedural sedation: a meta-analysis. *J Clin Anesth*. 2011;23(3):189-196.

Sección III

Manejo básico de la vía aérea

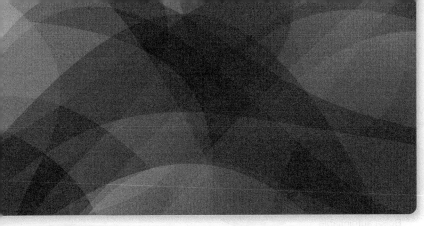

Ventilación con bolsa-mascarilla

Robert F. Reardon

Steven C. Carleton

INTRODUCCIÓN

La experiencia en la aplicación de la ventilación con bolsa-mascarilla (VBM) es una habilidad fundamental para el manejo urgente de la vía aérea. La VBM es el modo inicial de ventilación para los pacientes con un impulso respiratorio inadecuado o apnea, así como la primera línea de rescate cuando fallan la secuencia de intubación rápida (SIR) u otras técnicas de la vía aérea. Las bolsas de reanimación autoinflables desechables son omnipresentes y a menudo el único equipo disponible en los momentos iniciales de una urgencia inesperada de la vía aérea. La VBM difícil es relativamente frecuente en los entornos de urgencia, pero los médicos que están altamente capacitados pueden tratar con confianza estas vías aéreas y evitar el desastre. Por desgracia, la VBM a menudo se delega a médicos relativamente inexpertos y la mayor parte del personal de atención sanitaria cree que son competentes en la VBM, por lo que dedican poco tiempo y esfuerzo a intentar mejorar su habilidad. El personal que quiera dominar la VBM debe anticiparse a las dificultades, emplear una técnica óptima, controlar y ajustar de forma constante, así como utilizar una lista de referencia para la resolución de problemas.

DISPOSITIVOS BOLSA-VÁLVULA-MASCARILLA

Este capítulo se centrará en el uso de dispositivos desechables de bolsa-válvula-mascarilla (BVM) con bolsas autoinflables (fig. 12-1), que fueron un gran avance en el manejo urgente de la vía aérea debido a su facilidad de uso. Son distintas a las bolsas de «anestesia» de flujo libre o de inflado por flujo que se utilizan sobre todo en el área quirúrgica y en la reanimación neonatal, que requieren un flujo de oxígeno elevado y un sellado casi perfecto de la mascarilla para ventilar con eficacia. Todas las bolsas de reanimación están diseñadas para garantizar que el paciente reciba el 100% del oxígeno del reservorio, mientras se «agota» el gas exhalado en la habitación a través de una serie de válvulas unidireccionales. Las configuraciones de las válvulas varían según el fabricante. Por lo general, hay una válvula inspiratoria de pico de pato que, cuando se abre al apretar la bolsa o al inhalar, el paciente proporciona el 100% de oxígeno desde el reservorio de la bolsa. Durante el flujo de gas hacia adelante, la válvula de exhalación se cierra, limitando el arrastre de aire ambiente. Durante la exhalación, ocurre lo contrario y la válvula de pico de pato se cierra para evitar la regurgitación de CO_2 en el depósito, mientras que la válvula de exhalación se abre, ventilando así el gas espirado en la habitación. La primera bolsa de reanimación autoinflable fue inventada por Henning Ruben y Holger Hesse en Copenhague, Dinamarca, en 1956, y fabricada por el Laboratorio Testa. Llamaron al dispositivo «AMBU» (*Air Mask Bag Unit*) y más tarde cambiaron el nombre de la empresa a Ambu; el nombre «AMBU» se convirtió en sinónimo de bolsa de reanimación autoinflable. Los dispositivos BVM desechables están disponibles en tamaños para adultos (1500-2000 mL), pediátricos (450-900 mL) y neonatales (220-320 mL). Las bolsas autoinflables están diseñadas para la ventilación de pacientes apneicos y no son ideales para suministrar oxígeno de alto flujo a los que respiran espontáneamente (*véase* la sección «Información basada en la evidencia»). Además, no proporcionan el mismo grado de información al personal sobre el cumplimiento de las normas que las bolsas de flujo libre.

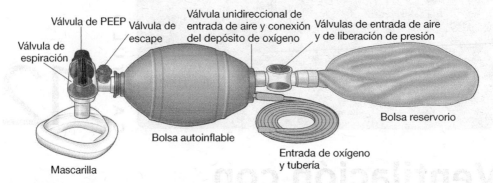

Figura 12-1. Unidad moderna de bolsa-válvula-mascarilla para adultos.

TÉCNICA DE VENTILACIÓN CON MASCARILLA EN EL ÁMBITO DE URGENCIAS

Al inicio, muchos médicos aprenden las técnicas de ventilación con mascarilla (VM) en el entorno del quirófano, donde la incidencia de VM difícil es baja y las técnicas con una sola mano son de uso frecuente. Esto no siempre se traduce bien en los entornos de urgencias, en los que hay que anticiparse a la VM difícil y se desaconsejan las técnicas con una sola mano. Los componentes críticos de una VM facial óptima incluyen: *1)* la selección de un equipo de tamaño adecuado; *2)* la optimización del sellado de la mascarilla con una sujeción que permita el máximo avance mandibular; *3)* la colocación de la cabeza y el cuello para abrir las vías respiratorias superiores; *4)* el uso de vías aéreas orales o nasales; *5)* el bloqueo neuromuscular cuando sea necesario; *6)* la atención al volumen, la presión y la frecuencia; *7)* la aplicación de presión positiva teleespiratoria (PEEP, *positive end-expiratory pressure*); *8)* la evaluación continua de la adecuación de la VM, y *9)* la resolución de problemas en caso de VM difícil.

Optimización del sellado de la mascarilla

Crear un sellado adecuado de la mascarilla sin fugas implica utilizar el tamaño correcto de la mascarilla y asegurar un contacto continuo entre la mascarilla y las estructuras faciales. El manguito de la mascarilla está diseñado para asentarse en el puente de la nariz, las eminencias malares de los maxilares, los dientes maxilares y mandibulares, el cuerpo anterior de la mandíbula y el surco entre el mentón y el reborde alveolar de la mandíbula (**fig. 12-2**). Esto garantiza que la boca y la nariz queden totalmente cubiertas y que el manguito se apoye en las estructuras óseas.

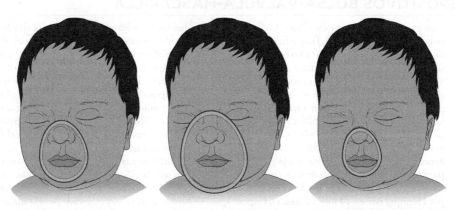

A Correcto. Cubre boca, nariz, mentón, pero no ojos.   **B Incorrecto.** Demasiado grande. Cubre los ojos y se extiende sobre el mentón.   **C Incorrecto.** Demasiado pequeña. No cubre bien la nariz y la boca.

Figura 12-2. **Colocación correcta de la mascarilla.** Se debe extender el manguito de la mascarilla antes de asentarla en la cara para mejorar su sellado. Es importante utilizar el tamaño adecuado de la mascarilla, pero es mejor emplear una mascarilla demasiado grande que una demasiado pequeña.

Por lo general, el sellado entre la mascarilla y la cara es menos hermético en sentido lateral sobre las mejillas. Esto es especialmente cierto en los pacientes edéntulos, cuyos tejidos blandos de las mejillas sin soporte pueden hacer contacto de forma incompleta con el manguito. En esta circunstancia, se puede mantener un soporte facial adecuado para el manguito dejando la dentadura postiza en su lugar durante el procedimiento de VBM o reinstaurándolo mediante la colocación de rollos de gasa en las mejillas. La compresión medial del tejido blando de la cara contra los bordes exteriores del manguito también puede mitigar la fuga de aire. Desplazar la mascarilla de forma que el borde caudal del manguito descanse dentro del labio inferior puede mejorar el sellado entre la mascarilla y la cara en los pacientes edéntulos.

La mascarilla no debe ser empujada hacia abajo de la cara del paciente durante la VBM, sino que la cara del paciente es empujada hacia arriba en la mascarilla. Esto tiene implicaciones importantes para conseguir el método más eficaz para mantener la mascarilla después de obtener el sello inicial. Como se comenta en la siguiente sección, siempre que sea posible, se debe aplicar una técnica de dos manos y dos personas para realizar la sujeción tenar de la mascarilla.

Sujeción de la mascarilla que permite el máximo avance mandibular: sujeción por los hombros

La oclusión funcional de la vía aérea es frecuente en los pacientes en posición supina y obnubilados, en particular cuando se han administrado fármacos bloqueadores neuromusculares (FBNM). La oclusión funcional es el resultado del desplazamiento posterior de la lengua sobre la pared posterior de la bucofaringe cuando se relajan los músculos geniogloso, geniohioideo e hiogloso (**fig. 12-3**). El avance mandibular supera la oclusión funcional de las vías respiratorias superiores y es la mejor forma de abrir la vía superior en un paciente inconsciente o paralizado (**fig. 12-4**).

La forma de sujetar la mascarilla que permite el máximo avance mandibular es la sujeción tenar. La sujeción tenar se realiza alineando los dedos hacia el suelo y colocando las puntas de los dedos medios detrás del ángulo de la mandíbula (**fig. 12-5**). Se denomina *sujeción tenar* porque el cuerpo de la mascarilla se mantiene en su sitio gracias a la acción de la fuerte eminencia tenar de las manos, que libera cuatro dedos para realizar el avance mandibular. Esta técnica puede llevarse a cabo desde la cabecera de la cama (*véase* fig. 12-5A) o desde el lado del paciente (*véase* fig. 12-5B). Esta técnica es bastante diferente a la de las sujeciones de la mascarilla que se enseñan tradicionalmente, que no permiten el máximo avance mandibular.

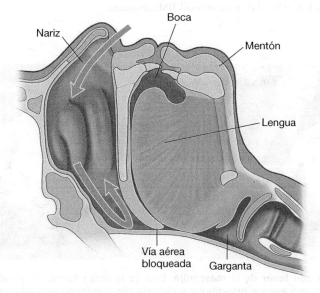

Boca

Nariz

Mentón

Lengua

Vía aérea bloqueada   Garganta

Figura 12-3. Oclusión funcional de las vías respiratorias superiores en un paciente inconsciente o paralizado.

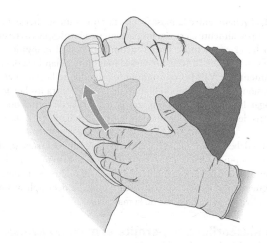

Figura 12-4.   Avance mandibular (o tracción mandibular). Es útil pensar en esta maniobra como «crear una submordida», con los incisivos inferiores colocados por delante de los incisivos superiores. Esta es la mejor manera de abrir la vía aérea superior y puede realizarse con seguridad sin movimiento de la columna cervical en los pacientes con traumatismos contusos.

Sujeción tradicional de la mascarilla con una sola mano

En la técnica de una sola mano, la mano dominante del operador se utiliza para sostener y comprimir la bolsa, mientras que la mano no dominante se coloca en la mascarilla, con el pulgar y el dedo índice rodeando parcialmente el conector de la mascarilla, como si hiciera un signo de «OK». Esta forma de sujetar el equipo también se denomina *sujeción EC*, porque los dedos tercero a quinto forman la letra «E» y toman la mandíbula del paciente, mientras que el pulgar y el índice forman la letra «C» mientras sostienen la mascarilla (**fig-12-6A**). Con la sujeción de la mascarilla con una sola mano, es prácticamente imposible realizar el avance mandibular. Se desarrolló para anestesistas que suministraban anestesia por inhalación a pacientes con respiración espontánea y no funciona bien para proporcionar ventilación con presión positiva a los pacientes con hipoventilación o apnea. Por este motivo, la técnica tradicional de sujeción de la mascarilla con una sola mano no debe utilizarse durante el manejo urgente de la vía aérea, a menos de que no haya otra opción (no hay asistente disponible para apretar la bolsa). En este caso, puede ser mejor colocar un dispositivo extraglótico (DEG) y conectar al paciente a un ventilador (*véase* cap. 13), en lugar de realizar una VBM subóptima.

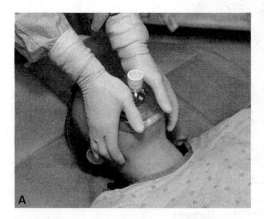
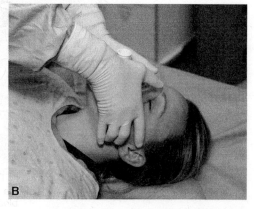

Figura 12-5.   Sujeción tenar de la mascarilla. Esta es la única forma de sostener la mascarilla que permite el máximo avance mandibular y debería ser el método «de referencia» para sujetar la mascarilla en los entornos de urgencias. Puede realizarse desde la cabecera de la cama (**A**) o desde el lado del paciente (**B**).

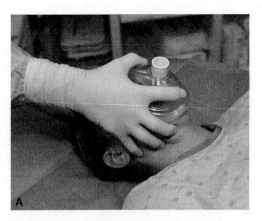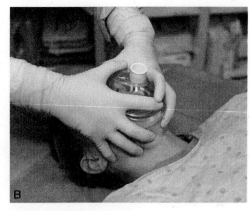

Figura 12-6. **A.** Sujeción de la mascarilla con una sola mano con la forma «EC». **B.** Sujeción de la mascarilla a dos manos con la forma convencional de doble «ED».

Sujeción tradicional de la mascarilla con dos manos

Las técnicas de sujeción de la mascarilla con dos manos son mucho más eficaces para proporcionar una ventilación adecuada a los pacientes apneicos, en especial en los entornos de urgencia. Sujetar la mascarilla con ambas manos permite al profesional hacer un mejor sellado de la mascarilla y realizar un avance mandibular adecuado. La técnica tradicional a dos manos es simplemente una técnica de EC a dos manos (**fig. 12-6B**), pero con este método los dedos del operador están en el cuerpo de la mandíbula y no pueden realizar el avance mandibular máximo. Aunque los datos son contradictorios, varios estudios han mostrado que los volúmenes de ventilación son mayores y el riesgo de fallo ventilatorio es menor con la sujeción tenar (*véase* la sección «Información basada en la evidencia»).

Maniobras de cabeza y cuello para abrir las vías respiratorias superiores

Una vía aérea permeable permite la administración de volúmenes corrientes adecuados con la menor presión positiva posible. La oclusión funcional de la vía aérea es frecuente en los pacientes en posición supina y obnubilados, especialmente cuando se han administrado FBNM. La oclusión se produce por el desplazamiento posterior de la lengua hacia la pared posterior de la bucofaringe cuando se relajan los músculos genioglioso, geniohioideo e hiogloso. El cierre de la vía aérea también puede producirse por la oclusión de la hipofaringe por la epiglotis o por el colapso circunferencial de la hipofaringe cuando se pierde el tono de la vía aérea. El colapso de la vía aérea se agrava con la flexión de la cabeza sobre el cuello y con la apertura amplia de la boca.

La posición óptima de la cabeza y el cuello para la VBM es la misma que para la laringoscopia directa. Conseguir la mejor posición requerirá diferentes movimientos en función del tamaño y la forma del paciente. El parámetro más importante para garantizar la permeabilidad de la vía aérea superiores es la alineación del conducto auditivo externo (CAE) y la escotadura esternal. Un adulto delgado de tamaño promedio necesitará entre 7 y 10 cm de elevación de la cabeza para lograr la alineación del CAE y la escotadura esternal. Esto da lugar a unos 30° de flexión de la columna cervical inferior (C6-7) y de extensión de la cabeza (articulación atlantooccipital, C1-2) (**fig. 12-7A**). Lo anterior también se conoce como la *posición de olfateo*. En un paciente con obesidad, esto requerirá una colocar una rampa de tamaño considerable bajo los hombros y el cuello para lograr esta posición (**fig. 12-7B**).

En los niños, la cantidad de elevación de la cabeza variará en función de la edad del niño. Los niños pequeños pueden no necesitar ninguna elevación de la cabeza, mientras que los niños mayores necesitarán más elevación de la cabeza (**fig. 12-7C y D**). Los recién nacidos y los lactantes tienen un occipucio grande; por lo tanto, necesitarán una elevación del torso en relación con la cabeza para alinear el CAE y la escotadura esternal (**fig. 12-7E**). En los niños en edad preescolar (de 1 a 5 años), lo mejor es la extensión neutra o ligera de la cabeza (0° a 13°), y en los niños en edad escolar (de 6 a 10 años), la extensión óptima de la cabeza es de unos 16°. Los errores más frecuentes en los niños son la falta de alineación del CAE y la escotadura esternal, así como la sobreextensión de la cabeza (articulación atlantooccipital).

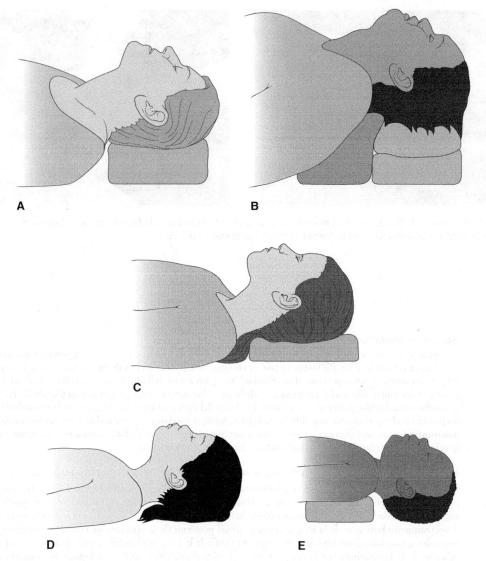

Figura 12-7. Posición óptima de la cabeza y el cuello para abrir las vías respiratorias superiores.
A. Adulto de tamaño normal. **B.** Adulto con obesidad mórbida. **C.** Niña de 8 años. **D.** Niña de 3 años. **E.** Niño recién nacido.

Vías aéreas bucales y nasales

Las vías aéreas bucofaríngeas (VABF) y las vías aéreas nasofaríngeas (VANF) ayudan a prevenir la obstrucción dinámica de las vías respiratorias superiores por la lengua y a mantener una vía aérea permeable en los pacientes inconscientes o paralizados. Por lo general, las VABF facilitan el mantenimiento de la vía aérea de forma más fiable que las VANF, pero estas últimas son mejor toleradas por los pacientes con reflejos nauseosos y de tos intactos. Ambas están infrautilizadas en el manejo urgente de la vía aérea. Use uno o varios de estos complementos siempre que se encuentre con una VBM difícil. Cuando la permeabilidad de la vía aérea durante la VBM es difícil de mantener solo con una VABF, puede requerir dos VANF. El tamaño es fundamental, ya que una VABF o VANF demasiado grande o pequeña puede provocar, paradójicamente, una obstrucción de la vía aérea.

El tamaño adecuado de la VABF debe alcanzar externamente desde la línea media de los incisivos maxilares hasta el ángulo de la mandíbula (**fig. 12-8A**). La talla 8 es apropiada para la mayoría de las

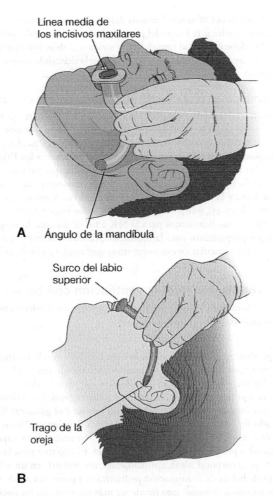

Figura 12-8. **Tamaño adecuado de la vía aérea oral y nasal. A.** La VABF debe alcanzar externamente desde la línea media de los incisivos maxilares hasta el ángulo de la mandíbula. La talla 8 es apropiada para la mayoría de las mujeres y la talla 9 para la mayoría de los hombres. **B.** La VANF debe llegar externamente desde el surco del labio superior hasta el trago de la oreja. La talla 6 es apropiada para la mayoría de las mujeres y la talla 7 para la mayoría de los hombres.

mujeres y la talla 9 para la mayoría de los hombres. Estas están destinadas a extenderse desde los incisivos centrales hasta poco antes de la epiglotis y la pared faríngea posterior. Se suelen utilizar dos métodos de inserción para las VABF. En uno de ellos, la VABF se introduce en la boca abierta en posición invertida con su punta deslizándose a lo largo del paladar. Al finalizar la inserción, la VABF se gira 180° hasta su posición final, con el borde apoyado en los labios. Este método está diseñado para reducir la probabilidad de que la VABF choque con la lengua y la desplace en sentido caudal. En el segundo método, se tira de la lengua hacia delante manualmente y se introduce la VABF con su curva paralela a la de la vía aérea hasta que el borde se apoye en los labios.

El tamaño adecuado de la VANF debe llegar externamente desde el surco del labio superior hasta el trago de la oreja (**fig. 12-8B**). La talla 6 es apropiada para la mayoría de las mujeres y la talla 7 para la mayoría de los hombres.

Las VANF deben estar bien lubricadas e insertarse a través del meato nasal inferior en paralelo al paladar hasta que el reborde se apoye en la fosa nasal. Cuando se introduce una VANF, la posición recomendada es con la punta del tubo nasal alejada del tabique nasal anterior (el lado del bisel orientado hacia la parte medial) para reducir la lesión del plexo de Kiesselbach y reducir el riesgo de epistaxis. Si se encuentra resistencia, se debe reducir el tamaño de la sonda o se debe intentar la inserción a través de la fosa nasal contralateral. Las contraindicaciones relativas son la diátesis hemorrágica y la sospecha de fractura de la base del cráneo.

Bloqueo neuromuscular para facilitar la ventilación con bolsa-mascarilla

La enseñanza tradicional era que los médicos nunca debían administrar un FBNM hasta después de comprobar que el paciente podía ser ventilado de forma satisfactoria con una mascarilla. Sin embargo, en la actualidad existen pruebas que muestran que el bloqueo neuromuscular puede mejorar el éxito de la VM y rara vez lo dificulta. La circunstancia en la que se utilizarían los FBNM para facilitar la VM sería en un paciente con un paro respiratorio agudo repentino, que no tiene un impulso respiratorio adecuado para mantenerse con vida pero sí el suficiente tono muscular para interferir con las maniobras de apertura de la vía aérea y la ventilación con presión positiva. A menos que se deba a una situación inmediatamente reversible (p. ej., sobredosis de heroína), todos estos pacientes serán intubados y, por lo tanto, la administración de medicamentos para la SIR a fin de facilitar la oxigenación difícil y la VM, mientras se finalizan los preparativos para la intubación, resulta una estrategia razonable. Un beneficio adicional del bloqueo neuromuscular en este contexto es que ayudará a facilitar la colocación de un DEG si la VBM es imposible.

Parámetros de ventilación para la ventilación con bolsa-mascarilla

Una ventilación adecuada implica la administración de un volumen corriente, una presión máxima y una frecuencia adecuados para reducir las complicaciones.

Volumen

Un volumen y una presión excesivos superan fácilmente las presiones de apertura de los esfínteres esofágicos superior e inferior (casi 20-25 cmH$_2$O de presión), insuflando gas en el estómago, lo que aumenta el riesgo de regurgitación y broncoaspiración, así como la pérdida de capacidad residual funcional a medida que el estómago se distiende y comprime los diafragmas. Los volúmenes más grandes también tendrán un mayor impacto negativo en el retorno venoso y el gasto cardíaco en los pacientes vulnerables con un estado de volumen y una función cardíaca deficientes. No ayuda el hecho de que los volúmenes de las bolsas de reanimación autoinflables no estén unificados y superen con creces los volúmenes corrientes deseados para la mayoría de los pacientes. El objetivo para la mayoría de los pacientes es de 5 a 8 mL/kg de peso corporal ideal, aproximadamente 400 mL en un adulto promedio. Algunos han defendido el uso de bolsas de reanimación pediátricas en pacientes adultos con el fin de reducir el riesgo de ventilación excesiva. Aunque esto puede ser más relevante en los pacientes intubados estabilizados, no hay estudios clínicos que apoyen esta práctica en el contexto del manejo urgente de la vía aérea de un paciente crítico o lesionado descompensado y podría dar lugar a volúmenes corriente inadecuados (*véase* la sección «Información basada en la evidencia»).

Presión

Los factores que elevan las presiones inspiratorias máximas son los tiempos inspiratorios más cortos, los volúmenes corriente más grandes, la apertura incompleta de la vía aérea, el aumento de la resistencia de la vía aérea y la disminución de la distensibilidad pulmonar o torácica. Varios de estos factores son controlables, por lo que debe prestarse atención al mantenimiento de la permeabilidad de la vía aérea, a la administración de la inspiración durante un período de 1 a 2 s y a la limitación del volumen corriente suficiente para producir una elevación sutil del tórax por minuto durante 1 a 2 s. Algunos abogan por el uso rutinario de válvulas de escape limitadoras de presión, pero esto puede dar lugar a una incapacidad para ventilar de forma adecuada a los pacientes con presiones intrínsecamente altas en la vía aérea (*véase* la sección «Información basada en la evidencia»).

Frecuencia

La frecuencia adecuada para la VM debe orientarse según la edad y situación apropiadas para la ventilación minuto después de asegurar los volúmenes corriente apropiados. Las tasas de ventilación excesivas conducen a la ventilación del espacio muerto, al apilamiento de la respiración y a la hipocarbia (alcalosis respiratoria). Los valores de CO$_2$ están directamente correlacionados con el flujo sanguíneo cerebral y se ha mostrado de manera sistemática que los resultados en los pacientes con traumatismos craneoencefálicos son peores cuando están sobreventilados. Además, la frecuencia establecida para un paciente adulto en paro cardíaco es de 10 respiraciones/min, pero la sobreventilación durante el paro cardíaco es habitual, por lo que contar en voz alta o utilizar un cronómetro con luz resulta útil en esta circunstancia. También es importante recordar que algunos pacientes (lactantes, aquellos con acidosis grave) necesitan frecuencias respiratorias más altas, por lo que es fundamental determinar la frecuencia adecuada en función del paciente y la situación.

Evaluación de la idoneidad de la ventilación con bolsa-mascarilla

El médico que presiona la bolsa de reanimación autoinflable debe sentir simultáneamente la resistencia de la bolsa a la compresión y observar el pecho del paciente para ver si sube y baja de manera sutil durante la ventilación. Esta información puede brindar indicios sobre la distensibilidad de los pulmones y la pared torácica del paciente e influir en la técnica de colocación de la bolsa como respuesta. Otros signos más objetivos de una ventilación satisfactoria son la capnografía y el mantenimiento de un oxígeno adecuado. La capnografía de forma de onda es la mejor manera de evaluar la idoneidad de la VBM, porque ofrece información respiración a respiración sobre el estado y la frecuencia de la ventilación, de modo que los problemas pueden corregirse de inmediato. La disminución de la saturación de oxígeno es un marcador tardío de una mala VBM. Se ha propuesto un método de puntuación sencillo que utiliza la forma y los valores de la onda capnográfica como método óptimo para evaluar el éxito de la VBM (fig. 12-9).

Insuflación del estómago, maniobra de Sellick y riesgo de broncoaspiración con la ventilación con bolsa-mascarilla

La insuflación del estómago es una complicación de la VBM que puede ser inevitable, pero debe hacerse un esfuerzo para reducirla si es posible. Los pacientes que reciben una VBM prolongada y los que son ventilados tanto con volúmenes corriente más altos como con una presión más alta, incluidos los que tienen asma, otra afección pulmonar y obesidad, tienen más probabilidades de presentar insuflación del estómago. Los abordajes discutidos anteriormente para mitigar la sobreventilación ayudarán a limitar la insuflación del estómago. Los estudios muestran que la aplicación de presión cricoidea (maniobra de Sellick) para ocluir el esófago contra los cuerpos vertebrales anteriores durante la VBM puede reducir la insuflación gástrica. Si los recursos lo permiten, considere la posibilidad de aplicar una presión suave sobre el cricoides (una fuerza lo suficientemente grande como para que cause dolor si se aplica al puente nasal) durante la VBM en los pacientes que no responden. La presión debe abandonarse de inmediato si se encuentran presiones o resistencias elevadas y una vez que se inicie la laringoscopia.

VENTILACIÓN CON MASCARILLA DIFÍCIL E IMPOSIBLE

La incidencia de la VM difícil es del 1% al 15% en los pacientes de cirugía electiva, dependiendo de la definición, pero quizás sea mucho mayor en los contextos de urgencia de la vía aérea. La VM de cara imposible es rara en los pacientes con anestesia electiva, pero es más frecuente en los pacientes del servicio de urgencias. La mejor manera de afrontar una VM difícil o imposible es predecirla, emplear una técnica óptima, tener un plan de resolución de problemas y pasar pronto a alternativas como un DEG. La dificultad de la VM puede deberse a factores relacionados con la técnica que pueden modificarse, como

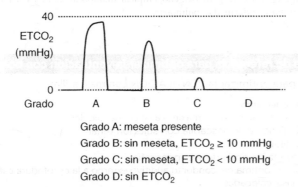

Grado A: meseta presente
Grado B: sin meseta, $ETCO_2 \geq 10$ mmHg
Grado C: sin meseta, $ETCO_2 < 10$ mmHg
Grado D: sin $ETCO_2$

Figura 12-9. **Utilización de la capnografía continua para calificar objetivamente la idoneidad de la VBM.** La forma de onda B indica la presencia de una fuga en la mascarilla (reproducido con permiso de Elsevier, de Lim KS, Nielsen JR. Objective description of mask ventilation. *Br J Anaesth*. 2016;117(6):828-829; autorización a través de Copyright Clearance Center, Inc).

el uso de un tamaño de mascarilla inadecuado, una posición subóptima, la falta de medios auxiliares o factores del paciente que no pueden modificarse pero que pueden predecirse y mitigarse. El uso de una lista de referencia (*véase* más adelante) para identificar rápidamente los problemas corregibles es la mejor manera de solucionar problemas de la VBM difícil.

Predicción de la ventilación con bolsa-mascarilla difícil o imposible

Se sabe que los siguientes factores están asociados a la dificultad de la VBM:

1. Sexo masculino
2. Barba
3. Movimiento limitado del cuello
4. Edad avanzada (> 45 años)
5. Obesidad
6. Cuello corto y grueso
7. Mallampati grado 3 o 4
8. Avance mandibular limitado
9. Distancia tiromentoniana corta (< 6 cm)
10. Falta de dientes
11. Mejillas hundidas
12. Antecedentes de ronquidos
13. Antecedentes de radiación en el cuello

Además de los factores anteriores, los pacientes con una afección pulmonar subyacente que requiere presiones inspiratorias elevadas tienen un mayor riesgo de presentar una fuga de la mascarilla, así como de insuflación del estómago y broncoaspiración. Los pacientes traumatizados son más difíciles porque suelen mantenerse en una posición neutra de la columna vertebral en lugar de una posición de olfateo o de rampa; asimismo, la sangre o las lesiones directas en la cara pueden afectar el sellado de la mascarilla. Los collarines cervicales duros, si se utilizan, deben abrirse por delante para permitir el avance mandibular. Los pacientes pediátricos corren un riesgo especial de insuflación del estómago, lo que limita el volumen corriente y puede hacer casi imposible la VM. En los adultos, el indicador clínico más importante de una VM imposible es el antecedente de radiación en el cuello.

Técnica óptima y solución de problemas de la ventilación con bolsa-mascarilla difícil

No todos los pacientes requieren una técnica óptima para lograr una ventilación y oxigenación adecuadas, pero la VM nunca debe considerarse difícil o imposible a menos que la técnica óptima haya fracasado. Aunque, a menudo, los médicos se centran en la saturación, la primera pregunta que hay que hacerse es *si se está produciendo la ventilación* mediante la evaluación de la distensibilidad de la bolsa, la elevación pulmonar y la capnografía. Utilice la lista de referencia de la **tabla 12-1** para una resolución rápida de problemas de ventilación. Si la *saturación es inadecuada en el marco de una buena ventilación*, hay que centrarse en asegurar el flujo de oxígeno, emplear maniobras de PEEP y reclutamiento, tener una reserva eficaz y tratar la enfermedad pulmonar.

TABLA 12-1 **Lista de referencia para optimizar la ventilación con bolsa-mascarilla**

Lista de referencia para optimizar la VENTILACIÓN con mascarilla:

1. Equipos de tamaño adecuado
2. Sellado óptimo de la mascarilla con el máximo avance mandibular
   a. Una persona dedicada a la mascarilla con sujeción tenar
   b. Fuga visible/audible
   c. Comprobar la forma de onda de la capnografía
3. Colocación en posición óptima del conducto auditivo externo a la escotadura esternal
4. Vía aérea bucal o nasal colocadas
5. Considerar las enfermedades pulmonares tratables
   a. Neumotórax a tensión
   b. Asma
6. Considerar el bloqueo neuromuscular
7. Flujo de oxígeno máximo, presión positiva teleespiratoria (PEEP), depósito de oxígeno adecuado
8. Falla del equipo, válvula de escape o puerto abierto

EXPERIENCIA, CAPACITACIÓN Y LA CURVA DE APRENDIZAJE DE LA VENTILACIÓN CON BOLSA-MASCARILLA

La falta de experiencia suele ser un factor de dificultad en la VBM. Cuando esta es inadecuada o imposible en el contexto de urgencias, el médico más experimentado debe tomar el relevo inmediatamente. Por desgracia, en muchos entornos de urgencias puede no haber un médico más experimentado. Esto resalta la necesidad de que los médicos de urgencias practiquen las destrezas óptimas de la VBM con la sujeción con la eminencia tenar a dos manos siempre que sea posible. Ya sea que la formación o la práctica de la VBM se realice en un entorno clínico o en cadáveres o maniquíes, el objetivo debe ser practicar una VBM óptima utilizando la lista de referencia presentada. La formación necesaria para alcanzar la experiencia mínima en VBM en los pacientes operados de forma electiva es de 25 procedimientos (*véase* la sección «Información basada en la evidencia»), y el número necesario para alcanzar la experiencia en el ámbito de las urgencias es quizás mucho mayor. Como se ha señalado en la introducción, la mayor parte del personal de salud piensa erróneamente que son competentes en la VBM, por lo que dedican poco tiempo y esfuerzo a practicar o a intentar mejorar su nivel de destreza. Los responsables de la capacitación del personal de medicina de urgencias deben considerar si sus alumnos dominan la VBM y buscar todas las oportunidades posibles para practicar esta habilidad fundamental (*véase* «VBM durante el período apneico de la SIR» en la sección «Información basada en la evidencia»).

RESUMEN

La VBM es una de las habilidades más importantes para el manejo urgente de la vía aérea. Los médicos de urgencias deben hacer todo lo posible para mejorar su nivel de destreza, proporcionar siempre una VBM óptima, así como saber cómo predecir y solucionar las VBM difíciles.

INFORMACIÓN BASADA EN LA EVIDENCIA

¿Funcionan bien los dispositivos de ventilación con bolsa-mascarilla en pacientes con respiración espontánea?

Los dispositivos de VBM están diseñados para ventilar y suministrar el 100% de la FiO_2 a los pacientes apneicos y a menudo tienen un mal rendimiento cuando se utilizan para «asistir» a los pacientes con respiración espontánea. Se han realizado varios estudios que muestran que los dispositivos de VBM no suelen suministrar oxígeno de alta concentración a los pacientes que respiran espontáneamente.[1-7] A menos que haya un sellado perfecto de la mascarilla (lo cual es poco probable), los pacientes con respiración espontánea inhalan aire ambiente alrededor de la mascarilla y acaban recibiendo una baja concentración de oxígeno. En el contexto del quirófano, se suele utilizar una mascarilla para suministrar el 100% de FiO_2 mediante una máquina de anestesia, que permite el suministro de oxígeno a velocidad de flujo ($\geq$ 40 L/min), compensando un mal sellado de la mascarilla. Esto no funciona bien con un dispositivo de VBM; un mal sellado de la mascarilla da lugar a la administración de una baja concentración de oxígeno.[8,9] Además, varios estudios muestran que el uso de un dispositivo de BVM en pacientes con respiración espontánea aumenta el trabajo respiratorio, en especial con el incremento de la ventilación minuto y la adición de PEEP.[10-12] Cuando los pacientes que respiran de forma espontánea necesitan oxígeno de alta concentración, lo mejor es usar presión positiva binivel en la vía aérea, presión positiva continua en la vía aérea, cánula nasal de alto flujo o una mascarilla con reservorio con oxígeno a flujo de lavado.[9,12-14]

¿Existen pruebas para utilizar una válvula de presión positiva teleespiratoria con un dispositivo de ventilación con bolsa-mascarilla?

Aunque se trata de una práctica habitual, hay pocas evidencias que la guíen. Varios estudios muestran que, cuando se añade una válvula de PEEP desechable a una bolsa de reanimación autoinflable neonatal, los resultados son poco fiables.[15-18] Con algunas configuraciones, las válvulas de PEEP funcionan correctamente, pero con otras la PEEP se pierde con rapidez y las presiones deseadas no se suministran con precisión.[15,16,18] Las recomendaciones del International Liaison Committee for Resuscitation del 2010 para la reanimación de los recién nacidos indican que las bolsas autoinflables con válvulas de PEEP «a menudo suministran presiones teleespiratorias poco fiables».[19] No existen pruebas publicadas para guiar la práctica del uso de válvulas de PEEP con dispositivos de BVM en los adultos. Al mismo tiempo, es poco probable que estas válvulas causen daño y debe comprobarse si se cree que la PEEP es necesaria en el contexto de una VBM difícil.

¿Cómo afecta el bloqueo neuromuscular a la ventilación con bolsa-mascarilla?

La enseñanza tradicional era que los pacientes no debían estar paralizados antes de realizar una VBM con éxito, pero los pacientes en paro respiratorio agudo suelen tener un tono muscular que interfiere con las maniobras de apertura de la vía aérea y la ventilación con presión positiva. Esto es distinto de la decisión de administrar FBNM en los pacientes con respiración espontánea que requieren un manejo urgente de la vía aérea, en los que la SIR podría estar contraindicada inicialmente si se prevé que va a fracasar la VM de rescate. Hay varios estudios que muestran que la parálisis con un bloqueador neuromuscular mejora la VBM.[20-25] Es importante destacar que en ninguno de estos estudios algún paciente tuvo más dificultades para ventilar mediante la VBM tras la administración de un bloqueador neuromuscular. El estudio de Soltesz y cols. es el más interesante porque estudiaron a pacientes con alto riesgo de VBM difícil y a los que se sabe que son difíciles de ventilar con mascarilla. Encontraron que la mediana de los volúmenes corriente aumentó de 350 a 600 mL después del bloqueo neuromuscular completo. Muchos algoritmos modernos de vía aérea difícil recomiendan que se pruebe un bloqueador neuromuscular en el caso de que se encuentre una VBM difícil.[26,27]

¿Es apropiado realizar la ventilación con bolsa-mascarilla durante el período apneico de la secuencia de intubación rápida?

La enseñanza tradicional exigía que no se aplicara ventilación con presión positiva durante el período apneico de la SIR a menos que se produjera una desaturación crítica debido a la preocupación por la insuflación gástrica y la regurgitación. Casey mostró que la realización de la VBM entre la inducción de la SIR y la laringoscopia mejora las saturaciones de oxígeno y reduce la incidencia de hipoxemia grave en la unidad de cuidados intensivos (UCI) sin aumentar la de broncoaspiración.[28] Sin embargo, estos resultados son difíciles de extrapolar a las poblaciones de urgencias. En este estudio, no hubo estrategias establecidas de preoxigenación y se excluyeron los pacientes considerados de alto riesgo de broncoaspiración. Además, prácticamente todos los pacientes estaban siendo intubados por insuficiencia respiratoria hipoxémica y, por lo tanto, la relación riesgo-beneficio de la bolsa de intervalo durante la SIR puede no ser la misma para todos los pacientes del servicio de urgencias (SU). Estos resultados también podrían explicarse por los escasos esfuerzos de preoxigenación. En el SU, es razonable llevar a cabo una VBM cuidadosa y deliberada cuando el médico cree que el riesgo de desaturación rápida supera el riesgo de broncoaspiración. En cualquier caso, esta práctica no debe sustituir a una preoxigenación óptima.

¿La rotación de la cabeza mejora la ventilación con bolsa-mascarilla?

Algunos expertos han enseñado durante mucho tiempo que la rotación de la cabeza mejora la VM facial. Hay dos estudios que abordan esta cuestión, con resultados contradictorios. Ambos estudios se realizaron en adultos apneicos anestesiados en un quirófano. Uno de ellos mostró que 45° de rotación lateral de la cabeza aumentaba bastante el volumen corriente durante la VM facial y el otro no encontró ningún cambio importante con 30° de rotación de la cabeza.[29,30] Por lo tanto, puede valer la pena probar la rotación de la cabeza en los casos de VBM difícil, pero no se puede recomendar con firmeza.

¿Debe aplicarse presión en el cricoides durante la ventilación con bolsa-mascarilla?

Si se dispone de suficiente personal, esta técnica puede ser beneficiosa, sobre todo durante una VBM prolongada. La aplicación adecuada de la presión cricoidea parece reducir el volumen de aire que entra en el estómago cuando la VBM se realiza con presiones inspiratorias bajas o moderadas.[31] Aunque un estudio radiológico mostró que la presión cricoidea puede no ocluir de forma fiable el esófago,[32] un estudio clínico reciente mostró lo contrario.[33] Dado que la presión cricoidea puede provocar la obstrucción de la vía aérea, debe liberarse inmediatamente si la VBM es difícil.[34,35]

¿Las válvulas de escape siempre son recomendables en el ámbito de las urgencias?

No, las válvulas de escape están pensadas para evitar el barotrauma en los pacientes con pulmones normales. En los pacientes críticos con altas presiones en la vía aérea, impedirán una ventilación adecuada. Algunos expertos en pediatría recomiendan que las válvulas de escape se desactiven de forma rutinaria en el contexto de una urgencia.[36,37]

¿Debemos deshacernos de las bolsas de reanimación de tamaño adulto?

Algunos han propuesto sustituir las bolsas de reanimación de tamaño adulto ($\approx$1000 mL) por bolsas de tamaño pediátrico ($\approx$500 mL).[38] En la actualidad, no hay suficientes evidencias que respalden este cambio. Aunque la ventilación a baja presión y bajo volumen corriente es adecuada para la mayoría de los pacientes que se encuentran en paro cardíaco o en la UCI tras la reanimación inicial, los profesionales de urgencias tratan a pacientes con una gran variedad de alteraciones anatómicas y fisiológicas, y es probable que algunos de ellos necesiten una presión y un volumen de ventilación más elevados cuando se encuentran *in extremis*. No hay estudios clínicos sobre el uso de bolsas de reanimación pediátricas en adultos con una amplia variedad de urgencias de la vía aérea. La extrapolación de los datos de los pacientes intubados en el entorno del quirófano o de los estudios con maniquíes puede ser engañosa; existen evidencias importantes de que el volumen administrado con la VBM a menudo es inferior al esperado, en particular con los operadores inexpertos.[39-41]

¿Hay pruebas de que la sujeción con la zona tenar es mejor que la sujeción tradicional C-E a dos manos?

En un estudio de pacientes apneicos anestesiados en el quirófano, se mostró que la sujeción de la mascarilla con la eminencia tenar con dos manos daba lugar a volúmenes de ventilación mucho mayores y menos respiraciones fallidas en comparación con la técnica tradicional de C-E con dos manos para la VM por parte de los novatos.[39] En otro estudio se compararon las técnicas de C-E a dos manos y de sujeción con la eminencia tenar en los pacientes con obesidad, apneicos y anestesiados con médicos más experimentados y se obtuvieron resultados similares.[42]

Referencias

1. Mills PJ, Baptiste J, Preston J, Barnas GM. Manual resuscitators and spontaneous ventilation—an evaluation. *Crit Care Med*. 1991;19(11):1425-1431.

2. Robinson A, Ercole A. Evaluation of the self-inflating bag-valve-mask and non-rebreather mask as preoxygenation devices in volunteers. *BMJ Open [Internet]*. 2012;2(5).

3. Nimmagadda U, Ramez Salem M, Joseph NJ, et al. Efficacy of preoxygenation with tidal volume breathing [Internet]. *Anesthesiology*. 2000;93(3):693-698.

4. Carter BG, Fairbank B, Tibballs J, Hochmann M, Osborne A. Oxygen delivery using self-inflating resuscitation bags. *Pediatr Crit Care Med*. 2005;6(2):125-128.

5. Mazzolini DG Jr, Marshall NA. Evaluation of 16 adult disposable manual resuscitators. *Respir Care*. 2004;49(12):1509-1514.

6. Kwei P, Matzelle S, Wallman D, Ong M, Weightman W. Inadequate preoxygenation during spontaneous ventilation with single patient use self-inflating resuscitation bags. *Anaesth Intensive Care*. 2006;34(5):685-686.

7. Grauman S, Johansson J, Drevhammar T. Large variations of oxygen delivery in self-inflating resuscitation bags used for preoxygenation—a mechanical simulation. *Scand J Trauma Resusc Emerg Med*. 2021;29(1):98.

8. Russell T, Ng L, Nathan E, Debenham E. Supplementation of standard pre-oxygenation with nasal prong oxygen or machine oxygen flush during a simulated leak scenario. *Anaesthesia*. 2014;69(10):1133-1137.

9. Driver BE, Klein LR, Carlson K, Harrington J, Reardon RF, Prekker ME. Preoxygenation with flush rate oxygen: comparing the nonrebreather mask with the bag-valve mask. *Ann Emerg Med*. 2018;71(3):381-386.

10. Hess D, Hirsch C, Marquis-D'Amico C, Kacmarek RM. Imposed work and oxygen delivery during spontaneous breathing with adult disposable manual ventilators. *Anesthesiology*. 1994;81(5): 1256-1263.

11. Kacmarek RM, Mang H, Barker N, Cycyk-Chapman MC. Effects of disposable or interchangeable positive end-expiratory pressure valves on work of breathing during the application of continuous positive airway pressure. *Crit Care Med*. 1994;22(8):1219-1226.

12. Groombridge CJ, Ley E, Miller M, Konig T. A prospective, randomised trial of pre-oxygenation strategies available in the pre-hospital environment. *Anaesthesia*. 2017;72(5):580-584.

13. Driver BE, Prekker ME, Kornas RL, Cales EK, Reardon RF. Flush rate oxygen for emergency airway preoxygenation. *Ann Emerg Med*. 2017;69(1):1-6.

14. Groombridge C, Chin CW, Hanrahan B, Holdgate A. Assessment of common preoxygenation strategies outside of the operating room environment. *Acad Emerg Med*. 2016;23(3):342-346.

15. Morley CJ, Dawson JA, Stewart MJ, Hussain F, Davis PG. The effect of a PEEP valve on a Laerdal neonatal self-inflating resuscitation bag. *J Paediatr Child Health*. 2010;46(1-2):51-56.

16. Bennett S, Finer NN, Rich W, Vaucher Y. A comparison of three neonatal resuscitation devices. *Resuscitation*. 2005;67(1):113-118.

17. Tracy M, Shah D, Priyadarshi A, Hinder M. The effectiveness of Ambu neonatal self-inflating bag to provide consistent positive end-expiratory pressure. *Arch Dis Child Fetal Neonatal Ed.* 2016;101(5):F439-F443.

18. Kelm M, Proquitté H, Schmalisch G, Roehr CC. Reliability of two common PEEP-generating devices used in neonatal resuscitation. *Klin Padiatr.* 2009;221(7):415-418.

19. Kattwinkel J, Perlman JM, Aziz K, et al. Part 15: Neonatal resuscitation [Internet]. *Circulation.* 2010;122(18_suppl_3).

20. Soltész S, Alm P, Mathes A, Hellmich M, Hinkelbein J. The effect of neuromuscular blockade on the efficiency of facemask ventilation in patients difficult to facemask ventilate: a prospective trial. *Anaesthesia.* 2017;72(12):1484-1490.

21. Sachdeva R, Kannan TR, Mendonca C, Patteril M. Evaluation of changes in tidal volume during mask ventilation following administration of neuromuscular blocking drugs. *Anaesthesia.* 2014;69(8):826-831.

22. Warters RD, Szabo TA, Spinale FG, DeSantis SM, Reves JG. The effect of neuromuscular blockade on mask ventilation. *Anaesthesia.* 2011;66(3):163-167.

23. Ikeda A, Isono S, Sato Y, et al. Effects of muscle relaxants on mask ventilation in anesthetized persons with normal upper airway anatomy. *Anesthesiology.* 2012;117(3):487-493.

24. Engelhardt T, Weiss M. Difficult mask ventilation and muscle paralysis. *Anesthesiology.* 2013;118(4):994.

25. Joffe AM, Ramaiah R, Donahue E, et al. Ventilation by mask before and after the administration of neuromuscular blockade: a pragmatic non-inferiority trial. *BMC Anesthesiol.* 2015;15:134.

26. Frerk C, Mitchell VS, McNarry AF, et al. Difficult Airway Society 2015 guidelines for management of unanticipated difficult intubation in adults. *Br J Anaesth.* 2015;115(6):827-848.

27. Combes X, Le Roux B, Suen P, et al. Unanticipated difficult airway in anesthetized patients: prospective validation of a management algorithm. *Anesthesiology.* 2004;100(5):1146-1150.

28. Casey JD, Janz DR, Russell DW, et al. Bag-mask ventilation during tracheal intubation of critically ill adults. *N Engl J Med.* 2019;380(9):811-821.

29. Itagaki T, Oto J, Burns SM, Jiang Y, Kacmarek RM, Mountjoy JR. The effect of head rotation on efficiency of face mask ventilation in anaesthetised apnoeic adults: a randomised, crossover study. *Eur J Anaesthesiol.* 2017;34(7):432-440.

30. Matsunami S, Komasawa N, Konishi Y, Minami T. Head elevation and lateral head rotation effect on facemask ventilation efficiency: randomized crossover trials. *Am J Emerg Med.* 2017;35(11):1709-1712.

31. Petito SP, Russell WJ. The prevention of gastric inflation—a neglected benefit of cricoid pressure. *Anaesth Intensive Care.* 1988;16(2):139-143.

32. Smith KJ, Dobranowski J, Yip G, Dauphin A, Choi PT-L. Cricoid pressure displaces the esophagus: an observational study using magnetic resonance imaging. *Anesthesiology.* 2003;99(1):60-64.

33. Pellrud R, Ahlstrand R. Pressure measurement in the upper esophagus during cricoid pressure: a high-resolution solid-state manometry study [Internet]. *Acta Anaesthesiol Scand.* 2018;62(10):1396-1402.

34. Allman KG. The effect of cricoid pressure application on airway patency. *J Clin Anesth.* 1995;7(3):197-199.

35. Hartsilver EL, Vanner RG. Airway obstruction with cricoid pressure. *Anaesthesia.* 2000;55(3):208-211.

36. O'Neill J, Scott C, Kissoon N, Wludyka P, Wears R, Luten R. Pediatric self-inflating resuscitators: the dangers of improper setup. *J Emerg Med.* 2011;41(6):607-612.

37. Driver BE, Atkins AH, Reardon RF. The danger of using pop-off valves for pediatric emergency airway management. *J Emerg Med.* 2020;59(4):590-592.

38. Wenzel V, Keller C, Idris AH, Dörges V, Lindner KH, Brimacombe JR. Effects of smaller tidal volumes during basic life support ventilation in patients with respiratory arrest: good ventilation, less risk? *Resuscitation.* 1999;43(1):25-29.

39. Gerstein NS, Carey MC, Braude DA, et al. Efficacy of facemask ventilation techniques in novice providers. *J Clin Anesth*. 2013;25(3):193-197.

40. Doerges V, Sauer C, Ocker H, Wenzel V, Schmucker P. Smaller tidal volumes during cardiopulmonary resuscitation: comparison of adult and paediatric self-inflatable bags with three different ventilatory devices. *Resuscitation*. 1999;43(1):31-37.

41. Kroll M, Das J, Siegler J. Can altering grip technique and bag size optimize volume delivered with bag-valve-mask by emergency medical service providers? *Prehosp Emerg Care*. 2019;23(2):210-214.

42. Fei M, Blair JL, Rice MJ, et al. Comparison of effectiveness of two commonly used two-handed mask ventilation techniques on unconscious apnoeic obese adults. *Br J Anaesth*. 2017;118(4):618-624.

CAPÍTULO 13

Dispositivos extraglóticos

Erik G. Laurin

Leslie V. Simon

Darren A. Braude

INTRODUCCIÓN

Los dispositivos extraglóticos (DEG) son vías aéreas artificiales que se insertan en la parte superior del esófago o la hipofaringe, pero no a través de la glotis, para proporcionar un conducto de entrada y salida de gases a los pulmones. Los que se sitúan por encima de la laringe se denominan *dispositivos supraglóticos* (DSG), mientras que los que se sitúan después de la glotis en la parte superior del esófago se denominan *dispositivos retroglóticos* (DRG).

Históricamente, estos dispositivos se utilizaban para casos de cirugía electiva en pacientes en ayunas, pero con el tiempo se ha perfeccionado su papel clave en el manejo urgente de la vía aérea. Los dispositivos extraglóticos suelen colocarse a ciegas y pueden utilizarse como vía aérea primaria (alternativa) o secundaria (de rescate). Las vías aéreas extraglóticas suelen ser más fáciles de utilizar que la ventilación con mascarilla o la intubación endotraqueal y se ha constatado que proporcionan un grado considerable, aunque no completo, de protección contra la broncoaspiración.

La presión de fuga del manguito, que es la presión dentro de la vía aérea hasta la cual el dispositivo evita la fuga de aire, varía en función del dispositivo y el ajuste. Los DRG suelen tener presiones de fuga en el manguito más altas (hasta 35-40 cmH_2O) en comparación con los DSG (25-30 cmH_2O). Este sello más hermético puede ser ventajoso en los pacientes con alta resistencia intrínseca de la vía aérea que requiera presiones máximas elevadas en la vía aérea (p. ej., asma u obesidad) o si la anatomía glótica está distorsionada por hematoma, infección o masa, lo que requiere una mayor presión de insuflación. Estos dispositivos también pueden proporcionar cierto efecto de taponamiento para la hemorragia de la vía aérea superior. Los estudios en animales han mostrado cierta preocupación por el hecho de que los DRG ejerzan más presión sobre los vasos carotídeos que los DSG, pero esto no ha sido corroborado en los estudios en humanos.

Para el manejo urgente de la vía aérea, el DEG ideal sería asequible, fácil de usar, disponible en tamaños pediátricos, con una alta tasa de éxito en el primer intento de oxigenación y ventilación en una amplia variedad de circunstancias clínicas, que permita el drenaje gástrico y que sirva como un conducto a la tráquea para la intubación. Hay varios productos que cumplen estas expectativas; sin embargo, hay pocas investigaciones que muestren la clara superioridad de un dispositivo específico sobre otro. La elección de qué DEG incluir en sus suministros para la vía aérea puede reducirse a la preferencia por características específicas o a lo que es de uso frecuente en otras partes del hospital o en las instancias prehospitalarias locales, porque es valioso tener sistematicidad y familiaridad. La mayoría de los dispositivos utilizados en los entornos de urgencia son de un solo uso y económicos.

Todos los DRG contienen dos balones de gran volumen y baja presión, uno distal para ocluir el esófago y otro proximal para ocluir la faringe, con fenestraciones para el intercambio de gases que se alinean con la entrada laríngea entre los balones. Los DRG pueden tener un solo lumen (King LT®) o dos (combitubo esofagotraqueal [CET], EasyTube®). Los lúmenes dobles proporcionan una opción para la ventilación en caso de inserción en la tráquea, pero añaden complejidad para un evento muy raro. En la práctica habitual, los DRG se insertan a ciegas, pero existe una base bibliográfica sólida que sustenta la visualización directa para la colocación del CET cuando se cuenta con el equipo y la experiencia necesarios. Esto se puede extrapolar al EasyTube® y posiblemente incluso al King LT®. Esta técnica de colocación puede mitigar algunos de los problemas frecuentes que se encuentran con estos dispositivos durante la inserción, en particular el traumatismo en la faringe posterior.

El prototipo del DSG es la vía aérea de mascarilla laríngea, pero en la actualidad existe una gran variedad. Estos dispositivos pueden distinguirse por un manguito inflable o de gel, por si están disponibles en tamaños pediátricos, por si incluyen un canal integral para pasar un tubo de drenaje gástrico (dispositivos de segunda generación) y por si facilitan la intubación a ciegas o endoscópica.

INDICACIONES DE USO EN EL MANEJO URGENTE DE LA VÍA AÉREA

Las indicaciones de estos dispositivos se han ampliado en las últimas décadas y ahora incluyen la posibilidad de utilizarlos como:

Vía aérea primaria

- Siempre que esté indicada la ventilación con mascarilla, pero es un desafío mientras el paciente no tenga reflejo nauseoso.
- Manejo de la vía aérea en caso de paro cardíaco en los pacientes pediátricos y adultos (*véase* cap. 5).
- Secuencia rápida para la vía aérea, una alternativa a la secuencia de intubación rápida (SIR) para el manejo de la vía aérea facilitada por medicación en el contexto prehospitalario (*véase* cap. 30).
- Como conducto para facilitar la intubación endotraqueal (*véase* cap. 17).

Vía aérea secundaria

- Cuando un paciente requiere ventilación con presión positiva después de algunos intentos fallidos de intubación o cuando se predice que los intentos adicionales de intubación serán fallidos o potencialmente dañinos.
- En una situación de fracaso de la vía aérea del tipo *«no se puede* intubar, *no se puede* oxigenar»*, mientras se prepara de manera simultánea una vía aérea quirúrgica.

CONTRAINDICACIONES DE USO

No existen contraindicaciones absolutas para el uso de DEG durante las urgencias de la vía aérea. La reticencia a intentar la colocación de un DEG cuando existen contraindicaciones relativas es un obstáculo frecuente.

Contraindicaciones relativas para el uso de DEG:

Necesidad de tener presiones altas en la vía aérea (enfermedad pulmonar obstructiva, obesidad, etc.)
Alto riesgo de broncoaspiración (sangre o emesis en la boca)
Hinchazón distal, obstrucción o distorsión de la vía aérea
Reflejo nauseoso intacto

Contraindicaciones relativas específicas del DRG:

Posible enfermedad esofágica como estenosis, várices o ingesta de sustancias cáusticas (riesgo de perforación de la mucosa)

DISPOSITIVOS RETROGLÓTICOS

La vía aérea del obturador esofágico y la vía aérea del tubo gastroesofágico fueron de los primeros DRG desarrollados y prepararon el camino para los DEG modernos, pero no tienen un papel en el manejo contemporáneo de la vía aérea. Los DRG actuales representan una mejoría espectacular respecto a estos primeros dispositivos; además, han mostrado su eficacia y seguridad para establecer rápidamente la oxigenación y la ventilación en diversas situaciones de urgencia. El prototipo de DRG es el CET (Tyco-Healthcare-Kendall-Sheridan, Mansfield, MA), aunque ha sido sustituido en gran medida por el tubo laríngeo King (King LT®, Ambu Inc. USA, Columbia, MD). Con el CET y el EasyTube®, hay puertos separados para inflar cada balón, mientras que el King LT® tiene un único puerto de inflado que infla tanto el balón superior como el inferior con un solo bolo de aire. La ventaja de esto último es la simplicidad, pero durante el cambio del DRG al tubo endotraqueal (TET) puede ser beneficioso poder mantener la oclusión esofágica mientras se desinfla el balón superior para la laringoscopia.

Combitubo esofagotraqueal

El CET (fig. 13-1) lleva más tiempo en uso clínico que cualquiera de los otros DRG y, por lo tanto, ha acumulado muchos datos probatorios que describen sus indicaciones, contraindicaciones, beneficios y riesgos. Se ha constatado que el CET es una vía aérea primaria fácil y eficaz, en especial en el ámbito prehospitalario, y una vía de rescate en caso de intubación fallida. Las complicaciones son raras, pero en ocasiones son muy graves y probablemente no se comunican. Estas complicaciones están relacionadas sobre todo con el traumatismo de las vías respiratorias superiores y del esófago debido a una inserción demasiado agresiva sin la técnica adecuada o a la insuflación excesiva del balón. El CET está disponible en dos tamaños: catéter de 37F para adulto pequeño (AP) y catéter de 41F regular, que, según el prospecto, deben utilizarse en los pacientes de 1.22 m a 1.67 m de alto y de más de 1.6 m, respectivamente. No obstante, las investigaciones posteriores a la comercialización han mostrado que el tamaño pequeño para los adultos debe utilizarse hasta los 1.80 m de alto. No hay ningún CET adecuado para su uso en niños o en pacientes menores de 1 m. Gracias a sus grandes y sólidos balones, el CET puede generar algunos de los máximos valores de presión de ventilación antes de que se produzcan fugas (hasta 40 cmH_2O) y puede ser el DEG preferido cuando se prevé que la ventilación será difícil. Aunque el CET tiene méritos, ha dejado de utilizarse de forma generalizada porque no puede facilitar la intubación, no está disponible en tamaños pediátricos y tiene una técnica de inserción más complicada que otros DRG.

Rusch Easytube®

El Rusch EasyTube® es otro DRG de doble balón y doble lumen que pretende mejorar al CET. Si se coloca en la tráquea, el tamaño y la forma de la punta distal son similares a los de un TET convencional. El fabricante indica que el riesgo de traumatismo traqueal en relación con el CET se reduce debido al menor diámetro del dispositivo EasyTube® en el extremo distal, aunque esto no ha sido validado en ensayos clínicos. El EasyTube® no contiene látex y se suministra en dos tamaños: 28F y 41F; el menor se usa en los pacientes de hasta 1 m de alto en comparación con la limitación de 1.22 m del CET. La evidencia en estudios en humanos es mínima para constatar la tasa de éxito relativa del EasyTube® frente a la vía aérea con mascarilla laríngea (VAML), el CET o el King LT®, aunque los datos iniciales

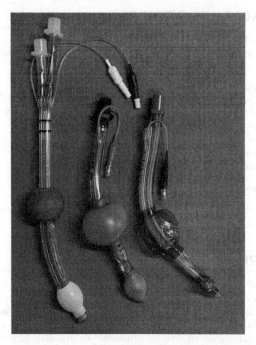

Figura 13-1. Dispositivos retroglóticos (DRG). Los DRG de uso más frecuente (de izquierda a derecha) son el combitubo, el King LT-D® (DEG de primera generación) y el King LTS-D® (DEG de segunda generación). DEG: dispositivo extraglótico.

parecen prometedores. Varios estudios con maniquíes muestran que es similar a un CET en cuanto a la velocidad de inserción, las ventilaciones exitosas y la retención de habilidades. Se necesitan más datos para determinar su papel en el manejo urgente de la vía aérea.

Vía aérea con tubo laríngeo

La vía aérea con tubo laríngeo (TL) (conocido como King Airway® o King LT® en Norteamérica) (*véase* fig. 13-1) es un DRG de un solo lumen de silicona sin látex que se construye partiendo de la base de que la inserción a ciegas casi siempre dará lugar a una colocación en el esófago. Los dos balones se inflan simultáneamente a través de un único puerto. Las versiones desechables vienen con el designador «D» y las que tienen una punta distal abierta para permitir la descompresión gástrica vienen con el designador «S» para succión o sumidero. La versión más común para uso en urgencias es el King LTS-D®. Se requiere una distancia interdental aproximada de 20 mm para la inserción, comparable a la del CET. El tamaño del King LT® se basa sobre todo en la estatura, como el CET, aunque también hay directrices de tamaño según el peso para los niños. Hay toda una gama de tamaños, desde recién nacidos (< 5 kg) hasta adultos.

Una nueva versión de iLT-D® para facilitar la intubación con un tubo endotraqueal convencional y un puerto de descompresión gástrica recientemente entró al mercado en algunas partes del mundo y debería estarlo pronto en los Estados Unidos. Aunque la intubación a través de este dispositivo puede realizarse a ciegas, se facilita utilizando la visualización endoscópica para mejorar las tasas de éxito. Tras el paso satisfactorio del TET a través del iLT-D®, este puede retirarse desconectando el conector de la bolsa del TET, desinflando el manguito del iLT-D® y retirándolo sobre el TET mientras se le estabiliza. Todavía no se dispone de datos suficientes para evaluar este producto, pero puede resultar prometedor para la vía aérea difícil, como la de las personas con obesidad mórbida.

La facilidad de uso ha convertido al King LT® en uno de los DRG más utilizados en la atención prehospitalaria. Se inserta a través de la faringe y a ciegas en el esófago de forma similar al CET, pero hay menos experiencia informada con el uso de un laringoscopio; asimismo, no se recomienda la maniobra de Lipp (doblar manualmente la punta para ayudar a navegar la base de la lengua). Se han publicado unos cuantos informes de colocaciones traqueales imprevistas con esta técnica.

Técnica de inserción (suponiendo que no hay visibilidad)

1. Elija el tamaño correcto del dispositivo en función del peso del paciente (pediatría) o de su estatura (adultos).
2. Reúna los suministros.
3. Pruebe el manguito y luego retire el aire.
4. Aplique lubricante si las mucosas no están muy húmedas.
5. Coloque al paciente en posición neutra o de olfateo.
6. Realice una elevación de la mandíbula con la mano no dominante.
7. Coloque el TL en la boca en un ángulo de aproximadamente 45° con respecto a la línea media.
8. Avance el tubo hacia la faringe mientras se rota hacia la línea media.
9. Avance suavemente hasta que el borde del conector de la bolsa codificado por colores se alinee con los incisivos, a menos que se encuentre resistencia.
10. Los balones deben inflarse a través del puerto único con la cantidad de aire recomendada para ese tamaño de dispositivo. La talla 4 del King LT® (la más utilizada) requiere 60 mL de aire.
11. A continuación, se intenta la ventilación *mientras* se retira con lentitud el dispositivo, vigilando cuidadosamente hasta que se observe una ventilación sin restricciones y una elevación del tórax junto con una capnografía y ruidos pulmonares homogéneos. Es habitual que los médicos detengan la retirada cuando se observa el primer signo de ventilación, lo que puede dejar las salidas de ventilación distales demasiado profundas, de modo que pueden estar suministrando aire al estómago y no a los pulmones. Sugerimos el retiro alrededor de 1 o 2 cm (menos para las tallas pediátricas más pequeñas y más para las tallas adultas grandes) *más allá* del punto en el que se produce la ventilación por primera vez y detenerlo cuando la ventilación se vuelve más prominente y fácil de lograr. Esto asegura que toda la ventilación se dirija a los pulmones.
12. Continúe con la ventilación adecuada.
13. Asegure el dispositivo en su posición.
14. Pase una sonda gástrica si es posible para descomprimir el estómago.

Si un dispositivo de tamaño adecuado no es capaz de ventilar, suele estar insertado muy profundo. Una vez colocado correctamente, el King LT® funciona de forma muy similar al CET, con capacidades de ventilación, oxigenación y protección contra la broncoaspiración similares. Aunque no ha habido muchos informes de complicaciones, se han reportado traumatismos de la vía aérea. También se ha notificado edema de la lengua notable de manera clínica, que en un caso se produjo a partir de 45 min después de la inserción, pero estos casos parecen ser raros. El balón también puede desplazar la lengua hacia adelante, creando la ilusión de un edema. Aun así, no se recomienda la inserción prolongada de ningún DRG y se recomienda el cambio por un TET en un plazo de 4 h cuando pueda hacerse de forma segura. Debido al riesgo de isquemia de la mucosa y los posibles efectos en la perfusión cerebral, es aconsejable utilizar un manómetro para comprobar las presiones del balón en lugar de confiar en los volúmenes sugeridos.

DISPOSITIVOS SUPRAGLÓTICOS

Los DSG consisten en una mascarilla laríngea (manguito) que se asienta sobre la glotis, haciendo un sello en el esófago proximal, la base de la lengua y las estructuras glóticas laterales; y un tubo de ventilación que atraviesa la faringe y sale de la boca, terminando en un conector de bolsa. Hay muchas marcas y variedades de DSG para elegir. Las principales diferencias funcionales son *1)* la presencia o ausencia de un canal para la sonda gástrica; *2)* si el manguito es inflable, no inflable o autopresurizado; *3)* la posibilidad de utilizarlo como conducto de intubación; *4)* la facilidad de inserción y *5)* la gama de tamaños disponibles. En el pasado, los DSG se diseñaban y pensaban en específico para el manejo electivo de la vía aérea en el quirófano, pero ahora se ha generalizado su uso en entornos de urgencia, lo que ha dado lugar a nuevos diseños que incorporan estas características preferidas.

Los DSG son fáciles de usar, tienen mucho éxito, producen pocas respuestas hemodinámicas adversas en la inserción y desempeñan un papel importante en el manejo urgente de la vía aérea de rescate. Se han informado tasas de éxito de la ventilación cercanas al 100% en las series de quirófano y en torno al 95% en las series de urgencias. Se ha constatado que la intubación a ciegas tiene un éxito elevado y constante solo con la VAML Fastrach®, pero la intubación endoscópica ahora es factible para los médicos a través de muchos DSG en la mayoría de los entornos con un mínimo de formación (*véase* cap. 17). Al igual que cualquier DEG, los DSG no constituyen un *tratamiento definitivo de la vía aérea*, definido como un *TET con manguito en la tráquea*, pero proporcionan una protección importante contra la broncoaspiración.

Vía aérea con mascarilla laríngea

La Laryngeal Mask Company® (propiedad de Teleflex®) desarrolló en 1981 el DSG original y prototípico, ahora llamado VAML Classic® (**fig. 13-2**). En la actualidad, la empresa ofrece otras versiones de la VAML, incluidas tres destinadas específicamente a su uso en urgencias: la VAML Supreme®, la VAML Protector® y la VAML Fastrach®, también conocida como «VAML para intubación». Aunque sus otros DSG pueden funcionar como dispositivos de rescate, no recomendamos la VAML Classic®, la VAML Unique®, la VAML Unique EVO®, la VAML Flexible® ni la VAML ProSeal® (**fig. 13-3**) para los entornos que se ocupan predominantemente de las urgencias de la vía aérea.

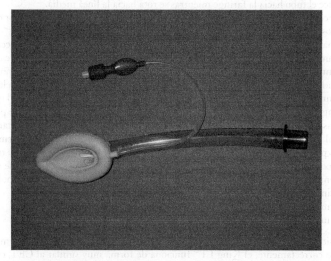

Figura 13-2. **VAML Classic**®. Obsérvense las barras de apertura en el extremo del tubo de plástico destinadas a limitar la capacidad de herniación de la epiglotis en esta apertura.

La VAML Supreme® tiene características de diseño convincentes que la convierten en un buen dispositivo para el manejo urgente de la vía aérea (**fig. 13-4**). Es fácil de insertar, tiene presiones de fuga más altas que las iteraciones anteriores de la mascarilla laríngea (ML), tiene un bloqueador de mordida incorporado y contiene un canal a través del cual se puede pasar una sonda gástrica. Cuenta con buenos antecedentes de experiencia clínica, apoyo a la investigación y también está disponible en una amplia gama de tamaños. La limitación principal de la VAML Supreme® es la imposibilidad de utilizarla como conducto para una intubación posterior.

La VAML Protector® (**fig. 13-5**) es un nuevo dispositivo de silicona de un solo uso que está disponible tanto con un puerto de tubo de drenaje gástrico como con un balón piloto que incorpora la tecnología Cuff Pilot®, un indicador de presión del balón piloto. Los estudios iniciales muestran que la Protector® tiene una presión de sellado aún mejor que la VAML Supreme® y sirve como conducto para la intubación guiada por endoscopia, pero hasta ahora solo está disponible para adaptarse a los niños y adultos de mayor tamaño.

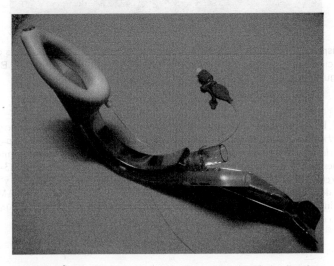

Figura 13-3.   **VAML ProSeal**®. Obsérvese el tubo de drenaje y el orificio distal para permitir el paso de la sonda gástrica y el drenaje.

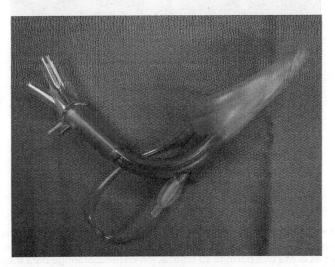

Figura 13-4.   **VAML Supreme**®. La construcción rígida del tubo y la curvatura del dispositivo mejoran las características de inserción y la inmediatez del sellado obtenido una vez inflado.

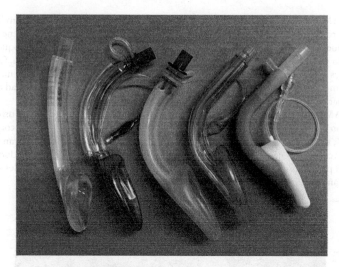

Figura 13-5. Dispositivos supraglóticos. Cinco de los dispositivos extraglóticos de intubación de segunda generación (de izquierda a derecha): Intersurgical i-gel®, Cookgas air-Q Blocker®, Cookgas air-Q3SP® (manguito autopresurizado), Ambu AuraGain® y VAML Protector®.

La ML Fastrach®, también llamada *vía aérea con mascarilla laríngea para intubación* (ILMA, *intubating laryngeal mask airway*), combina las altas tasas de éxito de inserción y ventilación de las otras VAML con características especiales de diseño para facilitar la intubación a ciegas en la mayoría de los casos, pese a la obesidad, las precauciones en la columna vertebral y las secreciones (**fig. 13-6**). Está disponible en formas reutilizables y de un solo uso, pero solo para niños mayores y adultos y sin el beneficio de un canal de descompresión gástrica. A pesar de estas limitaciones, creemos que la VAML Fastrach® es un dispositivo infrautilizado en el manejo urgente de la vía aérea debido a su diseño único que permite la intubación a ciegas.

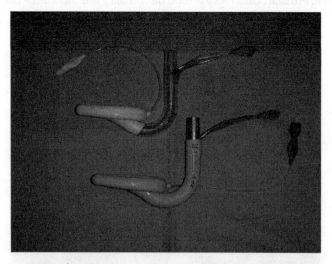

Figura 13-6. VAML Fastrach® o ILMA. En la imagen aparecen tanto la variante reutilizable (*abajo*) como la desechable. La característica más singular de este dispositivo, que le confiere una ventaja particular, es el asa que permite su colocación en la hipofaringe para mejorar el sellado de la vía aérea y la capacidad para un adecuado intercambio de gases. Este factor puede ser esencial para el rescate de una vía aérea fallida. ILMA: vía aérea con mascarilla laríngea para intubación.

Vía aérea con mascarilla laríngea Ambu®

La familia de dispositivos VAML Ambu® incluye AuraOnce®, Aura40®, AuraStraight®, Aura-i®, AuraFlex® y AuraGain® (**fig. 13-7A y B**; *véase* fig. 13-5). De estos dispositivos, el AuraGain® es el mejor para el manejo urgente de la vía aérea porque tiene un canal para la sonda gástrica y viene en una gama completa de tamaños; además, los estudios han mostrado excelentes presiones de sellado y condiciones de intubación endoscópica. Aunque los datos publicados sobre el AuraGain® en el manejo urgente de la vía aérea son limitados, existe una amplia experiencia positiva con él en entornos prehospitalarios.

Cookgas Air-Q®

El dispositivo Cookgas air-Q® (antes conocido en su versión reutilizable como *Cookgas ILMA®*) tiene varias versiones, entre ellas la reutilizable, la desechable, la bloqueadora y la nueva air-Q3® (*véase* fig. 13-5). Muchos de sus productos también tienen la opción de un manguito autopresurizado, lo que significa que, con cada ventilación suministrada, algo de aire se dirige al manguito para dar una ráfaga de presión y crear un sello, pero permite una deflación parcial en la espiración para aliviar la presión de la mucosa. El éxito del primer paso en la ventilación es alto, viene en una amplia gama de tamaños y la intubación endoscópica es muy exitosa a través de ellos. También se ha mostrado que la intubación a ciegas tiene

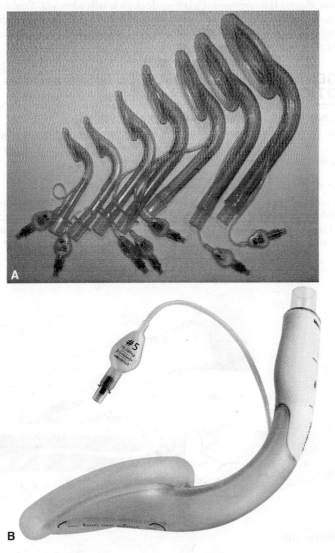

Figura 13-7. **A.** Gama de tamaños de la VAML AuraOnce® de Ambu. **B.** VAML Aura-i® de Ambu.

un éxito razonable en los adultos y los pacientes pediátricos, sin necesidad de TET especializados. El air-Q Blocker® y el air-Q3® son las versiones preferidas para las vías aéreas de urgencia porque son un poco más rígidas y, por lo tanto, más fáciles de insertar; además, tienen canales para tubos gástricos.

Intersurgical i-gel®

El i-gel® (*véase* fig. 13-5) es un dispositivo desechable, preformado y no inflable, fabricado con un polímero blando similar al gel que crea un sellado inmediato sin necesidad de inflarlo. Poco después de la inserción, el entorno cálido y húmedo de la hipofaringe del paciente permite que el material gelatinoso se vuelva más flexible y termine de rellenar los huecos de los tejidos blandos supraglóticos. Después de este proceso, el sello se vuelve aún más sólido. Se ha informado la presencia de fugas persistentes en el dispositivo cuando se utiliza en el exterior a temperaturas extremadamente bajas. Incorpora un bloque de mordida integral y está disponible en una gama de tamaños que van desde el lactante hasta el adulto mayor. El i-gel® es fácil de insertar sin necesidad de inflar el manguito; asimismo, existe un largo historial de uso internacional en aplicaciones de urgencia y prehospitalarias. La intubación endoscópica tiene mucho éxito a través del i-gel®, aunque el éxito de la intubación a ciegas ha sido desigual. El i-gel® tiene un canal de sonda gástrica, pero es relativamente pequeño, lo cual es una desventaja en situaciones de urgencia en las que los pacientes pueden tener el estómago lleno. Convenientemente, el i-gel® de talla 4 se adapta a los pacientes de 50 a 90 kg, lo que representa un rango mucho mayor que la mayoría de los DSG para adultos y, por lo tanto, elimina la incertidumbre a la hora de elegir la talla adecuada. También existe una versión de i-gel® O_2 que incluye un puerto para la oxigenación pasiva durante el manejo del paro cardíaco. El i-gel® O_2 puede adquirirse en un «paquete Resus», que incluye lubricante y un dispositivo de sujeción, todo en un empaque de burbujas.

TÉCNICA GENERAL PARA EL USO DEL DISPOSITIVO SUPRAGLÓTICO

Seleccionar el dispositivo de tamaño adecuado

Las tallas de los DSG se basan por lo general en el peso corporal ideal, aunque algunos fabricantes recomiendan el peso corporal real. Los DSG destinados a un uso de urgencia vienen con rangos de peso claramente indicados en el embalaje y en el propio dispositivo.

Preparar el dispositivo para la inserción

1. Manguito: en el caso de los dispositivos con manguito inflable, las recomendaciones tradicionales del fabricante han exigido el desinflado completo antes de la inserción. La experiencia reciente con los dispositivos más nuevos indica que la inserción sin añadir o restar el aire que viene en el dispositivo suele ser más eficaz y ayuda a evitar que la punta se vuelva a girar (**fig. 13-8**). Luego

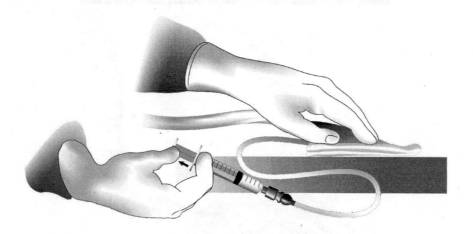

R.W.Williams

Figura 13-8.   Método correcto para desinflar el manguito de la VAML.

se puede añadir aire si es necesario, aunque tienden a sellar mejor con menos volumen de aire que con más. Los modelos i-gel® y air-Q sp® no necesitan inflarse ni desinflarse.

2. Lubricación: si la boca está seca, un lubricante hidrosoluble aplicado a la superficie posterior del manguito y del tubo de ventilación facilitará una inserción rápida y atraumática. Mantenga el lubricante fuera de la cubeta del manguito.

Preparar al paciente para la inserción

1. Relajación muscular: en el contexto de las urgencias, la relajación muscular y la atenuación del reflejo nauseoso se producen de forma adecuada por el estado clínico (es decir, el paro cardíaco) o por la administración de un fármaco inductor y paralizante. El uso primario de medicamentos para facilitar la colocación del DSG se denomina *secuencia rápida para la vía aérea* (SRVA) y se trata en el capítulo 30. Lo más habitual es que ya se haya administrado un fármaco inductor y un paralizante para la SIR; el DSG se coloca posteriormente, cuando los intentos de intubación han fracasado o no se pueden mantener las saturaciones de oxígeno. En estos casos, suele haber suficiente relajación muscular residual, pero en los casos de varios intentos de intubación es posible que se requiera medicación adicional.

2. Colocación en posición: cuando no está contraindicado por el riesgo de una lesión de la columna cervical, la colocación en posición de olfateo o de extensión de la cabeza es ideal. La tracción de la mandíbula también suele ser útil.

Insertar el dispositivo

Abra la boca lo más posible y dirija el DSG a lo largo del paladar duro y avance sobre el dorso de la lengua, permitiendo que la curvatura natural del DSG siga la curvatura de la faringe y la hipofaringe hasta que se asiente en su posición (**figs. 13-9 a 13-13**). Los DSG más antiguos y flexibles suelen requerir la colocación de un dedo en la boca en la unión manguito-tubo (*véase* fig. 13-9), aunque esto ya no suele ser necesario con los DSG nuevos con tubos de ventilación más rígidos.

Control posterior a la colocación

1. Evalúe visualmente que el DSG es del tamaño correcto y se ha asentado de forma adecuada. Ajuste o reinserte el tamaño alternativo como se indica.

2. Evalúe las ventilaciones utilizando la capnografía de ondas, observando la elevación del tórax y escuchando o sintiendo las fugas de aire en la boca.

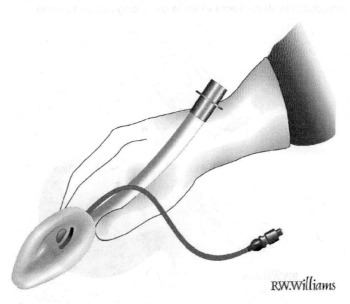

R.W.Williams

Figura 13-9. Posición correcta de los dedos para la inserción de la VAML.

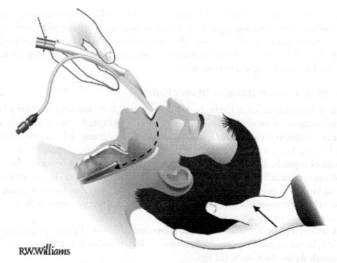

R.W.Williams

Figura 13-10. Posición inicial de inserción para la VAML Classic® y la VAML Unique®.

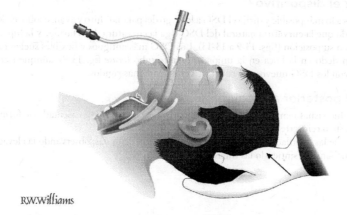

R.W.Williams

Figura 13-11. Introduzca la VAML hasta el límite de la longitud de su dedo.

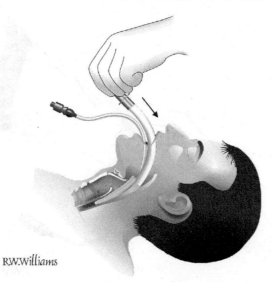

R.W.Williams

Figura 13-12. Complete la inserción empujando la VAML hasta el final con la otra mano.

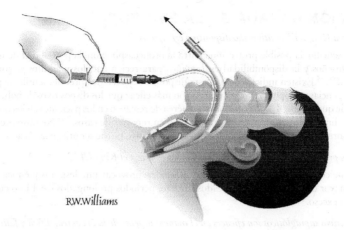

R.W.Williams

Figura 13-13. Insufle el cuello de la VAML.

3. Si la ventilación está completamente obstruida, la principal preocupación es que la punta del manguito se haya volcado o que la epiglotis se haya flexionado en sentido caudal. Retire el DSG varios centímetros con el manguito inflado, vuelva a introducirlo a la profundidad correcta y evalúe de nuevo.
4. Si hay una fuga de aire y un manguito inflable, añada pequeños volúmenes de aire, teniendo en cuenta los volúmenes máximos del manguito, que suelen estar indicados de forma clara en el costado del DSG. Tenga en cuenta que un inflado excesivo también puede causar la fuga de aire.
5. Una vez que esté seguro de que el DSG funciona correctamente, se puede asegurar y continuar con la ventilación a través de un ventilador.

COMPLICACIONES Y LIMITACIONES

Por desgracia, el extremo distal del manguito puede rodar hacia atrás en la inserción, dificultando la colocación óptima y el sellado del manguito. Quizás este proceso también contribuya a las abrasiones faríngeas y a las hemorragias que a veces se producen durante la inserción. Algunas autoridades recomiendan el inflado parcial del manguito para reducir el balanceo de la punta, aunque hay pocas evidencias de que esto ayude; otros sugieren la maniobra de arriba/abajo (*véase* discusión anterior). También se ha informado tanto la inserción «al revés» de la VAML Classic® y la VAML Unique® como su rotación en la hipofaringe, que algunos prefieren. Nuestro método preferido es una inserción convencional, como se ha descrito con anterioridad.

Conseguir un sellado suficiente para permitir la ventilación de presión positiva con un DSG puede ser difícil. Puede ser de ayuda mantener la parte del tubo del dispositivo en la línea media y modificar la posición de la cabeza y el cuello de la flexión (más habitual) a la neutra o a la extensión. En general, las tasas de éxito de la ventilación son muy altas con todos los DSG. La colocación en una posición óptima mejora la eficacia ventilatoria y, en el caso de la VAML Fastrach®, facilita la intubación. No se sabe hasta qué punto los DSG protegen la vía aérea contra la broncoaspiración del contenido gástrico en los pacientes con una vía aérea urgente, por lo que el dispositivo se considera solo una medida temporal.

RESUMEN

Con muchos DEG disponibles y más diseños y rediseños que salen al mercado, el manejo urgente de la vía aérea es un área en rápida evolución. En situaciones de urgencia, los DEG pueden servir como vía aérea primaria y de rescate muy eficaces. El DEG ideal sería económico, fácil de usar, disponible en tamaños pediátricos, tendría un éxito alto en el primer intento de oxigenación y ventilación en una amplia variedad de circunstancias clínicas, permitiría el drenaje gástrico y serviría como un conducto a la tráquea para la intubación. En la actualidad, varios dispositivos cumplen estos requisitos. Es importante que los médicos entiendan las distinciones entre los DRG y los DSG, así como los matices de cada producto que pueden encontrar.

INFORMACIÓN BASADA EN LA EVIDENCIA

¿La vía aérea King LT® es útil como dispositivo extraglótico?

El manejo sencillo, la posible protección contra la broncoaspiración, la posibilidad de intubación con los próximos diseños y la disponibilidad en tamaños para recién nacidos y adultos se consideran ventajas del King LT®.[1-4] Existen indicios de que este dispositivo es fácil de aprender a utilizar por parte del personal de urgencias y proporciona una ventilación más eficaz que los dispositivos de bolsa-mascarilla.[5-7] La evidencia de que el King LT® es útil como vía aérea de rescate o en los pacientes en los que ha fallado la intubación es limitada y, en su mayor parte, se basa en reportes de casos.[5,8,9] No obstante, una publicación reciente aporta pruebas convincentes de que este dispositivo puede ser útil en la vía aérea difícil y fallida.[10]

¿Hay algún problema potencial que deba tener en cuenta con el King LT®?

Al igual que con el CET, los balones inflados pueden provocar una lesión isquémica de la mucosa. El riesgo es mayor cuando se dejan colocados durante períodos prolongados (> 4 h) o cuando los balones se inflan en exceso.[4,11]

¿Los dispositivos supraglóticos son eficaces en el manejo urgente de la vía aérea, difícil y fallida?

Existen numerosos datos probatorios de que los DSG son útiles para el manejo urgente de la vía aérea, tanto para el manejo de la vía aérea difícil como para el rescate de la vía aérea fallida.[12-16] Por lo general, se prefieren los DSG que optimizan el éxito del primer paso, la alta presión de sellado y la capacidad para permitir la intubación. Además, varios estudios han mostrado que los DSG son al menos tan eficaces como otros métodos del manejo de la vía aérea en los pacientes que requieren reanimación cardiopulmonar (RCP).[17-19]

¿Es fácil para los profesionales inexpertos utilizar con éxito los dispositivos supraglóticos?

Diversos autores han descrito la inserción y el uso de manera satisfactoria de los dispositivos, tanto clásicos como más recientes, por parte de personal no médico reanimador mínimamente formado, personal de atención prehospitalaria, enfermeros y terapeutas respiratorios, así como profesionales de la vía aérea sin experiencia.[20,21] Parte de la literatura de los servicios médicos de urgencia (SMU) ha cuestionado la facilidad de uso de los DSG como método principal de manejo de la vía aérea en estos servicios,[22] aunque los análisis han mostrado que la formación es clave para su uso exitoso.[23]

¿Cómo se comparan los dispositivos preformados sin manguito frente a los más tradicionales con manguito?

El i-gel® se ha comparado favorablemente en la mayoría de los aspectos frente a otros DSG. En comparación con la VAML Classic®/Unique®, la respuesta fisiológica a la inserción es equivalente o mejor, ya que hay menos insuflación gástrica y mayores presiones de fuga tanto en los niños como en los adultos.[13,24,25] Las pruebas son variadas, pero por lo general son buenas en cuanto a la facilidad de inserción y el éxito de la ventilación de primer paso. Se ha comprobado que la adecuación del sellado del i-gel® es equivalente a la de la mayoría de los DSG.[26,27] La intubación a través del i-gel® tiene un éxito moderado a ciegas pero, sobre todo, un éxito del 100% con un endoscopio.[28-30]

¿Qué porcentajes de éxito se han conseguido intubando a través de los dispositivos supraglóticos para intubación?

Las tasas de éxito de la intubación a ciegas son heterogéneas y oscilan entre el 40% y el 99%, excepto en el caso de la VAML Fastrach®, que muestra sistemáticamente un éxito $> 90\%$.[13,22,28,30-35] Las técnicas que utilizan el DEG como conducto hacia la tráquea y emplean un endoscopio para la intubación visualizada tienen tasas de éxito que superan por lo regular el 90%.[22,29,31,33,35-39]

¿Es seguro y eficaz pasar un «bougie» a través de un dispositivo extraglótico para facilitar la intubación?

El paso de un *bougie* a través de un King LT® para facilitar la intubación no tuvo éxito en un modelo de cadáver y puede dar lugar a complicaciones.[40] Sin embargo, en ciertos DSG, el uso de un *bougie* ayudó a la intubación traqueal con éxito,[41,42] aunque hay que tener mucho cuidado para evitar el traumatismo de la mucosa, la avulsión de los aritenoides o las cuerdas vocales y las perforaciones traqueales.

¿Qué complicaciones se pueden esperar con el uso a corto plazo de los dispositivos supraglóticos?

La incidencia de ventilación difícil o de eventos adversos importantes en la vía aérea con los DSG es bastante baja y se cree que es mucho menor que con la intubación traqueal convencional o la ventilación con bolsa y mascarilla.[43] El DSG puede no proporcionar un sellado suficiente para permitir una ventilación adecuada, lo que a menudo se atribuye a la sensibilidad del sellado a la posición de la cabeza y el cuello.[44,45] También puede producirse la insuflación del estómago. Aunque los DSG no ofrecen una protección total frente a la broncoaspiración del contenido gástrico regurgitado, protegen la aspiración del material producido por encima del dispositivo con distintos grados de éxito.[46] La presión cricoidea puede o no interferir en el buen funcionamiento de un DSG, aunque en la práctica cada caso se evalúa individualmente.[47] El edema pulmonar de presión negativa, provocado por la succión del paciente para inspirar contra una obstrucción, seguido de la translocación de líquido a los espacios alveolares, se ha descrito en los pacientes que muerden el DSG y puede evitarse utilizando un DSG con bloqueador de mordida integral o colocando gasas dobladas entre los molares de cada lado.[48]

¿Los dispositivos extraglóticos son eficaces en la población pediátrica?

Existen amplios datos probatorios de que los DSG son adecuados y muy aceptados como dispositivos de rescate en los niños.[49,50] Algunos autores han descrito directrices para seleccionar el tamaño adecuado en los niños; asimismo, el fabricante proporciona una tarjeta de bolsillo para orientar a los médicos. También hay pruebas que apoyan el uso de los DSG tanto en el manejo rutinario como en el de las vías aéreas pediátricas difíciles.[51-54] Los estudios con maniquíes indican que el King LT® pediátrico puede colocarse con mayor rapidez y mayor grado de éxito en comparación con la intubación endotraqueal por parte del personal prehospitalario.[55,56] La tasa baja de manejo avanzado de la vía aérea en los pacientes pediátricos en el ámbito prehospitalario limita los datos importantes sobre el uso pediátrico.[57]

¿Los dispositivos extraglóticos proporcionan alguna protección contra la broncoaspiración?

Los DEG parecen proporcionar mucha mayor protección contra la broncoaspiración de lo que se pensaba en un principio. En un modelo de cadáver, la presión de sellado de siete dispositivos extraglóticos diferentes fue variable pero muy relevante.[44] En un pequeño estudio de pacientes del SMU en el que se analizó en específico la broncoaspiración, las tasas con los dispositivos extraglóticos no son estadísticamente superiores a las de la intubación endotraqueal.[58] En dos estudios muy amplios sobre paros cardíacos en los que se comparó la intubación con un King LT® o un i-gel®, las tasas de broncoaspiración no mostraron diferencias estadísticamente significativas.[59,60] En las series de casos prehospitalarios y de urgencias que analizaron el uso de la SRVA, las tasas de broncoaspiración fueron bastante bajas.[61,62] Un estudio de pacientes traumatizados hospitalizados descubrió que la estrategia prehospitalaria de la vía aérea no afectaba las tasas de neumonía asociada a la ventilación.[63,64]

¿Los pacientes en paro cardíaco deben tratarse principalmente con un dispositivo extraglótico?

Los DEG se insertan con facilidad y reducen las interrupciones durante la RCP con menos requisitos de formación, lo que los convierte en una estrategia de manejo atractiva durante el paro cardíaco. El pronóstico de los pacientes entre las vías aéreas extraglóticas y la intubación endotraqueal se ha comparado ahora en dos grandes ensayos prehospitalarios prospectivos y aleatorizados. Uno de ellos, en los Estados Unidos, encontró una mejor supervivencia y resultados neurológicos con el King LT® en comparación con la intubación.[60] El otro, en el Reino Unido, obtuvo resultados equivalentes entre el i-gel® y la intubación.[59] Muchos sistemas de servicios de urgencias y algunos médicos han tomado estos datos para sustentar una estrategia de vía aérea inicial basada en el DEG para el paro cardíaco.

Referencias

1. Gaszynski T. The intubating laryngeal tube (iLTS-D) for blind intubation in superobese patients. *J Clin Anesth*. 2019;52:91-92.

2. Agro F, Cataldo R, Alfano A, Galli B. A new prototype for airway management in an emergency: the Laryngeal Tube. *Resuscitation*. 1999;41(3):284-286.

3. Dorges V, Ocker H, Wenzel V, Steinfath M, Gerlach K. The laryngeal tube S: a modified simple airway device. *Anesth Analg*. 2003;96(2):618-621, table of contents.

4. Ulrich-Pur H, Hrska F, Krafft P, et al. Comparison of mucosal pressures induced by cuffs of different airway devices. *Anesthesiology*. 2006;104(5):933-938.

5. Asai T. Use of the laryngeal tube for difficult fibreoptic tracheal intubation. *Anaesthesia*. 2005;60(8):826.

6. Kette F, Reffo I, Giordani G, et al. The use of laryngeal tube by nurses in out-of-hospital emergencies: preliminary experience. *Resuscitation*. 2005;66(1):21-25.

7. Kurola J, Harve H, Kettunen T, et al. Airway management in cardiac arrest—comparison of the laryngeal tube, tracheal intubation and bag-valve mask ventilation in emergency medical training. *Resuscitation*. 2004;61(2):149-153.

8. Genzwuerker HV, Dhonau S, Ellinger K. Use of the laryngeal tube for out-of-hospital resuscitation. *Resuscitation*. 2002;52(2):221-224.

9. Matioc AA, Olson J. Use of the laryngeal tube in two unexpected difficult airway situations: lingual tonsillar hyperplasia and morbid obesity. *Can J Anaesth*. 2004;51(10):1018-1021.

10. Winterhalter M, Kirchhoff K, Gröschel W, et al. The laryngeal tube for difficult airway management: a prospective investigation in patients with pharyngeal and laryngeal tumours. *Eur J Anaesthesiol*. 2005;22(9):678-682.

11. Keller C, Brimacombe J, Kleinsasser A, Loeckinger A. Pharyngeal mucosal pressures with the laryngeal tube airway versus ProSeal laryngeal mask airway. *Anasthesiol Intensivmed Notfallmed Schmerzther*. 2003;38(6):393-396.

12. Frerk C, Mitchell VS, McNarry AF, et al. Difficult Airway Society 2015 guidelines for management of unanticipated difficult intubation in adults. *Br J Anaesth*. 2015;115(6):827-848.

13. Kapoor S, Das Jethava D, Gupta P, Jethava D, Kumar A. Comparison of supraglottic devices i-gel® and LMA Fastrach® as conduit for endotracheal intubation. *Indian J Anaesth*. 2014;58(4):397-402.

14. Parmet JL, Colonna-Romano P, Horrow JC, Miller F, Gonzales J, Rosenberg H. The laryngeal mask airway reliably provides rescue ventilation in cases of unanticipated difficult tracheal intubation along with difficult mask ventilation. *Anesth Analg*. 1998;87(3):661-665.

15. Wetsch WA, Schneider A, Schier R, Spelten O, Hellmich M, Hinkelbein J. In a difficult access scenario, supraglottic airway devices improve success and time to ventilation. *Eur J Emerg Med*. 2015;22(5):374-376.

16. Wong DT, Yang JJ, Jagannathan N. Brief review: the LMA Supreme supraglottic airway. *Can J Anaesth*. 2012;59(5):483-493.

17. Benoit JL, Gerecht RB, Steuerwald MT, McMullan JT. Endotracheal intubation versus supraglottic airway placement in out-of-hospital cardiac arrest: a meta-analysis. *Resuscitation*. 2015;93:20-26.

18. Grayling M, Wilson IH, Thomas B. The use of the laryngeal mask airway and Combitube in cardiopulmonary resuscitation; a national survey. *Resuscitation*. 2002;52(2):183-186.

19. Kurz MC, Prince DK, Christenson J, et al. Association of advanced airway device with chest compression fraction during out-of-hospital cardiopulmonary arrest. *Resuscitation*. 2016;98:35-40.

20. Braun P, Wenzel V, Paal P. Anesthesia in prehospital emergencies and in the emergency department. *Curr Opin Anaesthesiol*. 2010;23(4):500-506.

21. Stroumpoulis K, Isaia C, Bassiakou E, et al. A comparison of the i-gel and classic LMA insertion in manikins by experienced and novice physicians. *Eur J Emerg Med*. 2012;19(1):24-27.

22. Fukutome T, Amaha K, Nakazawa K, Kawamura T, Noguchi H. Tracheal intubation through the intubating laryngeal mask airway (LMA-Fastrach) in patients with difficult airways. *Anaesth Intensive Care*. 1998;26(4):387-391.

23. Ruetzler K, Roessler B, Potura L, et al. Performance and skill retention of intubation by paramedics using seven different airway devices—a manikin study. *Resuscitation*. 2011;82(5):593-597.

24. Ismail SA, Bisher NA, Kandil HW, Mowafi HA, Atawia HA. Intraocular pressure and haemodynamic responses to insertion of the i-gel, laryngeal mask airway or endotracheal tube. *Eur J Anaesthesiol*. 2011;28(6):443-448.

25. Maitra S, Baidya DK, Bhattacharjee S, Khanna P. Evaluation of i-gel™ airway in children: a meta-analysis. *Paediatr Anaesth*. 2014;24(10):1072-1079.

26. Belena JM, Núñez M, Vidal A, et al. Randomized comparison of the i-gel™ with the LMA Supreme TM in anesthetized adult patients. *Anaesthesist*. 2015;64(4):271-276.

27. Middleton PM, Simpson PM, Thomas RE, Bendall JC. Higher insertion success with the i-gel supraglottic airway in out-of-hospital cardiac arrest: a randomised controlled trial. *Resuscitation*. 2014;85(7):893-897.

28. Halwagi AE, Massicotte N, Lallo A, et al. Tracheal intubation through the I-gel supraglottic airway versus the LMA Fastrach: a randomized controlled trial. *Anesth Analg*. 2012;114(1):152-156.

29. Moore A, Gregoire-Bertrand F, Massicotte N, et al. I-gel versus LMA-Fastrach supraglottic airway for flexible bronchoscope-guided tracheal intubation using a parker (GlideRite) endotracheal tube: a randomized controlled trial. *Anesth Analg*. 2015;121(2):430-436.

30. Sastre JA, Lopez T, Garzon JC. Blind tracheal intubation through two supraglottic devices: i-gel versus Fastrach intubating laryngeal mask airway (ILMA). *Rev Esp Anestesiol Reanim*. 2012;59(2):71-76.

31. Erlacher W, Tiefenbrunner H, Kästenbauer T, Schwarz S, Fitzgerald RD. CobraPLUS and Cookgas air-Q versus Fastrach for blind endotracheal intubation: a randomised controlled trial. *Eur J Anaesthesiol*. 2011;28(3):181-186.

32. Garzon Sanchez JC, Lopez Correa T, Sastre Rincon JA. Blind tracheal intubation with the air-Q® (ILA-Cookgas) mask. A comparison with the ILMA-Fastrach laryngeal intubation mask. *Rev Esp Anestesiol Reanim*. 2014;61(4):190-195.

33. Karim YM, Swanson DE. Comparison of blind tracheal intubation through the intubating laryngeal mask airway (LMA Fastrach) and the Air-Q. *Anaesthesia*. 2011;66(3):185-190.

34. Liu EH, Goy RW, Lim Y, Chen F-G. Success of tracheal intubation with intubating laryngeal mask airways: a randomized trial of the LMA Fastrach and LMA CTrach. *Anesthesiology*. 2008;108(4):621-626.

35. Yang D, Deng X-M, Tong S-Y, et al. Roles of Cookgas and Fastrach intubating laryngeal mask airway for anticipated difficult tracheal intubation. *Zhongguo Yi Xue Ke Xue Yuan Xue Bao*. 2013;35(2):207-212.

36. Abdel-Halim TM, Abo El Enin MA, Elgoushi MM, Afifi MG, Atwa HS. Comparative study between Air-Q and intubating laryngeal mask airway when used as conduit for fiber-optic. *Egypt J Anaesth*. 2014;30:107-113.

37. El-Ganzouri AR, Marzouk S, Abdelalem N, Yousef M. Blind versus fiberoptic laryngoscopic intubation through air Q laryngeal mask airway. *Egypt J Anaesth*. 2011;27:213-218.

38. Galgon RE, Schroeder K, Joffe AM. The self-pressurising air-Q(R) Intubating Laryngeal Airway for airway maintenance during anaesthesia in adults: a report of the first 100 uses. *Anaesth Intensive Care*. 2012;40(6):1023-1027.

39. Kannan S, Chestnutt N, McBride G. Intubating LMA guided awake fibreoptic intubation in severe maxillo-facial injury. *Can J Anaesth*. 2000;47(10):989-991.

40. Lutes M, Worman DJ. An unanticipated complication of a novel approach to airway management. *J Emerg Med*. 2010;38(2):222-224.

41. Ruetzler K, Guzzella SE, Tscholl DW, et al. Blind intubation through self-pressurized, disposable supraglottic airway laryngeal intubation masks: an international, multicenter, prospective cohort study. *Anesthesiology*. 2017;127(2):307-316.

42. Wong DT, Yang JJ, Mak HY, Jagannathan N. Use of intubation introducers through a supraglottic airway to facilitate tracheal intubation: a brief review. *Can J Anaesth*. 2012;59(7):704-715.

43. Cook TM, Woodall N, Frerk C. Major complications of airway management in the UK: results of the Fourth National Audit Project of the Royal College of Anaesthetists and the Difficult Airway Society. Part 1: anaesthesia. *Br J Anaesth*. 2011;106(5):617-631.

44. Bercker S, Schmidbauer W, Volk T, et al. A comparison of seal in seven supraglottic airway devices using a cadaver model of elevated esophageal pressure. *Anesth Analg*. 2008;106(2):445-448, table of contents.

45. Park SH, Han S-H, Do S-H, Kim J-W, Kim J-H. The influence of head and neck position on the oropharyngeal leak pressure and cuff position of three supraglottic airway devices. *Anesth Analg*. 2009;108(1):112-117.

46. Schmidbauer W, Bercker S, Volk T, Bogusch G, Mager G, Kerner T. Oesophageal seal of the novel supralaryngeal airway device I-Gel in comparison with the laryngeal mask airways Classic and ProSeal using a cadaver model. *Br J Anaesth*. 2009;102(1):135-139.

47. Li CW, Xue FS, Xu YC, et al. Cricoid pressure impedes insertion of, and ventilation through, the ProSeal laryngeal mask airway in anesthetized, paralyzed patients. *Anesth Analg*. 2007;104(5):1195-1198, tables of contents.

48. Vandse R, Kothari DS, Tripathi RS, Lopez L, Stawicki SPA, Papadimos TJ. Negative pressure pulmonary edema with laryngeal mask airway use: recognition, pathophysiology and treatment modalities. *Int J Crit Illn Inj Sci*. 2012;2(2):98-103.

49. Greif R, Theiler L. The use of supraglottic airway devices in pediatric laparoscopic surgery. *Minerva Anestesiol*. 2010;76(8):575-576.

50. Sanket B, Ramavakoda CY, Nishtala MR, Ravishankar CK, Ganigara A. Comparison of second-generation supraglottic airway devices (i-gel versus LMA ProSeal) during elective surgery in children. *AANA J*. 2015;83(4):275-280.

51. Jagannathan N, Kozlowski RJ, Sohn LE, et al. A clinical evaluation of the intubating laryngeal airway as a conduit for tracheal intubation in children. *Anesth Analg*. 2011;112(1):176-182.

52. Jagannathan N, Roth AG, Sohn LE, Pak TY, Amin S, Suresh S. The new air-Q intubating laryngeal airway for tracheal intubation in children with anticipated difficult airway: a case series. *Paediatr Anaesth*. 2009;19(6):618-622.

53. Jagannathan N, Sohn LE, Mankoo R, Langen KE, Roth AG, Hall SC. Prospective evaluation of the self-pressurized air-Q intubating laryngeal airway in children. *Paediatr Anaesth*. 2011;21(6):673-680.

54. Kleine-Brueggeney M, Nicolet A, Nabecker S, et al. Blind intubation of anaesthetised children with supraglottic airway devices AmbuAura-i and Air-Q cannot be recommended: a randomised controlled trial. *Eur J Anaesthesiol*. 2015;32(9):631-639.

55. Byars DV, Brodsky RA, Evans D, Lo B, Guins T, Perkins AM. Comparison of direct laryngoscopy to Pediatric King LT-D in simulated airways. *Pediatr Emerg Care*. 2012;28(8):750-752.

56. Ritter SC, Guyette FX. Prehospital pediatric King LT-D use: a pilot study. *Prehosp Emerg Care*. 2011;15(3):401-404.

57. Hansen M, Lambert W, Guise J-M, Warden CR, Mann NC, Wang H. Out-of-hospital pediatric airway management in the United States. *Resuscitation*. 2015;90:104-110.

58. Steuerwald MT, Braude DA, Petersen TR, Peterson K, Torres MA. Preliminary report: comparing aspiration rates between prehospital patients managed with extraglottic airway devices and endotracheal intubation. *Air Med J*. 2018;37(4):240-243.

59. Benger JR, Kirby K, Black S, et al. Effect of a strategy of a supraglottic airway device vs tracheal intubation during out-of-hospital cardiac arrest on functional outcome: the AIRWAYS-2 randomized clinical trial. *JAMA*. 2018;320(8):779-791.

60. Wang HE, Schmicker RH, Daya MR, et al. Effect of a strategy of initial laryngeal tube insertion vs endotracheal intubation on 72-hour survival in adults with out-of-hospital cardiac arrest: a randomized clinical trial. *JAMA*. 2018;320(8):769-778.

61. Braude D, Dixon D, Torres M, Martinez JP, O'Brien S, Bajema T. Brief research report: prehospital rapid sequence airway. *Prehosp Emerg Care*. 2021;25(4):583-587.

62. Lee DH, Stang J, Reardon RF, Martel ML, Driver BE, Braude DA. Rapid sequence airway with the intubating laryngeal mask in the emergency department. *J Emerg Med*. 2021;61(5):550-557.

63. Steuerwald MT, Robinson BRH, Hanseman DJ, Makley A, Pritts TA. Prehospital airway technique does not influence incidence of ventilator-associated pneumonia in trauma patients. *J Trauma Acute Care Surg*. 2016;80(2):283-288.

64. Vezina D, Lessard MR, Bussières J, Topping C, Trépanier CA. Complications associated with the use of the Esophageal-Tracheal Combitube. *Can J Anaesth*. 1998;45(1):76-80.

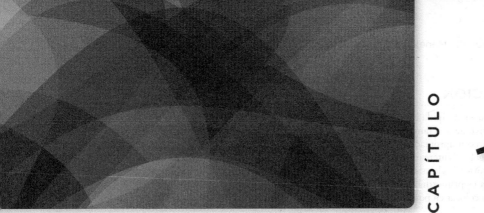

Manejo del paciente con un dispositivo extraglótico colocado

Darren A. Braude

Eli Torgeson

Michael T. Steuerwald

INTRODUCCIÓN

Los dispositivos extraglóticos (DEG) son las herramientas principales para el manejo de la vía aérea durante el paro cardíaco o el fracaso de la intubación en cualquier contexto. Los médicos deben sentirse cómodos evaluando y tratando a un paciente una vez que se ha colocado el DEG. El hecho de que el DEG se haya utilizado como vía aérea primaria sin intentos previos de intubación o de forma secundaria en caso de que la vía aérea fracase puede tener implicaciones clínicas importantes. Dado que los DEG se sustituyen a menudo por un tubo endotraqueal (TET) para el tratamiento definitivo de la vía aérea, los profesionales deben ser capaces de adaptar la técnica de intercambio adecuada al dispositivo colocado y al escenario clínico encontrado.

Los servicios médicos de urgencias (SMU) suelen tener solo un modelo de DEG. El personal hospitalario debe familiarizarse con los dispositivos utilizados en su institución y por los SMU en su zona de influencia; esto debe incluir la práctica y la simulación basada en escenarios siempre que sea posible. Las unidades de cuidados intensivos (UCI), los servicios de urgencias (SU) y el servicio de transporte de cuidados intensivos deberían considerar la posibilidad de tener a la mano muestras de los dispositivos de uso más frecuente para contar con una referencia rápida. El conocimiento profundo de los diferentes DEG con mayor probabilidad de uso mejorará la atención al paciente y facilitará el manejo posterior.

MANEJO DEL PACIENTE CON UN DISPOSITIVO EXTRAGLÓTICO COLOCADO

Aunque los DEG no son vías aéreas definitivas (es decir, tubos con manguito dentro del lumen traqueal), son conductos fiables para la oxigenación y la ventilación; asimismo, ofrecen grados variables de protección contra la broncoaspiración. Por lo tanto, el proceso de razonamiento inicial del médico debe centrarse en la confirmación y optimización del intercambio de gases, más que en el intercambio inmediato por un TET. La mayoría de los pacientes graves o lesionados con un DEG *in situ* tienen otras prioridades que compiten. Si se pueden aplazar de forma segura otras intervenciones en la vía aérea, aunque sea durante unos minutos, a menudo el profesional podrá abordar estos otros problemas y crear una situación más controlada para el manejo posterior de la vía aérea.

EVALUACIÓN

La evaluación rápida del intercambio de gases debe ser el primer paso. Se debe evaluar visualmente si el dispositivo tiene el tamaño correcto, si está asentado en una posición adecuada y si las presiones del balón guía parecen apropiadas (si están presentes). Confirme que no hay ninguna fuga de aire importante. Compruebe el intercambio de gases como se haría para un TET. Los hallazgos clínicos, como los ruidos respiratorios, la elevación del tórax y la distensión gástrica, son importantes, pero la capnografía de forma de onda es primordial. Cualquier problema que pueda corregirse debe abordarse rápidamente, como volver a colocar en posición el dispositivo o la adición o eliminación de aire de los manguitos inflables.

SOLUCIÓN DE PROBLEMAS DE OXIGENACIÓN

Si la ventilación es adecuada pero la oxigenación es deficiente a pesar de una FiO_2 del 100%, es más probable que la hipoxemia se deba a la afección del paciente que a la falla del dispositivo (**fig. 14-1**). En ese caso, se debe evaluar y tratar un posible neumotórax. Otras causas frecuentes dependen del escenario clínico, pero a menudo implican una enfermedad pulmonar y la fisiología de una derivación que puede responder a un aumento de la presión media de la vía aérea, por lo general incrementando la presión positiva teleespiratoria (PEEP, *positive end-expiratory pressure*), si no está contraindicada. Con el DEG se suelen emplear niveles de PEEP de 10 cmH$_2$O y los autores han informado niveles de hasta 17 cmH$_2$O con un tubo laríngeo.[1] Se puede añadir sedación, analgesia y bloqueo neuromuscular para tratar la

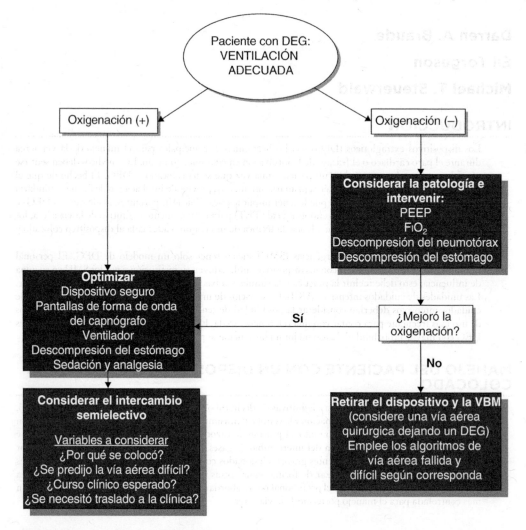

Figura 14-1. Algoritmo para la evaluación y resolución de problemas de un DEG cuando la ventilación es adecuada. DEG: dispositivos extraglóticos; FiO_2: fracción inspirada de oxígeno; PEEP: presión positiva al final de la espiración; VBM: ventilación con bolsa-mascarilla.

disincronía del ventilador. Si estas maniobras tienen éxito, se puede considerar el intercambio semielectivo, como se comenta más adelante.

Si estas maniobras no tienen éxito, por precaución el médico debe hacer un intercambio rápido para asegurarse de que el dispositivo no estaba contribuyendo al fracaso de la oxigenación. Una opción frecuente para este tipo de intercambio es la secuencia de intubación rápida (SIR) con una «doble configuración» para la vía aérea quirúrgica. Después de asegurarse de que el paciente ha recibido la analgesia, la sedación y la medicación de bloqueo neuromuscular adecuadas, se puede retirar el DEG y realizar el mejor intento de laringoscopia antes de pasar a la cricotirotomía, ya que se supone que el rescate del DEG no es fiable. Si se dispone de suficientes manos, los esfuerzos continuos de oxigenación con ventilación con bolsa-mascarilla (VBM) pueden ofrecer tiempo adicional hasta la cricotirotomía. Otra opción en esta situación, en especial si se prevé que la intubación sea bastante difícil, es dejar el DEG en su sitio, continuar con cualquier grado de oxigenación y ventilación actual y realizar una vía aérea quirúrgica.

SOLUCIÓN DE PROBLEMAS DE VENTILACIÓN

Como se indica en la **figura 14-2**, la fuga de aire y la distensibilidad de la bolsa guían las acciones posteriores. En específico, la *falta de ventilación acompañada de una alta resistencia/presión* indica fuertemente una oclusión del circuito o del DEG o una afección del paciente como broncoespasmo o laringoespasmo, taponamiento de la mucosidad, obstrucción por cuerpo extraño, neumotórax a tensión, estenosis traqueal o auto-PEEP excesiva. Por el contrario, la *falta de ventilación acompañada de una baja resistencia/presión* apunta a una mala interfaz entre el DEG y la vía aérea del paciente o, en raras ocasiones, a una alteración de la vía aérea distal a la ubicación del dispositivo. La resolución de esto debe dirigirse al problema o problemas identificados.

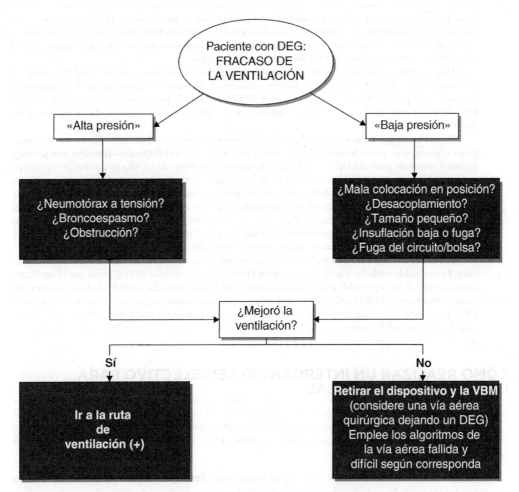

Figura 14-2. Algoritmo para la evaluación y resolución de problemas de un DEG cuando la ventilación no es adecuada. DEG: dispositivo extraglótico; VBM: ventilación con bolsa-mascarilla.

Si hay algún problema importante que no pueda corregirse rápidamente, debe retirarse el dispositivo, iniciarse la VBM y seguir el tratamiento según los algoritmos de vía aérea difícil y fallida presentados en el capítulo 5. Si el médico concluye que se está produciendo una ventilación crítica, entonces se debe considerar la oxigenación.

OPTIMIZACIÓN DE LA FUNCIÓN DEL DISPOSITIVO EXTRAGLÓTICO

Una vez que se ha evaluado y asegurado el funcionamiento general, el médico puede centrarse en optimizar la situación. Los ventiladores pueden emplearse como si el paciente estuviera intubado. El ventilador liberará las manos y asegurará una ventilación homogénea y protectora de los pulmones, según el estado del paciente, así como la aplicación precisa de la PEEP; decenas de miles de pacientes se manejan de esta manera en el quirófano cada día. Después de cualquier cambio en los parámetros del ventilador, debe realizarse una reevaluación en busca de fugas de aire. Los pacientes deben recibir la analgesia y la sedación adecuadas, así como el bloqueo neuromuscular, según corresponda, igual que si estuvieran intubados con un TET. Los pacientes deben ser vigilados rutinariamente para detectar las complicaciones más frecuentes de cualquier ventilación con presión positiva, como el neumotórax. Se debe insertar una sonda gástrica en caso de haber un conducto. Todos los DEG de «segunda generación» facilitan la colocación de la sonda gástrica, aunque no todos los médicos de servicios de urgencias que colocan estos dispositivos pueden realizar la descompresión gástrica o almacenar sondas gástricas del tamaño adecuado. Se deben utilizar bloqueadores de mordida en los pacientes con respiración espontánea si el DEG no tiene uno integrado.

CUÁNDO CONSIDERAR EL INTERCAMBIO SEMIELECTIVO

Cuando está claro que un dispositivo no funciona y los medios de resolución de problemas, como se ha comentado anteriormente, no tienen éxito, la decisión de retirarlo es fácil. Sin embargo, la decisión de retirar un DEG que funciona (es decir, un intercambio semielectivo) es mucho más difícil, puesto que el intercambio semielectivo por un TET no está exento de riesgos.

Hay que tener en cuenta la razón por la que se colocó el dispositivo en un inicio. Si el DEG se colocó por protocolo, se debe realizar una evaluación rutinaria de la vía aérea utilizando las herramientas y mnemotecnias presentadas en el capítulo 5. Si el DEG fue colocado por un médico experimentado después de una o más intubaciones fallidas, entonces la vía aérea debe ser considerada difícil pese a los demás indicadores.

También hay que tener en cuenta la evolución clínica prevista para el paciente. Si este requiere imágenes urgentes o un procedimiento decisivo, no deben retrasarse si el dispositivo funciona y se produce un intercambio de gases adecuado. Si el paciente muestra deterioro de las vías respiratorias superiores, como una lesión térmica por inhalación que se anticipa y que eventualmente impedirá el funcionamiento del DEG, entonces el dispositivo debe cambiarse tan pronto como sea posible. Si el paciente se dirige de urgencia al quirófano, entonces puede ser razonable postergar el intercambio y delegarlo al anestesiólogo. Si, por el contrario, el paciente se dirige a un sitio de intervención, como la sala de radiología intervencionista o el laboratorio de cateterismo cardíaco, el umbral para el intercambio del TET se reduce. Todas estas decisiones deben tomarse en consulta con los médicos que aceptan al paciente.

Por último, si el paciente es trasladado entre instituciones, el umbral de intubación también se reduce. Es razonable trasladar a un paciente con un DEG que funcione bien si: *1)* se prevé que el intercambio sea difícil; *2)* no es probable que el estado clínico cambie en el transcurso del traslado de manera que ya no se espera que el DEG proporcione una oxigenación y ventilación eficaces; y *3)* no se espera que el DEG permanezca en su lugar el tiempo suficiente como para arriesgar una lesión isquémica de la mucosa. Esta decisión debe tomarse junto con el hospital receptor, el equipo de traslado y el director médico de servicios de transporte siempre que sea posible.

CÓMO REALIZAR UN INTERCAMBIO SEMIELECTIVO PARA UN TUBO ENDOTRAQUEAL

Desaconsejamos enfáticamente que se apresure la retirada de un DEG hasta que se evalúe a fondo la vía aérea y se puedan hacer planes específicos para el dispositivo. Las técnicas disponibles para el intercambio variarán según los atributos de cada dispositivo (**tabla 14-1**), el equipo disponible, la experiencia y la situación clínica.

Extracción de intubación de rutina mediante laringoscopia directa/por video

Un DEG siempre puede simplemente ser desinflado y retirado. Este abordaje puede utilizarse con cualquier DEG cuando no se prevé una vía aérea anatómicamente difícil y la fisiología del paciente es

TABLA 14-1	Atributos de los DEG habituales y técnicas de intercambio específicas			
Dispositivo	**Tipo**	**Paso ciego del TET a través del lumen del DEG**	**Paso visualizado del TET a través del lumen mediante endoscopio o estilete de intubación**	**Uso del catéter Aintree® para el intercambio**
Combitubo	Doble balón Doble lumen Retroglótico	No es posible	No es posible	No es posible
Tubo laríngeo King®	Doble lumen Un solo lumen Retroglótico	No es posible	No es posible	Posible
King iLT-D®	Doble lumen Un solo lumen Retroglótico	Posible Fiabilidad no establecida	Posible	Posible
VAML Unique®	Supraglótico	No es fiable	Posible	Posible
VAML Supreme®	Supraglótico	No es posible	No es posible	Difícil
VAML Fastrach®	Supraglótico	Fiable	Posible (solo con endoscopio flexible)	Posible
Intersurgical i-gel®	Supraglótico	No es fiable	Posible	Posible
CookGas air-Q®	Supraglótico	No es fiable	Posible	Posible
Ambu AuraGain®	Supraglótico	No es fiable	Posible	Posible

DEG: dispositivos extraglóticos; TET: tubo endotraqueal; VAML: vía aérea de mascarilla laríngea.

favorable o cuando no se dispone de suficiente equipo o experiencia para llevar a cabo un intercambio más seguro. Primero se debe descomprimir el estómago, siempre que sea posible. El paciente debe estar sedado y paralizado de forma adecuada como durante un procedimiento de SIR. La reinserción del mismo DEG es una posibilidad si la intubación resulta difícil o imposible, siempre que el manguito no esté dañado cuando se retiró.

Trabajar alrededor del dispositivo y realizar la intubación con laringoscopia directa/por video

Este abordaje es muy útil en situaciones en las que hay un DEG retroglótico como el combitubo o el King LT®. En estos casos, el dispositivo bloquea eficazmente el esófago, limitando la posibilidad de que se desplace la sonda. Con el combitubo se puede desinflar el balón faríngeo, mientras que el balón esofágico se deja inflado para reducir la regurgitación. Con el King LT®, ambos balones están conectados a un único puerto de inflado y, por lo tanto, ambos balones se desinflan simultáneamente. La descompresión gástrica debe llevarse a cabo siempre que sea posible antes de la manipulación de la vía aérea. A continuación, estos dispositivos se pueden desplazar hacia el lado izquierdo de la boca para permitir la laringoscopia y el paso del tubo. El uso de la videolaringoscopia de geometría convencional con un introductor de TET (*bougie*) puede ser útil porque a menudo el espacio de trabajo que queda es estrecho (**fig. 14-3**). Si esta estrategia resulta difícil, pero se ha revelado una anatomía de la vía aérea lo suficientemente manejable, el dispositivo puede retirarse por completo para dejar más espacio de trabajo para efectuar la intubación. Si la intubación no tiene éxito y la anatomía de la vía aérea está muy afectada, el DEG puede reinflarse rápidamente para permitir una mayor ventilación y oxigenación.

Intercambio a ciegas

El único DEG que ha mostrado facilitar la intubación a ciegas de forma fiable y segura sin necesidad de aditamentos es la vía aérea de mascarilla laríngea (VAML, Fastrach®) para intubación, utilizando las técnicas descritas más adelante. También puede ser razonable hacer un intento de intubación a ciegas a través de otros dispositivos supraglóticos como el air-Q® o el i-gel®, aunque por lo general las tasas de éxito informadas son mucho menores que con la Fastrach®. El nuevo tubo laríngeo de intubación (iLTS-D®) también permite la intubación a ciegas, pero las tasas de éxito aún no están bien establecidas. Otro abordaje hipotético a la intubación a ciegas a través de un DEG sería pasar un *bougie* a través del dispositivo, sintiendo la típica respuesta táctil de la punta curva que apunta hacia delante chocando con los anillos

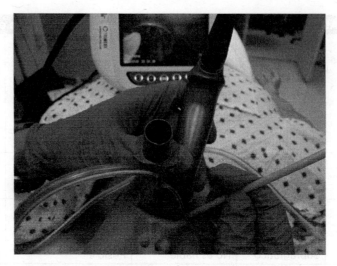

Figura 14-3.   Intercambio de un tubo laríngeo King. El manguito se desinfla tras una preoxigenación óptima. La sonda gástrica se deja en su lugar. El tubo laríngeo se barre hacia el lado más alejado de la boca y se realiza la laringoscopia, en este caso con videolaringoscopia de geometría convencional y un *bougie*.

traqueales. Si esto ocurre, se puede retirar el DEG y colocar un TET sobre el *bougie* de la forma habitual. Conocemos casos de perforación de la vía aérea con esta técnica, quizás porque un *bougie* por lo regular flexible se vuelve mucho más rígido cuando sobresale de un DEG y se dirige toda la fuerza hacia una pequeña zona crítica. Por ello, en general no recomendamos este abordaje ni tampoco lo hacen los fabricantes de dispositivos.

Vía aérea con mascarilla laríngea Fastrach

La VAML Fastrach® está disponible en tres tamaños (3, 4, 5) para los pacientes con un peso corporal ideal de más de 30 kg y con los correspondientes tamaños de TET de 6.0 a 8.0. La Fastrach® se coloca inicialmente y se utiliza para proporcionar tanto ventilación como oxigenación. Aquí no se describe la técnica de inserción, pero está disponible en línea, en ediciones anteriores de este texto y en otras referencias sobre el manejo de la vía aérea. Una vez que las saturaciones son adecuadas, se puede intentar la intubación a ciegas siguiendo estos pasos. La técnica es más fácil con el TET recto con punta de silicona y reforzado con alambre suministrado por el fabricante, pero se puede utilizar un TET convencional si se «carga a la inversa».

1. Sujete el mango del Fastrach® firmemente con la mano dominante, a manera de «sartén». Mientras ventila, manipule la mascarilla para elevarla en una dirección similar a la utilizada para la laringoscopia directa (es decir, hacia el techo sobre los pies del paciente, **fig. 14-4**). Se trata de la segunda maniobra de Chandy, que mejora el sellado de la mascarilla y el éxito de la intubación. La mejor posición de la mascarilla se identificará por una ventilación silenciosa, muy parecido a como si el paciente estuviera siendo ventilado a través de un TET con manguito.

2. Inspeccione visualmente y pruebe el manguito del TET con punta de silicona que se suministra con la VAML Fastrach®. *Desinfle por completo* el manguito (importante), lubrique generosamente la longitud del TET y páselo a través de la VAML Fastrach®. Con la línea vertical negra del TET orientada hacia el operador (indica que el borde de ataque del bisel avanzará a través de los cordones en una orientación A-P), introduzca el TET hasta el marcador de 15 cm de profundidad, que corresponde a la línea negra transversal del TET con punta de silicona. Esto indica que la punta de silicona del tubo está a punto de salir de la VAML Fastrach®, empujando la barra elevadora epiglótica hacia arriba para levantar la epiglotis. Utilice el mango para levantar con suavidad la VAML Fastrach® a medida que avanza el TET hasta que se complete la intubación. Infle el manguito del TET y confirme con la capnografía.

3. Tras la intubación, el manguito de la Fastrach® debe desinflarse pero no es necesario retirarlo de forma urgente; puede dejarse colocado hasta que la situación clínica se estabilice y se disponga de ayuda experimentada. A continuación se analiza el proceso de retirada de los DEG sobre un TET.

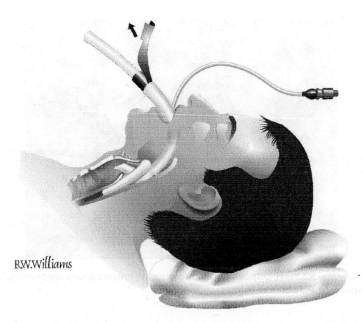

R.W.Williams

Figura 14-4.   Maniobra de Chandy. Levante el mango de la vía aérea con mascarilla laríngea Fàstrach® cuando el tubo endotraqueal esté a punto de pasar a la laringe para mejorar el éxito de la intubación.

Intercambio endoscópico

El intercambio endoscópico es el abordaje ideal cuando se dispone del equipo, la experiencia y el tiempo necesarios; el DEG *in situ* es el que acomodará un TET (*véase* tabla 14-1). Dado que este tipo de intercambio suele realizarse solo cuando el DEG funciona bien como conducto de ventilación para dar el tiempo necesario, es probable que el orificio se sitúe frente a la abertura glótica, lo que hace que el procedimiento sea sencillo y muy satisfactorio incluso para los relativamente novatos. El intercambio endoscópico también permite una oxigenación continua que prolonga el tiempo seguro del procedimiento.

Muchos DEG indican el tamaño adecuado del tubo a utilizar directamente en el costado del aparato (**fig. 14-5A y B**). En algunos casos, la identificación de la marca y el tamaño de la VAML en uso es difícil cuando solo una parte del DEG es visible fuera de la boca. Por esta razón, la comunicación con el equipo que colocó el DEG es fundamental, así como la familiaridad con el aspecto de los distintos dispositivos.

Recomendamos cargar primero el TET bien lubricado en el DEG hasta que el manguito esté dentro del lumen (**fig. 14-6**) y a continuación inflar el balón con el aire suficiente para fijarlo allí (por lo general

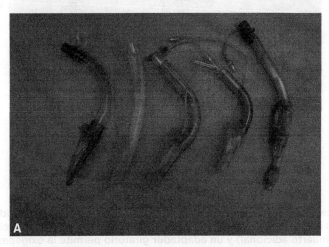

Figura 14-5.   A. Gama de dispositivos en una vista lateral completa. Cada dispositivo extraglótico tiene características distintivas. De izquierda a derecha: CookGas air-Q SP®, Intersurgical i-gel®, Ambu AuraGain®, LMA Supreme® y King Laryngeal Tube®.

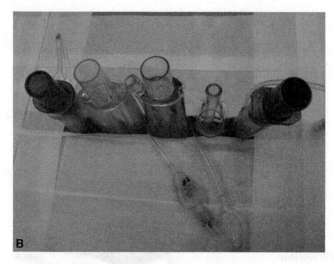

Figura 14-5. *(continuación)* **B.** Dispositivos extraglóticos representativos vistos como los encontraría un médico después de la inserción.

unos 2 a 3 mL). Algunos médicos prefieren un TET cónico para que se adapte mejor al endoscopio de fibra óptica. Esto hace que el TET tenga menos posibilidades de quedarse atascado en los aritenoides. Genesis Airway Innovations ahora fabrica un TET de rescate específicamente diseñado para facilitar la colocación a través de un DEG; además, viene con un extensor mejorado para su retirada, como se describe más adelante.

Lo ideal es colocar un adaptador de puerto endoscópico (es decir, «adaptador para bronquios» o «codo de bronquios» o «adaptador giratorio») en el extremo del TET durante estas maniobras (*véase* fig. 14-6) para permitir la ventilación y la oxigenación continuas a través de una bolsa o un ventilador mientras se avanza con el endoscopio. A continuación, se hace avanzar el endoscopio lubricado a través del TET y el lumen del DEG (**fig. 14-7**) y se guía visualmente hasta la tráquea. En este punto, el

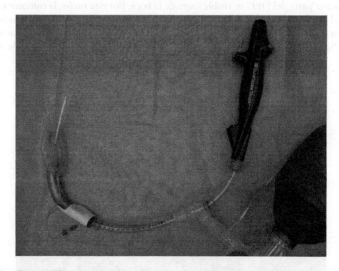

Figura 14-6. **Configuración** *ex vivo* **descrita en el texto en la que el tubo endotraqueal (TET) se precarga en el dispositivo extraglótico (DEG) (en esencia, solo se extiende el dispositivo y se crea un espacio muerto adicional) y un adaptador giratorio permite la oxigenación y la ventilación mientras el endoscopio se pasa a la tráquea a través del TET y el DEG**. Observe también la monitorización continua de la capnografía.

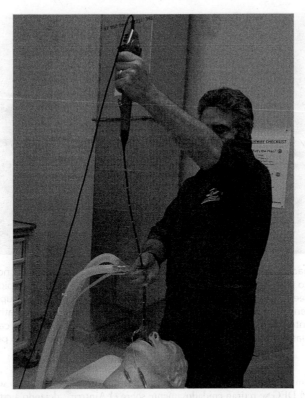

Figura 14-7. Intubación endoscópica a través de un dispositivo extraglótico (DEG). Se ha precargado un tubo endotraqueal (TET) en un DEG, concretamente el Cookgas air-Q®, que se ha colocado en un maniquí; se han suministrado de 2 a 3 mL de aire al manguito del TET para fijarlo en su sitio y proporcionar el sellado. Se está utilizando un adaptador de puerto endoscópico para mantener el circuito de ventilación. Se conduce un videoendoscopio a través del puerto, del TET y del DEG en la tráquea con facilidad mientras se mantiene la oxigenación y la ventilación. Una vez que se ha accedido a la tráquea con el endoscopio, solo se puede hacer avanzar el TET sobre ella.

manguito del TET puede desinflarse para permitir su paso a la tráquea por encima del broncoscopio. El ventilador probablemente detectará una breve pérdida de volúmenes y activará una alarma. Una vez que el tubo está dentro de la tráquea, el balón se vuelve a inflar para permitir la reanudación de la ventilación completa. A continuación, el DEG puede retirarse o simplemente dejarse en su sitio. Véase «Extracción después de la intubación».

Es posible comprobar y ajustar con rapidez la profundidad del TET antes de retirar el broncoscopio. Para ello, avance la cámara del endoscopio hasta la carina, sujete el endoscopio en el punto en el que entra en el adaptador del bronquio y retírelo manteniendo los dedos en la misma posición. Cuando se visualiza por primera vez la punta distal del TET, la distancia de los dedos al adaptador de bronquios es ahora la distancia de la carina a la punta del TET.

En el caso de los DEG que no tienen un orificio lo suficientemente grande para alojar un TET, como el VAML Supreme® o el King LTS-D®, se requiere un catéter Aintree® (**fig. 14-8**) u otro equipo de intercambio de vías aéreas, como el de catéter de intercambio de vías aéreas Arndt, si se desea el intercambio endoscópico. Estas técnicas están dentro del ámbito del médico de urgencias (MU), pero son más complicadas que el abordaje anterior.

El catéter Aintree® es un dispositivo que se asemeja a un *bougie* hueco diseñado para encajar en un endoscopio pediátrico flexible, pero que permite que el endoscopio salga por el extremo distal y se pueda maniobrar. Este tiene un diámetro exterior de 19F (6.33 mm) y un diámetro interior de 4.7 mm. Esto es importante porque la mayoría de los broncoscopios para adultos tienen un diámetro exterior mayor. El aScope 4 Broncho Slim® tiene un diámetro exterior de 3.8 mm, y la línea GlideScope BFlex® también tiene una versión de 3.8 mm. Otras versiones de estos dos broncoscopios desechables populares son demasiado grandes para encajar en el catéter Aintree®. Una vez que el Aintree® se ha deslizado sobre un broncoscopio lubricado, el endoscopio puede conducirse a través de un adaptador de broncoscopia y

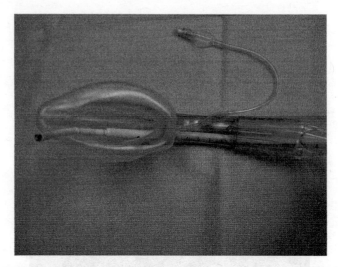

Figura 14-8.   Intubación a través de una VAML Supreme˚. La VAML Supreme˚ no es compatible con el TET con manguito para adultos. En su lugar, se puede utilizar un broncoscopio pediátrico a través de un catéter Aintree˚. Obsérvese que el lumen de la vía aérea de la VAML Supreme˚ está dividido por la sonda de drenaje de descompresión gástrica. Esto disminuye significativamente el espacio utilizable para un intercambio. Además, el catéter Aintree˚ debe salir de la cazoleta de la VAML Supreme˚ antes de las aletas epiglóticas o corre el riesgo de quedar atrapado por ellas.

bajar por el lumen del DEG hasta la vía aérea con ventilación continua, como se ha descrito antes. El endoscopio y el DEG se retiran cuidadosamente sobre el Aintree®, dejando a este último dentro de la tráquea para utilizarlo como un *bougie* para guiar un TET a su posición. Solo es posible una ventilación limitada una vez que se retira el DEG y solo si el adaptador de 15 mm suministrado se acopla al Aintree®.

Al igual que en cualquier intubación con *bougie*, debe introducirse un laringoscopio para desplazar la lengua hacia adelante en la fosa mandibular para mantener la presión del Aintree® y evitar que se doble hacia atrás en la faringe, ya que esto dificultaría el paso del tubo. Mantener el catéter de Aintree® dentro de la tráquea durante el intercambio es la máxima prioridad, aunque es importante no permitir que el catéter pase demasiado profundo en el árbol bronquial debido al riesgo de causar neumotórax u otras lesiones bronquiales.

Los equipos de intercambio utilizan principios similares, pero pasan un cable a través del canal de trabajo del endoscopio para facilitar el paso del catéter por encima tras la retirada del endoscopio. Esta técnica rara vez se lleva a cabo en el SU y no se describe aquí.

Si no existen otras opciones y el médico dispone de un broncoscopio desechable, pero no tiene un catéter Aintree® compatible, es posible usar el endoscopio «como *bougie*». En otras palabras, después de que el endoscopio desechable se introduzca en la vía aérea bajo visualización, la varilla puede cortarse de la cabeza con tijeras para traumatismos y utilizarse como *bougie*; la varilla es desechable y no hay energía que pase por ella. Una vez hecho esto, se pierde la capacidad de visualización posterior. Aunque no se ha estudiado de forma rigurosa, en nuestra experiencia ha tenido éxito en un número limitado de casos. Sin embargo, es muy desafiante porque hemos visto que la varilla es corta y no tan rígida como la mayoría de los *bougie*s modernos.

EXTRACCIÓN DESPUÉS DE LA INTUBACIÓN

La extracción de un DEG después de haber pasado un TET por su lumen puede provocar ansiedad e introduce el riesgo de extubar accidentalmente al paciente. Por fortuna, este paso no suele ser obligatorio. Si el intercambio se llevó a cabo en el marco de una vía aérea difícil prevista, nuestra recomendación es que se desinflen los manguitos inflables del DEG y se deje el dispositivo en su sitio hasta que se disponga de recursos adicionales, lo que puede requerir el traslado a la UCI, al quirófano o a otro centro.

Si, por alguna razón, se considera imperativo retirar el DEG de manera urgente después de haberlo utilizado como conducto para la intubación, el principio central de la retirada es simplemente mantener una posición fija del TET mientras el DEG se retira sobre él. Existen dispositivos de intercambio de tubos producidos comercialmente para la VAML Fastrach® y el Cookgas air-Q®. Los TET de

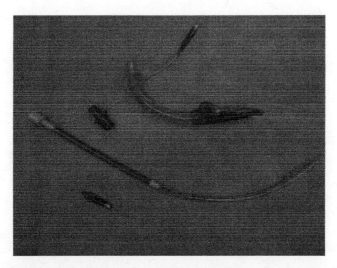

Figura 14-9. Tubo endotraqueal de rescate de Genesis Airway Innovations mostrado junto a un CookGas air-Q. El extensor permite continuar con la ventilación mientras el dispositivo extraglótico colocado a través se retira sobre él.

Genesis Rescue incluyen un «extensor» (**figs. 14-9 y 14-10**) para facilitar el intercambio junto con la ventilación continua. Vienen en tamaños de 5.5 a 8 mm y pueden utilizarse con cualquier DEG. Si no se dispone de un dispositivo comercial, se puede emplear un TET del mismo tamaño o más pequeño para «ampliar» la longitud del TET ya colocado (**fig. 14-11**). Hay que tener cuidado para evitar que el TET de extensión quede bloqueado en el TET de intubación. Esto es más probable que ocurra si la punta del tubo de extensión se presiona con fuerza en el extremo del TET de intubación. Se ha informado que el extremo inverso del TET sirve como extensor para evitar esta complicación (**fig. 14-12**).

Pese a las técnicas utilizadas, el balón guía del TET de intubación acabará entrando en el DEG que se retira. En este punto, el movimiento posterior del DEG se verá obstaculizado o se correrá el riesgo de desgarrar el balón guía o el tubo de inflado (nota: esto puede no ser aplicable a los DEG con lúmenes de muy alto calibre). El profesional debe introducir la mano en la boca y fijar el TET al paladar

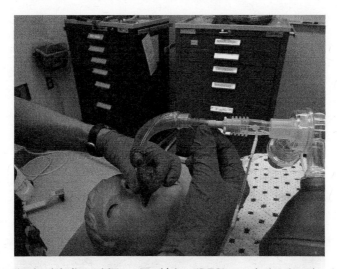

Figura 14-10.   Retirada del dispositivo extraglótico (DEG) tras la intubación. Se retira un DEG air-Q* sobre el tubo endotraqueal de rescate con ventilación continua y monitorización de capnografía. El operador está preparado para introducir sus dedos en la boca para fijar el tubo contra el paladar.

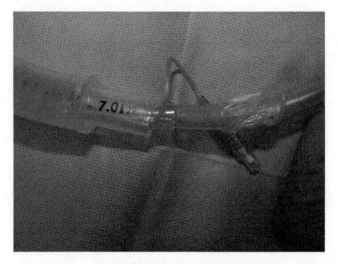

Figura 14-11. **Extender la longitud del tubo endotraqueal (TET) para facilitar su extracción.** Se puede colocar un TET de 0.5 mm de diámetro menor en el extremo del tubo primario para que actúe como «tope del tubo». Hay que tener cuidado de no encajarlo con fuerza para asegurar su fácil extracción.

o sujetar el tubo endotraqueal para que no se mueva. El TET que se extiende puede retirarse ahora para permitir el paso libre del balón guía a través del DEG que sale. Algunos médicos han utilizado las pinzas de McGill para sujetar el TET intubado; no obstante, hay que tener cuidado de no romper el tubo de inflado.

VÍA AÉREA QUIRÚRGICA

El último medio de «intercambio» consiste en realizar una vía aérea quirúrgica mientras se sigue ventilando a través del DEG. Este es un abordaje razonable cuando el DEG está proveyendo algún grado de oxigenación, se esperan condiciones de intubación muy difíciles, no se dispone del tiempo, el equipo y la experiencia para hacer un intercambio endoscópico, o un dispositivo como un combitubo que no permite el paso endoscópico está *in situ*. Aunque se carece de evidencias de alto nivel para sustentar este abordaje, intuitivamente tiene sentido, por lo que los autores lo han utilizado en raras circunstancias y les ha parecido muy eficaz.

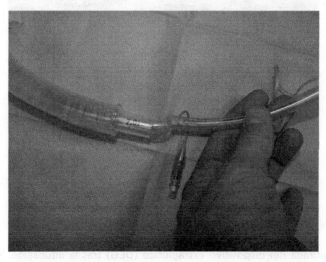

Figura 14-12. Extremo inverso de un tubo endotraqueal (TET) que se utiliza como tope del tubo; este extremo puede servir para evitar que la punta del TET quede encajada y atascada dentro del TET principal.

INFORMACIÓN BASADA EN LA EVIDENCIA

¿Se puede declarar la muerte de un paciente con un dispositivo extraglótico colocado?

A menudo se plantea la cuestión de si está permitido declarar muerto a un paciente en paro cardíaco tras la reanimación cardiopulmonar utilizando un DEG o si debe colocarse primero una TET «convencional». Los autores creen que si el DEG está ventilando al paciente, es razonable dejarlo colocado. En otras palabras, no es necesario cambiar el dispositivo por un TET antes de poner fin a los esfuerzos fútiles de reanimación.

¿Es probable que los profesionales de urgencias se encuentren con pacientes que lleguen con un dispositivo extraglótico colocado?

En los últimos 10 años se ha producido un cambio en la práctica del manejo prehospitalario de la vía aérea en muchas comunidades, que ha restado importancia a la intubación endotraqueal, especialmente en los pacientes en paro cardíaco. En la actualidad, muchos médicos del SMU colocan DEG como estrategia inicial para la vía aérea o tienen un umbral mucho más bajo para pasar a ellos como respaldo.[2,3] Por lo tanto, es más probable que los urgenciólogos traten a los pacientes que lleguen con un DEG colocado. Esto puede ser un reto si el DEG no funciona de forma adecuada o el MU no está familiarizado con el dispositivo.

¿Se está ampliando el papel tradicional del dispositivo extraglótico en los servicios de urgencias?

La función tradicional del DEG en el SU era únicamente la de «rescate» de una intubación fallida. Los DEG se colocan ahora como vías aéreas primarias en muchos SU para los pacientes en paro cardíaco. También pueden utilizarse cuando es difícil lograr un sellado para la ventilación con mascarilla. También se ha promovido la colocación primaria de un DEG facilitada por la inducción y la parálisis, denominada *secuencia rápida para las vías aéreas* (SRVA), como una opción en urgencias para ayudar a la preoxigenación.[4,5]

¿Cuánto tiempo se puede dejar un dispositivo extraglótico en funcionamiento de forma segura antes de cambiarlo?

La experiencia con la inserción prolongada es limitada, pero hay situaciones en las que es necesaria en zonas rurales con largos tiempos de transporte a los SMU para facilitar los traslados interhospitalarios o para esperar la llegada de especialistas que ayuden en los intercambios difíciles previstos. Braude y cols. informaron sobre el uso de la VAML Supreme® sin complicaciones durante 9 h.[6] Por otro lado, se han notificado complicaciones con la VAML Fastrach® después de mucho menos tiempo.[7] En un informe de Gaither y cols., se observó una congestión lingual masiva después de que un King LTS-D® estuviera colocado durante 3 h.[8] Hasta que se disponga de más datos, intentamos limitar la permanencia de los dispositivos supraglóticos no inflables (i-gel®, air-Q® autopresurizado) a 6 h, los supraglóticos inflables a 4 h y los retroglóticos (King Laryngeal Tube®) a 2 h. El uso de un manómetro para medir las presiones de inflado del manguito puede prolongar esta duración.

¿La intubación a ciegas es una opción razonable a través de un dispositivo extraglótico?

Varios estudios han mostrado la viabilidad del intercambio visual, pero el único DEG que ha comprobado facilitar la intubación a ciegas de forma fiable y segura es la VAML Fastrach®: la tasa de éxito en la primera pasada utilizando la técnica recomendada es superior al 90% y el éxito en tres intentos es superior al 97%, pese a la obesidad, las secreciones o las precauciones por traumatismos cervicales.[2] Las tasas de éxito de la intubación a ciegas con otros dispositivos, como el i-gel® y el air-Q®, han sido muy variables en los estudios en humanos.[9-20] Puede ser razonable practicar esta técnica si se encuentra con este tipo de DEG y considerar la posibilidad de realizar un único intento con delicadeza cuando el equipo para los intercambios endoscópicos no esté inmediatamente disponible.

¿Se ha evaluado el intercambio de los tubos laríngeos King?

Un centro informó altas tasas de vías aéreas quirúrgicas en los pacientes que llegaron al SU con un tubo laríngeo *in situ*.[21] En una gran serie de casos posterior en la que se utilizó el análisis de video de casi 600 casos en urgencias se descubrió que las tasas de éxito con la simple retirada del tubo laríngeo y la intubación eran muy altas, pero la técnica preferida era mover el dispositivo al lado izquierdo de la boca e intubar alrededor de él.[22] La vía aérea quirúrgica en esta serie solo fue necesaria en menos del 1% de los pacientes que llegaron con un tubo laríngeo.

¿El intercambio endoscópico es realmente una habilidad que un novato pueda intentar en el servicio de urgencias?

Aunque la intubación endoscópica oral despierta puede ser un reto para los novatos, un estudio descubrió que no había diferencias entre los novatos y los expertos a la hora de realizar el intercambio endoscópico a través de un DEG.[23]

Referencias

1. Hopkins JB, Roginski MA, Braude DA, Cathers AD, Johnson T, Steuerwald MT. Troublshooting hypoxemia after placement of an extraglottic airway. *Air Med. J.* 2019;38:228-230.

2. Benger JR, Kirby K, Black S, et al. Effect of a strategy of a supraglottic airway device vs tracheal intubation during out-of-hospital cardiac arrest on functional outcome: the AIRWAYS-2 randomized clinical trial. *JAMA.* 2018;320(8):779-791.

3. Wang HE, Schmicker RH, Daya MR, et al. Effect of a strategy of initial laryngeal tube insertion vs endotracheal intubation on 72-hour survival in adults with out-of-hospital cardiac arrest: a randomized clinical trial. *JAMA.* 2018;320(8):769-778.

4. Braude D, Southard A, Swenson K, Sullivan A. Using rapid sequence airway to facilitate preoxygenation and gastric decompression prior to emergency intubation. *J Anesth Clin Res.* 2010;01:001-003.

5. Souza LF, Pereira AC, Lavinas PS. Use of preoxygenation with the laryngeal mask airway in critical care. *Am J Respir Crit Care Med.* 2007;175(5):521

6. Braude DA, Southard A, Bajema T, Sims E, Martinez J. Rapid sequence airway using the LMA-supreme as a primary airway for 9 hours in a multi-system trauma patient. *Resuscitation* 2010;81(9):1217.

7. Gerstein NS, Braude D, Harding JS, et al. Lingual ischemia from prolonged insertion of a Fastrach laryngeal mask airway. *West J Emerg Med.* 2011;12(1):124-127.

8. Gaither JB, Matheson J, Eberhardt A, et al. Tongue engorgement associated with prolonged use of the King LT laryngeal tube device. *Ann Emerg Med.* 2010;55:367-369.

9. Bhandari G, Shahi KS, Asad M, Parmar NK, Bhakuni R. To assess the efficacy of i-gel for ventilation, blind tracheal intubation and nasogastric tube insertion. *Anesth Essays Res.* 2013;7(1):94-99.

10. Van Dijck M, Houweling BM, Koning MV. Blind intubation through an i-gel in the prone position: a prospective cohort study. *Anaesth Intensive Care.* 2020;48(6):439-443.

11. Sastre JA, Lopez T, Garzon JC. Blind tracheal intubation through two supraglottic devices: i-gel versus Fastrach intubating laryngeal mask airway (ILMA). *Rev Esp Anesthesiol Reanim.* 2012;59(2):71-76.

12. Halwagi AE, Massicotte N, Lallo A, et al. Tracheal intubation through the I-gel supraglottic airway versus the LMA Fastrach™: a randomized controlled trial. *Anesth Analg.* 2012;114(1):152-156.

13. Kapoor S, Jethava DD, Gupta P, Jethava D, Kumar A. Comparison of supraglottic devices i-gel and LMA Fastrach as conduit for endotracheal intubation. *Indian J Anaesth.* 2012;58(4):397-402.

14. Erlacher W, Tiefenbrunner H, Kastenbauer T. CobraPLUS and Cookgas air-Q versus Fastrach for blind endotracheal intubation: a randomized controlled trial. *Eur J Anaesthesiol.* 2011;28:181-186.

15. Karim YM, Swanson DE. Comparison of blind tracheal intubation through the intubating laryngeal mask airway (LMA Fastrach) and the air-Q. *Anesthesia.* 2011;66:185-190.

16. Garzon Sanchez JC, Lopez Correa T, Sastre Rincon JA. Blind tracheal intubation with the air-Q (ILA-Cookgas) mask. A comparison with the ILMA-Fastrach laryngeal intubation mask. *Rev Esp Anesthesiol Reanim.* 2014;61(4):190-195.

17. Kkeine-Brueggeney M, Nicolet A, Nabecker S et al. Blind intubation of anesthetised children with supraglottic airway devices AmbuAura-I and air-Q cannot be recommended: a randomised controlled trial. *Eur J Anaestheiol.* 2015;32(9):631-639.

18. Pandey RV, Subramanium RK, Darlong V et al. Evaluation of glottic view through air-Q intubating laryngeal airway in the supine and lateral position and assessing it as a conduit for blind endotracheal intubation in the supine position. *Paeditr Anaesth.* 2015;25(12):1241-1247.

19. Yamada R, Maruyama K, Hirabayashi G, Koyama Y, Andoh T. Effect of head positon on the success rate of blind intubation using intubating supraglottic airway devices. *Am J Emerg Med.* 2016;34(7):1193-1197.

20. El-Emam EM, Abd El Motlb EA. Blind tracheal intubation through the air-Q intubating laryngeal airway in pediatric patients: reevaluation—a randomized controlled trial. *Anesth Essays Res.* 2019;13(2):269-273.

21. Subramanian A, Garcia-Marcinkiewicz AG, Brown DR et al. Definitive airway management of patients presenting with a pre-hospital inserted King LT(S)-DTM laryngeal tube airway: a historical cohort study. *Can J Anaesth*. 2016;36:114-119.

22. Driver BE, Scharber SK, Horton GB, Braude DA, Simpson NS, Reardon RF. Emergency department management of out-of-hospital laryngeal tubes. *Ann Emerg Med*. 2019;74:403-439.

23. Hodzovic I, Janakiraman C, Sudhir G, Goodwin N, Wilkes AR, Latto IP. Fiberoptic intubation through the laryngeal mask airway: effect of operator experience. *Anaesthesia*. 2009;64:1066-1071.

Sección IV

Intubación traqueal

Intubación traqueal

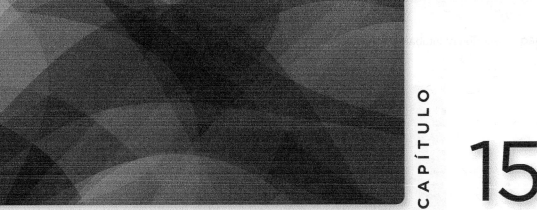

Laringoscopia directa

Robert F. Reardon

Steven C. Carleton

Leslie V. Simon

LARINGOSCOPIA DIRECTA

En 1913, Chevalier Jackson y Henry Janeway publicaron artículos en los que describían el uso de la laringoscopia directa (LD) para la intubación traqueal. Más de 100 años después, la laringoscopia videoasistida se ha convertido en la técnica predominante; sin embargo, la LD seguirá siendo siempre una habilidad necesaria para los médicos de urgencias. Los equipos de LD son económicos y están disponibles en todo el mundo. Con la llegada de la videolaringoscopia (VL) y la creciente prueba de que esta mejora el rendimiento y la seguridad de la intubación, muchos expertos creen que la forma más eficaz de enseñar y mantener la habilidad de la LD es utilizar un videolaringoscopio de geometría convencional (VLGC) con forma Macintosh, que permite la mecánica de la LD y la visualización directa, pero con la ventaja añadida de recurrir inmediatamente a la VL si la situación lo requiere. Con este abordaje, el instructor supervisa viendo el monitor del VL (*véase* la sección «Información basada en la evidencia»). Además, los dispositivos que permiten tanto la LD como la VL pueden ser los mejores para optimizar el éxito del primer intento, ya que la VL puede utilizarse para superar la dificultad anatómica y la LD puede servir cuando la cámara del VL se ensucia con secreciones, sangre o vómitos.

FUNDAMENTOS DE LA LARINGOSCOPIA DIRECTA

El concepto de la LD es sencillo: crear una línea de visión recta desde la boca hasta la laringe para visualizar las cuerdas vocales. La lengua es el mayor obstáculo para la LD. Se utiliza el laringoscopio para controlar la lengua y desplazarla fuera de la línea de visión. El laringoscopio consta de un mango, una hoja y una fuente de luz. Se usa como instrumento para los zurdos, sin importar la lateralidad del operador. En general, las hojas de la LD son curvas (Macintosh) o rectas (Miller) (**fig. 15-1**). Ambas hojas vienen en una variedad de tamaños, desde el recién nacido hasta el adulto mayor; en los adultos por lo general se emplean los tamaños 3 y 4. Las hojas Macintosh tienen una curva suave, un borde vertical para desplazar la lengua y una punta cuadrada relativamente ancha rematada con un pequeño pomo. También se han fabricado variaciones del diseño original de la hoja Macintosh, que incluyen un borde vertical más pequeño y una distancia más corta entre la luz y la punta. La altura del borde vertical de las hojas de tamaño 3 y 4 es similar, por lo que es razonable empezar con la hoja de tamaño 4 más larga en la mayoría de los adultos. Las hojas curvadas están pensadas para avanzar hacia la vallécula, y cuando el pomo de la punta hace contacto, deprime el pliegue vallecular de la línea media (y el ligamento hioepiglótico subyacente) y la epiglotis se eleva, exponiendo las cuerdas vocales (**fig. 15-2**).

Las hojas Miller, las hojas rectas más frecuentemente disponibles, tienen un borde más estrecho y corto y una punta ligeramente curvada sin pomo. El borde más pequeño puede ser ventajoso cuando hay menos abertura bucal, pero dificulta el control de la lengua y disminuye el área de desplazamiento para

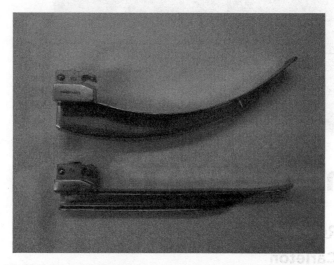

Figura 15-1. Hojas de laringoscopio Macintosh (arriba) y Miller (abajo). La hoja curva es una Macintosh alemana de tamaño 4, que es una buena hoja para el uso rutinario en los adultos, a diferencia del diseño americano, que tiene una altura de borde más alta. La hoja recta es una Miller de tamaño 3, para los adultos de tamaño normal. La mayoría de las hojas Miller tienen la luz en el lado izquierdo (como se muestra aquí), que puede incrustarse en la lengüeta, pero los mejores diseños colocan la luz en el lado derecho de la hoja.

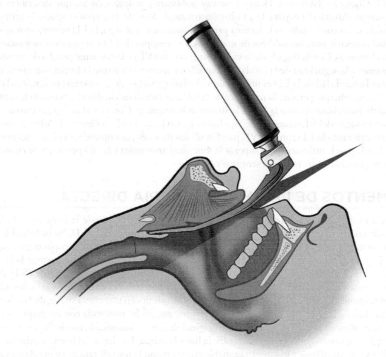

Figura 15-2. Laringoscopia directa con una hoja Macintosh. Obsérvese que la punta de la hoja está bien colocada en la base de la vallécula y eleva la epiglotis empujando contra el ligamento hioepiglótico.

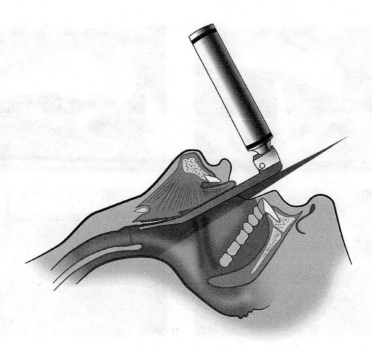

Figura 15-3. Laringoscopia directa con hoja Miller. La punta de la hoja se utiliza para levantar la epiglotis directamente.

la visualización y la colocación del tubo. Las hojas Miller de los tamaños 3 y 4 son idénticas excepto por la longitud, por lo que puede ser razonable empezar con la hoja (más larga) del tamaño 4 en la mayoría de los adultos. Las hojas Miller están diseñadas para pasar por detrás de la epiglotis, para levantarla de forma directa y revelar las cuerdas vocales (**fig. 15-3**).

Muchos operadores prefieren la hoja curva de Macintosh porque es más ancha y permite un mejor control de la lengua; no obstante, la hoja recta de Miller puede proporcionar una mejor visibilidad de la glotis en situaciones de vía aérea difícil, como un espacio estrecho entre los incisivos, una abertura bucal limitada o una epiglotis grande y flácida. Por estas razones, es importante dominar las técnicas de LD tanto de hoja curva como de hoja recta.

ANATOMÍA PARA LA LARINGOSCOPIA DIRECTA

La intubación traqueal se realiza pasando el tubo endotraqueal (TET) a través de las cuerdas vocales tras la visualización con laringoscopio. El reconocimiento de los puntos de referencia anatómicos es fundamental para el éxito de la LD. Las referencias más importantes son la epiglotis y la vallécula, los cartílagos aritenoides posteriores, la escotadura interaritenoidea y las cuerdas vocales. El éxito es más probable si se visualizan bien las cuerdas vocales y es casi seguro (con la LD) si se obtiene una visibilidad completa (**fig. 15-4A**); sin embargo, es importante tener en cuenta que la intubación traqueal no siempre requiere la visualización de las cuerdas vocales. Si solo son visibles los cartílagos posteriores, el tubo puede pasar por delante de estas estructuras en la línea media y por lo general entrará en la tráquea (**fig. 15-4B**). Además, la intubación puede hacerse incluso cuando la única estructura visible es la epiglotis (**fig. 15-4C**), en especial si se utiliza un *bougie* (introductor del TET). Esto hace que la identificación de la epiglotis sea un paso indispensable en la laringoscopia. Si no se puede identificar la epiglotis, la probabilidad de éxito de la intubación traqueal es muy baja (**fig. 15-4D**).

Una estructura anatómica importante es el pliegue vallecular de la línea media (pliegue glosoepiglótico medio), que recubre el ligamento hioepiglótico. Aunque no se visualiza tan bien con la LD en comparación con la VL, esta estructura anatómica es primordial para la laringoscopia de hoja curva. Se ha visto que la aplicación de una presión suave sobre esta estructura con la punta de la pala del laringoscopio levanta la epiglotis y mejora la visualización laríngea (**fig. 15-5**). Cuando hay una mala exposición de la glotis durante la laringoscopia con Macintosh debido a una epiglotis baja, a menudo se debe a una falla o a un contacto limitado con el ligamento hioepiglótico (*véase* la sección «Información basada en la evidencia»).

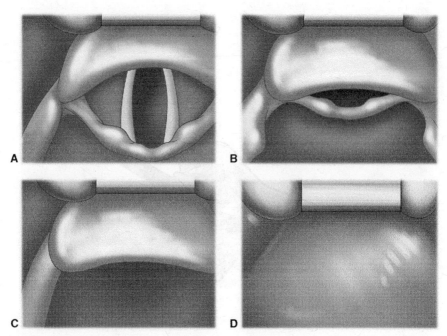

Figura 15-4. Vistas laringoscópicas (correlacionadas con el sistema Cormack-Lehane). A. Vista completa de las cuerdas vocales (grado 1). **B.** Solo son visibles las estructuras/cartílagos glóticos posteriores (grado 2). **C.** Solo es visible la epiglotis (grado 3). **D.** Ni la epiglotis ni las estructuras glóticas son visibles, solo el paladar blando (grado 4).

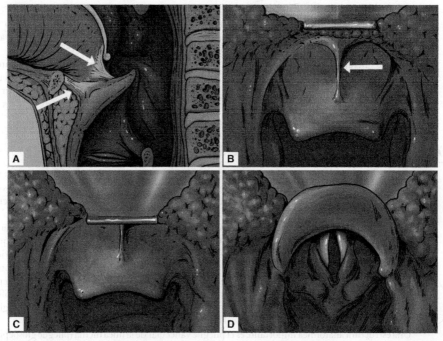

Figura 15-5. Importancia del pliegue vallecular de la línea media en la laringoscopia de hoja curva. A. Vista lateral del pliegue vallecular (*flecha superior*) y del ligamento hioepiglótico (*flecha inferior*). **B.** Pliegue vallecular durante la laringoscopia de hoja curva en la base de la vallécula. **C.** Articulación del pliegue vallecular con la punta bulbosa de la hoja de un laringoscopio curvo. **D.** Depresión del pliegue vallecular que provoca presión sobre el ligamento hioepiglótico, elevación epiglótica indirecta y exposición de la entrada glótica.

PREPARACIÓN Y ASISTENCIA

Antes de emprender la LD para la intubación, el responsable de la vía aérea debe asegurarse de que se dispone del siguiente equipo (el acceso vascular, los monitores del paciente y los medicamentos para la secuencia de intubación rápida [SIR] se tratan por separado).

- Hoja y mango del laringoscopio: se confirma que funcionan.
- TET lubricado y TET de reserva de menor tamaño.
- Estilete maleable.
- Jeringa de 10 mL para inflar el manguito.
- Introductor del TET (es decir, *bougie* de goma elástica).
- Succión adecuada.
- Dióxido de carbono teleespiratorio (ETCO$_2$) cuantitativo o cualitativo.
- Medios para fijar el tubo.
- Medios para oxigenar y ventilar al paciente (bolsa autoinflable o ventilador).
- Al menos un asistente capacitado (idealmente colocado a la derecha del paciente).

El asistente debe estar preparado para hacer cualquiera de las siguientes cosas:

- Vigilar e informar de los signos vitales.
- Pasar el equipo según sea necesario al responsable de la vía aérea.
- Mantener la estabilización de la columna cervical.
- Aplicar tracción de la mandíbula para ayudar a levantar la lengua.
- Realizar la manipulación laríngea externa según las instrucciones.
- Retraer la comisura de la boca durante la intubación.
- Ayudar al paso de un TET sobre un *bougie*.

EVALUACIÓN PREVIA A LA INTUBACIÓN Y ELECCIÓN DEL EQUIPO

La evaluación de la vía aérea del paciente antes de la intubación, tal como se explica en los capítulos 2 y 3, es esencial y debe realizarse, cuando el tiempo lo permita, en todos los pacientes antes de la administración de bloqueadores neuromusculares. Para el éxito de la laringoscopia es fundamental la selección de la hoja, curva o recta, que será lo suficientemente ancha y larga para captar la lengua durante la laringoscopia, barrerla hacia la izquierda y luego hacia delante en el espacio mandibular fuera del campo visual, así como permitir la visualización directa de la vía aérea. El borde más grande de la hoja Macintosh curva suele proporcionar un mejor control de la lengua que la hoja más fina de la hoja Miller recta. Muchos operadores prefieren una hoja Macintosh de tamaño 4 para la mayoría de las vías aéreas de urgencia, a fin de garantizar la longitud adecuada de la hoja. En cambio, la elección de la hoja del laringoscopio y la técnica utilizada para facilitar la intubación se guían mejor por la evaluación a pie de cama, la decisión personal y la habilidad del operador.

MANEJO DEL LARINGOSCOPIO Y POSTURA DEL OPERADOR

El laringoscopio debe sostenerse en la parte baja del mango, de modo que el extremo proximal de la hoja empuje hacia la eminencia tenar o hipotenar de la mano izquierda. Este método de sujeción fomentará la elevación desde el hombro, manteniendo el codo bajo y la muñeca rígida durante la laringoscopia. El operador debe estar en posición vertical, con los brazos y las manos a una altura de trabajo cómoda, en lugar de agacharse o esforzarse para alcanzar al paciente. Cuando sea posible, la cama del paciente debe elevarse hasta una posición óptima para el operador y este debe alejarse del paciente para que su espalda esté relativamente recta durante la laringoscopia.

COLOCACIÓN EN POSICIÓN DEL PACIENTE

La posición óptima de la cabeza y el cuello para la LD suele describirse como la «posición de olfateo»: flexión cervical inferior y extensión atlantooccipital. La posición de olfateo intenta alinear los ejes oral, faríngeo y laríngeo de la vía aérea superior (**fig. 15-6A-C**). En ausencia de contraindicaciones, la alineación de estos ejes es importante para optimizar la visibilidad laringoscópica. El grado óptimo de flexión cervical inferior lleva el meato auditivo externo al nivel de la escotadura esternal o la superficie anterior del hombro. En los pacientes adultos con un hábito corporal promedio, una almohadilla de 4 a 6 cm bajo

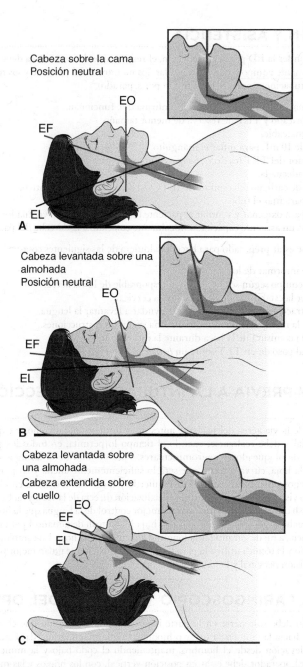

Figura 15-6. **A.** Posición anatómica neutral. El eje oral (EO), el eje faríngeo (EF) y el eje laríngeo (EL) no están alineados. **B.** La cabeza, todavía en posición neutra, ha sido levantada por una almohada flexionando la columna cervical inferior y alineando el EF y el EL. **C.** La cabeza se ha extendido sobre la columna cervical, alineando el EO con el EF y el EL, lo que da lugar a la posición óptima para la intubación.

el occipucio suele ser suficiente con este fin. Como alternativa, el operador puede extender y levantar la cabeza con su mano derecha durante la laringoscopia para determinar la posición óptima de forma empírica. A continuación, la cabeza puede apoyarse en toallas dobladas o en un asistente que se sitúe en el lado derecho del paciente mientras el operador intuba o realiza una manipulación laríngea externa. En los pacientes con obesidad mórbida, la colocación en posición óptima requerirá a menudo la elaboración de una rampa con sábanas o almohadillas colocadas bajo la parte superior del torso, los hombros, el cuello y el occipucio para alinear el conducto auditivo con la muesca esternal (*véase* cap. 43). También hay rampas para la vía aérea disponibles en el mercado con este objetivo. En los niños pequeños con un occipucio protuberante, puede ser necesario elevar el torso para permitir que el meato externo retroceda hasta el plano deseado (*véase* cap. 26). Debido a las variaciones individuales en la anatomía, la posición óptima de la cabeza y el cuello es a menudo impredecible y puede requerir un ajuste empírico durante el intento de intubación. Es muy importante que se disponga de algún medio para ajustar la posición del paciente antes de iniciar el procedimiento. Comprender la posición óptima de la cabeza y el cuello ayudará a los operadores a apreciar la dificultad de realizar la LD en los pacientes traumatizados y otros que deben ser intubados en una posición fija.

TÉCNICA ESTABLECIDA PARA LA LARINGOSCOPIA DIRECTA

Esta es la técnica establecida que se utiliza tanto con las hojas curvas como con las rectas.

- Abra la boca lo más amplia posible utilizando la técnica de la tijera con el dedo índice y el pulgar derechos del operador.
- Gire todo el laringoscopio a 90° hacia el pecho del paciente a fin de orientar verticalmente la hoja para introducirla entre los dientes o las encías.
- Inserte la hoja en el canal lingual derecho a lo largo de la parte interior de los molares mandibulares y barra la lengua hacia la izquierda mientras lleva la punta de la hoja a la línea media (**fig. 15-7**).

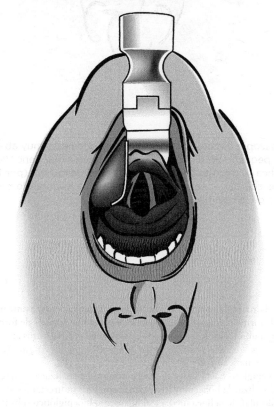

Figura 15-7. **Laringoscopia directa con hoja Macintosh.** La boca se abre de par en par. La lengua está bien controlada y se mantiene totalmente a la izquierda por el gran borde de la hoja Macintosh (esta es la enseñanza clásica). Como alternativa, la hoja se mantiene en la línea media durante todo el procedimiento (lo que puede facilitar la visualización progresiva de la anatomía de la línea media). Se visualiza la úvula, luego la epiglotis, y se empuja la punta de la hoja al pliegue vallecular de la línea media para elevar la epiglotis y exponer las cuerdas vocales. La fuerza se aplica levantando toda la hoja hacia arriba, no inclinando la culata de la hoja hacia los incisivos superiores.

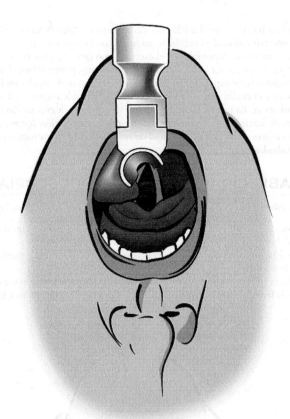

Figura 15-8. **Laringoscopia directa con hoja Miller.** La boca está muy abierta y la lengua es difícil de controlar con el pequeño borde de la hoja Miller, pero se mantiene totalmente a la izquierda. La epiglotis se identifica y luego se levanta con la punta de la hoja (por lo que ya no es visible aquí) para exponer las cuerdas vocales. La fuerza se aplica levantando toda la hoja hacia arriba, no inclinando la culata de la hoja hacia los incisivos superiores.

- Utilice un abordaje de «mirar a medida que avanza» haciendo avanzar la punta de la hoja por la lengua de forma cuidadosa y paso a paso, levantando después de forma intermitente para comprobar la ubicación de la punta en relación con las estructuras anatómicas hasta localizar la epiglotis. La *epiglotis es el principal punto de referencia anatómico para la LD*, ya que la glotis se encuentra sistemáticamente justo posterior e inferior a ella.
- Desplace la epiglotis hacia adelante para permitir la visualización directa de las estructuras glóticas. Al utilizar la hoja curva, desplace la epiglotis indirectamente presionando contra el pliegue vallecular de la línea media y el ligamento hioepiglótico subyacente en la base de la vallécula. Al utilizar la hoja recta, levante la epiglotis con la punta de la hoja (**fig. 15-8**).
- *Identifique los cartílagos posteriores y la escotadura interaritenoidea.* Estas estructuras conforman el borde posterior de la glotis y separan la entrada de la tráquea y el esófago; además, representan los segundos puntos de referencia más importantes para la LD. La intubación traqueal se puede llevar a cabo pasando el tubo por delante de estas estructuras, incluso cuando no se pueden ver las cuerdas vocales.
- Visualice las cuerdas vocales, si es posible.
- Pase el tubo por delante de los cartílagos posteriores; esto lo colocará a través de las cuerdas vocales y en la tráquea, incluso si las cuerdas no se visualizan.

TÉCNICA DE HOJA RECTA PARAGLOSAL (RETROMOLAR, MOLAR DERECHO O IZQUIERDO)

Se trata de una técnica alternativa que puede ser útil cuando la LD establecida resulta inesperadamente difícil debido a la presencia de incisivos superiores prominentes, una lengua grande o una abertura bucal limitada.

- Introduzca la hoja recta por la comisura labial derecha.
- Pase la hoja a lo largo del surco entre la lengua y la amígdala.
- Avance la punta de la hoja hacia la línea media, manteniendo el dorso de la hoja hacia el lado derecho de la boca, adyacente a los molares (**fig. 15-9**).
- Como alternativa, utilice un abordaje similar desde la comisura izquierda de la boca, aunque esto es técnicamente más difícil de llevar a cabo.
- Identifique la epiglotis y levante su punta para exponer las cuerdas vocales.
- Pida a un asistente que retraiga la comisura labial derecha.
- Pase el tubo a través de las cuerdas vocales y la tráquea. A menudo, con este abordaje es necesario utilizar un *bougie* en el canal del endoscopio debido al espacio limitado que impide el avance del TET. El *bougie* fue diseñado específicamente con este propósito.

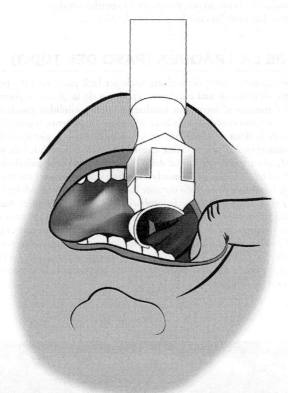

Figura 15-9. Técnica de hoja recta paraglosal (retromolar, molar derecho o izquierdo). Para un abordaje del lado derecho, la hoja Miller entra en la comisura labial derecha y la punta avanza hacia la línea media, mientras que la hoja proximal permanece en el lado derecho de la boca. Obsérvese que la lengua está completamente a la izquierda de la hoja. Esta técnica puede mejorar la visualización glótica en situaciones difíciles, pero no deja mucho espacio para el paso del tubo endotraqueal (TET). Pida a un asistente que retraiga el labio para crear más espacio, como se muestra. Hay muy poco espacio para el paso del TET cuando se utiliza esta técnica, y es posible que haya que hacer avanzar un *bougie* por el canal del endoscopio.

TÉCNICA DE INSERCIÓN A CIEGAS DE LA HOJA RECTA

Se trata de una técnica alternativa que suele emplearse en los neonatos, lactantes y niños pequeños, utilizando una hoja recta, o en los adultos cuando se prevé que otras técnicas son difíciles o han fracasado. También puede ayudar a superar un desafío frecuente con la laringoscopia de hoja recta, en particular con los novatos, cuando no reconocen ninguna estructura, pero al mismo tiempo no están seguros de si la punta es demasiado profunda o superficial. Con el uso de esta técnica, solo hay una dirección para moverse hasta que se visualiza un punto de referencia reconocible. Este método consta de dos fases: *1)* inserción ciega de la punta de la hoja del laringoscopio más allá de la entrada glótica y hacia el esófago y *2)* visualización de la glotis durante la extracción. No se ha estudiado la posibilidad de que se produzcan lesiones o regurgitaciones esofágicas y traqueales como consecuencia de la abertura del esfínter esofágico superior durante la inserción a ciegas de la hoja, pero no estamos al tanto de que haya algún problema.

- Coloque la hoja en el lado derecho de la boca y mantenga la lengua hacia la izquierda. Esto es más fácil de lograr con el paciente en la posición de olfateo completo, como se ha descrito con anterioridad.
- Sujete el laringoscopio con las yemas de los dedos y avance suavemente toda la longitud de la hoja a ciegas hacia la línea media, pasando por la base de la lengua, posterior a la glotis, y hacia el esófago cervical. Si hay alguna resistencia, deténgase y retírelo un poco, luego vuelva a alinearlo y avance por completo.
- Mientras observa la vía aérea, levante la hoja y luego retírela lenta y deliberadamente hasta que la glotis esté a la vista. Si la epiglotis también cae a la vista, deténgase y vuelva a mover la hoja para levantarla de forma directa y exponer las cuerdas vocales.
- Pase el tubo a través de las cuerdas vocales y la tráquea.

INTUBACIÓN DE LA TRÁQUEA (PASO DEL TUBO)

Si se visualiza directamente parte de la glotis, suele ser fácil pasar un tubo por la tráquea durante la LD. Sin embargo, incluso con una excelente exposición de la glotis, es posible bloquear la línea de visión con el TET durante el intento de intubación. Esta posibilidad puede reducirse introduciendo la sonda desde el extremo derecho de la boca mientras un asistente retrae el labio y manteniendo la sonda por debajo de la línea de visión mientras se avanza hacia la glotis, elevándola sobre los puntos de referencia posteriores solo durante la fase terminal de la inserción. Además, se puede colocar primero un *bougie* (precargado a través del lumen del TET), lo que permite guiarlo hacia la tráquea durante el paso posterior del tubo. El *bougie* es mucho más fino que el tubo traqueal y es menos probable que bloquee la vista de la entrada de la glotis durante la intubación. La forma del tubo también puede influir en la facilidad de visualización durante la intubación. El uso de un estilete maleable para producir un tubo recto con una única curvatura en forma de «bastón de hockey» de menos de 35° justo proximal al balón facilita la visualización de las cuerdas durante el paso, al mantener el tubo fuera de la línea de visión hasta que pase las cuerdas (**fig. 15-10**). A medida que el tubo se acerca a la profundidad de la glotis, se eleva sobre los puntos de referencia posteriores y pasa a través de las cuerdas vocales. Un tubo con forma de plátano tiende a cruzar el eje visual dos veces durante la inserción y puede interferir con la guía visual durante la colocación.

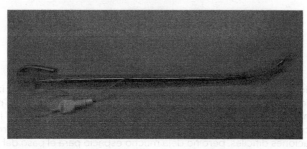

Figura 15-10.   Forma óptima del tubo endotraqueal (TET)/estilete. TET relativamente recto con forma de «bastón de hockey», con un ángulo de curvatura < 35°. Esta forma permite el paso del TET sin bloquear la línea de visión.

SOLUCIÓN DE PROBLEMAS DE LA LARINGOSCOPIA DIRECTA DIFÍCIL

Parálisis

El bloqueo neuromuscular favorece las condiciones óptimas de intubación durante la LD en el paciente que no está en paro. Los reflejos y el tono muscular de las vías respiratorias superiores son difíciles de superar en los pacientes sedados pero no paralizados. Los responsables de la vía aérea deben conocer las indicaciones y el uso de los bloqueadores neuromusculares.

Manipulación laríngea externa

La LD se considera mejor como una técnica a dos manos (laringoscopia bimanual) en la que el operador utiliza su mano derecha colocada externamente en el cartílago tiroides sobre la mano de un asistente para manipular la vista glótica interna (**fig. 15-11**). La presión hacia atrás, hacia arriba (cefálica) y hacia la derecha (PAAD) sobre el cartílago tiroides por parte de un asistente puede mejorar la visualización de la glotis durante la laringoscopia, pero no está garantizada. La manipulación laríngea externa óptima (MLEO) por parte del laringoscopista es incluso mejor que la PAAD por parte de un asistente, ya que el operador obtiene una retroalimentación inmediata y puede determinar con rapidez qué movimientos proporcionan una visión óptima. Estos movimientos pueden incluir la PAAD, pero también pueden implicar cualquier movimiento que mejore la visualización de la glotis. Una presión firme hacia abajo sobre el cartílago tiroides desplaza las cuerdas vocales hacia atrás en la línea de visión del laringoscopista. Además, durante la laringoscopia con hoja curva, la presión hacia abajo sobre el cartílago tiroides ayuda a introducir la punta del laringoscopio en el ligamento hioepiglótico, elevando aún más la epiglotis fuera del eje visual. Cuando el laringoscopista encuentra la mejor vista, el asistente puede mantener la posición óptima mientras se coloca el TET. Si los dedos del asistente no están en el cartílago tiroides primero, hay una gran posibilidad de que la vista se pierda cuando haya un intercambio entre el operador que mantiene la posición y el asistente. La PAAD puede seguir siendo preferible en situaciones de enseñanza si el operador aún no es experto en la técnica de MLEO. La laringoscopia bimanual no debe confundirse con la presión cricoidea (maniobra de Sellick), que consiste en el desplazamiento posterior no dirigido del anillo cricoideo, que históricamente se realizaba durante la VBM (ventilación con bolsa-mascarilla) para

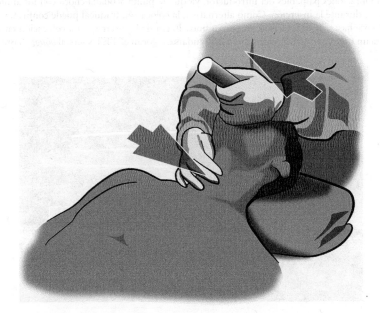

Figura 15-11. Laringoscopia bimanual. El laringoscopista utiliza su mano derecha para manipular el cartílago tiroideo. La manipulación externa óptima suele implicar una presión firme sobre el cartílago tiroides y un movimiento hacia la derecha (presión hacia atrás, hacia arriba [cefálica] y hacia la derecha). La ventaja de que el laringoscopista sea quien realice esta maniobra (y no un asistente) es que obtiene una respuesta visual inmediata y puede determinar con rapidez lo que constituye una manipulación externa *óptima*.

evitar la regurgitación. La presión cricoidea puede empeorar la visión de la glotis e impedir el paso del tubo cuando se aplica de forma incorrecta.

Colocación en posición

Cuando la visualización de la glotis es insuficiente, el operador puede extender y levantar la cabeza con su mano derecha durante la laringoscopia (cuando no se requiere estabilización en línea) para determinar la posición óptima y luego hacer que un asistente sostenga la cabeza si es necesario. Una nueva colocación en posición más amplia del paciente requerirá el abandono del primer intento, por lo que puede ser muy difícil colocar de nuevo en posición a los pacientes más grandes después de que se hayan administrado los medicamentos para la SIR. Esto resalta la importancia de la colocación óptima del paciente antes de la SIR, en especial en los pacientes de mayor tamaño.

Avance mandibular

El avance mandibular realizado por un asistente durante la laringoscopia mueve los incisivos inferiores por delante de los incisivos superiores y puede ayudar tanto a desplazar la lengua como a mejorar la visualización de la glotis. Una forma práctica de conseguirlo es que el ayudante se sitúe al lado del paciente y realice una maniobra de empuje de la mandíbula con las dos manos desde abajo, teniendo cuidado de no interferir con el operador. Esto es muy útil cuando el paciente es grande y el operador es pequeño y carece de fuerza para mover la lengua y la mandíbula con la hoja del laringoscopio.

Bougie (introductor de tubo endotraqueal)

El *bougie* es un complemento sencillo y económico que puede mejorar el éxito de la intubación cuando la visualización de la glotis es difícil (**fig. 15-12**). Es más útil cuando se visualiza la epiglotis pero no se pueden ver las cuerdas vocales ni los cartílagos posteriores, clase III de Cormack-Lehane. El *bougie* es un dispositivo largo (60 a 70 cm), estrecho (5 mm), de plástico flexible o de nailon hilado con una curva fija de 40° en el extremo distal (punta acodada). Algunas marcas vienen preformadas, pero en el caso de las que se envasan rectas, la inserción suele facilitarse haciendo un doblez anterior de 60° aproximadamente a 10 a 15 cm de la punta distal (*véase* fig. 15-12, *detalle*). El *bougie* se sujeta con la punta hacia arriba. Bajo la guía visual de un laringoscopio, se pasa justo por debajo de la epiglotis y hacia arriba hasta la entrada traqueal o donde el operador cree que está la entrada (**fig. 15-13**). La colocación en la tráquea puede dar lugar a vibraciones palpables del introductor, ya que la punta acodada choca con los anillos traqueales anteriores durante la inserción. Como alternativa, la colocación traqueal puede confirmarse avanzando suavemente hasta encontrar un tope duro a unos 40 cm de la inserción. La colocación en el esófago no presenta un tope tan duro. El operador o un ayudante colocan el TET sobre el *bougie* hasta que se sujeta

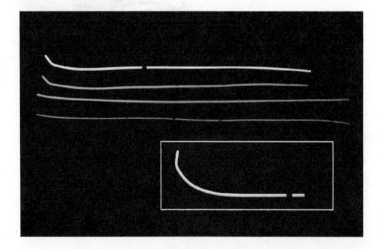

Figura 15-12. ***Bougies.*** Los *bougies* elásticos de goma clásicos (*2.° y 3.° de arriba abajo*) son reutilizables, de 60 a 70 cm de largo; los hay con diseños de punta recta y acodada. Hay un introductor de polietileno reutilizable (*hasta arriba*) con punta acodada y de 60 cm de largo. Los introductores de tubos traqueales para adultos tienen un diámetro de 5 mm. Un introductor pediátrico más fino puede acomodar un tubo endotraqueal de 4.0 mm. El *recuadro* muestra la curva óptima de 60° para intentar la intubación cuando no se puede ver ninguna de las estructuras glóticas (solo la epiglotis) con la laringoscopia.

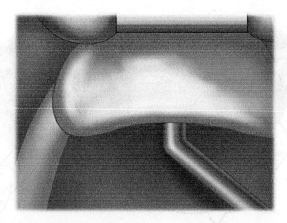

Figura 15-13. *Bougie* **que facilita la intubación en una laringoscopia difícil (grado 3, vista de «solo la epiglotis»).** El introductor azul desechable se pasa por debajo de la epiglotis, luego anterior y caudalmente a través de la entrada glótica. El operador puede confirmar de inmediato la colocación en la tráquea sintiendo el introductor contra los anillos traqueales o sintiendo un tope duro cuando el introductor entra en un bronquio del tronco principal.

el extremo proximal del *bougie* mientras el operador mantiene el laringoscopio en su sitio, continuando el desplazamiento de la lengua hacia la fosa mandibular. Este es un punto crítico y a menudo descuidado (**fig. 15-14**). A continuación, el operador pasa el TET en sentido distal mientras el ayudante sujeta el extremo de la boquilla para evitar que siga avanzando. De otro modo, el operador puede estabilizar el *bougie* con su mano izquierda junto con el laringoscopio una vez que se ha pasado a través de las cuerdas. A medida que la punta del TET se acerca a la glotis, el laringoscopista debe girarla en sentido contrario a las manecillas del reloj para facilitar el paso a través de las cuerdas vocales y evitar que la punta cuelgue bajo el borde de los cartílagos aritenoides (**fig. 15-15A-C**). Puede ser mejor utilizar el *bougie* en cada intubación de urgencia. Dado que hay pocos inconvenientes, si es que hay alguno, y que hay una alta incidencia de vías aéreas difíciles imprevistas en este contexto, el uso regular del *bougie* permitirá al operador y a los asistentes mantener tanto la capacidad como la comodidad con esta técnica.

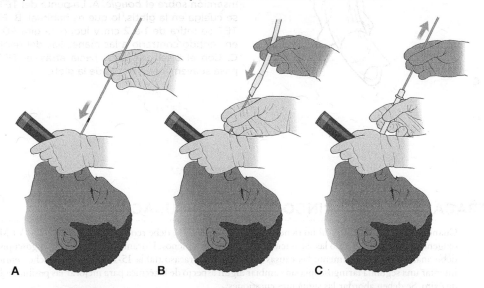

Figura 15-14. **Técnica de intubación con** *bougie.* El operador sujeta el *bougie* (preformado a gusto del operador) con la mano derecha después de haber obtenido la mejor vista de la glotis. El operador inserta el *bougie* en la tráquea hasta que se sienta un tope duro. Después, el asistente pasa el tubo endotraqueal por encima del *bougie*, mientras el operador lo introduce en la tráquea hasta la profundidad adecuada y lo estabiliza (girándolo 90° en sentido antihorario justo antes de que la punta pase por las cuerdas vocales; *véase* fig. 15.15). A continuación, el asistente retira el *bougie*. El operador mantiene la visualización de la glotis durante todo el procedimiento.

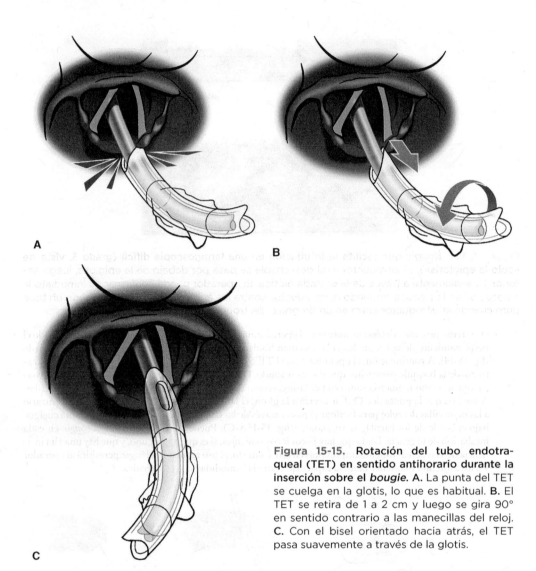

A

B

C

Figura 15-15. Rotación del tubo endotraqueal (TET) en sentido antihorario durante la inserción sobre el *bougie*. **A.** La punta del TET se cuelga en la glotis, lo que es habitual. **B.** El TET se retira de 1 a 2 cm y luego se gira 90° en sentido contrario a las manecillas del reloj. **C.** Con el bisel orientado hacia atrás, el TET pasa suavemente a través de la glotis.

FRACASO DE LA LARINGOSCOPIA E INTUBACIÓN

Cuando la intubación traqueal no tiene éxito, por lo general se debe reoxigenar al paciente con VBM y oxígeno de alto flujo cuando las saturaciones caen al 93% o menos. Durante este lapso, el laringoscopista debe analizar sistemáticamente las causas probables del fracaso (**tabla 15-1**). No tiene mucho sentido intentar una segunda laringoscopia sin cambiar algún aspecto de la técnica para mejorar las posibilidades de éxito. Se deben abordar las siguientes cuestiones:

- ¿El paciente está en la mejor posición para la laringoscopia y la intubación? Si el paciente fue colocado en la posición de olfateo inicialmente y la laringe todavía parece bastante anterior, podría servir reducir el grado de extensión de la cabeza. En ocasiones puede ser útil elevar y flexionar tanto la cabeza como el cuello del paciente con la mano derecha libre del laringoscopista mientras realiza la laringoscopia para dar mayor visibilidad a una vía aérea anterior verdadera.

TABLA 15-1	**Errores asociados al fracaso de la laringoscopia**
Laringoscopia apresurada/frenética	Si el paciente se desatura con rapidez, no intente intubarlo apresuradamente. Utilice la VBM para mejorar la oxigenación; luego realice una laringoscopia relajada y metódica.
Laringoscopia sin plan	No se limite a introducir la hoja y esperar que aparezcan las cuerdas vocales. Esto suele dar lugar a un avance demasiado profundo de la hoja, con lo que se pierden puntos de referencia anatómicos. Utilice un abordaje metódico con visualización progresiva de las estructuras anatómicas: siga la lengua hasta la epiglotis y luego la epiglotis hasta las cuerdas vocales.
Mal control de la lengua	No debe verse ninguna parte de la lengua en el lado derecho de la hoja durante una laringoscopia correctamente realizada. Esto impedirá una buena visualización de la glotis y el paso del TET.
Mala ergonomía	Sujetar el laringoscopio de forma incorrecta, agacharse en una posición incómoda, apoyar el codo en el paciente o en la cama y acercar los ojos demasiado cerca del procedimiento son recetas para el fracaso.

- ¿Una hoja diferente proporcionaría una mejor visión? Si el intento inicial de laringoscopia se hizo con una hoja curva, puede ser aconsejable cambiar a una hoja recta y viceversa. De otro modo, una hoja de diferente tamaño de cualquiera de los dos tipos podría ser útil.
- ¿El paciente está adecuadamente relajado? Un bloqueo neuromuscular adecuado puede mejorar la visión de la laringoscopia un grado completo de Cormack-Lehane. La laringoscopia puede haberse intentado demasiado pronto después de administrar un bloqueador neuromuscular, o bien, puede haberse administrado una dosis inadecuada. Si se utilizó succinilcolina y el tiempo total de parálisis ha sido tal que el efecto de la succinilcolina se está disipando, entonces se recomienda la administración de una segunda dosis completa de succinilcolina paralizante. Debe haber atropina disponible para tratar la bradicardia que ocasionalmente acompaña a la repetición de la dosis de succinilcolina.
- ¿Sería útil la manipulación laríngea externa? La manipulación del cartílago tiroides por parte del laringoscopista o del asistente, como se ha descrito anteriormente, suele mejorar la visión laríngea en un grado completo de Cormack-Lehane.
- ¿Hay un laringoscopista más experimentado disponible? Si es así, puede ser necesario pedir ayuda.
- Si se ha llevado a la LD al máximo de sus posibilidades, ¿hay una VL disponible? Si es así, debe considerarse el recurso de la VL desde el principio.

CONFIRMACIÓN DE LA INTUBACIÓN EN LA TRÁQUEA

Una vez colocado el TET, es imprescindible confirmar que está en la tráquea. La detección de $ETCO_2$ se ha considerado durante mucho tiempo el patrón de referencia de la colocación traqueal. Tanto los detectores colorimétricos cualitativos como la capnografía cuantitativa tienen una precisión de casi el 100% para confirmar la colocación del TET en los pacientes que no están en paro cardíaco. En el contexto de un paro cardíaco, la capnografía de forma de onda continua es el método más fiable para confirmar la colocación correcta del TET. Los detectores colorimétricos de $ETCO_2$ cambian rápidamente de púrpura («bajo») a amarillo («sí») cuando se detecta $ETCO_2$. Este cambio de color debe producirse en unas pocas respiraciones después de la intubación traqueal; la falta de cambio de color indica una intubación esofágica. De forma poco frecuente, el CO_2 del estómago puede crear un cambio de color a amarillo, pero este volverá a ser púrpura en seis respiraciones. Con una intubación traqueal adecuada, el color debe seguir cambiando de morado a amarillo con cada respiración. Un cambio de color a naranja, en lugar de amarillo brillante, puede indicar un desplazamiento esofágico o supraglótico. En caso de paro cardíaco, los detectores colorimétricos tienen un valor reducido porque el $ETCO_2$ puede ser inferior al límite detectable para el cambio de color (por lo general, un 5% de CO_2 en el gas exhalado), por lo que debe utilizarse preferentemente la capnografía. Existen dispositivos de detección esofágica por aspiración, pero rara vez, o nunca, se usan en medicina de urgencias. Cuando hay dudas sobre la colocación correcta y el cambio de color no es claro, el operador debe suponer que el TET no está en la tráquea y hacer esfuerzos para confirmar la colocación o extubar y reintubar. Cuando se emplea la capnografía de forma de onda, la intubación traqueal se confirma mediante la visualización de una forma de onda cuadrada que persiste durante al menos seis respiraciones. La ausencia de una forma de onda confirma la colocación en el esófago. En el paro cardíaco, la presencia de una forma de onda confirma la intubación endotraqueal, mientras que su ausencia es indeterminada, lo que requiere el uso de otro método de detección.

Cuando se utiliza un dispositivo que permite tanto la LD como la VL, la confirmación de la colocación traqueal es inmediata. La confirmación de la intubación traqueal mediante VL o broncoscopia es útil cuando otros métodos de confirmación resultan confusos, sobre todo en el paro cardíaco. La auscultación es importante para detectar la intubación del tronco principal y la afección pulmonar, pero no es fiable para confirmar la colocación del tubo traqueal. Las radiografías de tórax no deben utilizarse para diferenciar si el TET está en la tráquea o en el esófago, sino solo para valorar la profundidad adecuada del tubo endotraqueal y evaluar la intubación del tronco principal. El empañamiento (condensación) del TET es un método *muy poco confiable* para confirmar la intubación traqueal y no debe emplearse.

INFORMACIÓN BASADA EN LA EVIDENCIA

¿La laringoscopia directa sigue desempeñando un papel en la era de la videolaringoscopia?

La mayoría de los expertos están de acuerdo; los datos probatorios indican firmemente que la VL es superior a la LD en casi todos los escenarios de la vía aérea. La mayoría también está de acuerdo en que es óptimo que los urgenciólogos sean expertos tanto en la VL como en la LD. Además, existen pruebas de que las hojas de VLGC son superiores a las hojas de VL hiperanguladas para la colocación de tubos, pero no para la visualización.[1] Además, la VLGC permite la LD y la VL simultáneas, lo que permite al operador utilizar la VL para las vías aéreas anatómicamente difíciles y la LD en caso de que la cámara del VL se obstruya con sangre, vómitos o secreciones. En un estudio aleatorizado de VLGC (Storz C-MAC®) en el SU sobre el uso primario del *bougie* frente al estilete para la colocación del TET, el grupo del *bougie* tuvo el mayor éxito de intubación en la primera pasada (98%).[2] Aunque se utilizó el Storz C-MAC®, fue el operador quien eligió si realizar LD o VL, mientras el 58% de los pacientes del grupo del *bougie* fueron intubados bajo visión directa (el operador no vio el monitor de control de acceso a los medios concurrentes [CMAC] en ningún momento del procedimiento), lo que podría haber contribuido a la alta tasa de éxito de la primera pasada. De hecho, los dispositivos de VL con forma Macintosh permiten realizar la LD y la VL durante el mismo intento de intubación, lo que puede ser importante para optimizar el éxito del primer paso, en particular en el contexto impredecible del manejo urgente de la vía aérea. Es poco probable que la LD desaparezca por completo de la medicina de urgencias, aunque su papel en el manejo de la vía aérea es menos relevante año tras año.

¿Cuál es la forma más segura y eficaz de enseñar la laringoscopia directa en el ámbito de las urgencias?

Se necesita un mínimo de 50 intubaciones para llegar a dominar la LD en el ámbito electivo.[3] Es más difícil enseñar y aprender la LD en el entorno de urgencias, ya que el número de intubaciones necesarias para adquirir habilidades en las vías aéreas difíciles de urgencias es probablemente mucho mayor que 50. La enseñanza de la LD con un laringoscopio tradicional en el entorno de urgencias puede ser un desafío tanto para los alumnos como para los instructores, dado que solo una persona puede ver la vía aérea de forma directa.[4] La tasa de complicaciones aumenta de forma drástica cuando hay múltiples intentos de intubación, por lo que el objetivo debe ser el éxito en el primer intento.[5,6] Se ha mostrado que la VL aumenta el éxito de la intubación incluso en las vías aéreas difíciles; no obstante, los dispositivos de VL hiperangulados no recrean la mecánica de la LD.[7-9] Dado que la VL es una tecnología susceptible de sufrir fallas eléctricas y digitales, la LD sigue siendo una habilidad importante que los alumnos deben intentar dominar. En la actualidad, varios dispositivos permiten realizar simultáneamente la LD y la VL tanto en los pacientes adultos como en los pediátricos.[10-12] Existen pruebas subjetivas y objetivas de que estos dispositivos acortan la curva de aprendizaje de la LD.[10-13] En un pequeño ensayo aleatorizado de 198 pacientes intubados con una hoja de geometría convencional C-MAC® o con una LD, el éxito en el primer intento fue mayor con la VL (92% frente a 86%), aunque el pequeño tamaño de la muestra impidió que esto fuera estadísticamente significativo.[14] Ocho pacientes (8%) fracasaron en la intubación con LD en el primer intento; todos fueron intubados con éxito utilizando la VL en el segundo. Resulta curioso que los residentes que participaron en este estudio aprendieron la LD utilizando el C-MAC®. Este es el primer estudio basado en urgencias que muestra la eficacia del aprendizaje y la realización de la LD con un dispositivo de VL de forma Macintosh.

¿Cuál es la posición óptima de la cabeza y el cuello para la laringoscopia directa?

Cormack y Lehane idearon el sistema más aceptado para clasificar la vista de la laringe que se consigue con un laringoscopio colocado por vía oral.[15] La posición de olfateo (extensión de la cabeza y flexión del cuello) ha sido aceptada ampliamente como la posición óptima para la intubación orotraqueal. Sin embargo, existen pruebas contradictorias de que el aumento de la elevación de la cabeza (aumento de la flexión del cuello) o la simple extensión (extensión de la cabeza y el cuello) pueden ser mejores que la posición de olfateo.[16,17] Aunque la cuestión de la posición óptima de la cabeza sigue vigente, es probable que varíe de un paciente a otro. Esto destaca la importancia de aplicar una técnica de intubación a dos manos, que permita hacer ajustes individualizados durante la laringoscopia. Los pacientes con obesidad mórbida deben colocarse en una posición de «rampa», con una elevación considerable de los hombros, el cuello y la cabeza, de manera que se pueda trazar una línea horizontal desde el trago de la oreja hasta la escotadura del esternón.[18-20]

¿La manipulación laríngea externa y el avance mandibular mejoran la laringoscopia directa?

Se ha comprobado claramente que la manipulación laríngea externa, un ejemplo de la cual es la PAAD, mejora la vista de la laringe en un grado completo, por término medio. Además, un estudio reciente ha mostrado la importancia de la manipulación laríngea dirigida por el operador (en contraposición a la manipulación dirigida por el asistente) para aumentar la visualización de las estructuras glóticas.[21] Se destaca la importancia de que la laringoscopia sea una técnica bimanual, sin importar la dirección en la que se desplace el cartílago tiroides. Además, un estudio basado en el quirófano mostró que la elevación mandibular (una tracción de la mandíbula) además de la PAAD mejoraba la visión de la glotis durante la LD por parte de los laringoscopistas inexpertos.[22]

¿Es realmente útil el bougie?

La literatura respalda con claridad el uso del *bougie* para mejorar las tasas de éxito de la intubación, en especial en las vistas de grado 3.[23-26] Además, un amplio ensayo aleatorizado hecho en el ámbito de los servicios de urgencias mostró que el uso del *bougie* en cada intento de intubación mejoró el éxito en la primera pasada del 87% al 98%.[2] En el estudio se utilizó un CMAC de Storz, aunque el operador podía elegir intubar bajo visión directa o por video. Cuando se usa un *bougie*, es importante continuar con la laringoscopia mientras se avanza el TET sobre el *bougie* y girar el TET 90° en sentido antihorario al pasar por la laringe. Además, puede ayudar a liberar la presión del cricoides al pasar el TET por el *bougie*.[27]

¿Importa la hoja de laringoscopio que utilice?

Por lo general, se cree que la elección de la hoja y la técnica utilizada para facilitar la intubación se guían mejor por la decisión personal y la experiencia.[28,29] La literatura indica que las hojas rectas mejoran la visión laringoscópica (mayor exposición de las cuerdas vocales), mientras que las hojas curvas ofrecen mejores condiciones de intubación (visualización continua de las cuerdas vocales durante el paso del TET).[28]

¿Cuáles son los mejores métodos para confirmar la colocación correcta del tubo endotraqueal?

Ningún método de confirmación es perfecto, por lo que los médicos deben utilizar siempre una combinación de evaluación clínica y dispositivos de detección. La American Heart Association recomienda la capnografía de forma de onda continua como el método más fiable para confirmar y supervisar la colocación correcta del TET.[30,31] Los capnógrafos de forma de onda proporcionan una medida cuantitativa del $ETCO_2$, así como una forma de onda repetitiva distintiva que facilita la monitorización continua de la posición del TET, incluso en la mayoría de los casos de paro cardíaco. La forma de onda del $ETCO_2$ puede estar ausente en casos de paro cardíaco prolongado o de mal funcionamiento del monitor, pero las compresiones torácicas adecuadas y un paciente viable suelen producir una forma de onda detectable. Los detectores colorimétricos de CO_2 exhalado y sin forma de onda no son tan útiles en el paro cardíaco, pero tienen una precisión de casi el 100% para confirmar la colocación correcta del TET en los pacientes que no están en paro cardíaco. Las bebidas carbonatadas en el estómago que contienen CO_2 pueden imitar el CO_2 exhalado de los pulmones durante algunas respiraciones, la denominada «complicación de las bebidas de cola»; este factor de confusión no debería persistir más allá de seis respiraciones.

Existen varios tipos de dispositivos detectores para el esófago que confirman la intubación en el esófago creando una presión negativa en el TET, lo que hace que las paredes del esófago se colapsen alrededor de la punta del tubo. Aunque estos dispositivos detectan alrededor del 99% de las intubaciones esofágicas y son mejores en los casos de paro cardíaco prolongado, suelen ser menos precisos que los dispositivos de $ETCO_2$. Además, rara vez se utilizan durante el manejo urgente de la vía aérea moderno.

Sería razonable creer que la visualización de la entrada del TET en la laringe es un método fiable para verificar su posición correcta, pero se ha constatado que se necesitan métodos de confirmación adicionales, incluso cuando son colocados por médicos experimentados. La auscultación del tórax en busca de ruidos respiratorios y del epigastrio en busca de la ausencia de entrada de aire en el estómago, así como la observación del movimiento del tórax durante la ventilación, son métodos habituales pero notoriamente imprecisos para confirmar la correcta colocación del TET. Buscar la condensación en el interior del TET es un método muy poco fiable para confirmar la colocación correcta. Ninguna de estas técnicas garantiza por sí sola una colocación correcta.

Referencias

1. Lewis SR, Butler AR, Parker J, Cook TM, Schofield-Robinson OJ, Smith AF. Videolaryngoscopy versus direct laryngoscopy for adult patients requiring tracheal intubation: a Cochrane systematic review. *Br J Anaesth*. 2017;119:369-383.

2. Driver BE, Prekker ME, Klein LR, et al. Effect of use of a bougie vs endotracheal tube and stylet on first-attempt intubation success among patients with difficult airways undergoing emergency intubation: a randomized clinical trial. *JAMA*. 2018;319:2179-2189.

3. Buis ML, Maissan IM, Hoeks SE, Klimek M, Stolker RJ. Defining the learning curve for endotracheal intubation using direct laryngoscopy: a systematic review. *Resuscitation*. 2016;99:63-71.

4. Sagarin MJ, Barton ED, Chng Y-M, Walls RM, National Emergency Airway Registry Investigators. Airway management by US and Canadian emergency medicine residents: a multicenter analysis of more than 6,000 endotracheal intubation attempts. *Ann Emerg Med*. 2005;46:328-336.

5. Mort TC. Emergency tracheal intubation: complications associated with repeated laryngoscopic attempts. *Anesth Analg*. 2004;99:607-613, table of contents.

6. Sakles JC, Chiu S, Mosier J, Walker C, Stolz U. The importance of first pass success when performing orotracheal intubation in the emergency department. *Acad Emerg Med*. 2013;20:71-78.

7. Michailidou M, O'Keeffe T, Mosier JM, et al. A comparison of video laryngoscopy to direct laryngoscopy for the emergency intubation of trauma patients. *World J Surg*. 2015;39:782-788.

8. Sakles JC, Mosier J, Chiu S, Cosentino M, Kalin L. A comparison of the C-MAC video laryngoscope to the Macintosh direct laryngoscope for intubation in the emergency department. *Ann Emerg Med*. 2012;60:739-748.

9. Sakles JC, Patanwala AE, Mosier JM, Dicken JM. Comparison of video laryngoscopy to direct laryngoscopy for intubation of patients with difficult airway characteristics in the emergency department. *Intern Emerg Med*. 2014;9:93-98.

10. O'Shea JE, Thio M, Kamlin CO, et al. Videolaryngoscopy to teach neonatal intubation: a randomized trial. *Pediatrics*. 2015;136:912-919.

11. Kaplan MB, Ward DS, Berci G. A new video laryngoscope—an aid to intubation and teaching. *J Clin Anesth*. 2002;14:620-626.

12. Viernes D, Goldman AJ, Galgon RE, Joffe AM. Evaluation of the GlideScope direct: a new video laryngoscope for teaching direct laryngoscopy. *Anesthesiol Res Pract*. 2012;2012:820961.

13. Howard-Quijano KJ, Huang YM, Matevosian R, Kaplan MB, Steadman RH. Video-assisted instruction improves the success rate for tracheal intubation by novices. *Br J Anaesth*. 2008;101:568-572.

14. Driver B, Dodd K, Klein LR, et al. The bougie and first-pass success in the emergency department. *Ann Emerg Med*. 2017;70:473-478.e1.

15. Cormack RS, Lehane J. Difficult tracheal intubation in obstetrics. *Anaesthesia*. 1984;39:1105-1111.

16. Levitan RM, Mechem CC, Ochroch EA, Shofer FS, Hollander JE. Head-elevated laryngoscopy position: improving laryngeal exposure during laryngoscopy by increasing head elevation. *Ann Emerg Med*. 2003;41:322-330.

17. Adnet F, Baillard C, Borron SW, et al. Randomized study comparing the "sniffing position" with simple head extension for laryngoscopic view in elective surgery patients. *Anesthesiology*. 2001;95:836-841.

18. Brodsky JB, Lemmens HJM, Brock-Utne JG, Saidman LJ, Levitan R. Anesthetic considerations for bariatric surgery: proper positioning is important for laryngoscopy. *Anesth Analg*. 2003;96:1841-1842.

19. Brodsky, JB, Lemmens, HJM, Brock-Utne JG, Vierra M, Saidman LJ. Morbid obesity and tracheal intubation. *Anesth Analg*. 2002;94:732-736.

20. Collins JS, Lemmens HJM, Brodsky JB, Brock-Utne JG, Levitan RM. Laryngoscopy and morbid obesity: a comparison of the "sniff" and "ramped" positions. *Obes Surg*. 2004;14:1171-1175.

21. Levitan RM, Kinkle WC, Levin WJ, Everett WW. Laryngeal view during laryngoscopy: a randomized trial comparing cricoid pressure, backward-upward-rightward pressure, and bimanual laryngoscopy. *Ann Emerg Med*. 2006;47:548-555.

22. Tamura M, Ishikawa T, Kato R, Isono S, Nishino T. Mandibular advancement improves the laryngeal view during direct laryngoscopy performed by inexperienced physicians. *Anesthesiology*. 2004;100:598-601.

23. Combes X, et al. Unanticipated difficult airway in anesthetized patients: prospective validation of a management algorithm. *Anesthesiology*. 2004;100:1146-1150.

24. Green DW. Gum elastic bougie and simulated difficult intubation. *Anaesthesia*. 2003;58:391-392.

25. Henderson JJ. Development of the "gum-elastic bougie." *Anaesthesia*. 2003;58:103-104.

26. Noguchi T, Koga K, Shiga Y, Shigematsu A. The gum elastic bougie eases tracheal intubation while applying cricoid pressure compared to a stylet. *Can J Anaesth*. 2003;50:712-717.

27. McNelis U, Syndercombe A, Harper I, Duggan J. The effect of cricoid pressure on intubation facilitated by the gum elastic bougie. *Anaesthesia*. 2007;62:456-459.

28. Arino JJ, Velasco JM, Gasco C, Lopez-Timoneda F. Straight blades improve visualization of the larynx while curved blades increase ease of intubation: a comparison of the Macintosh, Miller, McCoy, Belscope and Lee-Fiberview blades. *Can J Anesth*. 2003;50:501.

29. Apfelbaum JL, Hagberg CA, et al. Practice guidelines for management of the difficult airway: an updated report by the American Society of Anesthesiologists Task Force on Management of the Difficult Airway. *Anesthesiology*. 2013;118:251-270.

30. Panchal AR, Berg KM, Hirsch KG, et al. 2019 American Heart Association focused update on advanced cardiovascular life support: use of advanced airways, vasopressors, and extracorporeal cardiopulmonary resuscitation during cardiac arrest: an update to the American Heart Association Guidelines for Cardiopulmonary Resuscitation and Emergency Cardiovascular Care. *Circulation*. 2019;140-145.

31. Silvestri S, Ralls GA, Krauss B, et al. The effectiveness of out-of-hospital use of continuous end-tidal carbon dioxide monitoring on the rate of unrecognized misplaced intubation within a regional emergency medical services system. *Ann Emerg Med*. 2005;45:497-503.

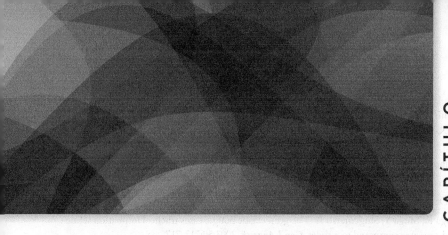

CAPÍTULO 16

Videolaringoscopia

Brian E. Driver

John C. Sakles

INTRODUCCIÓN

En el pasado, la laringoscopia directa (LD) era el método principal para realizar la intubación traqueal en el servicio de urgencias (SU). Al realizar la LD, el objetivo es comprimir y levantar los tejidos de las vías respiratorias superiores para que se pueda conseguir una línea de visión directa entre el ojo del operador y la entrada de la laringe. Chevalier Jackson, pionero de la laringoscopia, señaló en 1922 que «la laringe puede exponerse directamente en cualquier paciente cuya boca pueda abrirse, aunque la facilidad varía mucho según el tipo de paciente». Dado que la facilidad de exposición varía mucho entre los pacientes y que el grado de visibilidad de la laringe se correlaciona en gran medida con el éxito de la intubación, se desarrollaron los videolaringoscopios para permitir la intubación sin lograr una línea de visión directa entre la boca y la laringe.

El uso temprano de la fibra óptica flexible estimuló el desarrollo de laringoscopios rígidos de fibra óptica, como el laringoscopio de Bullard, que era un laringoscopio rígido que incorporaba un haz de fibra óptica y un ocular que permitía al operador ver alrededor de la lengua. Aunque estos laringoscopios de fibra óptica tenían un diseño inteligente, requerían una gran experiencia para utilizarlos de forma eficaz. Las limitaciones inherentes a la fibra óptica, como el campo de visión reducido, el empañamiento del lente, la necesidad de un ocular y la facilidad con la que se contamina, restringieron su uso generalizado. Cuando las videocámaras se miniaturizaron lo suficiente como para colocarlas en la hoja del laringoscopio, se presentaron nuevas oportunidades para la laringoscopia.

El Dr. John A. Pacey desarrolló el primer videolaringoscopio disponible en el mercado, el GlideScope®, que se utiliza en la clínica desde el 2001. La videocámara proporciona una visión indirecta de la vía aérea y permite realizar la intubación viendo un monitor. Desde entonces, se han desarrollado varios videolaringoscopios que se encuentran en la práctica clínica. Estos dispositivos difieren considerablemente en su diseño, incluidas las diferencias en la forma de la hoja (geometría convencional frente a la hiperangulada), la introducción del tubo (a mano alzada frente a la guía de canal incorporada), la colocación del monitor (en el mango frente a una torre) y la reutilización (de un solo uso frente a los reutilizables), así como otros rasgos. En cambio, una característica similar de todos los videolaringoscopios es su capacidad para conseguir una visión indirecta de la entrada de la laringe y para mostrar la anatomía pertinente en un monitor. Esto permite realizar la intubación sin tener que apartar el tejido que causa posibles obstrucciones. Además, el ángulo de visión aumenta considerablemente con respecto a lo que se experimenta por lo regular con la LD (10° con la LD frente a [hasta] 60° con la videolaringoscopia [VL] hiperangulada).

Los videolaringoscopios se utilizan ahora para llevar a cabo numerosas intubaciones de urgencia y la literatura médica actual indica que son superiores a los laringoscopios directos. En este capítulo se ofrece un panorama general del uso de los videolaringoscopios, seguido de instrucciones específicas para cada clase de videolaringoscopio.

VENTAJAS DE LA VIDEOLARINGOSCOPIA

La VL tiene muchas ventajas sobre la LD:

- Evita la necesidad de tener una línea de visión directa a la vía aérea.
- Amplía la visión de la vía aérea.
- Requiere menos fuerza para intubar.
- Permite a los asistentes ver y ayudar en el procedimiento.
- Hace posible a los instructores supervisar a distancia.
- Permite la grabación de fotografías y videos que pueden utilizarse tanto para la documentación como para la enseñanza.

CLASIFICACIÓN DE LOS VIDEOLARINGOSCOPIOS

Los videolaringoscopios pueden clasificarse fundamentalmente por dos formas de hoja diferentes: de geometría convencional (tipo Macintosh) o hiperangulada. Además, algunos sistemas también ofrecen hojas Miller pequeñas (rectas) para su uso en la intubación pediátrica. Los videolaringoscopios de geometría convencional tienen una forma muy similar a la de los laringoscopios directos convencionales de Macintosh, pero tienen una cámara en la hoja.

Las hojas hiperanguladas tienen un ángulo en la parte distal de la hoja de unos 60°; este ángulo se seleccionó en exclusivo para optimizar la visibilidad laríngea con la consecuencia de dificultar la colocación del tubo en comparación con las formas de hoja con ángulos distales menores. Las hojas hiperanguladas pueden dividirse a su vez en las que tienen un canal de guía para el tubo y las que no lo tienen.

Los dos principales fabricantes de videolaringoscopios, Karl Storz (C-MAC®) y Verathon (Glide-Scope®), así como otras empresas más pequeñas, ahora tienen sistemas de videolaringoscopios que incluyen tanto la geometría convencional como formas de hojas hiperanguladas. Dado que la forma de la hoja ya no es la diferencia definitoria entre los sistemas, esto simplifica la decisión de qué sistema comprar. La **figura 16-1** muestra ejemplos de hojas de geometría convencional e hiperangulada. La **tabla 16-1** muestra varios tipos de videolaringoscopios disponibles en el mercado y sus características.

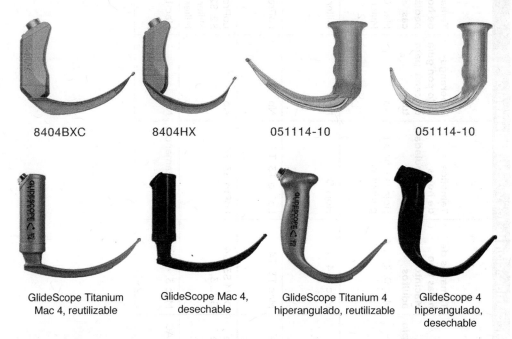

8404BXC	8404HX	051114-10	051114-10
GlideScope Titanium Mac 4, reutilizable	GlideScope Mac 4, desechable	GlideScope Titanium 4 hiperangulado, reutilizable	GlideScope 4 hiperangulado, desechable

Figura 16-1.   Ejemplos de hojas de videolaringoscopio Macintosh e hiperanguladas. Los principales fabricantes de videolaringoscopios producen hojas de forma Macintosh e hiperangulada, con opciones reutilizables y desechables. En la imagen, hojas de Storz C-MAC® (*fila superior*) y Glide-Scope® (*fila inferior*) (*Fila superior*: ©2022 KARL STORZ Endoscopy-America, Inc.; *Fila inferior*: copyright Verathon Inc).

TABLA 16-1	Clasificación de los videolaringoscopios							
Sistema de video-laringoscopio	Tamaños de hojas tipo Macintosh, adultos	Tamaños de hojas hiperanguladas, adultos	Hiperangu-lado con guía de canal para tubo	Tamaños de hojas pediátri-cas	Opción de un solo uso	Opción de hoja reutiliza-ble	Fuente de energía	Ubicación del moni-tor: en el mango o en el monitor externo con cable	Capacidad incorporada para utilizar un endosco-pio flexible
C-MAC* reutilizable	Mac 0, 2, 3, 4	Hoja D y hoja D pediátrica	No	Mac 0, 2 Miller 0, 1, 2	NA	Sí	Batería recargable incorporada	Ambas están opciones	Endoscopios reutilizables y desechables disponibles
C-MAC* desechable	Mac 3, 4	Hoja D	No	Miller 0, 1	Sí	Ver fila anterior	Batería recargable incorporada	Ambas están opciones	Endoscopios reutilizables y desechables disponibles
GlideScope* reutilizable	Mac T3, T4	LoPro T3, T4	No	LoPro T2	NA	Sí	Batería recargable incorporada	Ambas están opciones	Endoscopio desechable disponible
GlideScope* desechable	DVM S3, S4 GVL 3, 4	LoPro S3, S4	No	LoPro S1, S2, S2.5, Miller S0, Miller S1	Sí	Ver fila anterior	Batería recargable incorporada	Ambas están opciones	Endoscopio desechable disponible
McGrath MAC*	Mac 3, 4	Hoja X tamaño 3	No	Mac 1, 2	Sí	No	Batería patentada reemplazable	Mango	No

Dispositivo	Hoja para vía aérea difícil	Hoja para vía aérea difícil con canal	Miller 1, 2			Batería	Monitor	
Venner AP Advance*	Mac 3, 4	No	Miller 1, 2	Sí	No	Requiere una batería AA y una batería recargable incorporada	Mango	No
iView*	Similar a Mac 4	No	Ninguno	Sí	No	Batería incorporada; unidad desechable	Mango	No
King Vision*	No	3	1, 2	Sí	No	Baterías AAA reemplazables	Mango	No
Pentax AWS*	No	Sí	Sí	Sí	No	Baterías AA reemplazables	Mango	No
Airtraq*	No	Sí	Sí	Sí	No	Batería incorporada; unidad desechable	Mango	No
Vividtrac*	No	Sí	Sí	Sí	No	Sin batería, se alimenta a través de una conexión USB	Debe utilizar su propio monitor (tableta, ordenador)	No
CoPilot VL*	3, 4	No	No	Sí	No	Batería recargable incorporada	Conexión con cable al monitor	No
OneScope*	3, 4	No	1, 2	Sí	No	Batería recargable incorporada	Mango	No

El Airtraq utiliza espejos para mostrar imágenes de las estructuras de la vía aérea y no es técnicamente un videolaringoscopio. No obstante, su función es similar a la de otros videolaringoscopios canalizados.*

MOMENTO PARA UTILIZAR LA VIDEOLARINGOSCOPIA EN LUGAR DE LA LARINGOSCOPIA DIRECTA

La VL es cada vez más asequible y omnipresente, proporciona vistas laríngeas superiores y, dado que varios metaanálisis han mostrado un mayor éxito en el primer intento cuando se utiliza la VL, hay pocas razones para usar un laringoscopio directo. Las ventajas potenciales de la LD: que es más sencilla, sufre fallas técnicas con menor frecuencia, no se ensucia con los líquidos corporales y la introducción del tubo es más fácil, son razones para conocer y mantener las habilidades necesarias para la LD, pero no son razones para utilizar un laringoscopio directo como método establecido. Las habilidades para la LD pueden mantenerse con el uso de un videolaringoscopio de geometría convencional, el cual le permite al operador realizar la LD recurriendo a una pantalla si la intubación resulta difícil.

Las fallas técnicas y la suciedad de la cámara ocurren rara vez, e incluso cuando se tienen en cuenta estas dificultades, el éxito de la VL es mayor que el de la LD. Se estima que la suciedad de la cámara, una preocupación citada a menudo por los usuarios de la VL, se produce solo en el 1% de las intubaciones de urgencia. Además, el éxito del primer intento, tanto para la LD como para la VL, es menor cuando hay líquidos corporales en la boca, siendo la LD la que tiene tasas de éxito mucho más bajas.

Algunos abogan por utilizar la LD para las vías aéreas sencillas y la VL para las difíciles. Esto no es convincente por dos razones. En primer lugar, no siempre se conoce la dificultad de la vía aérea del paciente antes de realizar la laringoscopia. En segundo, para que un dispositivo sea útil en la vía aérea difícil, el operador debe tener habilidad con este último. Como en casi todos los procedimientos, la destreza del operador mejora con la repetición. Para poder intubar con éxito con un videolaringoscopio a un paciente con una vía aérea anatómicamente difícil, el operador debe tener mucha práctica con este dispositivo en particular. Esta práctica no debe realizarse *solo* en las vías aéreas difíciles, ya que la incidencia de una vía aérea verdaderamente difícil es lo bastante baja como para que el operador no adquiera la práctica suficiente.

DIFERENCIAS ENTRE LA TÉCNICA DE LA VIDEOLARINGOSCOPIA Y LA LARINGOSCOPIA DIRECTA

Dado que la VL ofrece una visión más clara de la laringe, pero no siempre proporciona una trayectoria recta para la introducción del tubo, la técnica difiere de la de la LD. Más adelante en el capítulo se darán instrucciones específicas para la VL de geometría convencional y la VL hiperangulada. Las diferencias clave en la técnica de la VL comparada con la de la LD incluyen:

- No es necesario que la lengua esté totalmente desplazada para conseguir una buena visión de la vía aérea. Si el operador está mirando el monitor durante la intubación, la lengua no obstruye la visión. Así, la hoja puede colocarse en la línea media de la lengua.
- Se mejora la visualización de la vía aérea. Obtener una buena visión casi nunca es un problema, incluso en presencia de líquidos corporales, siempre que se siga una buena técnica.
- La introducción del tubo puede ser más difícil. Como la lengua no se desplaza tanto como en la LD, el operador debe dirigir el tubo alrededor de la curva para alcanzar lo que se ve en el monitor. Atravesar esta curva suele ser el aspecto más difícil de la intubación con VL, especialmente cuando se utiliza una hoja hiperangulada.
- En el caso de las hojas hiperanguladas, debe utilizarse un estilete especial. Cuando se usa una hoja hiperangulada, el operador debe emplear un estilete rígido que se adapte a la curva de la hoja. De lo contrario, puede ser muy difícil maniobrar el tubo alrededor de la curva.
- La cámara a veces puede ensuciarse con líquidos corporales. Esto ocurre con poca frecuencia y puede evitarse con una buena técnica.
- El operador debe, en los momentos clave y por turnos, mirar en la boca y en el monitor durante el curso de la intubación. Esto ayuda a evitar lesiones en las amígdalas y otras estructuras bucofaríngeas al avanzar la hoja y el tubo.

VIDEOLARINGOSCOPIOS DE GEOMETRÍA CONVENCIONAL (FORMA MACINTOSH®)

Excepto por la adición de la cámara en la hoja, los videolaringoscopios de geometría convencional son muy similares a los laringoscopios directos de Macintosh. Por este motivo, este tipo de videolaringoscopio puede utilizarse tanto para la LD como para la VL. Dado que se usa una mecánica laringoscópica más tradicional, la trayectoria desde la boca hasta la abertura glótica es bastante recta y, por lo tanto, no se requiere un estilete curvo rígido. El trayecto relativamente recto entre la boca y la laringe también facilita la inserción del tubo, ya que permite una inserción más directa y suele evitar el pinzamiento del tubo o del *bougie* en la tráquea anterior. Dado que se puede recurrir a la técnica de LD y que la colocación del tubo es más sencilla con los videolaringoscopios de geometría convencional, estos son los laringoscopios preferidos en el día a día para la intubación de urgencia, sobre todo en los programas de formación.

En el pasado, el de C-MAC® (Karl Storz, Tuttlingen, Alemania) era el sistema principal que incluía la hoja de videolaringoscopio de geometría convencional, mientras que el GlideScope® (Verathon Inc, Bothell, WA) solo ofrecía hiperangulados. En la actualidad, ambos fabricantes y muchos otros productores de videolaringoscopios ofrecen hojas de geometría tanto convencional como hiperangulada. Por lo tanto, todas las instituciones deberían tener la capacidad de intubar con cualquiera de las dos formas.

Intubación con videolaringoscopio de geometría convencional

Pasos para obtener la visualización de la vía aérea

1. Coloque al paciente en la posición de oreja a escotadura esternal, que suele conseguirse elevando la cabeza, si las circunstancias clínicas lo permiten.
2. La hoja se inserta en la línea media de la lengua bajo visión directa y se hace avanzar gradualmente por la lengua poco a poco hasta que su punta se vea en el monitor.
3. A continuación, el operador hace avanzar la hoja lenta y metódicamente, poco a poco, por la lengua y busca la epiglotis. Dado que la epiglotis comienza donde termina la lengua, encontrar la epiglotis es sencillo siempre que el operador se mantenga en la línea media de la lengua y avance la hoja a conciencia.
4. La punta de la hoja se coloca dentro de la vallécula (mejor, **fig. 16-2**) o debajo de la epiglotis (alternativa si es imposible una buena visualización laríngea) para proporcionar la visualización de la entrada de la glotis. La hoja debe colocarse en el hueco más profundo de la vallécula y no demasiado superficial (en la lengua), ni demasiado profunda (en la epiglotis). Esto proporciona la mejor visibilidad.

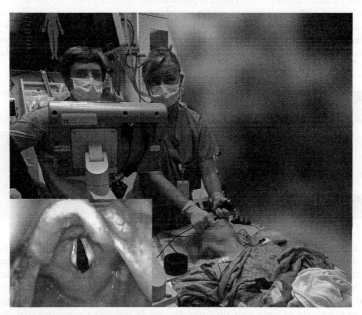

Figura 16-2. Videolaringoscopio Macintosh en uso clínico. Se utiliza un videolaringoscopio Macintosh (Storz C-MAC Macintosh 3*) para realizar una intubación traqueal en el servicio de urgencias. El operador mira el monitor para optimizar la colocación de la hoja antes de la introducción del tubo. Lo ideal sería que la altura de la cama fuera ligeramente superior a la altura o por encima del ombligo del operador.

5. Dentro de la vallécula, el objetivo de la punta de la hoja es un pliegue mucoso superficial en la línea media de la vallécula que conecta la lengua y la epiglotis (anatómicamente definido como *pliegue glosoepiglótico medio* y por lo general llamado *pliegue vallecular medio*, **fig. 16-3**). Empujar la punta de la hoja contra este pliegue suele dar lugar a una elevación simétrica de la epiglotis y se asocia a mejores visualizaciones laríngeas en comparación con no enganchar el pliegue (lo que ocurre cuando la hoja no está en la línea media de la vallécula). El operador debe manipular la hoja dentro de la vallécula hasta obtener la mejor visualización posible. Esto puede incluir alterar la dirección de la fuerza, el desplazamiento de la punta de la hoja hacia la línea media o fuera de ella, así como el desplazamiento de esta última para que sea más profunda o superficial. Elevar la cabeza del paciente, realizar una manipulación laríngea externa o hacer una tracción de la mandíbula también puede mejorar la visualización de la vía aérea.

Si el paciente tiene líquidos corporales en la boca, hay que tener mucho cuidado para evitar que se ensucie el lente de la cámara. En estos casos, asegúrese de que la hoja permanezca presionada contra la lengua mientras aspira los líquidos visibles antes de avanzar la hoja de forma gradual. *No introduzca la hoja en un charco de líquidos.* Esto también se aplica a las hojas hiperanguladas.

Introducción del tubo
El trayecto desde la boca hasta la laringe es relativamente recto y el tubo está curvado con una forma similar a la utilizada para la LD convencional.

1. Si se utiliza tubo y estilete, debe crearse una forma recta hasta el manguito, con el tubo recto hasta el manguito, que se forma en un ángulo de 25° a 35° (*véase* fig. 15-10 en el cap. 15).
2. Si se usa un *bougie*, debe tener una punta acodada. Si no se prevé ninguna dificultad, se puede dejar el *bougie* recto. Si se prevé una vía aérea difícil, el operador puede optar por doblar el *bougie* distal hasta un ángulo de 60° a partir de 15 a 20 cm de la punta. La curvatura exacta necesaria variará según el paciente. No doble ni sobredimensione innecesariamente el *bougie*.
3. El tubo o el *bougie* deben sostenerse lejos de la punta, cerca del adaptador para el tubo, a unos 40 cm de la punta para el *bougie*.
4. Inserte el tubo o *bougie* desde el extremo derecho de la boca y luego avance la punta hacia la glotis, manteniendo el tubo o *bougie* por debajo de la línea de visión mientras avanza hacia la vía aérea.
5. El tubo o *bougie* se eleva sobre los cartílagos posteriores justo al entrar en la laringe. Si se utiliza tubo y estilete, avance el tubo hasta la profundidad deseada y retire el estilete.
6. Si la cánula entra en la laringe, pero no puede avanzar porque está rozando la tráquea anterior, retire ligeramente la cánula, gírela al menos 90° en sentido horario y vuelva a abrirla. Este problema en particular se presenta con mayor frecuencia cuando la hoja se inserta con demasiada profundidad, lo que inclina la laringe hacia arriba y aumenta el ángulo entre la hoja y la tráquea.

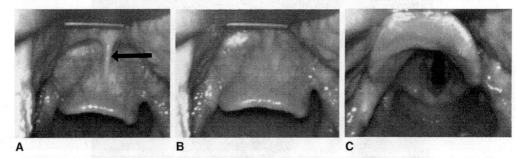

A **B** **C**

Figura 16-3. **Colocación correcta de la punta de la hoja Macintosh del videolaringoscopio con énfasis en el pliegue vallecular de la línea media. A.** Vista del operador del pliegue vallecular de la línea media (indicado por la *flecha*), un pliegue de la mucosa de la línea media que conecta la base de la lengua con la epiglotis, a medida que la hoja se acerca a la vallécula. **B.** La hoja comienza a enganchar el pliegue, lo que ayuda a levantar indirectamente la epiglotis. El operador debe colocar la punta de la hoja con profundidad en la vallécula y asegurarse de que esta no está demasiado superficial (en la lengua) ni demasiado profunda (en la epiglotis). **C.** Vista de la laringe después de levantar la epiglotis indirectamente.

7. Una vez que el *bougie* está en la tráquea, el operador deja la hoja en la vallécula y un asistente avanza un tubo endotraqueal (TET) sobre el *bougie* y en la mano del operador. Se hace avanzar el tubo y, justo antes de entrar en la laringe, el tubo se gira 90° en sentido antihorario para colocar el bisel y evitar que choque con el cartílago aritenoides derecho (*véase* fig. 15-15, en el cap. 15).

Resumen

Los videolaringoscopios de geometría convencional proporcionan una gran mejoría con respecto a la LD, y al mismo tiempo mantienen la posibilidad de formar y realizar la LD. Este tipo de laringoscopio debe considerarse el dispositivo predeterminado para la intubación de urgencia.

VIDEOLARINGOSCOPIOS HIPERANGULADOS

Los videolaringoscopios hiperangulados son dispositivos de intubación útiles que proporcionan una excelente visibilidad de la vía aérea en casi todos los casos. Pueden servir para las intubaciones rutinarias y en caso de distorsión anatómica grave o de fracaso de la vía aérea. La curva hiperangulada significa que la laringe *siempre* se visualiza adecuadamente, pero que la colocación del tubo es más difícil. El operador debe ver el monitor para realizar la intubación. Este método no permite la LD, ya que la hoja tiene un perfil estrecho y no requiere la visualización directa de la laringe a través de la boca; resulta útil cuando la movilidad cervical o la abertura de la boca son limitadas.

Intubación con videolaringoscopio hiperangulado

Esta sección se dividirá en tres apartados: la realización de una laringoscopia para obtener una visualización de la vía aérea, la introducción de un tubo con un dispositivo no canalizado (más frecuente) y la introducción de un tubo con un dispositivo canalizado (menos habitual).

Pasos para obtener la visualización de la vía aérea

1. Coloque al paciente en posición de oreja a escotadura del esternón, si las circunstancias clínicas lo permiten.
2. El mango se sujeta con la mano izquierda, de la misma manera que un laringoscopio convencional; la punta de la hoja del laringoscopio se introduce suavemente en la boca, en la línea media, bajo visualización directa.
3. Mantenga el mango en la línea media a medida que la hoja se adentra en la boca, observando las estructuras clave de la línea, como la úvula, mientras avanza la hoja con lentitud. No desplace la lengua hacia la izquierda, ya que esto dificulta la identificación de los puntos de referencia.
4. En cuanto la punta de la hoja del laringoscopio pase por los dientes, el operador debe ver el monitor y utilizar puntos de referencia anatómicos para avanzar hacia la vía aérea. Haga avanzar la hoja de forma gradual hacia abajo de la lengua y más allá de la úvula, con un ligero movimiento de elevación, hasta que se vea la epiglotis.
5. Haga avanzar la hoja hacia la vallécula y utilice una fuerza suave hacia arriba para levantar indirectamente la epiglotis. En última instancia, la hoja debe asentarse en la vallécula de forma muy parecida a como se usa una hoja de Macintosh, con una diferencia clave: la mejor y más cercana visualización de la vía aérea complica la colocación del tubo y no es la ideal (**fig. 16-4**). La visualización que mejor facilita la colocación del tubo muestra la vía aérea algo alejada con la abertura laríngea en la mitad superior del monitor (**fig. 16-5**).
6. El operador debe tener cuidado de no colocar la hoja demasiado cerca de la abertura de la glotis. Aunque esto puede dar lugar a una visión más amplia y evidente del objetivo, hará que la colocación y el paso del tubo sean más difíciles por dos razones:
   a. Esto inclina el eje laríngeo hacia arriba, lo que aumenta el ángulo entre la hoja del laringoscopio y la tráquea (es decir, el tubo tendrá que ir más hacia arriba antes de viajar hacia abajo en la tráquea; este problema específico a veces puede hacer imposible la introducción del tubo).
   b. El tamaño del campo visualizado para la colocación del tubo es reducido, lo que se traduce en un menor espacio para maniobrar el tubo, lo cual exige una mayor precisión para su colocación.

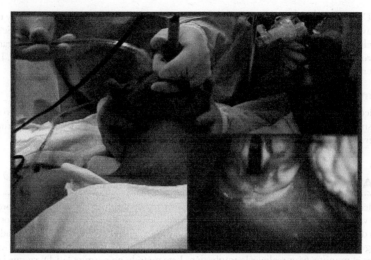

Figura 16-4. Videolaringoscopio hiperangulado en uso clínico con la hoja insertada demasiado lejos. Se utiliza un GlideScope® reutilizable para realizar la intubación traqueal en un paciente con traumatismo contuso en el servicio de urgencias. Se ha retirado la parte delantera del collarín cervical y un asistente mantiene la estabilización cervical en línea. Se ha conseguido una excelente visualización de la entrada de la laringe, pero el operador ha introducido la hoja demasiado lejos, provocando la elevación e inclinación de la laringe, lo que dificultará la introducción del tubo.

7. Si la vista de la glotis es insuficiente, a menudo la inclinación suave del mango la expondrá por completo, a diferencia del movimiento de elevación con un laringoscopio convencional. Si todavía no se puede exponer la abertura glótica, la hoja puede retirarse un poco, colocarse debajo de la epiglotis y utilizarse como una hoja Miller para desplazar físicamente la epiglotis hacia arriba y fuera del camino. Sin embargo, este movimiento puede inclinar la laringe de forma más brusca, haciendo que el avance del tubo hacia la tráquea sea mucho más difícil.

Introducción del tubo con un videolaringoscopio hiperangulado

En general, identificar y exponer la glotis es fácil con un videolaringoscopio hiperangulado. No obstante, debido al importante ángulo de la hoja, el avance del tubo hacia la vía aérea puede ser un reto. Manejar la bucofaringe y atravesar la glotis alrededor de una hoja hiperangulada puede ser técnicamente difícil por

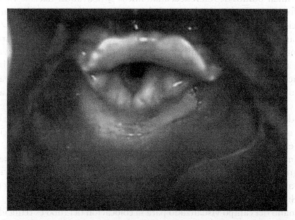

Figura 16-5. Videolaringoscopio hiperangulado con mejor colocación de la punta de la hoja. En contraste con la figura 16-4, esta imagen muestra un videolaringoscopio hiperangulado con la punta de la hoja en una mejor localización. La hoja está asentada en la vallécula, y la abertura de la vía aérea está algo alejada y en la mitad superior del monitor; la laringe no está totalmente expuesta. En comparación con una vista glótica completa, esta vista facilita la introducción del tubo.

dos razones. En primer lugar, como las hojas hiperanguladas tienen un ángulo pronunciado (unos 60°) con una curva distal hacia arriba (anterior) y la tráquea se desplaza hacia abajo (posteriormente), el operador no solo debe desplazarse hacia arriba alrededor de la curva de la hoja, sino también hacia abajo en la tráquea (**fig. 16-6**). En segundo lugar, el uso del monitor para navegar hasta la vía aérea requiere una coordinación mano-ojo diferente a la de la LD tradicional.

Los siguientes pasos describen la colocación ideal del tubo cuando se utiliza un videolaringoscopio hiperangulado:

1. Para lograr el éxito con un videolaringoscopio hiperangulado, el tubo debe tener una forma que se adapte a la curva de la hoja. Por lo tanto, antes del procedimiento, coloque un estilete rígido hiperangulado en el tubo. Se recomienda encarecidamente lubricar el estilete y el interior del tubo para facilitar la extracción del estilete.
2. Después de obtener la vista de la vía aérea descrita con anterioridad, el asistente le entrega el tubo y estilete.
3. Bajo visión directa, coloque la punta del tubo en la esquina del lado derecho de la boca del paciente con el tubo casi paralelo al suelo. Su mano estará en la posición de las 2 a las 3 del reloj. Avance un poco el tubo y oriéntelo de forma más vertical junto a la hoja.
4. Mantenga la visualización directa del tubo al entrar en la boca y alrededor de la lengua hasta que se vea en el monitor. Se han producido perforaciones de la faringe y la hipofaringe cuando se introducen a ciegas tubos con estiletes rígidos.
5. Cuando el tubo está bien colocado en posición, orientado verticalmente y paralelo al mango de la hoja, el operador mira el monitor y hace avanzar el tubo a lo largo de su eje curvo para guiarlo hacia la entrada de la laringe, con la curvatura dirigiéndose de forma anterior hacia y dentro de la abertura de la vía aérea.

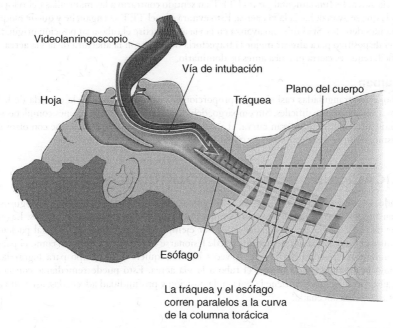

Figura 16-6. **Recorrido posterior de la tráquea.** Orientación de la tráquea. Esta figura, adaptada de una figura publicada por el renombrado laringoscopista Chevalier Jackson en 1915, muestra que la abertura de la tráquea es relativamente anterior y que toda la estructura no es perpendicular a la cavidad bucal, sino que la atraviesa de manera posterior siguiendo la dirección general de la columna torácica. Para el operador que utiliza un videolaringoscopio, esta trayectoria posterior de la tráquea obliga al tubo a recorrer primero la curva de la hoja y a terminar en una orientación anterior (hacia arriba), antes de tener que sumergirse posteriormente (hacia abajo). Por lo tanto, la orientación de la tráquea complica la introducción del tubo en la videolaringoscopia.

6. Una vez que el tubo pasa a través de las cuerdas vocales y entra en la tráquea, el tubo con estilete altamente curvado chocará con la pared traqueal anterior. En este punto, el operador o el asistente deben retirar de forma parcial el estilete para que la punta del tubo se enderece. Puede utilizarse el pulgar del operador para retirar el estilete unos centímetros hacia atrás, lo que facilita el avance del tubo por la tráquea.

7. Si el tubo sigue incidiendo en la parte anterior de la tráquea, la hoja debe retirarse unos 2 cm, lo que hace que la laringe descienda, disminuyendo el ángulo de aproximación y facilitando el avance del tubo.

8. Los estiletes curvos rígidos tienen una curva extrema y no son maleables, por lo que deben retirarse del tubo en un arco sobre el pecho del paciente hacia los pies. Si un estilete curvo rígido se extrae directamente como un estilete maleable convencional, el tubo puede salir por accidente con él.

Introducción del tubo con un videolaringoscopio hiperangulado canalizado

Algunos laringoscopios ópticos o videolaringoscopios hiperangulados (p. ej., King Vision® con canal, Airtraq®, Pentax AWS®) tienen un canal para tubo en el lado de la hoja que ayuda a la introducción del tubo. Este canal dirige el tubo alrededor de la curva de la hoja y hacia la vía aérea sin necesidad de un estilete. Antes de introducir el dispositivo en la boca, se debe colocar un tubo bien lubricado *sin* estilete en el canal hasta donde sea posible sin obstruir el campo de visión.

Estos dispositivos son más largos que los laringoscopios típicos; la pared torácica de los pacientes más grandes a veces obstruye la parte superior del dispositivo durante la inserción. Si esto ocurre, introduzca el aparato en la boca mientras el conjunto gira 90° en el sentido de las manecillas del reloj. Tras la inserción, el dispositivo se gira hacia la línea media del paciente antes de su avance.

Obtener una visualización laríngea con estos dispositivos es similar a la de los dispositivos no canalizados; el operador debe recordar que la vista más cercana *no* es la mejor para la colocación del tubo. La punta de la hoja debe estar dentro de la vallécula y no debe levantar la epiglotis directamente. Antes del paso del tubo, la abertura de la vía aérea debe estar en el centro del campo de visión.

Una vez que se visualiza la abertura de la vía aérea, se hace avanzar el tubo por el canal y se introduce en la vía aérea. Es fundamental girar el TET en sentido contrario a las manecillas del reloj en el canal a medida que se avanza hacia la vía aérea. Esto evitará que el TET se enganche y quede bloqueado por el aritenoides derecho. Si el tubo no avanza en la vía aérea, retire el tubo a su posición original y manipule todo el dispositivo para alinear mejor la trayectoria del tubo con la abertura de la vía aérea. Aunque no es difícil, requiere cierta práctica antes de dominarlo.

Resumen

Las hojas hiperanguladas casi siempre proporcionan vistas completas de la entrada de la laringe, incluso en las vías aéreas difíciles. Sin embargo, debido a que estas visualizaciones completas se consiguen mirando alrededor de una gran curva, el suministro de tubos es más difícil que con otros dispositivos; asimismo, siempre debe utilizarse un estilete rígido.

COMPLICACIONES DE LOS VIDEOLARINGOSCOPIOS

Cuando se utilizan de forma correcta, los videolaringoscopios son dispositivos seguros y eficaces. Tienen riesgos de complicaciones muy similares a los de los laringoscopios directos. Las únicas complicaciones se deben a un uso inadecuado. Por ejemplo, si el operador no mira al paciente mientras introduce el tubo, la vía aérea superior puede lesionarse y algunas estructuras, como el paladar blando o las amígdalas, pueden perforarse. A veces la VL requiere más tiempo para lograr la intubación debido a la dificultad para dirigir el tubo a la vía aérea. Esto puede remediarse con la práctica de la técnica correcta, que mantiene la hoja en la posición y profundidad adecuadas, así como el uso de un estilete de forma adecuada.

CONCLUSIÓN

La VL proporciona una mejor visualización de la vía aérea con menos esfuerzo que la LD y debería considerarse una técnica de primera línea tanto para las vías aéreas rutinarias como para las difíciles. Los videolaringoscopios superan a los laringoscopios convencionales, especialmente en aquellos pacientes con abertura bucal reducida, inmovilidad de la columna cervical y traumatismos craneales y faciales. La mayoría de los usuarios afirman que solo es necesario realizar unas cuantas intubaciones con un videolaringoscopio antes de adoptarlo como un dispositivo rutinario y cotidiano. Esto ha sido confirmado por investigaciones que muestran un aprendizaje más rápido para la VL que para la LD. Varios modelos tienen versiones desechables que reducen en gran medida el tiempo de limpieza y la posible propagación de agentes infecciosos.

Los videolaringoscopios también son útiles para confirmar la colocación del tubo en los pacientes en los que se cuestiona su ubicación, para visualizar las obstrucciones de la vía aérea superior y el material extraño, así como para completar los cambios de sonda difíciles. Lo más importante es que los videolaringoscopios permiten obtener información en tiempo real para la asistencia y la formación en el manejo de la vía aérea. El instructor puede dar consejos para una intubación exitosa mientras le permite al operador mantener el control del endoscopio.

Los laringoscopios directos, destinados a la intubación endotraqueal, se introdujeron en la medicina clínica hace aproximadamente 100 años. Desde entonces, ha cambiado muy poco en su aplicación y rendimiento. El desarrollo de los videolaringoscopios en los últimos 20 años es un avance importante en el campo de la laringoscopia y la intubación. Según la literatura médica actual y la opinión de los expertos, está claro que los videolaringoscopios son herramientas más seguras y eficaces que los laringoscopios directos para las intubaciones de urgencia. Se asocian a mejor visibilidad de la laringe, alto éxito en el primer paso, bajas tasas de intubación esofágica y bajas tasas de complicaciones. Todos los médicos que traten la vía aérea deben estar familiarizados y sentirse cómodos con el uso de la VL.

CONSEJOS Y ALERTAS

Uso del videolaringoscopio

- Utilice siempre un abordaje de línea media.
- Permanezca en la parte alta de la boca para evitar la contaminación de la faringe posterior.
- Evite el avance de la hoja demasiado cerca de la laringe.
- Cuando se utilice una hoja hiperangulada, hay que usar un estilete rígido adecuadamente curvado y retirar el estilete poco a poco mientras se avanza el tubo por la tráquea.

INFORMACIÓN BASADA EN LA EVIDENCIA

¿Qué se sabe sobre el papel de la videolaringoscopia en urgencias?

La literatura que compara la VL con la LD en el servicio de urgencias ha mostrado sistemáticamente que la primera es superior o igual a la segunda para la intubación de urgencia. Un análisis reciente realizado por Brown y cols. de 11714 intubaciones del National Emergency Airway Registry mostró que la VL sin ayuda tuvo un mayor éxito que la LD apoyada con el uso de un *bougie*, la manipulación laríngea externa o la rampa.[1] Un ensayo aleatorizado realizado por Driver y cols. descubrió que el éxito de la primera pasada era del 92% para el sistema C-MAC® y del 86% para la LD, aunque esta diferencia no alcanzó significación estadística.[2] En un estudio observacional realizado por Sakles y cols. se constató que el C-MAC® tenía un mayor éxito en la primera pasada y un mayor éxito general que el laringoscopio directo de tipo Macintosh.[3] En los pacientes con características de vía aérea difícil en el SU, Sakles y cols. observaron que el uso del GlideScope® o el C-MAC® lograba un mayor éxito en la primera pasada que la LD.[4] Sakles y cols. también descubrieron que en los pacientes con un primer intento de intubación fallido en el SU, el C-MAC® era superior al laringoscopio directo a la hora de conseguir una intubación con éxito en el segundo intento.[5] Cuando lo utilizaban los residentes de medicina de urgencias, la VL dio lugar a un número mucho menor de intubaciones esofágicas que la LD (1% frente al 5%).[6] Sakles y cols. también detectaron que la curva de aprendizaje de la VL era mucho mejor que la de la LD, ya que los residentes de medicina de urgencias aumentaron su éxito en el primer intento con el GlideScope® en un 16% (del 74% al 90%) durante un período de formación de 3 años, pero solo en un 4% (del 69% al 73%) con la LD.[7] Una revisión Cochrane recientemente publicada comunicó que los VL de geometría convencional reducían la probabilidad de una intubación fallida (riesgo relativo [RR] 0.41) y de hipoxemia (RR 0.72). Esta misma revisión también halló que la VL hiperangulada reducía la probabilidad de intubación fallida (RR 0.51) y de intubación esofágica (RR 0.39).[8] El uso de la VL está aumentando con el tiempo. Los resultados del National Emergency Airway Registry, que comprende más de 19000 intubaciones de adultos desde el 2016 hasta el 2019, mostraron que la VL se utilizó en aproximadamente el 60% de todos los primeros intentos de intubación en el SU.[9]

¿Qué se sabe sobre el papel de los videolaringoscopios en la unidad de cuidados intensivos (UCI)?

La investigación sobre la VL en la UCI es variada y la mayoría de los datos observacionales indican que los videolaringoscopios son superiores a los laringoscopios directos para la intubación de los pacientes graves.[10-14] En cambio, muchos ensayos aleatorizados, que suelen excluir a los pacientes con vía aérea difícil, han obtenido resultados negativos.[15,16] En un ensayo multicéntrico realizado en Francia en el que participaron 371 pacientes adultos de la UCI,[16] el éxito no fue muy diferente entre la VL (67.7%) y la LD (70.3%). No obstante, estas tasas de éxito son bastante bajas en ambos grupos y no se utilizaron estiletes, lo que limita la generalización a la práctica más amplia. Hypes y cols. han llevado a cabo un amplio estudio sobre la VL en la UCI y su análisis de puntuación de propensión mostró que la VL se asociaba a un mayor éxito en el primer paso y una menor incidencia tanto de desaturación de oxígeno como de intubación esofágica.[13]

¿Qué se sabe sobre el papel de la videolaringoscopia en el ámbito prehospitalario?

Los datos sobre el uso de la VL en el ámbito prehospitalario son limitados, pero la literatura existente es favorable. Wayne y McDonnell[17] compararon el GlideScope® con la LD en un sistema urbano de servicios médicos de urgencia (SMU) y descubrieron que los paramédicos podían hacer intubaciones con éxito con menos intentos cuando utilizaban el GlideScope®. Jarvis y cols. realizaron un estudio en el que compararon el King Vision® con la LD en su sistema de SMU, encontrando un mayor éxito en el primer intento cuando se utilizó el King Vision® en comparación con la LD (74% frente al 44%), así como un mayor éxito general con el King Vision® (92% frente al 65%).[18] Boehringer y cols. descubrieron que cuando se incorporó el monitor de bolsillo C-MAC® a su programa de medicina de la aviación, el éxito en el primer intento mejoró del 75% al 95% y el éxito general mejoró del 95% al 99%.[19] Una revisión sistemática y un metaanálisis de los datos que comparan la VL con la LD constataron que las personas con menos experiencia en intubación obtienen más beneficios de la VL que las que tienen una amplia experiencia.[20]

AGRADECIMIENTOS

Agradecemos las aportaciones realizadas a este capítulo por el autor de la edición anterior, Aaron E. Bair.

Referencias

1. Brown CA III, Kaji AH, Fantegrossi A, et al. Video laryngoscopy compared to augmented direct laryngoscopy in adult emergency department tracheal intubations: a National Emergency Airway Registry (NEAR) study. *Acad Emerg Med.* 2020;27(2):100-108.

2. Driver BE, Prekker ME, Moore JC, Schick AL, Reardon RF, Miner JR. Direct versus video laryngoscopy using the C-MAC for tracheal intubation in the emergency department, a randomized controlled trial. *Acad Emerg Med.* 2016;23(4):433-439.

3. Sakles JC, Mosier J, Chiu S, Cosentino M, Kalin L. A comparison of the C-MAC video laryngoscope to the Macintosh direct laryngoscope for intubation in the emergency department. *Ann Emerg Med.* 2012;60(6):739-748.

4. Sakles JC, Patanwala AE, Mosier JM, Dicken JM. Comparison of video laryngoscopy to direct laryngoscopy for intubation of patients with difficult airway characteristics in the emergency department. *Intern Emerg Med.* 2014;9(1):93-98.

5. Sakles JC, Mosier JM, Patanwala AE, Dicken JM, Kalin L, Javedani PP. The C-MAC® video laryngoscope is superior to the direct laryngoscope for the rescue of failed first-attempt intubations in the emergency department. *J Emerg Med.* 2015;48(3):280-286.

6. Sakles JC, Javedani PP, Chase E, Garst-Orozco J, Guillen-Rodriguez JM, Stolz U. The use of a video laryngoscope by emergency medicine residents is associated with a reduction in esophageal intubations in the emergency department. *Acad Emerg Med.* 2015;22(6):700-707.

7. Sakles JC, Mosier J, Patanwala AE, Dicken J. Learning curves for direct laryngoscopy and GlideScope® video laryngoscopy in an emergency medicine residency. *West J Emerg Med.* 2014;15(7):930-937.

8. Hansel J, Rogers AM, Lewis SR, Cook TM, Smith AF. Videolaryngoscopy versus direct laryngoscopy for adults undergoing tracheal intubation. *Cochrane Database of Systematic Reviews* 2022, Issue 4. Art. No.: CD011136.

9. Driver BE, Prekker ME, Reardon RF, Fantegrossi A, Walls RM, Brown CA III. Comparing emergency department first-attempt intubation success with standard-geometry and hyperangulated video laryngoscopes. *Ann Emerg Med*. 2020;76(3):332-338.

10. Lakticova V, Koenig SJ, Narasimhan M, Mayo PH. Video laryngoscopy is associated with increased first pass success and decreased rate of esophageal intubations during urgent endotracheal intubation in a medical intensive care unit when compared to direct laryngoscopy. *J Intensive Care Med*. 2015;30(1):44-48.

11. Kory P, Guevarra K, Mathew JP, Hegde A, Mayo PH. The impact of video laryngoscopy use during urgent endotracheal intubation in the critically ill. *Anesth Analg*. 2013;117(1):144-149.

12. Mosier JM, Whitmore SP, Bloom JW, et al. Video laryngoscopy improves intubation success and reduces esophageal intubations compared to direct laryngoscopy in the medical intensive care unit. *Crit Care*. 2013;17(5):R237.

13. Hypes CD, Stolz U, Sakles JC, et al. Video laryngoscopy improves odds of first-attempt success at intubation in the Intensive Care Unit. A propensity-matched analysis. *Ann Am Thorac Soc*. 2016;13(3):382-390.

14. De Jong A, Molinari N, Conseil M, et al. Video laryngoscopy versus direct laryngoscopy for orotracheal intubation in the intensive care unit: a systematic review and meta-analysis. *Intensive Care Med*. 2014;40(5):629-639.

15. Janz DR, Semler MW, Lentz RJ, et al. Randomized trial of video laryngoscopy for endotracheal intubation of critically ill adults. *Crit Care Med*. 2016;44(11):1980-1987.

16. Lascarrou JB, Boisrame-Helms J, Bailly A, et al. Video laryngoscopy vs direct laryngoscopy on successful first-pass orotracheal intubation among ICU patients: a randomized clinical trial. *JAMA*. 2017;317(5):483-493.

17. Wayne MA, McDonnell M. Comparison of traditional versus video laryngoscopy in out-of-hospital tracheal intubation. *Prehosp Emerg Care*. 2010;14(2):278-282.

18. Jarvis JL, McClure SF, Johns D. EMS intubation improves with king vision video laryngoscopy. *Prehosp Emerg Care*. 2015;19(4):482-489.

19. Boehringer B, Choate M, Hurwitz S, Tilney PVR, Judge T. Impact of video laryngoscopy on advanced airway management by critical care transport paramedics and nurses using the CMAC pocket monitor. *Biomed Res Int*. 2015;2015:821302.

20. Savino PB, Reichelderfer S, Mercer MP, Wang RC, Sporer KA. Direct versus video laryngoscopy for prehospital intubation: a systematic review and meta-analysis. *Acad Emerg Med*. 2017;24(8):1018-1026.

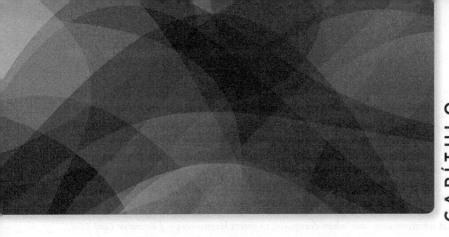

CAPÍTULO 17

Intubación con endoscopio flexible

Alan C. Heffner

Calvin A. Brown III

INTRODUCCIÓN

La intubación traqueal por medio de un endoscopio flexible es una técnica muy valiosa para el manejo de la vía aérea, sobre todo en aquellos pacientes en los que se prevé que la intubación orotraqueal con laringoscopio rígido será difícil o imposible. Los dispositivos endoscópicos pueden utilizarse tanto para la evaluación diagnóstica de las vías respiratorias superiores como para la intubación traqueal en un paciente que respira espontáneamente y que tiene una vía aérea bajo peligroso.

INDICACIONES Y CONTRAINDICACIONES

Las indicaciones para la intubación con endoscopio flexible (IEF) en el manejo urgente de la vía aérea por lo general se identifican durante la evaluación LEMON para la vía anatómicamente difícil (*véase* cap. 2) e incluyen las siguientes situaciones:

- Pacientes que no cumplen la regla 3-3-2 (apertura bucal restringida, mandíbula pequeña o laringe alta) o que presentan una escala de Mallampati de grado 4.
- El acceso bucal inadecuado, reconocido como una distancia interincisiva muy limitada, es un fuerte indicador de que habrá una intubación orotraqueal difícil o imposible por medios convencionales. Algunos ejemplos incluyen mandíbula alargada, trismo, enfermedad de la articulación temporomandibular y lesiones con efecto de masa en el espacio de la lengua y el piso bucal (es decir, angioedema, hematoma, infección bucal).
- La anatomía distorsionada de las vías respiratorias superiores, en particular las alteraciones obstructiva de las vías superiores, a menudo impide la visualización por laringoscopia directa o videoasistida e impide la colocación adecuada de los dispositivos extraglóticos a ciegas. Algunos ejemplos incluyen absceso faríngeo, traumatismo o hematoma del cuello o de la bucofaringe posterior, angioedema y tumor de la base de la lengua o de la perilaringe.
- Traumatismo laríngeo o sospecha de solución de continuidad de la tráquea. En estos casos, se recomienda la intubación con visualización continua sin bloqueo neuromuscular. El endoscopio responde a esta indicación y se utiliza para no afectar la zona del traumatismo con el fin de guiar un tubo traqueal de calibre fino más allá de la zona de la lesión sin causar más daños.
- La inmovilidad o la deformidad de la columna cervical añaden complejidad a la laringoscopia, sobre todo si se prevé que la vía aérea será difícil en función de otras características. El collarín cervical rígido y la inmovilización con halo son los ejemplos más habituales. La cifosis cervicotorácica grave dificulta la colocación de la mayoría de los instrumentos convencionales y alternativos en la vía aérea.
- La obesidad mórbida, en particular cuando se relaciona con indicadores adicionales de dificultad de intubación orotraqueal, puede manejarse preferentemente a través de la IEF.

Las contraindicaciones para la intubación endoscópica son relativas y pueden incluir las siguientes:

- El exceso de sangre y secreciones en las vías respiratorias superiores tiene el potencial de afectar la visión indirecta de la IEF. Algunos broncoscopistas experimentados transiluminan su camino hacia la tráquea y luego verifican la posición traqueal a través del endoscopio, pero esto depende en gran medida del operador y requiere de una habilidad avanzada con el endoscopio flexible.
- La endoscopia en el contexto de una obstrucción laríngea o traqueal de alto grado, como ocurre con los cuerpos extraños, la supraglotitis o las neoplasias, puede causar una obstrucción completa de la vía aérea. En los pacientes con obstrucción supraglótica de alto grado de la vía y un cierre completo inminente de esta última, así como los retrasos y los riesgos de provocar un laringoespasmo o una obstrucción completa de la vía aérea, se puede desaconsejar la intubación endoscópica y favorecer la cricotirotomía primaria.
- La oxigenación inadecuada mediante bolsa y mascarilla (escenario de no se puede intubar, no se puede oxigenar) no permite la intubación con endoscopio debido a las limitaciones de tiempo en esta situación crítica.

TÉCNICA

Panorama general

Una vez que se reconoce que la IEF es la técnica de vía aérea prevista, se debe seleccionar la mejor ruta. Aparte de las cuestiones relacionadas con la enfermedad, el abordaje nasotraqueal se considera técnicamente más fácil porque la nariz mantiene al tubo endotraqueal (TET) y al endoscopio en la línea media, y la nasofaringe proporciona una visión panorámica y sin obstáculos de las estructuras periglóticas. El tiempo necesario para la anestesia tópica de la nariz y el uso de tubos endotraqueales más pequeños son inconvenientes importantes. La vía oral suele adaptarse a un TET de tamaño estándar más grande, pero requiere más destreza técnica. Las vías aéreas para la intubación oral son una gran ventaja para mantener la posición de la línea media y controlar la lengua. Aunque cualquiera de las dos técnicas puede utilizarse con una anestesia tópica mínima durante una crisis inmediata, la vía oral se tolera mejor cuando el tiempo no permite una anestesia tópica completa.

Preparación del paciente

Aunque la situación de urgencia de la vía aérea difícil o fallida no suele permitir una preparación prolongada, un abordaje metódico tiene como objetivo proporcionar una preparación psicológica y farmacológica del paciente en una ventana de 10 a 15 min. La IEF con el paciente despierto incluye por lo general los siguientes pasos de preparación:

- Preparación psicológica del paciente: una comunicación clara con la explicación del procedimiento mejora la cooperación con menos necesidad de sedación.
- Administración de antisialogogos: el glicopirrolato 0.005 mg/kg i.v., al menos 10 a 20 min antes del procedimiento, reduce las secreciones para mejorar la visualización y la eficacia de la anestesia local aplicada tópicamente.
- Anestesia de las vías respiratorias superiores: la anestesia mejora la tolerancia del paciente durante la manipulación de la vía superior. La IEF puede realizarse con anestesia limitada cuando el estado del paciente exige una intervención inmediata (*véase* cap. 24).
- Sedación para el procedimiento: la sedación debe utilizarse solo si es necesaria, con una dosificación y ajuste cuidadosos para mantener la permeabilidad de la vía aérea y la ventilación espontánea. Los pacientes que colaboran y aquellos con deterioro crítico de la vía aérea pueden no requerir o tolerar ninguna sedación para la IEF.

Selección del ámbito de aplicación

La selección de instrumentos para la endoscopia de urgencia de la vía aérea es importante. Existen endoscopios flexibles desechables, asequibles y duraderos, de diversos fabricantes. La endoscopia flexible tiene varios usos clínicos, entre ellos:

- Intubación traqueal, tanto nasal como bucal
- Nasofaringoscopia y laringoscopia de diagnóstico
- Identificación de cuerpos extraños bucofaríngeos

El endoscopio debe tener el calibre y la rigidez suficientes para guiar el paso de un TET a través de las curvas de la vía aérea sin que se deforme o se doble y debe resistir la tracción de la tráquea. Los broncoscopios convencionales de longitud completa (60 cm) para los adultos (5.0 mm) por lo regular se recomiendan para el uso en el servicio de urgencias y en los cuidados intensivos, dada su disponibilidad y amplitud de uso. Estos endoscopios también tienen la ventaja de contar con un canal de trabajo para la inyección de anestesia local, la succión y la aspiración de secreciones pulmonares.

La insuflación de oxígeno a través del canal de trabajo ahora está relativamente contraindicada tras los casos informados de insuflación y perforación gástrica. A los pacientes que necesitan oxígeno como apoyo durante el procedimiento se les puede colocar una mascarilla de oxígeno sobre la boca o, si se planea un abordaje oral, se les puede aplicar un tubo nasal convencional u oxígeno nasal de alto flujo. Los endoscopios reutilizables pueden tener una fuente de luz procedente de una batería extraíble o alimentada por un tomacorrientes de la pared. Los nuevos visores de un solo uso utilizan fuentes lumínicas a partir de diodos emisores de luz (LED) de alta intensidad integradas en el visor y alimentadas a través del monitor de visualización (**figs. 17-1 y 17-2**).

Algunos fabricantes de endoscopios producen dispositivos específicos para la intubación con una rigidez mejorada que permite utilizar un calibre de endoscopio pequeño (diámetro de la punta de 3 a 4 mm) para labores de diagnóstico o intubación endoscópica. También se dispone de endoscopios neonatales y pediátricos (de 2 a 3 mm de diámetro en la punta). Es importante tener en cuenta que los endoscopios de 40 cm para uso pediátrico o para nasofaringoscopia no son lo suficientemente largos para permitir la intubación endoscópica en los adultos.

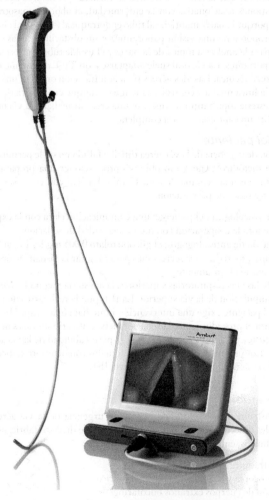

Figura 17-1. El Ambu aScope® es un endoscopio flexible de intubación de un solo uso.

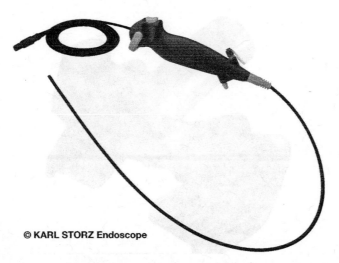

© KARL STORZ Endoscope

Figura 17-2. Storz C-MAC° FIVE S de un solo uso, broncoscopio flexible de intubación (© KARL STORZ Endoscope. © 2022 KARL STORZ Endoscopy-America, Inc).

Cuidado del instrumento

Es necesario tomar algunas precauciones generales para evitar que se dañen los delicados haces de fibra óptica de un endoscopio; además, es prudente tomar precauciones similares incluso con los videoendoscopios menos propensos a sufrir daños:

- No deje caer el visor.
- Utilice un bloqueador de mordida para proteger el endoscopio. Las guías de intubación oral de la vía aérea incorporan esta característica (p. ej., la vía aérea de Williams o la de Ovassapian) y son valiosos recursos para el éxito de la IEF (**fig. 17-3**). El sistema de guía de intubación orotraqueal rápida (ROTIGS, *rapid oral tracheal intubation guidance system*) de la vía aérea es un dispositivo de diseño novedoso que guía el TET y controla la lengua para evitar las náuseas (**fig. 17-4**).
- Evite doblar o retorcer el endoscopio, en particular al avanzar el TET sobre el endoscopio hacia la tráquea.
- Si es necesario rotar el TET durante la intubación, gire el TET y el endoscopio como si fueran una unidad.

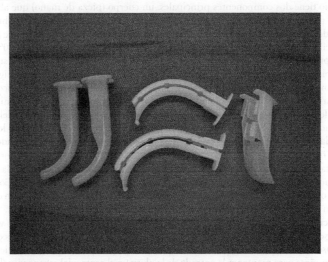

Figura 17-3. Tres ejemplos de vías aéreas para la intubación oral: vía aérea de Williams (**izquierda**), vía aérea disidente de Berman (**centro**) y guía de Ovassapian (**derecha**).

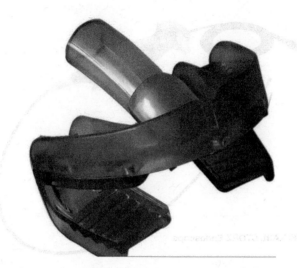

Figura 17-4. ROTIGS: sistema de guía de intubación orotraqueal rápida.

- Lubrique el TET aplicando un anestésico local u otro lubricante hidrosoluble para facilitar la retirada del endoscopio tras la colocación del TET. Lubricar el cable del visor puede hacerlo resbaladizo y difícil de manipular.
- No doble la punta del endoscopio contra una resistencia indebida para manipular la dirección del TET o para retraer tejido.
- En el caso de los endoscopios flexibles reutilizables, limpie el dispositivo, incluido el canal de trabajo, inmediatamente después de su uso. El retraso en el lavado puede dar lugar a depósitos semisólidos y al desarrollo de biopelículas infecciosas. La mejor rutina consiste en succionar 1 L de solución salina a través del dispositivo inmediatamente después de utilizarlo. Los fabricantes y las unidades de endoscopia proporcionan instrucciones sobre las rutinas de limpieza aceptables. Los visores de un solo uso como el Ambu aScope®, el visor Storz C-MAC® FIVE S y el Verathon BFlex® se desconectan del monitor después de su uso y se desechan en los contenedores de riesgo biológico correspondientes.

Técnica de la intubación con endoscopio flexible

El endoscopio tiene dos componentes principales: un cuerpo (pieza de mano) que alberga los controles y el acceso al puerto y un cable largo flexible, que contiene componentes de video o fibra óptica (**fig. 17-5**). La mayoría de los visores flexibles utilizan ahora la tecnología de video. El control de la punta del endoscopio es sencillo: la flexión y extensión de la punta a lo largo de un único arco de 270° se consigue con la palanca del pulgar en el cuerpo del endoscopio. El dedo índice activa la función de succión. La rotación del endoscopio en el sentido de las manecillas del reloj y en sentido contrario se consigue mediante la rotación de la muñeca. Al flexionar y extender la muñeca, se mueve la punta del endoscopio flexionada a la izquierda y a la derecha. El cable del endoscopio debe mantenerse recto para optimizar esta maniobra. La holgura del cable impide la traslación del movimiento de la muñeca a la punta del endoscopio.

La mano dominante puede emplearse para manejar el cuerpo del endoscopio y los controles o el cable distal en la interfaz con el TET, lo que sea más cómodo. Sostener el cuerpo del endoscopio en la mano ipsilateral al ojo dominante facilita mantener el cable recto cuando se utiliza un visor monocular. Algunos autores también recomiendan sujetar el cuerpo del visor con la mano izquierda para dejar libre el cable de la fuente de luz y el tubo de aspiración, que salen por la izquierda del cuerpo del visor.

La mayoría de los endoscopios flexibles de la generación actual son sistemas con capacidad de video que permiten ver la endoscopia en una pantalla adjunta.

En general, los objetivos visuales deben mantenerse en el centro del campo de visión, sobre todo a medida que se avanza en el visor. La mano que sujeta la cuerda hace avanzar o retroceder suavemente el visor. Muévase hacia el objetivo con lentitud, utilizando pequeñas manipulaciones de la palanca y la rotación de la muñeca para mantener la entrada de la glotis en el centro del campo visual. Los movimientos principales del operador son las manipulaciones del visor con la mano y la muñeca. La coordinación mano-ojo necesaria para el éxito de la intubación endoscópica se ha comparado con la coordinación de los videojuegos.

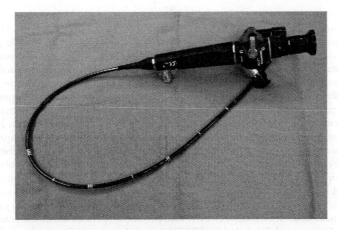

Figura 17-5. Endoscopio flexible convencional para adultos. Observe las marcas blancas que indican 10, 15, 20, 25, 30, 35 y 40 cm en el cable del visor.

La preparación del paciente para la endoscopia depende del tiempo disponible. En general, los suministros de endoscopia deben mantenerse en estado de preparación o estar disponibles en un carro de vía aérea difícil:

1. Reúna todo el equipo (preferiblemente premontado en una bandeja):
   a. Suministros y equipos de anestesia tópica para la vía aérea, incluyendo tres jeringas de 5 a 10 mL cargadas con 3 a 5 mL de lidocaína acuosa al 2% a 4% para inyectar en la vía aérea a través del puerto de trabajo del endoscopio, según la necesidad. La jeringa adicional disponible debe llenarse con aire a presión para impulsar el anestésico a lo largo del puerto de trabajo.
   b. Endoscopio, varios TET, vías aéreas bucales, bloqueadores de mordida.
   c. Succión de las amígdalas.
   d. Lubricante y solución antiempañante (esta última solo es necesaria si se utiliza un visor con fuente de luz remota).
   e. Equipo de manejo de la vía aérea de reserva, según la indicación, en caso de deterioro del paciente y necesidad de otra intervención rápida.
2. Consiga un asistente capaz y con conocimientos, de preferencia uno que esté familiarizado con este procedimiento.
3. Prepare al paciente:
   a. Exponga los pasos del procedimiento antes y mientras se realiza.
   b. Antisialogogo, como el glicopirrolato 0.005 mg/kg i.m. o i.v., dejando tiempo suficiente para que actúe (cuando menos 10 min). Debe administrarse en el primer reconocimiento del procedimiento para dar tiempo a que haga efecto.
   c. Realice la vasoconstricción de la nariz con un fármaco tópico si se desea usar la vía nasal.
   d. Aplique anestesia tópica para la vía aérea (*véase* cap. 24).
   e. Mantenga al paciente en una posición cómoda y optimice la preoxigenación antes de iniciar el procedimiento.
   f. Aplique sedación, por ejemplo, ketamina (alícuotas de 0.25 a 0.5 mg/kg) i.v., si es necesario. Valore el nivel mínimo de sedación necesario para completar el procedimiento.
4. Lubrique el exterior del TET. La lubricación del visor lo hace resbaladizo y difícil de manipular.
5. La colocación en posición del operador es una cuestión de preferencia personal y de tolerancia del paciente. La mayoría de los pacientes con dificultad respiratoria o con una deformidad anatómica de las vías respiratorias superiores deben mantenerse en posición sentada erguida. Para ello, colóquese de pie y recto al lado de la cama, y de frente al paciente. La endoscopia también puede realizarse desde la cabecera de la cama con el paciente en decúbito supino.
6. *Preinserte el TET, con o sin dispositivo de vía aérea, según la técnica* (*véase* más adelante).
7. *Técnica oral: quédese en la línea media, quédese en la línea media, quédese en la línea media. Coloque el TET dentro de la vía aérea de intubación oral,* asegurándose de que la punta del TET

esté al ras de la punta de la vía aérea. Inserte la vía aérea y el TET en la boca como si fueran una sola unidad, aproximadamente a dos tercios del horizonte de la lengua. Al insertar la vía aérea en su totalidad, se corre el riesgo de estimular al paciente y aproximar la punta del TET demasiado cerca o más allá de la glotis. Un asistente debe mantener la vía aérea en la línea media y evitar introducir el dispositivo demasiado profundo. Un bloqueador de mordida convencional es una alternativa menor que solo sirve para proteger el endoscopio si no se dispone de una vía aérea para intubación oral. De otro modo, una jeringa de 10 mL puede transformarse en una guía de intubación improvisada retirando el émbolo y cortando el extremo de la jeringa, en la marca de 1 mL, con tijeras de traumatología. Pida al paciente que saque la lengua, o bien, una suave tracción lingual o tracción mandibular por parte de un asistente puede ayudar a abrir la bucofaringe para facilitar la visión endoscópica. Si el paciente está en decúbito supino, colocarlo en posición sentada erguida también hace que la lengua sea menos problemática.

8. Técnica nasal: ablande el TET colocándolo en agua caliente antes de introducirlo. Puede ser útil dilatar la fosa nasal vasoconstreñida y anestesiada elegida introduciendo suave y lentamente vías aéreas nasofaríngeas cada vez más grandes o el dedo meñique lubricado y enguantado en la fosa nasal antes de introducir el TET. Esto permite al operador identificar la narina de mayor tamaño y permeabilidad. *Avance el TET lubricado hasta la nasofaringe posterior (aproximadamente 12 cm en un adulto de tamaño promedio).*

9. *Inserte el endoscopio a través del TET preinsertado* (*véase* más adelante). Esto facilita tener un endoscopio limpio próximo al objetivo laríngeo con una estimulación mínima del paciente.

10. El asistente debe aspirar las secreciones orales con succión de amígdalas, según la necesidad. Evite la aspiración endoscópica no esencial de la vía aérea porque las secreciones pueden ensuciar y bloquear la punta del endoscopio y la visión. El canal de trabajo del endoscopio puede proporcionar una succión insuficiente para eliminar las secreciones durante el procedimiento, en especial si son espesas o viscosas. Si la punta se ensucia o se empaña y obstruye la visibilidad, toque la punta suavemente contra la mucosa para despejarla.

11. Oriéntese. *Reconozca que la vista endoscópica está invertida cuando el procedimiento se realiza de frente al paciente.* Al pasar el endoscopio a través del TET preinsertado, avance lentamente el endoscopio mientras busca estructuras reconocibles. La base de la lengua y la epiglotis son los primeros puntos de referencia más frecuentes.

12. Una vez reconocidas las cuerdas vocales, controle la cadencia de apertura y cierre con la respiración. Pida al paciente que respire lenta y profundamente si está cooperando. Si el tiempo lo permite, inyecte 2 mL de lidocaína acuosa al 2% a 4% a través del canal de trabajo sobre la laringe para inhibir los reflejos de tos y cierre. Coloque el endoscopio en el centro de la glotis y haga avanzar rápidamente el endoscopio a través de las cuerdas durante la inspiración.

13. Si se pierde en algún momento, retire el visor hasta que identifique un punto de referencia reconocible.

14. Una vez que atraviese las cuerdas vocales, avance el endoscopio mientras se confirman los anillos traqueales de la vía aérea. Deténgase justo por encima de la carina para evitar producir tos. La tráquea no está bien anestesiada y hay que prever la estimulación y la tos del paciente.

15. Haga avanzar el TET sobre el endoscopio hasta la tráquea, con cuidado de no doblar el endoscopio. Se puede utilizar un laringoscopio convencional para enderezar el ángulo de aproximación, pero rara vez es necesario, excepto en el paciente en posición supina. Puede ser necesario girar suavemente el endoscopio y la unidad del TET si este se engancha en los aritenoides. Los diseños especiales de las puntas del TET pueden facilitar su paso a través de las cuerdas (p. ej., el tubo Parker).

16. Confirme la intubación endotraqueal visualizando la punta del TET dentro de la tráquea con base en puntos de referencia traqueales reconocibles (p. ej., anillos traqueales y carina). Estabilice el TET para evitar que se desplace durante la extracción del endoscopio. Confirme la capnografía endoscópica inmediatamente después de extraerlo.

17. Sede al paciente para que tolere el TET solo después de estos pasos de confirmación de la intubación.

COMPLICACIONES

Las complicaciones de la IEF de urgencia son infrecuentes y suelen estar relacionadas con la descompensación respiratoria debido a la evolución de la enfermedad, la administración de sedantes o la manipulación de la vía aérea. Antes de iniciar el procedimiento, siempre debe haber un plan de respaldo con suministros alternativos adecuados para la vía aérea. Los daños en la mucosa de la vía aérea, incluida la epistaxis, suelen ser leves y los daños en el aparato vocal son posibles pero raros. Si se retira el endoscopio antes de hacer avanzar el TET hasta la profundidad adecuada, se corre el riesgo de hacer una intubación esofágica involuntaria. Por el contrario, puede haber una intubación del bronquio si la carina se identifica mal o no es evidente. El endoscopio puede dañarse al retorcer o doblar el cable o por la mordida del paciente.

INFORMACIÓN BASADA EN LA EVIDENCIA

¿Qué frecuencia tiene la intubación con endoscopio flexible en los pacientes de los servicios de urgencias?

La IEF es un procedimiento poco frecuente durante el manejo urgente de la vía aérea. En el último informe del National Emergency Airway Registry, de más de 19 000 intubaciones de 25 centros participantes, la IEF se realizó en menos del 1% de los encuentros. La mayoría fueron llevados a cabo por médicos de urgencias y se utilizaron para tratar el angioedema y la obstrucción de la vía aérea sin angioedema.[1-3]

¿Cuál es la curva de aprendizaje de la intubación con endoscopio flexible urgente?

Hay pocos datos para establecer la curva de aprendizaje prevista para la IEF. La intubación sobre un endoscopio, por vía nasal u oral, es una técnica bien establecida para el manejo de la vía aérea difícil. Se reconoce como una habilidad importante de la formación en medicina de urgencias, pero no es una aptitud requerida por el Accreditation Council for Graduate Medical Education. Consideramos que la IEF es una habilidad técnica que requiere una formación inicial y conservar esa habilidad para mantener la velocidad y la competencia. La destreza manual en la manipulación del endoscopio es esencial para realizar una intubación endoscópica rápida. Las habilidades psicomotoras necesarias se desarrollan con capacitación y práctica dedicadas; la falta de instrucción y experiencia constituyen la causa más frecuente de fracaso de la intubación endoscópica. Se puede alcanzar un nivel razonable de rendimiento en la manipulación broncoscópica con 2 a 3 h de práctica independiente utilizando un modelo de intubación. Aconsejamos asistir a talleres de intubación endoscópica con formación de expertos y luego practicar en maniquíes de intubación o en simuladores de alta fidelidad de pacientes humanos antes de intentar la intubación en los pacientes, especialmente aquellos con una vía aérea difícil. Los fabricantes de endoscopios suelen proporcionar videos de formación, personal de apoyo a los productos y maniquíes para apoyar esta labor.

  La técnica también puede aprenderse en situaciones reales llevando a cabo una nasofaringoscopia diagnóstica, para indicaciones como dolor de garganta intenso, odinofagia superior, sensación de cuerpo extraño, ronquera y otras afecciones de la vía aérea superior. Adquirir experiencia en casos rutinarios es muy valioso antes de intentar la intubación endoscópica en una crisis. Los pacientes que requieren una intubación de urgencia por insuficiencia respiratoria no hipoxémica en condiciones controladas y sin características previstas de vía aérea difícil son candidatos apropiados para la intubación endoscópica, con la confianza de contar con una secuencia de intubación rápida de apoyo.

Referencias

1. Sandefur BJ, Liu XW, Kaji AH, et al.; National Emergency Airway Registry Investigators. Emergency department intubations in patients with angioedema: a report from the National Emergency Airway Registry. *J Emerg Med*. 2021;61(5):481-488.

2. Hayden EM, Pallin DJ, Wilcox SR, et al. Emergency department adult fiberoptic intubations: incidence, indications and implications for training. *Acad Emerg Med*. 2018;25(11):1263-1267.

3. Brown CA 3rd, Bair AE, Pallin DJ, et al. Techniques, success, and adverse events of emergency department adult intubations. *Ann Emerg Med*. 2015;65(4):363-370.

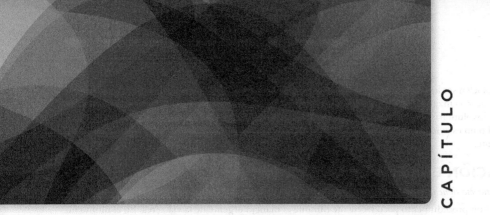

CAPÍTULO 18

Técnicas de intubación a ciegas

Michael T. Steuerwald

Steven A. Godwin

Darren A. Braude

INTUBACIÓN NASOTRAQUEAL A CIEGAS

Mientras que la intubación nasotraqueal a ciegas (INTC) fue en sus días un procedimiento habitual para la intubación de urgencia, en la actualidad ha quedado relegada a una novedad en casi todos los entornos del mundo desarrollado. Con la llegada de la secuencia de intubación rápida (SIR) y de tecnologías como videolaringoscopios, los endoscopios de intubación flexible, las vías aéreas extraglóticas y la ventilación no invasiva con presión positiva, la necesidad de realizar la INTC prácticamente ha desaparecido. Además, las unidades de cuidados intensivos (UCI) están poco dispuestas a manejar a pacientes intubados por vía nasal porque los tubos más pequeños que son necesarios para el paso dificultan la ventilación y la limpieza del árbol traqueobronquial, además de que hay un mayor riesgo de sinusitis.

La indicación original de la INTC para el manejo de la vía aérea urgente era para el paciente en el que se consideraba necesaria la intubación, pero que todavía tenía intactos los reflejos protectores de la vía aérea, y para el que no se disponía de un control de la vía aérea facilitado por fármacos. Hoy en día, es probable que estos pacientes sean tratados con SIR. También existía la creencia, desde hace mucho tiempo, de que la INTC era preferible en el contexto de una lesión cervical confirmada o sospechada, porque se percibía un menor movimiento de la columna cervical periprocedimental. Ya no se le da ninguna credibilidad.

Indicaciones y contraindicaciones

La INTC puede seguir considerándose en aquellas situaciones en las que la intubación está claramente indicada y en las que *1*) la SIR no está permitida por el ámbito de la práctica, *2*) la SIR está contraindicada debido a la dificultad prevista de la vía aérea o *3*) no se dispone del equipo o la experiencia necesarios para la intubación bucal con el paciente despierto o la intubación nasal con visualización. Por desgracia, las tasas de éxito de la INTC nunca se acercaron a las de la SIR, ni siquiera cuando se realizaba habitualmente; sin duda, ahora son aún más bajas. Por lo tanto, los médicos que intenten la INTC deben estar preparados para realizar una vía aérea quirúrgica si no tienen éxito.

La INTC se consigue utilizando algún indicio para reconocer que el flujo de aire espontáneo del paciente se desplaza a través del tubo endotraqueal (TET) tras el paso a ciegas y que, por lo tanto, no se puede intentar el procedimiento en el paciente apneico o en el paciente paralizado por fármacos. Está relativamente contraindicada en los pacientes agresivos, en aquellos con vías respiratorias alteradas o deformadas desde el punto de vista anatómico (p. ej., hematoma de cuello, tumor de las vías respiratorias superiores), en el contexto de un traumatismo facial grave con sospecha de fractura de la base del cráneo, en los casos de infección, obstrucción o absceso de las vías respiratorias superiores (p. ej., angina de Ludwig, epiglotitis) y en presencia de coagulopatía. También es una mala opción para los pacientes con insuficiencia respiratoria hipoxémica que no pueden ser oxigenados adecuadamente durante los intentos de intubación nasal prolongados.

Técnica

1. *Preoxigene* al paciente con oxígeno al 100% a caudal de lavado.
2. *Si el paciente está despierto, explique el procedimiento.* Este es un paso fundamental que a menudo se descuida. Si el paciente se torna agresivo durante la intubación, el intento debe cesar porque puede producirse epistaxis, daño en los cornetes o incluso perforación faríngea. Una explicación breve y tranquilizadora sobre el procedimiento, la necesidad de realizarla y las molestias previstas puede evitar esta situación indeseable.
3. *Elija la narina que va a utilizar.* Inspeccione el interior de la narina, con referencia al tabique y los cornetes. Puede ser útil ocluir cada fosa nasal por turnos y escuchar el flujo de aire a través de los orificios. Si no hay claridad sobre cuál se prefiere, se debe seleccionar la narina derecha porque facilita el paso del tubo, con el borde anterior del bisel colocado lateralmente.
4. *Instile un vasoconstrictor tópico* (p. ej., fenilefrina u oximetazolina) y rocíelo en cada fosa nasal. Esto puede reducir el riesgo de epistaxis y facilitar el paso del tubo, aunque las pruebas al respecto son limitadas. La aerosolización con un dispositivo comercial puede ser el método de aplicación preferible. También puede ser útil empapar dos o tres hisopos con punta de algodón en la solución vasoconstrictora y colocarlos de forma suave y completa en la narina hasta que la punta toque la nasofaringe; esto proporciona vasoconstricción en la zona que suele ser más difícil de manejar a ciegas con el TET.
5. *Introduzca una vía aérea nasal lubricada con gel de lidocaína al 2%* en la narina seleccionada. Esto ayuda a dilatar las fosas nasales y a distribuir la anestesia. Si hay tiempo suficiente, algunos médicos prefieren empezar con un tamaño más pequeño y luego sustituirlo secuencialmente por las vías aéreas nasofaríngeas (VANF) de mayor diámetro para «dilatarlas» hasta el tamaño del TET que se va a utilizar.
6. *Considere la anestesia de la bucofaringe posterior* si el tiempo lo permite. La cavidad posterior puede ser rociada con lidocaína al 4% o un aerosol similar; un dispositivo de aerosolización de «tipo varita» disponible comercialmente puede ser la mejor opción para esta aplicación. Aunque no es tan eficaz, una alternativa es nebulizar 3 mL de solución acuosa de lidocaína al 4% en un nebulizador convencional de pequeño volumen (*véase* cap. 24).
7. *Seleccione el TET adecuado.* Un TET especializado como el Endotrol® (Covidien; Mansfield, MA) puede ser muy útil. Estos tubos tienen incorporado un aparato en forma de polea que permite la desviación anterior de la punta del tubo a voluntad del operador (**fig. 18-1A, B**). En general, el tubo debe ser el más grande que quepa en la fosa nasal sin inducir un traumatismo importante, es decir, de 6.0 a 6.5 mm en la mayoría de los adultos. Compruebe si el manguito del TET presenta filtraciones de la forma habitual. Puede considerar calentar el tubo como si fuera para una intubación nasal endoscópica de rutina solo si está utilizando un TET de tipo Endotrol®. Si está usando un TET convencional, el calentamiento puede hacer que sea demasiado flojo para avanzar lo suficiente hacia adelante.

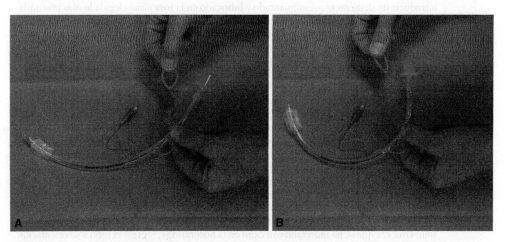

Figura 18-1. **A.** Tubo Endotrol® sin flexión aplicada. **B.** Tubo Endotrol® con flexión aplicada.

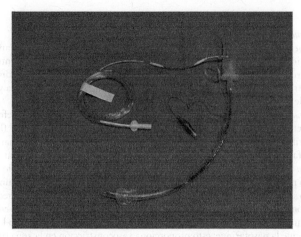

Figura 18-2. Tubo Endotrol® con equipo de capnografía de ondas conectado.

8. *Prepare la capnografía de forma de onda* (se utilizará para guiar el tubo; **fig. 18-2**).
9. *Lubrique el tubo generosamente* con cualquier lubricante apropiado para el TET.
10. *Coloque al paciente en la posición adecuada.* El paciente despierto suele estar sentado, mientras que el paciente inconsciente suele estar en decúbito supino. En cualquiera de las dos situaciones, se debe adoptar una posición de olfateo o de rampa, a menos que esté contraindicado. Vale la pena colocar la cabeza como se hace para la intubación oral, si es posible. La posición denominada *de la oreja a la escotadura esternal*, con el cuello flexionado sobre el cuerpo y la cabeza extendida sobre el cuello, optimiza la alineación de la boca y la faringe (en el paciente adulto) con las cuerdas vocales y la tráquea (*véase* cap. 15). Se puede colocar una pequeña toalla doblada detrás del occipucio del paciente adulto para ayudar a mantener esta relación. Sin embargo, hay que tener cuidado para evitar la sobreextensión de la articulación atlantooccipital, porque esto puede hacer que el tubo pase por delante de la epiglotis.
11. *Colóquese en posición.* En el caso de un paciente sentado, el profesional debe colocarse donde haya acceso o en el lado que le resulte más cómodo para manipular simultáneamente la laringe, el tubo y el mecanismo de poleas. En el caso del paciente inconsciente (pero que respira), suele ser más fácil situarse frente a la cabeza del paciente.
12. *Considere la sedación.* Algunos pacientes pueden beneficiarse de la administración i.v. cautelosa de un sedante o un fármaco disociativo antes de la INTC (*véase* cap. 24).
13. *Retire la VANF y considere la dilatación final.* El operador puede considerar la posibilidad de introducir un dedo meñique enguantado y lubricado en la fosa nasal elegida lo más profundamente posible para comprobar la permeabilidad y dilatar la fosa nasal para que entre el tubo.
14. *Inserte el TET.* Introduzca suavemente el TET en la fosa nasal, con el borde anterior del bisel dirigido lateralmente (es decir, «con el bisel hacia fuera» o «el bisel alejado» del tabique) para en teoría reducir el riesgo de epistaxis. Por congruencia, en el resto de este análisis se asume que se va a hacer una intubación con bisel hacia fuera, en la narina derecha, que orienta la curva natural del TET con la curva de la vía aérea sin rotación. La vía aérea nasal principal se encuentra por debajo del cornete inferior y la colocación del TET debe seguir el piso de la nariz hacia atrás, con la punta dirigida ligeramente en sentido caudal para seguir el piso de la cavidad nasal un poco inclinado hacia abajo (*véase* cap. 7). Todo este proceso debe realizarse poco a poco y con meticulosidad. Una vez que se navega la porción nasal de la vía aérea, es poco probable que se produzca epistaxis. Cuando la punta del tubo se acerca a la nasofaringe posterior, a menudo se sentirá resistencia, sobre todo si el borde anterior del TET entra en la depresión de la nasofaringe donde pasa la trompa faringotimpánica. En este punto, es posible penetrar la mucosa nasofaríngea con el TET y disecar submucosa si no se tiene cuidado. A menudo, girar el extremo proximal del TET 90° hacia la fosa nasal izquierda una vez que se siente esta resistencia facilitará superar el obstáculo orientando el borde anterior del TET lejos de la depresión. Una vez que se ha ingresado con éxito en la bucofaringe, regrese el tubo a su orientación original y proceda.

15. *Haga avanzar el tubo con el detector de capnografía conectado*. Observe cuidadosamente si la morfología de la onda cuadrada es normal (**fig. 18-3**). La pérdida de la forma de la onda indica una colocación en el esófago. Si se utiliza un tubo Endotrol®, se puede manipular el anillo mientras se monitoriza para obtener la mejor forma de onda posible. A menudo se ha usado un monitor de flujo de aire de vía aérea de Beck (BAAM, *beck airway airflow monitor*; Great Plains Ballistics; Donaldsonville, LA) como complemento para proporcionar una retroalimentación audible: un silbido más fuerte indica que se ha acercado o entrado en la laringe, mientras que el cese del silbido indica el paso al esófago (**fig. 18-4**). Nuestra preferencia es la guía capnográfica, aunque esta no ha sido sometida a una evaluación rigurosa.

16. *Avance el tubo hacia la laringe*. Monitorice las respiraciones y la capnografía, y haga avanzar el tubo suavemente otros 3 a 4 cm en la laringe durante la inspiración del paciente mientras se aplica presión laríngea con la mano que no hace avanzar el tubo. Las cuerdas vocales se abducen durante la inspiración y están más separadas en este momento.

17. *Determine si se ha ingresado a la tráquea*.

   a. Si se penetra en la tráquea, por lo general el paciente emite de inmediato una tos larga y sibilante y la forma de onda de la capnografía estará presente.

   b. Si se entra en el esófago, retire el tubo hasta que se recupere la forma de onda del CO_2 teleespiratorio ($ETCO_2$, *end-tidal CO_2*) antes de volver a intentarlo. Considere colocar de nuevo

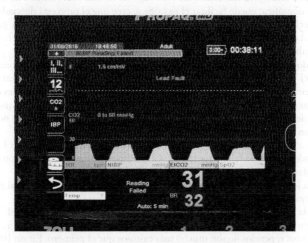

Figura 18-3. Capnograma de forma de onda A con morfología normal.

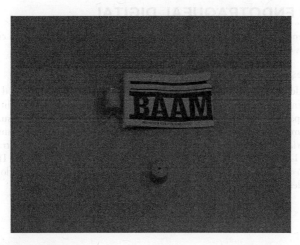

Figura 18-4. Dispositivo BAAM.

la cabeza del paciente en su posición si no está contraindicado, primero con una extensión adicional. Preste mucha atención a la cantidad de presión aplicada al anillo Endotrol®. Tenga en cuenta que, como máximo, solo entre el 60% y el 70% de las INTC tendrán éxito en el primer intento. Si la intubación resulta extremadamente difícil, considere las siguientes soluciones a los problemas o abandone el intento.

18. *Ajuste la profundidad del tubo.* Evalúe la presencia de una fuga de aire audible, la pérdida de volumen en el ventilador y una forma de onda capnográfica cuadrada; el tubo en la hipofaringe generará una forma de onda, pero probablemente mostrará una morfología «más puntiaguda». Tenga en cuenta que un tubo colocado de forma adecuada estará aproximadamente **3 cm más profundo** cuando se mide en las narinas que si se mide en el labio después de una intubación oral.

19. *Confirmación rutinaria del tubo y control postintubación.*

Solución de problemas

* Si se dispone de este, el mejor medio para la resolución de problemas es el paso de un endoscopio flexible para convertir un procedimiento a ciegas en un procedimiento visualizado. El resto de esta sección supone que esta tecnología no está disponible.
* Adapte un tubo Endotrol® si está disponible y no se ha utilizado de inicio.
* Si el tubo se ha encontrado con un «callejón sin salida», puede estar anterior a las cuerdas o apoyado contra la pared anterior de la tráquea (es posible determinar la posición del tubo por palpación); una ligera extracción del tubo seguida de una suave flexión de la cabeza, junto con la guía capnográfica, puede facilitar el paso. Si se cree que el tubo está desviado hacia la izquierda o la derecha, se debe retirar, flexionar ligeramente la cabeza si es posible y girar el extremo proximal del TET o girar un poco la cabeza en la dirección en la que se cree que el extremo distal del tubo está desviado de la línea media.
* El inflado del manguito mientras el tubo se encuentra en la bucofaringe puede ayudar a alinear el TET con la abertura de la glotis. A continuación, se hace avanzar el tubo hasta que se encuentra resistencia en las cuerdas y luego se desinfla el manguito antes de empujarlo a través de las cuerdas durante la inspiración. Al inflar el manguito, se siente que el extremo del tubo se aleja del esófago y se alinea con las cuerdas vocales. Esto no debería ser necesario cuando se utiliza un tubo Endotrol®.
* Cambie a un nuevo tubo, tal vez uno que tenga un diámetro interno 0.5 a 1.0 mm más pequeño. A menudo, el tubo se calienta y se ablanda durante el intento de intubación y ya no es posible manipularlo de manera adecuada.
* Sujete la lengua con un trozo de gasa y tire de ella hacia delante o siente al paciente, si es posible, para mejorar el ángulo en la parte posterior de la lengua.
* Suspenda el intento. Los intentos prolongados se asocian a hipoxemia y edema glótico, causado por el traumatismo local. Cualquiera de las dos alteraciones puede empeorar la situación. Los intentos repetidos no son mucho más exitosos que el primero. En un 10% a 20% de los casos, la INTC simplemente no será posible.

INTUBACIÓN ENDOTRAQUEAL DIGITAL

La intubación endotraqueal digital (IETD) es una técnica de intubación táctil a ciegas en la que el operador utiliza sus dedos para dirigir un TET hacia la laringe.

Indicaciones y contraindicaciones

La IETD se ha descrito o recomendado en la mayoría de los casos para situaciones de la vía aérea en las que el equipo de laringoscopia falla o no está disponible, como el entorno táctico y militar, la difícil colocación en posición del paciente o debido a que las secreciones abundantes impiden la visualización. Las pruebas de este procedimiento se limitan principalmente a estudios en cadáveres y maniquíes y a reportes de casos. La mayoría de estos casos también pueden tratarse con un dispositivo extraglótico, por lo que es raro que la IETD sea la única o la mejor opción disponible. Cuando se realiza la IETD, el paciente debe estar paralizado con fármacos, en coma o al menos lo suficientemente obnubilado como para evitar una lesión por mordedura al operador.

Técnica

1. El operador diestro se sitúa en el lado derecho del paciente. Haga que un asistente utilice una esponja de gasa para retraer la lengua con suavidad pero con firmeza.
2. En primer lugar, debe probarse un TET sin estilete, ya que así la punta del tubo es más flexible y se desvía con mayor facilidad, por vía digital, hacia la laringe. Si la mano y los dedos del operador son cortos y no pueden alcanzar la entrada de la glotis, se puede utilizar un TET preformado con un estilete maleable convencional. Inserte un estilete en el TET y doble el TET/estilete en un ángulo de 90° justo proximal al manguito y coloque el TET/estilete en la boca. Como alternativa, se ha descrito el uso de un introductor endotraqueal (p. ej., *bougie*).
3. Deslice los dedos índice y medio de la palma de la mano derecha hacia abajo a lo largo de la lengua colocando el TET/estilete en la superficie palmar de la mano.
4. Identifique la punta de la epiglotis con la punta del dedo medio y diríjala hacia delante.
5. Utilice el dedo índice para dirigir suavemente el TET/estilete o el *bougie* hacia la abertura glótica. Si se utiliza un *bougie*, debe confirmarse la posición de la tráquea de la manera habitual y luego pasar el TET por encima hasta la tráquea.
6. Confirme la colocación del TET de la manera habitual.

Tasas de éxito y complicaciones

Quizás la limitación más importante para realizar esta técnica con éxito es la longitud de los dedos del operador en relación con las dimensiones de la bucofaringe del paciente. Pueden producirse lesiones por mordedura o lesiones dentales involuntarias en la mano, con riesgo de transmisión de enfermedades infecciosas. La técnica solo se ha informado con poca frecuencia y la mayoría de los autores coinciden en que se necesita cierta experiencia para realizarla de forma eficiente y eficaz. No hay datos suficientes para informar de una tasa de éxito esperada fiable.

INFORMACIÓN BASADA EN LA EVIDENCIA

¿Con qué frecuencia se realiza la intubación nasotraqueal a ciegas en el servicio de urgencias?

Dado que la SIR se ha convertido en el método preferido para la intubación de los pacientes de urgencias, cada vez menos médicos realizan la INTC de forma rutinaria. En un gran registro multicéntrico de más de 17 500 intubaciones en urgencias de adultos, Brown y cols.[1] informaron 162 intubaciones nasales, 99 de las cuales utilizaron un endoscopio flexible, mientras 63 (0.35%) se realizaron sin dispositivo (INTC). En general, el éxito del primer intento de intubación nasal fue del 65%.

¿Qué tasa de éxito tiene la intubación nasotraqueal a ciegas cuando la realiza el personal prehospitalario?

En un metaanálisis realizado por Hubble y cols., se examinaron aproximadamente 57 000 casos de manejo prehospitalario de la vía aérea. Por lo general, la tasa de éxito de la INTC para los clínicos no médicos fue del 75.9%.[2]

¿Debe utilizarse la capnografía de forma de onda para mejorar el éxito de la intubación nasotraqueal a ciegas?

Hasta donde saben los autores, no ha habido ningún ensayo clínico que compare la INTC con y sin el uso de esta tecnología. Por lo tanto, las recomendaciones para su uso en la INTC representan únicamente la opinión de los expertos.

Referencias

1. Brown C III, Bair A, Pallin D, et al. Técnicas, éxito y eventos adversos de las intubaciones en el servicio de urgencias de adultos. *Ann Emerg Med*. 2015;65:363-370.
2. Hubble MW, Brown L, Wilfong DA, et al. Un meta-análisis de las técnicas de control prehospitalario de la vía aérea, parte I: tasas de éxito de la intubación orotraqueal y nasotraqueal. *Prehosp Emerg Care*. 2010;14(3):377-401.

Vía aérea quirúrgica de urgencia

Michael A. Gibbs

David A. Caro

Robert F. Reardon

INTRODUCCIÓN

La vía aérea quirúrgica de urgencia es el último paso de todos los algoritmos modernos de la vía aérea, y es imperativo que todo el personal que proporciona manejo urgente de la vía aérea avanzado sea capaz de realizar este procedimiento con rapidez. Por varias razones, la parte más difícil de realizar una vía aérea quirúrgica es tomar la decisión de hacerlo, más que completar de manera satisfactoria cada paso del procedimiento. En primer lugar, las vías aéreas quirúrgicas son extremadamente raras, incluso para los médicos más ocupados. En segundo, por definición, los pacientes que necesitan una vía aérea quirúrgica urgente tendrán una anatomía precaria, una fisiología inestable o ambas. En tercero, un caso que finalmente requiere una vía aérea quirúrgica suele considerarse por error como un «fracaso». En este último punto es indispensable que el operador sepa, en cambio, que una vía aérea quirúrgica realizada de forma correcta podría ser la única intervención que separe a su paciente de la vida y la muerte. El uso del algoritmo para el fracaso de la vía aérea (*véase* cap. 5) permite a los médicos reconocer rápidamente cuándo está indicada una vía aérea quirúrgica y les ayuda a considerarla como una opción viable durante el manejo de la vía urgente. El uso de un abordaje que abarque todo el sistema, con formación y equipo habituales, así como un algoritmo establecido, mejorará el rendimiento de este procedimiento poco frecuente y que provoca ansiedad.

Descripción y abordaje general

La vía aérea quirúrgica de urgencia consiste en establecer una vía aérea definitiva a través de la parte delantera del cuello (también denominada *vía aérea frontal del cuello*), ya sea a través de la membrana cricotiroidea (cricotirotomía) o de la tráquea (traqueotomía). Dada la compleja dinámica descrita con anterioridad, es imprescindible seleccionar una técnica que pueda ser completada de forma fiable por médicos con niveles variables de experiencia utilizando equipos de fácil acceso. Dado que se trata de un procedimiento poco frecuente para salvar vidas, también es imprescindible practicar la técnica periódicamente para poder realizarla con eficacia en un contexto de alta presión. Por último, es fundamental comprender que, en el entorno de las urgencias, la vía aérea quirúrgica debe llevarse a cabo sin prestar atención a la hemorragia de la incisión hasta que la vía aérea esté asegurada. La hemorragia es inevitable y no se requiere la confirmación visual de los puntos de referencia de la vía aérea porque es un procedimiento en su mayoría táctil. Por lo tanto, el operador debe proceder sin dudar, sabiendo que la intervención se realizará *a ciegas,* con base en la palpación de las estructuras anatómicas pertinentes, sin esperar ver realmente estas estructuras.

Indicaciones y contraindicaciones

Los grandes estudios multicéntricos sobre el manejo urgente de la vía aérea, como los publicados por el National Emergency Airway Registry (NEAR), revelan que la indicación más frecuente de la vía aérea quirúrgica urgente es como técnica de rescate cuando fallan otros métodos menos invasivos. Este abordaje es especialmente relevante durante los escenarios de *no se puede intubar, no se puede oxigenar* (NINO) (*véase* cap. 5). Con menos frecuencia, se realiza una vía aérea quirúrgica como método principal de manejo de la vía aérea en pacientes para los que la intubación «convencional» está contraindicada o se cree que es imposible. Un ejemplo de esta circunstancia sería un paciente con un traumatismo facial grave y una hemorragia activa en el que el acceso a través de la boca o la nariz sería demasiado lento, peligroso o imposible. Por lo tanto, la cricotirotomía debe considerarse una técnica de rescate en la mayoría de los casos y una que se utilizará en raras ocasiones como método principal para asegurar la vía aérea.

A la hora de decidir comenzar el manejo quirúrgico de la vía aérea, hay algunas consideraciones fundamentales:

1. ¿Será *eficaz* el acceso a la membrana cricotiroidea? En otras palabras, ¿una incisión a nivel de la membrana cricotiroidea y la introducción de una vía aérea proporcionarán una ventilación y oxigenación adecuadas? En la mayoría de los casos, la respuesta a esta pregunta será *afirmativa*, a menos de que exista una lesión obstructiva en la vía aérea distal a la membrana cricotiroidea. La realización de una cricotirotomía en este contexto no resolverá el problema y es una pérdida vital de tiempo (*véase* cap. 37).
2. ¿La anatomía del paciente o el proceso patológico *dificultan* la realización de la cricotirotomía? El emplazamiento de la incisión cutánea inicial se basa en la identificación la anatomía correspondiente. Si la adiposidad, las masas, las quemaduras, los traumatismos o las infecciones pueden dificultar este procedimiento, la estrategia debe adaptarse. En el **cuadro 19-1** se muestra una mnemotecnia para la cricotirotomía difícil (SMART) que se analiza en el capítulo 2.
3. ¿Qué *tipo* de técnica invasiva es mejor en estas circunstancias (es decir, quirúrgica abierta o percutánea)? Aunque abogamos firmemente por la técnica abierta asistida por *bougie* con base en las pruebas actuales disponibles (*véase* la sección «Información basada en la evidencia»), se puede preferir un abordaje percutáneo dependiendo del equipo disponible, las características del paciente y la habilidad del médico. En los pacientes con obesidad, el tejido subcutáneo puede ocultar los puntos de referencia, lo que dificulta la localización de la aguja (*véase* cap. 43). Para estos pacientes, una cricotirotomía quirúrgica abierta es una mejor opción.

Las contraindicaciones para el manejo quirúrgico de la vía aérea son escasas y, con una excepción, todas son relativas. La única excepción es la juventud. Los niños tienen una laringe y un cartílago cricoides pequeños, flexibles y móviles, lo que hace que la cricotirotomía sea extremadamente difícil y propensa a las complicaciones. En el caso de los niños de 10 años de edad o menos, a menos que sean adolescentes o adultos, hay que evitar una cricotirotomía abierta convencional. Las contraindicaciones relativas a la cricotirotomía incluyen afección laríngea o traqueal preexistente o aguda, como tumores, infecciones, abscesos, hematomas o traumatismos de las vías respiratorias superiores que dificulten o impidan el procedimiento. Aunque la presencia de estas barreras anatómicas debe hacer que se consideren otras técnicas que también podrían dar lugar a una vía aérea satisfactoria, en los casos en los que no es probable que ningún otro método tenga éxito, debe realizarse una cricotirotomía.

TÉCNICA

Anatomía y puntos de referencia

La membrana cricotiroidea (MCT) es el sitio anatómico de acceso más frecuente en la vía aérea quirúrgica de urgencia, independientemente de la técnica utilizada. Este abordaje tiene varias ventajas sobre la tráquea en el contexto de las urgencias. La MCT es más superficial que la tráquea y tiene menos tejido blando entre la membrana y la piel, por lo que es más fácil de identificar con rapidez por palpación.

CUADRO 19-1 Mnemotecnia SMART para la cricotirotomía difícil
S (*Surgery*): cirugía   **M**asa   **A**cceso/Anatomía   **R**adiación   **T**raumatismos

También presenta menos vascularidad en el tejido circundante a este nivel en comparación con el traqueal y, por lo tanto, un menor riesgo de hemorragia arterial considerable.

La MCT se identifica localizando primero la prominencia laríngea (escotadura) del cartílago tiroides. Aproximadamente un dedo por debajo de la prominencia laríngea, la membrana puede palparse en la línea media del cuello anterior como una depresión leve entre la cara inferior del cartílago tiroides por encima y el anillo cricoideo por debajo. La anatomía correspondiente puede ser más fácil de percibir en los hombres debido a la escotadura tiroidea más prominente. Debemos destacar que la literatura médica reciente indica que la identificación de la MCT mediante puntos de referencia o palpación puede ser más difícil de lo que se suponía anteriormente, sobre todo en las mujeres con obesidad. En estas pacientes, la ecografía es muy precisa (y fácil de aprender) para identificar la MCT (*véase* la sección «Información basada en la evidencia»). La MCT es mucho más pequeña en los niños debido a una mayor superposición del cartílago tiroides sobre el cartílago cricoides; este es uno de los motivos por los que no se recomienda la cricotirotomía en los niños de 10 años de edad o menos.

Es importante reconocer que las mismas anomalías anatómicas o fisiológicas (es decir, traumatismos, obesidad mórbida y alteraciones congénitas) que pueden hacer necesaria una vía aérea quirúrgica también pueden dificultar la palpación de los puntos de referencia adecuados. Una forma de estimar la localización de la MCT es colocando cuatro dedos orientados longitudinalmente en el cuello, con el dedo meñique en la escotadura esternal. La membrana se encuentra casi debajo del cuarto dedo (índice), y esta referencia puede servir como punto en el que se realiza la incisión cutánea vertical inicial. Después de llevar a cabo esta incisión, el volver a palpar la base de la incisión es fundamental para confirmar la localización de la MCT con mayor precisión.

Equipo

En el **cuadro 19-2** se muestra un ejemplo del material recomendado en una bandeja de cricotirotomía.

Técnica

Se han descrito varios métodos diferentes de cricotirotomía, a saber: *1*) los métodos de trocar percutáneo, *2*) la cricotirotomía abierta convencional, *3*) la técnica de no caída, *4*) la técnica de cuatro pasos rápidos, *5*) la cricotirotomía guiada por *bougie* y *6*) la técnica de Seldinger.

En la actualidad, la mayoría de los expertos recomiendan una técnica quirúrgica simple y abierta mediante un bisturí, un gancho, un *bougie* y un tubo endotraqueal (TET) convencional. Independientemente de la técnica que se utilice, todas tienen pasos de procedimiento similares.

Estos pasos son los siguientes:

Paso 1:   Identificar los puntos de referencia.
Paso 2:   Inmovilizar la laringe.
Paso 3:   Preparar el cuello.
Paso 4:   Incidir la piel y los tejidos blandos que recubren la MCT.
Paso 5:   Identificar de nuevo la membrana por palpación directa a través de la incisión.
Paso 6:   Incidir la membrana.
Paso 7 :   Insertar el gancho traqueal (y sujetar por encima o por debajo de la membrana).
Paso 8:   Introducir el *bougie*.
Paso 9:   Avanzar el tubo sobre el *bougie*.
Paso 10:   Inflar el manguito y confirmar la colocación del tubo.

1. *Identificar los puntos de referencia*. El paciente se coloca en decúbito supino (**fig. 19-1**). A continuación, se identifica la MCT con la mano dominante utilizando los puntos de referencia descritos anteriormente. Si la MCT no puede identificarse con claridad mediante la palpación, recurra a la técnica de los cuatro dedos o considere la posibilidad de emplear la ecografía si el tiempo lo permite.

CUADRO 19-2 Material recomendado para la bandeja de cricotirotomía

Bisturí con hoja No. 20
Gancho traqueal pequeño y romo
Bougie
Tubo endotraqueal convencional 6.0
Jeringa de 10 mL

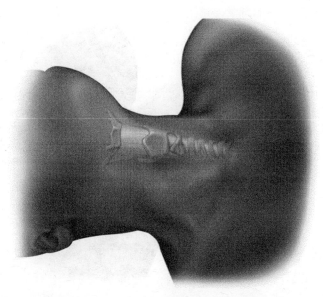

Figura 19-1. Paciente en decúbito supino (© 2020 Airway Management Education Center).

2. *Inmovilizar la laringe.* Durante todo el procedimiento, la laringe debe estar inmovilizada (**fig. 19-2**). La mejor manera de hacerlo es colocando el pulgar y el dedo medio de la mano no dominante en lados opuestos de los cuernos laríngeos superiores, la cara posterior superior del cartílago laríngeo. Con el pulgar y el dedo medio colocados de este modo, el dedo índice idealmente está situado en la parte anterior para reubicar e identificar de nuevo la MCT en cualquier momento del procedimiento.

3. *Preparar el cuello.* Si el tiempo lo permite, aplique una solución antiséptica adecuada. La anestesia local es preferible si el paciente está consciente. La infiltración de la piel y el tejido subcutáneo del cuello anterior con una solución de lidocaína al 1% proporcionará una anestesia adecuada. Si el tiempo lo permite y el paciente está consciente y responde, anestesie la vía aérea inyectando lidocaína por punción de la membrana transcricotiroidea. El paciente toserá brevemente, pero la vía aérea estará anestesiada y se suprimirán los reflejos de la tos.

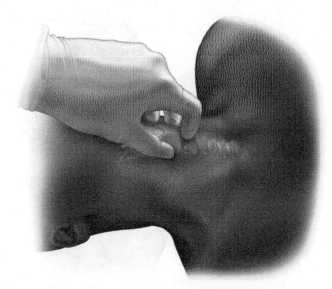

Figura 19-2. La laringe se inmoviliza con el dedo índice libre para palpar la membrana cricotiroidea (© 2020 Airway Management Education Center).

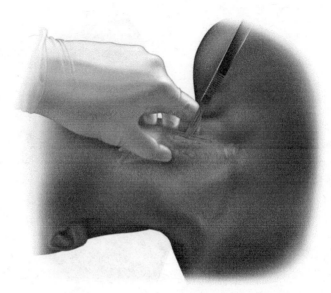

Figura 19-3. Incisión cutánea vertical en la línea media (© 2020 Airway Management Education Center).

4. *Incidir la piel.* Con la mano dominante, se debe realizar una incisión cutánea vertical de 4 a 8 cm en la línea media a través de la piel y los tejidos blandos (**fig. 19-3**). La incisión debe comenzar ligeramente por encima de la MCT y extenderse por debajo de esta. Esto garantiza que la MCT quede expuesta dentro de la longitud de la incisión. Es de esperar que se produzca una hemorragia venosa importante en este punto del procedimiento, que obstaculizará la visibilidad de la MCT, pero no debería retrasar la finalización del procedimiento.

5. *Identificar de nuevo la membrana.* Con el pulgar y el dedo medio manteniendo la laringe inmovilizada, el dedo índice puede ahora palpar la laringe anterior, la MCT y el cartílago cricoides sin ninguna piel o tejido subcutáneo de por medio (**fig. 19-4**). Una vez confirmados los puntos de referencia, se puede dejar el dedo índice en la incisión colocándolo en la cara inferior de la laringe anterior, lo que proporciona un indicador claro de la extensión superior de la MCT.

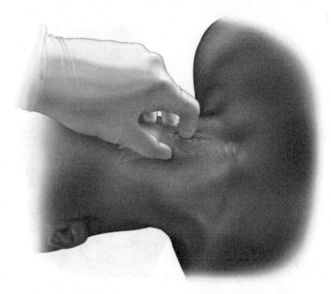

Figura 19-4. Palpación de la laringe anterior, la membrana cricotiroidea y el cartílago cricoides (© 2020 Airway Management Education Center).

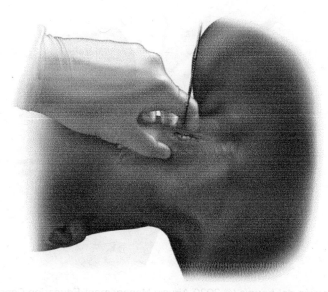

Figura 19-5. Incisión punzante a través de la membrana cricotiroidea (© 2020 Airway Management Education Center).

6. *Incidir la membrana.* Debe realizarse una incisión punzante a través de la MCT y extenderse horizontalmente de un borde a otro de la vía aérea (**fig. 19-5**). Debido a que la hoja del bisturí estará dentro de la vía aérea y contenida por los bordes laterales de la laringe, no hay un riesgo considerable de cortar estructuras importantes al hacer esto.

7. *Introducir el gancho traqueal.* Con la hoja del bisturí todavía dentro de la incisión de la MCT, se gira el gancho traqueal para que se oriente en el plano transversal, se pasa a través de la incisión y se vuelve a girar para que el gancho apunte en dirección cefálica o caudal. El gancho se aplica a la cara inferior del cartílago tiroides o del cartílago cricoides y se hace una suave tracción hacia arriba para llevar la vía aérea hacia delante, hacia la incisión de la piel (**fig. 19-6**). Si se dispone de un asistente, este gancho puede pasarse al asistente para mantener la inmovilización de la laringe. En este punto del procedimiento, se puede retirar la hoja del bisturí.

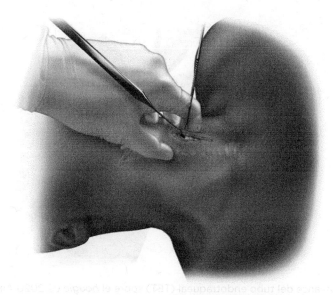

Figura 19-6.   Inserción del gancho traqueal (© 2020 Airway Management Education Center).

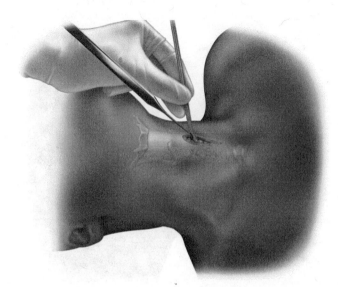

Figura 19-7. Inserción del *bougie* (© 2020 Airway Management Education Center).

8. *Insertar el bougie.* Después se introduce el extremo curvo de un *bougie* convencional (o pediátrico) a través de la incisión y en la tráquea (**fig. 19-7**). Si la punta del *bougie* está orientada hacia delante, se apreciará la conocida sensación de chasquidos traqueales al avanzar por la tráquea.

9. *Avanzar el tubo sobre el bougie.* Coloque un TET convencional de 6.0 sobre el *bougie* (**fig. 19-8**). Es importante tener en cuenta que en las mujeres puede ser necesario un TET de menor calibre porque sus MCT suelen ser más estrechas que en los hombres.

10. *Inflar el manguito y confirmar la posición del tubo.* Con el manguito inflado y mientras el profesional mantiene el tubo traqueal en su sitio, se puede confirmar la posición correcta del tubo traqueal mediante los mismos métodos que para la posición del TET oral (**fig. 19-9A-C**).

El enfisema subcutáneo inmediato con bolsa indica una probable colocación extratraqueal. Tenga en mente que la colocación de la cánula de traqueotomía en el esófago es muy poco probable.

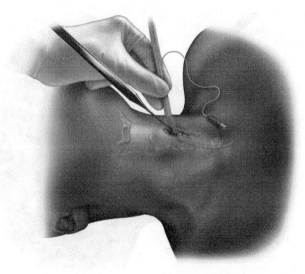

Figura 19-8. Avance del tubo endotraqueal (TET) sobre el *bougie* (© 2020 Airway Management Education Center).

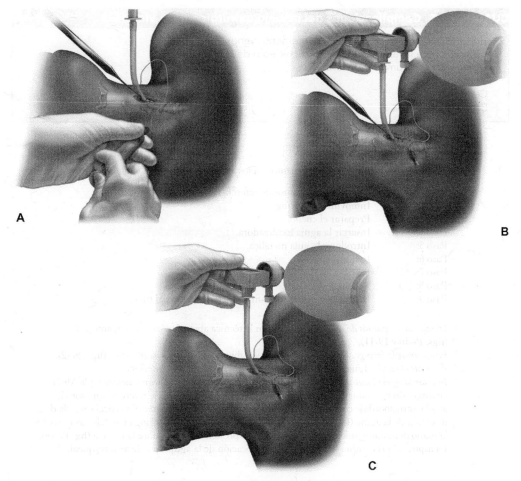

Figura 19-9. Posición correcta del tubo endotraqueal. **A.** Inflar el balón del tubo traqueal después de su inserción. **B.** Confirmar la colocación mediante ETCO$_2$ colorimétrica. **C.** Retire el gancho traqueal (© 2020 Airway Management Education Center).

Complicaciones

Debido a la elevada tasa de éxito de la SIR, la cricotirotomía se realiza con poca frecuencia en los servicios de urgencias, por lo que los informes de complicaciones son difíciles de evaluar. En el estudio NEAR III, solo el 0.3% de más de 17 500 intubaciones en el servicio de urgencias (SU) de adultos requirió una cricotirotomía de rescate.

La complicación más importante para el paciente en el contexto del manejo quirúrgico de la vía aérea es cuando el retraso en la toma de decisiones o los intentos persistentes de intubación ineficaz dan lugar a una lesión hipóxica. Las vías aéreas quirúrgicas urgentes tienen una mayor tasa de complicaciones que las vías aéreas quirúrgicas electivas; sin embargo, la mayoría de estas complicaciones son relativamente menores, sobre todo si se comparan con las consecuencias de una vía aérea fallida.

El **cuadro 19-3** enumera las complicaciones del manejo quirúrgico de la vía aérea.

Alternativas a las técnicas quirúrgicas abiertas

Técnica de Seldinger

El método principal para el acceso quirúrgico es el descrito anteriormente, pero cuando se desea una alternativa a la cricotirotomía abierta, se recomienda utilizar la técnica de Seldinger. Existen kits comerciales de diversos fabricantes. Esta técnica es similar a la que se utiliza regularmente en la colocación de catéteres venosos centrales y ofrece cierta familiaridad al operador que no se siente cómodo o que es inexperto en las técnicas de cricotirotomía quirúrgica descritas con anterioridad. Se recomiendan los dispositivos que incorporan un manguito inflable.

CUADRO 19-3 Complicaciones del manejo quirúrgico de la vía aérea

- Hemorragia: universal y predominantemente venosa
- Laceración de la laringe, del anillo cricoideo o de la tráquea
- Barotrauma o neumomediastino
- Infección
- Cambio de voz
- Estenosis subglótica

Los pasos particulares del procedimiento son los siguientes:

Paso 1:   Identificar los puntos de referencia.
Paso 2:   Inmovilizar la laringe.
Paso 3:   Preparar el cuello.
Paso 4:   Insertar la aguja localizadora.
Paso 5:   Introducir la guía metálica.
Paso 6:   Incidir la piel.
Paso 7:   Insertar el tubo y el dilatador.
Paso 8:   Retirar el dilatador.
Paso 9:   Inflar el manguito y confirmar la colocación del tubo.

1. *Identificar los puntos de referencia.* Como en la técnica abierta (*véase* sección anterior) (**figs. 19-10 y 19-11**).
2. *Inmovilizar la laringe.* Igual que en la técnica abierta (*véase* sección anterior) (**fig. 19-12**).
3. *Preparar el cuello.* Igual que en la técnica abierta (*véase* sección anterior).
4. *Insertar la aguja localizadora.* A continuación, se inserta la aguja introductora en la MCT en dirección ligeramente caudal (**fig. 19-13**). Cuando los puntos de referencia no son de ayuda, otro abordaje consiste en realizar primero una incisión cutánea vertical seguida de la inserción de la aguja (**fig. 19-14A-C**). La aguja se conecta a una jeringa y se hace avanzar con la mano dominante mientras se mantiene una presión negativa sobre la jeringa (**fig. 19-15**). La aspiración repentina de aire indica la colocación de la aguja en el lumen traqueal.

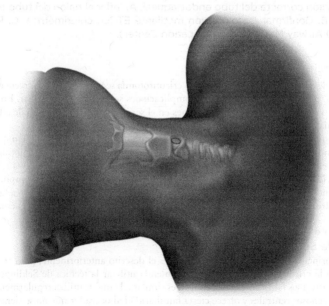

Figura 19-10. Identificación de referencias anatómicas en la técnica de Seldinger (© 2020 Atrium Health | Michael Gibbs, MD).

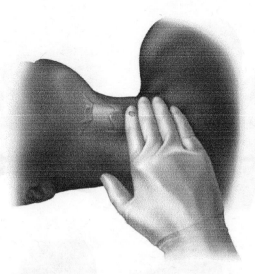

Figura 19-11. Punto de referencia en la técnica de Seldinger (© 2020 Atrium Health | Michael Gibbs, MD).

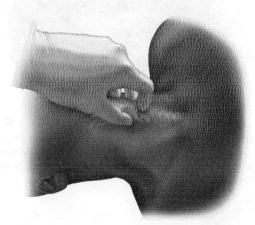

Figura 19-12. Inmovilización laríngea en la técnica de Seldinger (© 2020 Atrium Health | Michael Gibbs, MD).

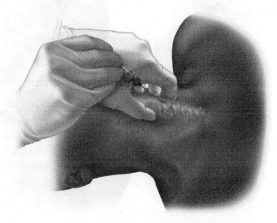

Figura 19-13. Inserción de la aguja localizadora en la técnica de Seldinger (© 2020 Atrium Health | Michael Gibbs, MD).

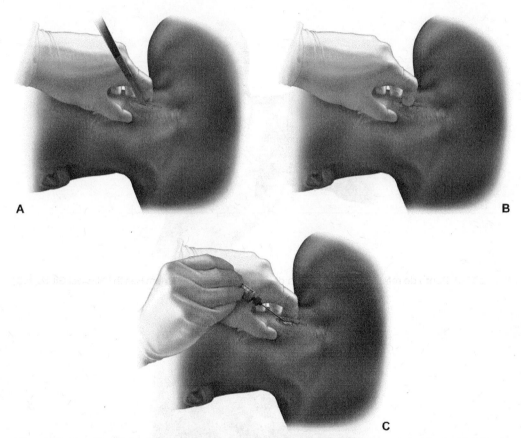

A

B

C

Figura 19-14. Abordaje alternativo a la inserción de la aguja localizadora en la técnica Seldinger. **A.** Se realiza una incisión vertical con bisturí. **B.** Los puntos de referencia se confirman de nuevo con el dedo índice. **C.** La aguja localizadora se coloca a través de la membrana cricotiroidea (© 2020 Atrium Health | Michael Gibbs, MD).

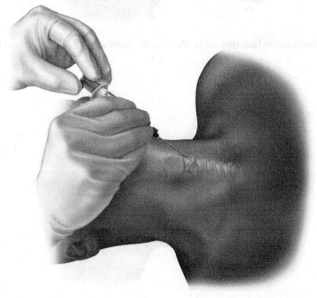

Figura 19-15. Inserción de la aguja localizadora en la técnica de Seldinger (© 2020 Atrium Health | Michael Gibbs, MD).

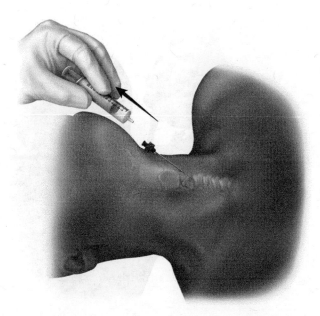

Figura 19-16. Extracción de la jeringa una vez que la aguja localizadora ha entrado en la tráquea (© 2020 Atrium Health | Michael Gibbs, MD).

5. *Introducir la guía metálica.* A continuación, se separa la jeringa de la aguja. Se inserta una guía metálica de punta blanda a través de la aguja en la tráquea en dirección caudal (**figs. 19-16 y 19-17**). Luego se retira la aguja, dejando la guía en su lugar. Debe mantenerse siempre el control de esta última (*véase* fig. 19-17).

6. *Incidir la piel y retirar la guía metálica.* A continuación, se realiza una pequeña incisión en la piel adyacente a la guía. Esto facilita el paso de la vía aérea a través de la piel (**figs. 19-18 y 19-19**).

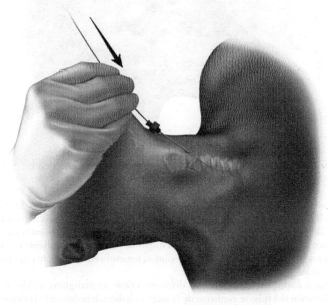

Figura 19-17. Inserción de la guía metálica en la técnica de Seldinger (© 2020 Atrium Health | Michael Gibbs, MD).

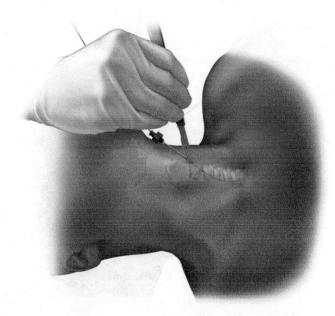

Figura 19-18. Incisión cutánea en la técnica de Seldinger y extracción de la guía metálica (© 2020 Atrium Health | Michael Gibbs, MD).

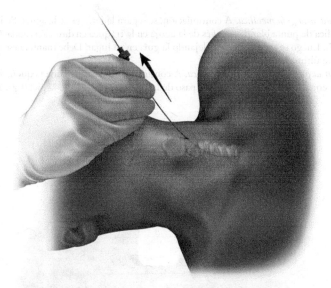

Figura 19-19. Incisión en la piel y retirada de la guía metálica en la técnica de Seldinger (© 2020 Atrium Health | Michael Gibbs, MD).

7. *Introducir la vía aérea y el dilatador.* El catéter de la vía aérea (de 3 a 6 mm de diámetro interno [DI]) con un dilatador interno colocado se inserta sobre la guía metálica en la tráquea (**fig. 19-20**). Si se encuentra resistencia, se debe profundizar la incisión en la piel y aplicar un suave movimiento de torsión a la vía aérea mientras se asienta firmemente en la tráquea. La guía metálica y el dilatador se retiran juntos, teniendo cuidado de mantener el tubo traqueal en su posición (**fig. 19-21**).

8. *Confirmar la localización del tubo.* Si el dispositivo tiene un manguito, ínflelo en este momento. La localización del tubo se confirma de la manera habitual, incluyendo la detección obligatoria de CO_2 teleespiratorio. A continuación, la vía aérea debe fijarse de forma adecuada (**fig. 19-22**). Los dispositivos son radiopacos en las radiografías.

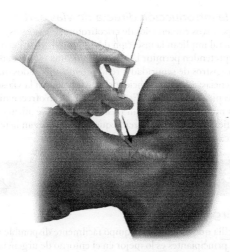

Figura 19-20. Inserción del aparato respiratorio y dilatador en la técnica de Seldinger (© 2020 Atrium Health | Michael Gibbs, MD).

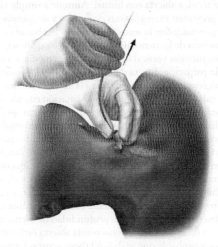

Figura 19-21. Inserción del aparato respiratorio y dilatador en la técnica de Seldinger (© 2020 Atrium Health | Michael Gibbs, MD).

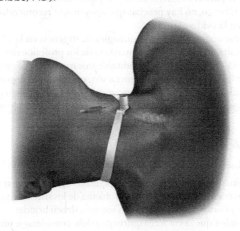

Figura 19-22. Confirmación de la localización del tubo en la técnica de Seldinger (© 2020 Atrium Health | Michael Gibbs, MD).

Dispositivos para la introducción directa de vías aéreas

Existen numerosos dispositivos comerciales de cricotirotomía. Estos dispositivos, como el Nu-Trake® y el Pertrach®, por lo general implican la inserción de un gran dispositivo que funciona como introductor y como vía aérea. Estos pretenden permitir la colocación de una vía aérea de forma rápida y sencilla, pero ninguno de ellos tiene registros de seguridad y rendimiento adecuados que justifiquen una recomendación para su uso en urgencias; además, la incidencia de lesiones en la vía aérea es mayor que en los casos en los que se utiliza la técnica de Seldinger. Estos dispositivos no ofrecen ninguna ventaja clara en cuanto a la técnica, rara vez (o nunca) se colocan tan fácilmente como se afirma y es más probable que causen complicaciones traumáticas durante su inserción que los que utilizan la técnica de Seldinger, sobre todo debido a las características de corte del dispositivo de vía aérea.

CONSEJOS Y ALERTAS

Vías aéreas quirúrgicas urgentes

- Una técnica sencilla que requiera un equipo fácilmente disponible y que tenga una alta tasa de éxito para los principiantes es lo mejor en el entorno de urgencias, porque las vías aéreas quirúrgicas son poco frecuentes y la mayoría de los médicos tienen experiencia limitada con este procedimiento.
- Se recomienda una técnica abierta con bisturí. Aunque a simple vista son atractivas, las técnicas guiadas por aguja presentan mayores tasas de fracaso y de complicaciones cuando se utilizan en el ámbito de las urgencias (*véase* la sección «Información basada en la evidencia»).
- La palpación percutánea de la anatomía de la vía aérea puede ser engañosa, por lo que se recomienda realizar una incisión vertical inicial en la línea media a través de la piel y los tejidos blandos. Esto permite la palpación directa de la anatomía de la vía aérea antes de incidir en ella.
- La colocación de un *bougie* en la incisión de la vía aérea es técnicamente más fácil que la colocación directa de un tubo y proporciona cierta información cuando se acomoda de forma correcta dentro de la tráquea. Siempre que sea posible, se debe colocar un *bougie* antes del TET.
- Se recomienda utilizar un gancho de diámetro pequeño para estabilizar las estructuras de la vía aérea antes de colocar el *bougie*, y es muy importante en los pacientes con obesidad cuando la anatomía de la vía se encuentra a varios centímetros de profundidad de la incisión cutánea.
- Utilice un TET con manguito convencional. La cánula de traqueotomía puede no estar disponible de inmediato, ser más difícil de colocar sobre el *bougie*, tener varias piezas desconocidas (p. ej., cánula traqueal de Shiley®) y puede no ser lo suficientemente larga para un cuello obeso o hinchado.
- La intubación del tronco principal es frecuente cuando se utiliza un TET convencional, por lo que hay que tenerlo en cuenta y ajustar la profundidad de forma adecuada.
- En los niños menores de 10 años, la cricotirotomía abierta está contraindicada porque la MCT es más pequeña y es más probable que se dañen las estructuras laríngeas.
- La ventilación a chorro con aguja transtraqueal se ha enseñado como técnica primaria de respaldo en pediatría para el escenario de «no se puede intubar, no se puede ventilar» durante más de 20 años; sin embargo, no hay pruebas que apoyen esta recomendación (*véase* la sección «Información basada en la evidencia»).
- La idea de realizar una intervención quirúrgica de urgencia en la vía aérea de un niño pequeño o un lactante resulta aterradora para la mayoría de los profesionales. La mejor manera de evitar esta situación es tener a la mano aditamentos modernos de cualquier tamaño, como los dispositivos extraglóticos de segunda generación, que pueden proporcionar ventilación y oxigenación en casi todos los pacientes pediátricos, así como un conducto para la intubación.

INFORMACIÓN BASADA EN LA EVIDENCIA

¿Debe considerarse un fracaso una vía aérea quirúrgica urgente?

No. Aunque se use en situaciones de «fracaso» en las que no se puede intubar ni oxigenar, la cricotirotomía no debe considerarse un fracaso.[1,2] Se trata de un problema de los sistemas que debe corregirse en cada departamento, institución y curso especializado.[3] Los sistemas deben brindar educación, equipo y un plan sólido; los médicos deben saber que la vía aérea quirúrgica debe considerarse un procedimiento fundamental que salva vidas en el entorno clínico adecuado. El uso de un abordaje algorítmico simple para el manejo de la vía aérea urgente (*véase* cap. 5) ayuda a los médicos a reconocer rápidamente cuándo está indicado el procedimiento y a considerar esta intervención como un paso más en el algoritmo en lugar de un fracaso.[4-6]

¿Con qué frecuencia se realizan intervenciones quirúrgicas de urgencia en el ámbito de los servicios de urgencias?

La vía aérea quirúrgica es un procedimiento poco frecuente en la población de los servicios de urgencias. En un informe del 2015 de NEAR III, se utilizó una vía aérea quirúrgica en el 0.5% de 17 583 intubaciones en el SU de adultos.[7] Se llevó a cabo como procedimiento inicial de la vía aérea en el 0.2% de los casos y como técnica de rescate tras el fracaso de otras técnicas de intubación en el 0.3%. En un informe sobre el manejo de la vía aérea pediátrica del mismo trabajo, no se registró ni un solo caso de manejo quirúrgico de la vía aérea en más de 1000 intubaciones pediátricas.[8]

¿Es mejor una técnica abierta con bisturí o una técnica de cánula con aguja para la vía aérea quirúrgica urgente?

Se recomienda una técnica abierta con bisturí para las vías aéreas quirúrgicas urgentes. Ha habido un debate en la literatura de anestesiología sobre los méritos relativos de las técnicas de cánula con aguja (Seldinger, es decir, aguja-guía-cánula). No obstante, el *4th National Audit Project* (NAP4) sobre las principales complicaciones de la vía aérea en el Reino Unido evaluó 79 fracasos de la vía en el ámbito hospitalario que requerían una vía aérea quirúrgica y descubrió una tasa de fracaso de solo el 2% para las técnicas de vía aérea quirúrgica abierta en comparación con una tasa de fracaso del 65% para las técnicas de cánula con aguja.[1] Estos resultados llevaron a la Difficult Airway Society a recomendar firmemente el uso de técnicas de cricotirotomía con bisturí.[5] Los datos del NEAR en los Estados Unidos y los NAP4 en el Reino Unido muestran que en los SU se utilizan exclusivamente técnicas abiertas con bisturí.[9,10]

¿Existen pruebas de que la técnica guiada por bougie, que utiliza un gancho y un tubo endotraqueal convencional, es mejor que la técnica tradicional de cricotirotomía?

Sí. Es muy difícil estudiar las vías aéreas quirúrgicas urgentes porque son muy raras. Los estudios clínicos son casi imposibles, por lo que los estudios con animales vivos podrían ser la siguiente mejor opción. Dos estudios aleatorizados en un modelo animal con vida mostraron que la técnica guiada por el *bougie* es mejor para los novatos.[11,12] En ambos estudios (uno con ovejas normales y otro con ovejas «obesas»), se aleatorizó a los médicos novatos para que vieran una videograbación y luego realizaran la técnica tradicional (publicada en el *New England Journal of Medicine*) o la técnica guiada por *bougie*; en ambos estudios se comprobó que la técnica guiada por *bougie* era más rápida y exitosa.[13,14]

¿Cuál es la mejor técnica para identificar la membrana cricotiroidea?

Aunque esto puede ser poco práctico en el ámbito de las urgencias, varios metaanálisis muestran que la ecografía es la mejor manera de identificar la MCT, y esto es muy importante en las mujeres y pacientes con obesidad.[15-17] Las técnicas de referencia y palpación son menos fiables para identificar la MCT, especialmente en las mujeres y pacientes con obesidad, con tasas de éxito que oscilan entre el 24% y el 72%.[18-20] No solo se trata de un problema teórico; en la primera serie de casos informada de cricotirotomías en el SU, el 10% se colocó erróneamente *por encima* del cartílago tiroides.[21] En un ensayo aleatorizado en el que se comparó la ecografía con la palpación en los pacientes con puntos de referencia del cuello mal definidos, la línea media sagital (a nivel de la membrana cricoidea) se identificó por error entre 1.5 y 2.3 cm lateralmente solo con la palpación.[22] Además, en un estudio de 500 pacientes sometidos a tomografía computarizada, ninguno tuvo un vaso principal por encima de la MCT, pero el 9% presentó un vaso principal (con mayor frecuencia la arteria braquiocefálica) en la línea media 20 mm por encima de la escotadura esternal.[23] Se ha constatado que la ecografía es fácil y precisa a la hora de localizar e identificar la membrana cricotiroidea y muchos expertos creen que es el procedimiento estándar en los pacientes con vías aéreas potencialmente difíciles y pocos puntos de referencia externos.[24,25] La mejor manera de utilizar la ecografía es marcar la piel que recubre la MCT antes de iniciar el tratamiento de la vía aérea. Si más tarde se necesita una vía quirúrgica, el marcaje sigue siendo preciso si se vuelve a colocar el cuello en la misma posición en la que estaba (por lo general extendido) para la ecografía.[24,26,27]

¿Hay algún uso para la vía aérea quirúrgica en el entorno prehospitalario?

Sí. Aunque su uso es poco frecuente, la cricotirotomía se ha enseñado y empleado ampliamente en el contexto prehospitalario. Un reciente documento de posición de la National Association of EMS Physicians afirma que la vía aérea quirúrgica es una opción razonable en el entorno prehospitalario.[28] Advirtió que la vía aérea quirúrgica no sustituye a otras herramientas y técnicas de manejo de la vía y que no debe ser la única opción de rescate disponible. Además, recomendó una técnica abierta con bisturí, con base en un metaanálisis que estudió los resultados de 512 vías aéreas quirúrgicas prehospitalarias y reportó tasas de éxito del 66% para las técnicas de cricotirotomía con aguja y del 91% para las técnicas abiertas con bisturí.[29]

Referencias

1. Cook TM, Woodall N, Frerk C, Project FNA. Major complications of airway management in the UK: results of the Fourth National Audit Project of the Royal College of Anaesthetists and the Difficult Airway Society. Part 1: anaesthesia. *Br J Anaesth*. 2011;106:617-631.

2. Greenland KB, Acott C, Segal R, Goulding G, Riley RH, Merry AF. Emergency surgical airway in life-threatening acute airway emergencies—why are we so reluctant to do it? *Anaesth Intensive Care* 2011;39:578-584.

3. Bromiley M. The husband's story: from tragedy to learning and action. *BMJ Qual Saf*. 2015;24:425-427.

4. Chrimes N. The vortex: a universal "high-acuity implementation tool" for emergency airway management. *BJA: Br J Anaesth*. 2016;117:i20-i27.

5. Frerk C, Mitchell VS, McNarry AF, et al. Difficult Airway Society 2015 guidelines for management of unanticipated difficult intubation in adults. *Br J Anaesth*. 2015;115:827-848.

6. Brown CA III, Sakles JC, Mick NW. The emergency airway algorithms. In: Manual of Emergency Airway Management. 5th ed. Lippincott Williams & Wilkins; 2018:25.

7. Brown CA, 3rd, Bair AE, Pallin DJ, Walls RM, NEAR III Investigators. Techniques, success, and adverse events of emergency department adult intubations. *Ann Emerg Med*. 2015;65:363-370.e1.

8. Pallin DJ, Dwyer RC, Walls RM, Brown CA, 3rd, NEAR III Investigators. Techniques and trends, success rates, and adverse events in emergency department pediatric intubations: a report from the National Emergency Airway Registry. *Ann Emerg Med*. 2016;67:610-615.e1.

9. Cook TM, Woodall N, Harper JBenger J, Fourth National Audit Project. Major complications of airway management in the UK: results of the Fourth National Audit Project of the Royal College of Anaesthetists and the Difficult Airway Society. Part 2: intensive care and emergency departments. *Br J Anaesth*. 2011;106:632-642.

10. Brown III CA, Fantegrossi A, Baker O, Walls RM. Reduction in cricothyrotomy rate in the emergency department: a report from The National Emergency Airway Registry (NEAR). Mediterranean Emergency Medicine Conference 2019, Dubrovnik, Croatia, 2019.

11. Hill C, Reardon R, Joing S, Falvey D, Miner J. Cricothyrotomy technique using gum elastic bougie is faster than standard technique: a study of emergency medicine residents and medical students in an animal lab. *Acad Emerg Med*. 2010;17:666-669.

12. Driver BE, Klein LR, Perlmutter MC, Reardon RF. Emergency cricothyrotomy in morbid obesity: comparing the bougie-guided and traditional techniques in a live animal model. *Am J Emerg Med*. 2021;50:582-586.

13. Reardon R, Joing S, Hill C. Bougie-guided cricothyrotomy technique. *Acad Emerg Med*. 2010;17:225-225.

14. Hsiao J, Pacheco-Fowler V. Videos in clinical medicine. Cricothyroidotomy. *N Engl J Med*. 2008;358:e25.

15. Rai Y, You-Ten E, Zasso F, et al. The role of ultrasound in front-of-neck access for cricothyroid membrane identification: a systematic review. *J Crit Care*. 2020;60:161-168.

16. Kristensen MS, Teoh WH, Rudolph SS. Ultrasonographic identification of the cricothyroid membrane: best evidence, techniques, and clinical impact. *Br J Anaesth*. 2016;117(Suppl 1):i39-i48.

17. Hung K-C, Chen I-W, Lin C-M, Sun C-K. Comparison between ultrasound-guided and digital palpation techniques for identification of the cricothyroid membrane: a meta-analysis. *Br J Anaesth*. 2021;126:e9-e11.

18. Bair AE, Chima R. The inaccuracy of using landmark techniques for cricothyroid membrane identification: a comparison of three techniques. *Acad Emerg Med*. 2015;22:908-914.

19. Aslani, A., Ng S-C, Hurley M, McCarthy KF, McNicholas M, McCaul CL. Accuracy of identification of the cricothyroid membrane in female subjects using palpation: an observational study. *Anesth Analg*. 2012;114:987-992.

20. Lamb, A., Zhang J, Hung O, et al. Accuracy of identifying the cricothyroid membrane by anesthesia trainees and staff in a Canadian institution. *Can J Anaesth*. 2015;62:495-503.

21. McGill J, Clinton JE, Ruiz E. Cricothyrotomy in the emergency department. *Ann Emerg Med.* 1982;11:361-364.

22. Siddiqui N, Yu E, Boulis S, You-Ten KE. Ultrasound is superior to palpation in identifying the cricothyroid membrane in subjects with poorly defined neck landmarks: a randomized clinical trial. *Anesthesiology.* 2018;129:1132-1139.

23. Weightman WM, Gibbs NM. Prevalence of major vessels anterior to the trachea at sites of potential front-of-neck emergency airway access in adults. *Br J Anaesth.* 2018;121:1166-1172.

24. Kristensen MS, Teoh WH, Rudolph SS, Hesselfeldt R, Børglum J, Tvede MF. A randomised cross-over comparison of the transverse and longitudinal techniques for ultrasound-guided identification of the cricothyroid membrane in morbidly obese subjects. *Anaesthesia.* 2016;71:675-683.

25. Kristensen MS, Teoh WH. Ultrasound identification of the cricothyroid membrane: the new standard in preparing for front-of-neck airway access. *Br J Anaesth.* 2021;126:22-27.

26. Bowness, J. Teoh WH, Kristensen MS, et al. A marking of the cricothyroid membrane with extended neck returns to correct position after neck manipulation and repositioning. *Acta Anaesthesiol Scand.* 2020;64:1422-1425.

27. Mallin M, Curtis K, Dawson M, Ockerse P, Ahern M. Accuracy of ultrasound-guided marking of the cricothyroid membrane before simulated failed intubation. *Am J Emerg Med.* 2014;32:61-63.

28. Reardon RF, Robinson AE, Kornas R, et al. Prehospital surgical airway management: an NAEMSP position statement and resource document. *Prehosp Emerg Care.* 2022;26:96-101.

29. Hubble MW, Wilfong DA, Brown LH, Hertelendy A, Benner RW. A meta-analysis of prehospital airway control techniques part II: alternative airway devices and cricothyrotomy success rates. *Prehosp Emerg Care.* 2010;14:515-530.

Sección V

Farmacología y técnicas de manejo de la vía aérea

CAPÍTULO 20

Secuencia de intubación rápida

Calvin A. Brown III

Ron M. Walls

DEFINICIÓN

La secuencia de intubación rápida (SIR) es la administración, tras la preoxigenación y la optimización fisiológica, de un fármaco potente de inducción, seguido inmediatamente de un fármaco bloqueador neuromuscular (FBNM) de acción rápida para inducir la inconsciencia y la parálisis motora para hacer la intubación traqueal. La técnica está diseñada para lograr la intubación, a menudo sin necesidad de ventilación con bolsa-mascarilla de la vía aérea no protegida para reducir el riesgo de broncoaspiración del contenido gástrico. Los pacientes que requieren intubación de urgencia no han ayunado como lo harían antes de un procedimiento programado y, por lo tanto, corren el riesgo de broncoaspiración. La fase de preoxigenación, que inicia antes de administrar los fármacos, proporciona un período de apnea segura entre la administración de los fármacos y la intubación de la tráquea, por lo general, sin necesidad de ventilación interpuesta con bolsa-mascarilla. Del mismo modo, la optimización fisiológica es un paso centrado en maximizar la hemodinámica y la fisiología general del paciente antes de administrar los fármacos de la SIR para reducir la probabilidad y la gravedad del colapso circulatorio durante o inmediatamente después de la intubación. En otras palabras, la SIR tiene como objetivo dejar al paciente inconsciente y paralizado para luego intubar la tráquea, manteniendo la oxigenación y la estabilidad hemodinámica en la mayor medida posible. En la mayoría de los casos, la preoxigenación eficaz elimina la necesidad de hacer una ventilación con bolsa-mascarilla mientras los fármacos hacen efecto, incluso durante la apnea. Esta ventilación puede insuflar el estómago y aumentar el riesgo de broncoaspiración. En ocasiones, los pacientes con alto riesgo de desaturación, pero con bajo riesgo de broncoaspiración, pueden requerir la ventilación manual suave y deliberada para reducir la velocidad de desaturación mientras los fármacos de la SIR hacen efecto y se logran las condiciones de intubación. La maniobra de Sellick (presión posterior sobre el cartílago cricoides para ocluir el esófago y evitar la regurgitación pasiva), aunque en su día fue ampliamente recomendada, no ha mostrado ningún beneficio y puede empeorar las condiciones de la intubación, por lo que ya no se utiliza.

Indicaciones y contraindicaciones

La SIR es el pilar del manejo urgente de la vía aérea y la técnica preferida cuando está indicada la intubación de urgencia y el paciente no presenta características de vía difícil que contraindiquen el uso de FBNM (*véanse* caps. 2 y 3). La succinilcolina o el rocuronio son una opción adecuada de FBNM para la mayoría de los pacientes. Existen contraindicaciones específicas para la succinilcolina en algunos pacientes. Para ellos, el rocuronio es el FBNM preferido (*véase* cap. 22). En los pacientes sin contraindicación a la succinilcolina, no hay pruebas claras que establezcan que uno de los dos fármacos sea superior al otro, por lo que la preferencia del operador es el principio básico.

TÉCNICA

La SIR puede concebirse como una serie de pasos aislados, denominados *las siete P*. Aunque conceptualizar la SIR como una serie de acciones individuales es útil a la hora de enseñar o planificar la técnica, la mayoría de las intubaciones de urgencia requieren que se den varios pasos, en especial los que conducen a la colocación del tubo, de forma simultánea. Las siete P de la SIR se muestran en el **cuadro 20-1**.

Preparación

Antes de iniciar la secuencia, se evalúa minuciosamente al paciente en busca de características anatómicas o fisiológicas que adviertan de la dificultad de la intubación (*véanse* caps. 2 y 3). Se establecen planes de urgencia en caso de fracaso de la intubación y se localiza el equipo necesario. El paciente se encuentra en una zona del servicio de urgencias organizada y equipada para la reanimación. En todos los casos se debe recurrir a la monitorización de la frecuencia cardíaca, la presión arterial (PA) y la oxigenación. La capnografía de forma de onda continua proporciona valiosa información adicional para la monitorización, sobre todo después de la intubación, y debe utilizarse siempre que sea posible. El paciente debe tener al menos una, y preferiblemente dos, vías intravenosas (i.v.) seguras y que funcionen bien. Los fármacos se extraen en jeringas identificadas de forma adecuada. Los equipos vitales se ponen a prueba. Se debe llevar a la cabecera un videolaringoscopio (VL) y comprobar la claridad de la imagen, ya que es el dispositivo que se emplea con mayor frecuencia en el primer intento. Se prepara un tubo endotraqueal (TET) del tamaño deseado y se comprueba que el manguito no tenga fugas. Prepare un tubo con un diámetro interno (DI) 0.5 a 1.0 mm menor si se prevé una dificultad de intubación. La selección y preparación del tubo, así como el uso del estilete de intubación y el *bougie*, se tratan en el capítulo 15. A lo largo de esta fase de preparación, el paciente recibe medidas de preoxigenación y optimización, si procede, como se describe en las siguientes dos secciones.

Preoxigenación

La *preoxigenación* es el establecimiento de una reserva de oxígeno dentro de los pulmones, la sangre y el tejido corporal para permitir que se produzcan varios minutos de apnea sin que ocurra una desaturación arterial de oxígeno clínicamente relevante. El reservorio principal es la capacidad residual funcional (CRF) de los pulmones, que es de alrededor de 30 mL/kg. La administración de un flujo elevado de oxígeno al 100% durante 3 min sustituye esta mezcla predominantemente nitrogenada del aire ambiente por oxígeno, lo que concede varios minutos de apnea antes de que la saturación de hemoglobina disminuya a < 90% (**fig. 20-1**). Se puede lograr una preoxigenación similar con mucha mayor rapidez pidiendo a un paciente colaborador que realice ocho respiraciones de capacidad vital (el mayor volumen de respiraciones que el paciente puede efectuar) mientras recibe oxígeno al 100%. Los pacientes con obesidad se preoxigenan mejor en posición vertical.

La desaturación de la oxihemoglobina se retrasa considerablemente si se administra oxígeno de forma continua de 5 a 15 L/min por cánula nasal durante toda la secuencia de intubación. Se debe utilizar el flujo más alto que el paciente tolere, con un objetivo de 15 L/min. Las evidencias a favor de esta técnica, denominada *oxigenación apneica*, se presentan al final de este capítulo. Esto es muy importante en los pacientes con obesidad para atenuar su tendencia a la desaturación rápida. Recomendamos el oxígeno por cánula nasal durante la fase apneica de la intubación para todas las intubaciones en los servicios de urgencias; sin embargo, lo consideramos esencial para los pacientes con alto riesgo de desaturación rápida.

El tiempo de desaturación para cada paciente varía. Los niños, los pacientes con obesidad mórbida, con enfermedades pulmonares crónicas o con afecciones críticas (causadas por una extracción elevada de oxígeno de los tejidos) y las mujeres en etapas avanzadas del embarazo se desaturan con mucha más rapidez que el adulto sano promedio.

Observe las barras que indican la recuperación de la parálisis por succinilcolina en la parte inferior derecha de la figura 20-1. Esto descarta la falacia de que un paciente se recuperará lo suficiente de la parálisis inducida por la succinilcolina para respirar por sí mismo antes de sufrir una lesión por hipoxemia, incluso si la intubación y la ventilación mecánica son imposibles. Aunque algunos pacientes sanos

---

CUADRO 20-1 Las siete P de la secuencia de intubación rápida

1. **P**reparación
2. **P**reoxigenación
3. Optimización fisiológica (***P**hysiologic optimization*)
4. **P**arálisis con inducción
5. **P**oner en **P**osición
6. **P**rueba de colocación correcta (***P**lacement with proof*)
7. Control **P**ostintubación

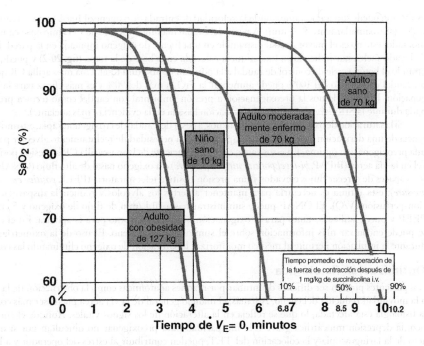

Figura 20-1. Tiempo hasta la desaturación en diversas circunstancias del paciente (de Benumof J, Dagg R, Benumof R. Critical hemoglobin desaturation will occur before return to an unparalyzed state following 1 mg/kg intravenous succinylcholine. *Anesthesiology*. 1997;87:979-982).

con una complexión normal pueden recuperar la función neuromuscular adecuada para respirar por sí mismos antes de la desaturación catastrófica, muchos otros, incluidos casi todos los niños y la mayoría de los pacientes intubados por enfermedades de urgencia, no lo harán e incluso los que lo hacen dependen de una preoxigenación óptima antes de la parálisis.

Un adulto sano de 70 kg totalmente preoxigenado mantendrá una saturación de oxígeno (SaO_2) > 90% durante 6 a 8 min, mientras que un adulto con obesidad se desaturará al 90% en < 3 min. Un niño de 10 kg se desaturará al 90% en < 4 min. El tiempo de desaturación del 90% al 0% es aún más importante y mucho más corto. Esto se debe a un cambio de conformación que experimenta la hemoglobina una vez que se ha desaturado aproximadamente entre el 7% y el 10%, lo que le permite liberar sus reservas de oxígeno restantes mucho más fácilmente. Esta es también la base de nuestra recomendación de que se aborte un intento de intubación y se inicien los esfuerzos de reoxigenación cuando una SpO_2 en descenso alcance el 93%, a menos que la intubación esté a punto de completarse. El adulto sano de 70 kg desatura del 90% al 0% en < 120 s, y el niño pequeño lo hace en 45 s. Una mujer con un embarazo avanzado consume mucho oxígeno, tiene una CRF reducida y una masa corporal aumentada, por lo que se desatura rápidamente de forma similar a un paciente con obesidad. En esta circunstancia hay que tener cuidado porque tanto el paciente con obesidad como la embarazada también pueden ser difíciles de intubar y ventilar con bolsa-mascarilla.

La mayoría de los servicios de urgencias (SU) no utilizan sistemas que puedan suministrar el 100% de oxígeno. En el pasado, los pacientes del SU eran preoxigenados con la «mascarilla con reservorio (CR) al 100%» a un flujo de 15 L/min, el caudal máximo indicado por el caudalímetro de una toma de oxígeno convencional montada en la pared. Con este caudal, la fracción de oxígeno inspirado (FiO_2) es casi del 65% al 70%, dependiendo del ajuste y de la frecuencia respiratoria del paciente (*véase* cap. 8). La FiO_2 del 100% no es posible en la mayoría de los casos porque la demanda inspiratoria del paciente supera la velocidad de entrada de oxígeno del 100%. Esto es especialmente cierto en los pacientes con dificultad respiratoria, taquipnea o una ventilación minuto > 15 L/min. El arrastre de aire ambiente alrededor del borde de la mascarilla proporciona el volumen adicional que necesita el paciente con cada respiración. El aire ambiente, a 1 atmósfera (atm), tiene un 21% de oxígeno. Por lo tanto, la combinación de oxígeno al 100% a 15 L/min desde el depósito de la mascarilla CR junto con volúmenes variables de oxígeno al 21% desde el aire ambiente da como resultado una FiO_2 media del 65% al 70% en la mayoría de los casos. Esta limitación puede superarse aumentando la velocidad de entrada de oxígeno al 100% hasta «el caudal de lavado» (aproximadamente 50 L/min). A pesar del caudal máximo indicado de 15 L/min en el caudalímetro montado, este no es el mayor caudal disponible en una fuente de oxígeno montada en la pared. El caudal de lavado suele estar indicado en una etiqueta colocada en la base de la toma (**fig. 20-2**) y puede activarse girando el botón verde de control de caudal a la posición de abertura total. Una mascarilla CR que utiliza un caudal de oxígeno del 100% puede aumentar la FiO_2 a más del 90% y es más eficaz para la desnitrogenación. Recomendamos la preoxigenación a presión ambiental con caudal como técnica predeterminada durante la SIR (*véase* la sección «Información basada en la evidencia» más adelante).

Si la saturación de oxígeno es del 93% o menos, a pesar del caudal de la oxigenoterapia, esto indica la presencia de una derivación intrapulmonar importante y la necesidad de reclutamiento alveolar para lograr una preoxigenación óptima. En estos casos, cambie al paciente de la mascarilla CR a presión positiva binivel en la vía aérea (BiPAP, *bi-level positive airway pressure*) o a oxígeno nasal de alto flujo (ONAF) Ambos son capaces de ofrecer flujos elevados y una presión positiva teleespiratoria (PEEP, *positive end-expiratory pressure*); esta última es necesaria para mantener abiertos los alvéolos y reducir la disparidad ventilación-perfusión (V/Q). El ONAF puede suministrar hasta 70 L/min de flujo de oxígeno y 5 cmH_2O de PEEP, y puede utilizarse tanto para la oxigenación preparatoria como para la apneica. En el capítulo 8 se puede encontrar más información sobre el suministro de oxígeno. El uso de la oximetría de pulso durante la intubación permite al médico monitorizar la saturación de oxígeno eliminando las conjeturas.

Optimización fisiológica

Los pacientes pueden ser difíciles de intubar por razones anatómicas como la obstrucción de la vía aérea o la movilidad reducida del cuello. Además, el manejo general de la vía aérea puede ser más complejo si la fisiología está afectada, lo que se refleja en la alteración de los signos vitales. Aunque el choque séptico, la depresión miocárdica grave o la incapacidad para preoxigenar no dificultan por sí mismos el acto de la laringoscopia y la colocación del TET, pueden contribuir al estrés del operador y a la posible enfermedad del paciente al reducir drásticamente el tiempo disponible para intubar con seguridad o al poner al paciente en riesgo de presentar una lesión hipóxica o un colapso circulatorio periintubación (*véase* cap. 3). La optimización fisiológica implica identificar y mitigar las áreas de vulnerabilidad cardiopulmonar que pueden complicar los esfuerzos de reanimación, incluso si la intubación traqueal se realiza rápidamente y sin problemas. La ventilación con presión positiva iniciada tras una intubación satisfactoria reduce el retorno venoso al aumentar la presión intratorácica y puede causar o contribuir a un deterioro circulatorio grave en los pacientes vulnerables. Si la necesidad de intubación no es inmediata, los parámetros hemodinámicos anómalos deben normalizarse al máximo antes de la intubación. Un ejemplo sencillo sería la administración de 1 L de líquido isotónico y el ajuste de norepinefrina para mejorar la PA en un paciente con hipotensión, como la causada por un choque séptico, antes de iniciar la intubación. Los aspectos más frecuentes de la fisiología anómala del paciente que deben identificarse y abordarse durante este paso se muestran en el **cuadro 20-2**. El problema fisiológico más encontrado es la hipotensión. La hemorragia, la deshidratación, la sepsis y la enfermedad cardíaca primaria son alteraciones de urgencia frecuentes que pueden complicar el diagnóstico y tratamiento del paciente, a pesar de la colocación exitosa del TET. Todos los fármacos inductores pueden potenciar la dilatación vascular

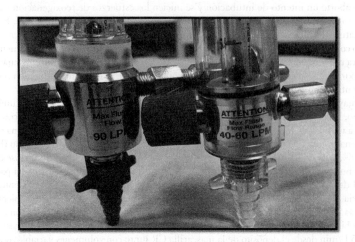

Figura 20-2. Caudalímetro de oxígeno de pared que muestra el caudal máximo disponible.

periférica y la depresión miocárdica; los pacientes que presentan un funcionamiento cardíaco deprimido, un volumen intravascular bajo o un tono vascular deficiente pueden tener un choque resistente profundo o un colapso circulatorio tras la administración de fármacos de SIR, especialmente cuando la ventilación a presión positiva afecta aún más el retorno venoso. Si el tiempo lo permite, se pueden utilizar líquidos isotónicos, hemoderivados y fármacos vasopresores para mantener la presión arterial y aumentar las opciones farmacológicas para la SIR. Los esfuerzos de oxigenación se reevalúan durante este paso y se intensifican si es necesario. Los pacientes con crisis hipertensivas, por lo general, no requieren un tratamiento adicional si se planifica una SIR con inducción completa. Aunque los fármacos simpaticolíticos, como el fentanilo, pueden atenuar la respuesta simpática refleja a la laringoscopia, su beneficio durante la SIR de urgencia no está comprobado y no se añadiría en sí al bloqueo simpático en los pacientes que han recibido, en su mayoría, dosis anestésicas generales de un fármaco inductor. Además, no hay directrices de dosificación basadas en la evidencia para el fentanilo durante la SIR y la adición de un tercer fármaco genera más riesgo de errores de administración del fármaco y prolonga la secuencia de intubación. Aunque no está contraindicado durante la SIR, para esta 6.ª edición, no recomendamos la administración rutinaria de fentanilo para las urgencias hipertensivas.

Parálisis con inducción

En este paso, se administra un fármaco de inducción de acción rápida a una dosis adecuada para producir una pérdida de consciencia rápida (*véase* cap. 21). La administración del fármaco inductor viene seguida de inmediato por el FBNM (*véase* cap. 22). La succinilcolina y el rocuronio son los únicos dos FBNM adecuados para su uso durante la SIR. Cualquiera de los dos fármacos produce condiciones de intubación satisfactorias en el minuto siguiente a su administración. Los efectos adversos, poco frecuentes pero importantes, de la succinilcolina en determinados grupos de pacientes han llevado a algunos médicos a elegir el rocuronio como su FBNM de rutina para la SIR. Independientemente de la preferencia del operador, si la succinilcolina está contraindicada, debe utilizarse el rocuronio. Tanto el fármaco inductor como el FBNM se administran rápidamente por vía i.v. La SIR no implica la administración lenta del fármaco de inducción, ni un abordaje de ajuste hasta el punto final que a veces se utiliza para la inducción de la anestesia general. El fármaco sedante y la dosis se seleccionan con la intención de administrar rápidamente los fármacos i.v. Aunque la administración rápida del fármaco inductor puede aumentar la probabilidad y la gravedad de los efectos secundarios, sobre todo la hipotensión, toda la técnica se basa en una pérdida de consciencia rápida, un bloqueo neuromuscular rápido y un breve período de apnea, por lo general sin ventilación asistida interpuesta antes de la intubación. Por lo tanto, el fármaco de inducción se administra como una inyección urgente, seguida inmediatamente por una inyección rápida del FBNM. Entre 10 y 20 s después de la administración del fármaco inductor y del FBNM, el paciente comenzará a perder la consciencia, la respiración disminuirá y luego cesará.

Poner en posición

Después de 20 a 30 s, el paciente está inconsciente, apneico y se vuelve flácido. Si se ha utilizado succinilcolina como FBNM, se observarán fasciculaciones durante este período. Es fundamental que la mascarilla de oxígeno y la cánula nasal empleadas para la preoxigenación permanezcan en su sitio para evitar que el paciente adquiera una respiración incluso parcial de aire ambiente. Las reservas de oxígeno se agotan rápidamente si se le permite al paciente respirar aire ambiente. En este punto, se coloca al paciente en una posición óptima para la intubación, teniendo en cuenta la inmovilización de la columna cervical en caso de traumatismo. La cama debe estar a una altura suficiente para realizar cómodamente la laringoscopia, aunque esto es un problema mucho más importante para la laringoscopia directa que para la videolaringoscopia. El paciente es trasladado por completo a la cabecera, si no se ha hecho antes, y, si no hay contraindicaciones, se eleva y extiende la cabeza. Algunos pacientes estarán muy afectados o en riesgo de desaturación crítica durante el breve período que va desde la administración del fármaco

CUADRO 20-2	Optimización fisiológica durante la secuencia de intubación rápida
Líquidos o sangre	Hipotensión por hemorragia, deshidratación, sepsis, etc.
Vasopresores (norepinefrina o fenilefrina)	Hipotensión resistente a la administración de líquidos
BiPAP/CPAP	Hipoxia resistente al oxígeno por mascarilla
Toracostomía con tubo	Neumotórax a tensión identificado o sospechado

BiPAP: presión positiva binivel de la vía aérea; CPAP: presión positiva continua de la vía aérea.

hasta la relajación completa como para requerir ventilación asistida de forma continua durante toda la secuencia para mantener las saturaciones de oxígeno por encima del 90%. Estos pacientes, especialmente los que presentan hipoxemia profunda, se ventilan con bolsa-mascarilla, excepto cuando se realiza una laringoscopia. Los pacientes mantendrán saturaciones de oxígeno elevadas durante más tiempo si reciben oxígeno a intervalos de 5 a 15 L/min a través de la cánula nasal durante la laringoscopia. Se debe utilizar el mayor caudal de la cánula nasal que el paciente pueda tolerar mientras esté despierto. A continuación, el caudal se puede aumentar hasta 15 L/min una vez que el paciente esté inconsciente.

Prueba de colocación correcta

De 45 a 60 s después de la administración de succinilcolina o rocuronio, compruebe la flacidez de la mandíbula del paciente e intube. La atención absoluta a una preoxigenación estable confiere a la mayoría de los pacientes *minutos* de apnea segura, lo que permite que la intubación se realice con delicadeza y cuidado. A menudo es posible realizar varios intentos, si es necesario, sin necesidad de proporcionar oxigenación adicional mediante bolsa-mascarilla. La colocación del tubo se confirma como se describe en el capítulo 15. La detección de dióxido de carbono teleespiratorio ($ETCO_2$) es obligatoria. Un capnómetro, como un detector colorimétrico de $ETCO_2$, es suficiente con este propósito. Recomendamos el uso de la capnografía cuantitativa continua, si está disponible, ya que brinda información continua para el manejo postintubación, además de la confirmación inicial y continua de la colocación del tubo.

Control postintubación

Una vez confirmada la colocación, se asegura el TET en su sitio. La ventilación mecánica se inicia como se describe en el capítulo 10. Debe obtenerse una radiografía de tórax lo antes posible para evaluar el estado pulmonar y asegurarse de que no se ha producido la intubación del tronco principal. La hipotensión es frecuente en el período postintubación y suele ser causada por la disminución del retorno sanguíneo venoso debido al aumento de la presión intratorácica que conlleva la ventilación mecánica, empeorada por los efectos hemodinámicos del fármaco de inducción. Aunque esta forma de hipotensión suele ser autolimitada y responde a los líquidos intravenosos, la hipotensión persistente o profunda puede indicar una causa más ominosa, como un neumotórax a tensión o un colapso circulatorio inminente. Si hay hipotensión importante, considere los pasos de manejo de la **tabla 20-1**.

La sedación a largo plazo suele estar indicada y es obligada cuando se utilice el bloqueo neuromuscular a largo plazo. Las investigaciones realizadas en los SU indican que la sedación no se administra o bien se administra a dosis inadecuadas hasta en un 18% de los pacientes después de la intubación con bloqueo neuromuscular. No obstante, por lo general se evita la parálisis a largo plazo, excepto cuando es necesaria para aspectos específicos del manejo del paciente. El uso de una escala de sedación, como la escala de agitación y sedación de Richmond, ayuda a orientar la toma de decisiones sobre la necesidad del bloqueo neuromuscular (**cuadro 20-3**). La sedación y la analgesia se administran hasta alcanzar el

TABLA 20-1 Hipotensión en el período postintubación		
Causa	**Detección**	**Acción**
Neumotórax	Aumento de la presión inspiratoria máxima (PIM), dificultad para la ventilación manual, disminución de los ruidos respiratorios y de la saturación de oxígeno	Toracostomía inmediata
Disminución del retorno venoso	Especialmente en pacientes con PIM elevadas secundarias a una presión intratorácica alta o en aquellos con un estado hemodinámico malo antes de la intubación	Bolo de líquidos y tratamiento de la resistencia de la vía aérea (broncodilatadores); aumentar el caudal inspiratorio para permitir un mayor tiempo espiratorio; intentar ↓ volumen corriente, frecuencia respiratoria, o ambos si la SpO_2 es adecuada, y disminuir la dosis de los sedantes
Fármacos inductores	Otras causas descartadas	Bolo de líquidos y disminución de la dosis de fármacos sedantes
Cardiógena	Por lo general en pacientes afectados; electrocardiograma; descartar otras causas	Bolo de líquidos (precaución), presores y disminución de la dosis de fármacos sedantes

nivel deseado y el bloqueo neuromuscular se utiliza solo si el paciente lo requiere para su tratamiento. El empleo de una escala de sedación evita el uso del bloqueo neuromuscular para el control del paciente cuando la causa de la agitación es una sedación o analgesia inadecuada. En la **figura 20-3** se presenta un ejemplo de protocolo de sedación. El mantenimiento de la intubación y la ventilación mecánica requiere tanto sedación como analgesia; estas pueden ajustarse en función de la respuesta del paciente. El propofol se ha convertido en el fármaco preferido para la sedación continua en los pacientes con ventilación mecánica, especialmente en aquellos con afecciones neurológicas. El propofol es preferible porque se puede suspender o disminuir con una rápida recuperación de la consciencia. La infusión de propofol puede iniciarse con 25 a 50 µg/kg/min y ajustarse. Se puede administrar un bolo inicial de 0.5 a 1 mg/kg si se desea lograr una sedación rápida. En el caso anterior se requiere analgesia complementaria, porque el propofol no es un analgésico. Las estrategias de sedación secundaria podrían incluir midazolam 0.1 a 0.2 mg/kg, combinado con un analgésico como fentanilo 2 µg/kg, morfina 0.2 mg/kg o hidromorfona 0.03 mg/kg. El fentanilo puede ser preferible por su mayor estabilidad hemodinámica. Cuando se requiera un FBNM, debe utilizarse una dosis paralizante completa (*véase* cap. 22). La sedación y la analgesia son difíciles de ajustar cuando el paciente está paralizado, y las dosis de «relleno»

CUADRO 20-3	Escala de sedación y agitación de Richmond		
Índice	**Término**	**Descripción**	
+ 4	Agresivo	Demasiado agresivo, violento y con peligro inmediato para el personal	
+ 3	Muy agitado	Tira de o retira las sondas o catéteres y es agresivo	
+ 2	Agitado	Movimiento frecuente sin propósito y lucha contra el ventilador	
+ 1	Inquieto	Ansiedad pero movimientos no agresivos y vigorosos	
0	Alerta y en calma		
−1	Somnoliento	No está totalmente alerta pero tiene un despertar continuo (abertura de ojos/contacto visual) a la *voz* (> 10 s)	Estimulación verbal
−2	Sedación ligera	Se despierta brevemente con el contacto visual a la *voz* (< 10 s)	
−3	Sedación moderada	Movimiento o abertura de los ojos a la *voz* (pero sin contacto visual)	
−4	Sedación profunda	No responde a la voz pero sí mueve o abre los ojos ante la estimulación *física*	Estimulación física
−5	Coma profundo	No responde a la *voz* ni a la estimulación *física*	

Procedimiento para la evaluación de la escala de agitación y sedación de Richmond
1. Observe al paciente
   a. El paciente está alerta, inquieto o agitado   **(índice de 0 a +4)**
2. Si no está alerta, diga el nombre del paciente y *dígale* que abra los ojos y mire a quien le habla
   b. El paciente se despierta abriendo los ojos y mantiene el contacto visual   **(índice -1)**
   c. El paciente se despierta abriendo los ojos y hace contacto visual, pero no lo mantiene
       (índice -2)
   d. El paciente tiene algún movimiento en respuesta a la voz pero no tiene contacto visual
       (índice -3)
3. Si no hay respuesta a la estimulación verbal, estimule físicamente al paciente sacudiendo el hombro o frotando el esternón
   e. El paciente tiene algún movimiento a la estimulación física   **(índice -4)**
   f. El paciente no responde a ninguna estimulación   **(índice -5)**

Adaptado de Sessler CN, Gosnell M, Grap MJ, et al. The Richmond Agitation-Sedation Scale: validity and reliability in adult intensive care patients. *Am J Respir Crit Care Med.* 2002;166:1338-1344; y Ely EW, Truman B, Shintani A, et al. Monitoring sedation status over time in ICU patients: the reliability and validity of the Richmond Agitation Sedation Scale (RASS). *JAMA.* 2003;289:2983-2991.

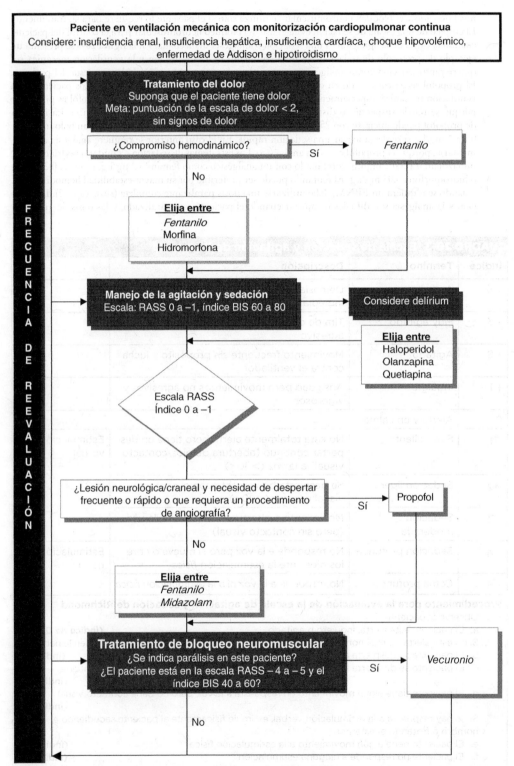

Figura 20-3. **Protocolo de control postintubación mediante la puntuación RASS.** *Véase* también el cuadro 20-3 para la descripción de la escala de agitación y sedación de Richmond (RASS). BIS: índice biespectral (el protocolo, adaptado con autorización, fue desarrollado para su uso en el Brigham and Women's Hospital, Boston, MA).

deben administrarse con regularidad, antes de que el estrés fisiológico (hipertensión y taquicardia) se vuelva evidente.

Cronometraje de los pasos de la secuencia de intubación rápida

El éxito de la SIR requiere un conocimiento detallado de la secuencia de pasos que hay que dar y del tiempo mínimo necesario para que cada paso cumpla su objetivo. El tiempo que transcurre desde la preparación hasta la administración de los medicamentos para la SIR es variable y depende del escenario clínico. Aunque algunos pacientes pueden requerir una vía aérea de inmediato, como en el caso de la anafilaxia de rápida evolución, otros no tendrán una amenaza inmediata para la oxigenación y la ventilación, pero presentarán una hipotensión profunda, y el médico puede invertir tiempo adicional en la rehidratación y la optimización hemodinámica antes de proceder con los fármacos de la SIR. La preoxigenación requiere al menos 3 min para lograr un efecto máximo. Si es necesario, en un paciente que colabora, ocho respiraciones sucesivas de capacidad vital pueden lograr una preoxigenación equivalente a < 30 s. La farmacocinética de los sedantes y bloqueadores neuromusculares indica que un intervalo de 45 a 60 s entre la administración de estos fármacos y el inicio de la intubación endotraqueal es óptimo. El inicio puede retrasarse si el estado del paciente da lugar a un gasto cardíaco bajo, porque la distribución del fármaco se verá afectada. En los estados de flujo bajo, asegúrese de que se utiliza la dosis más alta recomendada en función del peso para compensar el deterioro del suministro. Así, toda la secuencia de la SIR puede describirse como una serie de pasos cronometrados. Para fines de este análisis, el *tiempo cero* es el momento en el que el fármaco sedante y el FBNM son infundidos. Si la necesidad de intubación no es inmediata y se pueden tomar los pasos preparatorios establecidos, el operador necesita un mínimo de 5 a 15 min para lograr una respuesta del equipo segura y eficiente con un plan de rescate definido, suficiente preoxigenación y optimización fisiológica. Como ya se ha mencionado, la línea de tiempo que lleva a la administración de fármacos para la SIR puede variar mucho en función de la urgencia de la colocación del tubo y de la estabilidad del paciente. Un paciente hipotenso con fractura expuesta de fémur y pelvis inestable, pero sin amenaza inmediata para la vía aérea, puede necesitar entre 20 y 30 min para establecer un acceso i.v. y comenzar la reanimación con hemoderivados para optimizar la seguridad de la intubación. Por lo tanto, aunque existen requisitos de tiempo mínimo para determinados pasos previos a la intubación, la preparación para la SIR puede durar más tiempo si un paciente requiere una optimización fisiológica antes de la intubación o puede acortarse si la intubación es muy urgente. La secuencia recomendada se muestra en la **tabla 20-2**.

En la **tabla 20-3** se presenta un ejemplo de una SIR realizada a un paciente sano de 40 años de edad y de 80 kg. Otros ejemplos de SIR según condiciones particulares de los pacientes se encuentran en las secciones correspondientes a lo largo de este manual.

TABLA 20-2 Secuencia de intubación rápida	
Tiempo	**Acción (Siete P)**
Cero menos 10+ min	**P**reparación: *reunir todo el equipo necesario, los medicamentos, etcétera*
Cero menos 10+ min (al menos 3 min)	**P**reoxigenación
Cero menos 10+ min	Optimización fisiológica (**P***hysiologic*)
Cero	**P**arálisis con inducción: *administrar un fármaco de inducción i.v. rápido, seguido inmediatamente de un fármaco paralizante i.v. rápido*
Cero más 30 s	**P**oner en **p**osición: *colocar al paciente para una laringoscopia óptima; continuar con la suplementación de oxígeno de 5 a 15 L/min por cánula nasal después de la apnea*
Cero más 45 s	**P**rueba de colocación correcta: *evaluar la flacidez de la mandíbula; realizar la intubación; confirmar la colocación*
Cero más 1 min	Control **P**ostintubación: *sedación prolongada con parálisis solo si está indicada*

TABLA 20-3 Secuencia de intubación rápida para un paciente sano de 80 kg	
Tiempo	**Acción (Siete P)**
Cero menos 10+ min	**P**reparación
Cero menos 10+ min	**P**reoxigenación
Cero menos 10+ min	Optimización fisiológica (**P**hysiologic): *ninguna indicada*
Cero	**P**arálisis con inducción: *etomidato 24 mg i.v. rápido; succinilcolina 120 mg i.v. rápida*
Cero más 20-30 s	**P**oner en **p**osición: *coloque al paciente para una laringoscopia óptima; continúe con la suplementación de oxígeno de 5 a 15 L/min*
Cero más 45 s	**P**rueba de colocación correcta: *confirmar con ETCO₂, exploración física*
Cero más 1 min	Control **p**ostintubación: *sedación/parálisis a largo plazo según la indicación*

ETCO$_2$: dióxido de carbono al final de la espiración.

Tasas de éxito y eventos adversos

La SIR tiene una tasa de éxito mundial muy alta en el SU, aproximadamente el 99% en la mayoría de las series modernas. El National Emergency Airway Registry (NEAR), un estudio multicéntrico internacional de más de 19 000 intubaciones en el SU de adultos, informó un éxito en el primer intento del 85% cuando se utilizó la SIR. Las tasas de éxito de la SIR son superiores a las de otros métodos de manejo urgente de la vía aérea. La tasa de éxito final fue del 99.4% en todos los encuentros. La SIR fue el abordaje principal, utilizado en el 85% de los primeros intentos. Los investigadores del NEAR clasifican los acontecimientos relacionados con la intubación de la siguiente manera:

- Complicaciones inmediatas como broncoaspiración presenciada, rotura de dientes, traumatismos de las vías respiratorias e intubación esofágica no detectada
- Problemas técnicos como intubación del tronco, fuga del manguito e intubación esofágica reconocida
- Alteraciones fisiológicas como neumotórax, neumomediastino, paro cardíaco y disritmia

Este sistema permite identificar las complicaciones presenciadas y capturar todos los eventos adversos, pero evita la atribución errónea de diversos problemas técnicos (p. ej., la intubación esofágica reconocida o la falla del manguito del tubo) o de alteraciones fisiológicas (p. ej., un paro cardíaco en un paciente que estaba *in extremis* antes de la intubación y que puede ser atribuible o no a la intubación) como complicaciones. En el registro NEAR, la tasa de sucesos periintubación es baja, aproximadamente el 12% de los pacientes; el más frecuente es la intubación esofágica reconocida (3.3%), seguida de la hipotensión (1.6%). La hipotensión y las alteraciones de la frecuencia cardíaca pueden ser consecuencia de los fármacos utilizados o de la estimulación de la laringe con los consiguientes reflejos autónomos. Otros estudios han notificado resultados congruentes. La complicación más catastrófica de la SIR es la intubación esofágica no reconocida, que es poco frecuente en el servicio de urgencias, pero destaca la importancia de confirmar la colocación de la sonda mediante la detección del ETCO$_2$. A la persona que realiza la SIR le corresponde ser capaz de mantener la oxigenación del paciente, idealmente estableciendo una vía aérea y manteniendo la ventilación mecánica. Este proceso puede requerir una vía aérea quirúrgica como último rescate de los intentos fallidos de intubación oral (*véase* cap. 5). Puede producirse la aspiración del contenido gástrico, pero es poco frecuente. Por lo general, la tasa de complicaciones reales de la SIR en el SU es baja y su tasa de éxito es excesivamente alta, sobre todo si se tiene en cuenta la gravedad de las alteraciones por las que se intuba a los pacientes, así como el tiempo y la información limitados de los cuales dispone el médico que realiza la intubación.

Secuencia de intubación diferida

Cuando un paciente está persistentemente hipoxémico o en riesgo de desaturación precipitada de oxihemoglobina y no puede colaborar con los médicos para lograr la oxigenación, puede ser adecuado hacer una pausa temporal durante la secuencia de intubación para centrarse en aumentar al máximo la preoxigenación. Este abordaje se ha denominado *secuencia de intubación diferida* o *SID* y se basa en el fracaso de la capacidad de preoxigenación con los métodos habituales. La diferencia fundamental entre la SID y lo que describimos como optimización fisiológica es que, en el caso de esta última, todas las medidas se toman antes de administrar un fármaco inductor. Con la técnica de la SID, primero se administra un fármaco de inducción, con la esperanza de facilitar la oxigenación de un paciente poco colaborativo o agitado. La técnica consiste en la administración de una dosis disociativa de ketamina (1 mg/kg i.v.), seguida de varios minutos de oxigenación mediante una mascarilla con reservorio o ventilación con mascarilla de apoyo de presión (como BiPAP o presión positiva continua en la vía aérea). Cuando se considera que la oxigenación es óptima, el operador infunde el FBNM e intuba como si fuera la SIR. En una serie de casos de aproximadamente 60 pacientes de urgencias y de la unidad de cuidados intensivos (UCI) se constató una mejoría importante de las saturaciones antes y después de la SID utilizando esta estrategia. Además, no se informaron casos de desaturación, ni siquiera en los pacientes de alto riesgo. Aunque este proceso puede ser prometedor, no ha sido validado en entornos generales de urgencias ni en estudios de suficiente tamaño y no se ha comparado con la SIR convencional en cuanto a resultados, incluidas las complicaciones. A pesar de que es razonable utilizar este abordaje en casos específicos, preferimos llevar a cabo la oxigenación como parte de la optimización del paciente siempre que sea posible y luego realizar la SIR rápidamente, como se ha indicado con anterioridad.

INFORMACIÓN BASADA EN LA EVIDENCIA

¿Cuál es el método óptimo para la preoxigenación?

La preoxigenación tradicionalmente se ha logrado realizando 3 min de respiración de volumen corriente de oxígeno al 100% u ocho respiraciones de capacidad vital. La preoxigenación de pacientes sanos de tamaño normal puede producir una media de 6 a 8 min de tiempo de apnea antes de que se produzca la desaturación al 90%, pero los tiempos son mucho menores (tan solo 2 a 3 min) en los pacientes con enfermedades cardiovasculares, pacientes con obesidad y niños pequeños. La preoxigenación con oxígeno a caudal de lavado debe realizarse siempre que sea posible, ya que la oxigenación es superior a la que se consigue con una mascarilla con un flujo de oxígeno de 15 L/min. En un ensayo aleatorizado con voluntarios sanos, la oxigenación con una mascarilla CR a flujo de lavado (50 L/min) dio lugar a una mayor fracción de oxígeno espirado (FeO_2) en una sola respiración (86%), un marcador indirecto del lavado de nitrógeno. La mascarilla CR a 15 L/min tuvo un mal rendimiento, alcanzando una FeO_2 de solo el 54%.[1] Un estudio de seguimiento realizado por los mismos investigadores mostró que la mascarilla CR con oxígeno a velocidad de lavado no era inferior a la mascarilla con bolsa y válvula utilizando velocidades de flujo similares, independientemente de que se hiciera o no la ventilación manual. Los dispositivos de mascarilla con bolsa no funcionaban bien debido a sus grandes fugas.[2] La preoxigenación a velocidad de lavado no requiere más equipo, personal o monitorización que las técnicas anteriores, pero supera a otras modalidades de presión ambiental. *Nuestra recomendación es que la preoxigenación a velocidad de lavado mediante mascarilla CR sea la técnica de inicio predeterminada para todas las SIR de urgencia con el paciente en posición vertical o de Trendelenburg inversa.* Esto es muy importante para los pacientes con obesidad, para quienes la posición es tan fundamental para crear un depósito de oxígeno con el suministro de oxígeno. Un metaanálisis reciente de 14 estudios muestra que la oxigenación apneica (administración continua de oxígeno de alto flujo por cánula nasal durante el período apneico de la intubación) disminuye la tasa de desaturación durante el manejo de la vía aérea. La oxigenación apneica se asoció a la reducción de la hipoxemia (cociente de posibilidades [OR, *odds ratio*] 0.66; intervalo de confianza [IC] del 95%: 0.52 a 0.84) y a un aumento de la tasa de éxito del primer paso (OR 1.59; IC 95%: 1.04 a 2.44).[3] En los pacientes con obesidad, la oxigenación apneica puede ser aún más importante debido a la rápida desaturación que presentan. Cuando estos pacientes reciben oxígeno continuo a 5 L/min durante la fase apneica de la intubación, la desaturación se retrasa unos 5.25 min frente a los 3.75 min de un grupo de control no oxigenado, y 8/15 pacientes oxigenados frente a 1/15 no oxigenados mantuvieron una saturación de oxihemoglobina del 95% o superior durante 6 min.[4] La BiPAP o el ONAF con PEEP son necesarios para los pacientes con saturaciones de oxígeno subóptimas (< 94%) a pesar de la oxigenoterapia a presión ambiental de flujo continuo. Esto indica una fracción de derivación alta y la necesidad de reclutamiento alveolar. Ambos son eficaces y, hasta la fecha, las pruebas no han mostrado que una modalidad sea claramente superior a la otra. En un ensayo multicéntrico reciente, en 322 pacientes de la UCI intubados por insuficiencia respiratoria aguda hipoxémica, asignados aleatoriamente a la ventilación no invasiva con presión positiva o a la cánula nasal de alto flujo para la preoxigenación, no hubo diferencias en la tasa de hipoxemia grave periintubación entre ambos grupos (23% frente al 27%, respectivamente, diferencia absoluta del 4.2%, IC del 95%: −13.7 a 5.5; $P = 0.39$).[5] A efectos prácticos, se debe considerar que estas dos modalidades tienen casi un equilibrio clínico y se puede utilizar cualquiera de ellas. La ventaja del ONAF es que puede continuar durante la intubación traqueal oral. La tasa relativamente alta de hipoxemia en este estudio también destaca la importancia de realizar de manera cuidadosa la ventilación con presión positiva interpuesta en los pacientes con insuficiencia respiratoria hipoxémica y fracciones de derivación elevadas (es decir, síndrome de dificultad respiratoria aguda), porque el desreclutamiento alveolar se produce de forma inmediata después de retirar la presión positiva.

¿Cuál es la evidencia de la secuencia de intubación diferida?

El término *secuencia de intubación diferida* se refiere al acto de sedar a los pacientes con ketamina a una dosis de 1 mg/kg i.v. con el fin de facilitar la preoxigenación mediante mascarilla o BiPAP. Una serie de casos de pacientes de la UCI y del SU mostró una mejoría promedio del 9% en la saturación de oxígeno desde una saturación previa a la SID del 90% hasta una posterior a la SID del 99%. No se produjeron desaturaciones, ni siquiera en los pacientes de alto riesgo.[6] Este estudio indica que este abordaje tiene éxito en las UCI y en los SU de alta intensidad con personal especialmente capacitado que tiene experiencia en el uso de la ketamina de esta manera y cuenta con el personal para supervisar de cerca al paciente después de la administración de la ketamina. No hay datos suficientes para recomendar esta técnica más allá de un uso muy limitado por parte de personal con gran experiencia en entornos de urgencias y UCI.

¿La ventilación con bolsa-mascarilla interpuesta debe realizarse de forma rutinaria durante la secuencia de intubación rápida?

En el pasado, la SIR se enseñaba como un procedimiento sin ventilación con bolsa-válvula-mascarilla, excepto en los casos en los que los pacientes estaban persistentemente hipóxicos a pesar de la preoxigenación. Sin embargo, puede haber pacientes que tengan una SaO_2 normal durante la preoxigenación pero que, debido a una afección, al hábito corporal o a una enfermedad pulmonar intrínseca, corran un alto riesgo de desaturación crítica de la oxihemoglobina en la ventana de tiempo que va desde la administración del fármaco hasta la creación de las condiciones de intubación que permitan la laringoscopia y la intubación. En un estudio multicéntrico reciente en la UCI, 401 pacientes intubados por insuficiencia respiratoria hipoxémica fueron asignados aleatoriamente a la ventilación con bolsa-mascarilla interpuesta o a la mascarilla CR (atención habitual) durante el tratamiento de la vía aérea. Los pacientes del grupo de ventilación con bolsa-mascarilla tuvieron tasas mucho menores de hipoxemia grave (definida como SpO_2 o $SaO_2 < 80\%$), 11% frente a 23%, y cifras mínimas más altas de desaturación de oxígeno sin evidencia de aumento de la frecuencia de broncoaspiración. Aunque se trata de un hallazgo importante, estos resultados son difíciles de extrapolar a los pacientes de los SU. En este estudio, los pacientes tenían más probabilidades de estar en ayunas porque estar hospitalizados en una UCI. Además, se excluyeron del estudio los que se consideraron de alto riesgo de broncoaspiración. Tampoco hubo una estrategia establecida de preoxigenación y es posible que la ventilación con bolsa-mascarilla interpuesta simplemente rescatara las técnicas deficientes de preoxigenación. Los investigadores no compararon la ventilación con bolsa-mascarilla con la oxigenación nasal de alto flujo durante y después de la preoxigenación convencional. Al mismo tiempo, las diferencias eran notables y la metodología del estudio sólida. En consecuencia, recomendamos que si el médico considera que el riesgo de desaturación crítica y rápida es mayor que el riesgo de broncoaspiración, se realice una ventilación suave y controlada con bolsa-mascarilla entre la administración del fármaco de la SIR y la laringoscopia.[7]

¿Cuáles son las consecuencias hemodinámicas de la secuencia de intubación rápida?

La combinación de la enfermedad aguda, la hemorragia, la deshidratación, la sepsis y los efectos vasodilatadores de los fármacos de inducción hacen que la hipotensión periintubación sea un acontecimiento frecuente. Una revisión retrospectiva de 336 intubaciones en el SU descubrió que el 23% de las veces se producía una hipotensión periintubación considerable. Los pacientes con hipotensión periintubación tenían más probabilidades de ser adultos mayores, padecer una enfermedad pulmonar obstructiva crónica o tener un índice de choque elevado a su llegada y, como es lógico, pasaron a tener una mortalidad intrahospitalaria significativamente mayor.[8] Un análisis reciente de más de 15 000 intubaciones médicas del NEAR reveló que la tasa de paro cardíaco periintubación fue del 1.0%. Los pacientes con mayor riesgo eran los que presentaban choque preintubación (OR corregido 6.2; IC del 95%: 4.5 a 8.4) e hipoxia (OR corregido 3.1; IC del 95%: 2.0 a 4.8).[9] Un estudio de antes y después en la UCI mostró que una estrategia que utilizaba una precarga eficaz, la selección de fármacos cardioestables y el uso temprano de vasopresores daba lugar a tasas mucho menores de paro cardíaco, choque refractario e hipoxemia crítica.[10] Estos estudios constituyen la base actual de nuestra recomendación de aumentar al máximo la fisiología del paciente antes de la SIR.

¿La secuencia de intubación rápida es superior a la intubación con solo sedación?

Esto también se analiza en la sección de «Información basada en la evidencia» del capítulo 22. La evidencia más poderosa que apoya el uso de FBNM además de un fármaco de inducción proviene de estudios de dosificación de FBNM, de los cuales hay muchos. Los resultados son uniformes. La intubación tiene más éxito debido a las mejores condiciones para intubar cuando se utiliza un FBNM en comparación con el uso de un fármaco de inducción solo. Los resultados del informe NEAR III de 17 583 intubaciones en adultos mostraron que la SIR produjo un mayor éxito en el primer intento (85%) en comparación con las intubaciones facilitadas solo con sedantes (76%).[11] Aunque el número de partidarios de las intubaciones con solo ketamina ha ido en aumento, un análisis reciente del NEAR reveló que este tipo de intervenciones se realizaron únicamente en 80 de 12 511 encuentros (0.6%) y se asociaron a tasas de éxito del primer intento no ajustadas en contraste con la SIR (61% frente al 90%, respectivamente). La tasa de tener al menos un evento adverso periintubación también fue mayor (32% frente a 14%).[12]

Referencias

1. Driver BE, Prekker ME, Kornas RL, Cales EK, Reardon RF. Flush rate oxygen for emergency airway preoxygenation. *Ann Emerg Med*. 2017;69(1):1-6.

2. Driver BE, Klein LR, Carlson K, Harrington J, Reardon RF, Prekker ME. Preoxygenation with flush rate oxygen: comparing the nonrebreather mask with the bag-valve mask. *Ann Emerg Med*. 2018;71(3):381-386.

3. Oliveira JE, Silva L, Cabrera D, et al. Effectiveness of apneic oxygenation during intubation: a systematic review and meta-analysis. *Ann Emerg Med*. 2017;70(4):483-494.

4. Ramachandran SK, Cosnowski A, Shanks A, et al. Apneic oxygenation during prolonged laryngoscopy in obese patients: a randomized, controlled trial of nasal oxygen administration. *J Clin Anesth*. 2010;22(3):164-168.

5. Frat JP, Ricard JD, Quenot JP, et al. Non-invasive ventilation versus high-flow nasal cannula oxygen therapy with apnoeic oxygenation for preoxygenation before intubation of patients with acute hypoxaemic respiratory failure: a randomised, multicentre, open-label trial. *Lancet Respir Med*. 2019;7(4):303-312.

6. Weingart SD, Trueger NS, Wong N, et al. Delayed sequence intubation: a prospective observational trial. *Ann Emerg Med*. 2015;65(4):349-355.

7. Casey JD, Janz DR, Russell DW, et al. Bag-mask ventilation during tracheal intubation of critically ill adults. *N Engl J Med*. 2019;380(9):811-821.

8. April MD, Arana AA, Reynolds JC, et al. Peri-intubation cardiac arrest in the ED: a National Emergency Airway Registry (NEAR) study. *Resuscitation*. 2021;162:403-441.

9. Heffner AC, Swords DS, Nussbaum ML, et al. Predictors of the complication of postintubation hypotension during emergency airway management. *J Crit Care*. 2012;27(6):587-593.

10. Jaber S, Jung B, Come P, et al. An intervention to decrease complications related to endotracheal intubation in the intensive care unit: a prospective, multicenter study. *Intensive Care Med*. 2010;36(2):248-255.

11. Brown III, CA, Bair AE, Pallin DJ, Walls RM, Techniques, success and adverse events of emergency department adult intubations. *Ann of Emerg Med*. 2015;65(4):363-370.

12. Driver BE, Prekker M, Reardon RF, April MD, Fantegrossi A, Brown III CA. Success and complications of the ketamine-only intubation method in the emergency department. *J Emerg Med*. 2021;60(3):265-272.

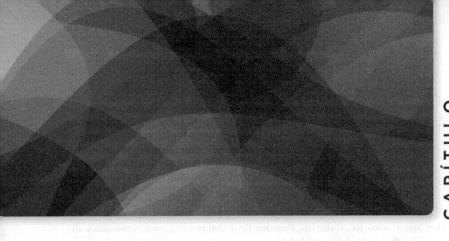

Fármacos inductores sedantes

David A. Caro

Katren R. Tyler

INTRODUCCIÓN

Los fármacos utilizados para la sedación o la inducción de los pacientes para la intubación durante la secuencia de intubación rápida (SIR) se denominan adecuadamente *fármacos inductores sedantes*, porque la inducción de la anestesia general se encuentra en el extremo del espectro de sus acciones sedantes. En este capítulo nos referimos a esta familia de fármacos como «fármacos inductores». El fármaco inductor ideal dejaría al paciente inconsciente, sin respuesta y amnésico en un solo intervalo de circulación de brazo/corazón/cerebro. También proporcionaría analgesia, mantendría estable la presión de perfusión cerebral (PPC) y la hemodinámica cardiovascular, sería inmediatamente reversible y tendría pocos efectos fisiológicos adversos, si es que alguno. Por desgracia, no existe tal fármaco inductor. La mayoría de los fármacos inductores cumplen el primer criterio porque son lipófilos y, por lo tanto, tienen un inicio rápido dentro de los 15 a 30 s después de la administración i.v. Sus efectos clínicos también terminan rápidamente, ya que el fármaco se redistribuye con rapidez a los tejidos menos perfundidos. Sin embargo, todos los fármacos inductores tienen el potencial de causar una depresión miocárdica dependiente de la dosis y la consiguiente hipotensión. Estos efectos dependen del fármaco en particular, del estado fisiológico subyacente del paciente y de la dosis, la concentración y la velocidad de la inyección del fármaco. Cuanto más rápido se administre el fármaco i.v. y cuanto mayor sea la concentración del fármaco que sature los órganos con mayor irrigación (es decir, el cerebro y el corazón), más pronunciado será su efecto. Dado que la SIR requiere la administración rápida de una dosis precalculada de un fármaco inductor, la elección del fármaco y la dosis debe ser individualizada para aprovechar los efectos deseados, al tiempo que se reducen los que podrían afectar negativamente al paciente. Algunos pacientes están tan inestables, a pesar de la optimización previa a la inducción, que el objetivo principal es producir amnesia en lugar de anestesia, ya que causar esta última podría provocar una hipotensión e hipoperfusión de órganos graves.

El fármaco inductor de urgencia más utilizado es el etomidato, que es popular por su rápido inicio de acción, su relativa estabilidad hemodinámica y su amplia disponibilidad. Los datos recientes del registro indican que la ketamina y el propofol son los siguientes dos fármacos inductores más empleados. El midazolam está disponible para su uso como fármaco inductor, pero debe considerarse una cuarta opción lejana y usarse solo si no se dispone de otros fármacos. Es menos fiable a la hora de inducir la anestesia, tiene un inicio de acción más lento y es más probable que produzca hipotensión como el etomidato o la ketamina a la dosis completa de inducción. Los barbitúricos de acción ultracorta, como el metohexital y los opiáceos de acción ultracorta, como el remifentanilo, son poco frecuentes en los servicios de urgencias (SU) y no se tratarán con más detalle en este capítulo. La dexmedetomidina, un agonista adrenérgico α_2 relativamente selectivo, no se utiliza como fármaco inductor de la SIR porque no se administra como bolo rápido i.v., pero puede tener cierto papel durante las evaluaciones de la vía aérea con el paciente despierto.

Los anestésicos generales actúan a través de dos mecanismos principales: *1)* aumento de la inhibición a través de la actividad de los receptores del ácido γ-aminobutírico «A» (GABA) (p. ej., benzodiazepinas, barbitúricos, propofol, etomidato, isoflurano, enflurano y halotano) y *2)* disminución de la excitación a través de los receptores de *N*-metil-ᴅ-aspartato (NMDA) (p. ej., ketamina, óxido nitroso y xenón).

Los fármacos inductores i.v. analizados en este capítulo comparten características farmacocinéticas importantes. Los fármacos inductores son altamente lipófilos y, dado que el cerebro es un órgano muy perfundido y denso en lípidos, una dosis de inducción habitual de cada fármaco en un paciente euvolémico y normotenso producirá la inconsciencia en 30 s. La barrera hematoencefálica es libremente permeable a los medicamentos utilizados para inducir la anestesia. La duración clínica observada de cada fármaco se mide en minutos debido a su semivida de distribución ($t_{1/2}\alpha$), caracterizada por la distribución del fármaco desde la circulación central hacia los tejidos bien perfundidos, como el cerebro. La redistribución del fármaco desde el cerebro hasta el tejido adiposo y el músculo pone fin a sus efectos en el sistema nervioso central (SNC). La semivida de eliminación ($t_{1/2}\beta$, que suele medirse en horas) se caracteriza por el reingreso de cada fármaco desde el tejido adiposo y el músculo magro al plasma por un gradiente de concentración que conduce al metabolismo hepático y la excreción renal. Por lo general, se necesitan de cuatro a cinco semividas de eliminación para erradicar por completo el fármaco del organismo.

La dosificación de los fármacos inductores en los adultos sin obesidad debe basarse en el peso corporal ideal (PCI) en kilogramos; no obstante, en la práctica clínica, el peso corporal total (PCT o peso corporal real) es una aproximación lo suficientemente cercana al PCI para los fines de la dosificación de estos fármacos. Sin embargo, la situación es más complicada para los pacientes con obesidad mórbida. La lipofilia alta de los fármacos inductores, combinada con el aumento del volumen de distribución (V_d) de estos fármacos en la obesidad, argumenta a favor de la dosificación basada en el PCT. Por el contrario, se produciría una importante depresión cardiovascular si se inyectara una cantidad tan grande de fármaco en un solo bolo. Teniendo en cuenta estas dos consideraciones, y dada la escasez de estudios farmacocinéticos reales en pacientes con obesidad, el mejor abordaje es utilizar el peso corporal magro (PCM) para la dosificación de la mayoría de los fármacos inductores en los pacientes con obesidad mórbida. Baje hasta el PCI si el paciente presenta alteraciones hemodinámicas, o ante fármacos que causan depresión hemodinámica considerable, como el propofol. El PCM se obtiene sumando el 0.3 del exceso de peso del paciente (PCT menos PCI) al PCI y utilizando la suma como peso de dosificación. En el capítulo 43 se ofrecen más detalles sobre la dosificación de los fármacos en pacientes con obesidad.

El envejecimiento afecta a la farmacocinética de los fármacos inductores. En los pacientes de edad avanzada, la masa corporal magra y el agua corporal total disminuyen, mientras que la grasa corporal total aumenta, lo que da lugar a un mayor volumen de distribución, un aumento de $t_{1/2}\beta$, y una mayor duración del efecto del fármaco. Además, los adultos mayores son más sensibles a los efectos depresivos hemodinámicos y respiratorios de estos fármacos y las dosis de inducción deben reducirse a aproximadamente la mitad de la dosis utilizada en sus homólogos sanos y más jóvenes.

ETOMIDATO

Etomidato				
Dosis habitual de inducción de urgencia (mg/kg)	**Inicio (s)**	**$t_{1/2}\alpha$ (min)**	**Duración (min)**	**$t_{1/2}\beta$ (h)**
0.3	15-45	2-4	3-12	2-5

Farmacología clínica

El etomidato es un derivado del imidazol, que es en su mayoría un sedante y no tiene actividad analgésica. Hemodinámicamente, es el más estable de los fármacos inductores hoy disponibles. Ejerce su efecto potenciando la actividad del GABA en el complejo receptor del GABA. Estos receptores moderan la actividad de los canales de cloruro inhibitorios, lo que hace que las neuronas sean menos excitables. El etomidato atenúa la presión intracraneal (PIC) elevada subyacente al disminuir el flujo sanguíneo cerebral (FSC) y la tasa metabólica cerebral para el oxígeno ($CMRO_2$, *cerebral metabolic rate for oxygen*). Su estabilidad hemodinámica preserva la PPC. El etomidato protege al cerebro y, junto con su estabilidad hemodinámica y sus efectos favorables sobre el SNC, lo convierten en una excelente opción para los pacientes con PIC elevada.

El etomidato no libera histamina y es seguro para su uso en pacientes con enfermedad reactiva de la vía aérea. Sin embargo, carece de las propiedades broncodilatadoras directas de la ketamina o el propofol, que pueden ser fármacos preferibles en estos pacientes.

Indicaciones y contraindicaciones

El etomidato se ha convertido en el fármaco inductor preferido para la mayoría de las SIR de urgencia debido a su inicio fiable y rápido, su neutralidad hemodinámica, su efecto positivo sobre la $CMRO_2$ y la PPC, así como su rápida capacidad de recuperación. Como con cualquier fármaco inductor, la dosis debe reducirse en los pacientes con alteraciones hemodinámicas. El etomidato es un medicamento de categoría C en el embarazo según la Food and Drug Administration (FDA) de los Estados Unidos. No está aprobado por la FDA para su uso en los niños, aunque muchas series informan que su uso es seguro y eficaz en los pacientes pediátricos.

Dosificación y uso clínico

En los pacientes euvolémicos y hemodinámicamente estables, la dosis normal de inducción de etomidato es de 0.3 mg/kg i.v. en bolo. En los pacientes hemodinámicamente inestables, la dosis debe reducirse de acuerdo con su estado clínico; la reducción a 0.15 mg/kg es suficiente. En los pacientes con obesidad mórbida, la dosis de inducción debe basarse en el peso corporal, como se ha comentado en la sección anterior.

Efectos adversos

El dolor durante la inyección es frecuente debido al diluyente (propilenglicol) y puede atenuarse con una solución i.v. de flujo rápido en una vena grande. El movimiento mioclónico durante la inducción es frecuente y se ha confundido con actividad convulsiva. No tiene consecuencias clínicas y, por lo general, termina rápidamente cuando hace efecto el bloqueador neuromuscular.

El efecto secundario más importante y controvertido del etomidato es su inhibición temporal y reversible de la producción suprarrenal de cortisol mediante el bloqueo de la 11-β-hidroxilasa, que disminuye las concentraciones séricas de cortisol y aldosterona. Este efecto secundario ocurre tanto con las infusiones continuas en el contexto de la unidad de cuidados intensivos (UCI) como con la inyección de dosis única utilizada para la SIR de urgencia, pero es mucho más importante cuando se utiliza como infusión y, por ello, ya no se recomienda con este fin. Los riesgos y beneficios del uso del etomidato en los pacientes con sepsis se tratan a detalle en la sección «Información basada en la evidencia» al final del capítulo.

KETAMINA

Ketamina				
Dosis habitual de inducción de urgencia (mg/kg)	Inicio (s)	$t_{1/2}\alpha$ (min)	Duración (min)	$t_{1/2}\beta$ (h)
1.5	45-60	11-17	10-20	2-3

Farmacología clínica

La ketamina es un derivado de la fenciclidina que proporciona una analgesia, anestesia y amnesia considerables, con un efecto mínimo sobre el impulso respiratorio. El efecto amnésico no es tan pronunciado como el observado con las benzodiazepinas. Se cree que la ketamina interactúa con los receptores de NMDA, promoviendo la neuroinhibición y la posterior anestesia. Se considera que la acción sobre los receptores de NMDA en las neuronas del asta dorsal de la médula espinal explica su efecto analgésico. La ketamina estimula la liberación de catecolaminas, activando el sistema nervioso simpático y aumentando la frecuencia cardíaca y la presión arterial (PA) en aquellos pacientes que no carecen de catecolaminas por los requerimientos de su enfermedad subyacente. Por otro lado, los aumentos de la presión arterial media (PAM) pueden compensar cualquier incremento de la PIC, lo que da lugar a una PPC relativamente estable. Además de su efecto liberador de catecolaminas, la ketamina relaja directamente el músculo liso bronquial, produciendo broncodilatación. La ketamina se metaboliza en su mayor parte en el hígado, produciendo un metabolito activo, la norketamina, que se metaboliza y excreta en la orina.

Indicaciones y contraindicaciones

Por lo general, la ketamina se utiliza como fármaco inductor en los pacientes intubados por un estado asmático grave. También es un excelente fármaco inductor para los pacientes hipovolémicos, hipotensos o recientemente inestables desde el punto de vista hemodinámico (p. ej., una víctima joven con traumatismo con hemorragia e hipotensión). La ketamina debe usarse con precaución en los pacientes de edad avanzada que presentan una enfermedad crítica de mayor duración y corren el riesgo de experimentar agotamiento de catecolaminas. En este contexto, el efecto depresor miocárdico de la ketamina puede prevalecer y provocar un empeoramiento de la hemodinámica o un colapso circulatorio. En los pacientes normotensos o hipertensos con cardiopatía isquémica, la liberación de catecolaminas puede aumentar negativamente la demanda de oxígeno del miocardio. La preservación de los reflejos de la vía aérea superior por parte de la ketamina la hace atractiva para la laringoscopia e intubación con el paciente despierto si presenta vías respiratorias difíciles, donde la dosis se ajusta para que tenga efecto. En el pasado se ha planteado la preocupación por el efecto de la ketamina sobre la PIC, sobre todo en el paciente con lesiones craneales. Aunque se ha relacionado con aumentos leves de la PIC, la ketamina también aumenta la PAM y, por lo tanto, la PPC. Este fármaco se ha utilizado cada vez más en los pacientes con traumatismos craneoencefálicos; hasta la fecha ningún estudio ha identificado un aumento de la mortalidad cuando se usa en estos pacientes. La ketamina está clasificada como categoría C en el embarazo.

Dosificación y uso clínico

La dosis de inducción de la ketamina para la SIR es de 1.5 mg/kg i.v. En los pacientes con insuficiencia de catecolaminas, las dosis superiores a 1.5 mg/kg i.v. pueden causar depresión miocárdica y empeorar la hipotensión. Debido a sus efectos estimulantes generalizados, la ketamina potencia los reflejos laríngeos y puede aumentar las secreciones faríngeas y bronquiales. Estos efectos rara vez causan laringoespasmo y pueden interferir con la exploración de las vías respiratorias superiores durante la intubación con el paciente despierto, pero en general no son un problema durante la SIR. La atropina a 0.01 mg/kg i.v. o el glicopirrolato a 0.005 mg/kg i.v. pueden administrarse 15 min antes de la ketamina para fomentar un efecto de secado para la intubación con el paciente despierto, cuando sea factible. Este fármaco está disponible en tres concentraciones distintas: 10, 50 y 100 mg/mL. Se debe verificar con cuidado qué concentración se utiliza durante la SIR para evitar una sobredosificación o infradosificación inadvertida.

Efectos adversos

Puede haber alucinaciones por la ketamina al despertar y son más frecuentes en los adultos que en los niños. Estas reacciones graves son poco habituales en el SU, ya que la mayoría de los pacientes son sedados posteriormente con una benzodiazepina o con propofol, una vez asegurada la vía aérea.

PROPOFOL

Propofol				
Dosis habitual de inducción de urgencia (mg/kg)	Inicio (s)	$t_{1/2}\alpha$ (min)	Duración (min)	$t_{1/2}\beta$ (min)
1.5	15-45	1-3	5-10	·1-3

Farmacología clínica

El propofol es un derivado del alquilfenol (es decir, un alcohol) con propiedades sedantes. Es altamente soluble en lípidos y aumenta la actividad del GABA en el complejo receptor del GABA y disminuye la $CMRO_2$ y la PIC. El propofol no provoca la liberación de histamina, pero sí una reducción de la PA a través de la vasodilatación y la depresión miocárdica directa. La hipotensión resultante y la consiguiente disminución de la PPC pueden ser perjudiciales en el paciente afectado. El fabricante recomienda que se evite la dosificación rápida en bolo (ya sea única o repetida) en los pacientes de edad avanzada, debilitados o de clase III o IV de la American Society of Anesthesiologists, a fin de reducir la depresión cardiovascular indeseable, incluida la hipotensión. Debe utilizarse con precaución para la SIR de urgencia en los pacientes hemodinámicamente inestables.

Indicaciones y contraindicaciones

El propofol es un excelente fármaco inductor en el paciente hipertenso que está siendo intubado por una urgencia neurovascular. Sin embargo, el potencial de hipotensión limita su uso como fármaco inductor principal en la SIR urgente, un papel reservado para el etomidato. No existen contraindicaciones absolutas para su uso. El propofol se administra en forma de emulsión en aceite de soya y lecitina; los pacientes alérgicos al huevo suelen reaccionar a la ovoalbúmina y no a la lecitina, por lo que el propofol no está contraindicado en los pacientes con alergia al huevo. Este es un fármaco de categoría B en el embarazo y se ha convertido en el fármaco inductor preferido en las pacientes embarazadas.

Dosificación y uso clínico

La dosis de inducción del propofol es de 1.5 mg/kg i.v. en el paciente euvolémico y normotenso. Debido a su tendencia predecible a disminuir la PAM, las dosis se reducen de un tercio a la mitad cuando el propofol debe administrarse como fármaco inductor para la SIR de urgencia en los pacientes afectados o de edad avanzada.

Efectos adversos

El propofol provoca dolor durante la inyección, que puede atenuarse inyectando la medicación a través de una vía i.v. de flujo rápido en una vena grande (p. ej., la antecubital). La premedicación de la vena con lidocaína (2-3 mL de lidocaína al 1%) también reducirá el dolor de la inyección. El propofol y la lidocaína son compatibles en la misma jeringa y pueden mezclarse en una proporción de 10:1 (10 mL de propofol por 1 mL de lidocaína al 1%). El propofol puede causar un clono leve; además, se ha informado tromboflebitis venosa en el sitio de la inyección.

BENZODIAZEPINAS

Benzodiazepinas de acción corta: midazolam				
Dosis habitual de inducción de urgencia (mg/kg)	Inicio (s)	$t_{1/2}\alpha$ (min)	Duración (min)	$t_{1/2}\beta$ (h)
0.2-0.3	60-90	7-15	15-30	2-6

Farmacología clínica

Las benzodiazepinas se unen a un receptor específico del complejo del GABA y actúan aumentando la frecuencia con la que se abren los canales de cloruro inhibitorios. Esto lleva a una depresión del SNC que se manifiesta con amnesia, ansiólisis, relajación muscular, sedación, efectos anticonvulsivos y sedación. Aunque las benzodiazepinas suelen tener perfiles farmacológicos similares, difieren en su selectividad, lo que hace que su utilidad clínica sea variable. Las benzodiazepinas tienen potentes propiedades amnésicas relacionadas con la dosis, lo que quizá sea su mayor ventaja para las indicaciones de urgencia. No obstante, el tiempo de efectividad clínica del midazolam es mucho más largo que el de cualquier otro fármaco inductor utilizado habitualmente. Cuando se administra midazolam i.v. como fármaco inductor anestésico, el inicio se produce en ~1.5 min cuando se ha utilizado premedicación con opiáceos y en 2 a 2.5 min sin premedicación con opiáceos. Sus atributos farmacocinéticos lo convierten en un mal fármaco inductor, por lo que no puede recomendarse con este fin a menos que no haya otras opciones disponibles. El midazolam tiene un metabolito activo importante, el 1-hidroxi-midazolam, que puede contribuir a su actividad farmacológica. La eliminación de midazolam se reduce en caso de edad avanzada, insuficiencia cardíaca congestiva y hepatopatía. La vida media de eliminación del midazolam ($t_{1/2}\beta$) puede prolongarse en caso de insuficiencia renal. Las benzodiazepinas no liberan histamina y las reacciones alérgicas son muy raras.

Indicaciones y contraindicaciones

Las indicaciones principales de las benzodiazepinas son propiciar la amnesia y la sedación. En este sentido, las benzodiazepinas son únicas. El uso principal del midazolam en el servicio de urgencias y en otros lugares del hospital es para procedimientos de sedación.

Debido a la reducción de la resistencia vascular sistémica relacionada con la dosis y a la depresión miocárdica directa, la dosis debe ajustarse en los pacientes hipovolémicos o afectados hemodinámicamente. La dosis correcta de inducción de midazolam, 0.3 mg/kg, se utiliza en raras ocasiones. Incluso a esta dosis, el midazolam es un mal fármaco inductor para la SIR de urgencia debido al retraso en el inicio de la acción y a los efectos hemodinámicos adversos; este solo debe elegirse si no se dispone de otros fármacos. Todas las benzodiazepinas son de la categoría D de la FDA en el embarazo.

Dosificación y uso clínico

El midazolam se utiliza pocas veces como fármaco inductor en el quirófano y no recomendamos su uso para la SIR emergente. Incluso a la dosis de inducción correcta para pacientes hemodinámicamente estables de 0.3 mg/kg i.v. en infusión rápida, el inicio es lento, por lo que el fármaco no es adecuado para administrarse de urgencia. El midazolam debe reservarse para sedar y utilizarse en la SIR de urgencia solo como último recurso.

Efectos adversos

A excepción del midazolam, las benzodiazepinas son insolubles en agua y suelen estar en solución de propilenglicol. A menos que se inyecte en una vena grande, el dolor y la irritación venosa durante la inyección pueden ser pronunciados.

INFORMACIÓN BASADA EN LA EVIDENCIA

¿El uso de etomidato es seguro en los pacientes con sepsis?

Más de 15 años después de que se instara a los médicos de cuidados intensivos a abandonar el uso del etomidato, continúa el debate sobre los riesgos potenciales de este último, los fármacos alternativos y la mortalidad general, especialmente en los pacientes que presentan sepsis.[1-6] Gran parte de la literatura médica publicada proviene de datos retrospectivos confusos y son pocos los pacientes que se han incluido en ensayos clínicos aleatorizados.[7] Una extensa revisión de Cochrane en el 2015 no mostró ninguna evidencia concluyente de que la dosis única de etomidato para el manejo de la vía aérea aumente la mortalidad o la utilización de los recursos sanitarios.[8] Cualquier sustituto del etomidato debe permitir la estabilidad cardiovascular, un inicio de acción fiable y una dosificación sencilla.

¿Qué fármacos inductores son los más estables hemodinámicamente cuando se utilizan para la secuencia de intubación rápida en el paciente inestable?

Aunque prácticamente todos los fármacos inductores *podrían utilizarse* para la SIR, no todos son adecuados. El éxito del primer intento es importante y queremos evitar tanto la sensibilización del paciente como el deterioro hemodinámico.[9] El etomidato o la ketamina a dosis reducidas serán las opciones más seguras para la SIR en un paciente con alteración hemodinámica.[10] El etomidato produce la menor variación de la PA y la frecuencia cardíaca cuando se usa para la inducción rápida de la anestesia y debe considerarse el fármaco inductor predeterminado para el manejo urgente de la vía aérea.[11,12] La ketamina también ofrece varias ventajas como fármaco inductor en los pacientes con afectación hemodinámica. La experiencia clínica y las pruebas apoyan el uso seguro de la ketamina para la SIR en la mayoría de los pacientes. Dos análisis publicados recientemente de un amplio registro de intubación observaron que la ketamina se asociaba a tasas más altas de hipotensión postinducción y a la necesidad de recurrir a fármacos vasopresores, especialmente en los pacientes con sepsis.[13,14] La ketamina debe emplearse con precaución en los pacientes hipotensos vulnerables con riesgo de agotamiento de catecolaminas.[13] En este contexto, se prefiere el etomidato.

¿Cuál es el riesgo de la ketamina en el paciente con lesión cerebral?

Se ha observado que la ketamina aumenta la PIC a través de un aumento del FSC y de los efectos excitatorios sobre las neuronas. Tras una lesión cerebral, hay una pérdida de autorregulación cerebral y el FSC depende en gran medida de la PPC, que a su vez depende ampliamente de la PAM. En consecuencia, los fármacos como el etomidato y la ketamina que mantienen la PAM mantendrán el FSC. Esto es muy cierto en los pacientes con politraumatismos, en quienes pueden coexistir el traumatismo craneoencefálico y el choque.[15] Los peligros de la hipotensión en el cerebro lesionado son bien conocidos, por lo que evitarla en el traumatismo craneoencefálico es una prioridad.[16] Además de los efectos neuroprotectores de mantener el FSC a través de la PPC, también se ha descubierto que la ketamina tiene otras propiedades neuroprotectoras.[17] En los últimos años, han surgido cada vez más pruebas clínicas sobre la seguridad de la ketamina en los pacientes con lesiones cerebrales; cada vez está más claro que este fármaco no es peligroso en estos pacientes.[15,16,18] Si la persona con el traumatismo craneoencefálico también es hipotenso, la ketamina es una excelente opción.

¿El ketofol es un fármaco adecuado para la secuencia de intubación rápida?

El ketofol, una mezcla 1:1 de ketamina y propofol, ha ganado popularidad como fármaco combinado para la sedación durante los procedimientos. El médico administra media dosis de cada uno de los medicamentos y la suma de ambos produce un grado de sedación similar al de cualquiera de ellos por separado a dosis completas. El ketofol, con frecuencia utilizado durante los procedimientos para la sedación, tiene pruebas limitadas como fármaco inductor, sobre todo en los pacientes con alteración hemodinámica.[19,20]

¿Qué es el síndrome de infusión de propofol?

El síndrome de infusión de propofol es una afección rara, con un mecanismo poco claro, que fue reconocido inicialmente en pacientes pediátricos pero después en pacientes de todas las edades. El síndrome clínico es inespecífico e incluye acidosis metabólica, rabdomiólisis, inestabilidad hemodinámica y falla orgánica multisistémica. La mortalidad alcanza el 50% en los pacientes adultos y pediátricos. El síndrome de infusión de propofol se produce, por lo general, después de las dosis altas (> 5 mg/kg por hora) o las infusiones de larga duración (48 h) y es poco probable que se vea en el entorno de urgencias.[21] Los protocolos que evitan el propofol como fármaco sedante son frecuentes en algunas poblaciones de pacientes con quemaduras grandes y pediátricos. El éxito en el tratamiento del síndrome de infusión de propofol depende del reconocimiento temprano, el cese de las infusiones de propofol y los cuidados de apoyo, incluyendo la terapia de reemplazo renal.

¿Cómo deben dosificarse los sedantes en el período postintubación?

La sedación y la analgesia deben abordarse inmediatamente después del uso de la SIR.[22] La sedación es importante en particular si se ha utilizado un bloqueador neuromuscular de acción prolongada como el rocuronio para la SIR o si el paciente corre el riesgo de estar despierto y paralizado.[23-25] En general, los fármacos para la sedación después de la intubación deben ser activos de forma mínima desde el punto de vista hemodinámico e idealmente proporcionar amnesia, sedación y analgesia. En cuanto a los fármacos de inducción, no existe ninguno que sea perfecto. La dosificación de los sedantes es más tolerante que la de la inducción y pueden considerarse otros fármacos. Por ejemplo, una infusión de dexmedetomidina proporcionó analgesia, sedación y amnesia con mínimos cambios hemodinámicos clínicamente importantes en los pacientes de urgencias intubados y no intubados.[26] El propofol brinda una sedación y amnesia excepcionales, pero carece de propiedades analgésicas. Un ensayo que comparó los protocolos de sedación ligera con dexmedetomidina o propofol en pacientes ventilados en estado crítico no mostró diferencias apreciables entre los fármacos.[27] La dexmedetomidina, la ketamina y el propofol se administran preferentemente como infusiones. En los últimos 20 años, las estrategias analgésicas y sedantes en cuidados intensivos han cambiado de forma drástica.[28] Aunque las infusiones de benzodiazepinas se utilizaban habitualmente como sedantes, son un factor de riesgo modificable para el desarrollo de confusión en la UCI y ya no se recomiendan como sedantes principales.[29]

Referencias

1. Annane D. ICU physicians should abandon the use of etomidate! *Intensive Care Med.* 2005; 31(3):325-326.

2. Albert SG, Sitaula S. Etomidate, adrenal insufficiency and mortality associated with severity of illness: a meta-analysis. *J Intensive Care Med.* 2021;36(10):1124-1129.

3. Kuza CM, To J, Chang A, et al. A retrospective data analysis on the induction medications used in trauma rapid sequence intubations and their effects on outcomes. *Eur J Trauma Emerg Surg.* 2021:1-12.

4. Park HY, Lee Y, Lim CY, Kim M, Park J, Lee T. Effects of etomidate use in ICU patients on ventilator therapy: a study of 12,526 patients in an open database from a single center. *Korean J Anesthesiol.* 2021;74(4):300-307.

5. Wan C, Hanson AC, Schulte PJ, Dong Y, Bauer PR. Propofol, ketamine, and etomidate as induction agents for intubation and outcomes in critically ill patients: a retrospective Cohort study. *Crit Care Explor.* 2021;3(5):e0435.

6. Jabre P, Combes X, Lapostolle F, et al. Etomidate versus ketamine for rapid sequence intubation in acutely ill patients: a multicentre randomised controlled trial. *Lancet.* 2009;374(9686):293-300.

7. Freund Y, Jabre P, Mourad J, et al. Relative adrenal insufficiency in critically ill patient after rapid sequence intubation: KETASED ancillary study. *J Crit Care.* 2014;29(3):386-389.

8. Bruder EA, Ball IM, Ridi S, Pickett W, Hohl C. Single induction dose of etomidate versus other induction agents for endotracheal intubation in critically ill patients. *Cochrane Database Syst Rev.* 2015;1(1):CD010225.

9. Patanwala AE, McKinney CB, Erstad BL, Sakles JC. Retrospective analysis of etomidate versus ketamine for first-pass intubation success in an academic emergency department. *Acad Emerg Med.* 2014;21(1):87-91.

10. Kim JM, Shin TG, Hwang SY, et al. Sedative dose and patient variable impacts on postintubation hypotension in emergency airway management. *Am J Emerg Med.* 2019;37(7):1248-1253.

11. Hannam JA, Mitchell SJ, Cumin D, et al. Haemodynamic profiles of etomidate vs propofol for induction of anaesthesia: a randomised controlled trial in patients undergoing cardiac surgery. *Br J Anaesth.* 2019;122(2):198-205.

12. April MD, Long B, Brown CA III. Etomidate should be the default agent for rapid sequence intubation in the emergency department. *Ann Emerg Med.* 2021;78(6):720-721.

13. Mohr NM, Pape SG, Runde D, Kaji AH, Walls RM, Brown CA III. Etomidate use is associated with less hypotension than ketamine for emergency department sepsis intubations: a NEAR Cohort study. *Acad Emerg Med.* 2020;27(11):1140-1149.

14. April MD, Arana A, Schauer SG, et al. Ketamine versus etomidate and peri-intubation hypotension: a National Emergency Airway Registry Study. *Acad Emerg Med*. 2020;27(11):1106-1115.

15. Cohen L, Athaide V, Wickham ME, Doyle-Waters MM, Rose NG, Hohl CM. The effect of ketamine on intracranial and cerebral perfusion pressure and health outcomes: a systematic review. *Ann Emerg Med*. 2015;65(1):43-51.e42.

16. Zeiler FA, Teitelbaum J, West M, Gillman LM. The ketamine effect on ICP in traumatic brain injury. *Neurocrit Care*. 2014;21(1):163-173.

17. Chang LC, Raty SR, Ortiz J, Bailard NS, Mathew SJ. The emerging use of ketamine for anesthesia and sedation in traumatic brain injuries. *CNS Neurosci Ther*. 2013;19(6):390-395.

18. Gregers MCT, Mikkelsen S, Lindvig KP, Brøchner AC. Ketamine as an anesthetic for patients with acute brain injury: a systematic review. *Neurocrit Care*. 2020;33(1):273-282.

19. Smischney NJ, Seisa MO, Morrow AS, et al. Effect of ketamine/propofol admixture on peri-induction hemodynamics: a systematic review and meta-analysis. *Anesthesiol Res Pract*. 2020;2020:9637412.

20. Smischney NJ, Nicholson WT, Brown DR, et al. Ketamine/propofol admixture vs etomidate for intubation in the critically ill: KEEP PACE randomized clinical trial. *J Trauma Acute Care Surg*. 2019;87(4):883-891.

21. Hemphill S, McMenamin L, Bellamy MC, Hopkins PM. Propofol infusion syndrome: a structured literature review and analysis of published case reports. *Br J Anaesth*. 2019;122(4):448-459.

22. Lembersky O, Golz D, Kramer C, et al. Factors associated with post-intubation sedation after emergency department intubation: a report from The National Emergency Airway Registry. *Am J Emerg Med*. 2020;38(3):466-470.

23. Watt JM, Amini A, Traylor BR, Amini R, Sakles JC, Patanwala AE. Effect of paralytic type on time to post-intubation sedative use in the emergency department. *Emerg Med J*. 2013;30(11):893-895.

24. Pappal RD, Roberts BW, Winkler W, Yaegar LH, Stephens RJ, Fuller BM. Awareness with paralysis in mechanically ventilated patients in the emergency department and ICU: a systematic review and meta-analysis. *Crit Care Med*. 2021;49(3):e304-e314.

25. Pappal RD, Roberts BW, Mohr NM, et al. The ED-AWARENESS Study: a prospective, observational Cohort study of awareness with paralysis in mechanically ventilated patients admitted from the emergency department. *Ann Emerg Med*. 2021;77(5):532-544.

26. Sinnott J, Holthaus CV, Ablordeppey E, Wessman BT, Roberts BW, Fuller BM. The use of dexmedetomidine in the emergency department: a Cohort study. *West J Emerg Med*. 2021;22(5):1202-1209.

27. Hughes CG, Mailloux PT, Devlin JW, et al. Dexmedetomidine or propofol for sedation in mechanically ventilated adults with sepsis. *N Engl J Med*. 2021;384(15):1424-1436.

28. Mart MF, Pun BT, Pandharipande P, Jackson JC, Ely EW. ICU survivorship-the relationship of delirium, sedation, dementia, and acquired weakness. *Crit Care Med*. 2021;49(8):1227-1240.

29. Barr J, Fraser GL, Puntillo K, et al. Clinical practice guidelines for the management of pain, agitation, and delirium in adult patients in the intensive care unit. *Crit Care Med*. 2013;41(1):263-306.

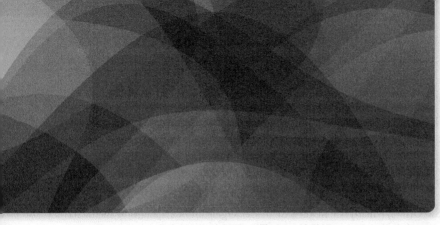

Fármacos bloqueadores neuromusculares

David A. Caro

Erik G. Laurin

INTRODUCCIÓN

El bloqueo neuromuscular es el pilar de la secuencia de intubación rápida (SIR), ya que optimiza las condiciones para la intubación traqueal y al mismo tiempo reduce los riesgos de broncoaspiración u otros eventos fisiológicos adversos. Los fármacos bloqueadores neuromusculares (FBNM) no proporcionan analgesia, sedación ni amnesia. Por ello, se combinan con un inductor sedante para la SIR. Del mismo modo, una sedación adecuada es esencial para mantener el bloqueo neuromuscular después de la intubación.

Los receptores nicotínicos colinérgicos de la membrana postunión de la placa neuromuscular tienen el papel principal en la estimulación de la contracción muscular. En circunstancias normales, la neurona presináptica sintetiza acetilcolina (ACh) y la almacena en pequeños paquetes (vesículas). La estimulación nerviosa hace que estas vesículas migren a la superficie nerviosa preunión, se rompan y descarguen ACh en la hendidura sináptica de la placa motora terminal. La ACh se une a los receptores nicotínicos, promoviendo la despolarización, que culmina en un potencial de acción de la célula muscular y en la contracción muscular. A medida que la ACh se aleja del receptor, la mayor parte del neurotransmisor es hidrolizado por la acetilcolinesterasa (AChE). El resto experimenta una recaptación por parte de la neurona preunión.

Los FBNM son agonistas («despolarizantes») de la placa terminal motora o antagonistas (fármacos competitivos, también conocidos como *no despolarizantes*). Los agonistas actúan mediante la despolarización persistente de la placa terminal, agotando la capacidad de respuesta del receptor. Los antagonistas, por otro lado, se unen a los receptores y bloquean competitivamente el acceso de la ACh al receptor mientras están unidos. Como compiten con la ACh por la placa terminal, los antagonistas pueden ser desplazados de esta placa por el aumento de las concentraciones de ACh, el resultado final de los fármacos de reversión (inhibidores de la colinesterasa como la neostigmina, el edrofonio y la piridostigmina) que inhiben la AChE y permiten que la ACh se acumule y revierta el bloqueo. El relajante muscular ideal para facilitar la SIR tendría un inicio rápido de acción, paralizando al paciente en cuestión de segundos; una corta duración de acción para devolver al paciente sus reflejos protectores normales en 3 o 4 min; sin efectos secundarios adversos importantes, así como un metabolismo y excreción independientes de la función hepática y renal.

SUCCINILCOLINA

Bloqueador neuromuscular despolarizante (no competitivo): succinilcolina					
Dosis para la intubación (mg/kg)	Inicio (s)	$t_{1/2}\alpha$ (min)	Duración (min)	$t_{1/2}\beta$ (h)	Categoría en el embarazo
1.5	45	< 1	6-10	2-5	C

La succinilcolina (SCh, *succinylcholine*) es la que más se acerca a los objetivos deseables mencionados en la sección anterior. La popularidad del rocuronio está aumentando posiblemente debido a los efectos adversos de la SCh y, en los pacientes pediátricos, al espectro de la hipercalemia por la administración de SCh a un niño con un trastorno neuromuscular degenerativo no diagnosticado. Los datos recientes de los registros indican que la SCh y el rocuronio se utilizan casi con la misma frecuencia en la SIR.

Farmacología clínica

La SCh está compuesta por dos moléculas de ACh unidas por un enlace de éster y, como tal, es químicamente similar a la ACh. Estimula todos los receptores colinérgicos nicotínicos y muscarínicos del sistema nervioso simpático y parasimpático en diversos grados, no solo los de la unión neuromuscular. Por ejemplo, la estimulación de los receptores muscarínicos cardíacos puede causar bradicardia, especialmente cuando se administran dosis repetidas a niños pequeños. Aunque la SCh puede ser un inótropo negativo, este efecto es tan mínimo que no tiene relevancia clínica. La SCh causa la liberación de cantidades mínimas de histamina, pero este efecto tampoco es clínicamente relevante. Al inicio, la despolarización de la SCh se manifiesta en forma de fasciculaciones, pero esto viene seguido rápidamente por una parálisis motora completa. El comienzo, la actividad y la duración de la acción de la SCh son independientes de la actividad de la AChE y dependen, en cambio, de una hidrólisis rápida por parte de la seudocolinesterasa (PCHE, *pseudocholinesterase*), una enzima del hígado y del plasma que no está presente en la unión neuromuscular, antes de su excreción en la orina. Por lo tanto, la difusión fuera de la placa terminal motora de la unión neuromuscular y de vuelta al compartimento vascular es, en última instancia, la responsable del metabolismo de la SCh. Este concepto farmacológico extremadamente importante explica por qué solo una fracción de la dosis inicial i.v. de SCh llega a la placa terminal motora para causar la parálisis. En consecuencia, se emplean dosis mayores, en lugar de menores, de SCh para la SIR de urgencia. La parálisis incompleta puede poner en peligro al paciente al afectar la respiración y no proporcionar una relajación adecuada para facilitar la intubación traqueal.

La succinilmonocolina, el metabolito inicial de la SCh, sensibiliza los receptores muscarínicos cardíacos en el nodo sinusal a dosis repetidas de SCh, lo que puede causar bradicardia que responde a la atropina. Por ende, los médicos deben estar preparados para tratar la bradicardia grave si se requieren dosis repetidas de SCh; sin embargo, no hay pruebas de que la atropina profiláctica sea necesaria antes de una segunda dosis. La SCh conserva el 90% de su actividad a temperatura ambiente hasta 3 meses. La refrigeración atenúa esta degradación. Por lo tanto, si la SCh se almacena a temperatura ambiente, debe tener registrada la fecha; asimismo, las existencias deben rotarse con regularidad.

Indicaciones y contraindicaciones

La SCh se utiliza con frecuencia como FBNM para la SIR urgente debido a la rápida aparición de su acción y a su duración relativamente breve. Los antecedentes personales o familiares de hipertermia maligna (HM) son una contraindicación absoluta para el uso de SCh. Los trastornos hereditarios que producen colinesterasas anómalas o insuficientes prolongan la duración del bloqueo y contraindican el uso de la SCh en la anestesia electiva, pero no suelen ser un problema en el manejo de la vía aérea urgente. Ciertas afecciones, descritas en la sección «Efectos adversos», ponen a los pacientes en riesgo de hipercalemia relacionada con la SCh y representan contraindicaciones absolutas para esta última. Estos pacientes deben ser intubados con rocuronio. Las contraindicaciones relativas al uso de la SCh dependen de la habilidad y competencia del médico que intuba, así como de las circunstancias clínicas de cada paciente. El papel de la evaluación de la vía aérea difícil en la decisión sobre si un paciente debe someterse a una SIR se analiza en los capítulos 2 y 3.

Dosificación y uso clínico

En el paciente adulto de tamaño normal, la dosis recomendada de SCh para la SIR urgente es de 1.5 mg/kg intravenosa (i.v.). Cuando los pacientes presentan afecciones de la circulación o choque, se recomienda aumentar la dosis a 2.0 mg/kg i.v. para compensar la reducción de la administración del fármaco por vía i.v. En una circunstancia poco frecuente que ponga en peligro la vida cuando la SCh deba administrarse por vía intramuscular (i.m.) debido a la imposibilidad para asegurar un acceso venoso, puede utilizarse una dosis de 4 mg/kg i.m. La absorción y la administración del fármaco dependerán del estado circulatorio del paciente. La administración i.m. puede provocar un período prolongado de vulnerabilidad para el paciente, durante el cual las respiraciones se verán alteradas, pero la relajación no será suficiente para permitir la intubación. En este caso, suele ser necesaria la ventilación con bolsa-mascarilla antes de la laringoscopia.

La SCh se dosifica en función del peso corporal total. En el servicio de urgencias, puede ser imposible conocer el peso exacto de un paciente, y las estimaciones de peso, sobre todo de los pacientes en decúbito supino, han mostrado ser bastante inexactas. En estas circunstancias inciertas, es mejor errar por el lado de una dosis más alta de SCh para asegurar una parálisis adecuada del paciente. La semivida sérica de la SCh es < 1 min, por lo que duplicar la dosis aumenta la duración del bloqueo en solo 60 s. La SCh es segura hasta una dosis acumulada de 6 mg/kg. A dosis > 6 mg/kg, el típico bloqueo de despolarización de fase 1 de la SCh se convierte en un bloqueo de fase 2, lo que cambia el desplazamiento farmacocinético de la SCh desde la placa terminal motora. Aunque las características electrofisiológicas de un bloqueo de fase 2 se asemejan a las de un bloqueo no despolarizante o competitivo (desvanecimiento en cadena y potenciación postetánica), el bloqueo sigue siendo irreversible. Esto prolonga la duración de la parálisis, pero por otro lado es clínicamente irrelevante. El riesgo de un paciente paralizado de forma inadecuada y difícil de intubar debido a una dosis inapropiada de SCh supera en gran medida el potencial mínimo de los efectos adversos de una dosis excesiva.

En los niños menores de 10 años de edad, se recomienda una dosificación basada en la talla, pero si se utiliza el peso como factor determinante, la dosis recomendada de SCh para la SIR urgente es de 2 mg/kg i.v.; en el lactante (menor de 12 meses), la dosis adecuada es de 3 mg/kg i.v. Algunos profesionales administran rutinariamente atropina (0.02 mg/kg i.v.) a los niños menores de 12 meses que reciben SCh, pero no hay evidencia de alta calidad que respalde esta práctica. Por otro lado, no hay pruebas de que sea perjudicial. Cuando los adultos o los niños de cualquier edad reciben una segunda dosis de SCh, puede haber bradicardia, por lo que debe disponerse de atropina.

Efectos adversos

Los efectos secundarios reconocidos de la SCh incluyen fasciculaciones, hipercalemia, bradicardia, bloqueo neuromuscular prolongado, HM y trismo (espasmo muscular de los músculos maseteros). Cada uno de ellos se trata por separado.

Fasciculaciones

Se cree que las fasciculaciones se generan por la estimulación de los receptores nicotínicos de ACh. Las fasciculaciones se producen simultáneamente con aumentos de la presión intracraneal (PIC), la presión intraocular y la presión intragástrica, pero no son resultado de una actividad muscular extenuante. De ellos, solo el aumento de la PIC es potencialmente relevante desde el punto de vista clínico.

Los mecanismos exactos por los que se producen estos efectos no están bien definidos. En el pasado, se recomendaba la administración de fármacos no despolarizantes antes de la SCh para atenuar la elevación de la PIC, pero no hay pruebas suficientes que respalden esta práctica y ya no se recomiendan.

La relación entre la fasciculación muscular y el dolor muscular postoperatorio es controvertida. Los estudios han sido variables con respecto a la prevención de las fasciculaciones y el consiguiente dolor muscular. Aunque existe una preocupación teórica respecto al desprendimiento del vítreo en los pacientes con lesiones abiertas del globo ocular que reciben SCh, no hay informes publicados sobre esta posible complicación. Los anestesiólogos siguen utilizando la SCh como relajante muscular en casos de lesión del globo ocular abierto, con o sin un fármaco desfasciculante concomitante. Del mismo modo, el aumento de la presión intragástrica que se ha medido nunca ha mostrado tener importancia clínica, quizás porque se compensa con un aumento correspondiente de la presión del esfínter esofágico inferior.

Hipercalemia

En circunstancias normales, el potasio sérico aumenta mínimamente (0-0.5 mEq/L) cuando se administra SCh. En cambio, en ciertas condiciones patológicas, puede producirse un aumento rápido y drástico del potasio sérico en respuesta a la SCh. Estas respuestas hipercalémicas patológicas se producen mediante dos mecanismos distintos: la regulación de los receptores y la rabdomiólisis. En cualquiera de las dos situaciones, el aumento de potasio puede acercarse a 5 a 10 mEq/L en pocos minutos y dar lugar a disritmias hipercalémicas o a un paro cardíaco.

Existen dos formas de receptores postunión: maduros (de la unión) e inmaduros (extraunión). Cada receptor está compuesto por cinco proteínas dispuestas de forma circular alrededor de un canal común. Ambos tipos de receptores contienen dos subunidades α. La ACh debe unirse a ambas subunidades a para abrir el canal y efectuar la despolarización y la contracción muscular. Cuando se produce la regulación de los receptores, los receptores maduros en la placa terminal motora y alrededor de ella se convierten gradualmente durante un período de 3 a 5 días en receptores inmaduros que se propagan por toda la membrana muscular. Los receptores inmaduros se caracterizan por su baja conductibilidad y sus tiempos prolongados de apertura del canal (cuatro veces más largos que los receptores maduros), lo que provoca una mayor liberación de potasio. La mayoría de las afecciones asociadas a la hipercalemia durante el uso urgente de la SCh son el resultado de la regulación del receptor. Es curioso que estos mismos receptores nicotínicos extraunión sean relativamente refractarios a los fármacos no despolarizantes, por lo que pueden ser necesarias dosis mayores de rocuronio para producir parálisis. Esto no es un problema en la SIR urgente, donde se utilizan dosis de intubación completas varias veces superiores a la dosis efectiva 95 (DE95) para la parálisis.

La hipercalemia también puede producirse con la rabdomiólisis, sobre todo la asociada a las miopatías, en especial las formas hereditarias de distrofia muscular. Cuando se produce una hipercalemia grave relacionada con la rabdomiólisis, la mortalidad se aproxima al 30%, casi tres veces más que en los casos de regulación positiva del receptor. Este aumento de la mortalidad puede estar relacionado con la miocardiopatía coexistente. La SCh es una toxina para las membranas inestables en cualquier paciente con una miopatía y debe evitarse.

Los pacientes con las siguientes afecciones corren el riesgo de tener hipercalemia inducida por SCh:

- Estimulación de los receptores:
  - **Quemaduras**. En las víctimas de quemaduras, la sensibilización de los receptores extraunión se vuelve clínicamente relevante 3 días después de la quemadura. Dura un tiempo indefinido, al menos hasta que se produzca la curación completa de la zona quemada. Si la quemadura se infecta o se retrasa la curación, el paciente sigue corriendo el riesgo de hipercalemia. Es prudente evitar la SCh en pacientes con quemaduras más allá de este intervalo si existe alguna duda sobre el estado de su lesión. El porcentaje de superficie corporal quemada no se correlaciona bien con la magnitud de la hipercalemia. Se ha informado hipercalemia considerable en algunos pacientes con tan solo un 8% de superficie corporal total quemada (menos de la superficie de un brazo), pero esto es raro. La mayoría de las intubaciones urgentes para pacientes quemados se realizan mucho antes del intervalo de 3 días. No obstante, en caso de que sea necesaria una intubación posterior, debe utilizarse rocuronio.
  - **Denervación**. El paciente que sufre un incidente de denervación, como una lesión de la médula espinal o un accidente cerebrovascular, corre el riesgo de presentar hipercalemia desde aproximadamente el tercer día posterior al acontecimiento y hasta los 6 meses posteriores. Los pacientes con trastornos neuromusculares progresivos, como la esclerosis múltiple o la esclerosis lateral amiotrófica, corren un riesgo permanente de hipercalemia. Asimismo, los pacientes con trastornos neuromusculares transitorios, como el síndrome de Guillain-Barré o el botulismo de las heridas, pueden desarrollar hipercalemia después del tercer día, dependiendo de la gravedad de su enfermedad. Mientras la enfermedad neuromuscular sea dinámica, habrá un aumento de los receptores extrafuncionales, lo que incrementa el riesgo de hipercalemia. Estas situaciones clínicas específicas deben ser consideradas como contraindicaciones absolutas para la SCh durante los períodos designados.
  - **Lesiones por aplastamiento**. Los datos relativos a las lesiones por aplastamiento son escasos. La respuesta hipercalémica comienza unos 3 días después de la lesión, de forma similar a la denervación, y persiste durante varios meses después de que la curación parezca completa. El mecanismo parece ser la regulación de los receptores.
  - **Infecciones graves**. Esta entidad parece estar relacionada con infecciones graves ya establecidas, por lo general en el contexto de la unidad de cuidados intensivos y con la relativa inmovilidad del paciente que acompaña estas afecciones. El mecanismo es la regulación de los receptores, pero no se ha definido el suceso desencadenante. La atrofia muscular por desuso de todo el cuerpo y la denervación química de los receptores de ACh, especialmente relacionada con las infusiones a largo plazo de FBNM, parecen impulsar los cambios patológicos del receptor. Una vez más, el período de riesgo comienza tan pronto como 3 días después del inicio de la infección y continúa indefinidamente mientras el proceso de la enfermedad sea dinámico. Cualquier infección grave, prolongada y debilitante debe ser motivo de preocupación.
- **Miopatía**. La SCh está absolutamente contraindicada en los pacientes con miopatías hereditarias, como la distrofia muscular. La hipercalemia miopática puede ser devastadora debido a los efectos combinados de la regulación de los receptores y la rabdomiólisis. Este es un problema muy difícil en pediatría, cuando un niño con distrofia muscular oculta recibe SCh. La SCh tiene una advertencia de recuadro negro que desaconseja su uso en anestesia pediátrica electiva, pero sigue siendo una opción como un fuerte relajante muscular para la intubación urgente. Cualquier paciente con sospecha de miopatía debe ser intubado con relajantes musculares no despolarizantes en lugar de SCh.
- **Hipercalemia preexistente**. La hipercalemia, en sí misma, no es una contraindicación absoluta para la SCh. Hay pocas pruebas de que el aumento normal de potasio inducido por la SCh de 0.5 mEq/L sea perjudicial en los pacientes con hipercalemia preexistente que no corren ningún otro riesgo de hipercalemia grave inducida por la SCh por uno de los mecanismos descritos en la

sección anterior. De hecho, solo hay un informe publicado que documenta este fenómeno. A pesar de esta falta de pruebas relevantes, existe una preocupación generalizada de que los pacientes con hipercalemia secundaria a una lesión renal aguda o a afecciones acidóticas como la cetoacidosis diabética sean propensos a presentar disritmias cardíacas por la administración de SCh. El estudio más amplio que examinó el uso de SCh en los pacientes con insuficiencia renal crónica (incluida la hipercalemia documentada antes de la intubación) no logró identificar ningún efecto adverso relacionado con este fármaco. Por lo tanto, un abordaje razonable es asumir que el uso de la SCh es seguro en los pacientes con hipercalemia o insuficiencia renal preexistentes, a menos que el electrocardiograma (ya sea el trazado del monitor o el ECG de 12 derivaciones) muestre evidencia de inestabilidad miocárdica por hipercalemia (prolongación del complejo QRS o morfología de la onda sinusoidal).

Bradicardia

Tanto en los adultos como en los niños, las dosis repetidas de SCh pueden producir bradicardia y puede ser necesaria la administración de atropina.

Bloqueo neuromuscular prolongado

El bloqueo neuromuscular prolongado puede ser el resultado de una deficiencia adquirida de PCHE, de una ausencia congénita de PCHE o de la presencia de una forma atípica de esta última, y cualquiera de las tres cosas retrasará la degradación de la SCh y prolongará la parálisis. La deficiencia adquirida de PCHE puede ser el resultado de una enfermedad hepática, el abuso crónico de cocaína, el embarazo, las quemaduras, los anticonceptivos orales, la metoclopramida, el bambuterol o el esmolol. Una reducción del 20% en las concentraciones normales aumentará el tiempo de apnea de 3 a 9 min. La variante más grave (0.04% de la población) provocará una parálisis prolongada de 4 a 8 h.

Hipertermia maligna

Los antecedentes personales o familiares de HM son una contraindicación absoluta para el uso de SCh. La HM es una miopatía caracterizada por una anomalía genética del receptor de rianodina (Ry) de la membrana del músculo esquelético. Puede ser desencadenada por anestésicos halogenados, SCh, ejercicio vigoroso o estrés emocional. Tras el evento desencadenante, su aparición puede ser aguda y progresiva o retrasarse durante horas. El conocimiento general sobre la HM, un diagnóstico más temprano y la disponibilidad del dantroleno han reducido la mortalidad del 70% al 5%. La pérdida aguda del control del calcio intracelular da lugar a una cadena de acontecimientos rápidamente progresivos que se manifiestan en su mayoría por el aumento del metabolismo, la rigidez muscular, la inestabilidad autonómica, la hipoxia, la hipotensión, la acidosis láctica grave, la hipercalemia, la mioglobinuria y la coagulación intravascular diseminada. La elevación de la temperatura es una manifestación tardía. La presencia de más de uno de estos signos clínicos es indicativa de HM.

El espasmo del masetero, que antes se consideraba el sello distintivo de la HM, no es patognomónico. La SCh puede propiciar el espasmo aislado del masetero como una respuesta exagerada en la unión neuromuscular, especialmente en los niños.

El tratamiento de la HM consiste en la interrupción del desencadenante conocido o sospechado y la administración inmediata de dantroleno sódico. El dantroleno es esencial para el éxito de la reanimación y debe administrarse tan pronto como se considere seriamente el diagnóstico. El dantroleno es un derivado de la hidantoína que actúa de forma directa en el músculo esquelético para impedir la liberación de calcio del retículo sarcoplasmático sin afectar la recaptación de calcio. La dosis inicial es de 2.5 mg/kg i.v., que se repite cada 5 min hasta que se produzca la relajación muscular o se administre la dosis máxima de 10 mg/kg. El dantroleno no tiene efectos secundarios graves. Además, deben utilizarse medidas para controlar la temperatura corporal, el equilibrio ácido-base y la función renal. Todos los casos de HM requieren supervisión frecuente del pH, la gasometría arterial y el potasio sérico. Puede ser necesario un tratamiento inmediato e intensivo de la hipercalemia con la administración de gluconato de calcio, glucosa, insulina y bicarbonato de sodio. Es curioso que la parálisis completa por FBNM no despolarizantes impedirá la HM desencadenada por SCh. Nunca se ha informado que la HM esté relacionada con el uso de SCh en el servicio de urgencias. El número de teléfono para emergencias por HM es 1-800-MH-HYPER 1-800-644-9737 (Estados Unidos y Canadá) 24 horas al día, 7 días a la semana. Pregunte por el «índice cero». La dirección de correo electrónico de la Malignant Hyperthermia Association of the United States (MHAUS) es mhaus@norwich.net, y el sitio web es www.mhaus.org.

Trismo (espasmo del músculo masetero)

En ocasiones, la SCh puede causar trismo o espasmo transitorio del músculo masetero, especialmente en los niños. Este se manifiesta como una rigidez de los músculos de la mandíbula asociada a flacidez de los músculos de las extremidades. El pretratamiento con dosis desfasciculantes de FBNM no despolarizantes no previene el espasmo del músculo masetero. Si el espasmo interfiere con la intubación, debe administrarse una dosis de intubación de un fármaco no despolarizante competitivo (p. ej., rocuronio 1 mg/kg) que relajará los músculos implicados. El paciente puede requerir ventilación con bolsa-mascarilla hasta que la relajación sea completa y la intubación sea posible. El espasmo del músculo masetero debe llevar a considerar seriamente el diagnóstico de HM (*véase* el análisis anterior).

BLOQUEADOR NEUROMUSCULAR COMPETITIVO

Bloqueadores neuromusculares no despolarizantes (competitivos)				
	Dosis de intuba-ción (mg/kg)	Tiempo hasta la parálisis a nivel de intubación (s)	Duración (min)	Categoría en el embarazo
Rocuronio	1.5	60	40-60	B

Farmacología clínica

Los bloqueadores neuromusculares no despolarizantes, o competitivos, compiten y bloquean la acción de la ACh en los receptores nicotínicos postunión de la placa terminal. El bloqueo se consigue mediante la unión competitiva a una o ambas subunidades α del receptor, impidiendo el acceso de la ACh a ambas subunidades α, lo que es necesario para la despolarización muscular. Este bloqueo competitivo se caracteriza por la ausencia de fasciculaciones. Puede revertirse mediante inhibidores de la AChE que por lo general impiden el metabolismo de la ACh. Los inhibidores de la AChE provocan la reacumulación de ACh en la placa terminal motora, que compite con el FBNM competitivo y causa la contracción muscular.

En su mayoría, los FBNM no despolarizantes se eliminan por degradación de Hofmann (atracurio y cisatracurio) o se segregan sin cambios en la bilis (rocuronio), aunque hay un metabolismo hepático limitado y una excreción renal tanto del vecuronio como del rocuronio. Estos se dividen en dos grupos: los compuestos de bencilisoquinolina (p. ej., D-tubocurarina, atracurio y mivacurio) y los compuestos aminoesteroides (p. ej., rocuronio). El único fármaco usado habitualmente para la SIR urgente es el rocuronio.

El rocuronio no libera histamina de forma notable ni provoca un bloqueo ganglionar; además, tiene un ligero efecto vagolítico, es lipófilo, se elimina principalmente en la bilis y es muy estable desde la perspectiva cardiovascular. El rocuronio es el FBNM competitivo principal para la SIR urgente porque su tiempo de inicio y duración de acción son los más cortos de todos los FBNM no despolarizantes.

El rocuronio puede revertirse administrando inhibidores de la AChE como la neostigmina a 0.06 a 0.08 mg/kg i.v. después de que se haya producido una recuperación espontánea relevante (40%). La atropina a 0.01 mg/kg i.v. o el glicopirrolato a 0.01 a 0.05 mg/kg i.v. pueden administrarse de forma rutinaria para bloquear la estimulación muscarínica excesiva (síndrome SLUDGE: salivación, lagrimeo, micción [*urination*], diarrea, malestar gastrointestinal, emesis). La reversión del bloqueo prácticamente nunca está indicada tras el manejo urgente de la vía aérea.

Un nuevo fármaco de reversión selectiva del rocuronio, el sugammadex, recientemente fue aprobado para su uso en los Estados Unidos. Su estructura molecular de polisacáridos huecos y cónicos encapsula el rocuronio y, en menor medida, el vecuronio, revirtiendo así el bloqueo neuromuscular sin los efectos secundarios muscarínicos de los inhibidores de la AChE. La respiración espontánea se restablece en ~3 min, en comparación con los más de 5 min con los inhibidores de la AChE. Además, el sugammadex es rápidamente eficaz a una dosis de 16 mg/kg i.v., pese a la extensión del bloqueo neuromuscular, y no es necesario que se produzca ninguna recuperación espontánea antes de iniciar la reversión. *Véase* la sección «Información basada en la evidencia» para más detalles.

Por desgracia, el sugammadex no ha mostrado ser tan útil en la SIR urgente como se esperaba. Toma unos minutos mezclar el fármaco y las dosis son costosas. Aunque puede utilizarse en un escenario planificado, como el restablecimiento de la función neuromuscular para evaluar el alcance de una lesión cerebral o la continuación del estado epiléptico tras la intubación, su uso en un escenario de *no se puede*

TABLA 22-1	Inicio y duración de los fármacos bloqueadores neuromusculares			
Fármaco	Dosis (mg/kg)	Tiempo hasta el bloqueo máximo (min)	Tiempo de recuperación (min)	
			25%	75%
Amina cuaternaria				
SCh	1.5	1.1	8	11 (90%)
Compuestos aminoesteroideos				
Rocuronio	1.5	1.0	43	66

De Hunter JM. Drug therapy: new neuromuscular blocking drugs. *N Engl J Med.* 1995;332:1691-1699. Copyright © 1995 Massachusetts Medical Society. Reproducido con autorización de la Massachusetts Medical Society

intubar y no se puede oxigenar (NINO) es limitado. Las jeringas premezcladas disponibles para su uso tienen un costo elevado. Si se produce una situación de NINO, los minutos que se tarda en determinar el verdadero estado de NINO más el tiempo para conseguir el fármaco, mezclarlo, administrarlo y esperar el retorno de la respiración espontánea superan la esperanza de vida de un cerebro anóxico. Además, el sugammadex no tiene efecto sobre la sedación profunda ni la depresión respiratoria creadas por el fármaco sedante de inducción. Además, aunque la reversión del bloqueo neuromuscular y la respiración espontánea se produjeran a tiempo, seguiría existiendo el estado original del paciente que requiere su intubación. Por lo tanto, la mayoría de los expertos en vía aérea están de acuerdo en que la única solución para un verdadero escenario de NINO es una vía aérea quirúrgica rápida.

Indicaciones y contraindicaciones

Los FBNM no despolarizantes tienen un papel polivalente en el manejo urgente de la vía aérea. Según los datos más recientes de los registros, el rocuronio es el único FBNM no despolarizante utilizado para la SIR urgente. Cualquiera de los fármacos no despolarizantes (vecuronio, pancuronio o rocuronio) son adecuados para el mantenimiento de la parálisis después de la intubación, cuando se desea. La única contraindicación para un FBNM no despolarizante es la anafilaxia previa conocida a ese fármaco, aunque esto es extremadamente raro. Los pacientes con miastenia grave son sensibles a los FBNM y pueden experimentar una parálisis mayor o más prolongada con una dosis determinada.

Dosificación y uso clínico

La dosis recomendada de rocuronio para el manejo urgente de la vía aérea es de 1.5 mg/kg i.v. Produce parálisis a nivel de intubación de forma confiable en 60 s, en especial cuando se utiliza una dosis adecuada del fármaco de inducción (sedante), porque este último también provoca una relajación sustancial. Para el manejo postintubación cuando se desea un bloqueo neuromuscular continuo, es apropiado el vecuronio a 0.1 mg/kg i.v. o el pancuronio a 0.1 mg/kg i.v., junto con una sedación adecuada (*véanse* caps. 20 y 30). La **tabla 22-1** enumera el inicio y la duración de la acción de las dosis paralizantes habituales de todos los FBNM de uso frecuente. Los tiempos de inicio y las duraciones son para las dosis específicas indicadas, que son inferiores a las utilizadas para la intubación.

Efectos adversos

Anteriormente, los FBNM no despolarizantes se consideraban menos convenientes para la intubación que la SCh debido al retraso en el tiempo de parálisis, la duración prolongada de la acción o ambos. En cambio, su inicio puede acortarse administrando una dosis mayor que la necesaria para la intubación (a diferencia de la dosis DE95 [*véase* tabla 22-1] utilizada para la parálisis quirúrgica), y la disponibilidad del sugammadex permite la terminación prematura del bloqueo neuromuscular en caso de que sea necesario.

INFORMACIÓN BASADA EN LA EVIDENCIA

¿Cuál es la ventaja de la secuencia de intubación rápida con un fármaco bloqueador neuromuscular frente a la intubación con solo sedación profunda?

La SIR con un FBNM es la norma actual de atención para la intubación urgente. Varios estudios prospectivos y datos de registros de urgencias confirman la elevada tasa de éxito de la SIR con FBNM cuando la realizan operadores experimentados en los pacientes de urgencias tanto adultos como pediátricos.[1-3]

¿Alguno de los fármacos bloqueadores neuromusculares no despolarizantes es tan bueno como la succinilcolina para la secuencia de intubación rápida urgente?

Diversos estudios han comparado la SCh con el rocuronio para la intubación. Todos han llegado a la conclusión de que las condiciones de intubación de ambos fármacos son muy similares, siempre que se dosifiquen correctamente. Las revisiones recientes que comparan la SCh y el rocuronio para la SIR en el servicio de urgencias por parte de los médicos de urgencias no muestran diferencias importantes entre el éxito de la intubación con uno u otro fármaco.[4-11] La dosis de rocuronio es fundamental para el éxito de la SIR. La dosis correcta de rocuronio preconizada con anterioridad para la SIR era de 1.0-1.2 mg/kg, y no de 0.6 mg/kg, como se utiliza habitualmente en el quirófano. Una revisión de Cochrane del 2015 concluyó que la SCh a 1.5 mg/kg i.v. comparada con el rocuronio a 1.0 mg/kg i.v. produjo condiciones de intubación superiores con mayor frecuencia, pero tasas equivalentes de condiciones de intubación aceptables. Sin embargo, el rocuronio a 1.2 mg/kg i.v. proporciona unas condiciones de intubación equivalentes a las de la SCh, pero la duración de la acción es mayor que la de 1.0 mg/kg i.v. y mucho mayor que la de la SCh.[7] La duración de la dosis de 1.0 mg/kg i.v. es de 46 min.

¿Cuál es la dosis correcta de succinilcolina para la secuencia de intubación rápida?

Las condiciones de intubación están directamente relacionadas con la dosis utilizada de SCh, con excelentes condiciones de intubación en más del 80% de los pacientes que reciben 1.5 mg/kg i.v. o más de SCh.[12] El aumento de la dosis de SCh de 1.5 a 2 mg/kg i.v. extiende la duración de la acción solo de 5.2 a 7.5 min, lo que refuerza la idea de que la vida media de la SCh *in vivo* es de aproximadamente 1 min. Hay pruebas suficientes de que las dosis decrecientes de SCh producen condiciones de intubación inferiores. Por lo tanto, recomendamos firmemente 1.5 mg/kg i.v. (o más) de SCh para la SIR urgente.

¿Cuál es la dosis correcta de rocuronio para la secuencia de intubación rápida?

La nueva recomendación para la SIR es de 1.5 mg/kg i.v. En los últimos años, la recomendación de rocuronio basada en el peso ha ido aumentando de acuerdo con las pruebas que muestran que las condiciones de intubación se aumentan al máximo con dosis más altas. Un análisis reciente del National Emergency Airway Registry (NEAR) de dosis estratificadas de rocuronio basadas en el peso reveló que el éxito de la intubación en el primer intento era mayor cuando se utilizaba más de 1.4 mg/kg i.v. de rocuronio (92% frente al 88% de 1.0 mg/kg i.v.).[13] El beneficio fue más evidente en los pacientes con hipotensión y en los que se realizó una laringoscopia directa. En este último grupo, la probabilidad ajustada de éxito en el primer intento fue de 1.9 (IC del 95%: 1.3 a 2.7) cuando se utilizaron 1.4 mg/kg o más de rocuronio. Este beneficio no se observó en el grupo de videolaringoscopia (VL), quizás porque la visibilidad de la glotis mejoró lo suficiente con la tecnología de video, así que el bloqueo neuromuscular adicional no confirió un beneficio; no obstante, hay pocos inconvenientes en utilizar una dosis más alta incluso cuando se planifica la VL. En los pacientes de urgencias, el peso solo suele estimarse y, si se piensa que es bajo, lo que suele ser el caso, un FBNM total inadecuado podría provocar una parálisis parcial y malas condiciones de intubación. Con 1.0 mg/kg i.v., el paciente estará relajado durante unos 45 min. El manejo exitoso de la vía aérea es necesario mucho antes para evitar una lesión anóxica. Por lo tanto, aunque la administración de una dosis más alta de rocuronio en función del peso prolongará la duración clínica de la acción, no introduce un mayor riesgo para el paciente. Teniendo en cuenta esto, y en un esfuerzo por simplificar la dosificación del FBNM, 1.5 mg/kg i.v. es ahora la dosis de SIR recomendada tanto para la SCh como para el rocuronio.

Uso de succinilcolina en pacientes con lesiones oculares abiertas

La SCh se ha relacionado con un aumento de la presión intraocular. No obstante, nunca se ha informado un caso de extrusión vítrea tras el uso de SCh en un paciente con una lesión abierta del globo ocular. Por lo tanto, recomendamos que el FBNM para la SIR en los pacientes con lesión abierta del globo ocular se seleccione como se haría para cualquier otro paciente.

Uso de succinilcolina en las lesiones por denervación (accidente cerebrovascular, síndrome de Guillain-Barré, poliomielitis, traumatismos medulares, etc.)

Las lesiones por denervación provocan un cambio en el número y la función de los receptores de ACh en la unión y fuera de ella tan pronto como 3 días después de la lesión.[14,15] Esto puede dar lugar a aumentos masivos de potasio sérico que pueden causar un paro cardíaco. La SCh puede utilizarse con seguridad hasta 3 días después de la denervación y luego debe evitarse hasta que se complete la atrofia muscular y el episodio deje de ser dinámico.

Uso de succinilcolina en pacientes con miopía (distrofia muscular, rabdomiólisis, lesiones por aplastamiento, inmovilidad prolongada, etc.)

Las miopatías causan hipercalemia a través de un mecanismo similar al de la denervación, es decir, cambios en la función y densidad de los receptores de ACh.[16] Las miopatías congénitas se consideran una contraindicación absoluta para la SCh; su uso en pacientes con miopatías puede dar lugar a rabdomiólisis y paro hipercalémico resistente a la reanimación.[17,18] La hipercalemia secundaria a una miopatía oculta no diagnosticada debe tenerse en cuenta en los niños que experimentan un paro cardíaco tras la SCh.[19] Cuando se encuentra un paciente con rabdomiólisis conocida, debe evitarse la SCh.

Uso de succinilcolina en pacientes con hipercalemia preexistente

Hasta la fecha, pocos estudios han examinado el riesgo de la administración de SCh en los pacientes hipercalémicos.[20] En un metaanálisis, Thapa y Brull identificaron cuatro estudios controlados de pacientes con y sin insuficiencia renal, y no hubo ningún caso en el que el potasio sérico aumentara más de 0.5 mEq/L.[21] La serie más amplia, en la que participaron más de 40000 pacientes sometidos a anestesia general, identificó a 38 adultos y niños con hipercalemia (5.6-7.6 mEq/L) en el momento en que recibieron la SCh. Ninguno de estos pacientes tuvo un evento adverso, y los autores calcularon que la probabilidad máxima de un evento adverso relacionado con la SCh en los pacientes hipercalémicos es del 7.9%.[20] El dogma mantenido durante mucho tiempo de evitar la SCh en cualquier paciente con insuficiencia renal no es válido, y la independencia entre la SCh y la excreción renal hace que sea un fármaco viable a considerar cuando la función renal está deteriorada.[22,23] Recomendamos que cuando la hipercalemia esté presente o se crea que está presente (p. ej., en pacientes con insuficiencia renal terminal) y el ECG muestre estigmas de inestabilidad cardíaca por hipercalemia (aumento de la duración del QRS), se utilice otro fármaco, como el rocuronio, para la SIR. Por lo demás, la insuficiencia renal, o la hipercalemia nominal (es decir, sin cambios en el ECG), no es una contraindicación para la SCh.

Evidencia a favor del sugammadex

La forma molecular del sugammadex le permite encapsular el rocuronio y revertir el bloqueo neuromuscular.[24] Los primeros estudios muestran una reversión segura y eficaz del bloqueo neuromuscular por rocuronio en tan solo 2 min.[8,24-27] Sin embargo, su uso como fármaco de rescate en un escenario de *no se puede intubar no se puede oxigenar* no es realista debido al tiempo necesario para decidir su uso, mezclarlo, administrarlo y esperar a que revierta el bloqueo neuromuscular.

Referencias

1. Brown CA III, Bair AE, Pallin DJ, et al. Techniques, success, and adverse events of emergency department adult intubations. *Ann Emerg Med*. 2015;65(4):363.e1-370.e1.

2. Pallin DJ, Dwyer RC, Walls RM, et al. Techniques and trends, success rates, and adverse events in emergency department pediatric intubations: a report from the National Emergency Airway Registry. *Ann Emerg Med*. 2016;67:610.e1-615.e1.

3. Wilcox SR, Bittner EA, Elmer J, et al. Neuromuscular blocking agent administration for emergent tracheal intubation is associated with decreased prevalence of procedure-related complications. *Crit Care Med*. 2012;40(6):1808-1813.

4. Perry JJ, Lee JS, Sillberg VA, et al. Rocuronium versus succinylcholine for rapid sequence induction intubation. *Cochrane Database Syst Rev*. 2008;2:CD002788.

5. Patanwala AE, Stahle SA, Sakles JC, et al. Comparison of succinylcholine and rocuronium for first-attempt intubation success in the emergency department. *Acad Emerg Med*. 2011;18(1): 10-14.

6. Herbstritt A, Amarakone K. Towards evidence-based emergency medicine: best BETs from the Manchester Royal Infirmary. BET 3: is rocuronium as effective as succinylcholine at facilitating laryngoscopy during rapid sequence intubation? *Emerg Med J*. 2012;29(3):256-258.

7. Tran DTT, Newton EK, Mount VAH, et al. Rocuronium versus succinylcholine for rapid sequence induction intubation. *Cochrane Database Syst Rev*. 2015;10:CD002788.

8. Sørensen MK, Bretlau C, Gätke MR, et al. Rapid sequence induction and intubation with rocuronium-sugammadex compared with succinylcholine: a randomized trial. *Br J Anaesth*. 2012;108(4):682-689.

9. Marsch SC, Steiner L, Bucher E, et al. Succinylcholine versus rocuronium for rapid sequence intubation in intensive care: a prospective, randomized controlled trial. *Crit Care*. 2011;15(4):R199.

10. April MD, Arana A, Pallin DJ, et al. Emergency department intubation success with succinylcholine versus rocuronium: a National Emergency Airway Registry study. *Ann Emerg Med*. 2018;72(6): 645-653. Epub 2018 May 7. PMID: 29747958.

11. Li G, Cheng L, Wang J. Comparison of rocuronium with succinylcholine for rapid sequence induction intubation in the emergency department: a retrospective study at a single center in China. *Med Sci Monit*. 2021;27:e928462. PMID: 33441534; PMCID: PMC7814511.

12. Naguib M, Samarkandi AH, El-Din ME, et al. The dose of succinylcholine required for excellent endotracheal intubating conditions. *Anesth Analg*. 2006;102(1):151-155.

13. Levin NM, Fix ML, April MD, Allyson AA, Brown CA III. The Association of Rocuronium dosing and first-attempt intubation success in adult emergency department patients. *CJEM*. 2021;23(4):518-527.

14. Martyn JA, White DA, Gronert GA, et al. Up-and-down regulation of skeletal muscle acetylcholine receptors. Effects on neuromuscular blockers. *Anesthesiology*. 1992;76(5):822-843.

15. Gronert GA, Theye RA. Pathophysiology of hyperkalemia induced by succinylcholine. *Anesthesiology*. 1975;43(1):89-99.

16. Smith CL, Bush GH. Anaesthesia and progressive muscular dystrophy. *Br J Anaesth*. 1985;57(11):1113-1118.

17. Gronert GA. Cardiac arrest after succinylcholine: mortality greater with rhabdomyolysis than receptor upregulation. *Anesthesiology*. 2001;94(3):523-529.

18. Larach MG, Rosenberg H, Gronert GA, et al. Hyperkalemic cardiac arrest during anesthesia in infants and children with occult myopathies. *Clin Pediatr*. 1997;36(1):9-16.

19. Schow AJ, Lubarsky DA, Olson RP, et al. Can succinylcholine be used safely in hyperkalemic patients? *Anesth Analg*. 2002;95(1):119-122, table of contents.

20. Thapa S, Brull SJ. Succinylcholine-induced hyperkalemia in patients with renal failure: an old question revisited. *Anesth Analg*. 2000;91(1):237-241.

21. Powell DR, Miller R. The effect of repeated doses of succinylcholine on serum potassium in patients with renal failure. *Anesth Analg*. 1975;54(6):746-748.

22. Koide M, Waud BE. Serum potassium concentrations after succinylcholine in patients with renal failure. *Anesthesiology*. 1972;36(2):142-145.

23. Sacan O, White PF, Tufanogullari B, et al. Sugammadex reversal of rocuronium-induced neuromuscular blockade: a comparison with neostigmine-glycopyrrolate and edrophonium-atropine. *Anesth Analg*. 2007;104(3):569-574.

24. Suy K, Morias K, Cammu G, et al. Effective reversal of moderate rocuronium- or vecuronium-induced neuromuscular block with sugammadex, a selective relaxant binding agent. *Anesthesiology*. 2007;106(2):283-288.

25. Groudine SB, Soto R, Lien C, et al. A randomized, dose-finding, phase II study of the selective relaxant binding drug, sugammadex, capable of safely reversing profound rocuronium-induced neuromuscular block. *Anesth Analg*. 2007;104(3):555-562.

26. Sparr HJ, Vermeyen KM, Beaufort AM, et al. Early reversal of profound rocuronium-induced neuromuscular blockade by sugammadex in a randomized multicenter study: efficacy, safety, and pharmacokinetics. *Anesthesiology*. 2007;106(5):935-943.

27. Schaller SJ, Fink H. Sugammadex as a reversal agent for neuromuscular block: an evidence-based review. *Core Evid*. 2013;8:57-67.

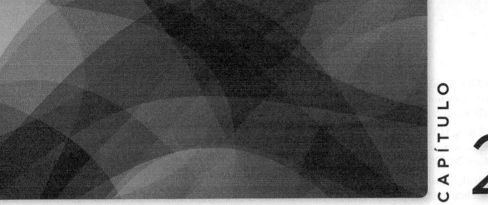

Optimización del éxito del primer intento de intubación

Brian E. Driver

Robert F. Reardon

IMPORTANCIA DEL ÉXITO DEL PRIMER INTENTO DE INTUBACIÓN

Lograr el éxito de la intubación en el primer intento es fundamental para los pacientes que atraviesan una intubación de urgencia. El fracaso en la intubación exitosa en el primer intento se asocia a un mayor riesgo de hipoxemia, broncoaspiración, paro cardíaco y otras complicaciones periintubación. Aunque el éxito en el primer intento ha mejorado con una mejor formación y la introducción de la videolaringoscopia, las tasas estimadas de éxito en el primer intento en el servicio de urgencias (SU) siguen siendo cercanas al 90%, con tasas más bajas en la unidad de cuidados intensivos (UCI). En los Estados Unidos, anualmente se intuba a casi 1.5 millones de pacientes adultos en estado crítico. Un 90% de éxito en el primer intento se traduce en al menos 150 000 pacientes que requieren múltiples intentos antes de ser intubados con éxito. Dado que existe una tasa de eventos adversos de entre el 30% y 50% cuando falla el primer intento, hay un claro margen de mejora en esta medida. Las evaluaciones adecuadas de los pacientes, la preparación, el uso de listas de verificación y la asistencia sistemática por video han permitido a algunos SU y grupos prehospitalarios lograr tasas de éxito en el primer intento mayores al 95%. Esto indica que, en lugar de depender principalmente de la habilidad individual, el éxito de la intubación depende en gran medida de los sistemas de intubación que apoyan al médico.

CLAVES PARA OPTIMIZAR EL ÉXITO Y LA SEGURIDAD DEL PRIMER INTENTO DE INTUBACIÓN

Para optimizar el éxito de la intubación en el primer intento es necesario utilizar sistemáticamente las mejores prácticas en *todas las facetas* de la intubación. El éxito no se produce por casualidad o por la contratación de residentes, becarios o personal con una coordinación mano-ojo inusualmente buena. Se produce prestando atención meticulosa a todo el proceso de intubación. Los elementos con mayor efecto sobre el éxito de la intubación en el primer intento y la seguridad del paciente son:

1. Un abordaje establecido para todas las intubaciones.
2. Uso adecuado de la secuencia de intubación rápida.
3. Seguir una lista de verificación para preparar meticulosamente la intubación.
4. Preoxigenación completa.
5. Utilizar el mejor dispositivo, la mejor técnica y los mejores complementos.
6. Toma de decisiones algorítmica.
7. Uso temprano de herramientas de rescate bien practicadas.
8. Asumir la responsabilidad con la mejora continua de la calidad por parte del líder de la vía aérea.

USO DE UN ABORDAJE ESTABLECIDO PARA LA INTUBACIÓN DE URGENCIA

Este puede ser el elemento más importante que afecta al éxito de la intubación en el primer intento y a la seguridad de la intubación urgente. La intubación de urgencia es un proceso complejo y todavía se debate sobre qué equipos y técnicas son los mejores; sin embargo, cada departamento debe decidir y establecer las mejores prácticas para su grupo. La intubación urgente suele ser un acontecimiento estresante y en el que intervienen varios miembros del equipo; un abordaje coherente permite mejorar el trabajo en equipo, disminuir el estrés y reducir los errores.

Los servicios deben adoptar un abordaje de la intubación que estandarice la preparación para la intervención, los fármacos, las técnicas y los dispositivos para casi todos los pacientes que requieren intubación. El abordaje establecido debe emplear las mejores técnicas y equipos disponibles, lo que garantizará el éxito del abordaje en los casos difíciles. El uso de técnicas o dispositivos nuevos, desconocidos o poco utilizados para las vías aéreas difíciles se traduce a menudo en desafíos imprevistos o en el fracaso de la intubación.

Los ensayos aleatorizados realizados en la UCI y en el SU han estudiado elementos particulares del proceso de intubación, como el uso de una lista de verificación frente a la ausencia de ella; el uso de un laringoscopio directo frente a un videolaringoscopio; la colocación del paciente en posición de olfateo frente a la de rampa; y el uso de oxigenación apneica frente a la ausencia de esta, con resultados que muestran que los aspectos individuales del manejo de la vía aérea pueden no tener tanto impacto en el éxito de la intubación como los cambios en todo el sistema. Todos estos ensayos tienen limitaciones (p. ej., estudiar solo a los operadores novatos) y, en lugar de mostrar la inutilidad de las listas de verificación, los videolaringoscopios, la posición de intubación y el uso de la oxigenación apneica, indican que la alteración de un solo elemento de un proceso complejo puede no alterar los resultados.

La intubación traqueal de urgencia es compleja y todos los elementos del procedimiento, antes, durante y después de la colocación del tubo, contribuyen a la seguridad del paciente. Por ejemplo, el uso de una lista de verificación no servirá de nada si el paciente no está bien colocado; la colocación del paciente no servirá de nada si se utiliza un laringoscopio directo para una vía aérea difícil; y el uso de un videolaringoscopio puede no servir de nada si la preoxigenación es inadecuada, lo que provoca un tiempo de laringoscopia trunco. Los departamentos y los operadores deben prestar especial atención a *todos* los elementos de la intubación, que a veces se denomina *proceso de intubación* o *paquete de la vía aérea*. Cuando un operador, o todo el departamento, utiliza un paquete unificado de vía aérea que emplea lo mejor de todas las técnicas y equipos disponibles, se simplifica enormemente la complejidad del procedimiento y se ofrece la mejor atención al paciente.

IMPORTANCIA DEL BLOQUEO NEUROMUSCULAR PARA LA INTUBACIÓN URGENTE

Quizá nada ayude más al éxito de la intubación en el primer intento que el bloqueo neuromuscular. Antes de la introducción de la secuencia de intubación rápida (SIR, *véase* cap. 20), la intubación era mucho más difícil y el éxito en el primer intento era poco frecuente.

Debido al poderoso instinto humano de proteger la vía aérea, la colocación del laringoscopio y del tubo sin parálisis suele dar lugar a la lucha física, a condiciones de intubación deficientes y a traumatismos de la vía aérea. La SIR es el método más utilizado para la intubación urgente. Varios estudios prospectivos y datos de registros de urgencias confirman la alta tasa de éxito de la SIR con fármacos bloqueadores neuromusculares cuando es realizada por operadores experimentados en los pacientes de urgencias tanto adultos como pediátricos (*véase* la sección «Información basada en la evidencia» del capítulo 20). Paradójicamente, la creencia de que el uso de sedantes sin bloqueo neuromuscular era más seguro a menudo causaba más daño. Se requiere una sedación importante para facilitar la laringoscopia y la intubación bucal, lo que suele provocar hipoventilación o apnea. La instrumentación de la vía aérea en este estado también puede causar vómitos, lo que puede ser desastroso en un paciente sin reflejos intactos en la vía aérea.

Uso adecuado de la secuencia de intubación rápida

La SIR ha revolucionado el manejo urgente de la vía aérea y se asocia a una mejoría del éxito y la seguridad de la intubación. En los registros de intubación, se utiliza un fármaco bloqueador neuromuscular en aproximadamente el 85% de todos los encuentros con la vía aérea y en más del 95% de los pacientes cuando se excluyen los que presentan un paro cardíaco. Esta elevadísima tasa muestra que la SIR debe ser el método predeterminado para facilitar la intubación, a menos que exista una razón de peso para seleccionar un método que mantenga la respiración espontánea (es decir, una dificultad anatómica o fisiológica importante, *véanse* caps. 2 y 3), y no al revés.

Cuando los médicos que intuban confían en el plan de la vía aérea y en los dispositivos de respaldo y están utilizando el mejor equipo, tendrán confianza en el éxito del procedimiento y de la oxigenación de rescate, lo que permitirá el uso de la SIR.

Uso de la intubación con el paciente despierto cuando es probable que fallen tanto la secuencia de intubación rápida como la oxigenación de rescate

La SIR debe evitarse cuando la intubación, la oxigenación de rescate o ambas se consideren muy difíciles o imposibles. Menos del 5% de los pacientes cumplirán estos criterios. Los algoritmos de los capítulos 2 y 3 proporcionan un marco excelente para evaluar la vía aérea difícil. El capítulo 5 describe la aplicación algorítmica de estos conocimientos para ayudar a formar el plan adecuado. El médico que intuba debe comprender la importancia del punto de bifurcación para decidir entre la SIR y la intubación con el paciente despierto y no utilizar en exceso las técnicas con el paciente despierto. No obstante, los médicos que intuban no deben ser arrogantes en el abordaje de los pacientes con características de vía aérea difícil. Cuando se utilizan equipos y técnicas modernas, es raro que un paciente no pueda ser intubado o reoxigenado; sin embargo, estos casos siguen existiendo y, por lo tanto, la intubación con el paciente despierto sigue siendo una herramienta valiosa.

La decisión de utilizar una técnica con el paciente despierto no puede basarse únicamente en la mnemotecnia y en los marcadores individuales de vía aérea difícil (porque al menos un marcador está presente en el 60% de las intubaciones urgentes), y debe sustentarse en el criterio del médico al considerar las características del paciente, el equipo disponible y su nivel tanto de habilidad como de experiencia. Además, hay ocasiones en las que se considera la intubación con el paciente despierto pero puede no ser el abordaje más práctico, por ejemplo, una obstrucción de las vías respiratorias superiores de rápida evolución sin tiempo para la preparación del paciente (*véase* cap. 24) o un paciente traumatizado con herida penetrante en el cuello y hemorragia bucofaríngea abundante. Estos pacientes suelen entrar en la categoría de «forzado a actuar» en el algoritmo de la vía aérea difícil (*véase* cap. 5).

Si no se aplica la SIR, lo ideal es mantener al paciente totalmente o casi totalmente despierto; la intubación debe realizarse después de una aplicación meticulosa de anestesia tópica (*véanse* caps. 17 y 24). Si la intubación con el paciente despierto no es posible debido a su falta de cooperación, incluso después de una anestesia tópica abundante, se pueden administrar pequeñas cantidades de sedantes, administrados en serie. El objetivo no es dejar al paciente obnubilado o inconsciente, sino lograr el nivel mínimo de sedación que facilite su tolerancia y cooperación con el procedimiento. Cuando se administra una sedación significativa sin bloqueo neuromuscular, la respiración y los reflejos protectores de la vía aérea se ven afectados, pero la laringoscopia sigue siendo un desafío debido a la resistencia intrínseca del paciente a la inserción del laringoscopio y a la manipulación laríngea. Esto puede provocar un traumatismo de la vía aérea, una mala visión de la glotis y vómitos con aspiración. Se debe hacer todo lo posible para que el procedimiento sea tolerable y para preservar los reflejos respiratorios y de la vía aérea hasta que el tubo esté en la tráquea. Los medicamentos para la SIR y el equipo de respaldo deben estar preparados cuando se realice una intubación con el paciente despierto.

Prevención de las intubaciones con solo sedación

En comparación con una verdadera intubación con el paciente despierto, debe evitarse una intubación con solo sedación, definida como la intubación después de la administración de una dosis mayor de sedante que deja al paciente obnubilado. Esto todavía se defiende en algunos hospitales y UCI por miedo a utilizar el bloqueo neuromuscular. Se cree erróneamente que la intubación con solo sedación es una opción más segura para los pacientes con dificultad prevista porque evita la parálisis en las personas con indicadores de dificultad de la vía aérea. No obstante, este abordaje conduce a una respiración y unos reflejos de la vía aérea deteriorados, a peores condiciones de intubación y a un menor éxito en el primer intento; asimismo, pone al paciente en riesgo de vómitos y broncoaspiración. En ocasiones, se promueve este abordaje para evaluar la viabilidad de la intubación al intentar ver la glotis después de que el paciente esté más profundamente sedado. Se cree que si se visualizan las estructuras glóticas, se tiene la certeza de que el éxito está garantizado y se puede proceder a la SIR.

La realización de una laringoscopia con una sedación importante pero sin bloqueo neuromuscular con la intención de evaluar la dificultad de la intubación conduce a dos posibilidades: *1*) la intubación parece tener éxito y entonces se administra un fármaco bloqueador neuromuscular y se realiza la intubación, o *2*) la intubación parece no tener éxito y el operador no está seguro de si esto se debe a la anatomía del paciente o a una relajación inadecuada de este último; en estos casos, se suele administrar un bloqueador neuromuscular para mejorar las condiciones de intubación (o el operador realiza una cricotirotomía o administra un bloqueador neuromuscular y coloca un dispositivo extraglótico). Los resultados de este último escenario destacan el desafío de la mal llamada técnica de «inspección con el paciente despierto». Esto explica, en cambio, por qué el médico que intuba elige la SIR o una intubación de la vía aérea con el paciente totalmente (o casi) despierto o una evaluación de la vía aérea.

IMPORTANCIA DE UNA LISTA DE VERIFICACIÓN PREINTUBACIÓN

La intubación urgente es análoga a otras situaciones de alto riesgo, como pilotear un avión o hacer paracaidismo, en las que pequeños errores pueden causar una catástrofe. De ahí que las listas de verificación se usen habitualmente en estas y otras actividades de alto riesgo. Varios estudios han mostrado que la aplicación de una lista como parte de un equipo de la vía aérea mejora el éxito de la intubación en el primer intento.

Los detalles aparentemente pequeños pueden marcar la diferencia entre una intubación sencilla y un desastre en la vía aérea. Entre los detalles que pueden pasar desapercibidos sin una lista de verificación se encuentran el asegurarse de que la vía intravenosa sea permeable, que la aspiración esté encendida y que la pantalla del videolaringoscopio funcione. El uso de una lista de verificación fomenta un abordaje en equipo para el manejo de la vía aérea y garantiza que todos los miembros conozcan el plan. Las listas de verificación afirman que las habilidades, las técnicas y los equipos básicos son fundamentales para un manejo seguro y eficaz de la vía aérea. En la **figura 23-1** se ofrece un ejemplo de lista de verificación. El contenido exacto de esta lista para la intubación variará según la institución y quizá sea menos importante que la aplicación rigurosa de la lista de verificación para garantizar su uso ininterrumpido.

Dado que el 60% de los pacientes que se someten a una intubación de urgencia tienen una o más características de vía aérea difícil, todas las intubaciones urgentes deben considerarse potencialmente difíciles y merecen una preparación meticulosa. Una lista de verificación le permitirá estar siempre preparado cuando surjan dificultades. Muchos elementos de la lista de verificación previa a la intubación se tratan en otros capítulos. A continuación, ofrecemos un breve resumen de los elementos clave para destacar su importancia en el proceso de intubación.

Evaluación de la vía aérea

Si el tiempo y las circunstancias clínicas lo permiten, el médico que intuba debe evaluar la dificultad prevista de la ventilación con bolsa-mascarilla, la colocación del dispositivo extraglótico y la laringoscopia

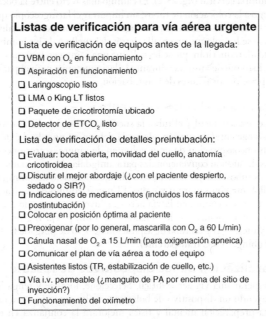

Listas de verificación para vía aérea urgente

Lista de verificación de equipos antes de la llegada:

☐ VBM con O_2 en funcionamiento
☐ Aspiración en funcionamiento
☐ Laringoscopio listo
☐ LMA o King LT listos
☐ Paquete de cricotirotomía ubicado
☐ Detector de $ETCO_2$ listo

Lista de verificación de detalles preintubación:

☐ Evaluar: boca abierta, movilidad del cuello, anatomía cricotiroidea
☐ Discutir el mejor abordaje (¿con el paciente despierto, sedado o SIR?)
☐ Indicaciones de medicamentos (incluidos los fármacos postintubación)
☐ Colocar en posición óptima al paciente
☐ Preoxigenar (por lo general, mascarilla con O_2 a 60 L/min)
☐ Cánula nasal de O_2 a 15 L/min (para oxigenación apneica)
☐ Comunicar el plan de vía aérea a todo el equipo
☐ Asistentes listos (TR, estabilización de cuello, etc.)
☐ Vía i.v. permeable (¿manguito de PA por encima del sitio de inyección?)
☐ Funcionamiento del oxímetro

Figura 23-1. Ejemplo de lista de verificación previa a la intubación. Las listas de verificación, que varían según la institución, le recordarán a los médicos que intuban las mejores prácticas que deben establecerse para todos los intentos de intubación (cortesía del Department of Emergency Medicine, Hennepin County Medical Center).

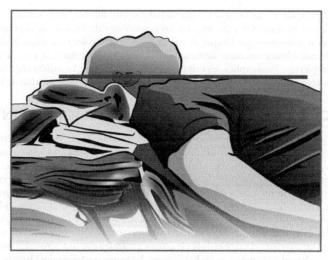

Figura 23-2. **La posición ideal del paciente es alinear la parte anterior de la oreja con la escotadura esternal.** Esto se consigue elevando la cabeza del paciente mientras se mantiene la cara paralela al techo (cortesía del Department of Emergency Medicine, Hennepin County Medical Center).

(*véase* cap. 2). Como mínimo, el médico que intuba debe evaluar la apertura de la boca y la movilidad del cuello y considerar si podría haber alguna obstrucción entre la boca y la vía aérea. Esto guiará la formación del plan de la vía aérea.

Colocación del paciente en una posición perfecta

La colocación en posición, tratada con más detalle en los capítulos 15 y 16, puede determinar el éxito o el fracaso del primer intento tanto como el uso de la SIR, la preoxigenación y la videolaringoscopia. Alinear la oreja con la escotadura del esternón elevando la cabeza en relación con el tórax mientras se mantiene la cara paralela al techo resulta de beneficio en todas las intubaciones, siempre que no se sospeche una lesión de la columna cervical (**fig. 23-2**). El camino más recto entre la boca y la laringe ayuda tanto a la laringoscopia como a la colocación de tubos, sin importar el laringoscopio que se utilice. Cada paciente requerirá maniobras un poco diferentes para lograr la posición perfecta: algunos no necesitarán nada; otros necesitarán que se les coloque una toalla detrás del cuello o de los hombros; otros, en particular los pacientes con obesidad, requerirán que se les coloque una rampa en la cama o dispositivos disponibles de manera comercial. Esto puede ajustarse durante la laringoscopia, pero el paciente debe colocarse lo más cerca posible de la posición ideal antes de la intubación.

Preparación para una succión excelente

Aparte de la hoja, el estilete táctil y el tubo, la succión es el único dispositivo que entra en la boca del paciente. En algunos pacientes, la succión adecuada determina no solo el éxito o el fracaso, sino también si se produce una broncoaspiración de gran volumen de sangre, secreciones o contenido gástrico en la tráquea. Las puntas de succión convencionales para amígdalas (denominadas por lo general *Yankauer*) y dentales, así como los tubos de aspiración típicos (diámetro interno de 5 mm), tienen diámetros estrechos y se obstruyen fácilmente con sangre o vómito. El mejor equipo de aspiración para los pacientes con hemorragias importantes o vómito en la vía aérea incluye una punta de gran calibre con un diámetro interno de la punta de al menos 1/4 de pulgada (~6 mm; p. ej., Big Stick® y catéter DuCanto® de SSCOR, Inc.; Sun Valley, CA) y un tubo de aspiración de 5/16 de pulgada (~8 mm) de diámetro interno (p. ej., Kuriyama Tubing®, PVC transparente).

Selección y localización de los dispositivos de rescate

Siempre hay que esperar una vía aérea difícil. Seleccione, localice y tenga listos los dispositivos complementarios, incluyendo un dispositivo de bolsa-mascarilla, una vía aérea extraglótica y un equipo de cricotirotomía. Esta preparación mental y física mejorará la confianza en el éxito del procedimiento en general, especialmente en la oxigenación y ventilación de rescate.

LA PREOXIGENACIÓN ÓPTIMA ES FUNDAMENTAL

La preoxigenación es fundamental para el éxito de la intubación de urgencia porque prolonga el tiempo en que el paciente mantiene una saturación de oxígeno normal mientras está apneico, lo que permite disponer de más tiempo para el procedimiento de intubación (*véanse* caps. 8 y 20). Lo ideal es preoxigenar a los pacientes durante 3 min u 8 respiraciones de capacidad máxima si se dispone de poco tiempo. Es mejor preoxigenar a los pacientes en una posición elevada de la cabeza. Hay dos métodos sencillos que proporcionan una preoxigenación adecuada:

1. **Alto flujo de oxígeno.** El método más sencillo para proporcionar un flujo elevado de oxígeno es utilizar una mascarilla con reservorio (MR) con el caudal de oxígeno ajustado lo más alto posible (es decir, el caudal de lavado, por lo general de 40 a 60 L/min), que se consigue girando el botón de un caudalímetro convencional hasta que no gire más; el flujo de oxígeno será bastante ruidoso. Este es el método de preoxigenación inicial predeterminado para todas las intubaciones urgentes. El tubo nasal convencional ajustado de 5 a 15 L/min se coloca bajo la MR y se deja durante la intubación para prolongar el período de apnea segura. El oxígeno nasal de alto flujo (ONAF) humidificado también es una opción, pero requiere un equipo especial.

2. **Oxígeno con presión positiva.** Esto es lo mejor para los pacientes con una enfermedad respiratoria subyacente u obesidad y se logra con mayor frecuencia con ventilación no invasiva con presión positiva, que proporciona una ventilación de alta calidad estrechamente sincronizada con la respiración del paciente. El uso de un dispositivo de mascarilla con bolsa y válvula de presión positiva al final de la espiración, sin proporcionar ventilación, y con otra fuente de oxígeno suplementario bajo la mascarilla, es una posibilidad, pero se debe tener precaución porque requiere que el paciente tenga un esfuerzo ventilatorio suficiente para extraer volumen del depósito de la bolsa y que un miembro del equipo mantenga continuamente un sellado *perfecto* de la mascarilla. A menos que el paciente esté apneico, no se recomienda la ventilación manual con bolsa. En el caso de los pacientes que respiran espontáneamente, es difícil sincronizar el dispositivo de mascarilla con bolsa con la respiración del paciente, y este método solo proporciona una presión positiva insignificante.

HACER DEL PRIMER INTENTO EL MEJOR INTENTO

Utilice el mejor equipo, las mejores técnicas y el mejor personal en el primer intento, en lugar de retener algún equipo, técnica o personal mejor hasta después de que el primer intento fracase. Para la mayoría de las intubaciones de urgencia, el principal instrumento utilizado en el primer intento debe ser un videolaringoscopio con hojas tanto de geometría convencional como hiperanguladas.

Preparación del escenario

Al realizar la intubación traqueal de pacientes en estado crítico, deben prohibirse las distracciones a menos que sean necesarias para evitar la morbilidad o la muerte. Esto es análogo a la regla de la cabina estéril en los aviones, que prohíbe las actividades no esenciales durante el rodaje, el despegue y el aterrizaje. Antes del procedimiento de intubación, indique a un miembro del equipo que notifique a la sala cuando la saturación de oxígeno del paciente alcance un determinado umbral (p. ej., 93%); esto es mucho mejor que gritar niveles de saturación de oxígeno decrecientes que no son procesables (p. ej., «99%, 98%, 96%», etc.).

El resto del equipo (p. ej., el personal de enfermería, los auxiliares sanitarios y los estudiantes) debe recibir información sobre el plan de vía aérea y su papel en el procedimiento inicial y en los procedimientos de apoyo. Lo ideal sería que el departamento tuviera un abordaje muy similar a la mayoría de las intubaciones para que el equipo pueda familiarizarse con una rutina, lo que aumentará la comodidad y el dominio.

Identifique a un asistente principal que le ayude con el procedimiento. Este ayudante le entregará el dispositivo de succión, el estilete y el tubo endotraqueal, y puede ayudarle con la manipulación laríngea externa. Asegúrese de que el asistente pueda ver la pantalla de video para poder ayudar mejor en el procedimiento y solucionar más rápidamente los problemas que surjan. Este asistente también puede encargarse de garantizar que se completen los elementos de la lista de verificación.

Uso del mejor laringoscopio

Elija el laringoscopio que le proporcione la mayor probabilidad de éxito en el primer intento. Muchos están a favor de que el videolaringoscopio sea el dispositivo de intubación predeterminado, ya que ofrece una mejor visibilidad, se ensucia con poca frecuencia por los líquidos corporales o la sangre en la boca y en los estudios observacionales se asocia a un mayor éxito, incluso cuando se compara con la laringoscopia directa aumentada con una posición en rampa, la manipulación laríngea externa y el uso de estiletes.

La laringoscopia directa, una habilidad necesaria que hay que desarrollar y mantener para los casos en los que falle la tecnología o no se disponga de hojas limpias, puede utilizarse si el médico cree que ofrece las mejores posibilidades de éxito, aunque esto debería ser excepcionalmente raro. Siempre que sea posible, la laringoscopia directa debe realizarse con un videolaringoscopio de tipo Macintosh.

Esto permite la laringoscopia directa con respaldo de video instantáneo en caso de que la intubación resulte difícil. Las instituciones que forman a los residentes deberían considerar encarecidamente el uso de un videolaringoscopio de tipo Macintosh para poder realizar tanto la laringoscopia directa como la videolaringoscopia con un solo dispositivo. Los datos disponibles indican que los videolaringoscopios Macintosh consiguen un éxito similar al de los videolaringoscopios hiperangulados en muchos pacientes, incluso cuando se utilizan en los pacientes con sospecha de lesión de la columna cervical.

Aunque las hojas hiperanguladas son eficaces y tienen un gran éxito en manos expertas, los médicos que intuban que utilizan principalmente videolaringoscopios hiperangulados pueden no mantener la destreza con la laringoscopia directa y esto podría ser problemático si el dispositivo de video no está disponible o presenta dificultades técnicas.

Realización de una laringoscopia óptima

Sostenga la hoja cerca de donde el mango se une a la hoja, adopte una buena postura y asegúrese de que su cara esté lo suficientemente alejada del paciente. No apresure la laringoscopia ni ponga su cara contra la del paciente. Si siente que tiene que apresurarse, quizás necesite una mejor preoxigenación o un plan diferente para la vía aérea. Introduzca metódicamente la hoja en la boca y desplácela de forma gradual por la lengua, levantando y mirando a medida que avanza. Visualice progresivamente las estructuras de la úvula, la lengua, la epiglotis, los cartílagos aritenoides y la apertura de la glotis. Los capítulos 15 y 16 ofrecen más detalles.

Uso del *bougie* o estilete con forma recta

La laringoscopia es solo una parte del procedimiento de intubación: después de obtener la mejor vista posible, hay que introducir el tubo en la tráquea. Una laringoscopia de alta calidad y la colocación del paciente pueden hacer que la colocación del tubo sea sencilla, especialmente cuando se utiliza una hoja Macintosh. En cambio, debe prestarse especial atención a la forma del tubo, que debe seguir una forma recta hasta el manguito, con una curvatura distal de 25° a 35°. Se ha constatado que el uso de un estilete en el primer intento aumenta el éxito del primer intento cuando se incorpora a la práctica rutinaria y puede facilitar aún más la colocación del tubo. El diámetro más estrecho del estilete facilita su inserción en la laringe sin obstruir la visión de la vía aérea por parte del operador. Las viejas inquietudes sobre los tiempos de intubación significativamente más largos o el traumatismo de la vía aérea con el estilete no se han observado en los ensayos aleatorizados. El uso rutinario durante el primer intento de dispositivos que por lo general se reservan para vías aéreas difíciles o después de intentos fallidos de intubación (p. ej., videolaringoscopia y estilete) puede mejorar su éxito cuando se utilizan para las vías aéreas difíciles reales. Los capítulos 15 y 16 proporcionan más detalles sobre este importante factor de la intubación.

UN ALGORITMO SENCILLO ES MUY VALIOSO CUANDO FRACASAN LOS INTENTOS DE INTUBACIÓN

Este plan de intubación debe incluir un algoritmo sencillo preconcebido de la vía aérea con técnicas probadas que, en caso de que el primer intento resulte fallido, permita al operador pasar al siguiente paso del algoritmo sin tener que ampliar de forma costosa la reserva cognitiva para tomar decisiones *de novo*. Este marco mejora la confianza en la capacidad para mantener la oxigenación del paciente. Consulte el capítulo 5 para revisar los algoritmos de la vía aérea urgente.

LOS RESPALDOS DEBEN ESTAR DISPONIBLES, BIEN PROBADOS Y PRACTICADOS

Cuando los intentos de intubación fracasan, es imperativo que el equipo de reserva esté disponible, al alcance de la mano y no en un carro de vía aérea difícil en otra sala. Dado que aproximadamente la mitad de las vías aéreas difíciles son inesperadas, es necesario disponer de un equipo de reserva tanto para las intubaciones rutinarias como para las que se prevén difíciles.

La ventilación con bolsa-mascarilla es el principal dispositivo de apoyo. Los dispositivos extraglóticos (DEG) también son herramientas de reserva de importancia crítica y pueden utilizarse en lugar de la ventilación con bolsa-mascarilla o después de ella. Los médicos que tratan la vía aérea urgente deben ser conscientes de que no todos los DEG son iguales y elegir cuidadosamente sus dispositivos de reserva (*véase* cap. 13). En concreto, los DEG de segunda generación están diseñados para permitir el paso simultáneo de una sonda orogástrica, algunos están diseñados para facilitar la intubación ciega o endoscópica, y otros permiten la ventilación con presiones más altas antes de la fuga. Muchos departamentos solo disponen de una mascarilla laríngea de primera generación como dispositivo principal de reserva, que no puede vaciar el estómago, facilitar la intubación o tolerar una presión de ventilación elevada. Los servicios de urgencias deberían tener un DEG de última generación y asegurarse de que todos los médicos que intuban estén familiarizados con su uso.

El último paso en todos los algoritmos de la vía aérea urgente es un abordaje quirúrgico. La mayoría de los expertos en vía aérea urgente recomiendan una técnica quirúrgica abierta sencilla utilizando un equipo de fácil acceso (bisturí, estilete, tubo endotraqueal y gancho).

La práctica regular de las técnicas de apoyo, ventilación con bolsa-mascarilla, colocación de DEG y vías aéreas quirúrgicas, es muy recomendable y permite a los médicos manejar situaciones de vías aéreas difíciles con mayor comodidad. Esta preparación física y mental mejorará la confianza en el éxito del procedimiento en general, sobre todo en la oxigenación y ventilación de rescate, lo que podría llevar a una mayor confianza en la SIR y, a su vez, aumentar la probabilidad de éxito en el primer intento.

PEDIR AYUDA

Los responsables de la intubación urgente deberían, idealmente, estar comprometidos con *todo el proceso* de intubación, incluyendo las vías aéreas fáciles y difíciles, la intubación con el paciente despierto, la SIR, el rescate con DEG y la realización de vías aéreas quirúrgicas. Sin embargo, la humildad es la clave para el manejo seguro y exitoso de la vía aérea, especialmente en los casos difíciles. Es importante reconocer que es probable que la vía aérea sea difícil y pedir la ayuda adecuada.

Los profesionales de la vía aérea experimentados y hábiles pueden necesitar solo algunos ayudantes, mientras que los que tienen menos habilidad o experiencia deben llamar al médico de vía aérea más experimentado disponible, idealmente otro médico de urgencias o alguien que trata vías aéreas urgentes con regularidad.

Aunque puede ser habitual que algunos médicos de urgencias recurran a anestesiólogos para la intubación con el paciente despierto o a cirujanos para la vía aérea quirúrgica, es importante conocer las capacidades de estos especialistas. Depender de un especialista para una parte del proceso de manejo de la vía aérea urgente puede ser problemático por tres razones. En primer lugar, el especialista podría no estar disponible de forma inmediata las 24 horas del día, con las implicaciones obvias. En segundo, es posible que el especialista no tenga la experiencia o la habilidad que usted espera. Por ejemplo, muchos anestesiólogos no tienen una experiencia relevante en la intubación con el paciente despierto en el ámbito de las urgencias. Algunos cirujanos no están familiarizados con el abordaje táctil de la cricotirotomía de urgencia y pueden intentar en vano visualizar las estructuras anatómicas o pueden solicitar un equipo no disponible. En tercero, el operador puede tener conocimientos técnicos, pero puede no tener experiencia en la toma de decisiones para el manejo urgente de la vía aérea, incluido el uso de la SIR, el DEG y la decisión de cuándo hacer una vía aérea quirúrgica. Si un especialista que por lo general no realiza intubaciones en el SU ayuda en el procedimiento de intubación, la toma de decisiones debe seguir siendo del equipo principal. La comunicación perfecta en cuanto al momento de las técnicas de rescate es primordial.

ASUMIR LAS RESPONSABILIDADES, MEJORA CONTINUA DE LA CALIDAD Y LÍDER DE LA VÍA AÉREA

Hay factores menos tangibles que también contribuyen significativamente al éxito y la seguridad de la intubación urgente tanto para los médicos como para los departamentos. Los servicios que tienen una cultura de responsabilidad total de la intubación urgente se sentirán y serán más responsables del procedimiento, lo que, a su vez y con el tiempo, aumentará la habilidad y la confianza en el espectro de la toma de decisiones y la habilidad técnica requerida. Los médicos y los departamentos deben, cuando estén debidamente entrenados y tengan experiencia, comprometerse a atender a todos los pacientes que requieran intubación, no solo a los que se prevea que serán intubaciones sencillas. Esto implicará el dominio de la laringoscopia, la oxigenación de rescate con dispositivos de bolsa-mascarilla y DEG, la realización de vías aéreas quirúrgicas y la intubación endoscópica con el paciente despierto, así como el conocimiento de cuándo poner en práctica cada una de estas técnicas. Este conocimiento y esta actitud fomentarán una cultura de responsabilidad respecto a este procedimiento, lo que permitirá un manejo más rápido, eficiente y seguro de la vía aérea urgente.

Es habitual que los departamentos realicen un control de calidad de las imágenes de ecografías u otros procesos. Debemos hacer estas mismas actividades para la intubación urgente. Dado que la intubación urgente es un procedimiento intrínsecamente arriesgado en el que pequeños cambios en el procedimiento u omisiones de pasos clave pueden tener grandes efectos sobre el paciente que recibe la atención, es necesario mejorar de manera continua la calidad para controlar los resultados de los pacientes. Esto ayudará a determinar si hay mejorías sistemáticas que puedan optimizar el éxito y la seguridad de este procedimiento dentro de un departamento. Los procesos de mejora de la calidad variarán según el departamento, pero deben incluir, como mínimo, un registro de los detalles del procedimiento, sus resultados y cualquier complicación, al tiempo que permiten al equipo clínico hacer comentarios específicos. Esto podría adoptar muchas formas, desde meter un simple formulario en un buzón para su revisión manual hasta la introducción de sofisticados puntos de datos de intubación en una base de datos electrónica. Si no se miden estos datos, es casi imposible mejorarlos sistemáticamente.

Por último, en cada departamento que realice el manejo urgente de la vía aérea, se debe designar al menos a una persona como líder de la vía aérea. Esta persona será responsable de mantenerse al día con la literatura sobre la vía aérea, asegurándose de que el departamento cuente con los dispositivos y la formación adecuados sobre el tema y revisando los datos de mejora continua de la calidad para supervisar los resultados tanto de los procedimientos como de los pacientes. El objetivo del responsable de la vía aérea es conseguir un éxito en el primer intento mayor del 95%, al tiempo que se reducen continuamente las complicaciones asociadas a la intubación. Identifique a una o dos personas para que desempeñen esta función, en lugar de difundir la responsabilidad. Esto sirve para concentrar la responsabilidad de estas tareas importantes y permitir una mayor rendición de cuentas.

RESUMEN

La intubación urgente es un procedimiento complejo y potencialmente arriesgado. Puede ser más sencillo y seguro si se aplica un abordaje establecido que use las mejores técnicas, equipos y personal disponibles para cada intubación. Para lograr el mayor éxito con el menor número de complicaciones, los servicios deben supervisar continuamente los resultados de la intubación para identificar las áreas de mejora gradual.

INFORMACIÓN BASADA EN LA EVIDENCIA

¿Cuáles son las estimaciones del éxito de la intubación en el primer intento en diversos contextos?

Un gran metaanálisis, publicado en el 2017, que incluía estudios sobre urgencias publicados entre el 2000 y el 2016 en todo el mundo, mostró una tasa promedio de éxito en el primer intento del 84.1%.[1] No obstante, los datos actuales de los registros de urgencias muestran una tasa promedio de éxito en el primer intento de alrededor del 90%, con un éxito dentro de los centros que participan en el registro de urgencias que varía del 77% al 97%.[2,3] El éxito del primer intento de intubación en las UCI, con una población de pacientes diferente, ha variado entre el 70%[4,5] y el 80%.[6,7]

¿Qué importancia tiene el éxito del primer intento?

Los resultados de varios estudios, en diversas áreas geográficas, especialidades médicas, unidades hospitalarias (urgencias y UCI) y poblaciones de pacientes, han constatado que el éxito del primer intento se asocia a un menor riesgo de hipoxemia, broncoaspiración, paro cardíaco y otras complicaciones periintubación.[1,7-12]

¿Pueden las listas de verificación, las iniciativas en paquete y un programa de mejora continua de la calidad ayudar al éxito de la intubación en el primer intento?

Sí, hay varios estudios que muestran que la aplicación de un programa de mejora continua de la calidad (MCC), que incluya listas de verificación y cambios en paquete, se asocia a una mejoría importante de la tasa de éxito en el primer intento de la intubación de urgencia.

Sakles y cols. describieron cómo un programa exhaustivo de MCC durante un período de 10 años mejoró el éxito de la intubación en el primer intento en un SU académico muy concurrido, del 73% al 92%.[13] Groombridge y cols. mostraron que la implementación de un paquete de la vía aérea que incluía un registro de vías aéreas, sesiones mensuales de auditoría de la vía y una lista de verificación de la SIR, dio como resultado una mejoría en el éxito de la intubación en el primer intento del 89% al 95%.[14] Fogg y cols. descubrieron que, al implementar un conjunto de cambios que abarcaban los ámbitos de la formación del personal, el instrumental y la estandarización de la práctica, pudieron mejorar su tasa de éxito en el primer intento del 83% al 94%.[15] Kerrey y cols. iniciaron un programa de MCC en un SU pediátrico académico de gran volumen, que incluía una lista de verificación con un proceso de ejecución formal, el uso obligatorio de la videolaringoscopia (VL) y restricciones a los operadores novatos, y comunicaron una reducción significativa de la hipoxemia asociada a la intubación desde un control histórico del 33% hasta el 16%.[16]

¿Qué cambios específicos fueron frecuentes entre los grupos que implementaron cambios y mejoraron el éxito de la intubación en el primer intento?

- Uso de una lista de verificación previa a la intubación.[14-16]
- Optimización de la preoxigenación y la oxigenación apneica.[13-16]
- Aumento del uso de la videolaringoscopia con hojas de geometría convencional (Macintosh), que permiten la laringoscopia directa y la VL simultáneamente.[13-16]
- Aumento del uso de un *bougie* o estilete.[14,15]
- Disminución de la incidencia de novatos que intentan la intubación urgente.[15,16]

Referencias

1. Park L, Zeng I, Brainard A. Systematic review and meta-analysis of first-pass success rates in emergency department intubation: creating a benchmark for emergency airway care. *Emerg Med Australas*. 2017;29(1):40-47.

2. Brown CA III, Kaji AH, Fantegrossi A, et al. Video laryngoscopy compared to augmented direct laryngoscopy in adult emergency department tracheal intubations: a National Emergency Airway Registry (NEAR) study. *Acad Emerg Med*. 2020;27(2):100-108.

3. Driver BE, Prekker ME, Reardon RF, et al. Success and complications of the ketamine-only intubation method in the emergency department. *J Emerg Med*. 2021;60(3):265-272.

4. Lascarrou JB, Boisrame-Helms J, Bailly A, et al. Video laryngoscopy vs direct laryngoscopy on successful first-pass orotracheal intubation among ICU patients: a randomized clinical trial. *JAMA*. 2017;317(5):483-493.

5. Janz DR, Semler MW, Lentz RJ, et al. Randomized trial of video laryngoscopy for endotracheal intubation of critically ill adults. *Crit Care Med*. 2016;44(11):1980-1987.

6. Mosier JM, Sakles JC, Stolz U, et al. Neuromuscular blockade improves first-attempt success for intubation in the intensive care unit. A propensity matched analysis. *Ann Am Thorac Soc*. 2015;12(5):734-741.

7. Russotto V, Myatra SN, Laffey JG, et al. Intubation practices and adverse peri-intubation events in critically ill patients from 29 countries. *JAMA*. 2021;325(12):1164-1172.

8. Sakles JC, Chiu S, Mosier J, Walker C, Stolz U. The importance of first pass success when performing orotracheal intubation in the emergency department. *Acad Emerg Med*. 2013;20(1):71-78.

9. Hasegawa K, Shigemitsu K, Hagiwara Y, et al. Association between repeated intubation attempts and adverse events in emergency departments: an analysis of a multicenter prospective observational study. *Ann Emerg Med*. 2012;60(6):749-754.e2.

10. Mort TC. Emergency tracheal intubation: complications associated with repeated laryngoscopic attempts. *Anesth Analg*. 2004;99(2):607-613.

11. Martin LD, Mhyre JM, Shanks AM, Tremper KK, Kheterpal S. 3,423 emergency tracheal intubations at a university hospital: airway outcomes and complications. *Anesthesiology*. 2011;114(1):42-48.

12. Brown CA III, Bair AE, Pallin DJ, Walls RM: NEAR III Investigators. Techniques, success, and adverse events of emergency department adult intubations. *Ann Emerg Med*. 2015;65(4):363-370.e1.

13. Sakles JC, Augustinovich CC, Patanwala AE, Pacheco GS, Mosier JM. Improvement in the safety of rapid sequence intubation in the emergency department with the use of an airway continuous quality improvement program. *West J Emerg Med*. 2019;20(4):610-618.

14. Groombridge C, Maini A, Olaussen A, et al. Impact of a targeted bundle of audit with tailored education and an intubation checklist to improve airway management in the emergency department: an integrated time series analysis. *Emerg Med J*. 2020;37(9):576-580.

15. Fogg T, Alkhouri H, Vassiliadis J. The Royal North Shore Hospital emergency department airway registry: closing the audit loop. *Emerg Med Australas*. 2016;28(1):27-33.

16. Kerrey BT, Mittiga MR, Rinderknecht AS, et al. Reducing the incidence of oxyhaemoglobin desaturation during rapid sequence intubation in a paediatric emergency department. *BMJ Qual Saf*. 2015;24(11):709-717.

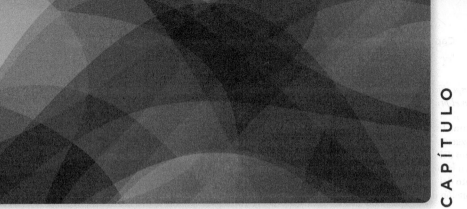

Anestesia y sedación para la intubación con el paciente despierto

Steven C. Carleton

Alan C. Heffner

INTRODUCCIÓN

Los humanos protegen su vía aérea a toda costa. Es bastante difícil visualizar adecuadamente la glotis con un laringoscopio en un paciente completamente despierto y consciente con reflejos protectores de la vía aérea intactos. La secuencia de intubación rápida (SIR) es eficaz para producir condiciones de intubación porque hace que el paciente colabore, esté amnésico e inconsciente, a la vez que desactiva el ramo eferente de estos reflejos protectores. Se puede utilizar una estrategia farmacológica alternativa para producir condiciones de intubación y evitar al mismo tiempo causar una crisis de la vía aérea en los pacientes con fragilidad fisiológica o problemas anatómicos, especialmente cuando se prevé que la reoxigenación con ventilación con bolsa-mascarilla o un dispositivo supraglótico será difícil.

Los métodos de intubación en estado de vigilia tienen como objetivo mantener el impulso ventilatorio durante el procedimiento y reducir las consecuencias fisiológicas de la inducción. Estas técnicas se basan en la anestesia local para facilitar el manejo de la vía aérea mediante la atenuación del ramo aferente de los reflejos protectores de la vía aérea y en la sedación ajustada según el procedimiento para que el paciente coopere. Por lo general, la anestesia local es el componente más importante y se optimiza en primer lugar para limitar los posibles efectos adversos de la sedación sistémica.

INDICACIONES Y CONTRAINDICACIONES

La laringoscopia con el paciente despierto tiene dos objetivos similares. Ambos son aplicables a los pacientes con características de intubación difícil.

Visualización de la glotis

La anestesia local de la vía aérea facilita la visualización de la hipofaringe y la glotis con fines diagnósticos o pronósticos. Las indicaciones más frecuentes incluyen la exploración por ronquera, estridor, hemoptisis, sospecha de cuerpo extraño o masa, lesión por inhalación o traumatismo cervical. En muchos casos, la necesidad de intubación no está clara y la exploración visual ayuda a determinar la necesidad de una vía aérea definitiva, así como la presencia de limitaciones anatómicas. Se trata de una práctica habitual en los pacientes quemados que podrían haber sufrido una lesión térmica de las vías respiratorias. Si hay edema o los síntomas son progresivos, la intubación está justificada. Si la inflamación es leve o inexistente y los síntomas del paciente parecen estables, entonces la observación estrecha en una unidad de cuidados intensivos, sin intubación, puede ser un abordaje razonable. La evaluación diagnóstica de la vía aérea con el paciente despierto se realiza por lo general utilizando un endoscopio flexible insertado a través de una fosa nasal o la boca. Esto último puede lograrse haciendo que un ayudante mantenga la lengua del paciente fuera de la boca utilizando una gasa doblada. A continuación, se avanza el endoscopio sobre la base de la lengua y la punta flexible se desvía hacia abajo para visualizar rápidamente la anatomía glótica y periglótica. A menudo puede realizarse de forma rápida con anestesia tópica nasal u oral. Cuando se prevé una intubación, es útil precargar un tubo endotraqueal (TET) 6-0 o 6-5 en la fosa nasal o a través de un aditamento bucofaríngeo (p. ej., una vía aérea de Williams u Ovassapian). El endoscopio puede pasarse a través del TET hasta la entrada de la glotis. Esto permite proceder a la intubación, si es necesario, durante la evaluación inicial sin tener que retirarla y empezar de nuevo.

Intubación con el paciente despierto

La segunda indicación habitual para una técnica con el paciente despierto es cuando se requiere intubación pero la situación prioriza el mantenimiento de la respiración espontánea y la permeabilidad de la vía aérea durante el procedimiento. Se considera un método con el paciente despierto cuando se cree que la inducción completa, la parálisis y la apnea están contraindicadas. La predicción de una visualización difícil de la glotis con base en la evaluación de indicadores anatómicos externos (p. ej., LEMON), la preocupación por una desaturación inmediata con el inicio de la apnea o las anomalías cardiovasculares que hacen de la inducción un factor de riesgo independiente de colapso circulatorio son ejemplos habituales (*véase* cap. 4).

En todas estas situaciones, el grado de dificultad percibida y la decisión de utilizar la SIR frente a un abordaje con el paciente despierto dependen de las características del paciente, de la experiencia y el criterio del responsable de la vía aérea y del equipo disponible. La única contraindicación de una estrategia con el paciente despierto es la necesidad de una intervención inmediata en una vía aérea que se deteriora rápidamente y en la que no hay tiempo suficiente para permitir la preparación (*véase* cap. 5, abordaje del escenario «forzado a actuar»). El tiempo adecuado y la cooperación del paciente son las limitaciones más importantes para la visualización de la vía aérea con el paciente despierto. Un elemento fundamental de la preparación del paciente es el manejo de las secreciones o la sangre, que pueden frustrar los esfuerzos por anestesiar eficazmente la vía aérea y los intentos por visualizar la glotis mediante endoscopia o laringoscopia con hoja.

FACTORES DE LA ANESTESIA LOCAL

La anestesia local de la vía aérea puede conseguirse por vía tópica, por inyección o combinando ambas técnicas. La elección de un anestésico local depende de las propiedades del fármaco y de cómo se administra (concentración y preparación: acuosa, gel o ungüento). La anestesia local potente puede permitir la visualización de la vía aérea con poca o ninguna sedación. Como norma general, debe optimizarse la anestesia local antes de administrar cualquier sedación a un paciente de alto riesgo seleccionado para una técnica con paciente despierto.

Las secreciones de la vía aérea interfieren con la anestesia tópica al diluir los fármacos que se aplican o alejándolos del objetivo previsto. Los antisialogogos son coadyuvantes eficaces para reducir las secreciones y mejorar así la anestesia tópica y las condiciones de visualización. El fármaco antimuscarínico glicopirrolato es el preferido (0.005 mg/kg: dosis habitual en los adultos 0.2 a 0.4 mg i.v.). El mayor inconveniente de su uso es el tiempo hasta el secado efectivo, que es de 10 a 20 min tras la administración i.v. Aun así, si se dispone de tiempo suficiente, incluso si solo se dispone de 10 min, debe administrarse glicopirrolato para facilitar la anestesia tópica y mejorar la visualización de la glotis. Es importante tener en cuenta que los antisialogogos solo atenúan las secreciones que se elaboran tras el inicio de su acción prevista. Las secreciones que puedan interferir con la anestesia tópica o la visibilidad de la glotis deben eliminarse mediante aspiración, limpieza mecánica o tos y deglución efectivas por parte del paciente. Siempre se debe prever la necesidad de aspiración y preparar un catéter de succión para su uso antes de la topicalización de la vía aérea. La tolerancia del paciente a la aspiración posterior es una prueba útil de que se logró una topicalización adecuada antes de seguir manejando la vía aérea.

La lidocaína sigue siendo el fármaco preferido para la anestesia de la vía aérea debido a su rápido inicio (2 a 5 min hasta el efecto máximo), su duración útil (15 a 90 min), su seguridad y su amplia disponibilidad. Las concentraciones de las soluciones acuosas del 2% (20 mg/mL) al 4% (40 mg/mL) son óptimas para el uso tópico, y las concentraciones más altas producen una anestesia más rápida. La adición de epinefrina no aporta ninguna ventaja.

La lidocaína aplicada en las mucosas se absorbe de forma incompleta en la circulación sistémica. Las concentraciones séricas tras la aplicación tópica varían mucho de un paciente a otro y están influidas por el uso de antisialogogos, el método y el momento de aplicación, los extremos de edad, el estado circulatorio, la complexión, las enfermedades hepáticas y el estado de la mucosa diana (normal o inflamada). La lidocaína aplicada en la vía aérea supraglótica e ingerida se elimina por el metabolismo de primer paso en el hígado y no contribuye a la toxicidad sistémica. Las concentraciones séricas y la dosis aplicada se correlacionan mal con la toxicidad clínica, pero la concentración en la que aparece la toxicidad por primera vez se considera por lo general de 5 µg/mL. Es posible que las concentraciones séricas no alcancen su valor máximo hasta 20 min o 1 h después de la aplicación en la mucosa. Las pautas de dosis i.v. son excesivamente conservadoras cuando la lidocaína debe administrarse en aerosol o pulverizarse a través de un endoscopio. Recomendamos una dosis máxima de lidocaína tópica de 4 a 5 mg/kg (280 a 350 mg en un paciente de 70 kg; 7 a 8.75 mL de solución acuosa al 4%). Con una administración cuidadosa, esto debería ser más que suficiente para proporcionar una topicalización eficaz de la vía aérea para la intubación nasotraqueal u orotraqueal con el paciente despierto. La dosis máxima debe calcularse en función del peso corporal magro (PCM) antes de la administración y la dosis acumulada debe controlarse durante el uso. Diferentes centros han preconizado dosis infiltrativas máximas seguras de 5 mg/kg sin epinefrina y dosis tópicas de 4 a 9 mg/kg. No existen estudios que evalúen sistemáticamente la anestesia tópica de las mucosas en la población de urgencias. Se requiere juicio clínico y una atención meticulosa a los detalles cuando se aplica lidocaína en la vía aérea para conseguir una anestesia eficaz sin producir toxicidad.

La aerosolización de lidocaína acuosa es eficaz cuando el tamaño de las gotículas producidas favorece la administración del fármaco a la mucosa supraglótica. Los nebulizadores de gas, como los utilizados para la terapia broncodilatadora, pueden ser útiles como primer paso para iniciar la anestesia tópica de la vía aérea. Sin embargo, los nebulizadores están diseñados para administrar aerosoles de partículas pequeñas que llegan principalmente al árbol traqueobronquial, donde no contribuirán a la anestesia de las vías respiratorias superiores. Además, la lidocaína se absorbe bien en la tráquea y la vía aérea subglótica distal, lo que aumenta el potencial de toxicidad sistémica. Por último, una fracción grande pero variable de la lidocaína nebulizada se exhala con cada respiración, lo que complica las estimaciones de la dosis administrada. En comparación con los nebulizadores, los aerosoles producen gotículas más grandes que tienden a acumularse en la mucosa supraglótica, lo que proporciona una anestesia más rápida, eficaz y selectiva para el manejo de la vía aérea superior. En la **figura 24-1** se muestran los dispositivos más frecuentes y eficaces para la aerosolización de anestésicos locales. En la **figura 24-2** se presenta un endoscopio configurado para permitir la pulverización de lidocaína a través del canal de trabajo.

Además de las formulaciones acuosas, la lidocaína tópica está disponible en forma de ungüento o gel en concentraciones que varían del 2% al 5%. A menudo, está justificada la combinación de estas formulaciones, prestando atención a la contribución acumulativa de cada una de ellas a la dosis total administrada (**fig. 24-3**).

Anestesia nasal

Casi una cuarta parte de las intubaciones nasales se complican con hemorragias. La vasoconstricción tópica mejora el calibre de las fosas nasales y puede prevenir la epistaxis. Aunque las pruebas a favor de esta práctica no son sólidas, hay pocos inconvenientes y, en general, no hay contraindicaciones para su uso. La fenilefrina al 0.5% o 1.0% o la oximetazolina al 0.05% pulverizada e inhalada en cada fosa nasal 2 a 3 min antes de la aplicación de la anestesia local debe permitir un tiempo adecuado para alcanzar la eficacia clínica. Prácticamente todos los anestésicos locales son eficaces cuando se utilizan por vía tópica en la nariz. La cocaína al 4% (40 mg/mL) y la tetracaína al 0.45% son especialmente eficaces por su penetración en los tejidos y su capacidad para eliminar las molestias por presión profunda que suelen asociarse a la manipulación nasal. No obstante, la cocaína se asocia a un mayor riesgo de complicaciones cardiovasculares que otras alternativas disponibles. La lidocaína (comentada anteriormente) es un anestésico nasal eficaz, aunque se vincula a disestesias quemantes durante la aplicación y puede producir una anestesia menos intensa que la cocaína o la tetracaína. En cualquier caso, la lidocaína es el fármaco más utilizado para la topicalización de la vía aérea, incluida la anestesia de la cavidad nasal.

Las técnicas más utilizadas para la anestesia nasal focalizada son las siguientes:

- Aerosolice de 1 a 3 mL de lidocaína acuosa al 4% directamente en la fosa nasal mientras pide al paciente que aspire de forma profunda. También se puede realizar la oclusión de la narina contraria para facilitar la distribución del fármaco a la nasofaringe posterior.
- Inyecte gel o ungüento de lidocaína (2-4 mL) en la narina con una pequeña jeringa mientras se pide al paciente que inhale. Estas formulaciones también pueden aplicarse a la mucosa del meato nasal inferior mediante un aplicador con punta de algodón o con la inserción de una vía aérea nasofaríngea recubierta. Si se piensa hacer una intubación, se puede insertar un TET con lidocaína aplicada en la superficie externa de su porción distal.

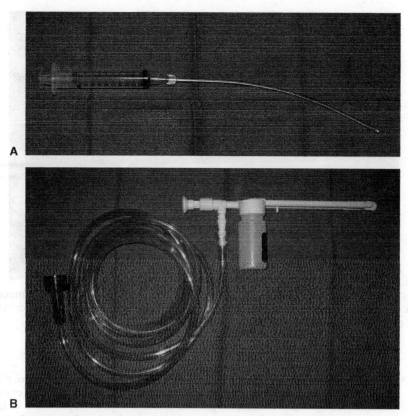

Figura 24-1. **Dispositivos de aerosolización de mucosas. A.** Cánula de aerosolización flexible y direccionable que se acopla a cualquier jeringa con cierre Luer® o de punta de silbato. La jeringa fuerza la solución anestésica local a través de la punta aerosolizadora, lo que produce un ligero vapor. Puede sincronizarse con la inspiración para lograr una distribución supraglótica general o dirigirse a estructuras específicas de la vía aérea para una anestesia dirigida a la mucosa. **B.** Aerosolizador accionado por gas con una varilla no dirigible que produce un vapor anestésico conectándose al oxígeno de la pared o a una bomba de aire independiente.

Anestesia bucal

La anestesia tópica de la cavidad bucal se centra en la lengua para atenuar la respuesta nauseosa y reducir las molestias asociadas a su manipulación (p. ej., sujetar la lengua con una gasa y tirar de ella para hacerla avanzar junto con la epiglotis durante la endoscopia).

- A los pacientes que colaboran se les puede pedir que hagan gárgaras y buches con una solución acuosa de lidocaína al 2% o 4%. Las gárgaras también aumentan la anestesia de la buco- e hipofaringe.

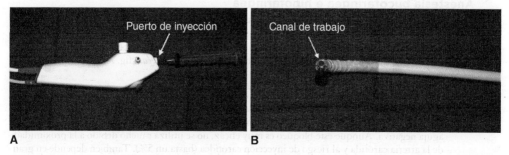

Figura 24-2. **A.** Mango de endoscopio con una jeringa anestésica conectada al puerto de inyección. **B.** Abertura del canal de trabajo en la punta del endoscopio que permite la inyección selectiva de anestésico bajo guía visual.

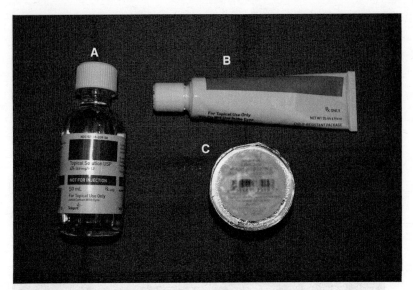

Figura 24-3. **Preparados de lidocaína adecuados para la anestesia tópica de la mucosa de la vía aérea. A.** Frasco de 50 mL de lidocaína acuosa al 4%. **B.** Tubo de ungüento hidrosoluble de lidocaína al 5%. **C.** Recipiente que contiene gel de lidocaína al 2%.

- Se puede utilizar un aerosolizador para pulverizar lidocaína acuosa sobre la lengua, el paladar, los arcos palatofaríngeos y la bucofaringe de forma selectiva. Este método merece especial atención porque los pacientes en cualquier grado de dificultad respiratoria pueden ser incapaces de hacer gárgaras o protruir la lengua de forma eficaz. La hinchazón o el desplazamiento hacia arriba y hacia atrás de la lengua (como en el angioedema o en una masa sublingual) pueden interferir con el «untado de la lengua» con anestésico tópico (*véase* más adelante). Un aerosolizador de mucosa flexible y dirigible (dispositivo MADgic®, LMA North America, San Diego, CA) puede resultar superior a otros métodos cuando el acceso a la cavidad bucal y la bucofaringe es limitado o cuando las molestias respiratorias reducen la capacidad de cooperación del paciente. Si se utiliza una combinación de lidocaína aerosolizada y ungüento de lidocaína, la aerosolización debe preceder a la aplicación del ungüento, porque este impedirá que la lidocaína acuosa llegue a la mucosa.
- «Unte la lengua» con 3 a 4 cm de ungüento de lidocaína al 5% (equivalente a 60-80 mg) aplicado en la base posterior de la lengua protruida con un depresor lingual. Mantenga la boca abierta y la lengua protruida durante varios minutos para permitir que la fórmula se funda y se extienda por la base de la lengua, la amígdala lingual y la bucofaringe. El control manual de la lengua con una gasa mientras se pide al paciente que «jadee como un perro» facilita esta maniobra.

Anestesia bucofaríngea e hipofaríngea

El nervio glosofaríngeo es la principal fuente sensitiva de la bucofaringe y la hipofaringe (*véase* cap. 7). Aunque los pacientes que colaboran pueden hacer gárgaras de anestésico para iniciar el proceso, la mejor forma de conseguir una anestesia local densa de estos sitios para el manejo de la vía aérea es un bloqueo nervioso en la base del arco palatofaríngeo (pilar amigdalino posterior; *véase* fig. 7-3). Las siguientes cuatro técnicas se utilizan habitualmente:

- *Técnica de inyección*: una aguja larga de 22G a 25G con 1 cm de punta expuesta se inserta 0.5 cm por detrás del punto medio del pilar amigdalino posterior y se dirige lateralmente y un poco hacia el lado posterior (**fig. 24-4**). Se infiltran 2 mL de lidocaína al 2% tras una aspiración con aguja negativa. Aunque este bloqueo es muy eficaz, no se utiliza mucho debido a la proximidad de la arteria carótida y al riesgo de inyección carotídea (hasta un 5%). También depende en gran medida de la cooperación del paciente.
- *Técnica de la gasa*: se satura una gasa de algodón con lidocaína acuosa al 4% y se aplica durante varios minutos a la parte inferior del pilar amigdalino posterior con unas pinzas de Jackson en

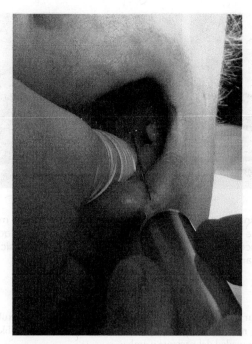

Figura 24-4. Bloqueo del nervio glosofaríngeo. Punto de inserción para una aguja larga de 22G a 25G.

ángulo recto. Este método también depende en gran medida de la cooperación del paciente y de un acceso sin obstáculos al pilar amigdalino posterior.

- *Técnica del ungüento tópico*: la técnica de «untar la lengua» mencionada anteriormente proporciona una anestesia eficaz para las estructuras hipofaríngeas. El ungüento se licua al calentarse y desciende por la base de los arcos palatofaríngeos para penetrar en la mucosa y alcanzar el nervio glosofaríngeo. La distribución en las valléculas, la epiglotis y los recesos piriformes proporciona anestesia tópica directa adicional y puede bloquear el ramo interno del nervio laríngeo superior, proporcionando anestesia laríngea. Aunque eficaz, este método requiere aproximadamente 10 min para que el ungüento se funda y se distribuya a las estructuras pertinentes y depende de la capacidad del paciente para protruir la lengua durante ese intervalo.

- *Técnica de aerosolización tópica*: se acopla un dispositivo MADgic® a una jeringa de 10 mL que contiene de 4 a 10 mL de lidocaína al 4% (dependiendo del PCM). Se rocían secuencialmente la base de la lengua, el paladar blando, los pilares amigdalinos y la bucofaringe posterior. Transcurridos 30 s, la parte distal de la varilla flexible dirigida por el alambre del aerosolizador se dobla 90°, se introduce en la bucofaringe y se gira de modo que la punta se dirija hacia abajo, hacia la hipofaringe y la entrada de la glotis. A continuación, se rocían a ciegas la epiglotis, la vallécula, los huecos piriformes, el vestíbulo y las cuerdas vocales (anunciadas por la tos) (**fig. 24-5**).

Anestesia laríngea

La anestesia tópica de la laringe puede realizarse utilizando un aerosolizador o el canal de trabajo de un endoscopio (técnica de pulverización) para administrar de 2 a 4 mL de lidocaína acuosa al 4%. La aerosolización es más rápida y eficaz, pero la pulverización a través del endoscopio bajo visión directa permite una aplicación dirigida al vestíbulo glótico y a las cuerdas vocales. De forma alternativa, el ramo interno del nervio laríngeo superior puede bloquearse de manera interna o externa (*véase* fig. 7-6).

- El ramo interno del nervio laríngeo superior puede bloquearse por vía tópica con los métodos descritos anteriormente o utilizando unas pinzas de Jackson para mantener una torunda de algodón empapada en lidocaína al 4% contra la mucosa, justo a la profundidad de las escotaduras

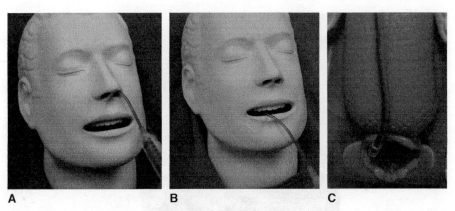

Figura 24-5. A. Lidocaína acuosa pulverizada con un aerosolizador de mucosa dirigido por cable en el meato inferior de la cavidad nasal. **B.** Aerosolizador de mucosas que pulveriza lidocaína en la cavidad bucal y la bucofaringe. **C.** Aerosolizador de mucosa en posición para pulverizar lidocaína acuosa en la hipofaringe y el vestíbulo glótico.

piriformes, durante 1 min. Las indicaciones de urgencia para las intubaciones con el paciente despierto a menudo hacen que este paso sea impracticable o imposible debido a la afección de la vía aérea, la gravedad del paciente o ambas.

- También se puede realizar un bloqueo infiltrativo utilizando un abordaje externo del nervio, ya que perfora la membrana tirohioidea justo por debajo del cornete mayor del hueso hioides. El bloqueo infiltrativo con 3 mL de lidocaína al 2% a través de una aguja de 21G a 25G produce una anestesia laríngea muy eficaz. Sin embargo, este método es poco frecuente en medicina de urgencias y *no* debe ser practicado por profesionales no familiarizados con la anatomía regional o inexpertos en la técnica. Las complicaciones potenciales graves incluyen la inyección arterial carotídea y el hematoma compresivo de la vía aérea.

Anestesia traqueal

La tráquea se anestesia mejor por vía tópica. Los anestésicos locales pueden pulverizarse en la tráquea a través de un aerosolizador o un canal endoscópico, como se ha descrito anteriormente. La anestesia tópica de la parte superior de la tráquea y la laringe puede realizarse mediante inyección a través de una punción cricotiroidea.

- Una jeringa que contiene 3 mL de lidocaína acuosa al 4% se conecta a un dispositivo aguja-cánula de 20G. Se anestesia una pequeña zona de piel sobre la membrana cricotiroidea con una aguja de 25G a 27G. A continuación, se introduce la aguja-cánula en la tráquea mientras se aspira el aire. Una vez introducida la columna de aire, se hace avanzar la cánula de plástico sobre la aguja hasta la tráquea. La aguja se retira y se desecha. La lidocaína se inyecta al final de la espiración; la inspiración y tos posteriores facilitan la difusión descendente y ascendente del anestésico.
- *Técnica de pulverización*: la lidocaína acuosa se aplica bajo guía visual directa a través del canal de trabajo de un endoscopio. Este método es menos invasivo que la punción cricotiroidea y tiene especial valor como complemento de la anestesia tópica por aerosol, ya que permite una aplicación dirigida a la tráquea y la entrada de la glotis justo antes de pasar el endoscopio y el tubo traqueal a través de estas estructuras densamente inervadas.

TÉCNICAS DE SEDACIÓN

La laringoscopia con el paciente despierto durante una situación de urgencia de la vía aérea puede requerir el ajuste de pequeñas cantidades de sedación sistémica para complementar la anestesia tópica. Administre solo la cantidad de sedación necesaria para que el paciente coopere y tolere el procedimiento. La anestesia profunda cancela el propósito fundamental del abordaje con paciente despierto de mantener la ventilación espontánea y equivale a un intento de intubación «solo con sedación». Estas están plagadas de complicaciones, como la apnea y el colapso de la vía aérea, y deben evitarse. Pueden utilizarse diversos medicamentos hipnótico-sedantes, como midazolam, propofol, etomidato y ketamina. La selección del fármaco depende de la situación clínica, la disponibilidad de los fármacos y la experiencia del responsable de la vía aérea con cada medicamento. Para reducir la carga cognitiva, suele ser mejor conseguir la sedación para la exploración de la vía aérea mediante métodos familiares utilizados para otros procedimientos dolorosos o molestos.

Todos los fármacos clasificados como hipnótico-sedantes causan depresión respiratoria de forma dependiente de la dosis. Lo mismo ocurre con los opiáceos como el fentanilo y la morfina, sobre todo cuando se utilizan junto con fármacos hipnótico-sedantes. Los pacientes frágiles con insuficiencia respiratoria compensada pueden quedar bradipneicos o apneicos críticos con dosis relativamente pequeñas de estos fármacos. Los sedantes y los analgésicos opiáceos también producen cierto grado de relajación muscular, y los pacientes con obstrucción parcial de las vías respiratorias superiores pueden evolucionar a una obstrucción completa si estos fármacos provocan una pérdida del tono muscular crítico de la vía superior. El operador siempre debe estar preparado para proceder directamente a una vía aérea quirúrgica (es decir, situación de doble preparación) cuando se proceda a la sedación y anestesia local en un paciente con obstrucción parcial o inminente de la vía (*véase* cap. 37). La ketamina es un fármaco disociativo único que mantiene el tono muscular y la respiración espontánea cuando se utiliza a dosis bajas a moderadas. Las dosis superiores a 1 mg/kg i.v. pueden provocar depresión respiratoria y, en los pacientes con afectación hemodinámica previa o pérdida de catecolaminas, puede producirse depresión cardiovascular. La ketamina también puede sensibilizar la laringe al laringoespasmo ante una inflamación laríngea. El mantenimiento de la vía aérea y la ventilación espontánea es importante para este procedimiento y la ketamina es el fármaco preferido a pesar de la necesidad de estas precauciones. La ketamina debe ser regulada en alícuotas de 25 mg i.v. hasta que el paciente pueda tolerar la exploración despierto. Incluso cuando está disociado en su totalidad, el paciente suele seguir respirando espontáneamente y mantener la permeabilidad de la vía aérea. Algunos autores defienden la combinación de ketamina y propofol (ketofol) en la misma jeringa para hacer una concentración de 5 mg/mL de cada uno (5 mL de 10 mg/mL de ketamina más 5 mL de 10 mg/mL de propofol en una jeringa de 10 mL). El ketofol se regula de 1 a 2 mL cada vez. Aunque este método administra dos fármacos en una combinación fija, parece ser eficaz y seguro; los dos fármacos son compatibles en la misma jeringa. Tanto si se utiliza ketamina como otro sedante, se requiere una vigilancia continua de la permeabilidad de la vía aérea y de lo adecuado de la ventilación.

Los pacientes que no cooperan o están intoxicados pueden requerir contención química antes y durante la evaluación y preparación de la vía aérea. El haloperidol, una butirofenona, es de acción rápida, y las dosis intravenosas de 2 a 5 mg en el adulto pueden ajustarse cuidadosamente para que surtan efecto a intervalos de 3 a 5 min. Si la causa del comportamiento agresivo es la hipoxia o la dificultad respiratoria grave, no se aconseja ni es probable que tenga éxito una técnica con paciente despierto.

Dos nuevos fármacos resultan prometedores para la endoscopia con el paciente despierto en situaciones de urgencia. El remifentanilo es un opiáceo de acción ultracorta con un inicio y un final rápidos, ambos medidos en decenas de segundos en lugar de minutos. Existe una amplia gama de dosis recomendadas, por lo que debe considerarse una dosis inicial conservadora. Un bolo i.v. de 0.75 µg/kg puede preceder a una infusión continua de 0.05 a 0.1 µg/kg por minuto con ajuste posterior según el efecto. La dosificación debe calcularse en función del peso corporal en los pacientes con obesidad mórbida y reducirse hasta un 50% en los adultos mayores. Anecdóticamente, la infusión de remifentanilo parece atenuar las arcadas, la tos y el laringoespasmo, por lo que puede aumentar la anestesia tópica de la vía aérea. Esto puede ser muy útil en los pacientes con un reflejo nauseoso hiperactivo y en presencia de un exceso de secreciones que requieran aspiración.

La dexmedetomidina es un agonista α_2 intravenoso indicado para la inducción de la anestesia general y la sedación durante las enfermedades críticas. Posee propiedades deseables para la endoscopia con el paciente despierto, incluyendo el inicio rápido de la hipnosis, analgesia y amnesia sin depresión respiratoria. La dosis típica es de 1 µg/kg i.v. en 10 min, seguida de una infusión de 0.1 µg/kg por hora y ajustada según el efecto. Pueden ser necesarias dosis complementarias de un segundo fármaco (p. ej., propofol). La bradicardia y la hipotensión son efectos secundarios infrecuentes pero importantes. Aunque la guía de práctica clínica del American College of Emergency Physicians (ACEP) del 2018 sobre sedación de procedimientos no programados sustenta el uso del remifentanilo y la dexmedetomidina como fármacos adecuados para la sedación en el servicio de urgencias, los requisitos de supervisión, las restricciones hospitalarias específicas y la familiaridad clínica pueden afectar el uso práctico de estos fármacos.

CONSEJOS Y ALERTAS

Resumen

- La anestesia tópica de las vías respiratorias superiores es más eficaz cuando el fármaco se aplica sobre las membranas mucosas secas.
- Para la desecación de la mucosa, se recomienda el glicopirrolato (0.005 mg/kg i.v.) a una dosis habitual en los adultos de 0.2 a 0.4 mg i.v.
- Primero se optimiza la anestesia local para limitar los efectos adversos posibles de la sedación sistémica. Los pacientes que no cooperan o que se descompensan rápidamente son excepciones en las que la sedación puede predominar sobre la anestesia local.
- La anestesia disociada y el impulso respiratorio preservado que se producen con las dosis i.v. de ketamina de bajas a moderadas (hasta 1 mg/kg) la convierten en un fármaco primordial para los procedimientos de la vía aérea con el paciente despierto.
- La sedación sistémica debe ajustarse con extrema precaución en los pacientes con obstrucción inminente de la vía aérea, estado respiratorio delicado o afectación hemodinámica. Por lo general, debe utilizarse la dosis sedante más baja posible y se prefieren tanto los fármacos como las dosis con menor propensión a causar depresión respiratoria.

INFORMACIÓN BASADA EN LA EVIDENCIA

¿Cuál es la evidencia sobre la dosis máxima segura de lidocaína tópica para la vía aérea para evitar la toxicidad sistémica de los anestésicos locales?

Las pruebas de ello no son sólidas. Las recomendaciones se basan en gran medida en reportes de casos y pequeños ensayos no controlados en la literatura sobre anestesia y endoscopia. Faltan ensayos en el ámbito de los servicios de urgencias. En un estudio de endoscopia temprana, la topicalización de la vía aérea con lidocaína no produjo toxicidad clínica cuando se administró a dosis de 2 a 17 mg/kg.[1] Solo 2 de 84 pacientes desarrollaron concentraciones séricas que superaron el umbral tóxico frecuentemente considerado (uno recibió 12 mg/kg, el otro 17 mg/kg). Otros ensayos en pacientes sometidos a endoscopia de la vía aérea que recibieron una dosis media administrada de lidocaína de 8.8 a 9.3 mg/kg no mostraron indicios de toxicidad clínica importante ni concentraciones séricas superiores al umbral tóxico.[2] Por el contrario, un estudio en voluntarios normales documentó síntomas de toxicidad sistémica por lidocaína en el 37% de los casos, aunque la dosis administrada fue menor de 9 mg/kg.[3] Con base en estos y otros ensayos, la guía de la Difficult Airway Society para la intubación traqueal en adultos despiertos recomienda una dosis máxima segura para la lidocaína aplicada por vía mucosa de 9 mg/kg, pero señala que se ha informado toxicidad sistémica con dosis tan bajas como 6.3 mg/kg.[4] La guía hace hincapié en que esta dosis es un límite máximo y no una dosis recomendada para su uso habitual. Se puede lograr una topicalización eficaz de la vía aérea con cantidades muy inferiores a estos umbrales, lo que constituye la base de la recomendación de dosificación (4-5 mg/kg de PCM) planteada más arriba.

¿Puede la anestesia local de las vías respiratorias superiores causar su obstrucción?

En presencia de una alteración preexistente de la vía aérea, la anestesia tópica y el manejo pueden causar una obstrucción dinámica del flujo de aire con o sin laringoespasmo.[5,6] Una evaluación retrospectiva de 1554 intubaciones con el paciente despierto reveló que el deterioro de la vía aérea tras la anestesia local era poco frecuente, ya que solo se produjo en 12 casos (0.008%).[7] No obstante, la preparación para el control quirúrgico inmediato de la vía aérea es una necesidad siempre que se anestesia de manera tópica una vía aérea, en particular una vía aérea inflamada, infectada o parcialmente obstruida. En ciertos casos, la cricotirotomía o traqueotomía con el paciente despierto bajo anestesia local es una opción razonable.

¿Cuál es la evidencia para el uso de dexmedetomidina durante los procedimientos en la vía aérea con el paciente despierto?

La hipnosis de inicio rápido y la amnesia sin depresión respiratoria concomitante son los principales objetivos de la sedación durante las maniobras de la vía aérea con el paciente despierto. La dexmedetomidina tiene un perfil farmacológico favorable en este sentido, lo que ha llevado a su administración creciente en los pacientes con vías aéreas frágiles o difíciles.[8] Un número creciente de reportes de casos y pruebas de ensayos respaldan la seguridad y eficacia de la dexmedetomidina como sedante primario o único para facilitar la intubación endoscópica con el paciente despierto.[9-11]

¿Cuál es la evidencia a favor del uso conjunto de ketamina y propofol para facilitar el manejo de la vía aérea con el paciente despierto?

El ketofol para la sedación durante estos procedimientos se ha utilizado cada vez más en la última década.[12,13] Teóricamente, la combinación es ventajosa para limitar los eventos adversos relacionados con la dosis de cada fármaco si se utilizaran solos a una dosis más alta. Un reciente ensayo prospectivo aleatorizado de pacientes con vía aérea difícil que recibieron intubación endoscópica mostró una eficacia y seguridad similares entre el ketofol y una combinación de dexmedetomidina-propofol.[14] Los pacientes que recibieron ketofol tardaron menos tiempo en ser intubados y necesitaron menos propofol de rescate para llevar a cabo el procedimiento. La satisfacción del operador con el régimen sedante fue mayor en el grupo de ketofol que en el de dexmedetomidina-propofol.

Referencias

1. Efthimiou J, Higenbottam T, Holt D, et al. Plasma concentrations of lignocaine during fibreoptic bronchoscopy. *Thorax*. 1982;37:68-71.

2. Williams KA, Barker GL, Harwood RJ, et al. Combined nebulization and spray-as-you-go local anaesthesia of the airway. *Br J Anaesth*. 2005;95:549-553.

3. Woodall N, Harwood R, Barker G. Complications of awake fibreoptic intubation without sedation in 200 healthy anaesthetists attending a training course. *Br J Anaesth*. 2008;100:850-855.

4. Ahmad I, El-Boghdadly K, Bhagrath R, et al. Difficult Airway Society guidelines for Awake Tracheal Intubation (ATI) in adults. *Anaesthesia*. 2020;75:509-528.

5. Ho AM, Chung DC, To EW, et al. Total airway obstruction during local anesthesia in a non-sedated patient with a compromised airway. *Can J Anaesth*. 2004;51(8):838-841.

6. Ho AM, Chung DC, Karmakar MK, et al. Dynamic airflow limitation after topical anaesthesia of the upper airway. *Anaesth Intensive Care*. 2006;34(2):211-215.

7. Law JA, Morris IR, Brousseau PA, et al. The incidence, success rate, and complications of awake tracheal intubation in 1,554 patients over 12 years: an historical cohort study. *Can J Anaesth*. 2015;62:736-744.

8. Cabrini L, Redaelli MB, Ball L, et al. Awake fiberoptic intubation protocols in the operating room for anticipated difficult airways: a systematic review and meta-analysis of randomized controlled trials. *Anesth Analg*. 2019;128:971-980.

9. Bergese SD, Candiotti KA, Bokesch PM, et al. A phase IIIb, randomized, double-blind, placebo controlled, multicenter study evaluating the safety and efficacy of dexmedetomidine for sedation during awake fiberoptic intubation. *Am J Ther*. 2010;17(6):586-595.

10. Bergese SD, Patrick Bender S, McSweeney TD, et al. A comparative study of dexmedetomidine with midazolam and midazolam alone for sedation during elective awake fiberoptic intubation. *J Clin Anesth*. 2010;22(1):35-40.

11. Johnston KD, Rai MR. Conscious sedation for awake fibreoptic intubation: a review of the literature. *Can J Anaesth*. 2013;60:584-599.

12. Willman EV, Andolfatto G. A prospective evaluation of "ketofol" (ketamine/propofol combination) for procedural sedation and analgesia in the emergency department. *Ann Emerg Med*. 2007;49(1):23-30.

13. Andolfatto G, Willman E. A prospective case series of single-syringe ketamine-propofol (Ketofol) for emergency department procedural sedation and analgesia in adults. *Acad Emerg Med*. 2011;18(3):237-245.

14. El Mourad MB, Elghamry MR, Mansour RF, et al. Comparison of intravenous dexmedetomidine-propofol versus ketofol for sedation during awake fiberoptic intubation: a prospective, randomized study. *Anesth Pain Med*. 2019;9(1):e86442.

Manejo de la vía aérea pediátrica

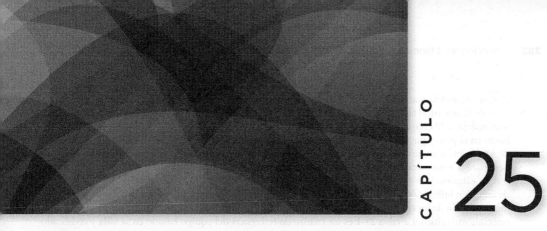

Aspectos distintivos de la vía aérea pediátrica

Robert C. Luten

Nathan W. Mick

DESAFÍO CLÍNICO

El manejo de la vía aérea en la población pediátrica plantea muchos desafíos potenciales, como la dosificación de fármacos y el dimensionamiento de los equipos en función de la edad, la variación anatómica que evoluciona continuamente a medida que avanza el desarrollo desde la infancia hasta la adolescencia y la ansiedad por el rendimiento que acompaña de forma invariable a la reanimación de un niño enfermo de gravedad. La competencia clínica en el manejo de la vía aérea de un niño gravemente enfermo o lesionado requiere la apreciación de los factores relacionados con la edad y el tamaño, así como un grado de familiaridad y comodidad con el abordaje fundamental de la vía aérea pediátrica urgente.

Los principios generales del manejo de la vía aérea en los niños y los adultos son los mismos. Los medicamentos utilizados para facilitar la intubación, la necesidad de técnicas alternativas de manejo de la vía aérea y el abordaje básico para realizar el procedimiento son similares tanto si el paciente tiene 8 como 80 años de edad. Las diferencias, cuando se producen, son más exageradas en los primeros 2 años de vida, tras los cuales la vía aérea pediátrica desarrolla gradualmente características más propias de los adultos.

A diferencia del caso de los adultos, en los que el reconocimiento y el manejo de la vía aérea difícil es una habilidad fundamental que hay que dominar, el reto en los niños es desarrollar la comodidad en el manejo de las diferencias predecibles en la anatomía y la fisiología que se producen durante el desarrollo. Podría decirse que el desarrollo y el mantenimiento de las habilidades en la vía aérea es más fácil en los adultos porque hay muchas oportunidades durante la práctica clínica, a diferencia de la pediatría, donde la escasez de niños enfermos que se encuentran durante la formación y la práctica hace que sea difícil alcanzar el mismo nivel de comodidad. Este capítulo repasará esas diferencias con el objetivo de simplificarlas y hacer que las competencias clave se aprendan y mantengan con mayor facilidad.

ABORDAJE DEL PACIENTE PEDIÁTRICO

Cuestiones generales

La carga cognitiva de los médicos durante una reanimación pediátrica es diferente a la de los adultos debido a las variables anatómicas y fisiológicas únicas inherentes a los niños. Las variables relacionadas con la edad y el tamaño propias de los niños crean la necesidad de realizar actividades mentales más complejas, no reflejas o basadas en el conocimiento, como calcular las dosis de fármacos y seleccionar el equipo. La concentración necesaria para llevar a cabo estas actividades en situaciones de estrés puede restarle valor a otras actividades mentales importantes, como la valoración, evaluación, priorización y síntesis de la información, que en el proceso de reanimación se denominan *actividades de pensamiento crítico*. El efecto acumulativo de estos factores provoca retrasos inevitables y el aumento correspondiente de la posibilidad de errores en la toma de decisiones durante la reanimación pediátrica. Esto contrasta claramente con la reanimación de los adultos, en la que el profesional suele estar familiarizado con las dosis de fármacos, el tamaño del equipo y los parámetros fisiológicos, lo que permite que estas decisiones sean reflejas y liberen así su atención para el pensamiento crítico. En los niños, las dosis del fármaco se basan en el peso y pueden variar en un orden de magnitud en función de la edad (es decir, un neonato de 3 kg frente a un niño de 8 años de 30 kg, frente a un adolescente de 100 kg). El uso de recursos específicos para la reanimación pediátrica reduce significativamente la carga cognitiva (y el error) relacionada con los cálculos de dosificación de fármacos y la elección de equipos al relegar estas actividades propias de un orden inferior de la función mental (denominado *automático* o *basado en reglas*). Los resultados son una reducción de los errores, una atenuación del estrés psicológico y un aumento del tiempo destinado al pensamiento crítico. La **tabla 25-1** es un cuadro de referencia del equipo basado en la talla y codificado por colores, basado en la «guía de reanimación» de Broselow-Luten, para el manejo de la vía aérea pediátrica que descarta la necesidad de recurrir a las estrategias propensas a errores basadas en la edad y el peso. El sistema Broselow-Luten incluye información tanto sobre el equipo como sobre la dosificación de fármacos y se puede acceder a ella con una sola medida de talla o peso del paciente. Este sistema también está disponible como parte de un sólido recurso en línea (www.ebroselow.com).

Cuestiones específicas

Cuestiones anatómicas y funcionales

El abordaje del niño con obstrucción de la vía aérea (la forma más frecuente de vía aérea pediátrica difícil) implica varias características únicas de la anatomía pediátrica:

1. Los niños se obstruyen más fácilmente que los adultos y la vía aérea pediátrica es especialmente susceptible a su obstrucción debido a la inflamación (*véase* cap. 27, en el que se describe el efecto de un edema de 1 mm sobre la resistencia de la vía aérea en el lactante [diámetro de la vía de 4 mm] frente al adulto [diámetro de la vía de 8 mm]). La epinefrina racémica nebulizada provoca vasoconstricción local y puede reducir la inflamación y el edema de la mucosa. Para enfermedades como el crup, donde el sitio anatómico de la inflamación se produce a nivel del anillo cricoideo, funcionalmente la parte más estrecha de la vía aérea pediátrica, la epinefrina racémica puede tener resultados espectaculares. Los trastornos localizados en zonas con mayor calibre de la vía aérea, como la región supraglótica de la epiglotitis o la región retrofaríngea de un absceso, rara vez producen hallazgos tan drásticos. En la práctica clínica, los esfuerzos por forzar un medicamento nebulizado en un niño con epiglotitis pueden agitarlo, lo que conduce a un aumento de la velocidad del flujo aéreo y una obstrucción dinámica de las vías respiratorias superiores.

2. Las intervenciones nocivas pueden provocar una obstrucción dinámica de la vía aérea y causar un paro respiratorio. Esto ha llevado históricamente a amonestar el consejo de «dejarlos solos» y permitir que el paciente asuma una posición de comodidad. El trabajo respiratorio del niño que llora se multiplica por 32, lo que aumenta el riesgo de obstrucción dinámica de la vía aérea. Por lo tanto, estos niños deben ser tratados en un ambiente tranquilo y cómodo cuando se presenten por obstrucción de las vías respiratorias superiores (**fig. 25-1A-C**).

3. La ventilación con bolsa-mascarilla (VBM) puede ser muy útil en los niños con obstrucción de las vías respiratorias superiores. Obsérvese en la figura 25-1C que los esfuerzos del paciente por aliviar la obstrucción pueden empeorarla, porque el aumento del esfuerzo inspiratorio crea un incremento de la presión extratorácica negativa, lo que conduce al colapso de la tráquea extratorácica maleable. La aplicación de presión positiva a través de la VBM puede abrir la vía aérea y aliviar el componente dinámico de la obstrucción (**fig. 25-1C,D**). Por lo tanto, la VBM es adecuada como primera maniobra provisional si el paciente sufre un paro por obstrucción. Se han notificado varios casos de niños con epiglotitis que han sido reanimados con éxito utilizando la VBM.

4. Aparte de las diferencias relacionadas con el tamaño, existen ciertas particularidades anatómicas de la vía aérea pediátrica. Estas diferencias son más pronunciadas en los niños < 2 años de edad, mientras que aquellos > 8 años son similares anatómicamente a los adultos y el período de los 2 a los 8 años es de transición. La abertura de la glotis está situada al nivel de la primera vértebra cervical (C-1) en la infancia. Este nivel pasa a C-3 a C-4 a los 7 años y C-5 a C-6 en el adulto. Por lo tanto, la abertura glótica tiende a estar más arriba en el cuello de los niños en comparación con los adultos. El tamaño de la lengua con respecto a la cavidad bucal es mayor en los niños, sobre todo en los lactantes, y la epiglotis también es proporcionalmente mayor, lo que dificulta la visualización de la vía aérea sin control directo. Por ende, en los niños menores de 3 años se recomienda una hoja recta (es decir, Miller®), que se utiliza para pasar por debajo y elevar directamente la epiglotis (**tabla 25-2**).

TABLA 25-1 Selección del equipo

Tabla de equipo pediátrico basado en la talla (cm)

	Rosa[a]	Rojo	Morado	Amarillo	Blanco	Azul	Naranja	Verde
Peso (kg)	6-7	8-9	10-11	12-14	15-18	19-23	23-31	31-41
Talla (cm)	60.75-67.75	67.75-75.25	75.25-85	85-98.25	98.25-110.75	110.75-122.5	122.5-137.5	137.5-155
Tamaño del TET (mm)	3.5 con manguito 3.0 sin manguito	3.5 con manguito 3.0 sin manguito	4.0 con manguito 3.0 sin manguito	4.5 con manguito 4.0 sin manguito	5.0 con manguito 4.5 sin manguito	5.5 con manguito 5.0 sin manguito	6.0 con manguito	6.5 con manguito
Distancia labio-punta (mm)	10-10.5	10.5-11	11-12	12.5-13.5	14-15	15.5-16.5	17-18	18.5-19.5
Tamaño del laringoscopio + hoja	1 recto	1 recto	1 recto	2 recto	2 recto	2 recto o curvo	2 recto o curvo	3 recto o curvo
Catéter de aspiración	8F	8F	8F	8F-10F	10F	10F	10F	12F
Estilete	6F	6F	10F	10F	10F	10F	14F	14F
Vía aérea bucal (mm)	50	50	60	60	60	70	80	80
Vía aérea nasofaríngea	14F	14F	18F	20F	22F	24F	26F	30F
Dispositivo bolsa/válvula	Lactantes	Lactantes	Niños	Niños	Niños	Niños	Niños/adultos	Adultos
Mascarilla de oxígeno	Recién nacido	Recién nacido	Pediatría	Pediatría	Pediatría	Pediatría	Adultos	Adultos
Acceso vascular	22-24/23-25	22-24/23-25	20-22/23-25	18-22/21-23	18-22/21-23	18-20/21-23	18-20/21-22	16-20/18-21
Catéter/mariposa	Intraóseo	Intraóseo	Intraóseo	Intraóseo	Intraóseo	Intraóseo		

(continúa)

TABLA 25-1 Selección del equipo (continuación)

Tabla de equipo pediátrico basado en la talla (cm)

	Rosa[a]	Rojo	Morado	Amarillo	Blanco	Azul	Naranja	Verde
Sonda nasogástrica	5-8F	5-8F	8-10F	10F	10-12F	12-14F	14-18F	18F
Sonda urinaria	5-8F	5-8F	8-10F	10F	10-12F	10-12F	12F	12F
Tubo torácico	10-12F	10-12F	16-20F	20-24F	20-24F	24-32F	24-32F	32-40F
Tensiómetro	Recién nacido/bebé	Recién nacido/bebé	Lactante/niño	Niños	Niños	Niños	Niños/adultos	Adultos
VAML[b]	1.5	1.5	2	2	2	2-2.5	2.5	3

Modo de empleo: 1) mida la talla del paciente con una cinta métrica en centímetros o con una cinta de Broselow; 2) utilizando la talla medida en centímetros o la medida de la cinta de Broselow, acceder a la columna del equipo adecuado; 3) columna para TET, vías aéreas bucales y nasofaríngeas y VAML; seleccionar siempre una talla más pequeña y una talla más grande que la recomendada.

TET: tubo endotraqueal; VAML: vía aérea con mascarilla laríngea.

[a]Para lactantes más pequeños que la zona rosa, pero no prematuros, utilice el mismo equipo que para la zona rosa.

[b]Según las instrucciones del fabricante basadas en el peso:

Tamaño de la mascarilla	Tamaño del paciente (kg)
1	≤ 5
1.5	5-10
2	10-20
2.5	20-30
3	30

Modificado de Luten RC, Wears RL, Broselow J, et al. Managing the unique size related issues of pediatric resuscitation: reducing cognitive load with resuscitation aids. *Acad Emerg Med.* 1992;21:900-904.

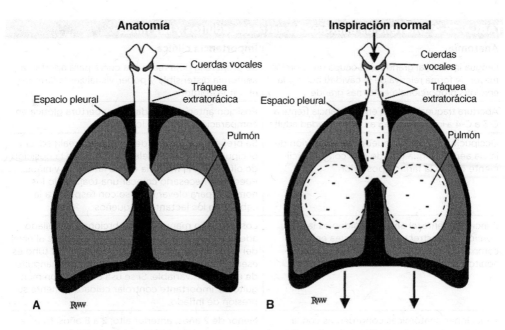

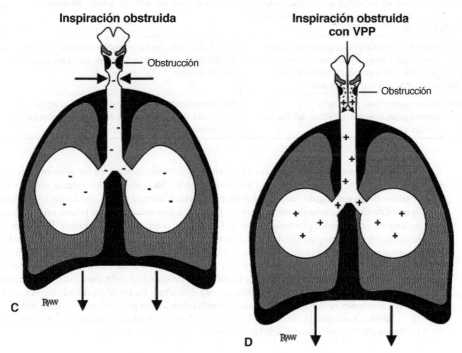

Figura 25-1. **Tráquea intratorácica y extratorácica y cambios dinámicos que se producen en presencia de obstrucción de las vías respiratorias superiores. A.** Anatomía normal. **B.** Cambios que se producen con la inspiración normal, es decir, colapso dinámico de las vías respiratorias superiores asociado a la presión negativa de la inspiración sobre la tráquea extratorácica. **C.** Exageración del colapso secundaria a obstrucción superpuesta en la zona subglótica. **D.** La ventilación con presión positiva (VPP) frena el colapso/obstrucción frente a los esfuerzos inspiratorios del propio paciente, lo que aumenta la obstrucción (obtenida de Cote CJ, Ryan JF, Todres ID, et al, eds. *A Practice of Anesthesia for Infants and Children*. 2nd ed. WB Saunders; 1993, con autorización).

TABLA 25-2 Diferencias anatómicas entre los adultos y los niños	
Anatomía	**Importancia clínica**
Lengua intrabucal grande que ocupa una porción mayor de forma relativa de la cavidad bucal y la epiglotis proporcionalmente más grande	Se prefiere la hoja recta a la curva para apartar la anatomía distensible y poder visualizar la laringe y elevar la epiglotis
Abertura traqueal alta: C-1 en la lactancia frente a C-3 a C-4 a los 7 años, C-5 a C-6 en la edad adulta	Posición anterior elevada de la abertura glótica en comparación con la de los adultos
Occipucio grande que puede causar flexión de la vía aérea, lengua grande que colapsa fácilmente contra la faringe posterior	Se prefiere la posición de olfateo. En realidad, el occipucio más grande eleva la cabeza a la posición de olfateo en la mayoría de los lactantes y niños. Puede ser necesario colocar una toalla bajo los hombros para elevar el torso con respecto a la cabeza en los lactantes pequeños
Funcionalmente, el anillo cricoideo es la porción más estrecha de la tráquea en comparación con las cuerdas vocales en el adulto	Los tubos sin manguito proporcionan un sellado adecuado porque se ajustan perfectamente al nivel del anillo cricoideo. El tamaño correcto del tubo es esencial porque no se utilizan tubos con manguito de expansión variable. Si se usa un tubo con manguito, es importante controlar cuidadosamente su presión de inflado
Variaciones anatómicas congruentes con la edad, con menos variaciones anómalas relacionadas con la complexión, la artritis y las enfermedades crónicas	Menor de 2 años, anterior alto; 2 a 8 años, transición; y mayor de 8 años, adulto pequeño
Las amígdalas y adenoides grandes pueden sangrar; un ángulo más agudo entre la epiglotis y la abertura laríngea provoca fallas en los intentos de intubación nasotraqueal	La intubación nasotraqueal a ciegas no está indicada en los niños; fracaso de la intubación nasotraqueal
Membrana cricotiroidea pequeña, cricotirotomía quirúrgica imposible en los lactantes y niños pequeños	Se recomienda la cricotirotomía con aguja; el punto de referencia es la superficie anterior de la tráquea, no la membrana cricoidea

5. La intubación nasotraqueal a ciegas está relativamente contraindicada en los niños menores de 10 años. Los niños tienen amígdalas y adenoides grandes, las cuales pueden sangrar mucho cuando se traumatizan y el ángulo entre la epiglotis y la abertura laríngea es más agudo que en el adulto, lo que dificulta la canulación satisfactoria de la tráquea. Los niños también poseen una pequeña membrana cricotiroidea y en los menores de 3 a 4 años es prácticamente inexistente. Por este motivo, la cricotirotomía con aguja puede resultar difícil, mientras que la modalidad quirúrgica es prácticamente imposible y está contraindicada en los lactantes y niños pequeños de hasta 10 años de edad.

6. Aunque los niños más pequeños poseen una vía aérea anterior relativamente alta, con las consiguientes dificultades de visibilidad de la abertura glótica, este patrón anatómico es constante en todos los niños, por lo que puede preverse esta dificultad. La vía aérea del adulto está sujeta a más variaciones y trastornos relacionados con la edad, lo que provoca una vía aérea difícil (p. ej., artritis reumatoide, obesidad). Los niños son previsiblemente «diferentes», no «difíciles». La **figura 25-2** muestra las diferencias anatómicas específicas de los niños.

Cuestiones fisiológicas

Hay dos diferencias fisiológicas relevantes entre los niños y los adultos que influyen en el manejo de la vía aérea (**cuadro 25-1**). El consumo basal de oxígeno de los niños es alrededor del doble que el de los adultos. Asociada a un cociente de capacidad residual funcional (CRF) a peso corporal proporcionalmente menor, estos factores dan lugar a una desaturación más rápida en los niños en comparación con los adultos, dada una duración equivalente de la preoxigenación. La desaturación rápida es más pronunciada en los niños < 24 meses. El clínico debe anticipar y comunicar esta posibilidad al personal y estar preparado para dar oxígeno suplementario mediante VBM si la saturación de oxígeno del paciente es < 90%.

Dosificación y selección de fármacos

La dosis de succinilcolina (SCh) en los niños es diferente a la de los adultos. La SCh es metabolizada rápidamente por las esterasas plasmáticas y distribuida al agua extracelular. Los niños tienen un mayor

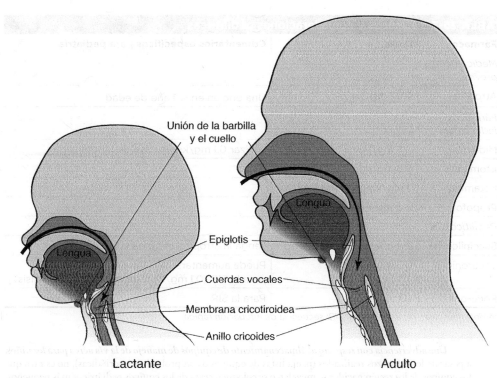

Unión de la barbilla
y el cuello

Lengua

Epiglotis

Cuerdas vocales

Membrana cricotiroidea

Anillo cricoides

Lengua

Lactante

Adulto

Figura 25-2. Las diferencias anatómicas específicas de los niños son *1*) posición más alta y anterior de la abertura de la glotis (obsérvese la relación de las cuerdas vocales con la unión mentón/cuello); *2*) lengua relativamente más grande en el lactante, que se sitúa entre la boca y la abertura glótica; *3*) epiglotis un poco más grande y blanda en el niño; *4*) el anillo cricoideo es la porción más estrecha de la vía aérea pediátrica frente a las cuerdas vocales en el adulto; *5*) posición y tamaño de la membrana cricotiroidea en el lactante; *6*) ángulo más agudo y difícil para la intubación nasotraqueal a ciegas; y *7*) mayor tamaño relativo del occipucio en el lactante.

CUADRO 25-1 Diferencias fisiológicas	
Diferencia fisiológica	**Significado**
El consumo basal de O_2 es el doble de los valores del adulto (> 6 mL/kg/min); capacidad residual funcional proporcionalmente menor en comparación con los adultos	Período de protección contra la hipoxia más corto para un tiempo de preoxigenación equivalente en comparación con el adulto. Los lactantes y los niños pequeños suelen necesitar ventilación con bolsa y mascarilla mientras se mantiene la presión cricoidea para evitar la hipoxia

volumen de agua extracelular que los adultos: al nacer, el 45%; a los 2 meses de edad, ~30%; a los 6 años, el 20%; y en la edad adulta, entre el 16% y el 18%. Por lo tanto, la dosis recomendada de SCh es mayor por kilogramo en los niños que en los adultos (2 frente a 1.5 mg/kg). Todas las determinaciones de dosificación de fármacos se realizan de forma más adecuada y segura utilizando recursos de reanimación como el sistema Broselow-Luten descrito anteriormente.

En 1993, la Food and Drug Administration (FDA), en colaboración con las empresas farmacéuticas, revisó el etiquetado del envase de la SCh a raíz de informes sobre paros cardíacos hipercalémicos tras la administración de SCh a pacientes con enfermedades neuromusculares no diagnosticadas previamente. Al inicio, afirmaba que la SCh estaba contraindicada para la anestesia electiva en los pacientes pediátricos debido a este riesgo, aunque la redacción se modificó posteriormente para adoptar un análisis de riesgo-beneficio a la hora de decidir sobre el uso de la SCh en los niños. Sin embargo, tanto la advertencia inicial como la revisada siguen recomendando la SCh para la intubación de urgencia o completa del estómago en los niños. Las dosis de los medicamentos pediátricos se señalan en la **tabla 25-3**.

Selección del equipo

La tabla 25-1 hace referencia a recomendaciones basadas en la talla para equipos de urgencia en los pacientes pediátricos. El equipo de tamaño adecuado puede elegirse con una medida de talla en centímetros o con una cinta Broselow.

TABLA 25-3 Fármacos y consideraciones pediátricas

Fármaco	Dosis	Comentarios específicos para pediatría
Medicamentos previos		
Atropina	0.02 mg/kg	Una opción en < 1 año de edad
Fármacos inductores		
Midazolam	0.3 mg/kg i.v.	Utilizar 0.1 mg/kg en caso de hipotensión
Etomidato	0.3 mg/kg i.v.	
Ketamina	2 mg/kg i.v., 4 mg/kg i.m.	
Propofol	2-3 mg/kg i.v.	
Paralíticos		
Succinilcolina	2 mg/kg i.v.	Tenga la atropina cargada y lista
Vecuronio	0.2 mg/kg i.v.	Puede aumentarse a 0.3 mg/kg de vecuronio para la SIR (0.1 mg/kg para mantener la parálisis)
Rocuronio	1.0 mg/kg i.v.	Para la SIR

I.m.: intramuscular; i.v.: intravenoso; SIR: secuencia de intubación rápida.

Una advertencia con respecto al almacenamiento de equipos de manejo de la vía aérea para los niños: a pesar de los esfuerzos realizados (p. ej., listas de equipos o comprobaciones periódicas), no es raro que los equipos de los recién nacidos se mezclen o se coloquen cerca de los equipos pediátricos más pequeños. Esta práctica puede dar lugar a que los equipos para recién nacidos se utilicen en niños mayores para los que no están previstos. Algunos ejemplos son la hoja de laringoscopio No. 0, que es demasiado corta para permitir la visualización de la vía aérea; la VBM de 250 mL para recién nacidos, que proporciona volúmenes de ventilación inadecuados; y otros equipos diversos, como las vías aéreas bucales, que pueden causar la obstrucción de las vías respiratorias si son demasiado pequeñas (**tabla 25-4**).

Tubos endotraqueales

El tamaño correcto del tubo endotraqueal (TET) para el paciente puede determinarse midiendo su longitud y consultando la tabla de selección de equipos. La fórmula (16 + edad en años)/4 también es un método razonablemente preciso para determinar el tamaño correcto del tubo sin manguito. No obstante,

TABLA 25-4 Equipos peligrosos

Equipo	Problema
Hojas de laringoscopio para TET No. 0/No. 00	Se puede perder tiempo valioso intentando visualizar la abertura glótica si se confunde con una hoja No. 1
Hojas de laringoscopio curvas No. 1	Se prefieren las hojas rectas por lo siguiente: la epiglotis se recoge directamente, no de forma indirecta, comprimiendo el ligamento hioepiglótico en la vallécula La lengua y la anatomía mandibular se elevan más fácilmente en el campo de visión
VBM de 250 mL	No puede generar volúmenes corriente adecuados
TET con manguito < 5.0 mm	Si no se controlan las presiones de fuga, puede producirse isquemia de la mucosa traqueal con la posibilidad de cicatrización y estenosis
Vías aéreas bucales < 50 mm	A menos que se utilicen vías aéreas bucales de tamaño adecuado, pueden actuar intensificando, en lugar de aliviando, la obstrucción
Cualquier *otro* equipo demasiado pequeño	La talla adecuada es fundamental para el funcionamiento

Nota: únicamente el tamaño adecuado resulta funcional. Con frecuencia, se colocan tallas muy pequeñas en el servicio pediátrico sin prestar atención a la adecuación del tamaño. Esto puede contribuir en gran medida a un resultado fallido de la vía aérea. TET: tubo endotraqueal; VBM: ventilación con bolsa-mascarilla.

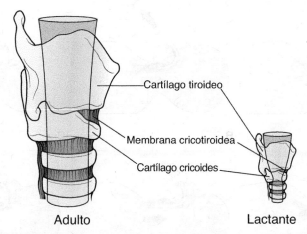

Cartílago tiroideo

Membrana cricotiroidea

Cartílago cricoides

Adulto   Lactante

Figura 25-3. Forma de la vía aérea. Obsérvese la posición de la porción más estrecha de la vía aérea pediátrica, que se encuentra en el anillo cricoideo, creando una forma de embudo, frente a la forma cilíndrica que se observa en el adulto, donde las cuerdas vocales forman la porción más estrecha. Esta es la razón por la que se utiliza el tubo sin manguito en el niño; se ajusta perfectamente, a diferencia del tubo con manguito utilizado en el adulto, que se infla una vez que el tubo pasa las cuerdas para producir un ajuste perfecto (modificada con autorización de Cote CJ, Todres ID. The pediatric airway. En: Cote CJ, Ryan JF, Todres ID, et al, eds. *A Practice of Anesthesia for Infants and Children.* 2nd ed. WB Saunders; 1993).

la fórmula no puede utilizarse en niños menores de 1 año y solo es útil si se conoce la edad exacta, aunque esta no siempre pueda determinarse en caso de urgencia. Los TET con o sin manguito son aceptables en los grupos de edad pediátrica más jóvenes (**fig. 25-3**). La advertencia de evitar los tubos con manguito en lactantes pequeños es histórica y, en el pasado, existía una tasa inaceptable y alta de estenosis subglótica como resultado de no controlar cuidadosamente las presiones del manguito. Los TET más recientes facilitan la monitorización de las presiones del manguito y pueden utilizarse con seguridad en los lactantes y niños pequeños, siempre que los médicos reconozcan el siguiente hecho: un tubo con manguito añade 0.5 mm al diámetro interno (DI), por lo que puede ser necesario un tubo más pequeño de lo previsto (por 0.5 mm). Esta sonda debe insertarse con el manguito desinflado inicialmente e inflado con el volumen mínimo de aire necesario para lograr un sellado adecuado.

Al intubar a un niño pequeño, se tiende a insertar el TET demasiado lejos, por lo general en el bronquio principal derecho. Se pueden usar varias fórmulas para determinar la distancia de inserción correcta (p. ej., tamaño del tubo $\times$ 3; edad/2 + 10). Por ejemplo, un tubo de 3.5 mm de DI debe insertarse 3.5 $\times$ 3 = 10.5 cm en el labio. Como alternativa, puede utilizarse un esquema basado en la talla. Recomendamos aplicar un trozo de cinta adhesiva en el tubo en la línea en centímetros adecuada entre el labio y la punta, que sirve como recordatorio visual constante de la posición correcta de la punta del TET en el paciente intubado.

Dispositivos de sujeción de tubos

Una vez que se ha colocado de manera correcta el TET, fíjelo de forma adecuada en la boca para evitar que se desprenda y se extube inadvertidamente. Debe reducirse al mínimo el movimiento de la cabeza y el cuello, sobre todo la extensión que se traduce en el movimiento del tubo hacia arriba y potencialmente hacia fuera de la tráquea. Un collarín cervical colocado después de la intubación impide la flexión y la extensión y, por lo tanto, puede ayudar a prevenir el desprendimiento del TET (**fig. 25-4**). Tradicionalmente, el TET se sujeta con cinta adhesiva a la mejilla, aunque también existen varios dispositivos comerciales.

Mascarillas de oxígeno

La mascarilla simple con reservorio utilizada para la mayoría de los pacientes proporciona un máximo de oxígeno del 35% al 60% y requiere un flujo de 6 a 10 L/min. La mascarilla con reservorio puede administrar ~70% de oxígeno en los niños si se usa un flujo de 10 a 15 L/min. Para el manejo urgente de la vía aérea, y en particular para la preoxigenación para la secuencia de intubación rápida (SIR), es preferible la mascarilla pediátrica con reservorio. Las mascarillas con reservorio para adultos pueden servir con los niños mayores, pero son demasiado grandes para emplearse con lactantes y niños pequeños y arrastrarán grandes cantidades de aire ambiental. La oxigenación apneica (*véase* cap. 8) debe considerarse en los niños (a razón de 1 L/min por año de edad) como una maniobra de bajo riesgo para prolongar el tiempo de apnea segura. Las pruebas recientes indican que, en los adultos, girar el flujo de oxígeno a la velocidad de «lavado» de 40 a 70 L/min (varía en función de la toma de pared) aumenta la FiO_2 ($>$ 90%) y las mediciones de oxígeno teleespiratorio. Esto no se ha estudiado rigurosamente en los niños, pero puede ser razonable intentarlo si la preoxigenación es difícil. Además, los sistemas de bolsa-mascarilla correctamente

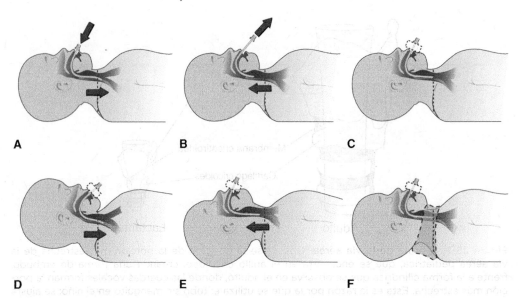

Figura 25-4. Fijación del tubo endotraqueal. A. Tubo no fijado deslizándose hacia dentro/hacia abajo. **B.** Tubo sin fijar deslizándose hacia fuera/arriba. **C.** Tubo fijado para evitar el movimiento de entrada/salida, arriba/abajo. **D.** Tubo fijado moviéndose hacia abajo y hacia dentro al flexionar la cabeza. **E.** Tubo fijado que se mueve hacia arriba/hacia afuera cuando se extiende la cabeza. **F.** Movimiento del cuello impedido por el collarín cervical, evitando así el movimiento del tubo en la tráquea.

configurados (es decir, los que funcionan con válvulas inspiratorias y espiratorias unidireccionales y un pequeño espacio muerto) son capaces de suministrar concentraciones de oxígeno $> 90\%$, si se usan de forma correcta. En la inspiración, el paciente que respira espontáneamente abre la válvula inspiratoria de pico de pato, y en la espiración el volumen espirado con dióxido de carbono (CO_2) activa la válvula de pico de pato cerrada y se ventila a través de la válvula espiratoria a la atmósfera. Se debe estar seguro de que el paciente puede generar suficiente fuerza inspiratoria negativa para abrir la válvula y extraer un volumen de la bolsa; de lo contrario, se requiere asistencia con bolsa. Las unidades de tipo adulto tienden a no utilizarse en los lactantes y niños pequeños debido a consideraciones de espacio muerto y molestias relacionadas con el tamaño, lo que lleva a algunos a preferir las mascarillas de VBM pediátricas con reservorio.

Vías aéreas bucales

Las vías aéreas bucales solo deben utilizarse en los niños inconscientes. En el niño consciente o semiconsciente, estas vías aéreas pueden inducir el vómito. La vía aérea bucal puede seleccionarse con base en la medida de la cinta de Broselow o puede aproximarse seleccionando una vía aérea bucal que se ajuste a la distancia desde el ángulo de la boca hasta el trago de la oreja.

Vías aéreas nasofaríngeas

Las vías aéreas nasofaríngeas son útiles en el niño obnubilado pero que responde. La vía aérea nasofaríngea de tamaño correcto es la más grande que cabe cómodamente en la narina, pero no produce palidez de la piel nasal. La longitud correcta es desde la punta de la nariz hasta el trago de la oreja y suele corresponder a la vía aérea nasofaríngea con el diámetro correcto. Debe procurarse aspirar estas vías aéreas con regularidad para evitar su obstrucción.

Sondas nasogástricas

La VBM puede producir la insuflación del estómago, dificultando la fluctuación diafragmática completa e impidiendo una ventilación eficaz. Coloque una sonda nasogástrica (NG) poco después de la intubación para descomprimir el estómago en cualquier paciente que haya sido sometido a VBM y que requiera ventilación mecánica continua después de la intubación. A menudo, en estos pacientes, el abdomen está distendido o tenso, lo que hace evidente el problema, pero otras veces es difícil identificar la diferencia entre este y el abdomen por lo general protuberante del niño pequeño. La dificultad para ventilar que se considere relacionada con la reducción de la distensibilidad debe motivar la colocación de una sonda NG. Los sistemas basados en la longitud identifican el tamaño adecuado de la sonda NG.

Equipo de ventilación con bolsa-mascarilla

Para el manejo urgente de la vía aérea, la mayoría prefiere la bolsa autoinflable a la bolsa de ventilación de anestesia. Estas unidades de bolsa-mascarilla deben tener un depósito de oxígeno para que, con un

TABLA 25-5	Alternativas para el soporte de la vía aérea
Ventilación con bolsa-mascarilla	Puede ser la medida temporal más fiable en los niños. La selección del equipo, los complementos y una buena técnica son fundamentales
Intubación orotraqueal (por lo general, con secuencia de intubación rápida)	Sigue siendo el procedimiento preferido para la vía aérea urgente en posibles lesiones de la columna cervical y en la mayoría de las demás circunstancias
Cricotirotomía con aguja	Recomendado como último recurso en lactantes y niños, pero faltan datos
Mascarilla laríngea	Opción viable
Intubación nasotraqueal a ciegas	No indicado para niños menores de 10 años de edad
GlideScope®	Bien estudiado en adultos, una opción potencial en niños

flujo de oxígeno de 10 a 15 L, se pueda proporcionar una FiO_2 del 90% al 95%. La bolsa más pequeña que debe utilizarse es de 450 mL. Las bolsas neonatales más pequeñas (250 mL) no proporcionan un volumen corriente eficaz ni siquiera para los lactantes pequeños. Muchos de los dispositivos pediátricos de VBM tienen una válvula de alivio de presión positiva (de escape). El fabricante puede ajustar la válvula de escape para que se abra entre 20 y 45 cmH_2O de presión (centímetros de presión de agua [CPA]), dependiendo de si la unidad de bolsa está destinada a los lactantes o a niños pequeños (respectivamente) y se utiliza para evitar el barotrauma. Los escenarios médicos encontrados en el manejo de la vía aérea urgente a menudo requieren presiones máximas más altas en la vía aérea, por lo que la bolsa debe configurarse sin válvula de escape o con una válvula de escape que pueda cerrarse. Es una buena práctica guardar el dispositivo de VBM con la válvula de escape cerrada para que los intentos iniciales de ventilar al paciente puedan alcanzar una presión máxima en la vía aérea suficiente para lograr la ventilación. El capítulo 26 analiza este problema con más detalle y ofrece recomendaciones para evitar que se produzca.

Detectores de CO_2 teleespiratorio

Los detectores colorimétricos de CO_2 al final de la espiración ($ETCO_2$) son tan útiles en los niños como en los adultos. Existe un tamaño pediátrico para los niños que pesan < 15 kg, mientras que debe utilizarse el modelo para adultos en los niños que pesan > 15 kg. Si se usa un dispositivo de $ETCO_2$ de tamaño adulto de forma inadecuada para un niño pequeño, es posible que no haya volúmenes de CO_2 suficientes para que el detector cambie de color, lo que provocaría una lectura negativa falsa y la retirada de un tubo colocado correctamente. Por el contrario, la resistencia en un detector de $ETCO_2$ pediátrico puede ser lo suficientemente alta como para dificultar la ventilación en un niño grande.

Vías aéreas alternativas

La intubación orotraqueal es el procedimiento preferido para el manejo urgente de la vía aérea pediátrica, incluidos aquellos pacientes con posibles lesiones de la columna cervical en los que es preferible la SIR con estabilización manual en línea. La intubación nasotraqueal está relativamente contraindicada en los niños (tabla 25-5).

La cricotirotomía es la vía aérea quirúrgica de urgencia preferida en los adultos. La membrana cricotiroidea se desarrolla en la segunda infancia, pero no tiene el tamaño suficiente para convertirse en una opción viable de vía aérea de rescate hasta los 10 años de edad. «Cricotirotomía con aguja» es el término que se utiliza en los niños menores de 10 años cuando se accede a la vía aérea por vía percutánea en los niños pequeños, aunque se reconoce que el punto de entrada en la vía aérea suele ser la tráquea y no el espacio cricotiroideo.

Otros dispositivos que pueden ser útiles para el manejo de la vía aérea difícil en los niños pequeños son las mascarillas laríngeas (ML) y el GlideScope®. Las ML se fabrican incluso para los recién nacidos y lactantes y pueden ser útiles como medida provisional cuando la laringoscopia directa resulta difícil. El GlideScope® se suministra en tamaños adecuados para pacientes pediátricos, aunque esta tecnología no ha permeado en todos los contextos médicos. Estos y otros complementos se analizan en el capítulo 26.

INICIO DE LA VENTILACIÓN MECÁNICA

En las urgencias pediátricas se utilizan dos modos de ventilación. La ventilación controlada por presión es la modalidad empleada en recién nacidos y lactantes, mientras que la ventilación controlada por volumen se usa en los niños mayores y los adultos. Se puede establecer arbitrariamente 10 kg como el peso por debajo del cual deben utilizarse ventiladores con presión limitada, aunque los ventiladores con volumen limitado se han resultado útiles en niños más pequeños. Cuanto más pequeño es el niño, más rápida es la frecuencia ventilatoria. La frecuencia ventilatoria inicial en los lactantes suele establecerse entre 20 y 25 respiraciones/min. Los cocientes inspiración:espiración se fijan en 1:2 y la presión inspiratoria máxima típica al inicio de la ventilación se sitúa entre 15 y 20 CPA. Estos ajustes iniciales en un modo de ventilación con presión controlada suelen dar un volumen corriente de 8 a 12 mL/kg. Estos ajustes iniciales se adaptan en función de la evaluación clínica posterior y de la elevación del tórax. La presión positiva al final de la espiración también debe establecerse en 3 a 5 cmH_2O y la FiO_2 en 1.0. El sistema basado en la longitud de Broselow-Luten también orienta sobre los volúmenes corriente iniciales aproximados, las frecuencias del ventilador y los tiempos inspiratorios.

Una vez establecidos los ajustes iniciales, es fundamental reevaluar rápidamente al paciente y realizar ajustes, sobre todo porque la distensibilidad pulmonar, la resistencia de las vías respiratorias y los volúmenes de fuga cambian con el tiempo, lo que impide una ventilación adecuada con los ajustes iniciales de la ventilación controlada por presión. La evaluación clínica de la adecuación ventilatoria es más importante que las fórmulas para garantizar una ventilación adecuada. Una vez que se han realizado los ajustes y el paciente parece estar clínicamente ventilado y oxigenado, deben llevarse a cabo gasometrías en sangre u oximetrías de pulso continuas y monitorización de $ETCO_2$ para confirmar y guiar los ajustes adicionales (**tabla 25-6 y cuadro 25-2**).

TABLA 25-6 Inicio de la ventilación mecánica

I. Ajustes iniciales		
Tipo de ventilador	Presión limitada	Volumen limitado
Frecuencia respiratoria	20-25/min	12-20/min, según edad
Presión positiva al final de la espiración (cmH_2O)	3-5	3-5
FiO_2	1.0 (100%)	1.0 (100%)
Tiempo inspiratorio	≥ 0.6 s	≥ 0.6 s
Cociente inspiración:espiración	1:2	1:2
Ajustes de presión/volumen	Para la ventilación con presión, comience con una presión inspiratoria máxima (PIM) de 15-20 cmH_2O. Evalúe la elevación del tórax y ajuste a presiones más altas según la necesidad. Para la ventilación con volumen, comience con volúmenes corriente de 8-12 mL/kg. Comience con volúmenes más bajos y aumente hasta una PIM de 20-30 cmH_2O. *Estas son solo directrices de ajuste inicial. Evalúe la elevación del tórax y haga los ajustes necesarios*	
II. Evaluación clínica y realización de ajustes	La mayoría de los pacientes serán ventilados con ventiladores de volumen cíclico. La escasa elevación del tórax, la mala coloración y la disminución de los ruidos respiratorios requieren un *mayor* volumen corriente. Compruebe si hay neumotórax u obstrucción del tubo. Asegúrese de que el tamaño y la posición del tubo sean óptimos y de que no hay fugas. Para los pacientes ventilados con ventiladores de presión cíclica, estos resultados pueden indicar la necesidad de aumentar la PIM	
III. Información de laboratorio	La gasometría arterial debe realizarse ~10-15 min después de que se establecen los parámetros. Pueden ser necesarias muestras adicionales después de cada ajuste del ventilador, a menos que el estado ventilatorio se controle mediante $ETCO_2$ y SpO_2	

CUADRO 25-2 Manejo urgente de la vía aérea pediátrica: consideraciones prácticas

Anatómicas

- Anticipe una abertura glótica anterior alta
- No hiperextienda el cuello
- Los tubos sin manguito se usan en los niños menores de 8 años de edad
- Utilice hojas rectas en los niños pequeños

Fisiológicas

- Anticipe la desaturación

Dosificación de fármacos y selección de equipos

- Utilice un sistema basado en la talla. *No recurra a la memoria ni realice cálculos*
- La sonda nasogástrica es un complemento importante de la vía aérea en los lactantes
- Mascarillas con reservorio pediátricas de reserva

Alternativas en caso de falla o dificultad de la vía aérea

- Cricotirotomía quirúrgica: contraindicada hasta los 10 años
- Intubación nasotraqueal a ciegas: contraindicada hasta los 10 años
- Combitubo: solo si tiene estatura > 1.2 m
- Cricotirotomía con aguja: aceptable

CONSEJOS Y ALERTAS

Técnicas de secuencia de intubación rápida para niños

El procedimiento de la SIR en los niños es esencialmente el mismo que en los adultos, con algunas diferencias importantes que se exponen a continuación:

- Preparación
  - Utilice recursos de reanimación que atiendan cuestiones relacionadas con la edad y el tamaño en la dosificación de fármacos y la selección de equipos (p. ej., cinta de Broselow-Luten).
- Preoxigenación
  - Sea meticuloso. Los niños se desaturan más rápidamente que los adultos.
  - Considere la oxigenación apneica como complemento para maximizar el tiempo de apnea segura.
- Optimización fisiológica
  - Bolos de líquido isotónico en función del peso o sangre en caso de hipotensión. Maximice los esfuerzos de preoxigenación. Considere la atropina para los lactantes < 1 año de edad.
- Parálisis con inducción
  - Seleccione el fármaco de inducción como si fuera para el adulto: dosis por talla o peso.
  - Succinilcolina 2 mg/kg i.v. o rocuronio 1 mg/kg.
  - Anticipe la desaturación; ventile con bolsa si la saturación de oxígeno (SpO_2) es < 90%.
- Poner en posición con protección
  - Opcional: aplique la maniobra de Sellick.
- Prueba de colocación correcta
  - Confirme la colocación de la sonda con $ETCO_2$ como se hace en el adulto.
- Control postintubación

En casi todos los casos, los niños intubados y con ventilación mecánica deben ser sedados y paralizados en el servicio de urgencias para evitar aumentos perjudiciales de las presiones intracraneales o intratorácicas y el desprendimiento involuntario del tubo endotraqueal.

INFORMACIÓN BASADA EN LA EVIDENCIA

¿La falta de experiencia en el manejo de la vía aérea pediátrica es un problema importante para los profesionales de urgencias?

Desde el inicio de la medicina de urgencias como especialidad, ha habido una preocupación por la cantidad de formación en pediatría que reciben los residentes de medicina de urgencias. La exposición a niños gravemente enfermos es menos frecuente que la exposición a adultos gravemente enfermos en la mayoría de los programas de formación.[1-3] La introducción de las vacunas antineumocócica y contra *Haemophilus influenzae*, el cambio en la posición para dormir que ha reducido las muertes por síndrome de muerte súbita del lactante y la mejoría general de la atención pediátrica han disminuido aún más las consultas a urgencias por episodios respiratorios agudos. Un artículo reciente de un gran hospital infantil con > 90 000 consultas a urgencias al año mostró una exposición insuficiente a procedimientos críticos, especialmente las intubaciones.[4] Las encuestas informales del curso *Difficult Airway Course: Emergency* revelan que la experiencia y comodidad del médico de urgencias con la vía aérea pediátrica es una fuente de preocupación para muchos facultativos. Se espera que la educación y formación específicas del curso sobre vías aéreas y otros programas de simulación de alta calidad puedan mejorar los niveles de comodidad.[5]

¿Cuáles son los principales obstáculos para el éxito del manejo de la vía aérea en los niños?

La demora y los errores cognitivos son más frecuentes en el manejo urgente de la vía aérea pediátrica.[6] Las urgencias pediátricas se complican por el hecho de que el tamaño de los niños varía, lo que crea dificultades logísticas, sobre todo en lo que respecta a la dosis de fármacos y la selección de equipos. Esta carga mental (o «carga cognitiva») puede reducirse mediante el uso de recursos de reanimación, que ahorran tiempo y reducen los errores. La literatura indica que estos recursos de reanimación pueden atenuar el efecto de estas variables sobre la carga mental durante el proceso de reanimación.[7] Los encuentros simulados con pacientes de urgencias han confirmado que el sistema de urgencias codificado por colores de Broselow-Luten reduce el tiempo de demora y los errores al eliminar la carga cognitiva asociada a estas situaciones.[8]

En la medida en que el proceso pueda simplificarse (p. ej, limitando el número de medicamentos recomendados, reduciendo la complejidad y el número de decisiones necesarias), se libera tiempo para el pensamiento crítico que puede dedicarse a las prioridades del manejo de la vía aérea. El manejo de los niños *in extremis* es intrínsecamente estresante y, como tal, la SIR debe mantenerse simple y sin complicaciones para reducir este estrés.

¿Debe utilizarse atropina para la secuencia de intubación rápida en los niños?

Las evidencias no sustentan el uso universal de atropina en los niños; sin embargo, es una cuestión difícil de resolver definitivamente con base en la literatura actual. En general, la atropina se ha utilizado para prevenir la bradicardia asociada a una dosis única de SCh en los niños, un suceso poco frecuente pero grave. Algunos estudios recientes no han mostrado diferencias en la respuesta a la SCh con o sin atropina en los niños,[9,10] con cifras similares en los grupos tratados con atropina y noratropina que desarrollan disminuciones transitorias y autolimitadas de la frecuencia cardíaca. No obstante, la ausencia de pruebas de beneficio no debe interpretarse como «evidencia» cuando se trata de sucesos poco frecuentes. La atropina también tiene efectos secundarios importantes, aunque poco frecuentes, como la bradicardia paradójica si se dosifica incorrectamente.[11] La atropina puede tener un papel importante cuando se manipula la vía aérea de lactantes menores de 1 año de edad debido a su elevado tono vagal, junto con una dependencia relativamente mayor de la frecuencia cardíaca para el gasto cardíaco.[12] En cambio, la mayoría de los episodios bradicárdicos se deben a la hipoxia o son una respuesta refleja transitoria mediada vagalmente que se resuelve de forma espontánea. Es mejor tratar la hipoxia o el reflejo si se produce. Para que el proceso de la SIR en los niños sea lo más sencillo posible, no recomendamos el uso rutinario de atropina. En circunstancias especiales, como en el caso de lactantes menores de 1 año (3, 4 y 5 kg, y zonas rosa o roja en la cinta de Broselow-Luten y en la tarjeta de vía aérea), la atropina puede considerarse opcional.

Succinilcolina frente a rocuronio como paralizante en los niños: ¿cuál es el fármaco preferido?

En la década de 1990, la FDA advirtió contra el uso de la SCh en los niños a raíz de reportes de casos de paro cardíaco hipercalémico tras su administración en pacientes con enfermedad neuromuscular no diagnosticada. La comunidad de anestesiólogos pediatras cuestionó entonces la decisión de la FDA con base en el riesgo frente al beneficio en los pacientes que requieren intubación de urgencia, lo que llevó a modificar su postura a una «precaución». No existe un conjunto de pruebas que aborde específicamente los riesgos y beneficios relativos de la SCh frente al rocuronio en los niños para orientar las recomendaciones. En la actualidad, la SCh sigue siendo el fármaco preferido para las intubaciones estomacales completas de urgencia, aunque tanto el rocuronio como la SCh deben considerarse opciones viables para el manejo urgente de la vía aérea en el paciente pediátrico en función de las preferencias del médico.[13,14]

¿Los tubos endotraqueales con manguito están contraindicados en el manejo urgente de la vía aérea pediátrica?

La cuestión de si los TET con manguito son seguros o necesarios en los niños menores de 8 a 10 años de edad se ha debatido durante algún tiempo debido al sellado anatómico y funcional que ofrece la zona subglótica. Dos estudios han abordado esta cuestión.[15,16] Deakers y cols. estudiaron a 282 pacientes intubados en quirófano, servicio de urgencias o unidad de cuidados intensivos.[15] En su estudio observacional prospectivo, no aleatorizado, no encontraron diferencias en el estridor postextubación, la necesidad de reintubación o las complicaciones a largo plazo de las vías respiratorias superiores. Khine y cols. compararon la incidencia de crup postextubación, ventilación inadecuada, fuga de gases anestésicos al medio ambiente y necesidad de cambio de tubo por fuga de aire.[16] En este estudio de niños menores de 8 años, los autores no encontraron diferencias en cuanto a crup, más intentos de intubación con tubos sin manguito, menos flujo de gas necesario con tubos con manguito o menos fugas de gas al ambiente. Además, cualquier fuga de aire importante en un tubo sin manguito puede requerir la retirada y sustitución del tubo, lo que puede no ser el caso con el TET con manguito, en el que hay más «margen de error» en la selección del tamaño debido al manguito. Aunque pueda parecer que el uso de tubos con manguito en los niños más pequeños no produzca secuelas postextubación, hay que dejar claro que estos estudios monitorizaron las presiones de inflado del manguito, una práctica poco habitual en las intubaciones de urgencia. Por este motivo, parece razonable recomendar el uso del TET sin manguito para evitar una presión excesiva sobre la mucosa traqueal con las posibles secuelas de cicatrización y estenosis. Sin embargo, para algunos pacientes en los que se esperan presiones medias elevadas en la vía aérea, como los que padecen enfermedades respiratorias agudas y asma, puede ser adecuada la colocación de un tubo con el manguito desinflado inicialmente, e inflado si es necesario. Las normas más recientes de Pediatric Advanced Life Support recomiendan los tubos con manguito, pero con la aclaración de *solo si se monitorizan las presiones de fuga*.[17]

¿Por qué los niños se desaturan más rápidamente que los adultos con grados comparables de preoxigenación?

Un lactante utiliza 6 mL de oxígeno/kg por minuto, en comparación con el adulto, que utiliza 3 mL/kg por minuto. La reducción de la CRF en un niño apneico es mucho mayor que en el adulto apneico debido a las diferencias en las fuerzas elásticas de la pared torácica y el pulmón. En los niños, la pared torácica es más flexible y el retroceso elástico del pulmón es menor que en los adultos. Un análisis de estas fuerzas revela que si se ponen en equilibrio como en el paciente apneico, se predice un valor de CRF en torno al 10% de la capacidad pulmonar total en lugar del valor observado (ligeramente < 40%). Estos mismos factores también reducen la CRF en el paciente con respiración espontánea, aunque en menor grado. La CRF se reduce aún más con la inducción de la anestesia y el decúbito supino. La implicación clínica de la disminución de la CRF efectiva combinada con el aumento del consumo de oxígeno es que el lactante preoxigenado y paralizado tiene una reserva desproporcionadamente menor de oxígeno intrapulmonar a la cual recurrir en comparación con el adulto. La afección pulmonar en los pacientes críticos puede reducir aún más la capacidad de preoxigenación eficaz. Por lo tanto, es fundamental tener en cuenta estos factores a la hora de preoxigenar al paciente pediátrico. La VBM con presión cricoidea puede ser necesaria para mantener la saturación de oxígeno por encima del 90% durante la SIR, especialmente si se requieren varios intentos o el niño tiene un trastorno que afecte su capacidad de preoxigenación.[18,19]

Referencias

1. Tamariz VP, Fuchs S, Baren JM, et al. Pediatric emergency medicine education in emergency medicine training programs. *Acad Emerg Med*. 2000;7(7):774-778.

2. Chen EH, Cho CS, Shofer FS, et al. Resident exposure to critical patients in the ED. *Pediatr Emerg Care*. 2007;11:774-778.

3. Miele NF. Inadequate exposure to patients in the pediatric emergency department. *Acad Emerg Med*. 2004;11(7):771-773.

4. Mittiga MR, Geis GL, Kerrey BT, et al. The spectrum and frequency of critical procedures performed in a pediatric emergency department: implications of a provider-level view. *Ann Emerg Med*. 2013;61(3):263-270.

5. Overly FL, Sudikoff SN, Shapiro MJ. High-fidelity medical simulation as an assessment tool for pediatric residents' airway management skills. *Pediatr Emerg Care*. 2007;1:11-15.

6. Oakley P. Inaccuracy and delay in decision making in pediatric resuscitation, and a proposed reference chart to reduce error. *BMJ*. 1988;297:817-819.

7. Luten R, Wears R, Broselow J, et al. Managing the unique size-related issues of pediatric resuscitation: reducing cognitive load with resuscitation aids. *Acad Emerg Med*. 2002;9:840-847.

8. Shah AN, Frush KS. Reduction in error severity associated with use of a pediatric medication dosing system: a crossover trial. Paper presented at: The AAP 2001 National Conference and Exhibition, Section on Critical Care; October 2001; San Francisco, CA.

9. McAuliffe G, Bisonnette B, Boutin C. Should the routine use of atropine before succinylcholine in children be reconsidered? *Can J Anaesth*. 1995;42:724-729.

10. Fleming B, McCollough M, Henderson SO. Myth: atropine should be administered before succinylcholine for neonatal and pediatric intubation. *CJEM*. 2005;7(2):114-117.

11. Tsou CH, Chiang CE, Kao T, et al. Atropine-triggered idiopathic ventricular tachycardia in an asymptomatic pediatric patient. *Can J Anaesth*. 2004;51:856-857.

12. Rothrock SG, Pagane J. Pediatric rapid sequence intubation incidence of reflex bradycardia and effects of pretreatment with atropine. *Pediatr Emerg Care*. 2005;21(9):637-638.

13. Robinson AL, Jerwood DC, Stokes MA. Routine suxamethonium in children: a regional survey of current usage. *Anaesthesia*. 1996;51(9):874-878.

14. Weir PS. Anaesthesia for appendicectomy in childhood: a survey of practice in Northern Ireland. *Ulster Med J*. 1997;66(1):34-37.

15. Deakers TW, Reynolds G, Stretton M, et al. Cuffed endotracheal tubes in pediatric intensive care. *J Pediatr*. 1994;125:57-62.

16. Khine HH, Corddry DH, Kettrick RG, et al. Comparison of cuffed and uncuffed endotracheal tubes in young children during general anesthesia. *Anesthesiology*. 1997;86:627-631.

17. American Heart Association. Pediatric advanced life support. *Circulation*. 2005;112:IV-167-IV-187.

18. Agostoni E, Hyatt R. Static behavior of the respiratory system. In: Fishman A, Macklem P, Mead J, Geiger S, eds. *Handbook of Physiology. The Respiratory System. Section III*. American Physiological Society; 1986:113-130.

19. Lumb A. Elastic forces and lung volumes. In: James E, ed. *Nunn's Applied Respiratory Physiology*. 5th ed. Butterworth-Heineman; 2000:51-53.

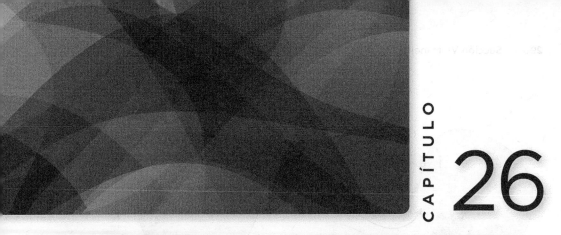

Técnicas para la vía aérea pediátrica

Robert C. Luten

Christyn F. Magill

Nathan W. Mick

INTRODUCCIÓN

En su mayor parte, los dispositivos y técnicas de vía aérea utilizados en los niños mayores y adolescentes no difieren de los empleados en los adultos. Debido a su singular anatomía de la vía aérea y a la falta de dispositivos de rescate comercializados de tamaño adecuado (p. ej., combitubo, VAML Fastrach®), no puede decirse lo mismo de los niños pequeños (menores de 3 años) y los lactantes (menores de 1 año). Limitamos nuestro análisis a aquellos dispositivos de rescate que están disponibles para la población pediátrica y que tienen evidencia de uso exitoso en los niños. Dominar estas técnicas es sencillo y necesario si se quiere efectuar el manejo urgente de la vía aérea pediátrica.

TÉCNICAS UTILIZADAS EN TODOS LOS NIÑOS

Ventilación con bolsa-mascarilla e intubación endotraqueal

Consulte los capítulos 12 y 15 para obtener una descripción detallada de la ventilación con bolsa-mascarilla (VBM) y la intubación traqueal. Al igual que en los adultos, las vías aéreas nasofaríngeas y bucales son complementos importantes de la VBM, sobre todo en los niños pequeños en los que la lengua es relativamente grande en relación con el volumen de la cavidad bucal. En el capítulo 25 se describen las recomendaciones y la justificación del uso de equipos específicos (hojas curvas o rectas, tubos con o sin manguito). El uso de equipos de tamaño adecuado para el manejo de la vía aérea pediátrica es fundamental para el éxito, incluso en las manos más experimentadas. Practicar una técnica adecuada de VBM es especialmente importante en los pacientes pediátricos, ya que la indicación de asistencia de la vía aérea suele ser la hipoxia relacionada con un trastorno respiratorio (es decir, bronquiolitis por virus sincitial respiratorio o hipoventilación por convulsiones). Además, los pacientes pediátricos experimentan una desaturación de oxihemoglobina más rápida, por lo que con frecuencia es necesaria la VBM con presión cricoidea (maniobra de Sellick) para evitar la insuflación gástrica durante las fases de preoxigenación y parálisis de la secuencia de intubación rápida (SIR). La VBM pediátrica requiere volúmenes corrientes más pequeños, frecuencias más altas y equipos específicos para cada tamaño. La vía aérea pediátrica se presta en particular a la ventilación con presión positiva, incluso en presencia de obstrucción de la vía aérea superior (*véanse* caps. 25 y 27).

Consejos para la ventilación con bolsa-mascarilla satisfactoria en los niños

Para garantizar el éxito de la VBM en el paciente pediátrico, el sellado de la mascarilla debe ser adecuado, la vía aérea abierta, así como la frecuencia y el volumen de ventilación apropiados para la edad del paciente. Entre las fallas de la técnica se incluye la tendencia, durante la exaltación de la situación,

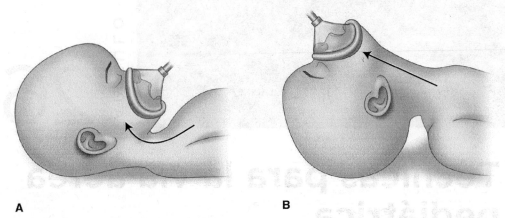

A   **B**

Figura 26-1. A. Mala compresión de la bolsa. Cadencia rápida. **B.** Buena compresión de la bolsa. Aprieta, suelta, suelta. La imagen A muestra la posición flexionada que provoca la obstrucción, mientras que la imagen B muestra la posición extendida que alivia la obstrucción.

a presionar la parte de la mascarilla de la unidad hacia abajo para obtener un sellado hermético, lo que provoca la flexión del cuello y la obstrucción de las vías respiratorias superiores. La cabeza debe estar ligeramente extendida en lugar de flexionada, aliviando así, en lugar de producir, la obstrucción causada por la lengua y la anatomía faríngea relajada (**fig. 26-1**).

La posición descrita en el párrafo anterior suele obtenerse aplicando a la mascarilla la técnica de sujeción en «C» de la mascarilla con una sola mano. El pulgar y el índice sostienen la mascarilla desde el puente de la nariz hasta la hendidura de la barbilla, evitando los ojos. Las prominencias óseas de la barbilla son levantadas por el resto de los dedos hacia la mascarilla, en lugar de presionarla hacia abajo, lo que coloca la cabeza en ligera extensión para formar la posición de olfateo. Se debe tener cuidado de evitar la presión en la vía aérea anterior para prevenir el colapso y la obstrucción de la tráquea flexible.

También se puede recurrir a una técnica a dos manos. Mientras que esta técnica es fundamental para el éxito de la ventilación de rescate con mascarilla en los adultos, puede aplicarse de forma selectiva en los niños pequeños. Abriendo un poco la mandíbula y tirando de ella hacia delante, puede aliviarse una obstrucción. La mandíbula puede desplazarse más hacia adelante tras abrir ligeramente la boca («desplazamiento de la mandíbula» hacia adelante; *véase* cap. 12) mientras se utilizan las eminencias tenares de la palma de la mano para sellar la mascarilla en la cara. La presión tenar es más eficaz para crear un sellado uniforme y reducir las fugas alrededor del borde de la mascarilla. Una vez aplicada la mascarilla, un segundo médico aprieta la bolsa. Si la ventilación no se facilita inmediatamente con estas maniobras, se debe reevaluar la posición y colocar una vía aérea nasofaríngea para complementar la vía aérea bucofaríngea.

Otro riesgo relacionado con la técnica es la tendencia a comprimir la bolsa a una frecuencia excesiva. La cadencia de compresión de la bolsa debe permitir un tiempo adecuado para la espiración (repetir las palabras «apretar, soltar, soltar» es útil para garantizar una cadencia adecuada). Los libros de texto recomiendan frecuencias más altas para los niños más pequeños. Sin embargo, desde un punto de vista práctico, esta cadencia puede servir para todas las edades. Coloque siempre una vía aérea oral en el niño inconsciente antes de ventilar con bolsa-mascarilla, porque la lengua pediátrica es grande en relación con el tamaño de la bucofaringe y es más propensa a obstruir la vía aérea superior.

Consejos para la intubación endotraqueal exitosa en los niños
Preintubación

1. *Posición correcta:* la colocación adecuada del paciente es clave para evitar la obstrucción y proporcionar una alineación óptima de los ejes de la vía aérea. La alineación óptima de los ejes laríngeo, faríngeo y oral en los adultos suele requerir la elevación del occipucio para flexionar el cuello sobre el torso y extender la cabeza en la articulación atlantooccipital. Debido al mayor tamaño relativo del occipucio en los niños pequeños, su elevación suele ser innecesaria y la extensión de la cabeza puede causar obstrucción. Basta con un ligero desplazamiento anterior de la unión atlantooccipital (es decir, tirar de la barbilla hacia arriba para crear la posición de olfateo). En los lactantes, puede ser necesario elevar los hombros con una toalla para contrarrestar el efecto del occipucio grande que hace que la cabeza se flexione hacia delante sobre el tórax. Una vez

colocado correctamente, el conducto auditivo externo debe situarse justo por delante de los hombros. Con esta regla empírica se puede determinar si esta posición requiere apoyo bajo el occipucio (niño mayor/adulto) o los hombros (lactante) o ningún apoyo (niño pequeño) (fig. 26-2A). Se trata solo de directrices generales y debe reconocerse que cada paciente es diferente. Puede ser necesario realizar una prueba rápida para encontrar la posición óptima. La **figura 26-2B** muestra la posición más habitual para intubar al niño pequeño, la denominada *posición de olfateo*, y cómo se consigue en un niño de este tamaño. Incluso con una posición óptima, la manipulación externa de la vía aérea (p. ej., maniobra de presión hacia atrás, hacia arriba [cefálica] y hacia la derecha) puede aumentar la visibilidad de la glotis. Esto puede ser muy útil en los niños pequeños que tienen vías aéreas de localización superior y en los pacientes traumatizados que no se pueden alinear de forma óptima.

2. *Marque la distancia del labio a la punta con cinta adhesiva:* el tubo endotraqueal (TET) tiene marcas en centímetros a lo largo de su longitud. La distancia labio-punta es la distancia desde el labio hasta un punto a medio camino entre las cuerdas vocales y la carina (es decir, la mitad de la tráquea), que representa la posición ideal del TET en la tráquea. Antes de hacer una intubación pediátrica, el TET debe marcarse claramente con cinta adhesiva a la distancia adecuada entre el labio y la punta. Esto servirá al operador como recordatorio visual de la profundidad correcta de inserción del TET para este paciente.

3. *Seleccione siempre un tamaño de tubo mayor y un tamaño de tubo menor que el tamaño de tubo previsto:* obsérvese que los tres tubos están marcados con cinta a la misma distancia prevista entre el labio y la punta. **La distancia labio-punta es constante para cada paciente y no cambia si se utiliza un tubo más pequeño o grande.** Como regla general, se utiliza el triple del tamaño previsto del TET para calcular la distancia entre el labio y la punta; por ejemplo, para un TET

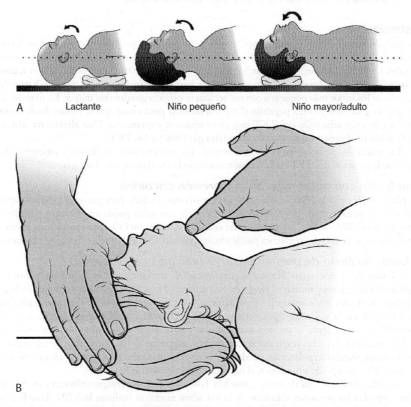

Figura 26-2. **A.** Determinación clínica de la alineación óptima de la vía aérea, utilizando una línea que pasa por el conducto auditivo externo y anterior al hombro. **B.** Aplicación de la línea para determinar la posición óptima. En este niño pequeño, el occipucio evita la necesidad de apoyar la cabeza, pero no es tan grande como para requerir el apoyo de los hombros. Obsérvese que una línea que atraviese el conducto auditivo externo pasará por delante de los hombros. Con solo una ligera extensión de la cabeza sobre la articulación atlantooccipital, se consigue la posición de olfateo.

de 3.5 mm, la distancia entre el labio y la punta sería de 10.5 cm. Si finalmente se usara un tubo más pequeño porque el paciente presenta una abertura glótica traumatizada y estrecha, el nuevo cálculo de la distancia del labio a la punta utilizando el diámetro más pequeño daría como resultado una distancia incorrecta.

Laringoscopia directa

1. *Mire hacia arriba, no hacia el fondo:* la vía aérea pediátrica se encuentra más arriba en el cuello que la vía aérea del adulto. Al realizar una laringoscopia directa, el ángulo de la línea visual debe ajustarse de modo que el operador pueda *mirar hacia arriba* para ver la abertura de la glotis. Si no se reconoce esta peculiaridad anatómica en los niños, el laringoscopio puede llevarse «demasiado profundo» y eludir las estructuras glóticas.
2. *Use un estilete:* el TET pediátrico es más pequeño y flexible que los tubos más grandes para adultos. Por lo tanto, se recomienda usar un estilete para todas las intubaciones pediátricas.
3. *Entre por el costado:* al igual que en el adulto, al pasar el TET por el centro de la línea de visión se oblitera el vestíbulo glótico. La entrada por el lado de la boca con el TET permite tener siempre a la vista el objetivo. Esta maniobra es probablemente más importante en los niños que en los adultos porque la abertura bucal y el campo de visión son menores en los niños.
4. *Utilice el maxilar para estabilizar la mano después de pasar el TET:* el pulgar de la mano derecha contacta naturalmente con el maxilar durante este procedimiento. Debe estabilizarse y mantenerse en esa posición, sujetando el tubo para evitar que se mueva hasta que esté asegurado.
5. *Considere el uso de un bougie u otro introductor de tubos:* el *bougie* puede ser un complemento útil, especialmente si se trata de una vía aérea difícil o tiene una visión menor a la ideal. Con la inserción suave del *bougie,* puede confirmar la posición palpando los anillos traqueales y, a continuación, hacer avanzar el TET sobre este instrumento.

Postintubación

La extubación inadvertida es una complicación frecuente, pero totalmente evitable. Los tubos endotraqueales deben fijarse en el labio para impedir el movimiento de la cabeza, evitando así el movimiento del tubo. La flexión del cuello hace que el tubo se desplace más hacia abajo en la vía aérea, mientras que la extensión del cuello hace que el tubo se desplace hacia arriba y fuera de la tráquea. Este efecto es más marcado en los niños más pequeños con un occipucio proporcionalmente mayor. La fijación del TET al labio por lo general se realiza pegando el tubo al maxilar para evitar que se deslice hacia dentro o hacia fuera. La fijación adecuada del TET con cinta requiere experiencia. Una alternativa al encintado es la aplicación de diversos dispositivos comerciales para sujetar los TET.

La aplicación de un collarín cervical impide los movimientos de flexión y extensión del cuello y mantiene la posición del TET en la tráquea, evitando la extubación involuntaria.

Ventilación con bolsa-mascarilla y presión cricoidea

La aplicación de presión cricoidea ha caído en desuso como método para prevenir la broncoaspiración durante el manejo urgente de la vía aérea, pero la presión cricoidea puede ayudar a prevenir la insuflación gástrica con la VBM, incluso con presiones de ventilación $> 40\,cmH_2O$. Esto es muy importante en los lactantes, en los que la distensión gástrica puede afectar la ventilación y aumentar el riesgo de broncoaspiración.

Válvulas de alivio de presión positiva (válvulas «de escape»)

Las válvulas de escape están diseñadas para evitar el suministro de una presión excesiva a las vías respiratorias inferiores y limitar el riesgo de barotrauma. Estas válvulas están presentes en la mayoría de las bolsas de reanimación infantiles y pediátricas. La válvula de alivio se abre a una presión máxima preestablecida en la vía aérea (que varía entre 20 y 45 cmH_2O, aunque la mayoría se establecen en 40 cmH_2O), lo que limita la presión máxima que puede llegar a los pulmones. Sin embargo, en caso de obstrucción de las vías respiratorias superiores, aumento de la resistencia de las vías o disminución de la distensibilidad pulmonar, pueden ser necesarias presiones más altas para lograr una ventilación adecuada. En este tipo de situaciones, el operador debe desactivar la válvula.

Además de la válvula de escape, muchos fabricantes incorporan manómetros en la unidad para poder controlar las presiones máximas de la vía aérea mientras realizan la VBM. Una fuga en el sitio del puerto del manómetro puede interferir con la capacidad para alcanzar presiones suficientes en la vía aérea para efectuar un intercambio gaseoso adecuado.

Aunque la resolución de problemas de una VBM inadecuada comienza con la evaluación de la idoneidad del sellado de la mascarilla y la valoración de la permeabilidad de la vía aérea, la realización de una «prueba de fugas» inmediatamente antes de comenzar la VBM establecerá el estado de la válvula de escape y comprobará si hay una fuga en el sitio del manómetro (o en otras partes de la unidad). La prueba de fugas se realiza sacando la mascarilla de la bolsa, ocluyendo el orificio de la mascarilla con la palma de una mano y apretando la bolsa con la otra mano. Si la bolsa permanece apretada, no se ha producido ningún escape de gas, o «fuga». Si la bolsa no permanece hermética, el gas se está escapando del sistema por alguna parte, con más frecuencia por la válvula de cierre o por el puerto del manómetro, aunque puede haber otras causas de filtración. La fuga de presión de un orificio manométrico abierto se produce inmediatamente al comprimir la bolsa, a diferencia de la válvula de escape abierta, que ventila solo una vez superada la presión preestablecida. La cantidad de volumen perdido variará en función del tamaño de la fuga. Esta prueba también es útil para detectar fallas de funcionamiento y fugas en las bolsas de los adultos. Tras una prueba negativa (es decir, la bolsa permanece firme al apretarla), se debe soltar el puerto que ocluye la palma de la mano y apretar la bolsa para confirmar que el gas sale correctamente por la rama inspiratoria de la bolsa.

Vía aérea con mascarilla laríngea

La vía aérea con mascarilla laríngea (VAML) es un dispositivo seguro y eficaz para el manejo de la vía aérea en los niños sometidos a anestesia general y se considera una opción de rescate en caso de fallo de la vía aérea en niños y lactantes. La colocación de la VAML en los niños es una habilidad que se aprende con relativa facilidad, sobre todo si se elige el tamaño correcto. La VAML también se ha utilizado con éxito en vías aéreas pediátricas difíciles y debe considerarse como un dispositivo alternativo para el manejo urgente de la vía aérea en estos pacientes (p. ej., secuencia de Pierre Robin). Al igual que en el adulto, las intubaciones pediátricas difíciles también se han facilitado utilizando la VAML en combinación con otros dispositivos como el broncoscopio flexible.

La VAML presenta algunas complicaciones asociadas importantes, que son especialmente frecuentes en los lactantes más pequeños, como la obstrucción parcial de la vía aérea por la epiglotis, la pérdida de un sellado adecuado con el movimiento del paciente y las fugas de aire con la ventilación a presión positiva. Para evitar la obstrucción por la epiglotis en estos niños pequeños y lactantes, algunos autores han sugerido una técnica de colocación rotacional en la que la mascarilla se introduce a través de la cavidad bucal «boca abajo» y luego se gira 180° a medida que avanza hacia la hipofaringe. La VAML está contraindicada en el paciente pediátrico o adulto con reflejos protectores de la vía aérea intactos y, por lo tanto, no es adecuada para el manejo de la vía con el paciente despierto. El uso de la VAML también está contraindicado si existe o se sospecha la aspiración de un cuerpo extraño, ya que puede empeorar una situación ya de por sí grave. Además, es poco probable que la VAML proporcione una ventilación y oxigenación adecuadas porque la obstrucción es distal al dispositivo. La VAML se presenta en varios tamaños para adaptarse a los niños desde neonatos hasta adolescentes. El i-gel®, un dispositivo extraglótico no inflable de tipo VAML, está disponible en varios tamaños pediátricos y cumple una función similar.

Cricotirotomía percutánea con aguja

Aunque prácticamente todos los capítulos de libros de texto, artículos o conferencias sobre el manejo de la vía aérea pediátrica hacen referencia a la técnica de cricotirotomía con aguja como el procedimiento de rescate de último recurso recomendado, existe poca bibliografía que respalde su uso y seguridad. Pocos de los «expertos» que escriben sobre la cricotirotomía con aguja tienen experiencia en la realización del procedimiento en seres humanos vivos; sin embargo, cualquier médico que maneje urgencias pediátricas como parte de su práctica debe estar familiarizado tanto con el procedimiento como con sus indicaciones y debe tener el equipo adecuado de fácil acceso en el servicio de urgencias.

La cricotirotomía con aguja está indicada como procedimiento de último recurso para salvar vidas en los niños menores de 10 años que presentan o evolucionan hacia la situación de «no se puede intubar, no se puede oxigenar» y cuya obstrucción es proximal (cefálica) a las cuerdas vocales. La indicación clásica es la epiglotitis, cuando se considera que la VBM y la intubación han fracasado (aunque el verdadero fracaso de la VBM es raro en la epiglotitis y se debe más a menudo a una falla de la técnica que a una obstrucción realmente insuperable). Otras indicaciones incluyen traumatismos faciales, angioedema y otras afecciones que impiden el acceso a la abertura glótica desde arriba. La cricotirotomía con aguja rara vez es útil en los pacientes que han aspirado un cuerpo extraño que no se puede visualizar mediante laringoscopia directa, porque estos cuerpos extraños suelen estar en la vía aérea inferior. También tendría un valor cuestionable en el paciente con crup porque la obstrucción es subglótica. En estos pacientes, es más probable que la obstrucción se eluda mediante un TET introducido por la boca en la tráquea con un estilete que a ciegas mediante una cricotirotomía con aguja.

También se dispone de varias agujas comerciales para la cricotirotomía percutánea con aguja (**tabla 26-1**). El equipo más sencillo, adecuado para su uso en lactantes, consiste en lo siguiente:

TABLA 26-1 Catéteres comerciales recomendados
Estos catéteres están disponibles comercialmente y pueden utilizarse como opción:
Catéter de ventilación por chorro (Ravussin®). Tamaños 13G y 14G, no el de 16G. Aunque figuran en la lista como catéteres de ventilación de chorro, los recomendamos únicamente para su uso con ventilación con bolsa-mascarilla
Catéteres transtraqueales Cook 6F de urgencia. Están disponibles en dos tamaños: 5 y 7.5 cm. Solo recomendamos el catéter de 5 cm

- Catéter sobre aguja de 14G.
- Adaptador para TET de 3.0 mm acoplado a un juego de extensión i.v. (pueden obtenerse comercialmente o construirse cortando los 15 cm distales de un catéter i.v. e insertando un adaptador de 2.5 mm en la abertura; fig. 26-3).
- Jeringa de 3 o 5 mL.

Es una buena práctica preensamblar el equipo, colocarlo en una bolsa transparente, sellar la bolsa y pegarla con cinta adhesiva en un lugar accesible del área de reanimación.

Procedimiento

Coloque al niño en decúbito supino con la cabeza extendida y una toalla bajo los hombros. Esto fuerza la tráquea hacia delante de forma que sea fácilmente palpable y pueda estabilizarse con dos dedos de una mano. La clave del éxito es la inmovilización estricta de la tráquea durante todo el procedimiento. La siguiente afirmación aparece en muchos libros de texto que describen este procedimiento: «palpe cuidadosamente la membrana cricotiroidea». En realidad, es difícil hacerlo en un lactante y no es imprescindible. De hecho, en los niños más pequeños, puede ser imposible localizar con precisión la membrana cricotiroidea, por lo que se utiliza la tráquea proximal para el acceso (de ahí el nombre de traqueostomía percutánea con aguja [TPA] frente a «cricotirotomía con aguja»). La prioridad es la vía aérea y el suministro de oxígeno. Las complicaciones derivadas de la inserción del catéter en otro sitio de la tráquea además de la membrana cricotiroidea se abordan más adelante. Considere la tráquea como si fuera una

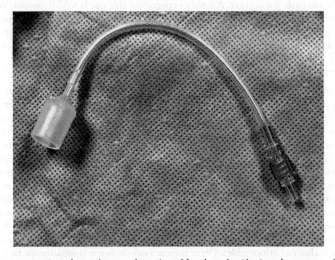

Figura 26-3. **Componentes de un juego de extensión de cricotirotomía con aguja.** Este juego de extensión se construye cortando los 15 cm distales de un catéter i.v. común e insertando un adaptador de tubo endotraqueal (TET) de 2.5 mm. La ventilación con bolsa-mascarilla (VBM) se conecta al adaptador en la abertura proximal y el extremo distal se inserta en el catéter que se ha introducido en la tráquea. Esta configuración permite una mayor libertad de movimiento durante la VBM, con menos riesgo de «acodamiento» u obstrucción del catéter, una complicación observada en los estudios con animales cuando la bolsa se conectaba directamente al adaptador del TET de 3.0 mm.

vena grande y canúlela con el dispositivo de catéter sobre aguja dirigido caudalmente en un ángulo de 30°. Aspire aire para asegurar la entrada por la tráquea y, a continuación, deslice el catéter suavemente hacia delante mientras retrae la aguja. Conecte el adaptador para TET de 3.0 mm al conector del catéter y comience la ventilación con bolsa. El médico notará una resistencia exagerada a la ventilación manual. Esto es normal y está relacionado con el pequeño diámetro del catéter y la turbulencia del flujo de aire. Por lo general, no es el resultado de un catéter mal colocado o de una mala distensibilidad pulmonar secundaria a un neumotórax. Es útil practicar la VBM a través de un catéter para experimentar la sensación de esta mayor resistencia. El operador debe permitir la espiración completa a través de la glotis del paciente y no a través del catéter para evitar la insuflación de la respiración y el barotrauma. Esto puede lograrse observando si el tórax desciende después de la inspiración.

Las presiones requeridas están muy por encima de los límites de la válvula de escape; por lo tanto, debe desactivarse para permitir el flujo de gas a través del catéter. La ventilación con chorro también se ha promovido en los niños; de hecho, los términos «cricotirotomía con aguja» y ventilación con chorro se mencionan con frecuencia en la literatura como el procedimiento preferido. La realidad es que las presiones generadas por el ventilador de chorro clásico son extremadamente altas, innecesarias y peligrosas como complemento de este procedimiento en los niños.

Aunque la ventilación con aguja en caso de obstrucción «completa» de la vía aérea superior está relativamente contraindicada (debido a la preocupación por el barotrauma en ausencia de exhalación), en realidad la obstrucción «completa» es muy rara en los niños. Remitiéndonos a la explicación del mecanismo habitual de obstrucción (cap. 27), se puede ver que los acontecimientos terminales son el paro respiratorio por el cierre de la vía aérea secundaria a las respiraciones negativas del paciente, que dan lugar al colapso de la vía aérea. Una vez que se produce el paro, cesan las respiraciones negativas del paciente y la vía aérea se relaja y dilata ligeramente. Además, las respiraciones negativas del paciente se sustituyen por la ventilación a presión positiva, que puede dilatar aún más la vía aérea estrecha. Por lo tanto, la salida de gases durante la ventilación no suele ser un problema.

TÉCNICAS UTILIZADAS EN ADOLESCENTES Y ADULTOS

Intubación nasotraqueal a ciegas

La intubación nasotraqueal en los niños no es una técnica de rescate viable debido al ángulo agudo de la nasofaringe y el eje laringotraqueal en los niños, que dificulta enormemente el éxito de este procedimiento. Además, los niños tienen un mayor riesgo de hemorragia debido a la preponderancia de tejido adenoideo altamente vascularizado y delicado. Sin embargo, la técnica de visualización directa se utiliza habitualmente en lactantes y niños pequeños para el tratamiento crónico con ventilador en la unidad de cuidados intensivos. Mediante visualización directa con un laringoscopio, una vez que el TET ha pasado a la bucofaringe y la hipofaringe, se ayuda a la colocación en la tráquea con pinzas de Magill. Sin embargo, esta técnica no es útil para el manejo urgente de la vía aérea. En general, no se recomienda la intubación nasotraqueal a ciegas en pacientes menores de 10 años.

King LTS-D®

La vía aérea King LTS-D® es un dispositivo extraglótico que dispone de tamaños pediátricos (hasta < 5 kg de peso corporal). La ventaja del King LTS-D® es su facilidad de uso, ya que está diseñado para colocarse a ciegas y dispone de una única conexión de VBM y puerto de insuflación del balón.

Cricotirotomía quirúrgica

La membrana cricotiroidea en los lactantes y niños está mínimamente desarrollada (**fig. 26-4**). La cricotirotomía quirúrgica no debe intentarse en los niños menores de 10 años de edad. En los niños menores de 10 años, se recomienda la TPA con VBM. Tenga en cuenta que nuestro límite recomendado de 10 años no pretende ser una directriz rígida. Se han recomendado varias edades como límite para realizar un procedimiento u otro. Para la cricotirotomía, es realmente una cuestión de tamaño. Si el tamaño de la vía aérea y la membrana cricotiroidea del paciente permiten hacer una cricotirotomía quirúrgica, es decir, si existen puntos de referencia fácilmente identificables, entonces, pese a la edad, puede llevarse a cabo. Si no es así, debe practicarse la técnica de la aguja. No se ha comprobado que la cricotirotomía con equipo comercial (Pedia-Trake®) tenga éxito o sea segura. En el **cuadro 26-1** se resumen las recomendaciones para los procedimientos invasivos de la vía aérea en los niños.

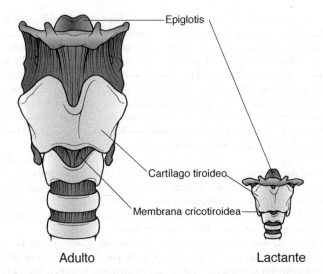

Figura 26-4. Membrana cricotiroidea. Tamaño comparativo de la membrana cricotiroidea adulta (*izquierda*) frente a la pediátrica (*derecha*). Obsérvese que no solo la laringe es más pequeña, sino que la membrana propiamente dicha es proporcionalmente más pequeña en comparación, abarcando entre un cuarto y un tercio de la circunferencia anterior de la tráquea, frente a dos tercios a tres cuartos en el adulto. Esta ilustración es la de un niño preescolar, en el que cabe un tubo endotraqueal de 4.5 mm.

CUADRO 26-1	Recomendaciones para procedimientos invasivos de la vía aérea en niños

5 años
Traqueostomía percutánea con aguja y ventilación manual

5-10 años
Traqueostomía percutánea con aguja y ventilación manual[a]
Técnica de Seldinger percutánea y ventilación manual[b]

> 10 años
Preferencia del operador por varios equipos comerciales
Cricotirotomía quirúrgica

[a]Hay menos pruebas que sustentan esta recomendación en este grupo de edad; sin embargo, puede ser la única opción disponible y debe convertirse en una vía aérea más definitiva.
[b]Si el tamaño de la membrana cricotiroidea es suficiente.

INFORMACIÓN BASADA EN LA EVIDENCIA

¿La cricotirotomía con aguja y ventilación con bolsa-mascarilla en los niños proporciona una oxigenación y ventilación suficientes para evitar la hipoxia y la hipercarbia?

Las pruebas en torno a la cricotirotomía pediátrica con aguja se basan en un estudio con animales realizado por Cote y cols.[1] en el que se utilizó un modelo canino de 30 kg. Cote pudo mostrar que se podía oxigenar a los perros de tamaño aproximado al de un niño de 9 a 10 años a través de un catéter 12G y un adaptador para TET de 3.0 mm con una bolsa durante al menos 1 h (la duración del estudio). Se observó una elevación de los valores de $PaCO_2$, pero no se consideró importante porque los niños por lo general toleran bien los grados leves de hipercarbia.[1]

En un estudio retrospectivo en adultos se informó que 48 pacientes fueron oxigenados y ventilados con éxito mediante ventilación transtraqueal a través de un catéter intratraqueal 13G durante un máximo de 360 min. La ventilación por chorro con aguja transtraqueal (VCAT) se utilizó principalmente en 47 de estos pacientes, aunque seis recibieron medidas convencionales manuales hasta que se pudieron iniciar los circuitos de VCAT. Durante la ventilación transtraqueal manual, cada paciente mostró aumentos de la $PaCO_2$ en la gasometría pero mantuvo valores de $PaO_2 > 100$ mmHg.[2]

¿Se debe considerar la vía aérea con mascarilla laríngea como dispositivo de rescate y como vía aérea alternativa para el tratamiento de las vías aéreas pediátricas de urgencia difíciles?

La mayor parte de la literatura relacionada con el uso de las VAML en niños se ha recopilado a partir de la experiencia de anestesiología en el quirófano. Por lo tanto, se dispone de poca información sobre el uso de la VAML en el contexto de urgencias graves. Sin embargo, un estudio observacional realizado por Lopez-Gil y cols.[3,4] ha mostrado que la habilidad para la colocación de la VAML puede ser aprendida rápidamente por los residentes de anestesia con una baja tasa de complicaciones. Los reportes de casos publicados han comprobado el éxito de la VAML en el paciente pediátrico con vía aérea difícil, incluida la retrognatia grave aislada, el síndrome de Dandy-Walker y la secuencia de Pierre Robin.[5,6]

Al menos un estudio prospectivo informa una mayor incidencia de obstrucción de la vía aérea, presiones ventilatorias más altas, mayores fugas inspiratorias y más complicaciones en los niños más pequeños (los que pesan < 10 kg) con el uso de la VAML en comparación con un niño mayor. Estos autores recomiendan que se sopese cuidadosamente el riesgo-beneficio en los niños más pequeños antes de utilizar la VAML con parálisis y ventilación con presión positiva. Es importante destacar que la tasa de éxito en la colocación de la VAML en este estudio, que se realizó en casos electivos sometidos a ventilación prolongada, fue alta, del 98%.[7] Aunque los responsables de la vía aérea deben ser conscientes de estas posibles complicaciones, este estudio no es generalizable al ámbito de las urgencias y no debe disuadir a los profesionales de su uso como *dispositivo de rescate* en los lactantes o niños pequeños con vías respiratorias insuficientes o como abordaje planificado de un lactante o niño pequeño con una vía aérea difícil identificada. En la situación de fracaso de la vía aérea, la VAML puede ser un puente que salve vidas, proporcionando oxigenación y ventilación eficaces hasta que se pueda asegurar una vía aérea definitiva.

Referencias

1. Cote CJ, Eavey RD, Todres ID, et al. Cricothyroid membrane puncture: oxygenation and ventilation in a dog model using an intravenous catheter. *Cut Care Med*. 1988;16:615-619.

2. Ravussin P, Freeman J. A new transtracheal catheter for ventilation and resuscitation. *Can Anaesth Sac J*. 1985;32:60-64.

3. Lopez-Gil M, Brimacombe J, Alvarez M. Safety and efficacy of the laryngeal mask airway: a prospective survey of 1,400 children. *Anaesthesia*. 1996;51:969-972.

4. Lopez-Gil M, Brimacombe J, Cebrian J, et al. Laryneal mask airway in pediatric practice: a prospective study of skill acquisition by anesthesia residents. *Anesthesiology*. 1996;84:807-811.

5. Selim M, Mowafi H, Al-Ghamdi A, et al. Intubation via LMA in pediatric patients with difficult airways. *Can J Anaesth*. 1999;46:891-893.

6. Stocks RM, Egerman R, Thompson JW, et al. Airway management of the severely retrognathic child: use of the laryngeal mask airway. *Ear Nose Throat J*. 2002;81:223-226.

7. Park C, Bahk JH, Ahn WS, et al. The laryngeal mask airway in infants and children. *Can J Anaesth*. 2001;48:413-417.

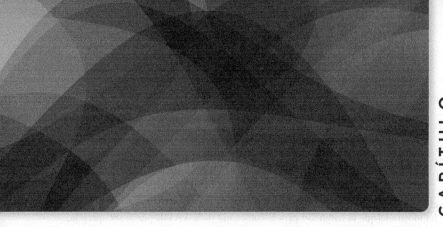

27

Vía aérea pediátrica difícil

Joshua Nagler

Robert C. Luten

INTRODUCCIÓN

Las diferencias anatómicas y fisiológicas relacionadas con la edad en el lactante o el niño pequeño sano pueden dificultar el manejo de la vía aérea. Sin embargo, estas diferencias pueden anticiparse y abordarse en la mayoría de los pacientes pediátricos, como se comenta en el capítulo 25. La *vía aérea pediátrica difícil*, al igual que en los adultos, se define por atributos de la anamnesis o de la exploración física que predicen dificultades con la ventilación con mascarilla, la laringoscopia o la intubación. En la población pediátrica, la mayoría de los casos de vías aéreas anatómicamente difíciles se deben a traumatismos agudos que modifican las estructuras normales de las vías aéreas o a anomalías congénitas conocidas. Las dificultades relacionadas con anomalías anatómicas impredecibles reveladas solo tras los intentos fallidos de manejo de la vía aérea, que dan lugar a una vía aérea pediátrica *fallida*, son poco frecuentes en los niños.

El abordaje de la vía aérea urgente y difícil en el paciente adulto se describe en el capítulo 2, que debe leerse antes de este capítulo. Los mismos conceptos de anticipación y planificación también son aplicables a los niños. El uso de herramientas rápidas, fáciles de recordar y sensibles para identificar a los pacientes con posibles dificultades es primordial. No obstante, los niños difieren de los adultos en cuanto a los factores de predicción de dificultad más frecuentes (**tabla 27-1**). Por ejemplo, los rasgos dependientes de la edad (p. ej., barba y edad > 55 años) y los procesos de enfermedad progresiva (p. ej., artritis reumatoide cervical) no son aplicables en los niños. En cambio, el uso de la mnemotecnia LEMON para dirigir el reconocimiento de rasgos faciales anómalos y la evaluación de signos de enfermedad obstructiva de la vía aérea tendrá un alto rendimiento (**tabla 27-2**). La mayoría de los niños con vía aérea difícil se presentan con procesos patológicos reconocibles o con anomalías congénitas previamente identificadas asociadas a la dificultad de la vía aérea. Este capítulo se centrará en las causas frecuentes de vía aérea pediátrica difícil y ofrecerá estrategias de manejo. La **tabla 27-3** presenta un abordaje general del manejo de la vía aérea pediátrica normal y difícil.

TABLA 27-1 Muestra comparativa de factores de riesgo pediátricos y de adultos

A. Los factores de riesgo de vía aérea difícil en los adultos no suelen estar presentes en los lactantes y niños pequeños:
   1. Obesidad
   2. Disminución de la movilidad del cuello (excluida la inmovilización tras un traumatismo)
   3. Anomalías dentales
   4. Problemas de la articulación temporomandibular
   5. Barba
B. Factores de riesgo para vía aérea pediátrica difícil no presentes en los adultos:
   1. Vía aérea de pequeño calibre susceptible a la obstrucción por edema o infección
   2. Malestar secundario a tener que lidiar con variables relacionadas con la edad y el tamaño
   3. Malestar secundario a la escasa frecuencia de los encuentros con los pacientes

---

TABLA 27-2	Características clave de la aplicación de la evaluación LEMON en niños
Inspección (*Look*)	• La *Gestalt* (sensación general de la forma) es el factor predictivo más importante de la dificultad de la vía aérea en los niños • La presencia de rasgos dismórficos se asocia a una anatomía anómala de la vía aérea y puede predecir dificultades • La boca pequeña, la lengua grande, el mentón hundido y los traumatismos faciales importantes suelen ser evidentes de inmediato
Evaluación (3:3:2)	• No se ha probado en niños • Puede ser difícil de realizar en un niño poco colaborador o en un lactante con cuello «regordete» • En su lugar, puede utilizarse la evaluación macroscópica de la apertura de la boca, el tamaño de la mandíbula y la posición de la laringe • Si se realiza la evaluación 3:3:2, utilice los dedos del niño, no los del médico
Mallampati	• La cooperación puede ser un problema • Datos contradictorios en los niños (*véase* sección «Información basada en la evidencia»)
Obstrucción Obesidad	• La obstrucción de la vía aérea es una indicación relativamente frecuente para el manejo de la vía aérea en los niños • Después de la *inspección* gestáltica, la evaluación de la obstrucción es quizás el paso más fructífero para la identificación de la vía aérea difícil en los niños • Una anamnesis y una exploración física específicas de la enfermedad (cambios en la voz, babeo, estridor y retracciones) pueden identificar con precisión a los niños con enfermedad obstructiva aguda o crónica de la vía aérea superior • La obesidad es una epidemia creciente en los niños, aunque el impacto en la vía aérea pediátrica es menos significativo que en los adultos
Cuello (*Neck*)	• La capacidad de posicionamiento limitada en los pacientes traumatizados pediátricos inmovilizados es similar a la de los adultos • La inmovilidad intrínseca de la columna cervical por anomalías congénitas es muy poco frecuente y las afecciones adquiridas (p. ej., espondilitis anquilosante y artritis reumatoide cervical) son prácticamente inexistentes en los niños pequeños

TABLA 27-3	Abordaje general de la vía aérea pediátrica: normal o difícil	
Vía aérea «normal» prevista		
Insuficiencia prerrespiratoria	• Cánula nasal de alto flujo con reservorio • Ventilación no invasiva	
Insuficiencia respiratoria (inmediata o transitoria)	• Ventilación con bolsa y mascarilla[a]	
Insuficiencia respiratoria	• Secuencia de intubación rápida • Laringoscopia directa o por video	
Vía aérea «difícil» prevista/imprevista		
No se puede intubar, se puede ventilar[b]	• Dispositivos extraglóticos • Videolaringoscopia	
No se puede intubar, no se puede ventilar	• Vía aérea «quirúrgica» (aguja, Seldinger o abierta)	

Preocupación por una posible dificultad en la vía aérea

• Predecir si es probable que un paciente determinado tenga una vía aérea normal o difícil es una decisión clínica que orienta el tipo de equipo que será necesario utilizar para asegurar la vía aérea
• Cuando la evaluación clínica es incierta, el médico puede optar por realizar una «inspección con el paciente despierto y sedado»
• Se administra ketamina 2 mg/kg, que produce un estado de disociación mientras se mantiene el esfuerzo respiratorio que permite al médico insertar un laringoscopio y evaluar si la visualización de la apertura glótica es factible o no, guiando así las intervenciones posteriores en la vía aérea

[a] *Puede ser útil como medida temporal en caso de obstrucción de la vía aérea.*
[b] *Puede incluir rasgos dismórficos.*

CAUSAS FRECUENTES DE VÍA AÉREA DIFÍCIL EN LOS NIÑOS

Las causas de la vía aérea difícil en los niños pueden clasificarse en cuatro grupos:

1. Causas agudas infecciosas
2. Causas agudas no infecciosas
3. Anomalías congénitas
4. Sin anomalía conocida, con dificultad inesperada

Vía aérea difícil secundaria a causas agudas infecciosas

Algunos ejemplos de procesos infecciosos agudos que alteran una anatomía por lo demás normal son los siguientes:

- Epiglotitis
- Crup
- Traqueítis bacteriana
- Absceso retrofaríngeo
- Angina de Ludwig

La epiglotitis es el paradigma clásico de un proceso infeccioso agudo que provoca una vía aérea difícil. Aunque la incidencia de la enfermedad ha disminuido drásticamente desde la introducción de la vacuna contra *Haemophilus influenzae* de tipo b, se siguen notificando casos secundarios a fallos de la vacuna o a causas bacterianas alternas, con mayor frecuencia cocos grampositivos. El edema e hinchazón progresivos de la epiglotis y las estructuras circundantes pueden provocar rápidamente una obstrucción proximal de la vía aérea. Dado que el diagnóstico es infrecuente y el tratamiento es difícil, los hospitales deben utilizar protocolos que permitan a los médicos de urgencias, anestesiólogos y personal quirúrgico trabajar con rapidez y en colaboración para elaborar un plan de vía aérea para cualquier niño con una presentación preocupante. Agitar a un niño con epiglotitis puede aumentar el flujo de aire turbulento y empeorar la obstrucción de la vía aérea. Lo ideal es que la evaluación y la intervención de la vía aérea se realicen en el entorno controlado de un quirófano, donde se disponga de equipos y personal para la broncoscopia rígida y el tratamiento quirúrgico de la vía aérea adecuado a la edad, según la necesidad. Sin embargo, si un niño empeora, pueden ser necesarios intentos de ventilación con bolsa-mascarilla (VBM), laringoscopia directa e intubación endotraqueal en el servicio de urgencias (SU). Si estos esfuerzos no tienen éxito, la cricotirotomía con aguja (*véase* cap. 26) puede salvarle la vida. Una vía aérea quirúrgica evitará la obstrucción proximal y permitirá la oxigenación y cierto grado de ventilación a través de la tráquea permeable.

El crup es un motivo frecuente por el que los niños acuden a urgencias con afectación de la vía aérea, aunque la necesidad de tratamiento avanzado de la vía aérea es poco frecuente. Aunque se suele agrupar con la epiglotitis, el crup es una enfermedad clínicamente distinta (**tabla 27-4**). La dificultad respiratoria es frecuente, porque el estrechamiento de la vía aérea subglótica puede tener un efecto profundo sobre la resistencia de la vía aérea en la tráquea de menor diámetro de los niños (**tabla 27-5**). No obstante, los pacientes con crup rara vez presentan síntomas tóxicos. Los pacientes con crup suelen responder bien a la epinefrina nebulizada y a los corticoides y en pocas ocasiones es necesaria la intubación. Si los pacientes se presentan *in extremis* o fracasa el tratamiento médico, la ventilación manual puede resultar difícil debido al aumento de la resistencia de la vía aérea; sin embargo, la visibilidad durante la laringoscopia no suele verse afectada.

Si un niño con crup está lo suficientemente enfermo como para requerir intubación, se debe utilizar un tubo endotraqueal (TET) más pequeño porque la subglotis edematosa estará estrechada y puede que no se adapte al tamaño del TET previsto para la edad o la talla. No obstante, es importante recordar que la distancia de inserción del TET (es decir, la distancia del labio a la punta) *no* se ve afectada a pesar de utilizar un tubo de menor tamaño. Por lo tanto, aunque las referencias basadas en la talla, como la cinta de Broselow-Luten para determinar esta distancia, seguirán siendo precisas, el cálculo mediante fórmulas basado en el diámetro del tubo (es decir, 3 veces el tamaño del TET) debe basarse en el tamaño *previsto* del TET adecuado para la edad, no en el tubo de menor tamaño.

La traqueítis bacteriana se ha convertido en una de las principales causas de insuficiencia respiratoria por infecciones agudas de las vías respiratorias superiores. Los niños afectados suelen ser mayores que los pacientes con crup y es probable que presenten un aspecto enfermizo. Al igual que en el crup, la inflamación en la traqueítis es subglótica, por lo que el abordaje de la vía aérea es similar. Una vez más, la visualización rara vez se ve afectada; sin embargo, debe utilizarse un tamaño de TET más pequeño. El uso de un TET con manguito tiene dos ventajas. En primer lugar, permite ajustar el volumen de inflado del manguito para acomodar cualquier fuga de aire si la vía aérea es menos edematosa de lo previsto. En

TABLA 27-4 Manejo de los problemas «más temidos» de la vía aérea pediátrica

Enfermedad	Patología y deterioro	Abordaje	Maniobras de retirada del CE	Técnicas de VBM para dos personas	Intubación	Cricotirotomía con aguja
Epiglotitis	Proceso patológico de progresión rápida que afecta las estructuras supraglóticas (epiglotis y pliegues ariepiglóticos). Los pacientes suelen tener un aspecto enfermizo, aunque pueden estar mínimamente angustiados. Puede producirse una descompensación:	Estable → observar → quirófano para vía aérea definitiva Descompensación: VBM → intubación Vía aérea fallida: cricotiroidotomía con aguja	No está indicado	Eficaz en la *mayoría* de los pacientes que empeoran. Técnica: un sellado a dos manos, con otro rescatador proporcionando suficiente presión para superar la obstrucción	Suele tener éxito. Utilice un tubo 1 mm más pequeño. Use el estilete. Succión, visualización, presión en el tórax y búsqueda de burbujas	La indicación paradigmática de la cricotirotomía con aguja *si* la VBM y la intubación no tienen éxito
	1. Cuando se estimula o manipula a un paciente, lo que provoca una obstrucción dinámica de la vía aérea					
	2. Como consecuencia de un deterioro progresivo en el tiempo secundario a la fatiga, aunque el paro respiratorio puede producirse de forma precipitada					

(continúa)

TABLA 27-4 Manejo de los problemas «más temidos» de la vía aérea pediátrica (*continuación*)

Enfermedad	Patología y deterioro	Abordaje	Maniobras de retirada del CE	Técnicas de VBM para dos personas	Intubación	Cricotirotomía con aguja
Crup	Proceso patológico lentamente progresivo (de horas a días) que afecta la tráquea subglótica y provoca una obstrucción dinámica inspiratoria aumentada. El deterioro suele ser progresivo más que repentino y estar relacionado con la fatiga de los músculos respiratorios, aunque, como en el caso de la epiglotitis, el paro también puede producirse de forma precipitada	Estridor en reposo: epinefrina racémica y corticoides. Angustia persistente: descompensación en la UCI: VBM → intubación	No está indicado	Eficaz. La presión positiva supera la obstrucción actuando como un puente (*stent*). Puede requerir altas presiones	Vía aérea proximal normal; por lo tanto, no debería ser problemática. Considerar un TET de tamaño más pequeño y usar estilete	No está indicada porque la obstrucción es distal a la membrana cricotiroidea
Aspiración de CE (*véase* cap. 28)	Los pacientes con CE aspirados pueden sufrir una descompensación secundaria a una obstrucción aguda de la vía aérea. El nivel de obstrucción puede variar desde la hipofaringe, por encima o por debajo de la glotis, hasta el bronquio principal	Estable: observar → traslado para el retiro Descompensación: maniobras de extracción del CE → visualización directa y extracción con pinzas de Magill → intubación para forzar el CE distalmente hacia el bronquio principal	Indicado *si procede* (es decir, el paciente con obstrucción total)	No debe utilizarse antes de intentar retirar el CE. Puede evitarse mediante intubación	Último recurso en un esfuerzo por empujar el CE distalmente hacia el bronquio principal	Por lo general, no está indicada porque el CE estará distal a la obstrucción si otros esfuerzos han fracasado

CE: cuerpo extraño; TET: tubo endotraqueal; UCI: unidad de cuidados intensivos; VBM: ventilación con bolsa y mascarilla.

TABLA 27-5 Efecto del edema de 1 mm en la resistencia de la vía aérea		
	Cambio en la sección transversal	**Cambio en la resistencia**
Lactantes	Disminución del 44%	Aumento del 200%
Adultos	Reducción del 25%	Incremento del 40%

Estas cifras reflejan la respiración tranquila de un lactante o un adulto. Si el niño llora, el trabajo respiratorio se multiplica por 32. Esto reitera el principio de mantener a los niños en un entorno tranquilo, no amenazador y cómodo durante la evaluación y la preparación para el tratamiento.

segundo lugar, permite presiones más altas en la vía aérea durante la ventilación, si las placas obstructivas en la vía aérea distales aumentaran la resistencia de la vía aérea. Es importante reconocer que la presencia de secreciones purulentas tan espesas dentro de la tráquea requerirá una supervisión atenta para detectar la obstrucción del tubo.

Los abscesos retrofaríngeos u otras infecciones profundas del cuello rara vez cursan con afectación de la vía aérea, aunque con frecuencia se incluyen en el diagnóstico diferencial de la obstrucción aguda de las vías respiratorias superiores potencialmente mortal. Estos pacientes suelen presentar odinofagia y rigidez de la nuca. Las radiografías laterales del cuello revelan un engrosamiento si la infección es realmente retrofaríngea, aunque el espacio prevertebral puede parecer normal para las tomas parafaríngeas o laterales. La mayoría de estos pacientes responden a los antibióticos, aunque en algunos casos es necesario el drenaje en el quirófano. Pocas veces es necesario manejar activamente la vía aérea en el SU. Si la obstrucción es lo suficientemente grande como para requerir una intervención urgente en la vía aérea, es importante recordar que la colocación de un dispositivo extraglótico (DEG) puede no ser factible y que deben considerarse otros abordajes de respaldo.

La angina de Ludwig es un diagnóstico pediátrico extremadamente raro y es poco probable que requiera manejo urgente de la vía aérea en el SU. En caso de dificultades para el desplazamiento de la lengua en el espacio submandibular inflamado, se deben prever abordajes distintos a la laringoscopia directa.

Vía aérea difícil secundaria a procesos no infecciosos

- Cuerpo extraño
- Quemaduras
- Anafilaxia y angioedema
- Traumatismos

La aspiración de cuerpos extraños es quizás el problema pediátrico más temido de la vía aérea. Por lo tanto, el abordaje del niño con afectación de la vía aérea por aspiración de cuerpo extraño ha merecido un análisis completo en el capítulo 28.

Los pacientes con quemaduras de las vías respiratorias superiores o lesiones por inhalación pueden identificarse por la presencia de hollín en la boca, esputo carbonoso, vello nasal chamuscado o quemaduras faciales. La ingesta de productos cáusticos puede causar lesiones visibles en la mucosa facial o bucofaríngea. Si ya se ha producido edema de la vía superior, los pacientes pueden presentar sialorrea, ronquera o estridor. A diferencia de los procesos como el crup, que suelen mejorar con tratamiento médico, los pacientes con lesiones mucosas o edema importantes empeoran previsiblemente con el tiempo. Por lo tanto, la intubación debe realizarse lo antes posible, ya que el edema progresivo dificultará enormemente la visualización y el paso del tubo con el paso del tiempo (**tabla 27-6**). La succinilcolina puede ser útil durante la secuencia de intubación rápida (SIR), porque el riesgo de hipercalemia por quemaduras comienza después de 3 días. Se recomienda el uso de un TET con manguito para adaptarse a los cambios en el edema de la vía aérea durante el curso natural de la recuperación. Es posible que los DEG no pasen con facilidad y, por lo tanto, pueden ser menos fiables como método de rescate, por lo que debe haber a la mano un equipo quirúrgico para la vía aérea.

La anafilaxia y el angioedema también causan edema progresivo en la lengua, las estructuras supraglóticas y la laringe. El objetivo es maximizar intensivamente la terapia médica para limitar la progresión. No obstante, los pacientes con afectación de la vía aérea secundaria a reacciones anafilácticas o anafilactoides (p. ej., angioedema) que no responden rápidamente al tratamiento médico requieren una intervención precoz. Al igual que con las lesiones por inhalación, debe disponerse inmediatamente de un plan de manejo de la vía aérea de respaldo.

Los traumatismos plantean desafíos particulares en el manejo de la vía aérea pediátrica. El riesgo de lesión de la columna cervical obliga a mantener la inmovilización, lo que afecta la capacidad para colocar al paciente para una visualización e intubación óptimas. Además, los traumatismos faciales pueden

TABLA 27-6 Momento de la intervención según el curso clínico previsto
Grupo de intervención expectante
Intervenir solo si se produce deterioro:
1. Se requiere un equipo multidisciplinario de subespecialidades para el tratamiento definitivo: a. Cuerpo extraño b. Epiglotitis
2. Si el deterioro parece probable, debe solicitarse la asistencia de un especialista: a. Diagnósticos concomitantes de la vía aérea (p. ej., absceso retrofaríngeo o periamigdalino); suele estar estable en el momento de la presentación y el deterioro es infrecuente
Grupo de intervención temprano
1. Intervenir a tiempo (proactivamente): a. Afectación de la vía aérea que probablemente no responda a intervenciones médicas b. Quemaduras c. Traumatismos
2. Intervención temprana si no hay una respuesta rápida a las terapias médicas a. Anafilaxia (suele responder al tratamiento médico); reacciones de tipo anafilactoide, por ejemplo, angioedema (respuesta menos fiable al tratamiento)

impedir un sellado eficaz de la mascarilla, limitar la apertura de la boca o provocar la presencia de sangre o secreciones en la bucofaringe, lo que dificulta la visualización. Los dientes avulsionados, la sangre, los vómitos u otras sustancias extrañas pueden obstruir la vía aérea, mientras que un hematoma en expansión o lesiones óseas desplazadas pueden impedir la laringoscopia directa. Por último, los traumatismos primarios del cuello pueden deformar la anatomía o lesionar la laringe y la tráquea, con el riesgo de afectar por completo la vía aérea durante la intervención. A pesar de estos desafíos, la mayoría de los pacientes pediátricos traumatizados que requieren intervención en la vía aérea se tratarán con SIR. La video-laringoscopia (VL), cuando está disponible, se utiliza cada vez más para mejorar la visualización que, de otro modo, podría verse afectada por la inmovilización cervical. Las hojas hiperanguladas mejorarán la visualización respecto a la laringoscopia directa en los pacientes mantenidos en posición neutra de la columna cervical. Los traumatismos importantes pueden limitar la utilidad del DEG. Por lo tanto, debe haber una preparación simultánea para una vía aérea quirúrgica como plan de reserva para la vía aérea.

Vía aérea difícil secundaria a anomalías congénitas

Los pacientes con vía aérea difícil secundaria a anomalías congénitas reciben una atención desproporcionada en los análisis sobre vía aérea difícil en pediatría. No obstante, ocurren con mucha menos frecuencia que las situaciones descritas anteriormente. La bibliografía relativa a estos pacientes suele describir situaciones electivas, manejadas por subespecialistas en anestesiología pediátrica experimentados, en quirófanos bien equipados y realizadas en condiciones controladas. Es posible que esta información no se traslade bien al manejo de la vía aérea pediátrica en el SU.

A menudo, los pacientes con anomalías congénitas que acuden a urgencias precisan intubación por motivos no relacionados con su vía aérea difícil (p. ej., un niño con síndrome de Pierre Robin con insuficiencia respiratoria secundaria a bronquiolitis). El mejor abordaje para estos pacientes, si el tiempo lo permite, es obtener la asistencia de un subespecialista experto lo antes posible y, como con todos los pacientes, tratar de manera intensiva la alteración médica o utilizar ventilación no invasiva para tratar de evitar la necesidad de intubación endotraqueal.

Existe una serie de anomalías anatómicas y síndromes con nombre propio que predicen dificultades en el manejo de la vía aérea pediátrica. No es práctico ni necesario memorizarlo todo. En cambio, los hallazgos más frecuentes pueden clasificarse en cuatro grupos, que pueden identificarse mediante la evaluación LEMON (*véase* tabla 27-2). Entre ellos se incluyen el mentón pequeño (micrognatia), la lengua grande, la boca pequeña o con apertura limitada y el cuello corto o inmóvil.

La mandíbula micrognática es la característica anatómica infantil más frecuente que dificulta la intubación. La mandíbula pequeña reduce el espacio disponible en el que la lengua y el tejido submandibular deben comprimirse con la hoja del laringoscopio para visualizar la abertura glótica (**fig. 27-1**). La mandíbula hundida de manera importante (o micrognática) puede reconocerse trazando una línea que toque la frente y el maxilar y continúe inferiormente (**fig. 27-2**). En el paciente con una anatomía macroscópica normal, la línea también toca la punta del mentón. En el paciente con micrognatia, se observa un hueco entre la línea y la punta del mentón. Una lengua relativamente grande puede tener un efecto similar, con un espacio limitado para el desplazamiento dada su masa y la resultante obstrucción de la visión directa de la glotis.

Del mismo modo, una boca pequeña o que no se abre por completo puede dificultar la laringoscopia. La capacidad para colocar equipos del tamaño adecuado en la cavidad bucal y para crear una línea de visión directa a las estructuras laríngeas puede verse afectada. La VL mejorará la visualización; sin embargo, el paso del tubo endotraqueal puede seguir siendo difícil cuando la permeabilidad del espacio bucofaríngeo es limitada.

El movimiento restringido del cuello también puede dificultar la alineación de los ejes bucal, faríngeo y traqueal para permitir la visualización de la glotis. Un cuello corto exagera la agudeza del ángulo alrededor de la lengua hacia la glotis. La VL puede facilitar la visión «en los alrededores» de la vía aérea cuando los ejes de la vía superior no pueden alinearse, pero, de nuevo, el paso del tubo puede ser difícil cuando la trayectoria del TET no es recta.

En los pacientes con anomalías anatómicas conocidas o recién identificadas, como se ha descrito anteriormente, debe utilizarse el algoritmo de la vía aérea difícil. El abordaje de la vía aérea en estos pacientes puede incluir una inspección con el paciente despierto (sedado) para evaluar el grado en el que se puede abrir la boca, desplazar la lengua al espacio mandibular o ver la laringe con una posición limitada del cuello (*véase* tabla 27-3). Si la exploración con el paciente despierto indica que el paso del TET va a ser difícil y el tiempo lo permite, el bloqueo neuromuscular y la SIR deben evitarse o posponerse hasta que

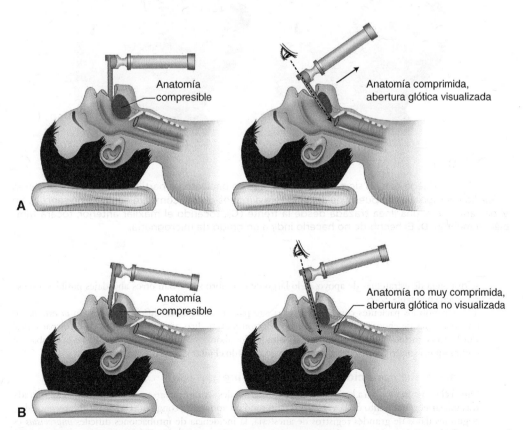

Anatomía compresible

Anatomía comprimida, abertura glótica visualizada

A

Anatomía compresible

Anatomía no muy comprimida, abertura glótica no visualizada

B

Figura 27-1. **A.** La mandíbula de tamaño normal proporciona espacio para que la lengua y el tejido asociado sean comprimidos en el espacio mandibular por la hoja del laringoscopio, permitiendo la visualización de la abertura glótica. **B.** Una mandíbula pequeña no puede acomodar fácilmente la lengua, que, por lo tanto, permanece en la línea de visión del laringoscopista.

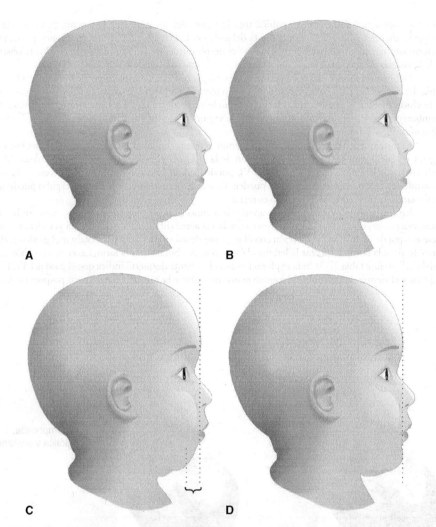

Figura 27-2. Puede que no siempre sea obvio que un paciente en particular posee una vía aérea difícil. La micrognatia (**A**) puede no ser evidente a menos que se compare con un niño sano. **B.** En el paciente sano, una línea trazada desde la frente (**C**), tocando el maxilar anterior, tocará también el mentón. **D.** El hecho de no hacerlo indica un grado de micrognatia.

se disponga de estrategias de apoyo. A lo largo de este libro se revisan otros abordajes posibles, que se resumen en la **tabla** 27-7.

Cuando los pacientes con factores de riesgo para una vía aérea difícil se presentan *in extremis* o en situaciones de choque, no le quedan más opciones al médico que las utilizadas en otros pacientes. Por fortuna, incluso cuando se prevén dificultades, los abordajes sencillos como la VBM o la intubación endotraqueal suelen tener éxito y deberían seguir siendo el pilar del tratamiento.

Sin anomalía conocida, con dificultad inesperada

Quizá el mayor temor para la mayoría de los profesionales sea encontrarse con una dificultad inesperada tras iniciar el tratamiento de la vía aérea en un niño *sin* anomalías congénitas o adquiridas reconocidas. Según los datos de grandes registros de anestesia, la incidencia de intubaciones difíciles *imprevistas* es increíblemente baja, lo que refleja la baja frecuencia de las vías aéreas difíciles, así como la capacidad de los profesionales para utilizar estrategias sistemáticas para identificar con eficacia y con antelación a los pacientes con dificultades. Los abordajes de manejo de la vía aérea pediátrica difícil *inesperada* son similares a los de la vía aérea difícil esperada (*véase* tabla 27-3).

TABLA 27-7 Opciones terapéuticas específicas para la vía aérea difícil

El algoritmo de la vía aérea difícil se aplica tanto a niños como a adultos con pocas excepciones; la más notable es que la intubación nasotraqueal ciega está contraindicada en los niños menores de 10 años, al igual que la cricotirotomía quirúrgica. La mayoría de los niños no cooperarán con la exploración si están despiertos o sedados. El combitubo, un complemento útil en los adultos, no se fabrica para pacientes de una talla < 122 cm. Por lo demás, se recomienda el mismo planteamiento y las mismas opciones para los niños y adultos.

Existe una gran variedad de dispositivos de vía aérea para uso en el paciente pediátrico. Sin embargo, el desarrollo y mantenimiento de la competencia es un desafío, ya que su uso es poco frecuente, especialmente en urgencias y por parte de los profesionales de urgencias. Por lo tanto, probablemente sea mejor tener menos opciones, pero procurando adquirir la máxima experiencia con ellas. Los siguientes dispositivos y procedimientos se enumeran según su idoneidad en diferentes niveles de agudeza clínica.

Situación de accidente

Dispositivos extraglóticos
  Vía aérea con mascarilla laríngea
  Combitubo (> 122 cm de estatura)
  King LT®
Intubación endotraqueal (ET)
  Laringoscopia tradicional
  Videolaringoscopia
VÍA AÉREA «QUIRÚRGICA»
  Cricotirotomía con aguja, también conocida como *traqueotomía percutánea con aguja* (< 5 años)[a]
  Cricotirotomía de Seldinger (> 5 años)
  Cricotirotomía quirúrgica (> 10 años)

Situación estable

  Intubación ET (despierto)[b]
  Intubación ET (secuencia de intubación rápida)
  Dispositivo extraglótico
  Intubación con fibra óptica
  Intubación nasotraqueal a ciegas[b]

Control expectante de los pacientes

Todos los servicios de urgencias deben disponer de un plan para tratar a los pacientes con trastornos como la aspiración de cuerpos extraños y la epiglotitis. Esto suele requerir el acuerdo previo de especialistas dispuestos a responder inmediatamente a esas urgencias.

[a]*No existen datos publicados que avalen el mejor medio de ventilación en los niños tras una cricotirotomía con aguja. Se han recomendado tanto la ventilación por chorro con aguja transtraqueal (VCAT) como la VBM. Sin embargo, ante la ausencia de datos de sustento claros y la prevalencia de un alto riesgo de barotraumas y complicaciones relacionadas con la VCAT, sugerimos que los profesionales utilicen la VBM con conversión a una vía aérea más definitiva lo antes posible. Si se ha colocado un catéter de cricotirotomía (mediante técnica de Seldinger o quirúrgica), debe utilizarse la VBM.*

[b]*Rara vez realizado en pediatría, mayor éxito en adolescentes y adultos.*

PROGRAMACIÓN DE LA INTERVENCIÓN

Al igual que en el caso de los adultos, la evolución clínica prevista del paciente se convierte en un factor determinante a la hora de decidir si intervenir activamente en la vía aérea u observar un posible deterioro. En la tabla 27-6 se agrupan los trastornos de causa infecciosa y no infecciosa según el momento de la intervención en función de la evolución clínica prevista. El grupo de intervención expectante representa a los pacientes en los que el curso de acción más seguro puede ser un período de observación estrecha, durante el cual se emprende rápidamente la preparación para el tratamiento definitivo si fuera necesario. En estos niños, la evidencia de deterioro clínico durante la observación impulsará el manejo activo de la vía aérea en el SU. Como alternativa, el tratamiento médico puede estabilizar al paciente de forma que pueda evitarse el tratamiento invasivo de la vía aérea o dar tiempo suficiente para su traslado a un entorno controlado, como el quirófano, o la participación de un equipo multidisciplinario con experiencia en el manejo de la vía aérea difícil. El tratamiento fuera de estas condiciones ideales puede conducir a resultados adversos y debe evitarse en la medida de lo posible.

Los signos y síntomas de obstrucción inminente de la vía aérea en los niños guiarán el abordaje del grupo de intervención temprano. Estos trastornos, si se dejan a la expectativa, tienen un mayor potencial de deterioro. Un ejemplo, como ya se ha comentado, es el paciente con quemaduras o ingesta de cáusticos con signos tempranos de lesión como cambio de voz o estridor débil. Estos síntomas pueden anunciar un deterioro, aunque no es posible predecir el grado y el ritmo de progresión. No obstante, debe asumirse que la progresión hasta el punto de causar una obstrucción es posible, en cuyo caso la intubación será extremadamente difícil, si no imposible. Por este motivo, se recomienda intervenir cuanto antes. Los pacientes con afectación de la vía aérea secundaria a reacciones anafilácticas o anafilactoides (p. ej., angioedema) que no responden inmediatamente al tratamiento médico requieren de igual manera una intervención temprana.

CONSEJOS Y ALERTAS

- El manejo eficaz de la vía aérea pediátrica se centra en anticipar y planificar las dificultades.
- El abordaje sistemático para identificar la vía aérea difícil en los adultos también puede utilizarse en los niños. Por lo general, las características de mayor rendimiento de la evaluación LEMON en los niños incluyen la búsqueda de anomalías evidentes (L de Inspección [*Look*]) y la evaluación de la obstrucción de la vía aérea superior (O de Obstrucción).
- La mayoría de las vías aéreas pediátricas anatómicamente difíciles están relacionadas con alteraciones infecciosas o traumáticas agudas de una anatomía por lo demás normal. Las anomalías congénitas conocidas son infrecuentes y la dificultad inesperada en los niños es muy rara.
- El reconocimiento del patrón de las presentaciones frecuentes de las urgencias infecciosas y no infecciosas agudas de la vía aérea es importante para el tratamiento adecuado.
- El tratamiento de los niños con vías aéreas difíciles debe seguir el algoritmo de la vía aérea difícil, al igual que en los adultos. La mayoría de los pacientes seguirán siendo tratados con SIR y laringoscopia directa o videolaringoscopia.

INFORMACIÓN BASADA EN LA EVIDENCIA

¿Cuál es la incidencia de la vía aérea difícil y fallida en los niños?

Aunque las definiciones y los contextos varían, los datos en pediatría muestran la baja frecuencia de la vía aérea difícil en los niños. Utilizando una base de datos de casi 11 000 niños con intubación endotraqueal *en el quirófano* con anestesia general, la incidencia de laringoscopia difícil fue un poco superior al 1%, aunque la tasa ascendió a casi el 5% en los niños menores de 1 año.[1] Utilizando otra definición de vía aérea difícil, un reciente estudio multicéntrico internacional de la literatura sobre anestesia pediátrica volvió a registrar que aproximadamente el 5% de los niños necesitaron más de dos intentos de laringoscopia directa. De estos pacientes, el 40% experimentó una desaturación < 90% durante la intubación; sin embargo, no se produjo un aumento de la morbilidad o la mortalidad durante el seguimiento.[2] Un informe de más de 1000 intubaciones pediátricas en el SU (edad < 15 años) de un registro de vías aéreas reveló una tasa de éxito en el primer intento del 83% y una tasa de éxito final del 99.5%. No se notificaron procedimientos quirúrgicos en la vía aérea.[3]

¿Cuál es la evidencia a favor del uso de la VL en el manejo de la vía aérea en urgencias pediátricas?

Los datos relativos al uso de la VL en pacientes pediátricos en el SU actualmente son limitados. Hoy en día, solo existen ensayos aleatorizados de pacientes pediátricos en la literatura sobre anestesia.[4] Los datos de estudios retrospectivos de un solo centro sobre niños en el SU son dispares. Un estudio de alrededor de 500 pacientes mostró un mayor éxito en el primer intento sin eventos adversos con el C-MAC® en comparación con la laringoscopia directa (cociente de posibilidades corregido [aOR, *adjusted odds ratio*] = 1.6), pero no con el GlideScope® (aOR = 0.62).[5] No obstante, un estudio en el SU pediátrico de tamaño similar halló una tasa de éxito en el primer intento del 71% con la laringoscopia directa en comparación con el 72% al utilizar el dispositivo C-MAC®.[6] Un análisis reciente de más de 600 intubaciones pediátricas en el registro NEAR VII reveló un mayor éxito en el primer paso con video que con la laringoscopia directa (aOR = 5.5), incluso después de controlar el uso de maniobras de optimización.[7] Es importante señalar que, en ninguno de estos estudios, se realizaron subanálisis específicos de pacientes en los que se preveía una vía aérea difícil ni se abordó el posible beneficio para los profesionales cuya experiencia previa con la intubación pediátrica puede ser limitada o infrecuente y que pueden beneficiarse más de la VL.

Además, el uso de la VL puede tener otras ventajas relacionadas con la garantía de calidad, la formación en tiempo real, la enseñanza por video o la investigación, que no se miden en estos estudios.

¿Cuál es la fiabilidad del sistema de la escala de Mallampati en los niños?

El concepto de evaluar el tamaño de la lengua del niño en relación con su cavidad bucal sigue siendo importante, aunque en pediatría los datos relativos al valor predictivo de la escala de Mallampati son limitados. Es poco probable que los niños, sobre todo los que están por debajo de la edad escolar, cooperen con las pruebas. Un abordaje «modificado» consiste en usar una hoja lingual para facilitar la abertura de la boca y abatir la lengua. El estudio original en pediatría incluyó a 476 pacientes, desde recién nacidos hasta jóvenes de 16 años. La sensibilidad predictiva de las pruebas de Mallampati fue de solo 0.162. Es importante destacar que, de 16 pacientes con una mala visión en la laringoscopia, 12 (75%) tenían vías aéreas de clase 1 o 2 de Mallampati y, por lo tanto, no se predijo que fueran difíciles.[8] Por el contrario, un estudio de más de 100 niños que pudieron cumplir con una escala de Mallampati descubrió que, de siete con laringoscopia difícil, solo uno tenía una escala de Mallampati alta, lo que arroja una sensibilidad muy baja (14%).[9] Solo un estudio ha mostrado un valor discriminatorio potencialmente valioso en el que los niños con escalas de Mallampati de 3 y 4 tenían una mayor incidencia de laringoscopia difícil (6.4%), en comparación con los que tenían Mallampati 1 o 2 (0.4%).[1] Dados los datos contradictorios y las dificultades de realizar este examen, la prueba de Mallampati no se realiza con frecuencia durante el manejo de la vía aérea urgente en pediatría.

¿Se han validado las herramientas clínicas para predecir la vía aérea difícil en los niños?

Los méritos predictivos de las mediciones antropomórficas individuales (p. ej., longitudes hiomandibular, tiromentoniana, mandibular e interdental) y la evaluación clínica sistemática se limitan en gran medida a los adultos y no se han probado bien en los niños. Un estudio reciente confirmó que, durante la evaluación a pie de cama, la micrognatia (expresada como la distancia entre el plano frontal y el mentón), como se muestra en la figura 27-2, es el mejor indicador de dificultad laringoscópica, sobre todo en los niños más pequeños.[9,10] Estos datos limitados, junto con la lógica y la experiencia anecdótica, respaldan la idea de que la evaluación global de las características que podrían predecir la dificultad de la vía aérea es importante y debe realizarse de forma rutinaria.

Referencias

1. Heinrich S, Birkholz T, Ihmsen H, et al. Incidence and predictors of difficult laryngoscopy in 11,219 pediatric anesthesia procedures. *Paediatr Anaesth*. 2012;22(8):729-736.

2. Disma N, Virag K, Riva T, et al. Difficult tracheal intubation in neonates and infants. NEonate and Children audiT of Anaesthesia pRactice IN Europe (NECTARINE): a prospective European multicentre observational study. *Br J Anaesth*. 2021;126(6):1173-1181.

3. Pallin DJ, Dwyer RC, Walls RM, et al. Techniques and trends, success rates, and adverse events in emergency department pediatric intubations: a report from the National Emergency Airway Registry. *Ann Emerg Med*. 2016;67(5):610-615.

4. Hu X, Jin Y, Li J, Xin J, Yang Z. Efficacy and safety of videolaryngoscopy versus direct laryngoscopy in paediatric intubation: a meta-analysis of 27 randomized controlled trials. *J Clin Anesth*. 2020;66:109968.

5. Pacheco GS, Patanwala AE, Mendelson JS, Sakles JC. Clinical experience with the C-MAC and GlideScope in a pediatric emergency department over a 10-year period. *Pediatr Emerg Care*. 2021;37(12):e1098-e1103.

6. Eisenberg MA, Green-Hopkins I, Werner H, Nagler J. Comparison between direct and video-assisted laryngoscopy for intubations in a pediatric emergency department. *Acad Emerg Med*. 2016;23(8):870-877.

7. Kaji AH, Shover C, Lee J, et al. Video versus direct and augmented direct laryngoscopy in pediatric tracheal intubations. *Acad Emerg Med*. 2020;27(5):394-402.

8. Kopp VJ, Bailey A, Calhoun PE, et al. Utility of the Mallampati classification for predicting difficult intubation in pediatric patients. *Anesthesiology*. 1995;83:A1147.

9. Aggarwal A, Sharma KR, Verma UC. Evaluation of difficult airway predictors in pediatric population as a clinical investigation. *J Anesth Clin Res*. 2012;3(11):1-5.

10. Mansano AM, Módolo NSP, Silva L, et al. Bedside tests to predict laryngoscopic difficulty in pediatric patients. *Int J Pediatr Otorhinolaryngol*. 2016;83:63-68.

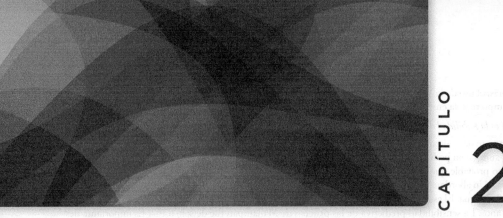

CAPÍTULO 28

Cuerpo extraño en la vía aérea pediátrica

Robert C. Luten

Steven Bin

Christyn F. Magill

INTRODUCCIÓN

La aspiración de cuerpos extraños (ACE) es una causa frecuente de morbilidad y mortalidad en los niños. Miles de niños son atendidos en los servicios de urgencias cada año por episodios relacionados con la asfixia, y esta es una de las principales causas de muerte en los niños pequeños. Los niños de 1 a 3 años son los que corren mayor riesgo de asfixia y ACE. Estos niños pueden asfixiarse con alimentos dada su dentición incompleta, su coordinación inmadura para deglutir y su propensión a distraerse durante las comidas. La cavidad bucal de un lactante está diseñada para desplazar el contenido en sentido vertical, lo que aumenta el riesgo de atragantamiento y aspiración de sólidos. A medida que los niños maduran y se desarrollan, la cavidad bucal puede mover el contenido de forma más transversal para masticar de forma adecuada. Además, los lactantes y los niños pequeños se acaban de adaptar a caminar y tienden a llevarse todo a la boca mientras deambulan y exploran. Esto aumenta el riesgo de que se produzcan asfixias sin testigos. Los niños mayores suelen aspirar objetos como alfileres, monedas, piezas pequeñas de juguetes y tapones de bolígrafos que se llevan a la boca.

PRESENTACIÓN

Los niños que han aspirado cuerpos extraños pueden presentarse de forma crítica tras un acontecimiento *presenciado o notificado*. Las familias suelen referir un episodio de asfixia o arcadas, seguido de un inicio repentino de tos con sibilancias unilaterales o disminución de la oxigenación. Esto representa la tríada diagnóstica clásica de la ACE en el tronco principal o bronquios inferiores. Cuando un cuerpo extraño se aloja más proximalmente, la obstrucción parcial de la vía aérea superior puede provocar ronquera o estridor. La obstrucción completa de la tráquea o la laringe puede producirse por bloqueo mecánico o por laringoespasmo inducido. La mortalidad en caso de obstrucción laríngea completa se aproxima al 50%.

Muchos niños presentan episodios de aspiración *no presenciados o no notificados*. Los lactantes no se expresan de forma verbal y, por lo tanto, son incapaces de informar cuando se ha producido un suceso. Los niños pequeños pueden no reconocer la necesidad de decírselo a sus padres. Si los síntomas inmediatos se resuelven, incluso los cuidadores pueden no reconocer la importancia del acontecimiento a menos que un médico pregunte directamente sobre episodios de atragantamiento recientes. En consecuencia, los síntomas respiratorios pueden atribuirse erróneamente a enfermedades como el asma o el crup. Las infecciones pulmonares recurrentes posteriores pueden conducir al diagnóstico tardío de ACE crónica. Esto puede ocurrir semanas o meses después de la aspiración.

A efectos de este capítulo, nos centraremos únicamente en el manejo agudo de la vía aérea en el contexto de una ACE conocida o sospechada.

TÉCNICA

El abordaje del tratamiento de la ACE variará en función de si la obstrucción es parcial o completa y del nivel de consciencia del niño.

Obstrucción parcial de la vía aérea

Los niños con ACE que pueden toser, llorar o hablar están mostrando un intercambio de aire adecuado y, por definición, tienen una obstrucción incompleta de la vía aérea. Más allá de la lactancia, los niños se mantienen de forma natural en una posición que maximiza la permeabilidad de la vía aérea. Además, poseen una tos refleja, que es el medio más eficaz para despejar la vía aérea. Maneje a estos pacientes de forma «expectante», es decir, no intente aliviar la obstrucción parcial porque podría desplazar el cuerpo extraño y empeorar el grado de obstrucción.

Lo ideal es que los niños con obstrucción parcial causada por ACE se traten en el quirófano si es posible. Si no se dispone de un quirófano o de recursos pediátricos expertos para el tratamiento inmediato, debe iniciarse un plan alternativo. Obtenga diversos equipos del tamaño adecuado para la extracción de cuerpos extraños, así como para el tratamiento definitivo de la vía aérea en caso de que el niño evolucione hacia una obstrucción completa de la vía (tema que se tratará más adelante). El médico debe decidir y preparar un plan primario de manejo de la vía aérea y tener en mente un plan de contingencia en caso de que falle el plan inicial.

Los intentos de extracción del cuerpo extraño en los niños con obstrucción parcial de la vía aérea rara vez se realizan en el servicio de urgencias. Es poco probable que los niños cooperen con los esfuerzos para extraer un cuerpo extraño de la vía aérea, incluso con una anestesia tópica eficaz. Además, la colocación involuntaria de una hoja de laringoscopio demasiado profunda en los niños pequeños representa un riesgo de ejercer presión directa sobre el cuerpo extraño, lo que puede obstruir aún más la vía aérea. Por lo tanto, en la mayoría de los casos, se debe permitir que el niño siga intentando eliminar el cuerpo extraño de forma refleja el mayor tiempo posible o hasta que se disponga de un quirófano. Solo cuando el paciente muestre signos de cansancio o esté progresando hacia una obstrucción completa se debe intentar la extracción. En tales circunstancias, la sedación con ketamina (1-2 mg/kg i.v. o 4 mg/kg i.m.) produce disociación de forma fiable y al mismo tiempo mantiene el impulso respiratorio y los reflejos de la vía aérea. Una vez sedado, el laringoscopio se inserta metódicamente, mientras el médico mantiene la visualización anatómica intentando identificar cualquier cuerpo extraño supraglótico.

Si el paciente evoluciona hacia una obstrucción completa, ya sea por progresión inevitable o como resultado de intentos de extracción, se requiere una intervención inmediata.

Obstrucción total de la vía aérea

Cuando un niño despierto con sospecha de ACE pierde la capacidad para fonar o toser, esto indica una obstrucción completa de la vía aérea. El movimiento de la pared torácica persistirá con los esfuerzos respiratorios intentados; sin embargo, no habrá intercambio de aire. Los niños conscientes parecerán asustados, aunque los lactantes no se llevarán las manos al cuello para indicar asfixia, como lo hacen los niños mayores o los adultos. En cambio, suelen levantar los puños cerrados por encima de la cabeza con los ojos muy abiertos como expresión de angustia.

Utilice inmediatamente técnicas de soporte vital básico pediátrico en el paciente consciente con obstrucción completa de la vía aérea por ACE. El objetivo es generar presión intratorácica para expulsar el cuerpo extraño de la vía aérea. En los lactantes, lo más seguro es intentarlo con el niño en posición cabizbaja, utilizando ciclos repetidos de golpes en la espalda y compresiones torácicas, cinco por ciclo. Las compresiones abdominales subdiafragmáticas (maniobra de Heimlich) no se recomiendan en los lactantes debido al riesgo de lesión accidental del hígado relativamente grande que sobresale por debajo del borde costal. En los niños mayores de 1 año de edad, se recomienda la maniobra de Heimlich, igual que en los adultos. Repita estas maniobras iniciales hasta que el cuerpo extraño sea expulsado o el paciente deje de responder.

En un niño consciente que no coopera durante la extracción, no es necesario intentar extraer el cuerpo extraño con instrumental. Con una obstrucción completa de la vía aérea, la rápida desaturación de oxígeno dejará inconsciente al paciente en 1 o 2 min, momento en el que se puede intentar la extracción. En el niño que se presenta ya inconsciente, debe examinarse primero la bucofaringe en busca de un cuerpo extraño visible. Si se ve algo, debe retirarse directamente. Si no se observa material extraño, *no* debe realizarse un barrido bucofaríngeo a ciegas con los dedos. En urgencias, la maniobra inmediata es la laringoscopia para la posible visualización y extracción del cuerpo extraño. Esto es exactamente análogo al paciente adulto (*véase* cap. 44). La administración de un bloqueador neuromuscular *no* está indicada para el intento inicial. Solo si los niños tienen la boca apretada u otros signos de tono muscular que impidan la laringoscopia será necesario utilizar un bloqueador neuromuscular de acción rápida. Si el cuerpo extraño puede identificarse mediante laringoscopia directa, debe extraerse con pinzas de Magill o de cocodrilo. Hay que tener cuidado para evitar que el cuerpo extraño avance hasta una posición en la que quede más fuertemente alojado o hasta un sitio en el que ya no sea recuperable. Del mismo modo, el material orgánico puede ser friable, y aunque la resolución rápida de la obstrucción completa es el objetivo inmediato, se debe tener cuidado, cuando sea posible, de tomarlo suavemente para evitar crear fragmentos más pequeños que puedan caer a mayor profundidad en el árbol traqueobronquial.

Si las maniobras de soporte vital básico y la extracción con laringoscopia y pinzas de Magill no tienen éxito, se debe intentar hacer avanzar el material extraño distalmente hacia cualquiera de los bronquios principales utilizando un estilete y un tubo endotraqueal. En primer lugar, debe identificarse la distancia establecida «labio-punta» utilizando la cinta de Broselow-Luten, la aplicación para dispositivos móviles Airway Card® u otras fórmulas. Puede ser útil grabar o marcar esta distancia en el tubo endotraqueal, e intubar al niño con el tubo endotraqueal (con estilete *in situ*) avanzado lo más profundamente posible. El material que causa la obstrucción será empujado hacia abajo por la tráquea, pasando por la carina, y hacia un bronquio del tronco principal, con mayor frecuencia el derecho debido al ángulo de abordaje más superficial. A continuación, vuelva a retirar el tubo hasta la distancia establecida «labio-punta» marcada previamente en el tubo. El material extraño estará ahora obstruyendo por completo un bronquio, siendo ahora posible una ventilación eficaz a través del otro, pasando efectivamente de la obstrucción completa a la ventilación unipulmonar (**fig. 28-1**). Si después de esta maniobra mejora la ventilación pero la resistencia es alta, es posible que se haya alojado material blando, como alimentos, en la punta del tubo endotraqueal, impidiendo el paso fácil del aire. Si esto ocurre, la sustitución del tubo endotraqueal, utilizando la profundidad de inserción adecuada, proporciona el medio más eficaz para ventilar al paciente a través del bronquio principal permeable.

Los abordajes percutáneos (p. ej., cricotirotomía con aguja) rara vez están indicados en los casos de ACE. Los detalles de este planteamiento figuran en el capítulo 26. La cricotirotomía con aguja solo tendrá éxito si el sitio de entrada de la aguja es distal a la obstrucción (p. ej., un cuerpo extraño justo debajo de las cuerdas vocales en el anillo cricoideo). Si el cuerpo extraño no puede visualizarse durante los intentos de laringoscopia, es poco probable que un abordaje percutáneo sea distal al objeto, lo que haría ineficaz el procedimiento. Las estrategias de ventilación tras la aplicación de técnicas percutáneas de la vía aérea se revisan en el capítulo 26. En los pacientes con obstrucción completa de la vía aérea, es importante recordar que no puede salir aire a través de la glotis hacia la faringe. El único medio para la exhalación es a través del estrecho lumen del catéter; por lo tanto, el riesgo de barotrauma aumenta tras cada respiración administrada.

Tanto la intubación forzada como la cricotirotomía con aguja son medidas temporales diseñadas para restablecer cierto grado de oxigenación y ventilación. Si tiene éxito, el paciente puede ser trasladado al quirófano para extraer el cuerpo extraño con un broncoscopio o mediante toracotomía, según la necesidad.

En la **figura 28-2** se presenta una revisión del abordaje paso a paso para el manejo de la ACE en los niños.

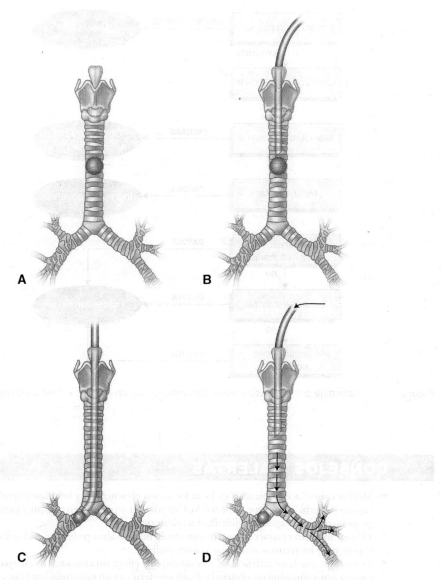

Figura 28-1. Avance de un cuerpo extraño alojado en la tráquea. A. Cuerpo extraño alojado en la tráquea. **B.** El tubo endotraqueal puede encontrar resistencia al nivel del cuerpo extraño. **C.** Se hace avanzar el tubo endotraqueal para empujar el cuerpo extraño hacia un bronquio principal. **D.** El tubo endotraqueal se retrae hasta la distancia «labio-punta» adecuada y se ventila el pulmón no obstruido.

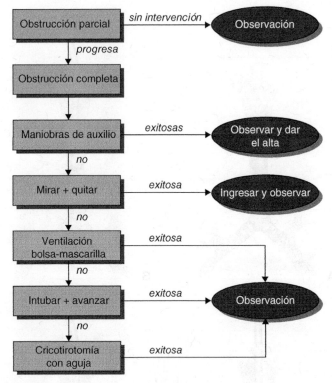

Figura 28-2. Abordaje paso a paso para el tratamiento de un cuerpo extraño aspirado.

CONSEJOS Y ALERTAS

- Muchos episodios de aspiración en los niños no son presenciados y los niños pequeños son incapaces de verbalizar lo que ha ocurrido. Considere la aspiración en cualquier lactante o niño pequeño con inicio agudo de dificultad respiratoria.
- El lugar ideal para extraer un cuerpo extraño de una vía aérea pediátrica es el quirófano. Reclute al personal y los recursos necesarios lo antes posible.
- Es probable que la tos refleja sea el mecanismo más eficaz para eliminar un cuerpo extraño de una vía aérea parcialmente obstruida. Evite interferir con un niño consciente que está sentado en una posición cómoda y tosiendo.
- En el servicio de urgencias, si existe una alta sospecha de obstrucción completa por ACE, debe intentarse la laringoscopia para su posible extracción directa *antes* de las respiraciones con presión positiva para evitar el avance del cuerpo extraño hasta una posición inalcanzable. Si no se dispone inmediatamente del equipo, la ventilación con bolsa-mascarilla puede abrir la vía aérea y permitir pequeñas cantidades de oxígeno alrededor del material extraño para favorecer la oxigenación hasta que se realicen intentos de laringoscopia para su visualización y extracción o se pueda realizar la intubación para avanzar el material extraño (**fig. 28-3**).
- Evite la maniobra de Heimlich en los niños menores de 1 año de edad para evitar lesiones inadvertidas en el hígado.
- Es poco probable que la cricotirotomía con aguja sea beneficiosa en cualquier niño en el que el cuerpo extraño no pueda visualizarse por encima o inmediatamente por debajo de la glotis y, por lo tanto, no debe intentarse en estos pacientes.

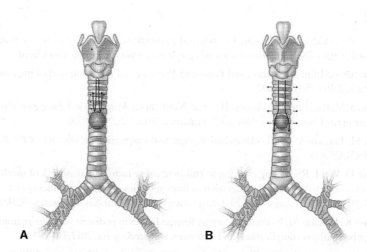

Figura 28-3. **A.** Con el esfuerzo respiratorio espontáneo, la menor presión en la vía aérea tira de las paredes hacia dentro, apretando el sello que impide el flujo de aire más allá del cuerpo extraño. **B.** Con la ventilación a presión positiva, las paredes de la vía aérea son empujadas hacia fuera y puede ser posible el paso de una pequeña cantidad de flujo de aire alrededor del cuerpo extraño, que sirve para oxigenar temporalmente hasta que sea posible el manejo definitivo.

INFORMACIÓN BASADA EN LA EVIDENCIA

¿Qué tan frecuente es la aspiración de cuerpos extraños en los niños y qué aspiran?

Los datos de los Centers for Disease Control and Prevention (CDC) muestran que más de 153 000 niños menores de 10 años de edad fueron atendidos en los servicios de urgencias en el 2019 por lesiones no mortales e involuntarias por cuerpos extraños, incluidos episodios relacionados con asfixia.[1] Y lo que es más devastador, 1330 niños menores de 10 años murieron por asfixia intencional o involuntaria. La asfixia/sofocación es la principal causa de muerte involuntaria en los niños menores de 1 año.[1] Los datos indican que solo la asfixia con alimentos causa la muerte de aproximadamente un niño cada 5 días en los Estados Unidos.[2] Los niños más pequeños suelen atragantarse con los alimentos.[3,4] La cavidad bucal de un lactante está diseñada para mover el contenido verticalmente, en lugar del movimiento transversal más maduro necesario para procesar los alimentos sólidos.[5] Los niños mayores suelen aspirar objetos como alfileres, tapas de bolígrafos, monedas y piezas pequeñas de juguetes que sostienen en la boca, aunque se observa variabilidad según el país.[4]

¿En qué parte de la vía aérea se encuentran la mayoría de las aspiraciones de cuerpo extraño pediátricas?

La mayoría de los cuerpos extraños aspirados se localizan en la vía aérea proximal (laringe, tráquea e incluso bronquio principal). Los datos muestran que, a medida que la edad media del niño, la localización de la ACE se hace más distal en la vía aérea. Además, la mortalidad aumenta a medida que la localización de la ACE se hace más distal.[6]

¿Cómo se presenta un niño que ha aspirado un cuerpo extraño?

La tríada clásica de un niño que ha aspirado un cuerpo extraño es el atragantamiento o las arcadas, las sibilancias y los ruidos respiratorios asimétricos. Sin embargo, solo ~57% de los niños tendrán esta presentación clásica.[6] Se requiere un alto índice de sospecha para diagnosticar ACE cuando hay un acontecimiento no presenciado o desconocido.

¿Debo realizar un barrido a ciegas con el dedo si existe la preocupación de una obstrucción total?

Es primordial eliminar rápidamente un cuerpo extraño que cause obstrucción total. En el paciente consciente, la intervención inmediata debe ser la maniobra de Heimlich (para niños > 1 año) o golpes en la espalda y compresiones torácicas (para niños < 1 año).[7] Si la víctima no reacciona, se recomienda mirar en la boca y extraer cualquier cuerpo extraño visible. Los datos de los reportes de casos indican que los barridos a ciegas con los dedos pueden hacer avanzar el cuerpo extraño más hacia el interior de la vía aérea y causar traumatismo bucofaríngeo, por lo que no deben realizarse.[7-9]

Referencias

1. United States Centers for Disease Control and Prevention. Ten leading causes of death and injury. Accessed August 28, 2021. https://www.cdc.gov/injury/wisqars/leadingcauses.html

2. Committee on Injury, Violence, and Poisoning Prevention. Prevention of choking among children. *Pediatrics*. 2010;125(3):601-607.

3. Chapin MM, Rochette LM, Annest JL, et al. Nonfatal choking on food among children 14 years or younger in the United States, 2001-2009. *Pediatrics*. 2013;132(2):275-278.

4. Singh H, Parakh A. Tracheobronchial foreign body aspiration in children. *Clin Pediatr (Phila)*. 2014;53(5):415-419.

5. Walner D, Wei J. Preventing choking in children: many factors increase risk of mechanical airway obstruction due to inhalation or ingestion of foreign bodies. American Academy of Pediatrics. Published 2021. Accessed August 28, 2021. https://www.aappublications.org/content/32/4/16

6. Johnson K, Linnaus M, Notrica D. Airway foreign bodies in pediatric patients: anatomic location of foreign body affects complications and outcomes. *Pediatr Surg Int*. 2017;33(1):59-64.

7. Berg MD, Schexnayder SM, Chameides L, et al. Pediatric basic life support: 2010 American Heart Association Guidelines for Cardiopulmonary Resuscitation and Emergency Cardiovascular Care. *Pediatrics*. 2010:126:e1345-e1360.

8. Hartrey R, Bingham RM. Pharyngeal trauma as a result of blind finger sweeps in the choking child. *J Accid Emerg Med*. 1995;12:52-54.

9. Vunda A, Vandertuin L. Nasopharyngeal foreign body following a blind finger sweep. *J Pediatr*. 2012;160(2):353.

SECCIÓN VII

Manejo de la vía aérea por los servicios médicos de urgencia

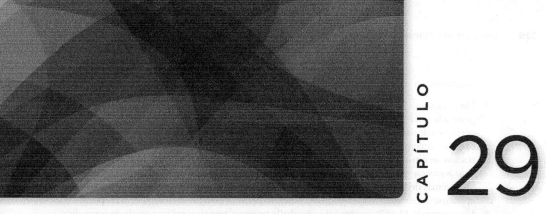

CAPÍTULO 29

Introducción al manejo de la vía aérea por los servicios médicos de urgencia

Michael J. Keller

Michael T. Steuerwald

Estêvão M. Lafuente

DESAFÍO CLÍNICO

El entorno prehospitalario plantea desafíos únicos para toda la asistencia sanitaria, entre los cuales no es de menor importancia el manejo de la vía aérea. A pesar de estos desafíos, los conceptos básicos del manejo urgente de la vía aérea son los mismos en los entornos prehospitalario y hospitalario: mantener la oxigenación y la ventilación y al mismo tiempo atender las complicaciones. Sin embargo, el proceso de la enfermedad del paciente no suele diferenciarse; los recursos y el equipo pueden ser más limitados que en el entorno hospitalario y puede haber problemas de acceso a los pacientes, iluminación, clima adverso, espacio reducido, turbulencias o vibraciones del camino y seguridad del médico. Cuando se consideran estos factores en conjunto, no es razonable esperar que el manejo de la vía aérea fuera del hospital sea idéntico al manejo intrahospitalario de la vía aérea. Además, el manejo de la vía aérea no será el mismo en dos sistemas de servicios médicos de urgencia (SMU) distintos, debido a las diferencias en los niveles de capacitación de los médicos, el ámbito de la práctica, la dirección médica, las directrices de tratamiento, los tiempos de transporte, los equipos y muchos otros factores.

El entorno prehospitalario es notablemente implacable para cualquier procedimiento de alto riesgo, alta complejidad y bajo volumen, entre los que se incluyen la mayoría de las intervenciones en la vía aérea. Estos riesgos pueden contrarrestarse con una planificación cuidadosa, formación continua, uso de algoritmos y listas de verificación, supervisión de la calidad y una fuerte participación del director médico. Los administradores del sistema, los directores médicos, los educadores y los médicos deben comprometerse a evaluar rigurosamente la atención prestada, el pronóstico de los pacientes y la literatura más reciente y su aplicación a la práctica de ese sistema.

ABORDAJE DE LA VÍA AÉREA

El manejo de la vía aérea por parte de los SMU debe centrarse en la evaluación rápida y las intervenciones simultáneas. Los objetivos son la optimización de la oxigenación y la ventilación al tiempo que se reducen al mínimo complicaciones como la hipoxia, la hipotensión y la broncoaspiración. Esto debe ocurrir mientras se facilita la extracción y el transporte junto con la realización de cualquier otro tratamiento crítico que pueda estar indicado. Incluso un episodio de hipoxia o hipotensión aumenta la mortalidad y su combinación es mucho peor.[1] En general, son preferibles las intervenciones en la vía aérea menos invasivas y que requieran menos tiempo para alcanzar los objetivos establecidos, ya que mantienen el «impulso positivo» hasta el hospital.

A continuación se exponen algunos ejemplos que destacan la filosofía anterior:

- Un paciente de 55 años de edad acude ante el empeoramiento de su insuficiencia cardíaca congestiva izquierda con edema pulmonar, que provoca dificultad respiratoria y una saturación periférica de oxígeno del 75%. El problema principal es la oxigenación. Si la administración de oxígeno suplementario en una posición cómoda no corrige rápidamente el problema, la administración de nitroglicerina y el ajuste de la presión positiva continua en la vía aérea (CPAP, *continuous positive airway pressure*) junto con el inicio del traslado resultan adecuados en la mayoría de los sistemas de SMU. La administración de diuréticos y la intubación, si son necesarias, pueden aplazarse a menudo hasta el hospital, a menos que se prolongue el tiempo de transporte.

- Una mujer de 14 años que cayó de un caballo presenta inicialmente una escala de coma de Glasgow de 13, y se envía una tripulación de vuelo. Durante el traslado de la paciente, su estado mental se deteriora y se observa un aumento de la presión arterial y un deterioro de la respiración. Debido al espacio reducido del avión, la tripulación de vuelo opta por realizar un procedimiento de secuencia rápida para las vías aéreas con colocación de dispositivo extraglótico (DEG) en lugar de una secuencia de intubación rápida (SIR). La paciente recibe analgesia, se coloca el ventilador y se ajusta para mantener un $ETCO_2$ normal, se inserta una sonda gástrica a través del canal del DEG y se conecta a la succión; se ajusta el oxígeno hasta que la saturación cae justo por debajo del 100%. A su llegada a urgencias, se lleva a la paciente directamente a realizarse una tomografía computarizada, se detecta un hematoma epidural y se cambia el DEG por un tubo endotraqueal mediante endoscopio flexible mientras se espera la llegada del neurocirujano.

- Un hombre de 27 años con traumatismo contuso multisistémico presenta un Glasgow de 11, presión arterial sistólica de 90 y saturación del 85%. Las primeras acciones son girar al paciente para despejar la vía aérea, aplicar oxígeno suplementario, evaluar si hay neumotórax a tensión e iniciar una vía i.v. para administrar líquidos, todo ello mientras es llevado al hospital. Si el profesional aborda la hipotensión y la hipoxemia, evita la hiperventilación y realiza intentos razonables para evitar nuevas aspiraciones, se habrán cumplido los objetivos aunque no se haya asegurado definitivamente la vía aérea. Si el profesional dispone de tiempo y el ámbito de la práctica lo permite, se podría considerar el manejo de la vía aérea facilitado por fármacos (MVAFF). No obstante, como se comenta más adelante, las pruebas de su beneficio son limitadas, mientras que el potencial de daño es real si el paciente presenta hipoxemia, hipotensión o hipocarbia debido al procedimiento.

En cada uno de estos casos, los médicos se centraron en los medios más eficaces para establecer la oxigenación y la ventilación y reducir las complicaciones, no en un procedimiento concreto. El manejo invasivo de la vía aérea, incluido el MVAFF, tiene un papel en la atención prehospitalaria si se realiza con cuidado y criterio, con una estrecha supervisión y vigilancia médica. Creemos que la atención a cada paciente debe individualizarse en función del estado clínico que presente y el curso clínico previsto, el tiempo de transporte, las dificultades previstas, así como la experiencia y el ámbito de práctica del profesional. Es fundamental tener en cuenta que muchos estudios y revisiones no han logrado mostrar que la intubación endotraqueal prehospitalaria mejore los resultados de los pacientes y que varios han mostrado resultados peores (*véase* cap. 32).

Las indicaciones para la intubación prehospitalaria son las mismas que para la atención hospitalaria, con la debida consideración de las limitaciones de recursos, el modo y el tiempo de transporte y la opción de proporcionar cuidados temporales menos invasivos en algunas circunstancias. Además, la cuestión principal para el personal de los SMU no es si el paciente «necesita intubación», sino si necesita algún tipo de tratamiento invasivo de la vía aérea antes de llegar al hospital. Intentamos proporcionar un abordaje reproducible mediante el algoritmo de vía aérea de los SMU presentados en el capítulo 31.

NIVELES DE CAPACITACIÓN Y ALCANCE DE LA PRÁCTICA DE LA VÍA AÉREA

Aunque es imposible contemplar el SMU en todos los países de todos los continentes, podemos utilizar el sistema estadounidense como modelo representativo. Los sistemas modernos de SMU en los Estados Unidos son complejos y los modelos evolutivos pueden variar mucho de un estado a otro y de una jurisdicción a otra. Aunque el ámbito específico de la práctica y los privilegios médicos los conceden las autoridades de cada estado y la dirección médica de las instituciones u organismos , el Gobierno federal de los Estados Unidos ha realizado un esfuerzo considerable para definir un modelo nacional que los gobiernos estatales puedan adoptar en parte o en su totalidad. La National Highway Traffic Safety Administration (NHTSA) publicó el *National EMS Scope of Practice Model 2019* con las nuevas normas respectivas del *National EMS Education Standards* publicadas en el 2021.[2,3] La intención de este «Modelo de práctica» es ser una guía para los estados en cuanto al desarrollo de su legislación, normas y reglamentos sobre el alcance de la práctica. En el documento del 2019 se describen los distintos niveles de licencias (el alcance del orden de la práctica va de menor a mayor):

- Interviniente de urgencias médicas (IUM)
- Técnico en urgencias médicas (TUM)
- Técnico avanzado en urgencias médicas (TAUM)
- Paramédico

Según el documento del alcance de la práctica del 2019, solo el 76% de los estados estaban utilizando el modelo de práctica histórico para el IUM y el 88% estaban aplicando el modelo para el TAUM. Por lo tanto, debe asumirse que los diversos privilegios de destreza psicomotora variarán según las jurisdicciones estatales. Unos pocos privilegios estatales fueron más allá del modelo de práctica en relación con el manejo de la vía aérea y los adyuvantes básicos. Por ejemplo, aunque el modelo no recomendaba que el personal de IUM utilizara adjuntos de la vía aérea nasofaríngea (VAN), muchos estados incluyeron el uso de los VAN en sus protocolos estatales. Otra desviación habitual está relacionada con el uso de DEG. No solo la mayoría de los estados permiten que los TUM utilicen DEG, sino que su uso se fomenta especialmente en situaciones de paro cardíaco. Cabe destacar que el documento del 2019 no emplea la nomenclatura tradicional para diferenciar los privilegios del conjunto de habilidades en categorías como soporte vital básico y soporte vital avanzado. Por el contrario, describe los conjuntos de habilidades psicomotoras recomendadas para cada nivel reconocido en función de la capacitación, la competencia, la licencia estatal y la acreditación por parte de la dirección médica local (**tabla 29-1**).

Con respecto a las técnicas de MVAFF (p. ej., SIR), un estudio realizado en el 2016 halló profundas diferencias entre los 50 estados de los Estados Unidos. y el distrito de Columbia.[4] Esta es un área de controversia en curso (*véase* cap. 32). Este artículo, publicado en el *American Journal of Emergency Medicine*, descubrió que solo 35 estados disponen de protocolos estatales para los SMU. Dieciocho de esos 35 estados cuentan con protocolos estatales que abordan el uso de la intubación facilitada por fármacos. Los autores

TABLA 29-1 Elección del manejo de la vía aérea y destrezas de la vía/ventilación[a]				
Destrezas respecto a vía aérea/ventilación	IUM	TUM	TAUM	Paramédico
Vía aérea: vía aérea nasal		X	X	X
Vía aérea: vía aérea bucal	X	X	X	X
Vía aérea: dispositivo supraglótico			X	X
Bolsa-válvula-mascarilla (BVM)	X	X	X	X
Presión positiva continua de la vía aérea		X	X	X
Cricotirotomía				X
Monitorización del CO_2 teleespiratorio e interpretación de la capnografía de forma de onda			X	X
Inclinación de la cabeza: elevación del mentón	X	X	X	X
Intubación endotraqueal				X
Tracción de la mandíbula	X	X	X	X
Obstrucción de vía aérea: desobstrucción por laringoscopia directa				X
Obstrucción de vía aérea: técnica manual de desobstrucción	X	X	X	X
Oxigenoterapia: cánula nasal de alto flujo				X
Oxigenoterapia: cánula nasal	X	X	X	X
Oximetría de pulso		X	X	X
Broncoaspiración: vía aérea superior	X	X	X	X
Broncoaspiración: traqueobronquial de paciente intubado			X	X

[a] *Representación de las directrices interpretativas publicadas en el* Modelo 2019 *del ámbito de la práctica de los servicios médicos de urgencia de la National Association of State EMS (Informe n.º DOT HS 812-666) en lo que respecta al ámbito del manejo selectivo de la vía aérea y el conjunto de habilidades de la vía aérea/ventilación.*

también encontraron un estado que no disponía de protocolos generales de atención al paciente de ámbito estatal, pero sí de un protocolo estatal para abordar específicamente la intubación asistida con fármacos. De los 18 estados originales mencionados anteriormente, 1 utilizaba protocolos de intubación solo con sedación, 11 permitían el MVAFF adulto y pediátrico, mientras que 7 limitaban el ámbito de la práctica solo a los adultos. De los 18 estados, 8 exigían una formación específica sobre protocolos, incluida la enseñanza de prácticas de simulación y ventilación mecánica, antes de que pudiera promulgarse el alcance de la práctica.

MECANISMOS PARA EL MANTENIMIENTO DE LA COMPETENCIA EN LA VÍA AÉREA

La National Association of EMS Physicians (NAEMSP) publicó una declaración de postura en enero del 2022 que ayuda a los médicos a comprender mejor la naturaleza integral de la capacitación y educación en el manejo de la vía aérea en los SMU.[5] Los autores señalan correctamente que el manejo de la vía aérea va mucho más allá de un abordaje limitado en habilidades psicomotoras para incluir una apreciación de la fisiopatología, el criterio clínico y la toma de decisiones de orden superior. La optimización de los resultados del paciente debe valorarse por encima del rendimiento de las habilidades individuales del manejo de la vía aérea.

El desarrollo de habilidades clínicas es solo una parte del programa integral de capacitación en el manejo de la vía aérea. El tratamiento integral de la vía es más que la suma de sus partes. Incluye el conocimiento de los puntos fuertes y débiles de las distintas técnicas, pero también la perspicacia en la toma de decisiones clínicas para elegir la técnica adecuada para cada paciente en el momento apropiado. Como señala la declaración de postura, todo programa de formación integral sobre el manejo de la vía aérea debe abarcar los tres dominios clave del aprendizaje: psicomotor, cognitivo y afectivo, para garantizar la interiorización de los conocimientos, habilidades y actitudes necesarios para aplicar un abordaje integral.

Cada vez es más difícil que los programas de formación inicial y continuo ofrezcan intubaciones en directo supervisadas debido a diversas cuestiones (p. ej., la sobrecarga de alumnos en los quirófanos, el menor número de procedimientos de intubación que se realizan en el entorno quirúrgico y la preocupación por la responsabilidad). Debido a la disponibilidad limitada de intubaciones en vivo, los centros de formación deben ser competentes en el desarrollo del aprendizaje basado en escenarios, así como en el uso adecuado de simuladores de alta fidelidad para preparar a los profesionales para el desempeño competente en el ámbito de todas las técnicas de manejo de la vía aérea.

Además, la tasa de intubación en el ámbito por socorristas acreditados para esa destreza puede ser muy baja en función de sus situaciones de práctica específicas. En un artículo publicado en Europa, un servicio de urgencias con un poco más de 26 000 contactos con pacientes dio lugar a 256 intubaciones orotraqueales. Entre los paramédicos de la institución, el número promedio de intubaciones anuales fue de 4.2, que varió de 0 a 12.[6] Otro informe de una pequeña ciudad del sur de California (Estados Unidos), que atendía a una población de 32 000 habitantes con una respuesta anual de casi 3100 llamadas de urgencia, citaba que el departamento había completado 23 intubaciones en el 2008. Ese número se había reducido a solo dos intubaciones en el 2016 debido a los cambios en las normas de la American Heart Association (AHA) relativas al manejo de la vía aérea durante el paro cardíaco.[7] La realidad de la disminución de la frecuencia de las intubaciones prehospitalarias exige el desarrollo de un programa de formación integral que garantice la competencia para este procedimiento invasivo de muy alta urgencia y baja frecuencia.

FACTORES HUMANOS EN EL MANEJO PREHOSPITALARIO DE LA VÍA AÉREA

Los retos clínicos comentados anteriormente aumentan el estrés de los médicos. Las respuestas fisiológicas al estrés incluyen la reducción de la consciencia situacional, la disminución de la memoria, el énfasis en la intuición sobre el pensamiento analítico y la disminución de la motricidad fina. Juntas, estas respuestas predisponen al error médico. Reconocer, comprender y manejar los factores humanos es importante para la seguridad del paciente, la eficiencia y la salud del médico. Las oportunidades para modificar los factores humanos en el manejo de la vía aérea incluyen, entre otras, la educación que incorpora la simulación y la inoculación de estrés, la práctica deliberada y las herramientas de descarga cognitiva. Estas herramientas pueden incluir mnemotecnias sencillas, algoritmos, aplicaciones telefónicas, esquemas de dosificación de medicación y equipos pediátricos, simulacros de actuación en caso de urgencia, listas de verificación de la vía aérea y sesiones informativas.

El resumen informativo tiene por objeto garantizar que todos los participantes comprendan la estrategia principal, los problemas previstos, los planes para reducir estos problemas previstos y los planes de acción de urgencia. Por el contrario, una lista de verificación incluye un número limitado de elementos muy específicos de alto rendimiento abordados en un formato de desafío y respuesta. Las listas de verificación se han utilizado en muchos entornos sanitarios y no sanitarios y deberían tenerse muy en cuenta para el manejo extrahospitalario de la vía aérea. En un estudio observacional del 2019, los investigadores descubrieron que la aplicación de listas de verificación previas a la intubación se asociaba a un mayor éxito en el primer y segundo intento de intubación. Además, en este estudio se observó que la colocación errónea en el esófago era mucho más frecuente en el grupo sin lista de verificación (2.2% frente a 0.3%).[8] En la práctica, muchas listas de verificación de la vía aérea prehospitalaria han incorporado elementos que tradicionalmente se incluirían en un resumen informativo, ya que todo el procedimiento se realiza en un lapso muy breve. En la **figura 29-1** se muestra un ejemplo de resumen informativo y lista de verificación y, en la **figura 29-2**, un ejemplo híbrido de lista de verificación y resumen informativo.

Herramienta de manejo de la vía aérea de UNMH Lifeguard

Información sobre la vía aérea

Antes de la llegada o antes de la configuración del procedimiento

❑ **Establecer la posición óptima del paciente**
❑ **Iniciar la estrategia de preoxigenación**
  - CN regular + mascarilla sin reciclado o VBM/PEEP o BiPAP
❑ **Abordar las posibles dificultades**
  - Precauciones anatómicas/con la columna
  - Fisiología: PA/volumen, hipoxia, insuficiencia cardíaca der, acidosis, hiperdinámica
❑ **Verbalizar plan principal:** Crash, SIR, SID, SRVA, con el paciente despierto, técnica SALAD
  - Dispositivo: VL hiperangulado, VL convencional + *bougie*, LD + *bougie*
❑ **Verbalizar plan de respaldo:** VBM, DEG, cirugía
❑ **Verbalizar fármacos y dosis:** inducción, parálisis, presores, postintubación

Lista de verificación de tiempo fuera de la vía aérea

Inmediatamente antes de la intubación

❑ **Aspiración...**   Encendida y lista
❑ **Preoxigenación...**   Mascarilla con reservorio/VBM y cánula nasal en __ lpm

Equipo/Personal
❑ ***Bougie*/i-Gel/VAN/VAO/VBM+PEEP...**   Tamaño____ i-Gel listo, PEEP en___
❑ **Monitor y CO_2 teleespiratorio...**   Monitor encendido. Listo para capnografía
❑ **Acceso..**   I.v./i.o. funcionando
❑ **Colocación en posición...**   Optimizada
❑ **Asistente(s)...**   Asignados/informados

Confirmar medicamentos
❑ **Inducción...**   ___ mg de_____ listo
❑ **Paralíticos...**   ___ mg de_____ listo
❑ **Pulsador de dosis de presor...**   ___ µg/mL de____ listo

Reanimación
❑ **Hemodinámica...**   Última PA ___
❑ **Oxigenación...** SpO_2 ___ actual
❑ **Otras dificultades fisiológicas**   Dirigido

❑ **Medicamentos en BOLO. Registrar presores —Glidescope. SILENCIO para la inducción.**

Figura 29-1. Herramienta de manejo de la vía aérea utilizada durante la fase preparatoria e inmediatamente antes de aplicar un procedimiento de vía aérea (cortesía de University of New Mexico Hospital Lifeguard). CN: cánula nasal; der: derecha; SRVA: síndrome de resistencia de la vía aérea; VAN: vías aéreas nasofaríngeas; VAO: vías aéreas orofaríngeas; VBM: ventilación con bolsa-mascarilla.

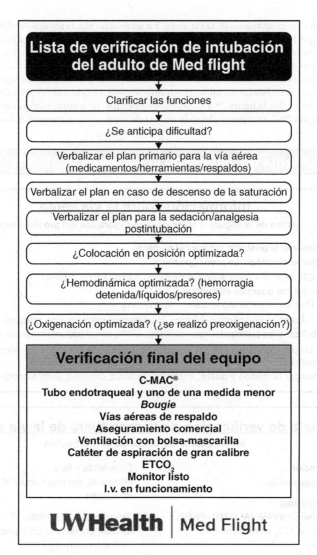

Figura 29-2. Lista de verificación de la intubación en los adultos. Las tripulaciones utilizan este documento al principio del manejo de la vía aérea con fines informativos y de nuevo inmediatamente antes del procedimiento con fines de comprobación final (cortesía de University of Wisconsin Health Med Flight).

Referencias

1. Spaite DW, Hu C, Bobrow BJ, Chikani V, et al. The effect of combined out-of-hospital hypotension and hypoxia on mortality in major traumatic brain injury. *Ann Emerg Med*. 2017;69:62-72.

2. National Association of State EMS Officials. National EMS Scope of Practice Model 2019 (Report No. DOT HS 812-666). National Highway Traffic Safety Administration; 2019.

3. National Highway Traffic Safety Administration. National EMS Education Standards 2021. National Highway Traffic Safety Administration; 2021.

4. Riyapan S, Lubin J. The variability of statewide prehospital drug-facilitated intubation protocols in the United States. *Am J Emerg Med*. 2016;34(12):2459-2460.

5. Dorsett M, Panchal AR, Stephens C, et al. Prehospital airway management training and education: an NAEMSP position statement and resource document. *Prehosp Emerg Care*. 2022;26(suppl 1):3-13.

6. Wilbers NE, Hamaekers AE, Jansen J, et al. Prehospital airway management: a prospective case study. *Acta Anaesthesiol Belg*. 2011;62(1):23-31.

7. Sporer K, Jacobs M, Derevin L, Duval S, Pointer J. Continuous quality improvement efforts increase survival with favorable neurologic outcome after out-of-hospital cardiac arrest. *Prehosp Emerg Care*. 2017;21(1):1-6.

8. Klingberg C, Kornhall D, Gryth D, Krüger AJ, Lossius HM, Gellerfors M. Checklists in pre-hospital advanced airway management. *Acta Anaesthesiol Scand*. 2020;64(1):124-130.

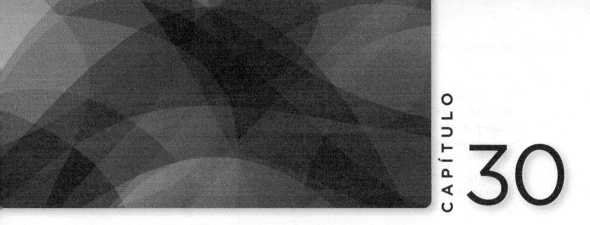

Técnicas de manejo prehospitalario de la vía aérea

Chivas Guillote

Darren A. Braude

El manejo de la vía aérea en el contexto prehospitalario está lleno de desafíos. Este capítulo se centra en técnicas de manejo únicas y variaciones de las técnicas tradicionales para superar estos desafíos. Muchas de estas técnicas también se aplican en contextos más convencionales. La información de este capítulo no pretende ser de naturaleza normativa, sino que reconoce que existen variaciones en la práctica local, las leyes estatales y la dirección médica.

LOCALIZACIÓN/FACTORES AMBIENTALES

Cuando sea posible, se debe trasladar a los pacientes a un entorno seguro, privado, cálido, a la sombra, bien iluminado y espacioso antes de manejar la vía aérea. Si está confinado en una zona pequeña, puede ser necesario trasladar al paciente a una habitación más grande. Si se trabaja al aire libre, puede ser preferible trasladar al paciente a la ambulancia, donde todas las herramientas del operador estarán disponibles al instante. En determinadas situaciones es imprescindible tratar al paciente en el mismo lugar en el que se encuentra; por ejemplo, si está en paro cardíaco, si está atrapado, si no hay un lugar óptimo cerca o si se considera inseguro moverlo.[1-3] En estas circunstancias, los socorristas deben limitar los procedimientos de vía aérea a los que sean necesarios. Esto puede requerir el aplazamiento del manejo invasivo de la vía aérea hasta que se pueda brindar asistencia de forma segura.[4]

PONER EN POSICIÓN DEL PACIENTE PARA EL MANEJO DE LA VÍA AÉREA

La colocación del paciente es uno de los desafíos que diferencian la práctica prehospitalaria de la hospitalaria. Los pacientes prehospitalarios suelen encontrarse en el suelo, tumbados sobre superficies blandas o atrapados. Estas posiciones muy particulares pueden dificultar la obtención de una postura óptima para la preoxigenación y las intervenciones en la vía aérea. Los profesionales pueden verse perjudicados si intentan tratar al paciente en la posición en la que está. Por lo general, los intentos rápidos de lograr una mejor posición producirán beneficios importantes para el profesional y el paciente.[5-8]

Siempre que sea posible, los pacientes que se encuentren en el suelo o en otras posiciones subóptimas deben ser trasladados a una camilla/tabla rígida antes del manejo de la vía aérea (**fig. 30-1**). Esta práctica tiene la ventaja de mejorar el manejo de la vía aérea y evita tener que mover al paciente a la camilla mientras está intubado, con el riesgo asociado de extubación. Conseguir una posición de olfateo o de rampa puede ser un desafío cuando el personal, las toallas, las mantas y las sábanas pueden escasear.

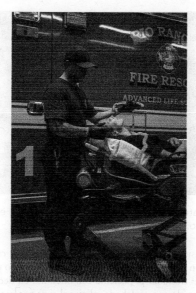

Figura 30-1. Colocar al paciente en la camilla del servicio médico de urgencia y elevarlo permite realizar la intubación a una altura óptima.

Hemos empezado a adoptar una posición alternativa en aquellos pacientes adultos que no tienen precauciones cervicales, en la que la cabeza del paciente se desliza fuera del extremo de la cama y luego se eleva la cabecera entre 20° y 45° (**fig. 30-2**). Esta posición permite quitar peso al diafragma para mejorar la fisiología respiratoria y logra la alineación de la oreja con la escotadura esternal mediante la extensión de la cabeza sin flexión hacia delante.

En el caso de los pacientes en paro cardíaco, puede que no sea factible o deseable colocar al paciente en la camilla. En tales casos, pueden colocarse toallas, ropa o un pequeño equipo detrás de la cabeza

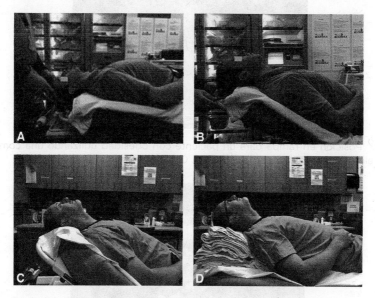

Figura 30-2. Se desliza al paciente (sin riesgo de lesión cervical) hasta que su cabeza esté fuera del extremo de la cama (**A**) y, a continuación, se eleva la cabecera de la cama entre 20° y 45° para lograr la posición deseada de oreja a escotadura esternal y quitar peso al diafragma (**B**). Puede ser necesario elevar primero los pies (posición en «V»modificada) para evitar que el paciente se deslice por la cama. Las fotografías **C** y **D** muestran cómo esta posición asemeja una posición de rampa tradicional.

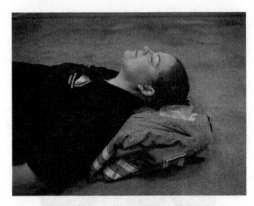

Figura 30-3. Posición de olfateo con materiales improvisados, en este caso equipos de la central de bomberos y bolsas de suero.

para lograr la posición clásica de olfateo (**fig. 30-3**). Es más difícil crear una posición en rampa para un paciente con obesidad en el suelo, porque requiere más acolchado y puede interferir con las compresiones torácicas. Lo ideal es trasladar al paciente con obesidad en decúbito supino que no esté en paro cardíaco a la camilla y colocarlo con acolchado adicional si es necesario (**fig. 30-4**). Para el paciente con obesidad en decúbito supino en paro cardíaco, la ventilación con un dispositivo extraglótico (DEG) evita la necesidad de colocarlo en una posición perfecta. Si se requiere una laringoscopia, como cuando se necesita la extracción de un cuerpo extraño o la ventilación mediante DEG no es eficaz, hacer un intento con una posición de olfateo es razonable. Si esto no proporciona una visibilidad adecuada para la laringoscopia, dos profesionales pueden reproducir una posición en rampa tomando los brazos extendidos del paciente por delante y tirando de ellos para colocarlos en posición (**fig. 30-5**). Este procedimiento interrumpe las compresiones torácicas, pero solo puede mantenerse durante unos segundos.

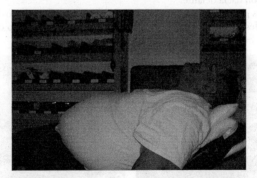

Figura 30-4. Posición en rampa para un paciente con obesidad utilizando una combinación de acolchado y elevación de la cabeza de la camilla. Cortesía de JEMS.

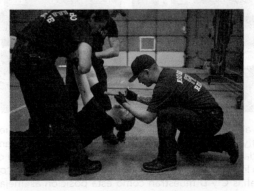

Figura 30-5. Asistentes levantan los brazos de una persona para mostrar cómo colocar de forma rápida y breve a un paciente tumbado en el suelo para intubarlo sin tener que hacer una rampa.

MONITORIZACIÓN DEL PACIENTE

La monitorización general de los pacientes sometidos a procedimientos en la vía aérea es la misma en el contexto hospitalario y en el prehospitalario. La saturación de oxígeno, la presión arterial y la monitorización del CO_2 teleespiratorio son fundamentales. El estudio básico de la secuencia de intubación rápida (SIR) de San Diego del 2003 mostró que los médicos ocupados no podrán reconocer con precisión la incidencia y duración de los eventos de desaturación.[9] Recomendamos la posibilidad de descargar datos continuos de los signos vitales de todos los encuentros con vía aérea para una revisión de garantía de calidad. Tanto para la atención clínica como para la documentación médico-legal, es imprescindible que todos los pacientes sometidos a procedimientos invasivos de la vía aérea dispongan inmediatamente de una capnografía para confirmar la colocación y supervisar la ventilación. Esto significa que los monitores deben llevarse a la cabecera del paciente o este a los monitores antes de hacer los procedimientos de vía aérea.

HABILIDADES PRIMORDIALES EN EL MANEJO PREHOSPITALARIO DE LA VÍA AÉREA

Ventilación con bolsa-mascarilla

La ventilación con bolsa-mascarilla (VBM) se trata ampliamente en el capítulo 12. Aunque la VBM es una habilidad fundamental de la vía aérea que se enseña a los médicos de servicios médicos de urgencia (SMU) de todos los niveles, empezando por el de interviniente médico de urgencia, puede ser muy difícil de realizar en el contexto prehospitalario por una serie de razones complejas. Los pacientes suelen presentar varios indicadores de dificultad de la mnemotécnica MOANS (*véase* cap. 2), el acceso y la colocación pueden no ser óptimos, el personal puede ser limitado y, quizá lo más importante, el procedimiento suele relegarse al operador con menos experiencia. Las estrategias para mitigar estos problemas incluyen hacer hincapié en una técnica óptima (poner en posición adecuada, uso de complementos apropiados para la vía aérea, uso de técnica de dos personas siempre que sea posible), uso de un ventilador portátil a fin de liberar las manos (**fig. 30-6**) y asignar a una persona experimentada para realizar o supervisar esta habilidad imprescindible.[10] Cuando haya dificultades para lograr un sellado adecuado de la mascarilla, como sangre/secreciones abundantes, traumatismos, obesidad o vello facial, considere la posibilidad de evitar estas dificultades anatómicas con un DEG. Los médicos de los SMU que se ven obligados a realizar una VBM unipersonal sin el beneficio de un ventilador también podrían considerar el uso de la NuMask®, que mostró una ventaja en un pequeño estudio con cadáveres entre los socorristas que realizaban una VBM unipersonal.[11]

Ventilación no invasiva con presión positiva

Uno de los avances más importantes en los SMU ha sido la adopción generalizada de la ventilación no invasiva con presión positiva (VNIPP), también analizada en los capítulos 9 y 32. En algunas jurisdicciones, este procedimiento se ha ampliado al nivel de los técnicos en urgencias médicas (TUM). Los dispositivos para proporcionar presión positiva continua en la vía aérea (CPAP, *continuous positive airway pressure*) son mucho más frecuentes que la presión positiva binivel en la vía aérea (BiPAP, *bilevel positive airway pressure*), pero ambos están ya disponibles para el contexto prehospitalario. Van desde dispositivos

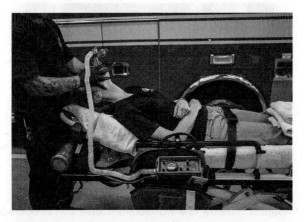

Figura 30-6. Utilización de un ventilador portátil sencillo para liberar las manos, de modo que un operador pueda usar ambas manos para lograr un sellado óptimo de la mascarilla.

de un solo uso hasta ventiladores complejos. La VNIPP se utiliza sobre todo como puente para facilitar el traslado al hospital cuando otras opciones, como el manejo de las vías aéreas facilitado por fármacos (MVAFF), no están dentro del contexto de la práctica o se consideran demasiado arriesgadas. En los sistemas en los que se dispone de MVAFF, la VNIPP también se emplea como estrategia de preoxigenación y como alternativa a la intubación en pacientes en los que se prevé una dificultad de intubación y que solo necesitarán presión positiva a corto plazo mientras otras terapias surten efecto, o en aquellos que necesitan soporte ventilatorio pero que tienen una orden de «no intubar».[12] Como se indica en el capítulo 31, creemos que la VNIPP puede usarse con seguridad en determinados pacientes con alteración del estado mental (AEM), siempre que el personal sea capaz de mantener una monitorización individualizada en todo momento para detectar cualquier signo de vómito.

El mayor obstáculo para aplicar la CPAP en el contexto prehospitalario es tener que enseñar a un paciente con hipoxemia, hipercarbia y ansiedad en un entorno ruidoso y caótico a llevar la mascarilla con el ajuste necesario. Es importante que el médico muestre una persistencia delicada y un comportamiento tranquilo y confiado, aunque tenga poca experiencia en el procedimiento. Resulta útil establecer contacto visual y decirle al paciente: «Esto le ayudará a respirar» mientras le pide que le ayude a mantener la mascarilla en la cara hasta que note el beneficio. Lo ideal es que un médico se dedique a instruir al paciente durante los primeros minutos de uso. La persona elegida para esta tarea de «*coaching*» no tiene por qué ser la más experimentada en el manejo de la vía aérea, pero debe ser capaz de trabajar eficazmente con el paciente.[13,14]

Otro reto prehospitalario único en el uso de la VNIPP es la disponibilidad de oxígeno y gases comprimidos suficientes. Existe una gran variabilidad entre los dispositivos de VNIPP disponibles en el mercado en relación con el consumo de oxígeno. Algunos dispositivos pueden agotar rápidamente las reservas de oxígeno, en especial cuando la ventilación minuto es alta o el sellado de la mascarilla es deficiente. Cuando el tiempo de transporte sea superior a 10 o 15 min, los miembros del equipo deberán calcular el consumo y el suministro según se explica más adelante.

Intubación endotraqueal

Las técnicas generales de intubación, así como la preoxigenación, se tratan ampliamente en otras partes de este texto. El proceso de toma de decisiones en torno a la intubación en el contexto prehospitalario se trata por separado en el capítulo 29. En primer lugar, cuando el acceso es limitado o no se puede colocar a los pacientes en una posición óptima, el personal de respuesta debe tener un umbral bajo para empezar a usar un DEG, al menos hasta que se traslade al paciente a una posición o ubicación mejor.[15,16]

Una situación frecuentemente discutida, única en el contexto prehospitalario, es la del paciente sentado pero atrapado (p. ej., el conductor atrapado en un vehículo) que requiere control invasivo de la vía aérea. Cuando en estos pacientes se prefiere claramente la intubación, un abordaje habitual es la laringoscopia cara a cara (**fig. 30-7**). La técnica puede ser muy frustrante debido a la forma inusual de sostener la hoja boca abajo en la mano contraria mientras se intenta apartar la lengua y realizar los movimientos sutiles requeridos, todo ello en condiciones inusuales y desconocidas. Varios estudios han constatado una ventaja considerable de la videolaringoscopia o la laringoscopia óptica cuando se requiere una intubación cara a cara.[17-19] Otra opción, cuando se dispone de acceso por encima del paciente, es que el operador se

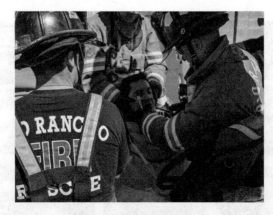

Figura 30-7. Esta fotografía muestra una videolaringoscopia con el operador situado frente al paciente atrapado o cara a cara respecto a él.

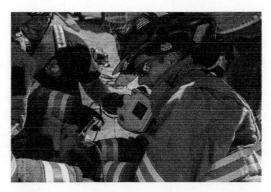

Figura 30-8. Esta fotografía muestra una videolaringoscopia con el operador situado detrás y encima del paciente atrapado.

sitúe detrás y encima del paciente, lo que deja espacio para inclinarse y realizar la laringoscopia en una orientación más familiar (**fig. 30-8**).

Existen numerosas opciones de posición del operador para intubar a un paciente que se encuentra en decúbito supino en el suelo: sentado, a horcajadas, de rodillas, en decúbito prono y en decúbito lateral izquierdo (**fig. 30-9A-C**). Nuestra recomendación, como ya se ha comentado, es recolocar al paciente antes de la intubación en lugar de intentar el procedimiento con el paciente en decúbito supino, siempre que sea posible. Más arriba se han comentado varios consejos para una lograr una posición adecuada y para lograr una posición en rampa en los pacientes con obesidad.

Si los cartílagos posteriores no pueden visualizarse en el intento inicial, a pesar de la manipulación laríngea externa y la maniobra de tracción mandibular, y se requiere una gran fuerza para mantener la visión, la intubación será difícil o imposible. Una opción en esta situación, sobre todo cuando el operador

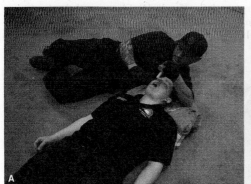
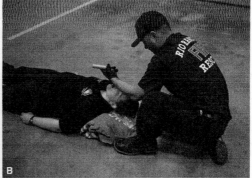

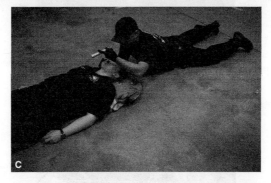

Figuras 30-9A-C. Estas fotografías muestran las posiciones de decúbito lateral izquierdo, decúbito prono y de rodillas para intubar a un paciente en decúbito supino en el suelo. Obsérvese que las posiciones decúbito prono y lateral izquierda son más difíciles cuando el paciente se coloca en posición de olfateo o en rampa.

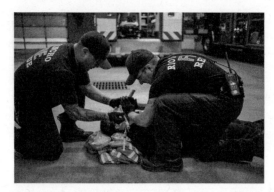

Figura 30-10. Laringoscopia directa entre dos personas, con un ayudante que proporciona la elevación a lo largo del eje del mango desde una posición de ventaja mecánica (después de que el operador haya colocado la hoja adecuadamente), mientras el operador proporciona la dirección y pasa el tubo.

tiene una fuerza limitada en la parte superior del brazo, es realizar un abordaje de dos personas (**fig. 30-10**). En esta maniobra, un ayudante entrenado alcanza al paciente desde una posición inferior de ventaja mecánica y toma cuidadosamente el control del mango del laringoscopio del operador primario con las dos manos. El operador primario puede entonces dirigir los movimientos menores de la hoja, si es necesario, aunque en nuestra experiencia esto optimiza la visión lo suficiente como para que no sea necesario.

La intubación con luz solar directa o luz ambiental intensa puede ser muy difícil, sobre todo con la tecnología de video. Si la intubación debe intentarse en estas condiciones, el operador puede considerar colocar una manta sobre sí mismo y sobre la cabeza del paciente o conseguir que otro miembro del equipo le proporcione sombra con su cuerpo o ropa, como un abrigo (**fig. 30-11**). El manejo de la vía aérea en un vehículo aéreo puede plantear otros retos en función de su distribución. La **figura 30-12** muestra una videolaringoscopia (VL) simulada con el sistema Intubrite® en un helicóptero Augusta AW119.

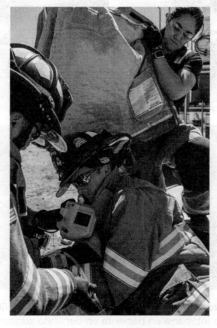

Figura 30-11. Durante la laringoscopia, la rescatista utiliza un traje de bombero para dar sombra y evitar que la luz brillante afecte la visión de la boca o de la pantalla.

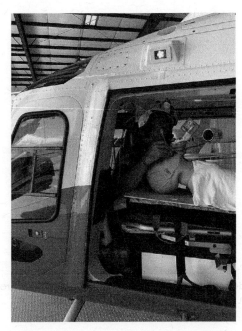

Figura 30-12.   Videolaringoscopia simulada con el sistema Intubrite® en un helicóptero Augusta AW119.

Dado que los pacientes que se someten a un tratamiento de urgencia de la vía aérea presentan un alto riesgo de regurgitación y broncoaspiración, es importante disponer inmediatamente de un equipo de aspiración y utilizar la técnica SALAD descrita en el capítulo 41. Esta es otra razón por la que a menudo es preferible tratar al paciente en la ambulancia, el vehículo aéreo o el hospital. Además, dado que la mayoría de los aspiradores portátiles no tienen la capacidad para tratar la emesis masiva, considere la posibilidad de disponer de dos unidades y esté siempre preparado para girar al paciente.

VIDEOLARINGOSCOPIA

El primer videolaringoscopio se comercializó en el mercado hospitalario en el 2001.[20] Desde entonces, la VL se ha convertido en el pilar del tratamiento de la vía aérea tanto en el hospital como en los SMU. Los videolaringoscopios están ampliamente disponibles para los SMU y se recomiendan como mejor práctica para la atención clínica.[21]

La principal ventaja de la VL frente a la laringoscopia directa (LD) tradicional es su mayor éxito en el primer paso. La VL puede mejorar la visión de la glotis por un grado Cormack-Lehane.[22] Los operadores noveles obtienen mejores resultados con la VL que con la LD porque los procedimientos de intubación realizados por paramédicos pueden ser menos al año en comparación con sus colegas médicos de urgencias. Un estudio observacional de 517 pacientes en un sistema de SMU de alto rendimiento informó una mejoría estadísticamente significativa en la tasa de éxito del primer paso cuando se utilizó la VL.[23] Las lecciones aprendidas durante la pandemia de COVID-19 muestran que la VL puede superar a la LD en términos de tasa de éxito en el primer paso y velocidad de colocación del tubo endotraqueal por parte de los paramédicos con el equipo de protección individual completo.[24] Otra ventaja de la VL sobre la LD tradicional es que permite al personal supervisor observar la apertura glótica al mismo tiempo que el laringoscopista. Esto puede facilitar la formación y permite que otro médico confirme la colocación en la tráquea.[20]

Existen varios sistemas de VL, como se explica en el capítulo 16. Los dispositivos para uso prehospitalario pueden clasificarse según la geometría de la hoja (convencional, hiperangulada, recta) y por la presencia o ausencia de canal. Algunos dispositivos pueden tener múltiples opciones de hojas y otros solo uno o dos tamaños de una misma forma. Los dispositivos también varían en función de si hay o no un cable que va a un monitor independiente o un monitor integrado colocado en el mango. La mayoría de los sistemas de SMU prefieren las hojas desechables o las fundas de hojas para evitar los requisitos de limpieza complejos. Los ejemplos de dispositivos de uso más habitual en los SMU incluyen el McGrath Mac® (**fig. 30-13**) y el King Vision® (**fig. 30-14**). No hay pruebas suficientes para recomendar un dispositivo de VL sobre otro, pero para usar todos los dispositivos se requiere una capacitación constante. Puede tener ventajas estratégicas llevar una combinación de geometría convencional y diseños de hoja

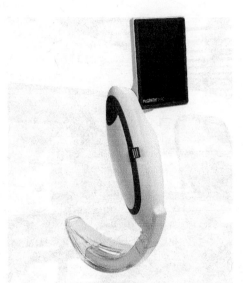

Figura 30-13. Sistema de videolaringoscopio McGrath® (©2022 Medtronic. Todos lo derechos reservados. Utilizado con autorización de Medtronic).

hiperangulada para adultos u hojas hiperanguladas y rectas para pacientes pediátricos, con el fin de adaptarse a los distintos desafíos anatómicos. Sin embargo, esto impone costos adicionales y requisitos de formación para un procedimiento de bajo volumen.

Cuando esté disponible, la VL debe ser el dispositivo principal para realizar la intubación endotraqueal prehospitalaria. En esencia, no existen contraindicaciones absolutas para realizar la VL durante una urgencia médica. Entre las contraindicaciones relativas se incluyen la sangre, el vómito o la obstrucción de la vía aérea por cuerpos extraños.[25] Incluso cuando una gran cantidad de secreciones obstruye una visión óptima de la vía aérea, el desarrollo de técnicas especiales como la laringoscopia asistida por succión y el método de descontaminación de la vía aérea descritos en el capítulo 41 permiten a los profesionales seguir utilizando la VL, a pesar de que la vía aérea presente mucha suciedad.[26]

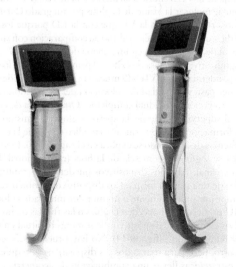

Figura 30-14. Videolaringoscopio King Vision® (Copyright © 2022 Ambu Inc).

VERIFICACIÓN DE LOS PROCEDIMIENTOS DE MANEJO DE LA VÍA AÉREA

Es imperativo que todos los procedimientos invasivos de la vía aérea se confirmen objetivamente, como se expone en el capítulo 20. El CO_2 teleespiratorio ($ETCO_2$, *end-tidal* CO_2) es el principal medio objetivo de confirmación. Se han realizado varios estudios que muestran tasas inaceptables de intubaciones esofágicas prehospitalarias, especialmente en los sistemas de SMU que no utilizan capnometría o capnografía.[27] Todos los SMU deberían disponer de esta tecnología, pero el hecho de que esté disponible no significa que siempre se utilice. Si no se puede detectar el $ETCO_2$, trabaje bajo el supuesto de que el tubo no está en la vía aérea, incluso durante un paro cardíaco. En caso de duda, retire el dispositivo y vuelva a la VBM. Por el contrario, cuando las saturaciones tardan en mejorar o descienden pero la capnografía revela una forma de onda normal, confíe en la colocación del tubo y busque otras causas de hipoxemia.

Puede haber situaciones en las que la capnografía no esté disponible o no funcione y la colocación del tubo deba confirmarse con otros medios objetivos. La alternativa más fácil es utilizar un *bougie*, que puede pasarse junto a un tubo endotraqueal establecido para evaluar si hay anillos traqueales palpables o «retención» en las vías aéreas más pequeñas.[28] Otra alternativa es un detector esofágico, que utiliza la succión para evaluar la ubicación del tubo sabiendo que una tráquea no colapsable permitiría que el aire volviera rápidamente a una pera o jeringa inflable, pero un esófago colapsable impediría o solo permitiría que el aire volviera con lentitud. La radiografía de tórax para determinar la profundidad del tubo no es viable en el contexto prehospitalario. Los equipos de transporte de cuidados críticos pueden realizar intubaciones en centros sanitarios pequeños en los que se disponga de radiografía de tórax pero con retraso, especialmente fuera de horario. No creemos que sea necesario obtener una radiografía de tórax antes del traslado.

MANEJO DE LAS VÍAS AÉREAS FACILITADO POR MEDICAMENTOS

El MVAFF se analiza en profundidad en el capítulo 20. Las controversias en torno al MVAFF en el contexto prehospitalario se analizan en el capítulo 32. Se trata de un procedimiento complejo y se realiza en pacientes muy enfermos o lesionados. Incluso en las circunstancias más controladas, existen riesgos reales. Cuando se lleva a cabo en condiciones que no son las ideales, la posibilidad de que se produzcan efectos adversos aumenta considerablemente. Los organismos que aplican el MVAFF prehospitalario deben recibir capacitación constante y sistemática para seguir siendo competentes. Los equipos también deben buscar soluciones a nivel de sistema para aumentar la eficiencia de los operadores y mitigar los riesgos. Algunos ejemplos incluyen el uso de jeringas cuidadosamente etiquetadas y uniformes para diferentes clases de medicamentos y bolsas que organizan todos los suministros (**fig. 30-15**).[29,30]

Dado que el MVAFF es un trabajo de equipo, y que puede haber solo uno o dos médicos de cuidados críticos en el lugar, es necesario capacitar previamente al personal de respuesta como asistentes. De hecho, este es uno de los componentes principales del curso «Fundamentos del manejo de la vía aérea» de First Airway para médicos de soporte vital básico y soporte vital intermedio. Estos profesionales pueden estar capacitados para ayudar con la manipulación laríngea externa, la estabilización en línea de la columna cervical con tracción de la mandíbula, el paso de tubos a través de un *bougie* y la supervisión

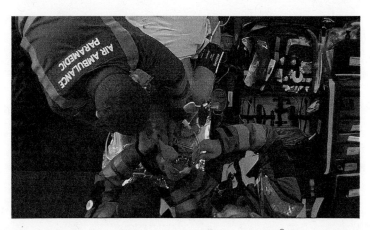

Figura 30-15. Bolsa para vía aérea de urgencia para adultos SCRAM® en uso durante una secuencia de intubación rápida simulada (Copyright © 2022 Ambu Inc).

de la saturación. También es útil formar a los primeros intervinientes para que informen al personal de soporte vital avanzado el peso estimado del paciente antes de su llegada, ya que esto permite preparar los medicamentos y el ventilador. Dado que el paciente que se somete a MVAFF con mayor frecuencia en la mayoría de los organismos prehospitalarios es el hombre adulto con traumatismos, el ventilador puede configurarse al principio del turno para este paciente hipotético a fin de reducir la necesidad de hacer ajustes. Tener todos los demás equipos de vía aérea revisados y listos en un lugar conocido también mejora la eficacia en las situaciones de alto riesgo.

La ejecución real del MVAFF por parte de los profesionales de los SMU debería ser similar a la presentada en el capítulo 20, aunque existen consideraciones únicas en el contexto prehospitalario. Considerémoslas en el contexto de las 7 P:

Preparación

A menudo hay menos espacio para colocar con cuidado los materiales para la vía aérea o para tenerlos disponibles con antelación. Por ejemplo, una tripulación de vuelo puede saltar a la parte trasera de una ambulancia para realizar un MVAFF antes del traslado y necesitar llevar consigo la mayoría de los suministros desde el vehículo aéreo. Por lo tanto, los profesionales prehospitalarios suelen guardar la mayoría de sus suministros en una bolsa (**fig. 30-16**), aunque es probable que los medicamentos se guarden por separado. Los pasos que se pueden dar con antelación incluyen el cálculo y la preparación de los medicamentos y la configuración del ventilador. En este sentido, puede ser muy útil formar a los primeros intervinientes para que faciliten la información sobre la probable necesidad de intervención en la vía aérea, así como sobre el peso del paciente. Se recomienda encarecidamente el uso de listas de verificación. Un paso adicional que puede ser exclusivo del contexto prehospitalario es la necesidad de asignar claramente las tareas y establecer las expectativas para esa función. Por ejemplo, es posible que un socorrista nunca haya realizado una estabilización en línea para una intubación traumatológica o haya asistido en una manipulación laríngea externa.

Preoxigenación

Idealmente, la preoxigenación debería ser la misma en cualquier contexto, salvo que los profesionales prehospitalarios suelen tener limitaciones de tiempo. Si un paciente necesita claramente una vía aérea invasiva antes del transporte pero se encuentra con una saturación de oxígeno del 70%, habrá que hacer algunos sacrificios realistas, sobre todo si hay lesiones que deban atenderse de forma urgente o caminos principales bloqueados. Esto podría significar conformarse con un 85% en lugar de un 95% o quizás elegir una estrategia alternativa como la secuencia rápida para las vías aéreas o la secuencia de intubación diferida. Los suministros de oxígeno también pueden ser limitados, como se comenta más adelante, lo que requiere modificaciones como el ajuste del oxígeno en lugar del flujo de lavado o esperar a iniciar el oxígeno nasal apneico hasta justo antes de la intubación. Siempre debe considerarse la VNIPP o la ventilación cuidadosa con mascarilla, especialmente cuando la saturación es inferior al 93%.

Optimización fisiológica

Al igual que la preoxigenación, las limitaciones de tiempo pueden llevar a tener que hacer sacrificios realistas, pero también hay casos en los que la fisiología es muy mala y el tiempo necesario para la estabilización es demasiado prolongado para justificar la permanencia en la escena. En estos casos, puede ser razonable iniciar el transporte con la reanimación en curso y diferir el manejo invasivo de la vía aérea

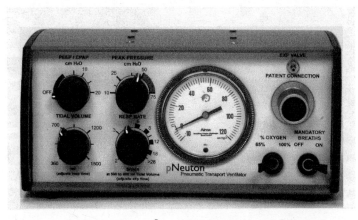

Figura 30-16. Ventilador portátil pNeuton® (cortesía de Airon Corporation).

hasta el hospital receptor o realizar el MVAFF en condiciones poco ideales durante el traslado. Se trata de un cálculo complejo de riesgos y beneficios que requiere mucha práctica y experiencia. Los médicos también necesitan la confianza y el apoyo de la dirección médica y liderazgo para justificar estas decisiones ante los equipos receptores, que a menudo no entienden el contexto prehospitalario o incluso pueden tener abordajes menos sofisticados del MVAFF en general.

Parálisis con la inducción

La justificación de la elección de los medicamentos es la misma en el contexto prehospitalario que en el hospitalario, aunque puede haber menos opciones por razones prácticas. El etomidato es una opción sólida y adecuada para todas las situaciones. La ketamina es una alternativa razonable. El rocuronio es una opción ideal para el bloqueo neuromuscular porque evita la necesidad de tener en cuenta las contraindicaciones potenciales que acompañan a la succinilcolina. La mayor duración de la acción ayuda a estabilizar al paciente con ventilador. Los argumentos anticuados contra el rocuronio se han centrado en la idea errónea de que, en caso de fracaso de la vía aérea, se podría despertar a un paciente que hubiera recibido succinilcolina de acción más corta. Los pacientes que requieren MVAFF prehospitalario simplemente están demasiado enfermos para ser «despertados» e incluso cuando la succinilcolina ha disminuido, por lo general los médicos han pasado de manera adecuada al plan B o al C.

Poner en posición

Poner al paciente en posición óptima es igual de importante en el contexto prehospitalario, aunque puede requerir más creatividad, como se ha comentado anteriormente. Por lo general, las actividades principales de colocación en posición deben realizarse antes de la preoxigenación. Este paso se refiere a la colocación final que se realiza una vez que los medicamentos han surtido efecto.

Prueba de colocación correcta

La mecánica básica de la laringoscopia y la colocación de tubos es la misma en cualquier contexto y se trata ampliamente en otros capítulos. Recomendamos utilizar la capnografía de forma de onda continua tanto para la confirmación inicial como para la monitorización posterior; esta proporciona mucha más información que los dispositivos colorimétricos cualitativos.

Control postintubación

Por lo general, estos pasos son los mismos que en el hospital, con especial atención a asegurar los tubos endotraqueales y DEG lo suficientemente bien como para evitar el desprendimiento accidental con el traslado.

Los cuidados del paciente intubado en este contexto por lo general deben reflejar los cuidados en el hospital. Tras la confirmación inicial, la prioridad en la atención prehospitalaria es evitar que el dispositivo invasivo de la vía aérea se desprenda de forma accidental o inadvertida. Los DEG son más indulgentes que un tubo endotraqueal o una cricotirotomía, pero incluso estos dispositivos deben fijarse cuidadosamente con el equipo adecuado. Los métodos utilizados para conseguirlo son los mismos en el contexto prehospitalario que en el hospitalario. Una consideración adicional en este ámbito es el uso de un collarín cervical en los pacientes, especialmente en pediatría, para evitar la rotación de la cabeza y el consiguiente movimiento del tubo. Aunque esto ha sido muy popular en algunas jurisdicciones, la preocupación es la posible alteración del flujo sanguíneo cerebral.[31] Otro problema es que el paciente se someta a procedimientos de diagnóstico por imagen innecesarios, ya que el «mensaje» se puede perder durante las numerosas derivaciones de pacientes y los médicos posteriores pueden asumir que se sospechaba una lesión cervical. Por lo general, no recomendamos esta técnica en los pacientes adultos y preferimos fijar bien el dispositivo en la boca.

Los pacientes deben ser supervisados continuamente, incluyendo la capnografía. Las opciones de medicación para la analgesia, la sedación analgésica y la hemodinámica son similares a las de los contextos hospitalarios. Las infusiones siempre son deseables cuando el tiempo y el equipo lo permiten, aunque los bolos intermitentes son aceptables. Las sondas gástricas a menudo se pasan por alto o se posponen, pero deben colocarse siempre que sea posible. Los DEG de segunda generación tienen un canal para facilitar la colocación de la sonda gástrica, pero es imprescindible disponer de los tamaños de sonda gástrica que caben por el canal.

Existen pruebas de alta calidad que indican que la sobreventilación es perjudicial para muchos pacientes, sin importar el tipo de vía aérea avanzada colocada.[32] La forma óptima de prevenir la sobreventilación es con el uso de un ventilador mecánico. Recomendamos que siempre se utilicen ventiladores en el contexto del MVAFF, independientemente de que se haya insertado un tubo endotraqueal o un DEG. En ocasiones, el inicio de la ventilación puede retrasarse hasta el traslado del paciente al helicóptero, pero aún así es necesario prestar especial atención al volumen corriente y la frecuencia adecuados para el tamaño del paciente,

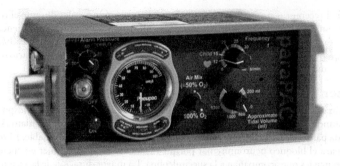

Figura 30-17. Ventilador portátil paraPAC® (cortesía de ICU Medical).

su estado y los valores capnográficos. Los ventiladores también pueden utilizarse para la ventilación con mascarilla y durante el tratamiento del paro cardíaco. En la actualidad, existen numerosos dispositivos para uso prehospitalario, que van desde dispositivos sencillos que solo permiten ajustar la frecuencia y el volumen hasta dispositivos complejos de transporte de cuidados críticos casi tan sofisticados como los ventiladores de las unidades de cuidados intensivos (UCI). Muchos de estos ventiladores también permiten ajustar la concentración de oxígeno, lo que ayuda a mantener los suministros y evitar la hiperoxia.

Los ventiladores simples (ParaPac®, pNeuton®, CAREvent®, AutoVent®) por lo general proporcionan modos de ventilación de volumen con frecuencia, volumen y presiones positivas teleespiratorias (PEEP, *positive end-expiratory pressure*) ajustables (**figs. 30-17 a 30-19**). Algunos también permiten

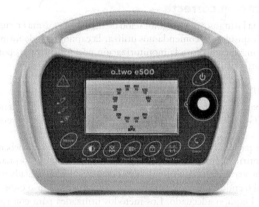

Figura 30-18. Ventilador de transporte CAREvent® (ventiladores de transporte eSeries © 2016 O-Two Medical Technologies Inc. Todos los derechos reservados).

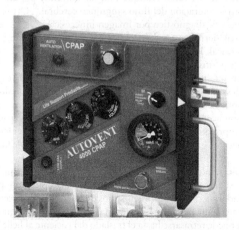

Figura 30-19. Ventilador portátil de tipo AUTOVENT 4000® (cortesía de Allied Healthcare Products, Inc).

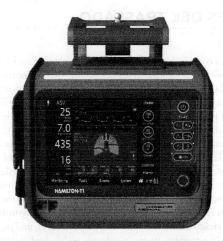

Figura 30-20.   Ventilador HAMILTON-T1® (© Hamilton Medical. Todos los derechos reservados).

la administración variable de oxígeno (por lo general, al 50% o al 100%). Los ventiladores de transporte más sofisticados, como el ReVel® o el LTV®, ofrecen modos de presión y volumen, así como la capacidad para detectar y sincronizar la ventilación. Estos ventiladores se adaptan a los modos de ventilación más frecuentes para pacientes adultos y pediátricos hospitalizados. Los ventiladores más sofisticados, como el HAMILTON-T1® (fig. 30-20), permiten incluso la ventilación con liberación de presión en la vía aérea, BiPAP y cánula nasal de alto flujo (CNAF).

El Oxylator® (CPR Medical Devices, Inc, Ontario, Canadá) se describe como una combinación entre una mascarilla con bolsa y válvula y un ventilador portátil (fig. 30-21). Se alimenta con oxígeno y actúa como un ventilador reutilizable de presión controlada que se acopla a una mascarilla, una vía aérea extraglótica o un tubo endotraqueal. El dispositivo suministra una presión preestablecida (ajustes de 20 a 45 cmH$_2$O) en modo automático o manual. En modo automático, el objetivo de ventilación minuto es de 10 a 12 L/min. Cuando se produce un aumento de la presión, el dispositivo corta el flujo y emite alarmas y parpadeos para avisar al operador de que debe ajustarse. En el caso de la ventilación con mascarilla, suele ser un excelente indicador de que es necesario colocar de nuevo la vía aérea. Dependiendo del modelo, el consumo de oxígeno es de 30 a 40 L/min, pero el flujo habitual al paciente es de 15 a 30 L/min; en cualquier caso, esto puede consumir importantes suministros de oxígeno y sobre-ventilar a algunos pacientes, a menos que se utilice el modo manual y la ventilación se ajuste al CO$_2$ teleespiratorio. El dispositivo suministrará solo oxígeno al 100% (a menos que un paciente con respiración espontánea tenga una ventilación minuto > 30 L/min y arrastre aire) y solo de 2 a 4 cmH$_2$O de PEEP a menos que se añada una válvula de PEEP. Esto resulta razonable durante la reanimación en caso de paro cardíaco, pero puede no ser lo ideal en el retorno de la circulación espontánea. Los estudios limitados en quirófano y en animales muestran la eficacia y la ventilación superior por parte de los primeros intervinientes en comparación con la VBM.

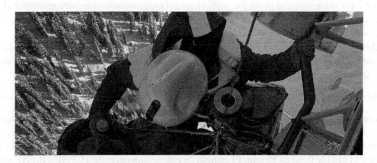

Figura 30-21.   Fotografía de Oxylators® en uso durante una operación a las alturas en Alemania (cortesía de Jan Grundgeiger y Markus Bitsche).

CONSIDERACIONES DEL TRASLADO

Poner en posición

El traslado de «pacientes con vía aérea» se divide en dos categorías: los que ya tienen asegurada la vía aérea y los que no. Cuando sea posible, el grupo asegurado debe colocarse con al menos 20° de elevación de la cabeza para evitar la broncoaspiración, aunque los datos que lo sustentan son limitados. Del mismo modo, insertar una sonda gástrica y colocarla para la aspiración es una práctica habitual e, intuitivamente, debería ayudar a prevenir la broncoaspiración, pero también se carece de estos datos.

La segunda categoría es más complicada y se divide a su vez en tres subgrupos principales: *1)* los que presentan principalmente AEM, *2)* los que tienen problemas en la vía aérea superior y *3)* los que muestran problemas en la vía aérea inferior. Por lo general, es aconsejable asegurar la vía aérea antes del traslado siempre que exista la preocupación de un posible deterioro antes de la llegada al hospital de destino; sin embargo, todos los pacientes tienen una presentación diversa y hay circunstancias en las que se sopesan los riesgos y los beneficios; asimismo, se puede optar por diferirla, como se expone en los capítulos 29 y 31.

En los pacientes con AEM y vía aérea no asegurada, existe la disyuntiva entre colocarlos en decúbito lateral para disminuir el riesgo de broncoaspiración y colocarlos en una posición ideal para el manejo de la vía aérea en caso de que sea necesario, ya que puede que no haya suficientes manos o espacio para cambiar la posición de manera rápida. Lamentablemente, muchas aeronaves médicas no permiten la intubación cuando el paciente se encuentra en una posición óptima en rampa. Estas son razones adicionales para considerar el manejo de la vía aérea antes del traslado.

Los pacientes con problemas en las vías respiratorias superiores deben colocarse de forma que puedan mantener abierta la vía aérea y drenar las secreciones. Utilice la posición sentada y erguida si la plataforma de transporte lo permite. Estos pacientes suelen tener indicadores de dificultad, por lo que el transporte sin vía aérea segura solo debe ser realizado por personal experimentado o cuando no existan otras opciones. Un dilema clásico es el paciente con un traumatismo facial importante que puede ser transportado con seguridad en la posición sentada, pero que necesitaría intubación para estar en decúbito. Puede ser mejor dedicar más tiempo a llevar a ese paciente por tierra si eso permite la colocación en posición y el acceso más seguros. Los pacientes con problemas en las vías respiratorias inferiores, como el asma, deben colocarse de forma que se maximice la función respiratoria.

Preparación para el traslado

Los pacientes en estado crítico o heridos suelen tener una maraña de cables y tubos alrededor, y a menudo se les envuelve en mantas especializadas para protegerlos del medio ambiente. Asegúrese de que las vías aéreas invasivas están seguras antes de cualquier movimiento. El ventilador debe ser accesible y los monitores, sobre todo los de saturación y capnografía, fácilmente visibles. Debe haber al menos una vía intravenosa disponible para la administración urgente de medicamentos. Tenga a la mano un dispositivo de bolsa-mascarilla y un DEG en caso de desprendimiento del tubo o falla del ventilador.

CONSUMO DE OXÍGENO/FACTORES DEL TANQUE

En el contexto hospitalario, fuera de una catástrofe pandémica, el oxígeno nunca escasea, por lo que esto no influye en las decisiones clínicas. En el contexto prehospitalario, en cambio, los suministros de oxígeno suelen ser limitados. Por ejemplo, puede ser rutinario utilizar oxígeno a velocidad de lavado y la colocación temprana de una cánula nasal a 15 L/min en todos los pacientes adultos sometidos a la SIR en el hospital, pero esto podría agotar los suministros en una ambulancia, especialmente si el traslado es largo. En estas situaciones, es prudente utilizar solo el oxígeno suficiente para mantener el nivel deseado de oxigenación; el caudal a través de la cánula nasal podría no iniciarse hasta el momento en que se retira la mascarilla con reservorio para iniciar la laringoscopia.

El consumo de oxígeno también es un factor importante en la elección de la modalidad de asistencia al paciente. Los médicos deben estar muy familiarizados con la fórmula de consumo de oxígeno y el factor para cualquier tamaño de tanque utilizado.

Minutos disponibles = Factor del tanque × (PSI restante − reserva)/caudal en L/min.

Aunque puede ser médicamente ideal evitar la intubación en determinadas condiciones clínicas, esto puede impedir el traslado seguro a un centro especializado. La CNAF humidificada es el mayor consumidor de oxígeno. El uso de 60 L/min de flujo al 100% de FiO_2 consumirá todo el oxígeno de un tanque M grande lleno en 40 min. El cambio de este mismo paciente a CPAP o BiPAP, suponiendo una mascarilla ajustada, podría permitir la misma oxigenación con mucho menos caudal debido a una mayor

PEEP y un movimiento más eficiente del gas hacia el interior del paciente. La intubación del paciente puede reducir aún más el consumo total de oxígeno.

El consumo de oxígeno con la VNIPP también varía mucho en función de la FIO_2 y del sistema de administración. Existe una gran variedad de sistemas para el uso prehospitalario. La administración de VNIPP mediante un ventilador eléctrico suele ser la más eficaz y ajustable, pero no siempre está disponible. El popular O_2-MAX® de Pulmodyne, desechable y alimentado con oxígeno, consume un tanque D lleno en menos de 10 min a una FIO_2 del 90%. Este puede ser un abordaje razonable si se utiliza CPAP con el fin de preoxigenar para el MVAFF, pero no sería sostenible por sí mismo para la mayoría de los traslados a menos que la FIO_2 se pudiera ajustar hacia abajo.

CONSEJOS Y ALERTAS

- Traslade a los pacientes a un ambiente controlado y a una camilla antes del tratamiento de la vía aérea siempre que sea posible.
- Registre y descargue los signos vitales durante los procedimientos de vía aérea para la mejora de la calidad.
  - Utilice la cabecera de la cama, mantas o lo que tenga a la mano para conseguir una posición de olfateo o de rampa.
- Haga que una persona con experiencia realice o supervise la VBM en lugar de delegarla al médico más joven y considere pasar pronto a un DEG en caso de dificultad para lograr el sellado de la mascarilla con dos médicos.
- Muestre una persistencia delicada y una actitud tranquila y segura cuando enseñe a un paciente a tolerar la CPAP. Considere la posibilidad de que sostengan la mascarilla ellos mismos.
- Puede ser adecuado utilizar CPAP en casos seleccionados de alteración del estado mental con una estrecha monitorización individual.
- Capacite a los profesionales con antelación para que ayuden con la manipulación laríngea externa, la estabilización en línea de la columna cervical con tracción mandibular, el paso de tubos por un *bougie* y la supervisión de las saturaciones.
- Todas las vías aéreas invasivas deben confirmarse objetivamente, por lo general con $ETCO_2$. Cuando el $ETCO_2$ no pueda detectarse o caiga precipitadamente, extraiga el dispositivo y reanude la VBM.
- En general, es aconsejable asegurar la vía aérea antes del traslado siempre que exista la preocupación de un posible deterioro antes de la llegada al hospital de destino, pero en algunos casos puede ser razonable iniciar el transporte con la reanimación en curso y aplazar el manejo invasivo de la vía aérea hasta la llegada al hospital.
- La forma óptima de evitar la ventilación irregular o excesiva es utilizar un ventilador mecánico. Recomendamos que, en el contexto del MVAFF, siempre se utilicen los ventiladores.
- El consumo de oxígeno es un factor importante en la elección de la modalidad durante el traslado. Los médicos deben estar familiarizados con la fórmula de consumo de oxígeno y el factor para cualquier tamaño de tanque utilizado.
- Cuando esté disponible, la VL debe ser el método principal para realizar la intubación endotraqueal prehospitalaria.

Referencias

1. Dorian P, Lin S. Improving resuscitation rates after out-of-hospital cardiac arrest: it's complicated. *Circulation*. 2019;139(10).

2. Steinmann D, Ahne T, Heringhaus C, Goebel U. Comparison of airway management techniques for different access in a simulated motor vehicle entrapment scenario. *Eur J Emerg Med*. 2016;23(4): 279-285.

3. Hoyle JD, Jones JS, Deibel M, Lock DT, Reischman D. Comparative study of airway management techniques with restricted access to patient airway. *Prehosp Emerg Care*. 2007;11(3):330-336.

4. Band RA, Salhi RA, Holena DN, Powell E, Branas CC, Carr BG. Severity-adjusted mortality in trauma patients transported by police. *Ann Emerg Med*. 2014;63(5):608-614.e3.

5. Murphy DL, Rea TD, McCoy AM et al. Inclined position is associated with improved first pass success and laryngoscopic view in prehospital endotracheal intubations. *Am J Emerg Med*. 2019;37:937-41

6. Clemency BM, Roginski M, Lindstrom HA, Billittier AJ. Paramedic intubation: patient position might matter. *Prehosp Emerg Care*. 2014;18(2):239-243.

7. El-Orbany MI, Getachew YB, Joseph NJ, Salem MR, Friedman M. Head elevation improves laryngeal exposure with direct laryngoscopy. *J Clin Anesth*. 2015;27(2):153-158.

8. Schober P, Krage R, van Groeningen D, Loer SA, Schwarte LA. Inverse intubation in entrapped trauma casualties: a simulator based, randomised cross-over comparison of direct, indirect and video laryngoscopy. *Emerg Med J*. 2014;31(12):959-963.

9. Dunford JV, Davis DP, Ochs M, Doney M, Hoyt DB. Incidence of transient hypoxia and pulse rate reactivity during paramedic rapid sequence intubation. *Ann Emerg Med*. 2003;42:721-728.

10. Joffe AM, Hetzl S, Liew EC. A two-handed jaw-thrust technique is superior to the one-handed "E-C clamp" technique for mask ventilation in the apneic unconscious person. *Anesthesiology*. 2010;113: 873-879.

11. McCrory B, Lowndes BR, Thompson DL, et al. Crossover assessment of intraoral and cuffed ventilation by emergency responders. *Military Med*. 2019;184:310-317.

12. Baillard C, Fosse J-P, Sebbane M, et al. Noninvasive ventilation improves preoxygenation before intubation of hypoxic patients. *Am J Resp Crit Care Med*. 2006;174:171-177.

13. Mal S, McLeod S, Iansavichene A, Dukelow A, Lewell M. Effect of out-of-hospital noninvasive positive-pressure support ventilation in adult patients with severe respiratory distress: a systematic review and meta-analysis. *Ann Emerg Med*. 2014;63(5):600-607.e1.

14. Daily JC, Wang HE. Noninvasive positive pressure ventilation: resource document for the National Association of EMS Physicians position statement. *Prehosp Emerg Care*. 2011;15(3):432-438.

15. Gaither JB, Stolz U, Ennis J, Moiser J, Sakles JC. Association between difficult airway predictors and failed prehosptial endotracheal intubation. *Air Med J*. 2015;34(6):343-347.

16. Hansen M, Lambert W, Guise JM, Warden CR, Mann NC, Wang H. Out-of-hospital pediatric airway management in the United States. *Resuscitation*. 2015;90:104-110.

17. Amathieu R, Sudrial J, Abdi W, et al. Simulating face-to-face tracheal intubation of a trapped patient: a randomized comparison of the LMA Fastrach, the GlideScope, and the Airtraq laryngoscope. *Br J Anaesth*. 2012;108(1):140-145.

18. Nakstad AR, Sandberg M. The GlideScope Ranger video laryngoscope can be useful in airway management of entrapped patients. *Acta Anaesthesiol Scand*. 2009;53(10):1257-1261.

19. Wetsch WA, Carlitscheck M, Spelten O, et al. Success rates and endotracheal tube insertion times of experienced emergency physicians using five video laryngoscopes: a randomised trial in a simulated trapped car accident victim. *Eur J Anaesthesiol*. 2011;28(12):849-858.

20. Pieters BM, Eindhoven GB, Acott C, van Zundert AAJ. Pioneers of laryngoscopy: indirect, direct and video laryngoscopy. *Anaesth Intensive Care*. 2015;43 Suppl:4-11.

21. National Association of State EMS Officials NA. *National Model EMS Clinical Guidelines Version 3.0*. NASEMSO; Published online 2022.

22. García-Pintos MF, Erramouspe PJ, Schandera V, et al. Comparison of video versus direct laryngoscopy: a prospective prehospital air medical services study. *Air Med J*. 2021;40(1):45-49.

23. Jarvis JL, McClure SF, Johns D. EMS intubation improves with king vision video laryngoscopy. *Prehosp Emerg Care*. 2015;19(4):482-489.

24. Gadek L, Szarpak L, Konge L, et al. Direct vs. video-laryngoscopy for intubation by paramedics of simulated COVID-19 patients under cardiopulmonary resuscitation: a randomized crossover trial. *J Clin Med*. 2021;10(24).

25. Simpson B, Cunningham L, Holtz M, Donaldson R. *Video Laryngoscopy*. WikEM. Published online July 2021.

26. Fiore MP, Marmer SL, Steuerwald MT, Thompson RJ, Galgon RE. Three airway management techniques for airway decontamination in massive emesis: a manikin study. *West J Emerg Med*. 2019;20(5).

27. Nagler J, Krauss B. Capnography: a valuable tool for airway management. *Emerg Med Clin North Am*. 2008;26(4):881-897, *vii*.

28. Bair AE, Laurin EG, Schmitt BJ. An assessment of an endotracheal tube introducer as an endotracheal tube placement confirmation device. *Am J Emerg Med*. 2005;23:754-777.

29. Moreira ME, Hernandez C, Stevens AD, et al. Color-coded prefilled medication syringes decrease time to delivery and dosing error in simulated emergency department pediatric resuscitations. *Ann Emerg Med*. 2015;66(2):97-106.e3.

30. Orser BA, Hyland S, U D, Sheppard I, Wilson CR. Review article: improving drug safety for patients undergoing anesthesia and surgery. *Can J Anaesth*. 2013;60(2):127-135.

31. Nunez-Patino RA, Rubiano AM, Godoy DA. Impact of cervical collars on intracranial pressure values in traumatic brain injury: a systematic review and meta-analysis of prospective studies. *Neurocrit Care*. 2020;32(2):469-477.

32. Howard MB, McCollum N, Alberto EC, et al. Association of ventilation during initial trauma resuscitation for traumatic brain injury and post-traumatic outcomes: a systematic review. *Prehosp Disaster Med*. 2021;36(4):460-465.

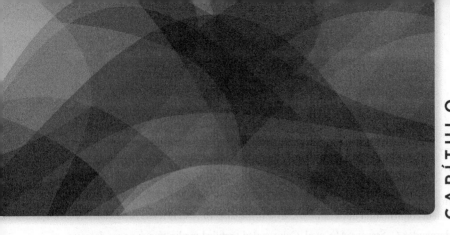

Manejo de la vía aérea difícil y fallida en los servicios médicos de urgencia

Michael T. Steuerwald

Fred Ellinger, Jr.

Joseph Loehner

EL DESAFÍO ANTES DE LLEGAR AL HOSPITAL

El manejo de la vía aérea en el contexto prehospitalario crea situaciones únicas que no experimenta el personal clínico que trabaja en el hospital. El contexto de los servicios médicos de urgencia (SMU) puede ser implacable tanto para los profesionales como para los pacientes. A menudo, los SMU no disponen fácilmente de refuerzos adicionales. Algunos de los problemas específicos del contexto prehospitalario son el ruido, la luz solar intensa u oscuridad, temperaturas extremas, problemas de acceso de los pacientes, contextos austeros y descontrolados y obstáculos relacionados con poner en posición a los pacientes. En resumen, el manejo de la vía aérea en el contexto prehospitalario debe considerarse siempre difícil. Sin embargo, es imperativo que siempre se intente realizar una evaluación sistemática, cuidadosa e intencionada de las características específicas que predicen dificultades para reducir cualquier barrera fácilmente corregible que impida el manejo satisfactorio de la vía aérea. Además, en función de estas evaluaciones, el profesional debe tomar una decisión informada sobre cómo manejar la vía aérea del paciente. La experiencia indica que los errores en el manejo de la vía aérea facilitado por fármacos (MVAFF) son más a menudo errores en la toma de decisiones y en no predecir la dificultad, más que en la ejecución de habilidades técnicas.

PREDICCIÓN DE LA VÍA AÉREA DIFÍCIL EN EL CONTEXTO PREHOSPITALARIO

Tradicionalmente, hemos definido la dificultad en el manejo de la vía aérea en gran medida en función de qué variables anatómicas están presentes que pueden dificultar el acceso a la vía aérea. Las mnemotecnias utilizadas para recordar estos atributos son LEMON, ROMAN, RODS y SMART (analizados en el capítulo 2). Estos criterios de predicción se refieren a la intubación anatómicamente difícil, la ventilación con bolsa-mascarilla (VBM), la colocación de un dispositivo extraglótico (DEG) en la vía aérea y la cricotiroidotomía, de manera respectiva. En su mayor parte, estas herramientas de evaluación de la vía aérea se aplican igual de bien en el contexto prehospitalario que en el hospitalario. En los SMU, sin embargo, aconsejamos ampliar la mnemotecnia LEMON para convertirla en «LEMONS», con la «S» de «saturación y situación». Los factores situacionales que deben tenerse en cuenta incluyen los peligros inmediatos, el personal, el equipo, las limitaciones de recursos, las consideraciones ambientales, las limitaciones en el acceso del paciente, la colocación en posición del paciente, el modo de transporte previsto y el tiempo de traslado. Por ejemplo, un paciente delgado con edentulismo sin indicadores anatómicos de dificultad puede llegar a ser muy difícil de manejar cuando está atrapado en un vehículo por la noche con una temperatura ambiente de −20 °C y nieve. Una saturación de oxígeno baja indica una falta de reserva de oxígeno y de tiempo de apnea segura, lo que limita el tiempo disponible para un intento de intubación seguro.

Recientemente, se ha prestado mucha más atención a los factores fisiológicos críticos que pueden causar daños al paciente si no se abordan antes del manejo avanzado de la vía aérea en cualquier contexto. Estos incluyen hipotensión, hipoxemia, hipovolemia, acidosis, insuficiencia cardíaca derecha y un estado hiperdinámico con aumento del consumo de oxígeno, todos los cuales pueden recordarse utilizando la mnemotecnia CRASH, como se trata en el capítulo 3.

ENIGMAS ANTES DE LA LLEGADA AL HOSPITAL

Aunque las medidas básicas de la vía aérea nunca deben esperar, los médicos prehospitalarios tienen la opción única de aplazar el tratamiento definitivo de la vía aérea hasta la llegada a un servicio de urgencias (SU), siempre que se pueda lograr una oxigenación y ventilación eficaces por cualquier otro medio. Por lo tanto, además de las indicaciones tradicionales para la intubación y la consideración del tiempo, debe tenerse en cuenta la pregunta «¿es mejor para este paciente el manejo de la vía aérea ahora o retrasarlo hasta la llegada al hospital?». En algunos casos, puede aumentarse el margen de seguridad transportando al paciente a un centro hospitalario adecuado antes de emplear maniobras avanzadas de la vía aérea (p. ej., secuencia de intubación rápida [SIR]). En otros casos, como las lesiones por inhalación o la anafilaxia, los pacientes pueden obtener mejores resultados si se tratan precozmente, cuando tienen más reservas o antes de que avance el proceso de la enfermedad. Dados estos factores, la decisión de comenzar el manejo invasivo de la vía aérea es compleja y debe tomarse caso por caso, con especial atención a la evaluación de los factores predictivos de dificultad, así como al estado fisiológico de cada paciente. También es importante sopesar el grado de destreza personal como posible ventaja o desventaja en cada caso.

¿CUÁNDO ES MEJOR ESPERAR?

Aunque esta pregunta debe plantearse en todos los casos de urgencia de la vía aérea, es muy importante en el contexto prehospitalario. Consideremos los dos casos siguientes, cada uno con un tiempo de traslado previsto de 15 min a un centro receptor adecuado:

- Hombre de 40 años de edad y 80 kg con colapso repentino, hemiparesia izquierda de reciente aparición, escala de coma de Glasgow de 6, hipertensión marcada, ausencia de reflejo de deglución, pero patrón respiratorio normal con saturaciones de O_2 del 99% y un CO_2 nasal teleespiratorio de 40.
- Hombre de 40 años y 80 kg rescatado de un incendio doméstico, con empeoramiento del estridor y evidencia de quemaduras en las vías respiratorias superiores. Saturación de O_2 del 93% con mascarilla con reservorio y agitación progresiva.

Ambos pacientes tienen indicaciones claras para asegurar la vía aérea, aunque el proceso de decisión para quien lleva a cabo el manejo de la vía aérea prehospitalaria, en particular con respecto a la urgencia, debería ser bastante diferente. En el primer caso, si el paciente no empeora más, la evaluación de los costos y los posibles beneficios indica que lo mejor sería aplazar la intubación hasta el SU. Esto permitiría practicar una SIR más controlada con recursos de reserva adicionales. En este caso, el estado de oxigenación y ventilación del paciente es adecuado. Aunque este paciente presenta un claro riesgo de broncoaspiración, el beneficio de un traslado rápido a un centro donde pueda iniciarse inmediatamente el tratamiento de un posible accidente cerebrovascular quizás supere el riesgo de broncoaspiración. El manejo cuidadoso de la vía aérea con la colocación en posición, la succión y VBM (según la indicación) probablemente será suficiente para proporcionar la oxigenación necesaria. Como muestra este ejemplo, la capacitación debe hacer hincapié en que tener la capacidad de realizar un procedimiento no siempre equivale a la necesidad de realizarlo.

En el segundo caso, la evaluación de los riesgos potenciales frente a los beneficios indica que sería mejor *no* aplazar la intubación hasta el SU. Incluso un breve retraso, como un tiempo de traslado de 15 min, da la pauta a que se produzca un mayor deterioro e inflamación de las vías respiratorias, lo que aumenta la amenaza para el paciente y dificulta progresivamente la intubación. Además, la agitación del paciente puede hacer que el transporte no sea seguro para él ni para los socorristas. Si el profesional está autorizado para realizar el MVAFF, la decisión de intubar ahora ciertamente puede estar justificada.

APLICACIÓN DEL ALGORITMO PARA LA VÍA AÉREA DE LOS SERVICIOS MÉDICOS DE URGENCIA PARA MÉDICOS QUE PRACTICAN EL MANEJO DE LA VÍA AÉREA FACILITADO POR FÁRMACOS

El algoritmo de vía aérea del SMU sigue el modelo de los algoritmos universal y de la vía aérea difícil presentados al principio de este texto. El espíritu es el mismo; sin embargo, el algoritmo de los SMU es único en cuanto a que tiene en cuenta consideraciones prehospitalarias específicas, como los tiempos de traslado, los protocolos locales, la dirección médica y otros factores (**fig. 31-1**). El algoritmo está pensado para que lo utilicen los profesionales del MVAFF tras la evaluación inicial y las maniobras de soporte vital básico (SVB) en la vía aérea. Si existe una indicación de manejo invasivo de la vía, se puede emplear el algoritmo para la vía aérea de los SMU a fin de ayudar a determinar la estrategia óptima.

El primer paso es determinar si se trata de una situación de paro cardíaco. Si es así, deben seguirse los protocolos locales para el manejo de la vía aérea en caso de paro cardíaco. Es probable que se haga hincapié en la reanimación cardiopulmonar de alta calidad y en las maniobras de SVB en la vía aérea, pero no necesariamente en la intubación. De hecho, muchos sistemas de SMU de alto rendimiento de todo el mundo han pasado a utilizar en exclusivo la VBM y vías aéreas extraglóticas para las situaciones de paro cardíaco. Este tema se trata con más detalle en el capítulo 32.

Si el paciente no está en paro cardíaco, el siguiente paso es determinar si va a perder alguna posibilidad de asegurar la vía aérea a través de la faringe debido a algo que cause un cierre inminente muy rápido de la vía (*véanse* caps. 1 y 5). En esta situación aislada de «actuación forzada», sugerimos una SIR inmediata con una configuración cuádruple obligatoria (listo para intubación, VBM óptima, DEG de rescate y cricotirotomía), pese a cualquier característica de vía aérea difícil de alto riesgo. Aunque la SIR podría provocar una falla ventilatoria mortal, si el procedimiento no tiene éxito, es más probable que el riesgo de no llevarla a cabo en esta situación sea un desenlace mortal. Un DEG puede dar más tiempo, pero dado que este tipo de oclusión de la vía aérea suele producirse distalmente a la salida del DEG, o impide la colocación de este, la cricotirotomía sería por lo general la estrategia alternativa o de rescate preferida. Por esta misma razón, la secuencia de vía aérea rápida (SVAR) no se recomienda en este escenario.

En la mayoría de los casos, no se enfrentará a una situación en la que se vea «obligado a actuar» y podrá proceder a una evaluación completa de la vía aérea. Las mnemotecnias LEMONS, ROMAN, RODS y SMART se utilizan como ayuda cuando se considera la dificultad anatómica del procedimiento. La mnemotecnia CRASH puede emplearse como ayuda para considerar el riesgo de deterioro fisiológico. Teniendo todo esto en cuenta, debe hacerse un cálculo de riesgos y beneficios: ¿los beneficios de la intubación superan ahora a los riesgos (en contraste con el transporte rápido al centro receptor)? Los factores a ponderar podrían incluir la inflamación no precipitada de la vía aérea, que podría progresar durante un transporte largo, el traslado prolongado en sí mismo (p. ej., > 30 min) o los pacientes con alto riesgo de broncoaspiración (p. ej., grado de consciencia muy disminuido, hemorragia activa de las vías respiratorias o vómitos). Si no ocurre ninguno de estos factores, suele ser aconsejable aplazar el manejo invasivo de la vía aérea y continuar con las medidas de SVB: el mantenimiento de saturaciones adecuadas y el traslado a un centro apropiado. Por otro lado, si uno o más de estos factores están presentes, la intubación en ese momento puede ser prudente. Corresponde a los médicos prehospitalarios y a los directores médicos garantizar una preparación adecuada y una revisión de control de calidad de estas decisiones.

Para esta toma de decisiones es fundamental predecir si la VBM o el DEG pueden evitar los episodios de desaturación periintubación. Cuando hay varias características ROMAN o RODS, no se recomienda utilizar la SIR o la SVAR. El algoritmo de vía aérea difícil «hospitalario» recomendaría «técnicas con el

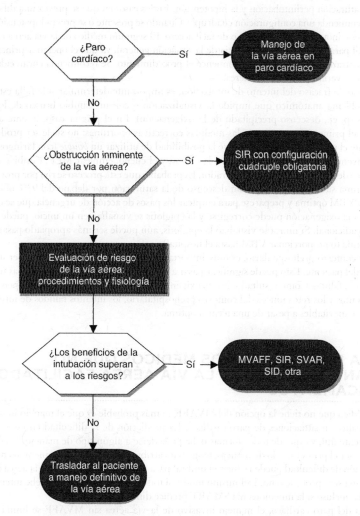

Figura 31-1. **Algoritmo para la vía aérea difícil en los servicios médicos de urgencia.** MVAFF: manejo de la vía aérea facilitado por fármacos; SID: secuencia de intubación diferida; SIR: secuencia de intubación rápida; SVAR: secuencia de vía aérea rápida.

paciente despierto» en estos casos. Por desgracia, fuera de la intubación nasal a ciegas, los profesionales que manejan la vía aérea prehospitalaria no disponen de técnicas para los pacientes despiertos. Si no se dispone de una técnica con el paciente despierto ni es adecuada, lo mejor para ese paciente puede ser el transporte con SVB y monitorización estrecha. Como último recurso, la SIR o la SVAR con preparación completa del acceso frontal del cuello puede ser una opción si se considera que una vía aérea invasiva es lo mejor para el paciente. Una vez más, corresponde a los médicos prehospitalarios, así como a los directores médicos, garantizar una preparación y revisión adecuadas de estas decisiones.

Cuando sea posible, se recomienda contar con la presencia de al menos dos operadores experimentados. El operador adicional debe servir de «segunda opinión» para comprobar que la decisión de seguir adelante es válida. A continuación, puede ayudar al responsable principal de la vía aérea con la administración de medicación, la monitorización de los signos vitales, la manipulación laríngea externa (MLE), la tracción mandibular y el uso del *bougie*. El segundo operador también debe centrarse en los preparativos para la desaturación periintubación y la hipotensión. En los casos en que se prevea una dificultad importante, se recomienda una configuración cuádruple. Cuando se presente o se prevea hipotensión, debe haber vasopresores e inotrópicos en infusión o de fácil acceso. El segundo médico de la vía aérea también puede ser muy útil para mantener la consciencia de la situación general, ya que el operador principal probablemente se centrará en la tarea cuando comience el procedimiento. Se recomienda encarecidamente el uso de una lista de verificación de la vía aérea.

En caso de fracaso del intento de intubación, es importante determinar si la falla está relacionada con un problema anatómico que impide la visualización o con un cambio brusco de los parámetros fisiológicos (p. ej., descenso precipitado de la oxigenación). En el primer caso, intente averiguar qué ocurrió en el primer intento y tome las medidas correctivas oportunas: no suele ser productivo repetir exactamente el mismo proceso. Considere la posibilidad de utilizar un *bougie* (con laringoscopia de geometría convencional), acomodar de nuevo la cabeza y el cuello, emplear MLE, cambiar el tamaño del dispositivo o de la hoja, o cambiar de operador. Es probable que este proceso se rija por protocolos locales. En esta última situación, en la que un descenso de la saturación por debajo del 93% obligó a abortar, realice una VBM óptima y prepárese para emplear los pasos de acción de urgencia que se describen más adelante. Si la oxigenación puede corregirse y la epiglotis se visualizó en un inicio, puede ser adecuado un intento adicional. Si nunca se visualizó la epiglotis, aún puede ser más apropiado pasar a un DEG o cricotirotomía (o proporcionar VBM hasta el hospital).

En el contexto prehospitalario, es muy importante centrarse en el éxito del primer intento para la seguridad del paciente. Esto puede significar pasar a un DEG o a una cricotirotomía tras un solo intento de intubación fallido. Como resultado de esta exigencia, combinado con la realización poco frecuente de procedimientos y los retos únicos del contexto prehospitalario, los intentos fallidos de intubación deben considerarse inevitables a pesar de una técnica óptima.

VÍA AÉREA DIFÍCIL PARA LOS MÉDICOS QUE NO PRACTICAN EL MANEJO DE LA VÍA AÉREA FACILITADO POR MEDICAMENTOS

Para el médico que no tiene la opción del MVAFF, lo más probable es que el manejo invasivo de la vía aérea se realice en situaciones de paro cardíaco. La predicción de la dificultad en estas situaciones es modestamente útil, ya que de todas formas debe procederse a algún tipo de manejo de la vía aérea. La VBM suele ser el primer modo de manejo, tenga o no atributos positivos de la mnemotécnica ROMAN. La predicción de dificultad puede reducir el umbral para pasar a un DEG u otra vía aérea invasiva, pero no determina si se procede o no. Del mismo modo, si todo lo demás ha fallado, debe intentarse una cricotirotomía, incluso si la mnemotecnia SMART predice dificultad.

Fuera del paro cardíaco, el manejo invasivo de la vía aérea sin MVAFF se limita a muy pocas intubaciones nasales a ciegas y vías aéreas quirúrgicas. Cada profesional debe evaluar al paciente y determinar si es necesaria la intubación inmediata o la cricotirotomía, o si se puede mantener al paciente de forma segura con intervenciones básicas hasta que se pueda realizar el MVAFF, ya sea a la llegada al hospital o solicitando recursos adicionales. Un profesional de la salud capaz de reconocer los peligros potenciales de realizar una maniobra y aplazarla hasta que pueda hacerse en mejores condiciones es un médico maduro de la vía aérea y un defensor del paciente. Siempre es mejor adoptar el abordaje de que debemos hacer algo *por* el paciente y no algo *al* paciente. Realizar una intubación nasotraqueal a ciegas en un paciente con accidente cerebrovascular y obnubilado puede tener éxito, pero ¿vale la pena el riesgo de aumentar la presión intracraneal y la posible broncoaspiración? Por otro lado, un paciente con un traumatismo craneal y facial importante que no puede oxigenarse adecuadamente con VBM y presenta trismo que impide colocar un DEG o la intubación, necesita una cricotirotomía inmediata si está dentro del contexto de la práctica; esperar al MVAFF no es una opción.

DESATURACIÓN RÁPIDA O CRÍTICA DE OXÍGENO

En el contexto de mucho estrés y alta carga cognitiva de la atención prehospitalaria, creemos que los pasos recomendados para abordar la desaturación rápida o crítica deben ser directos y fáciles de recordar. Por lo tanto, preferimos una progresión de «pasos de actuación de urgencia» (**fig. 31-2**) a un «algoritmo de fracaso de la vía aérea». Estos pasos de acción de urgencia pueden emplearse en cualquier momento en que se produzca una desaturación rápida o crítica (según la defina el médico en ese contexto específico del paciente).

- Paso 1: **suspender cualquier tarea no crítica**.
- Paso 2: **ventilación óptima con mascarilla** (*véase* cap. 12).
- Paso 3: **mejor ventilación con mascarilla** con presión positiva teleespiratoria y oxígeno al máximo.
  - Evaluar la ventilación con capnografía, elevación del tórax, fuga de aire.
  - Considerar neumotórax, edema pulmonar, asma o enfermedad pulmonar obstructiva crónica.
- Paso 4: **DEG**.
  - Suelen mantener la oxigenación y la ventilación hasta la llegada al hospital.
- Paso 5: **cricotirotomía**.
  - Se prefiere la cricotirotomía quirúrgica.
  - Aunque la cricotirotomía en este ámbito es y debe ser un evento raro, los médicos no deben tener miedo a realizar el procedimiento cuando esté indicado y deben hacerlo tan pronto como sea posible.

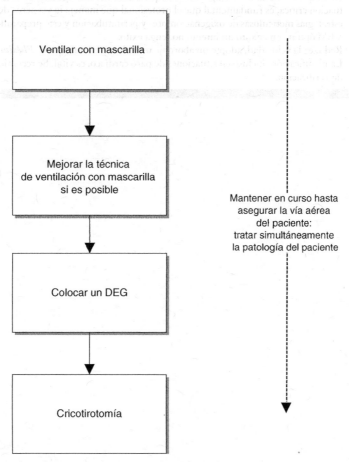

Figura 31-2.   Pasos en caso de urgencia. DEG: dispositivo extraglótico.

CONSEJOS Y ALERTAS

- Incluso en condiciones óptimas, todas las vías aéreas prehospitalarias deben considerarse difíciles y deben elaborarse de antemano planes de contingencia en relación con los dispositivos de vía aérea.
- Las mnemotecnias de evaluación de la vía aérea pueden ayudar a tener en cuenta los factores situacionales que surgen en la atención prehospitalaria.
- Los socorristas deben tener en cuenta no solo si un paciente necesita control invasivo de la vía aérea, sino también si dicho tratamiento puede aplazarse de forma segura hasta el hospital. Sin embargo, en situaciones de empeoramiento rápido de la vía aérea o hipoxemia crítica, el personal debe intentar asegurar la vía aérea antes del traslado.
- En el contexto prehospitalario, se recomienda el abordaje con dos médicos expertos en vía aérea para cualquier vía facilitada por fármacos.
- Considere siempre el plan de manejo de la vía aérea en el contexto de la situación y del paciente. Es imposible adoptar un abordaje «único».
- No dude en pasar a un DEG o una cricotiroidotomía si la oxigenación o la ventilación no pueden mantenerse por otros medios.
- Evite el uso de fármacos bloqueadores neuromusculares o sedantes potentes a menos que esté seguro de que puede proporcionar un intercambio gaseoso eficaz con medidas de SVB y se disponga de acceso a la parte anterior del cuello. En otras palabras, no desperdicie las oportunidades.
- Dado que es el estado de oxigenación lo que a menudo distingue un intento fallido de una situación crítica, es fundamental que el profesional que maneja la vía aérea del SMU se centre en estrategias meticulosas de oxigenación pre- y periintubación y esté preparado para emplear una VBM óptima en cuanto un intento no tenga éxito.
- Reduzca la velocidad, adopte un abordaje metódico y comuníquese. *El éxito reside en el equipo.* La planificación, incluso en situaciones de paro cardíaco, es vital. Se recomienda el uso de listas de verificación.

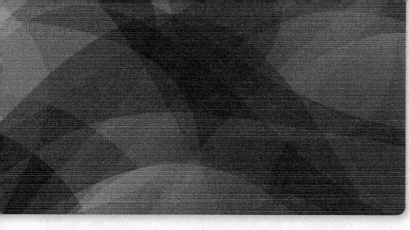

32

Controversias en el manejo de la vía aérea en los servicios médicos de urgencia

Jamie Todd

Lauren M. Maloney

Darren A. Braude

INTRODUCCIÓN

Los médicos prehospitalarios a menudo tienen que proporcionar manejo de la vía aérea antes de que los pacientes lleguen a su destino final. Esto puede ocurrir en el área o antes del traslado entre distintos sitios. Mientras que muchos aspectos del manejo prehospitalario de la vía aérea están firmemente arraigados, otros siguen siendo objeto de debate e investigación. Este capítulo se centra en las controversias actuales en cuanto al manejo prehospitalario de la vía aérea y en la evidencia a favor disponible.

ACCESO AL FRENTE DEL CUELLO

Acceso al frente del cuello (AFC) es un término genérico que describe un abordaje quirúrgico invasivo para el tratamiento definitivo de la vía aérea que permite la oxigenación y ventilación directamente en la vía por debajo de la abertura de la glotis cuando otros procedimientos han fracasado o se han pasado por alto debido a la urgencia y la dificultad prevista.[1] En algunos entornos, esto podría incluir una traqueostomía, pero en los servicios médicos de urgencia (SMU) se refiere exclusivamente al acceso a través de la membrana cricotiroidea, es decir, una cricotirotomía. Existen dos variantes principales de este procedimiento: la quirúrgica, también conocida como *técnica abierta*, y la basada en agujas, también denominada *técnica de mínima invasión*, que incluye cualquiera de los abordajes basados en la técnica de Seldinger.

Se trata de procedimientos importantes pero muy infrecuentes en el contexto prehospitalario. Un SMU del Reino Unido, que atiende alrededor de 1.5 millones de llamadas al año, informó que sus paramédicos avanzados solo realizaban una cricotirotomía al mes.[2] Las áreas principales de controversia son *1)* el nivel del médico que debe tener esta habilidad en el ámbito de la práctica, *2)* si la técnica debe ser quirúrgica o con aguja, y *3)* si deben incluirse opciones pediátricas.

El AFC suele restringirse a los paramédicos, personal de enfermería de vuelo y médicos. No hay evidencia ni motivos para creer que otros médicos no puedan realizar estos procedimientos de forma segura si reciben la formación necesaria, pero el desafío es tener la experiencia suficiente para reconocer las indicaciones adecuadas para el procedimiento. Por lo general, es aconsejable enfocar a las personas menos capacitadas en las maniobras básicas de la vía aérea. En entornos militares y tácticos, es razonable capacitar a los técnicos en urgencias médicas o a los médicos de combate en estas habilidades, ya que la probabilidad de encontrarse con una indicación es mayor y otras opciones y recursos para el manejo de la vía aérea son más limitados.

Para los pacientes adultos, el peso de la evidencia favorece la cricotirotomía quirúrgica abierta sobre otras técnicas en términos de tasas de éxito, complicaciones y tiempo del procedimiento.[3] La asistencia hospitalaria ha abandonado en gran medida el acceso quirúrgico de tipo Seldinger. La National Association of Emergency Physicians de los Estados Unidos hace ahora la misma recomendación.[4] A pesar de ello, hay muchas jurisdicciones que siguen restringiendo la cricotirotomía quirúrgica en la práctica prehospitalaria por parte de quienes no son médicos. La segunda mejor opción es un abordaje percutáneo que permite la colocación del catéter sobre una aguja, utilizando un dilatador integral, o con la técnica de Seldinger. No existen pruebas sistemáticas de que un abordaje percutáneo sea mejor que otro.[5-7] El abordaje menos deseable en los adultos es la cricotirotomía con aguja pura.

En los niños, definidos de forma variable como los menores de 8 a 12 años de edad, la única opción para el AFC es la aguja. La ventilación a través de una cricotirotomía con aguja se realiza mejor con insuflación a chorro, pero a menudo no se dispone de ella. La cricotirotomía pediátrica con aguja es un procedimiento prehospitalario poco frecuente (47 procedimientos notificados en 950 000 encuentros), y se dispone de pocos datos sobre tasas de éxito, complicaciones o resultados.[8,9] Es probable que se realicen al final de la reanimación, cuando ya es poco probable obtener buenos resultados o en casos de cuerpos extraños distales, en los que es probable que falle cualquier ventilación. Por estas razones, algunas jurisdicciones han optado por no mantener ningún medio de AFC en el ámbito de la práctica de los médicos prehospitalarios y centrarse en su lugar en el manejo de la vía aérea mediante soporte vital básico (SVB) y traslado rápido.

ESTRATEGIAS DE LA VÍA AÉREA PARA PARO CARDÍACO EXTRAHOSPITALARIO

El paro cardíaco extrahospitalario (PCEH) es la indicación más frecuente de tratamiento invasivo de la vía aérea en muchos SMU. La intubación endotraqueal (IET) fue la estrategia predominante durante muchos años. Uno de los primeros estudios importantes en cuestionar este abordaje fue el ensayo canadiense *Ontario Prehospital Advanced Life Support*. Las pruebas disponibles actualmente indican mejores resultados para los pacientes con paro cardíaco hipertrófico tratados solo con ventilación con bolsa-mascarilla (VBM) que con intubación o vías aéreas extraglóticas. Estos resultados pueden ser confundidos por los pacientes que tuvieron un retorno temprano de la circulación espontánea, un grupo de pacientes con una excelente probabilidad de supervivencia.[10] No obstante, algunos investigadores han observado incluso mejores resultados en los pacientes que habían recibido VBM como técnica de rescate tras el fracaso de una vía aérea invasiva. Aún no sabemos si esto refleja algo intrínsecamente perjudicial de las vías aéreas invasivas en el PCEH o quizá que facilitan la sobreventilación en comparación con la VBM, que sabemos influye en el mal pronóstico.[11]

Por el momento, la principal cuestión de investigación sobre el manejo prehospitalario de la vía aérea en caso de PCEH sigue siendo el papel de la intubación frente a las vías aéreas extraglóticas. Dos grandes ensayos internacionales recientes, aleatorizados y controlados, nos han ayudado a responder a esta pregunta. Un grupo de proyectos multicéntricos de los Estados Unidos asignó aleatoriamente a más de 3000 pacientes en PCEH a manejo de la vía aérea con IET o con el tubo laríngeo King (King-LT®).[12] El éxito en el primer paso fue del 51.6% con la intubación y del 90.3% con el King-LT®. Tanto la supervivencia a las 72 h como el estado neurológico al alta mejoraron en los pacientes tratados con el King-LT®. Un proyecto de investigación multicéntrico en el grupo del Reino Unido asignó aleatoriamente a casi 9300 pacientes con PCEH a manejo de la vía aérea con IET o con i-Gel®. El manejo de la vía aérea tuvo éxito en dos intentos (no se informó del primer intento) en el 79% de las intubaciones y en el 87.4% de los dispositivos extraglóticos (DEG).[13] Los resultados funcionales favorables no fueron diferentes entre ambos grupos a los 30 días. Curiosamente, las tasas de broncoaspiración no fueron diferentes entre los pacientes tratados con DEG o intubación en ninguno de estos ensayos, lo que indica que muchos pacientes habían aspirado antes del manejo de la vía aérea o que estos DEG proporcionan una protección comparable contra la broncoaspiración en el PCEH.

Los estilos de práctica para el manejo de la vía aérea en el PCEH siguen siendo muy variables. Creemos que las pruebas actuales favorecen la VBM o el DEG como estrategia predeterminada. Sigue siendo razonable que las instituciones o jurisdicciones permitan la intubación a los médicos calificados, pero la capacitación debe centrarse en no interrumpir las compresiones y pasar pronto a una estrategia alterna si falla la intubación. Independientemente de la estrategia de la vía aérea, es fundamental evitar la sobreventilación.

MANEJO DE LA VÍA AÉREA FACILITADO POR FÁRMACOS

El manejo de la vía aérea facilitado por fármacos (MVAFF), ya sea la secuencia de intubación rápida (SIR), la secuencia de intubación diferida (SID) o la secuencia de vía aérea rápida (SVAR), sigue siendo

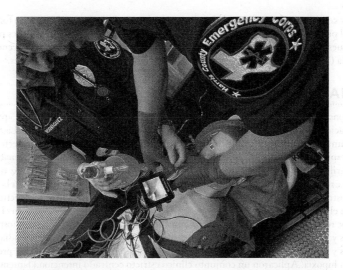

Figura 32-1. Procedimiento prehospitalario simulado de vía aérea facilitado por medicamentos con videolaringoscopia. Obsérvese el uso de la capnografía de forma de onda continua y presión positiva al final de la espiración.

una de las áreas más controvertidas en todos los SMU, debido a la preocupación por la seguridad y a la escasez de datos que muestren una mejoría del pronóstico en los pacientes (**fig. 32-1**). A esto hay que añadir una gran variación en los protocolos, la terminología, las opciones de medicación, las poblaciones de pacientes objetivo, la capacitación inicial y continua requerida y la verificación de la competencia en los procedimientos.[13] Esta amplia variabilidad no solo genera confusión entre los médicos y los directores médicos, sino que probablemente también limita la comparación equitativa de las prácticas de manejo de la vía aérea entre los distintos organismos dentro de los estudios de investigación multijurisdiccionales.

Aunque es cierto que el MVAFF puede mejorar las probabilidades de éxito en el primer paso al colocar un tubo endotraqueal (TET) o DEG, no vuelve posible una vía aérea imposible.[14-17] Dado que el MVAFF se emplea, por definición, en los pacientes que respiran espontáneamente, el riesgo de quitar al paciente su impulso respiratorio intrínseco y no poder sustituirlo es real.

La relación entre los riesgos asociados al MVAFF y la recompensa de mejorar el pronóstico de los pacientes es muy variable en la literatura actual. Los estudios iniciales sobre SIR prehospitalaria se centraron en gran medida en el tratamiento de pacientes con lesiones cerebrales traumáticas de moderadas a graves. Un artículo de referencia publicado en San Diego en el 2003 mostró inicialmente que los pacientes que recibieron SIR prehospitalaria tras un traumatismo craneoencefálico, con una puntuación en la escala de coma de Glasgow igual o inferior a 8, presentaban peores resultados y una mayor mortalidad que los pacientes de control emparejados.[18] Un análisis posterior en el que se utilizó oximetría de pulso y capnografía de registro casi continuo reveló desaturación en más de la mitad de los pacientes, muchos de los cuales tenían saturaciones aceptables antes de la SIR.[19] Otros análisis indicaron que los peores resultados y el aumento de la mortalidad estaban fuertemente asociados a la hipocapnia resultante de la hiperventilación y a eventos de desaturación profunda (SpO_2 < 70%).[20] En consecuencia, los pacientes atendidos por equipos prehospitalarios capaces de monitorizar el $ETCO_2$ y ajustar los parámetros del ventilador portátil según la necesidad parecían tener mejores resultados.[21]

Si bien se ha mostrado que el desarrollo y la aplicación más recientes de un conjunto de cuidados clínicos integrales reducen las tasas de eventos adversos como la hipoxia periintubación, el costo asociado al mantenimiento de dichos programas representa una inversión enorme.[14,21] Por ello, no todos los sistemas de SMU podrán implementar, apoyar o mantener un programa de MVAFF de calidad. El programa de MVAFF no debe considerarse un requisito para ninguno o todos los médicos; algunos sistemas limitan la participación a médicos, paramédicos superiores o personal de operaciones especiales.[22-24] Los sistemas que deciden incluir el MVAFF en su ámbito de actuación deben sopesar la evidencia y factores locales como los tiempos de traslado, el volumen de procedimientos y las tasas de éxito. Cualquier sistema que considere o emplee el MVAFF prehospitalario por parte de personal no médico debe contar con una supervisión médica comprometida y de apoyo, así como con una comunidad médica local de ayuda, que incluya anestesiólogos dispuestos y capaces de ofrecer oportunidades para el mantenimiento de habilidades en el quirófano. Un programa de formación inicial sólido y adecuado para garantizar el éxito, un proceso de mejora continua de la calidad que incluya la revisión del 100% de los historiales de cada procedimiento, la madurez de los clínicos prehospitalarios para centrarse en formas de optimizar el éxito del primer paso y el compromiso de utilizar DEG representarían las mejores prácticas. Además, un presupuesto suficiente para la capnografía continua, ventiladores portátiles y tecnología de videolaringoscopia (VL) haría del MVAFF prehospitalario el más seguro para los pacientes.

SECUENCIA DE INTUBACIÓN DIFERIDA

La SID consiste en proporcionar «sedación de procedimiento» para facilitar el «procedimiento» de preoxigenación en un paciente con hipoxemia, agitado e incapaz de colaborar.[25,26] La SID se ha descrito como la administración lenta de una dosis disociativa de ketamina que quizás no afecte negativamente el impulso respiratorio ni los reflejos de la vía aérea, pero que permitirá una preoxigenación adecuada con una mascarilla o ventilación no invasiva con presión positiva (VNIPP).[25] Una vez que mejora la oxigenación, se reanuda la secuencia y se administra un fármaco paralizante para facilitar la intubación.[25] Esta técnica mostró en un inicio su eficacia en un pequeño estudio multicéntrico, prospectivo y observacional ($n = 62$) en el que participaron profesionales de la vía aérea altamente calificados en el contexto hospitalario y debe realizarse con precaución.[25] Los informes publicados sobre el uso extrahospitalario de la SID son escasos y no han restringido su uso en los pacientes con hipoxia, como se pretendía en un principio.

Jarvis y cols. administraron la SID a todos los pacientes sometidos a MVAFF prehospitalario para prevenir la hipoxia. Aplicaron un conjunto clínico estricto centrado intencionadamente en la colocación en posición óptima del paciente, la oxigenación apneica con cánula nasal a velocidad de lavado, la administración de ketamina (2 mg/kg) i.v., seguida de ventilación con mascarilla con una válvula de presión positiva teleespiratoria (PEEP, *positive end-expiratory pressure*) y flujo de oxígeno a velocidad de lavado.[14] Si con estos esfuerzos no se conseguía una $SpO_2 > 94\%$, no se realizaban intentos de intubación y, en su lugar, se colocaba un DEG o se continuaban las ventilaciones con bolsa-válvula-mascarilla (BVM). El uso de la SID de esta forma, y la atención estricta a los objetivos de saturación, se asoció a tasas notablemente inferiores de hipoxia periintubación ($SpO_2 < 90\%$).

Waack y cols. describieron retrospectivamente la SID de 40 pacientes por paramédicos de vuelo de cuidados intensivos capacitados rigurosamente en Australia.[26] Se administró ketamina a 1.5 mg/kg i.v. a pacientes que cumplían las indicaciones para la SIR pero estaban agitados hasta el punto de limitar los esfuerzos de preoxigenación. A pesar de la agitación, la saturación media de oxígeno era del 98% antes de la intervención. Tras la administración de ketamina, se suministró a los pacientes oxígeno de alto flujo mediante BVM sola o en combinación con cánula nasal. Tras 3 min de preoxigenación, se aplicó un paralizante y se continuó con el resto del procedimiento de SIR. La saturación de oxígeno aumentó al 100% y todos los pacientes fueron intubados con éxito, con una tasa de éxito en el primer paso del 85%.

Sedar a los pacientes en estado crítico que están a punto de descompensarse puede causar una mayor afectación respiratoria o broncoaspiración. Aunque es poco frecuente, se ha asociado un breve período de apnea a la administración i.v. rápida de ketamina.[25-27] Debido al escaso número de pacientes en la literatura existente, aún no se conoce la tasa real de complicaciones con la SID. Dado que los riesgos de desaturación son altos, creemos que la SID tiene un papel en el MVAFF prehospitalario para pacientes que no pueden ser oxigenados adecuadamente. El uso rutinario de la SID para prevenir la desaturación en pacientes que actualmente cumplen los objetivos de oxigenación puede ser razonable, pero está menos establecido.

TIEMPO EN LA ESCENA

En la atención de urgencias extrahospitalarias, siempre hay que encontrar un equilibrio entre proporcionar una atención enfocada en el paciente en el lugar de los hechos y el traslado inmediato a la atención definitiva con tratamientos adicionales en el camino. Esto es especialmente cierto en el caso del MVAFF, en el que el procedimiento en sí puede durar bastante tiempo y es más difícil estando en movimiento o en espacios reducidos de aeronaves; además, hay pocas pruebas que muestren mejores resultados para los pacientes. Por fortuna, nos hemos alejado de frases basadas en dogmas como «quédate y actúa» o «recoge y corre» para adoptar un abordaje calculado que tenga en cuenta las pruebas, el estado y la ubicación de cada paciente, las preferencias locales y las capacidades del equipo de atención en el lugar de los hechos.

Es importante tener en cuenta cuánto tiempo se tarda en realizar un procedimiento de MVAFF completo. Un estudio reciente realizado en los Estados Unidos por Jarvis y cols. encontró un promedio de tiempo en el lugar de los hechos de 42 min para los pacientes sometidos a MVAFF, mientras que un estudio médico aéreo de Australia encontró tiempos en la escena de más de 1 h. Estos estudios recuerdan que el término «rápida» en la «secuencia de intubación rápida» se refiere a una serie de pasos realizados en «sucesión rápida» y no a un procedimiento en general rápido.[14] Con la práctica y la formación, las prácticas individuales pueden racionalizarse para reducir al mínimo los retrasos en la escena, pero el procedimiento de MVAFF nunca debe llegar hasta el punto de poner en peligro la seguridad del paciente.

Algunas instituciones también han desarrollado estrategias como la SVAR para reducir el tiempo del procedimiento y facilitar el MVAFF durante el transporte, lo que en algunos casos puede evitar la necesidad de prolongar el tiempo de presencia en el lugar.[28]

En última instancia, los médicos de asistencia en el lugar de los hechos deben tomar una decisión muy compleja dentro del marco proporcionado por las políticas y las directrices de la institución. En un paciente sin una vía aérea funcional, el beneficio de una intervención más inmediata para permitir una oxigenación y ventilación adecuadas supera sin duda cualquier exigencia de traslado rápido, a menos que estas puedan conseguirse simultáneamente de forma segura. Por otro lado, en un paciente con una enfermedad o lesión para la que existe un tratamiento específico urgente solo disponible en el ámbito hospitalario y cuyas vías respiratorias funcionan pero con riesgo de broncoaspiración, el riesgo relativo frente al beneficio de los retrasos en el traslado para asegurar una vía respiratoria es mucho menos claro.

NÚMERO DE PROFESIONALES

No se ha estudiado el número ideal o mínimo de profesionales necesarios para realizar con seguridad un procedimiento de MVAFF complicado en el contexto prehospitalario u hospitalario. Está claro que la formación y la experiencia de los profesionales es tan importante como su número, pero el que un profesional solo realice un procedimiento de MVAFF en la parte trasera de una ambulancia en movimiento está repleto de problemas. Añadir dos o tres asistentes con una formación mínima puede ayudar a delegar tareas específicas como la ventilación con mascarilla, pero sigue exigiendo que el jefe de equipo supervise las acciones de todos y no proporciona un sistema de controles y equilibrios. Este escenario solo debe dejarse en manos de los profesionales prehospitalarios más experimentados. Algunos sistemas requieren tres paramédicos para cualquier procedimiento de MVAFF, pero eso es un lujo que pocos sistemas de SMU pueden permitirse.[14] Creemos que debe haber al menos dos médicos calificados presentes que sean «plenamente competentes» en la aplicación segura de MVAFF para permitir la colaboración, el desafío adecuado y la intercambiabilidad. Los profesionales adicionales pueden mejorar aún más la eficacia y la seguridad si cuentan con la formación adecuada en sus funciones. En general, los SMU tienden a centrarse en la formación de los médicos principales, pero debería hacerse más hincapié en la formación de asistentes adecuados para la vía aérea en tareas como la ejecución de listas de verificación, la observación de monitores, la restricción del movimiento espinal en línea con la tracción mandibular, la asistencia con un *bougie* y la manipulación laríngea externa.

VÍAS AÉREAS PEDIÁTRICAS INVASIVAS

En los Estados Unidos, un escaso 1.5% de los servicios de urgencias médicas que atienden a niños requieren un tratamiento invasivo de la vía aérea, aunque los pacientes pediátricos representan solo el 10% de todos los traslados de los servicios de urgencias médicas.[9,29,30] Del mismo modo, en el Reino Unido se ha reconocido que es probable que un paramédico atienda un PCEH pediátrico solo cada 12 años. Esto crea un evento clásico de alto riesgo pero muy baja frecuencia, que ha puesto la intubación pediátrica prehospitalaria en el punto de mira. El único ensayo prospectivo, seudoaleatorizado y controlado sobre el manejo prehospitalario de la vía aérea pediátrica se remonta a mediados de la década de 1990 y no encontró diferencias importantes entre la VBM y la IET.[31] Es posible que la posterior disponibilidad prehospitalaria de la videolaringoscopia, la capnografía teleespiratoria de forma de onda continua y la SIR puedan conducir a resultados diferentes 20 años después.[32,33] Sin embargo, la introducción de los DEG en tamaños pediátricos ha sido el mayor impulso para el cambio.

Se ha mostrado que el éxito en el primer paso de la colocación de un DEG en los pacientes pediátricos supera el éxito en el primer paso de la IET, que sabemos que es aún más difícil cuanto más joven es el paciente.[9,32,33,34,35] Además, el éxito del primer paso de la colocación del DEG en los pacientes pediátricos parece ser similar al de los adultos, porque el uso general del DEG por parte de los SMU sigue aumentando.[36,37] Muchas jurisdicciones de los Estados Unidos y Europa han eliminado por completo la intubación pediátrica del ámbito general de la práctica paramédica. Apoyamos este abordaje de la VBM y el DEG para el paro cardíaco pediátrico. La SIR pediátrica es una situación completamente diferente, en la que existen menos datos. Los sistemas de SMU que decidan seguir realizando intubaciones pediátricas deben hacer un seguimiento cuidadoso de su éxito, complicaciones y resultados, y deben contar con procesos que garanticen la seguridad del paciente. Los programas que han notificado resultados superiores en la intubación por lo general también describen la utilización de procedimientos quirúrgicos establecidos y algoritmos de tratamiento, el uso de recursos cognitivos como tarjetas de referencia y listas de verificación, sesiones de formación con simulación programadas regularmente y un número predeterminado de intubaciones en vivo al año.[32,33,38,39]

SECUENCIA DE VÍA AÉREA RÁPIDA

La SVAR emplea la misma preparación y secuencia de medicación que la SIR, con la colocación intencionada y planificada de un DEG sin ningún intento de IET.[40] La SVAR es una alternativa atractiva a la SIR cuando el tiempo es limitado o en circunstancias que requieren establecer con rapidez una vía aérea avanzada en un espacio confinado o ergonómicamente limitado, como en una aeronave. Un reciente análisis retrospectivo de un gran conjunto nacional de eventos prehospitalarios de manejo avanzado de la vía aérea indica que la colocación del DEG tiene una mayor tasa de éxito en el primer paso que la IET en todos los grupos de edad.[41] Se ha visto que el éxito del primer paso del DEG durante la SVAR oscila entre el 76% y el 91%, mientras que las tasas generales de éxito de la SVAR oscilan entre el 84% y el 100%.[42-44] Cabe destacar que muchos de estos intentos de éxito de la SVAR se produjeron durante el transporte terrestre o aéreo y a pesar de los factores predictivos de dificultad, como las precauciones para la columna cervical.

Algunos profesionales pueden mostrarse desconfiados al colocar un DEG en lugar de un TET por suponer que el manguito del TET ofrece una protección mucho mejor contra la broncoaspiración que un DEG. Curiosamente, no se ha constatado que las tasas de broncoaspiración y neumonía asociadas a la ventilación tras una IET prehospitalaria sean estadísticamente diferentes de las de la colocación de un DEG prehospitalario, oscilan entre el 8% y el 41% y es probable que reflejen una alta incidencia de broncoaspiración antes del tratamiento de la vía aérea.[12,45-49] En el contexto específico de la SVAR, se han notificado tasas de broncoaspiración tan bajas como del 9% en el contexto del transporte médico aéreo y del 3% en el contexto hospitalario.[42,50] A medida que los diseños de los DEG siguen evolucionando, con más tamaños disponibles, mejor sellado gástrico e inclusión de canales para facilitar la descompresión gástrica, es razonable creer que estas tasas de broncoaspiración pueden mejorar.[42,51,52]

A medida que la evidencia sigue aumentando a su favor, la SVAR es una opción razonable de MVAFF para los sistemas locales y que los directores médicos deben considerar. La SVAR podría ser la única técnica de MVAFF empleada o una alternativa a la SIR/SID a utilizar en circunstancias específicas. Los pacientes seleccionados para SVAR no deben tener indicadores importantes de fracaso de DEG según la mnemotecnia RODS (*véase* cap. 2). Aunque la tasa de éxito de la oxigenación con un DEG es muy alta, nunca es del 100% en el mundo real. La SVAR no debe servir para evitar la formación amplia del personal sanitario o para evitar la necesidad de disponer de recursos suficientes en el lugar antes del procedimiento. También debe existir un plan claro en caso de fracaso en la oxigenación, ya que la ventilación con mascarilla rara vez tiene éxito cuando la ventilación con DEG no lo tiene. Esto puede significar utilizar la IET como «técnica de rescate» o pasar directamente al AFC.

VENTILACIÓN NO INVASIVA CON PRESIÓN POSITIVA ANTES DE LLEGAR AL HOSPITAL

El uso prehospitalario de la VNIPP ahora es rutinario, sobre todo en pacientes con hipoxemia y dificultad respiratoria por sospecha de edema pulmonar, neumonía o enfermedad pulmonar obstructiva crónica (**fig. 32-2**). Un área de controversia parece ser el nivel adecuado de licencia para emplear con seguridad esta tecnología. La National Association of EMS Physicians ha respaldado recientemente el uso de la presión positiva continua en la vía aérea (CPAP, *continuous positive airway pressure*) por parte de los técnicos de urgencias médicas y estamos de acuerdo con esta postura. Los productos específicamente diseñados para el ámbito prehospitalario son muy sencillos y los médicos de SVB son los que menos opciones tienen para intervenir en estas condiciones. También cabe destacar que millones de personas en todo el mundo duermen cada noche con CPAP en sus hogares.

Otra área de controversia sin bibliografía significativa que ofrezca orientación es el uso de la CPAP en pacientes con alteración del estado mental. A pesar de las antiguas directrices en sentido contrario, nuestra opinión y experiencia es que la CPAP puede aplicarse de forma segura a determinados pacientes con alteración del estado mental en el contexto prehospitalario cuando otras opciones son limitadas, siempre que los médicos atiendan y supervisen de manera constante al paciente mientras se sitúan lo suficientemente cerca como para retirar de inmediato la mascarilla en caso de vómito.

CAPACITACIÓN INICIAL Y MANTENIMIENTO DE LAS COMPETENCIAS

Los estudios sobre el comportamiento humano y la forma en la que aprendemos muestran que las habilidades que requieren memoria muscular y toma de decisiones en entornos bajo presión se benefician de un cierto grado de formación basado en la repetición.[53-55] Esto se aplica tanto a la IET como a los dispositivos extraglóticos, en los que la familiaridad y la experiencia reducen el estrés del médico, disminuyen las complicaciones y aumentan el éxito del procedimiento. Sin embargo, hay poco consenso sobre

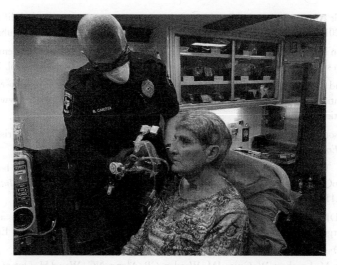

Figura 32-2. El uso prehospitalario de la ventilación con presión positiva no invasiva se ha convertido en una técnica habitual para tratar la dificultad respiratoria y la hipoxemia.

el número concreto de procedimientos que deben completarse en la fase de formación para alcanzar una «competencia» simbólica. Asimismo, no todas las localidades pueden exigir procedimientos de vía aérea en directo. Las investigaciones muestran una escasa mejoría en las tasas de éxito o de complicaciones en los estudiantes paramédicos durante sus 13 primeros intentos de intubación, pero una mejoría significativa entre el 14.º y el 30.º intento. En la 30.ª intubación, la mayoría de los alumnos lograban un 90% de éxito en el primer paso en ese entorno controlado.[56]

Al convertir la investigación en normas, el Committee on Accreditation of Education Programmes for Emergency Services Professionals (CoAEMSP) de los Estados Unidos recomienda una combinación de un mínimo de 50 «encuentros con vías aéreas» en todos los rangos de edad con un 100% de éxito en 20 encuentros consecutivos.[57] El marco de consenso para la intubación segura y eficaz para paramédicos del College of Paramedics, con sede en el Reino Unido, determinó que se necesitaban más de 25 intubaciones en diversos contextos clínicos para lograr una tasa de éxito en el primer paso del 90%.[58] Ambos parámetros se refieren a la destreza específica de la laringoscopia y el paso del tubo, no al escenario mucho más complicado del MVAFF. El hecho de que un clínico tenga las habilidades técnicas para intubar no significa que tenga las habilidades cognitivas o la experiencia para realizar el MVAFF.

El mantenimiento continuo de estas habilidades en la vía aérea también es un área con poca evidencia relacionada. Wang constató que los pacientes obtenían mejores resultados cuando eran atendidos por un paramédico con más experiencia en vía aérea en los 5 años anteriores. La norma consensuada por el College of Paramedics del Reino Unido es que se deben registrar un mínimo de dos intubaciones al mes para cada grupo de edad de pacientes para los que se permite la intubación (lactantes, niños y adultos); estas pueden ser en la práctica clínica o en un entorno de simulación.[58] Del mismo modo, la Commission on Accreditation of Medical Transport Systems (CAMTS) de los Estados Unidos exige no menos de un procedimiento exitoso de vía aérea por trimestre para cada tipo de vía utilizada para cada grupo de edad en el ámbito de la atención.[59] En la práctica, estas intubaciones a menudo se realizan rápidamente en un maniquí que los médicos han intubado cientos de veces para «marcar una casilla.» Es difícil creer que esto contribuya sustancialmente a la preparación de un médico para realizar un procedimiento crítico en condiciones difíciles.

La reducción de competencias entre múltiples profesionales también es un problema real. En algunas situaciones, puede ser razonable restringir habilidades específicas de la vía aérea a un grupo más reducido de médicos para garantizar que puedan mantener su competencia. Por ejemplo, un sistema podría capacitar a todos los paramédicos en la colocación extraglótica en caso de paro cardíaco, pero el MVAFF podría estar restringido a un grupo limitado de paramédicos de cuidados críticos.

Referencias

1. Cook TM, MacDougall-Davis SR. Complications and failure of airway management. *Br J Anaesth.* 2012;109:i68-i85. https://academic.oup.com/bja/article/109/suppl_1/i68/293543

2. Bell S. Pre-hospital surgical cricothyroidotomy by advanced paramedics within a UK regional ambulance service: a service evaluation. *Br Paramed J.* 2017;2:18-21.

3. Difficult Airway Society. DAS guidelines for management of unanticipated difficult intubation in adults 2015. Accessed May 4, 2018. https://www.das.uk.com/guidelines/das_intubation_guidelines

4. Reardon RF, Robinson AE, Kornas R, et al. Prehospital surgical airway management: an NAEMSP position statement and resource document. Prehosp Emerg Care. 2022;26(Suppl. 1):96-101.

5. Langvad S, Hyldmo PK, Nakstad AR, Vist GE, Sandberg M. Emergency cricothyrotomy—a systematic review. Scand J Trauma Resusc Emerg Med. 2013;21:43. https://www.ncbi.nlm.nih.gov/pmc/articles/PMC3704966/

6. Crewdson K, Lockey DJ. Needle, knife, or device—which choice in an airway crisis? *Scand J Trauma Resusc Emerg Med*. 2013;21:49.

7. Henlin T, Michalek P, Tyll T, Ryska O. A randomized comparison of bougie-assisted and TracheoQuick plus cricothyrotomies on a live porcine model. *Biomed Res Int*. 2017. https://doi.org/10.1155/2017/4215159

8. Pallin DJ, Dwyer RC, Walls RM, et al. Techniques and trends, success rates, and adverse events in emergency department pediatric intubations: a report from the National Emergency Airway Registry. *Ann Emerg Med*. 2016;67(5):610-615.

9. Hansen M, Lambert W, Guise JM, Warden CR, Mann NC, Wang H. Out-of-hospital pediatric airway management in the United States. *Resuscitation*. 2015;90:104-110.

10. Jabre P, Penaloza A, Pinero D, et al. Effect of bag-mask ventilation vs endotracheal intubation during cardiopulmonary resuscitation on neurological outcome after out-of-hospital cardiorespiratory arrest: a randomized clinical trial. *JAMA*. 2018;319(8):779-787.

11. McMullan JT, Braude DA. Poison, pixie dust and pre-hospital airway management. Acad Emerg Med. 2020;27:431-432.

12. Andersen LW, Granfeldt A. Pragmatic airway management in out-of-hospital cardiac arrest. *JAMA*. 2018;320(8):761-763.

13. Benger JR, Kirby K, Black S, et al. Effect of a strategy of a supraglottic airway device vs tracheal intubation during out-of-hospital cardiac arrest on functional outcome: the AIRWAYS-2 randomized clinical trial. *JAMA*. 2018;320(8):779-791.

14. Jarvis JL, Gonzales J, Johns D, Sager L. Implementation of a clinical bundle to reduce out-of-hospital peri-intubation hypoxia. *Ann Emerg Med*. 2018;72(3):272-279.e1.

15. Ramgopal S, Button SE, Owusu-Ansah S, et al. Success of pediatric intubations performed by a critical care transport service. *Prehosp Emerg Care*. 2020;24(5):683-692.

16. Abid ES, McNamara J, Hall P, et al. The impact of videolaryngoscopy on endotracheal intubation success by a pediatric/neonatal critical care transport team. *Prehosp Emerg Care*. 2021;25(3):325-332.

17. Davis DP, Hoyt DB, Ochs M, et al. The effect of paramedic rapid sequence intubation on outcome in patients with severe traumatic brain injury. *J Trauma*. 2003;54(3):444-453.

18. Dunford JV, Davis DP, Ochs M, Doney M, Hoyt DB. Incidence of transient hypoxia and pulse rate reactivity during paramedic rapid sequence intubation. *Ann Emerg Med*. 2003;42(6):721-728.

19. Davis DP, Dunford JV, Poste JC, et al. The impact of hypoxia and hyperventilation on outcome after paramedic rapid sequence intubation of severely head-injured patients. *J Trauma*. 2004;57(1):1-8; discussion 8-10.

20. Poste JC, Davis DP, Ochs M, et al. Air medical transport of severely head-injured patients undergoing paramedic rapid sequence intubation. *Air Med J*. 2004;23(4):36-40.

21. Braude DA, Davis D. Out-of-hospital medication-facilitated airway management: important lessons and limitations. *Ann Emerg Med*. 2018;72(3):280-281.

22. Riyapan S, Lubin J. The variability of statewide prehospital drug-facilitated intubation protocols in the United States. *Am J Emerg Med*. 2016;34(12):2459-2460.

23. National Association of EMS Physicians. Drug-assisted intubation in the prehospital setting position statement of the National Association of Emergency Physicians. *Prehosp Emerg Care*. 2006;10(2):260.

24. Wang HE, Davis DP, O'Connor RE, Domeier RM. Drug-assisted intubation in the prehospital setting (resource document to NAEMSP position statement). *Prehosp Emerg Care*. 2006;10(2):261-271.

25. Weingart SD, Trueger NS, Wong N, Scofi J, Singh N, Rudolph SS. Delayed sequence intubation: a prospective observational study. *Ann Emerg Med*. 2015;65(4):349-355.

26. Waack J, Shepherd M, Andrew E, Bernard S, Smith K. Delayed sequence intubation by intensive care flight paramedics in Victoria, Australia. *Prehosp Emerg Care*. 2018;22(5):588-594.

27. Merelman AH, Perlmutter MC, Strayer RJ. Alternatives to rapid sequence intubation: contemporary airway management with ketamine. *West J Emerg Med*. 2019;20(3):466-471.

28. Jarvis JL, Lyng JW, Miller BL, Perlmutter MC, Abraham H, Sahni R. Prehospital drug assisted airway management: an NAEMSP position statement and resource document. Prehosp Emerg Care. 2022;26:42-53.

29. Shah MN, Cushman JT, Davis CO, Bazarian JJ, Auinger P, Friedman B. The epidemiology of emergency medical services use by children: an analysis of the National Hospital Ambulatory Medical Care Survey. *Prehosp Emerg Care*. 2008;12(3):269-276.

30. Drayna PC, Browne LR, Guse CE, Brousseau DC, Lerner EB. Prehospital pediatric care: opportunities for training, treatment, and research. *Prehosp Emerg Care*. 2015;19(3):441-447.

31. Gausche M, Lewis RJ, Stratton SJ, et al. Effect of out-of-hospital pediatric endotracheal intubation on survival and neurological outcome: a controlled clinical trial. *JAMA*. 2000;283(6):783-790.

32. Ramgopal S, Button SE, Owusu-Ansah S, et al. Success of pediatric intubations performed by a critical care transport service. *Prehosp Emerg Care*. 2020;24(5):683-692.

33. Abid ES, McNamara J, Hall P, et al. The impact of videolaryngoscopy on endotracheal intubation success by a pediatric/neonatal critical care transport team. *Prehosp Emerg Care*. 2021;25(3): 325-332.

34. Prekker ME, Delgado F, Shin J, et al. Pediatric intubation by paramedics in a large emergency medical services system: process, challenges, and outcomes. *Ann Emerg Med*. 2016;67(1):20-29.e24.

35. Reichert RJ, Gothard M, Gothard MD, Schwartz HP, Bigham MT. Intubation success in critical care transport: a multicenter study. *Prehosp Emerg Care*. 2018;22(5):571-577.

36. Jarvis JL, Wampler D, Wang HE. Association of patient age with first pass success in out-of-hospital advanced airway management. *Resuscitation*. 2019;141:136-143.

37. Nwanne T, Jarvis J, Barton D, Donnelly JP, Wang HE. Advanced airway management success rates in a national cohort of emergency medical services agencies. *Resuscitation*. 2020;146:43-49.

38. Heschl S, Meadley B, Andrew E, Butt W, Bernard S, Smith K. Efficacy of pre-hospital rapid sequence intubation in paediatric traumatic brain injury: a 9-year observational study. *Injury*. 2018;49(5):916-920.

39. Kerrey BT, Rinderknecht A, Mittiga M. High risk, low frequency: optimizing performance of emergency intubation for children. *Ann Emerg Med*. 2017;70(6):783-786.

40. Braude D, Richards M. Rapid sequence airway (RSA)—a novel approach to prehospital airway management. *Prehosp Emerg Care*. 2007;11(2):250-252.

41. Jarvis JL, Wampler D, Wang HE. Association of patient age with first pass success in out-of-hospital advanced airway management. *Resuscitation*. 2019;141:136-143.

42. Braude D, Dixon D, Torres M, Martinez JP, O'Brien S, Bajema T. Brief research report: prehospital rapid sequence airway. *Prehosp Emerg Care*. 2021;25(4):583-587.

43. Frascone RJ, Wewerka SS, Burnett AM, Griffith KR, Salzman JG. Supraglottic airway device use as a primary airway during rapid sequence intubation. *Air Med J*. 2013;32(2):93-97.

44. Frascone RJ, Wewerka SS, Griffith KR, Salzman JG. Use of the King LTS-D during medication-assisted airway management. *Prehosp Emerg Care*. 2009;13(4):541-545.

45. Decelle L, Thys F, Zech F, Verschuren F. Ventilation-associated pneumonia after intubation in the prehospital or the emergency unit. *Eur J Emerg Med*. 2013;20(1):61-63.

46. Evans HL, Warner K, Bulger EM, Sharar SR, Maier RV, Cuschieri J. Pre-hospital intubation factors and pneumonia in trauma patients. *Surg Infect*. 2011;12(5):339-344.

47. Steuerwald MT, Robinson BR, Hanseman DJ, Makley A, Pritts TA. Prehospital airway technique does not influence incidence of ventilator-associated pneumonia in trauma patients. *J Trauma Acute Care Surg.* 2016;80(2):283-288.

48. Steuerwald MT, Braude DA, Petersen TR, Peterson K, Torres MA. Preliminary report: comparing aspiration rates between prehospital patients managed with extraglottic airway devices and endotracheal intubation. *Air Med J.* 2018;37(4):240-243.

49. Wang HE, Schmicker RH, Daya MR, et al. Effect of a strategy of initial laryngeal tube insertion vs endotracheal intubation on 72-hour survival in adults with out-of-hospital cardiac arrest: a randomized clinical trial. *JAMA.* 2018;320(8):769-778.

50. Lee DH, Stang J, Reardon RF, Martel ML, Driver BE, Braude DA. Rapid sequence airway with the intubating laryngeal mask in the emergency department. *J Emerg Med.* 2021;61(5):550-557.

51. Ostermayer DG, Gausche-Hill M. Supraglottic airways: the history and current state of prehospital airway adjuncts. *Prehosp Emerg Care.* 2014;18(1):106-115.

52. Bercker S, Schmidbauer W, Volk T, et al. A comparison of seal in seven supraglottic airway devices using a cadaver model of elevated esophageal pressure. *Anesth Analg.* 2008;106(2):445-448, table of contents.

53. Gladwell M. Outliers: The Story of Success. 1st ed. Little, Brown and Co.; 2008:309.

54. Ericsson KA, Krampe RT, Tesch-Römer C. The role of deliberate practice in the acquisition of expert performance. *Psychol Rev.* 1993;100(3):363.

55. van Dongen EV, Kersten IHP, Wagner IC, Morris RGM, Fernández GI. Physical exercise performed four hours after learning improves memory retention and increases hippocampal pattern similarity during retrieval. *Curr Biol.* 2016;26(13):1722-1727.

56. Mulcaster J, Mills J, Hung O, et al. Laryngoscopic intubation. *Anesthesiology.* 2003;98(1):23-27.

57. Commission on Accreditation of Allied Health Education Programs (CAAHEP), *Standards and Guidelines for the Accreditation of Educational Programs in the Emergency Medical Services Professions;* 2015.

58. College of Paramedics. Consensus statement: a framework for safe and effective intubation by paramedics. https://www.collegeofparamedics.co.uk/COP/Professional_development/Intubation_Consensus _Statement_/COP/ProfessionalDevelopment/Intubation_Consensus_Statement_.aspx? hkey=5c999b6b-274b-42d3-8dbc-651c367c0493

59. Commission on Accreditation of Medical Transport Systems (CAMTS), *Accreditation Standards of the Commission on Accreditation of Medical Transport Systems,* 11th ed. CAMTS; 2018.

SECCIÓN VIII

Circunstancias clínicas especiales

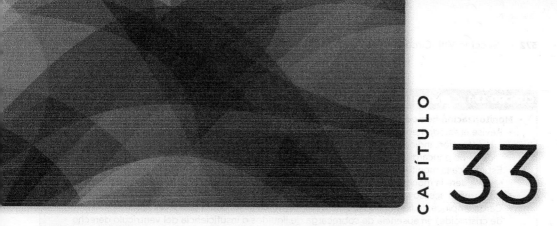

Paciente inestable: optimización cardiopulmonar para el manejo urgente de la vía aérea

Jarrod M. Mosier

Alan C. Heffner

John C. Sakles

DESAFÍO CLÍNICO

El objetivo principal del manejo de la vía aérea es mantener su permeabilidad y favorecer la oxigenación sistémica y la ventilación eficaz en los pacientes que no pueden mantener estas funciones vitales por sí mismos. A diferencia de la intubación electiva en quirófano, la intubación durante la enfermedad crítica se realiza porque la fisiología cardiorrespiratoria está alterada. Como tales, estos pacientes son especialmente vulnerables a las consecuencias adversas de la apnea y a los cambios hemodinámicos asociados a la inducción y a la ventilación con presión positiva. Además, si no se mantienen la oxigenación y la ventilación durante el manejo de la vía aérea, los pacientes corren riesgo de deterioro hemodinámico y paro cardíaco.

En el contexto del paciente inestable, el profesional de la vía aérea urgente se enfrenta a pacientes hemodinámicamente deteriorados o que no pueden mantener un intercambio gaseoso adecuado antes de la intubación. Estos pacientes son muy vulnerables a una descompensación rápida durante y después del procedimiento. Este capítulo se centrará en las técnicas para disminuir el riesgo de deterioro durante la intubación del paciente inestable. Una comprensión clara de los principios y la fisiología pertinentes ayuda a optimizar el período periintubación (*véase* cap. 4).

OPTIMIZACIÓN PARA EL ÉXITO DEL PRIMER INTENTO DE LARINGOSCOPIA

El manejo de la vía aérea del paciente crítico es una situación de alto riesgo. Determinar la necesidad y el momento de la intubación requiere equilibrar las consideraciones respiratorias y cardiovasculares en estos pacientes frágiles. El responsable de la vía aérea debe optimizar las condiciones para lograr el éxito en el primer paso, ya que los intentos prolongados o repetidos de laringoscopia se asocian a un mayor riesgo de eventos adversos (*véase* cap. 23). En el **cuadro 33-1** se resumen cuestiones prácticas importantes y las modificaciones necesarias para el manejo seguro de la vía aérea de los pacientes inestables en estado crítico.

CUADRO 33-1 Consideraciones y modificaciones necesarias en pacientes inestables

- **Monitorización hemodinámica y optimización del estado preintubación**
  - Revise el estado hemodinámico actual en busca de características de alto riesgo
    - Hipotensión, índice de choque ≥ 0.8, hipertensión pulmonar, insuficiencia ventricular derecha, derrame pericárdico
  - Establezca la monitorización en caso de deterioro hemodinámico precipitado
    - Considere la monitorización arterial continua invasiva para los pacientes de alto riesgo
  - Confirme el acceso i.v. adecuado para bolos rápidos de líquido o infusión de vasopresores
  - Carga empírica de líquidos antes del tratamiento de la vía aérea (es decir, 20 mL/kg de cristaloide) en ausencia de sobrecarga de líquidos o insuficiencia del ventrículo derecho
  - Cuando proceda, retrase la intubación para mejorar el estado hemodinámico
  - Inicio o disponibilidad inmediata de apoyo vasopresor para tratar o evitar la hipotensión
- **Preoxigenación**
  - Preoxigenación subóptima resultante de una extracción sistémica elevada de oxígeno, respiración espontánea ineficaz, fisiología de cortocircuito o limitaciones del equipo
  - Desaturación rápida que limita el período de normoxia apneica para la laringoscopia
  - Considere la preoxigenación con presión positiva u oxígeno nasal de alto flujo. Si no se dispone de ella, debe utilizarse la mascarilla convencional con reservorio más la cánula nasal común hasta el caudal de lavado
- **Secuencia de intubación rápida (SIR) y consumo de drogas**
  - Mayores efectos cardiovasculares adversos de los fármacos de la SIR
  - Necesidad de dosis reducidas de sedantes-hipnóticos
  - Inicio de acción más lento de los fármacos de la SIR
  - La intubación con el paciente despierto es una opción en algunos pacientes
- **Control postintubación**
  - Las necesidades ventilatorias previstas deben guiar el plan de intubación. Las personas con ventilación minuto muy elevada pueden requerir intubación de paciente despierto para controlar su propio impulso respiratorio
  - Ventilación con protección pulmonar (≤ 7 mL/kg de peso corporal ideal) para todos los pacientes
  - Evite la hiperinsuflación dinámica y la auto-presión positiva teleespiratoria (PEEP)
  - Analgesia y sedación ajustadas a dosis bajas

Cronología del manejo de la vía aérea

Los pacientes inestables añaden complejidad al plan de manejo de la vía aérea. El mismo procedimiento destinado a asegurar la vía aérea y mejorar el intercambio gaseoso puede contribuir al deterioro del paciente cuando se siguen rígidamente el «A-B-C» tradicional de la reanimación. La priorización del manejo inmediato de la vía aérea frente al soporte preintubación es un dilema clínico frecuente. Las tres consideraciones principales que pueden ayudar a tomar la decisión:

- **¿Cuál es la reversibilidad y la gravedad de la insuficiencia respiratoria?**

  El mecanismo fisiopatológico exacto puede no comprenderse del todo en los momentos iniciales de la enfermedad crítica en el servicio de urgencias, pero cuando se dispone de este mecanismo, el conocimiento de la fisiopatología subyacente responsable de causar la insuficiencia respiratoria es importante para determinar la mejor vía de acción. Por ejemplo, el edema pulmonar cardiogénico agudo con precipitantes reversibles (es decir, hipertensión no controlada o sobrecarga de volumen) suele responder a un tratamiento médico intensivo en cuestión de minutos, lo que evita la necesidad de intubación. Por el contrario, la hipoxemia causada por la neumonía o el síndrome de dificultad respiratoria aguda no se revierte rápidamente, por lo que es prudente considerar la intubación precoz para evitar el empeoramiento del intercambio gaseoso. La fisiología del cortocircuito intrapulmonar grave que cursa con estas alteraciones también contribuye a dificultar la preoxigenación. Estos pacientes presentan un alto riesgo de desaturación rápida durante la intubación, lo que puede provocar un colapso cardiovascular antes de la colocación satisfactoria del tubo endotraqueal.

  La ventilación no invasiva con presión positiva (VNIPP) y el oxígeno nasal de alto flujo (ONAF) son métodos eficaces para tratar la insuficiencia respiratoria aguda en muchos pacientes. Sin embargo, es vital identificar a aquellos en quienes fracasan estas modalidades y requieren intubación traqueal. Una necesidad sostenida de FiO_2 elevada (> 75%) para mantener una saturación de oxígeno (SpO_2) > 92% indica un cortocircuito intrapulmonar grave, y debe considerarse seriamente la intubación en ausencia de reversibilidad inmediata. Además, un índice

ROX elevado [(SpO$_2$:FiO$_2$)/RR] < 3.85 indica una alta probabilidad de fracaso en los pacientes en tratamiento con ONAF. Retrasar la intubación hasta que haya hipoxemia resistente se asocia a una alta incidencia de complicaciones periintubación y resultados adversos.

La insuficiencia respiratoria aguda causada por enfermedades pulmonares obstructivas, como el asma o la enfermedad pulmonar obstructiva crónica, suele responder a la ventilación no invasiva. La ventilación mecánica del paciente con fisiología pulmonar obstructiva grave es complicada y la intubación suele servir como último recurso tras el fracaso inequívoco de la VNIPP y el soporte médico. Sin embargo, estos pacientes requieren una monitorización atenta para reconocer los signos precoces de deterioro que ayudan a evitar la intubación tardía en el contexto de una acidosis hipercápnica grave.

Los pacientes con insuficiencia ventilatoria causada por acidosis metabólica presentan diferentes consideraciones de manejo. En aquellos con una demanda metabólica que supera su capacidad de compensación debido al choque (p. ej., sepsis), la mejor forma de mejorar la acidosis metabólica suele ser la intubación precoz para reducir el trabajo respiratorio y el consumo de oxígeno de los músculos respiratorios. No obstante, cuando la demanda metabólica supera la capacidad compensatoria debido a la formación de ácido orgánico, como en la cetoacidosis diabética o la toxicidad por salicilatos, lo mejor es mantener y apoyar la respiración espontánea para evitar la intubación, dada la capacidad del paciente para proteger su vía aérea. Esto es atribuible a las limitaciones físicas del ventilador mecánico para satisfacer los requisitos ventilatorios necesarios para compensar la acidosis metabólica que no mejorará con la reducción del trabajo muscular respiratorio.

- **¿Cuál es el estado cardiovascular actual y el riesgo de deterioro periintubación?**
  El choque cardiovascular es la vía final habitual de muchas enfermedades potencialmente mortales. La inestabilidad hemodinámica preintubación aumenta la probabilidad de complicaciones graves, incluido el paro cardíaco, durante o después de la intubación. La hipotensión postintubación (HPI) complica hasta el 50% de las intubaciones en pacientes en estado crítico y está estrechamente asociada a resultados adversos, incluida la muerte. La secuencia de intubación rápida (SIR) y la ventilación mecánica pueden tener un efecto negativo importante en el ya frágil estado cardiopulmonar. La evaluación estructurada del estado cardiovascular junto con la preparación hemodinámica previa a la inducción son facetas importantes del manejo urgente de la vía aérea.

  El trabajo respiratorio puede ser considerable y a menudo se subestima. Los pacientes en estado de choque pueden utilizar hasta un 20% o más de su gasto cardíaco en ventilación; con frecuencia se recomienda la intubación de los pacientes en los que falla la reanimación cardiovascular para permitir la redistribución del flujo sanguíneo a otros órganos vitales. La causa del choque es una consideración importante en la decisión y al momento de la intubación en pacientes en choque. Los efectos de la ventilación con presión positiva sobre la función cardíaca varían en función del estado cardiovascular subyacente. La presión intratorácica positiva reduce la presión cardíaca transmural y, por lo tanto, disminuye la poscarga ventricular izquierda. Este efecto puede mejorar el rendimiento de la disfunción ventricular izquierda grave. Por el contrario, los pacientes con una función normal o ligeramente reducida sufren un mayor impacto debido a la resistencia del retorno venoso. En estos pacientes es importante dar prioridad a la reanimación precoz con líquidos y al uso de vasopresores para mantener la presión sistémica y el retorno venoso durante la simpaticólisis de inducción, sobre todo en aquellos con vasodilatación considerable (es decir, sepsis, cirrosis y anafilaxia).

  A diferencia de los estados de choque vasodilatadores y la cardiopatía izquierda, la inducción y la ventilación mecánica pueden ocasionar el colapso cardiovascular en otras formas de choque. La insuficiencia cardíaca derecha descompensada es muy sensible al aumento de la resistencia vascular pulmonar que, por lo general, induce la ventilación mecánica. Los pacientes con taponamiento cardíaco preservan el retorno venoso mediante una intensa vasoconstricción periférica. La pérdida del tono simpático con la inducción y el inicio de la ventilación mecánica se asocian al colapso cardiovascular y el paro en los pacientes con estas dos afecciones; el retraso de la intubación para aplicar terapias eficaces (incluido el drenaje pericárdico de urgencia) tiene prioridad sobre la intubación precoz. La ecocardiografía a pie de cama puede ser una herramienta útil para evaluar el perfil hemodinámico de un paciente en estado crítico y predecir la respuesta hemodinámica a la intubación.

  La mayoría de los pacientes en estado crítico se presentan en choque *compensado* con una presión de pulso estrecha pero normotensión sostenida. La hipotensión episódica o sostenida que caracteriza al choque *descompensado* es un signo tardío de hipoperfusión que se desarrolla cuando se sobrepasan los mecanismos fisiológicos para mantener una presión de perfusión normal. La presión arterial media (PAM) < 65 mmHg, la presión arterial sistólica (PAS) < 90 mmHg o la PAM con más de 20 mmHg por debajo del valor basal son signos importantes incluso en ausencia de hipoperfusión clínica evidente. Las tasas de paro cardíaco periintubación complican hasta el 15% de los pacientes sometidos a intubación de urgencia en el contexto de choque hipotensor. Los esfuerzos deben centrarse en establecer una mejor estabilidad hemodinámica antes de la inducción de los pacientes en choque, a menos que la intubación inmediata sea absolutamente necesaria.

Lamentablemente, la PAS es un indicador único imperfecto del estado cardiovascular y una presión arterial normal o elevada no debe interpretarse como un signo inequívoco de perfusión adecuada. El índice de choque (IC), calculado como FC/PAS, es un marcador sencillo de la eficiencia cardíaca que ayuda a identificar a los pacientes vulnerables a pesar de una presión arterial aparentemente normal. La elevación del IC se asocia a deterioro cardiovascular en una serie de alteraciones clínicas, incluida la intubación de urgencia. Un IC preintubación ≥ 0.8 advierte de forma independiente de un deterioro hemodinámico periintubación. Sin embargo, un tercio de los pacientes desarrollan deterioro periintubación por debajo de este umbral y todos los pacientes sometidos a intubación de urgencia deben considerarse de riesgo.

Los pacientes oxigenados de forma inadecuada tienen un riesgo extremadamente alto de desaturación durante la intubación, lo que aumenta el riesgo de descompensación hemodinámica. Los medicamentos y la ventilación con presión positiva también pueden reducir el rendimiento cardiovascular y causar una descompensación irreversible. Ambos deben ajustarse cuidadosamente al estado cardiovascular del paciente.

La respiración espontánea inadecuada es una secuela tardía del choque. La insuficiencia respiratoria en los pacientes con choque, en particular la hipoventilación súbita (es decir, bradipnea o apnea), suele significar un paro cardíaco inminente y requiere atención inmediata. La asistencia respiratoria oportuna está indicada, pero debe coordinarse con la asistencia cardiovascular inmediata. Los pacientes menos graves pueden beneficiarse de la administración de oxígeno suplementario o mascarilla con bolsa y válvula para optimizar la preoxigenación, mientras que la mejoría del estado cardiovascular se consigue con la administración de cristaloides y vasopresores.

- **¿Cuál es el curso clínico previsto?**

   Muchos pacientes en estado crítico muestran un curso bifásico en el que la reanimación precoz ralentiza la espiral de choque y la disfunción orgánica, para ir seguida de un deterioro horas más tarde. En la mayoría de los casos, la hipotensión y la mala perfusión mejoran pero no se revierten por completo con el tratamiento inicial. El edema tisular derivado de la reanimación con volumen, la progresión de la disfunción de los órganos terminales (incluida la lesión pulmonar aguda), el trabajo respiratorio acumulado y la deuda metabólica se combinan para agotar la reserva fisiológica, lo que provoca insuficiencia respiratoria minutos u horas después de una reanimación inicial «satisfactoria». Es necesario reevaluar con frecuencia a los pacientes en estado crítico, prestando especial atención al estado respiratorio. El aumento del trabajo respiratorio o de las necesidades de oxígeno indica un empeoramiento de la lesión pulmonar aguda. El estado hemodinámico también puede deteriorarse de forma sutil pero progresiva, lo que se indica por una mala perfusión o un aumento del soporte vasopresor. La intubación debe realizarse precozmente cuando se identifique este ciclo descendente, en lugar de esperar a que se produzca una insuficiencia cardiovascular o respiratoria evidente.

Consideraciones sobre la preoxigenación en el paciente inestable

Optimizar la preoxigenación es más difícil en los pacientes en estado crítico. La respiración espontánea ineficaz, la disminución de la perfusión pulmonar y sistémica, la extracción sistémica de oxígeno elevada, la fracción de cortocircuito (*shunt*) alta y las limitaciones del equipo afectan la preoxigenación. Aunque la hemoglobina saturada representa la mayor parte del contenido de oxígeno en la sangre, la oxigenación sistémica está regulada (y limitada) por el rendimiento cardíaco. Incluso con una preoxigenación óptima, la tasa de desaturación depende del estado cardiovascular y de la extracción sistémica de oxígeno. La repercusión clínica es una reducción marcada del período de normoxia apneica hasta la intubación completa. La hipercapnia durante la intubación también tiene el potencial de agravar la acidemia, aumentando aún más este riesgo.

Los métodos establecidos de preoxigenación suelen ser inadecuados en los pacientes en estado crítico. La preoxigenación con una mascarilla con reservorio (MR) durante 3 min u ocho respiraciones de capacidad vital se extrapola a partir de los datos obtenidos en el quirófano, donde las MR crean un sello hermético y los pacientes están en un circuito cerrado. Fuera del quirófano, las MR son rígidas, se ajustan mal sin sellado y dependen del llenado de un depósito adjunto con oxígeno para aumentar la FiO_2

cerca del 100%. Sin el sellado de la mascarilla, el aire ambiente se arrastra alrededor de la mascarilla y diluye el contenido de oxígeno proporcionado por el depósito. Una ventilación minuto elevada también puede superar fácilmente el flujo de oxígeno, lo que da lugar a una preoxigenación con MR aproximada del 50% al 65% de FiO_2. Cuando se aumenta el flujo de oxígeno a la tasa de «caudal de lavado» de 40 a 70 L/min, se puede mantener una FiO_2 cercana al 100% con una MR estándar. Además, los pacientes con fisiología de cortocircuito presentan hipoxemia resistente al aumento de la FiO_2. Por estos motivos, se aboga por modalidades avanzadas de preoxigenación con VNIPP u ONAF para proporcionar una mayor FiO_2 y promover el reclutamiento alveolar con presión positiva teleespiratoria (PEEP, *positive end-expiratory pressure*). Los nuevos dispositivos de cánula nasal de alto flujo (CNAF) que proporcionan oxígeno calentado y humidificado a caudales de 30 a 70 L/min son útiles para la preoxigenación en los pacientes que no toleran la VNIPP. Los datos que comparan los dispositivos de CNAF con los métodos convencionales de preoxigenación en los pacientes en estado crítico han sido heterogéneos, pero en todos los pacientes, salvo en los más hipoxémicos, en los que se planifica una SIR, parecen ser equivalentes. Por último, los vasodilatadores inhalados a dosis bajas, como el óxido nítrico inhalado o las prostaglandinas inhaladas, pueden disminuir el desajuste ventilación-perfusión y mejorar la preoxigenación. Suele reservarse para los pacientes intubados en la unidad de cuidados intensivos (UCI) y rara vez está disponible a tiempo para una intubación en urgencias.

El suministro de oxígeno a las vías respiratorias superiores durante el período apneico puede prolongar la duración de la apnea segura durante la laringoscopia. La extracción continua de oxígeno por la circulación pulmonar durante la apnea crea un gradiente por el cual el oxígeno suministrado a la vía aérea superior se difunde hacia los alvéolos. Los datos sobre la oxigenación apneica en los pacientes en estado crítico también son heterogéneos; sin embargo, esta intervención de bajo costo plantea mínimos problemas durante el manejo urgente de la vía aérea y se recomienda en las poblaciones de alto riesgo.

La oxigenación sistémica durante la intubación resulta fundamental. El rendimiento cardiovascular hipodinámico provoca un retraso significativo en la SpO_2 periférica en comparación con la oxigenación arterial central. El retraso se ve afectado por el promedio de la señal de la pulsioximetría (*véase* cap. 11) y se acentúa durante la hipoxia (es decir, a partir del punto de inflexión de la curva de disociación de la oxihemoglobina). Durante la desaturación arterial aguda, la repercusión de este retraso es que la oxigenación arterial central puede retrasarse con respecto a la salida del monitor de SpO_2 periférico hasta 60 a 90 s. Por el contrario, la respuesta de la SpO_2 puede retrasarse de forma desconcertante tras una intubación satisfactoria y un aporte de oxígeno del 100% tras la intubación. Las sondas de la frente y la oreja están más cerca del corazón y responden más rápidamente que las sondas de las regiones distales de las extremidades. Por esta razón, las sondas de reflexión de la frente a menudo se prefieren en los pacientes en estado crítico y proporcionan una detección de señal más fiable durante la hipotensión. La detección limitada de la pulsatilidad arterial cutánea suele reducir la precisión de la pulsioximetría con PAS < 80 mmHg.

Optimización hemodinámica

La mayoría de los pacientes en estado crítico presentan una alteración del equilibrio de volumen, lo que exagera la respuesta a los fármacos de inducción y a la presión intratorácica positiva. Estas alteraciones del equilibrio de volumen se producen por disminución de volumen (p. ej., choque hemorrágico), sobrecarga de volumen (p. ej., edema pulmonar nefrogénico), anomalías de la distensibilidad vascular (p. ej., disminución de la resistencia vascular sistémica en la sepsis) o disfunción cardíaca (edema pulmonar cardiogénico, insuficiencia del ventrículo derecho [VD]). Se requiere un abordaje razonado de la reanimación para orientar las terapias dirigidas específicamente a la fisiopatología subyacente.

Establezca un acceso intravenoso adecuado para permitir una reanimación intensiva. En segundo lugar, determine la capacidad de respuesta al volumen. Existen varias evaluaciones dinámicas de la capacidad de respuesta al volumen para determinar si es probable que el gasto cardíaco de un paciente responda a la administración de líquidos. Aunque la mayoría de los pacientes responderán a una administración empírica de líquidos, debe llevarse a cabo una evaluación de la capacidad de respuesta al volumen en los pacientes inestables para evitar los efectos adversos de la sobrecarga de volumen. En las personas que han sido reanimadas con líquidos o que no responden en la evaluación dinámica, inicie soporte vasopresor. Para los pacientes inestables antes de la intubación, se prefieren las infusiones continuas a las que se hacen en bolo. En los pacientes con alto riesgo de HPI, prepare vasopresores para iniciarlos rápidamente.

Dado el riesgo asociado a la intubación de los pacientes en crisis hemodinámica, está indicada una monitorización hemodinámica estrecha. En el período periintubación debe realizarse una supervisión cardíaca continua con registro frecuente de la presión arterial no invasiva al menos cada 3 a 5 min. Inicie la monitorización continua durante el período preintubación. Independientemente de la herramienta de medición, debe recordarse que la presión arterial no es equivalente al flujo sanguíneo (es decir, el gasto cardíaco y el aporte de oxígeno). La bradicardia progresiva no asociada a hipoxia o laringoscopia es un signo frecuente de choque grave y paro cardíaco inminente.

Inducción

Los fármacos utilizados habitualmente para la intubación pueden ser un arma de doble filo en los enfermos críticos. Facilitan la intubación, pero pueden tener graves consecuencias cardiovasculares adversas, incluida la precipitación del choque y el paro cardíaco. Los pacientes con reserva fisiológica reducida a causa de hipovolemia, vasodilatación o función cardíaca anómala corren mayor riesgo de sufrir eventos adversos durante el manejo de la vía aérea. Los pacientes con choque hipotensivo representan el ejemplo extremo. La mayoría de los estados de choque se asocian a un tono simpático elevado, que sirve como mecanismo compensatorio para mantener un gasto cardíaco esencial.

La mayoría de los fármacos inductores impulsan una potente simpaticólisis y atenúan la descarga simpática refleja durante la manipulación laríngea. Cualquier fármaco que extinga la respuesta catecolaminérgica endógena, incluidos los opiáceos, los fármacos hipnótico-sedantes y los neurolépticos, puede tener un efecto perjudicial similar. La reducción del tono simpático endógeno conduce a una vasodilatación venosa y arterial con disminución del retorno venoso e hipotensión. Algunos fármacos anestésicos también inducen depresión miocárdica directa.

La elección del fármaco debe considerarse cuidadosamente. Incluso a dosis reducidas, la inducción oblitera las catecolaminas endógenas con la consiguiente vasodilatación arterial y venosa. El gradiente de presión reducido para el retorno venoso inducido por la venodilatación sistémica se ve agravado por la presión intratorácica positiva al iniciar la ventilación mecánica. En algunos pacientes críticos, la intubación con el paciente despierto con preservación de la respiración espontánea es el mejor curso de acción debido a la dificultad prevista ya sea con la intubación o con la ventilación mecánica después de la intubación. Los fármacos sedantes para la inducción presentan una simpaticólisis similar, pero son esenciales para facilitar la SIR. Los efectos adversos cardiovasculares dependen tanto del fármaco como de la dosis. Las dosis recomendadas habitualmente se basan en pacientes con hemodinámica y reserva cardiovascular normales y, por lo tanto, pueden ser peligrosas para los pacientes en estado crítico. La hipotensión franca o el choque compensado requieren una reducción de la dosis de la mitad a un tercio de la dosis establecida. Se garantiza una sedación y amnesia razonables con los fármacos recomendados, en especial con un manejo adecuado de la sedación y la analgesia en el período inmediatamente posterior a la intubación.

Los efectos cardiovasculares varían según el hipnótico-sedante. El etomidato y la ketamina son considerados como los fármacos inductores más estables desde el punto de vista de la hemodinámica; sin embargo, a pesar de sus mejores efectos cardiovasculares, tanto el etomidato como la ketamina requieren un ajuste de dosis para su administración a pacientes en choque (p. ej., etomidato 0.1 a 0.15 mg/kg o ketamina 0.5 a 0.75 mg/kg). Los datos de registros recientes indican que la ketamina puede causar hipotensión con mayor frecuencia que el etomidato durante la intubación en un servicio de urgencias, sobre todo en pacientes con períodos de enfermedad más prolongados y menor reserva suprarrenal. En este contexto, la liberación indirecta de catecolaminas por la ketamina es mínima y se ve superada por su efecto depresor miocárdico. Sea cual sea el fármaco, es mejor equivocarse por falta que por exceso. Los responsables de la vía aérea deben prever un retraso en la aparición del fármaco como consecuencia del ajuste de la dosis y del tiempo de circulación prolongado.

Los fármacos bloqueadores neuromusculares (FBNM) representan poco riesgo hemodinámico y por lo regular deben dosificarse. La succinilcolina y el rocuronio son FBNM hemodinámicamente estables. En los pacientes con atributos identificados de vía aérea difícil, la intubación despierta mediante un endoscopio flexible, facilitada por anestesia tópica y sedación limitada (o ninguna), permite abordar la vía aérea difícil y también evita la potencial hipotensión causada por los fármacos inductores. No se recomienda la intubación con succinilcolina sola, pero podría ser necesaria en el paciente obnubilado con choque grave o paro cardíaco inminente que necesite relajación muscular para la intubación y no sea capaz de tolerar una dosis pequeña del fármaco inductor.

Control postintubación

Ventilación mecánica

Tras la intubación, la ventilación con presión positiva debe iniciarse con precaución. La presión intratorácica positiva limita el retorno venoso al hemicardio derecho, que se acentúa durante la hipovolemia. Los estados patológicos de neumotórax a tensión y auto-PEEP empeoran la presión intratorácica y los efectos hemodinámicos negativos. Aunque la mayoría de los médicos reconocen el riesgo asociado al neumotórax a tensión, la hiperinsuflación dinámica es mucho más frecuente. La hiperventilación intencionada o involuntaria provoca hiperinsuflación dinámica si el tiempo espiratorio limita la eliminación completa del volumen corriente (V_c). La hiperinsuflación dinámica da lugar a una retención del volumen intratorácico que, en última instancia, provoca una presión intratorácica positiva conocida como auto-PEEP e impide el retorno venoso. El riesgo de hiperinsuflación dinámica aumenta con la enfermedad pulmonar obstructiva, pero cualquier paciente puede desarrollar auto-PEEP bajo respiración con presión positiva. La auto-PEEP no reconocida puede causar hipotensión irreversible y paro cardíaco.

Inmediatamente después de la intubación, la hiperventilación con una frecuencia y un V_c elevados de forma inadecuada es muy frecuente durante la ventilación manual con bolsa. Se trata de un período vulnerable dada la acción simultánea de la anestesia de inducción. Tome en cuenta que la mayoría de las bolsas de reanimación tienen reservorios de 1500 mL y requieren ventilación con una sola mano para proporcionar un V_c aproximado de 500 mL. Del mismo modo, la reexpansión rápida de la bolsa tras la inspiración no es una señal para iniciar la siguiente inspiración, y debe utilizarse un segundero de reloj o la cadencia del conteo para asegurarse de que el ritmo no sea excesivo. El profesional de la vía aérea debe estar especialmente atento al riesgo de hiperventilación manual cuando otra persona proporciona este apoyo. Se requieren instrucciones específicas tanto en lo que respecta al volumen (extensión de la compresión de la bolsa) como al ritmo (cadencia de conteo, como «1, 2, 3, 4, 5, respiración, 1, 2, 3, 4, 5, respiración...»). El tiempo suficiente para una espiración completa puede comprobarse simplemente escuchando el tórax del paciente durante la ventilación. El tórax debe estar en silencio, lo que representa la finalización del flujo de aire espiratorio, antes de iniciar la respiración siguiente. Consultar los gráficos de tiempo-flujo del ventilador para confirmar el retorno a flujo cero al final de cada ciclo respiratorio es un análisis más sofisticado de la misma cuestión.

La estrategia de ventilación mecánica depende principalmente de la fisiopatología subyacente. Debe proporcionarse ventilación con protección pulmonar con $V_c \leq 7$ mL/kg de peso corporal ideal (PCI) para todos los pacientes. *Véase* el capítulo 10.

Sedación postintubación

La sedación postintubación tiene el mismo potencial de inducir hipotensión relacionada con la simpaticólisis que los fármacos de inducción. La prioridad principal es la comodidad del paciente y la sincronía paciente-ventilador. Con frecuencia se sobreestiman las necesidades de sedación. Es crucial ajustar la analgesia y los sedantes según el estado del paciente. Aunque muchos prefieren las benzodiazepinas (p. ej., lorazepam y midazolam) al propofol debido al riesgo de hipotensión percibido, probablemente lo más importante sea usar una dosis ajustada de forma adecuada del fármaco seleccionado. Las infusiones intermitentes o continuas de opiáceos son la primera elección de manera cada vez más frecuente para la sedación postintubación. En ausencia de procedimientos invasivos dolorosos, es preferible una sedación ligera que mantenga la tolerancia del paciente a la intubación traqueal que una sedación más profunda, la cual puede empeorar la hipotensión o aumentar las necesidades de vasopresores. A pesar de sus propiedades hemodinámicas favorables, el etomidato no debe utilizarse para la sedación postintubación debido al riesgo de insuficiencia suprarrenal.

La HPI es una situación clínica frecuente, pero no debe interpretarse como una consecuencia inocua de la intubación. La HPI se produce en una cuarta parte de los pacientes normotensos sometidos a intubación de urgencia y es grave (PAS < 70 mmHg) hasta en el 10% de los casos. La HPI se asocia de forma independiente a un mayor riesgo de muerte intrahospitalaria. No está claro si la HPI contribuye directamente a un peor pronóstico o si solo representa un marcador de alto riesgo de enfermedad grave. En cualquier caso, el riesgo asociado a la HPI justifica una respuesta de reanimación hemodinámica temprana y organizada similar a la hipotensión sistémica (choque no compensado) no relacionada con el manejo de la vía aérea.

RESUMEN

El objetivo final del tratamiento de la vía aérea es mantener una oxigenación, ventilación y perfusión sistémicas adecuadas. Los pacientes inestables tienen una fisiología alterada que complica este objetivo. Aunque la intubación es una parte fundamental de la reanimación del paciente en estado crítico, el manejo preintubación, la técnica de intubación, la medicación y la estrategia de ventilación mecánica postintubación influyen en la hemodinámica de la periintubación que se asocia a los resultados del paciente (**tabla 33-1**). La planificación cuidadosa, la reanimación coordinada y el manejo periintubación buscan optimizar la intubación segura y los resultados.

TABLA 33-1	Estrategias para optimizar la intubación en situaciones de pacientes inestables				
	Preoxigenación	Optimización hemodinámica	Inducción	Control postintubación	Comentarios
Choque hipovolémico	• Mascarilla + cánula nasal • ONAF • Es probable que la presión positiva empeore la hipotensión hasta que se realice la reanimación con líquidos	• Bolos rápidos de líquidos • Transfusiones tempranas cuando sean necesarias • Acceso i.v. de gran calibre	• Sedante hemodinámicamente neutro • SIR	• Ventilación de protección pulmonar • Evitar auto-PEEP	• Se prefieren los bolos de líquidos a los vasopresores dado el elevado estado de resistencia vascular sistémica (RVS)
Choque séptico	• Mascarilla + cánula nasal • ONAF • VNIPP en caso de hipoxemia grave (neumonía/SDRA) frente a intubación con el paciente despierto	• Reanimación empírica con líquidos • Evaluación dinámica de la capacidad de respuesta al volumen • Líquidos si responde • Infusión de norepinefrina	• Sedante hemodinámicamente neutro a dosis reducidas • SIR	• Ventilación con protección pulmonar • Evitar auto-PEEP	• El perfil hemodinámico es variable según el estadio de la sepsis y la causa subyacente
Insuficiencia ventricular derecha	• Mascarilla + cánula nasal • ONAF • VNIPP con PEEP baja	• Evaluación ecográfica a pie de cama de la función del ventrículo derecho • Líquidos con cautela • Infusiones vasopresoras tempranas • Vasodilatadores pulmonares	• Sedantes hemodinámicamente neutros	• Presión media baja en la vía aérea • Prevenir la atelectasia, la hipoxemia y la hipercapnia	
Taponamiento cardíaco	• Mascarilla + cánula nasal • ONAF • Es probable que la VNIPP empeore la hipotensión	• Reanimación con líquidos • Retrasar la intubación para dar prioridad a la pericardiocentesis cuando sea posible	• Sedante hemodinámicamente neutro a dosis reducidas • SIR	• Reanimación intensiva con líquidos • Pericardiocentesis	

| Acidemia metabólica (AM) grave | • Mascarilla + cánula nasal
• ONAF
• VNIPP | • Reanimación con líquidos intravenosos (LIV) equilibrados o alcalinizantes adecuados para evitar el empeoramiento de la AM
• Goteo de insulina en caso de cetoacidosis diabética
• Considere la hemodiálisis precoz para la AM asociada a tóxicos | • Considere evitar los bloqueadores neuromusculares si la ventilación minuto es alta (> 30 L/min) debido a límites con la ventilación mecánica | • Reconocer la necesidad de proporcionar compensación respiratoria en caso de AM
• Igualar la ventilación minuto preintubación
• Sincronía paciente-ventilador | |
| Insuficiencia respiratoria hipoxémica | • VNIPP preferible si es grave
• ONAF
• Mascarilla + cánula nasal
 • Considere intervención con el paciente despierto si es refractario | • Evaluación dinámica de la capacidad de respuesta al volumen
• Limitar la disociación interventricular innecesaria
• Infusión de norepinefrina | • Sedante hemodinámicamente neutro
• SIR | • Ventilación de protección pulmonar
• Paralíticos continuos
• PEEP alta en caso de hipoxemia refractaria | • Muchos pacientes con SDRA y choque séptico presentan disfunción cardíaca. Por lo tanto, debe realizarse una evaluación de la capacidad de respuesta al volumen |

ONAF: oxígeno nasal de alto flujo; PEEP: presión positiva teleespiratoria; SDRA: síndrome de dificultad respiratoria aguda; SIR: secuencia de intubación rápida; VNIPP: ventilación no invasiva con presión positiva.

INFORMACIÓN BASADA EN LA EVIDENCIA

¿Quién puede desarrollar hipotensión periintubación o colapso circulatorio?

En un estudio de cohortes retrospectivo de todos los pacientes intubados en un servicio de urgencias urbano durante un 1 año, un IC preintubación $\geq$ 0.8 tuvo una sensibilidad del 67% y una especificidad del 80% para detectar la HPI.[1] Del mismo modo, un IC preintubación > 0.90 tiene un cociente de probabilidades (OR, *odds ratio*) de 3.17 (IC del 95%: 1.36 a 7.73) de desarrollar HPI en los pacientes intubados en la unidad de cuidados intensivos.[2] Aunque el IC preintubación es útil, un tercio de los pacientes con un IC normal desarrollaron HPI. En un reciente estudio observacional multicéntrico y multinacional, casi la mitad de los pacientes en estado crítico presentaron una complicación (la más frecuente fue hipotensión, con el 43%), mientras que los estudios observacionales y dos puntuaciones de predicción recientes han revelado que la edad avanzada, la hipotensión o el choque previos a la intubación, la intubación por insuficiencia respiratoria y una puntuación APACHE más alta son factores predictivos potentes de colapso cardiovascular posintubación.[3-7] Un análisis reciente de casi 15 000 intubaciones del National Emergency Airway Registry reveló que los pacientes que presentaban choque preintubación o hipoxemia tenían un mayor riesgo de sufrir un paro cardíaco periintubación, con OR corregidas de 6.2 y 3.1, respectivamente.[8]

¿Cuál es la evidencia de complicaciones hemodinámicas con la intubación?

La HPI se registra en casi la mitad de los pacientes intubados en la UCI.[9] Recientemente, se notificó un colapso cardiovascular grave en el 30% de los pacientes en un análisis de 1400 intubaciones consecutivas en 42 UCI.[10] La hipotensión periintubación aumenta no solo el riesgo inmediato de muerte con intubación, sino también el riesgo de mortalidad intrahospitalaria, estancias más prolongadas en la UCI y ventilación mecánica prolongada.[11,12]

¿Existen pruebas para recomendar el mejor método de preoxigenación?

En un estudio prospectivo de 42 intubaciones consecutivas, Mort mostró que los mejores esfuerzos para conseguir una preoxigenación óptima en los pacientes en estado crítico eran eficaces en menos del 20% de los pacientes.[13] Repitió el estudio y duplicó el tiempo de preoxigenación de 4 a 8 min, sin diferencias importantes en la eficacia.[14] Un ensayo controlado aleatorizado mostró que la VNIPP mejoraba significativamente la preoxigenación en comparación con la preoxigenación con mascarilla en los pacientes en estado crítico de la UCI.[15] La evidencia sobre el uso de la CNAF es contradictoria. Dos ensayos controlados aleatorizados no muestran diferencias considerables en las tasas de desaturación, mientras que un estudio observacional muestra beneficios en la UCI.[16-19]

Referencias

1. Heffner AC, Swords DS, Nussbaum ML, et al. Predictors of the complication of postintubation hypotension during emergency airway management. *J Crit Care*. 2012;27:587-593.

2. Trivedi S, Demirci O, Arteaga G, et al. Evaluation of preintubation shock index and modified shock index as predictors of postintubation hypotension and other short-term outcomes. *J Crit Care*. 2015;30:861.e1-861.e7.

3. Russotto V, Myatra SN, Laffey JG, et al. Intubation practices and adverse peri-intubation events in critically ill patients from 29 countries. *JAMA*. 2021;325(12):1164-1172.

4. Smischney NJ, Kashyap R, Khanna AK, et al. Risk factors for and prediction of post-intubation hypotension in critically ill adults: a multicenter prospective cohort study. *PLoS One*. 2020;15(8):e0233852.

5. Halliday SJ, Casey JD, Rice TW, et al. Risk factors for cardiovascular collapse during tracheal intubation of critically ill adults. *Ann Am Thorac Soc*. 2020;17(8):1021-1024.

6. Kim JM, Shin TG, Hwang SY, et al. Sedative dose and patient variable impacts on postintubation hypotension in emergency airway management. *Am J Emerg Med*. 2019;37(7):1248-1253.

7. Lee K, Jang JS, Kim J, Suh YJ. Age shock index, shock index, and modified shock index for predicting postintubation hypotension in the emergency department. *Am J Emerg Med*. 2020;38(5):911-915.

8. April MD, Arana A, Reynolds JC, et al; NEAR Investigators. Peri-intubation cardiac arrest in the Emergency Department: a National Emergency Airway Registry (NEAR) study. *Resuscitation*. 2021;162:403-411.

9. Simpson GD, Ross MJ, McKeown DW, et al. Tracheal intubation in the critically ill: a multi-centre national study of practice and complications. *Br J Anaesth*. 2012;108:792-799.

10. Perbet S, De Jong A, Delmas J, et al. Incidence of and risk factors for severe cardiovascular collapse after endotracheal intubation in the ICU: a multicenter observational study. *Crit Care*. 2015;19:257.

11. Green RS, Edwards J, Sabri E, et al. Evaluation of the incidence, risk factors, and impact on patient outcomes of postintubation hemodynamic instability. *CJEM*. 2012;14:74-82.

12. Green RS, Turgeon AF, McIntyre LA, et al. Postintubation hypotension in intensive care unit patients: a multicenter cohort study. *J Crit Care*. 2015;30:1055-1060.

13. Heffner AC, Swords D, Kline JA, et al. The frequency and significance of postintubation hypotension during emergency airway management. *J Crit Care*. 2012;27:417.e9-417.e13.

14. Mort TC. Preoxygenation in critically ill patients requiring emergency tracheal intubation. *Crit Care Med*. 2005;33:2672-2675.

15. Mort TC, Waberski BH, Clive J. Extending the preoxygenation period from 4 to 8 mins in critically ill patients undergoing emergency intubation. *Crit Care Med*. 2009;37:68-71.

16. Baillard C, Fosse JP, Sebbane M, et al. Noninvasive ventilation improves preoxygenation before intubation of hypoxic patients. *Am J Respir Crit Care Med*. 2006;174:171-177.

17. Semler MW, Janz DR, Lentz RJ, et al; FELLOW Investigators; the Pragmatic Critical Care Research Group. Randomized trial of apneic oxygenation during endotracheal intubation of the critically ill. *Am J Respir Crit Care Med*. 2016;193:273-280.

18. Vourc'h M, Asfar P, Volteau C, et al. High-flow nasal cannula oxygen during endotracheal intubation in hypoxemic patients: a randomized controlled clinical trial. *Intensive Care Med*. 2015;41:1538-1548.

19. Miguel-Montanes R, Hajage D, Messika J, et al. Use of high-flow nasal cannula oxygen therapy to prevent desaturation during tracheal intubation of intensive care patients with mild-to-moderate hypoxemia. *Crit Care Med*. 2015;43:574-583.

Vía aérea en caso de traumatismos

Michael G. Gonzalez

Ali S. Raja

DESAFÍO CLÍNICO

El manejo eficaz de la vía aérea es la piedra angular de la reanimación del paciente gravemente herido. Aunque la naturaleza y cronología de la intervención de la vía aérea se ve influida por la evaluación y el tratamiento prioritario de las múltiples lesiones, los principios del tratamiento de la vía aérea en casos de traumatismos no difieren de los que se aplican al diagnóstico y control de la vía aérea en otras situaciones médicas complejas. Un abordaje coherente y un proceso de pensamiento reproducible maximizarán el éxito.

La necesidad de intubación en el paciente con traumatismos depende de diversos factores que van mucho más allá de la vía aérea. Las indicaciones para la intubación, comentadas en el capítulo 1, incluyen el fracaso de la capacidad del paciente para mantener o proteger la vía aérea (como en el coma traumático). En estos casos, la necesidad de intubación es evidente. El fracaso de la ventilación o la oxigenación son menos frecuentes. El primero suele estar relacionado con sustancias intoxicantes o lesiones torácicas directas, como neumotórax o hemotórax. El segundo puede producirse no solo por traumatismos torácicos directos, sino también por edema pulmonar causado por lesiones capilares difusas en el pulmón por choque («pulmón de choque») o por el síndrome de dificultad respiratoria aguda. Sin embargo, una de las indicaciones más frecuentes para la intubación en los traumatismos es también la más difícil. Este es el «curso clínico anticipado», en el que las lesiones múltiples, la necesidad de diagnóstico por imagen, la inestabilidad hemodinámica, la necesidad de hacer procedimientos o cirugías dolorosos, la probabilidad de deterioro, el comportamiento agresivo y otras consideraciones conducen a la decisión de intubar, aunque la vía aérea en sí, la oxigenación y la ventilación sean adecuadas.

En un análisis reciente de la base de datos del National Emergency Airway Registry (NEAR), las asociadas a traumatismos representaron el 23% de todas las intubaciones realizadas en el servicio de urgencias (SU); los traumatismos craneoencefálico, multisistémico y de cara/cuello, así como la combatividad, fueron las indicaciones traumatológicas más frecuentes (*véase* la sección «Información basada en la evidencia»).

ABORDAJE DE LA VÍA AÉREA

Aunque muchas intubaciones en el paciente con traumatismos resultan sencillas, todas deben considerarse potencialmente difíciles. Debe realizarse una evaluación específica del paciente con el objetivo de responder a dos preguntas fundamentales. En primer lugar, ¿se complicará el procedimiento por una anatomía difícil? El uso sistemático de las mnemotecnias de vía aérea difícil (LEMON, ROMAN, SMART y RODS, capítulo 2) ayudará a responder a esta pregunta. En segundo lugar, ¿la fisiología estará alterada? Esta pregunta lleva al médico a anticipar los cambios previsibles en la fisiología que pueden producirse antes, durante o inmediatamente después de la intubación, como consecuencia de las lesiones presentes, del propio procedimiento o del estado premórbido del paciente. Centrarse en la optimización fisiológica (*véanse* caps. 3 y 5) ayudará a atenuar las consecuencias hemodinámicas adversas de la secuencia de intubación rápida (SIR).

Evaluación de la dificultad

La aplicación de las mnemotecnias de vía aérea difícil permite al clínico identificar rápidamente a los pacientes con una vía aérea difícil a pie de cama. Cabe señalar que la mnemotecnia LEMON, publicada originalmente en la 1.ª edición de este manual, en el 2000, se recomienda como la herramienta de evaluación de la vía aérea preferida en la versión actual del soporte vital avanzado en traumatismos (ATLS, *advanced trauma life support*). Las mnemotecnias se detallan en el capítulo 2, pero se adaptan aquí específicamente para el manejo de la vía aérea en el paciente con lesiones agudas:

1. *L* (*Look*): inspección externa. Las lesiones en la cara, la boca o el cuello pueden distorsionar la anatomía o limitar el acceso, dificultando o imposibilitando el proceso de intubación. El sellado firme de la mascarilla puede verse afectado por el vello facial, las hemorragias externas, la fisonomía preexistente o las alteraciones anatómicas (ROMAN). Una lesión en la parte anterior del cuello, por ejemplo por un mecanismo de tendedero o un hematoma, puede dificultar el éxito de la cricotirotomía (SMART) o la colocación de un dispositivo extraglótico (DEG) (RODS).
2. *E*: evaluar el 3-3-2. En los traumatismos contusos, se inmoviliza la columna cervical y suele colocarse un collarín cervical en el momento en que deben tomarse decisiones sobre la vía aérea. Aunque este collarín no es muy eficaz para limitar el movimiento de la columna cervical durante la intubación, sí dificulta en gran medida la abertura de la boca, lo que limita tanto la laringoscopia como la inserción del DEG (RODS). En estos casos, la videolaringoscopia (VL) hiperangulada suele facilitar la visualización glótica, más que las formas de hoja de convencionales. La parte anterior del collarín debe abrirse para facilitar el reconocimiento primario y retirarse por completo durante la intubación o la cricotirotomía, mientras se mantiene la estabilización cervical manual en línea. Otras lesiones, como las fracturas mandibulares, pueden facilitar o dificultar el acceso a la boca, por lo que la abertura bucal debe evaluarse con el mayor cuidado posible.
3. *M*: escala de Mallampati. El paciente con traumatismos rara vez es capaz de cooperar con una evaluación formal de Mallampati, pero el responsable de la vía aérea debe al menos intentar abrir con delicadeza la boca del paciente lo más ampliamente posible e inspeccionar la cavidad bucal en busca de acceso, utilizando una hoja del laringoscopio o depresor lingual en la porción anterior de la lengua para aplanarla de manera suave y valorar el acceso bucal. Esta maniobra no es «comprobar el reflejo nauseoso». De hecho, es importante abstenerse de «comprobar el reflejo nauseoso» inadvertidamente durante la abertura de la boca, ya que esto no añade ninguna información útil y puede provocar el vómito. En este momento, también puede ser evidente una posible hemorragia o alteración de las vías respiratorias superiores.
4. *O*: obstrucción/obesidad. La obstrucción, por lo general por hemorragia o hematoma, puede interferir con la laringoscopia, la ventilación con bolsa-mascarilla (ROMAN) o la colocación de un DEG (RODS). La obesidad en el paciente con traumatismos presenta los mismos desafíos que en el paciente sin traumatismos.
5. *N* (*Neck*): movilidad del cuello. Todos los pacientes que sufren un traumatismo contuso requieren estabilización en línea de la columna cervical durante el tratamiento de la vía aérea. Por definición, la estabilización en línea perjudica considerablemente la capacidad para colocar al paciente en posición de olfateo y, como resultado, de forma previsible la visualización directa de la glotis será difícil. Cuando se requiere estabilización en línea, deben utilizarse otras medidas para mejorar la visibilidad glótica, como la manipulación laríngea externa óptima (MLEO) o la VL. Los dispositivos de rescate (p. ej., *bougie*, DEG y kit quirúrgico de vía aérea) deben prepararse como parte del plan general de manejo de la vía aérea. Dos áreas de controversia están relacionadas con la necesidad de inmovilización espinal en los pacientes que sufren heridas craneales por arma de fuego y en aquellos que sufren heridas penetrantes en el cuello. En el primer grupo, existen pruebas sólidas de que la fuerza ejercida por una herida de bala en la cabeza o la cara es insuficiente para fracturar la columna vertebral. En ambos grupos, la toma de decisiones debe guiarse por la exploración neurológica. En pocas palabras, una exploración neurológica normal es una indicación de que el cuello puede moverse ligeramente para optimizar la visualización de la vía aérea. Un déficit neurológico que indique una lesión de la médula espinal cervical exige una estricta estabilización en línea.

Consideraciones clínicas especiales

La vía aérea en casos de traumatismos es una de las circunstancias clínicas más difíciles en la atención de urgencias. Requiere el conocimiento de una amplia gama de técnicas, guiadas por un abordaje reproducible (los algoritmos de la vía aérea), buen juicio y experiencia técnica. En esta sección se describen las consideraciones propias de varios escenarios traumatológicos de alto riesgo para la vía aérea (**tabla 34-1**).

TABLA 34-1 El «ABCs» de la vía aérea con traumatismos	
A	• ¿Hay alguna lesión en la vía aérea?
B	• ¿Hay alguna lesión cerebral traumática?
C	• ¿Hay alguna lesión importante en el tórax? • ¿Existe riesgo de lesión de la columna cervical?
S	• ¿El paciente está en choque?

A. Lesión de la vía **Aérea**

En este caso, la propia afección que obliga a la intubación también puede hacerla mucho más difícil y propensa al fracaso. Las lesiones directas de la vía aérea pueden ser el resultado de lo siguiente:

* Traumatismos maxilofaciales
* Traumatismo cervical anterior contuso o penetrante
* Inhalación de humo

En los casos de deformidad anatómica causada por una lesión traumática, el abordaje debe reducir al mínimo el potencial de deterioro catastrófico. La alteración de la vía aérea puede ser marginal o significativa, real o potencial. En cualquier caso, el principio básico es asegurar con prontitud la vía aérea amenazada, mientras se conservan más opciones y la estabilidad del paciente permite un abordaje más razonado. Deberán tomarse decisiones cuidadosas guiadas por los algoritmos de la vía aérea sobre el uso (o no) del bloqueo neuromuscular, el método primario de manejo de la vía aérea y el plan de rescate de la vía aérea. Nunca se insistirá lo suficiente en la importancia de movilizar los recursos (equipos y personal), un liderazgo fuerte y una comunicación eficaz con todo el equipo.

En el caso de cualquier otra deformidad anatómica, la aplicación del algoritmo de la vía aérea difícil llevará a menudo a la decisión de realizar una intubación con el paciente despierto. En los pacientes con signos de afectación importante de la vía aérea (p. ej., estridor, dificultad respiratoria y distorsión de la voz), tanto la urgencia de la intubación como el riesgo de utilizar bloqueo neuromuscular son elevados. Cuando los síntomas son más leves, hay más tiempo para planificar y ejecutar una intervención en la vía aérea, pero en ninguno de los casos es aconsejable el retraso. Debe evaluarse la oxigenación del paciente (es decir, «¿hay tiempo?») y determinar si es aconsejable la SIR, en una configuración doble, aunque la vía aérea sea difícil (*véase* cap. 5). Esto dependerá de la confianza del médico sobre la probabilidad de éxito de la oxigenación mediante bolsa-mascarilla o el DEG y la intubación por vía directa o VL. A menudo, una vía aérea no susceptible de laringoscopia directa (LD) puede tratarse con un videolaringoscopio. En raras ocasiones, un deterioro precipitado invoca el principio de SIR «forzado a actuar» (*véase* cap. 5). En estas circunstancias, la necesidad de tener un control inmediato de la vía aérea tiene más peso que los atributos de dificultad de la vía del paciente y permite un «único mejor intento» mediante bloqueo neuromuscular, con recurso inmediato a un rescate quirúrgico en caso de que fracase ese único intento. Cuando el tiempo lo permite y la vía aérea no está obstruida por la sangre, a menudo el mejor abordaje es la intubación despierto con técnica de endoscopio flexible con sedación y anestesia tópica (*véase* cap. 17). Esto permite tanto la exploración de la vía aérea como una navegación cuidadosa a través de la zona lesionada, incluso cuando la propia vía aérea ha sido dañada. Esto es especialmente cierto si se sospecha una lesión traqueal, porque ningún otro método de intubación permite visualizar la vía aérea tanto por encima como por debajo de la glotis. Cuando se maneja la vía aérea, el tubo endotraqueal utilizado debe ser tan pequeño como resulte razonable para aumentar la probabilidad de éxito y reducir al mínimo la probabilidad de lesiones adicionales.

La inhalación de humo puede presentar un espectro que va desde la exposición leve hasta la obstrucción completa de la vía aérea y la muerte. La evaluación inicial debe estar diseñada para identificar la presencia o ausencia de características de alto riesgo (p. ej., incendio en espacio cerrado) y hallazgos físicos (p. ej., pelos nasales chamuscados, hollín perinasal o peribucal, depósitos de carbón en la lengua, voz ronca y esputo carbonoso). Cuando hay indicios de inhalación de humo importante, es fundamental explorar directamente la vía aérea, a menudo mediante intubación. Esto se realiza mejor con anestesia tópica y una sedación poco profunda (solo si es necesario) utilizando un endoscopio flexible o un videolaringoscopio. Ambos dispositivos permiten la evaluación de la vía aérea y la progresión inmediata a la intubación, si está indicada. El edema supraglótico es una indicación para la intubación, incluso si el edema es leve, porque la progresión puede ser rápida y oculta. La observación en lugar de la exploración de la vía aérea puede ser peligrosa porque el edema puede empeorar bastante sin ninguna evidencia externa, y para cuando la gravedad de la situación es evidente, la intubación es necesaria de forma inmediata y extremadamente difícil o imposible. Si la exploración de las vías respiratorias superiores revela que la lesión se limita a la boca y la nariz, y la zona supraglótica está intacta (normal), la intubación puede aplazarse con seguridad, quedando la exploración posterior a criterio del operador. Si no está claro si hay edema, es útil realizar periódicamente una exploración repetida de la vía superior (p. ej., cada 30 a 60 min), aunque no se desarrollen o empeoren los síntomas o signos.

B (Brain). Traumatismo craneoencefálico

En los estudios NEAR, el traumatismo craneoencefálico fue la indicación más frecuente para el tratamiento de la vía aérea en el SU. La lesión traumática del encéfalo (LTE) es la primera causa de muerte relacionada con lesiones en todo el mundo. Los principios del diagnóstico y control del paciente neurocrítico con o sin presión intracraneal (PIC) elevada prevista se tratan con mayor detalle en el capítulo 35.

Cuando el estado neurológico está alterado, ya sea por LTE, una lesión medular o ambas, es importante realizar una exploración neurológica rápida pero minuciosa antes de cualquier intento de intubación, de modo que se documente el estado neurológico basal para orientar las evaluaciones y decisiones terapéuticas posteriores. Las decisiones sobre el manejo de la vía aérea en el paciente con LTE grave se centran en la prevención de lesiones secundarias, es decir, en reducir al mínimo la magnitud y la duración de la hipoxia o la hipotensión. *Lesión secundaria* es el término que se aplica cuando la lesión encefálica se agrava por hipoxia, hipotensión o ambas.

Pueden tomarse medidas concretas para reducir el riesgo de presentar lesiones secundarias antes, durante y después del manejo de la vía aérea:

Primero. Lleve al campo los principios de la prevención secundaria de lesiones encefálicas. Los proveedores de servicios médicos de urgencia deben estar capacitados y equipados para iniciar la reanimación con volumen y la oxigenoterapia antes de que el paciente llegue al SU. El mantenimiento de una presión de perfusión (presión arterial media) y una saturación de oxihemoglobina adecuadas es clave.

Segundo. Los operadores deben centrarse en la optimización fisiológica y la perfusión cerebral adecuada antes de la intubación. La reposición adecuada de volumen con solución salina normal, hemoderivados o ambos puede prevenir la hipotensión.

Tercero. Tome decisiones acertadas en relación con los medicamentos para la SIR. El etomidato es neuroprotector y hemodinámicamente estable, por lo que es una opción excelente para la inducción durante la SIR. La dosis debe reducirse de 0.3 a 0.15 mg/kg ante un choque hipovolémico compensado o descompensado. Los fármacos que pueden causar hipotensión (p. ej., propofol, midazolam) deben evitarse a menos que no se disponga de otras opciones. La ketamina es una alternativa razonable en el contexto de una hemodinámica alterada, incluso en presencia de LTE. La ketamina también debe reducirse a 0.5 mg/kg si el paciente está en estado de choque.

Cuarto. Evite la hiperventilación. Aunque antes se consideraba una herramienta básica en el tratamiento de las LTE graves, ahora se sabe que el uso de la hiperventilación conduce a peores resultados. No hay duda de que la hiperventilación reduce transitoriamente la PIC. Sin embargo, lo hace disminuyendo la perfusión del sistema nervioso central, lo que viola el principio central de la prevención de lesiones secundarias.

C. Lesión en la columna Cervical

Se debe suponer que los pacientes con lesiones graves por traumatismos contusos han sufrido lesiones en la columna cervical hasta que se demuestre lo contrario, y requieren estabilización en línea durante el tratamiento de la vía aérea. Aunque se cree que la estabilización en línea ayuda a proteger frente a lesiones de la médula espinal durante la intubación, también puede crear varios problemas. Los pacientes con intoxicación o con lesiones encefálicas suelen agitarse y ser difíciles de controlar cuando se les sujeta a una camilla. Puede ser necesaria la contención física y farmacológica. La broncoaspiración es un riesgo importante en el paciente en decúbito supino con LTE o si está vomitando. En decúbito supino, la ventilación puede verse afectada, sobre todo en los pacientes con obesidad, y las lesiones torácicas pueden empeorar aún más la situación. Debe proporcionarse oxígeno de alto flujo a todos los pacientes y debe disponerse inmediatamente de succión.

La intubación en sí debe hacerse lo más suavemente posible, de manera ideal, con videolaringoscopio y estabilización cervical en línea. El uso de MLEO mejorará la visibilidad de la glotis sin afectar la estabilización de la columna vertebral. Tanto el estado neurológico preintubación del paciente como el hecho de que se utilizó estabilización de los ejes deben quedar claramente documentados en la historia clínica.

La VL es superior a la laringoscopia convencional cuando el manejo de la vía aérea se realiza con el cuello mantenido en posición neutra y es el dispositivo más exitoso para las intubaciones en casos de traumatismos (*véase* la sección «Información basada en la evidencia»). Se obtienen mejores vistas de la glotis en menos tiempo y las tasas de éxito de la intubación son mayores. La intubación endoscópica flexible tradicional sigue siendo una herramienta valiosa en el paciente con traumatismo de la columna cervical. Algunos estudios fluoroscópicos recientes que comparan el movimiento cervical durante la laringoscopia convencional, la VL y la intubación flexible con fibra óptica muestran que el abordaje endoscópico flexible se asocia a una menor cantidad de desplazamiento cervical. Trasladando esta información a la práctica clínica, la VL parece ser el mejor abordaje, y ahora ampliamente disponible, para la mayoría de los pacientes con traumatismos contusos de riesgo que requieren inmovilización cervical. La intubación endoscópica flexible debe considerarse en los pacientes con fracturas de columna cervical inestables conocidas o con fuerte sospecha de ellas o en aquellos con lesiones anteriores coexistentes del cuello con deformidad anatómica, siempre que se disponga de tiempo suficiente, equipo adecuado y experiencia.

C. (Chest) Traumatismo torácico

Tanto los traumatismos torácicos contusos como los penetrantes provocan lesiones muy relevantes para el proceso del manejo de la vía aérea. El neumotórax, el hemotórax, el tórax inestable, la contusión pulmonar o las heridas torácicas abiertas dificultan la ventilación y la oxigenación. La preoxigenación puede ser difícil o imposible y la desaturación rápida tras la parálisis es la norma. La administración de ventilación a presión positiva tras la intubación puede convertir un neumotórax simple en un neumotórax a tensión. Cuando se sabe o se sospecha que hay un neumotórax, un solo profesional debe hacer la descompresión con aguja antes de la intubación cuando sea factible. Durante las reanimaciones realizadas por un equipo de traumatología, la toracostomía con tubo formal a menudo puede practicarse de forma simultánea a los esfuerzos de intubación, siempre que la SIR esté planificada y el paciente esté completamente inducido.

Las heridas penetrantes en el tórax que pueden causar lesiones cardíacas merecen una mención especial. El taponamiento pericárdico traumático agudo es una afección rápidamente progresiva y letal. En el contexto de la fisiología del taponamiento, el gasto cardíaco se hace dependiente de la precarga. Por este motivo, puede producirse un colapso cardiovascular tras la administración de fármacos inductores o el uso de ventilación con presión positiva. Si está disponible, debe hacerse una ecografía a pie de cama al principio de la reanimación. Si se detecta taponamiento pericárdico, debe atenderse antes de la intubación o inmediatamente después de esta, siempre que sea posible. Si se requiere intubación urgente y se sabe o sospecha que hay una lesión cardíaca, es importante la infusión de volumen para aumentar la precarga cardíaca. La dosis del fármaco inductor (ketamina o etomidato) debe reducirse considerablemente en este contexto (p. ej., 50%), optando quizás por la «amnesia sobre la anestesia», en particular para el paciente *in extremis*.

S. (Shock) Choque

El choque en el paciente con lesiones múltiples puede clasificarse en términos generales como hemorrágico o no hemorrágico (p. ej., neumotórax a tensión, taponamiento pericárdico, contusión miocárdica o choque medular). La exploración física específica y pruebas de cabecera selectivas (radiografía de tórax, radiografía de pelvis y e-FAST) ayudarán a identificar la o las causas. A medida que se definen y abordan las causas del choque, las decisiones sobre el manejo de la vía aérea deben tener en cuenta el desgaste de la reserva hemodinámica en estos pacientes. Entre las decisiones más frecuentes figuran las siguientes:

- ¿Debe intubarse al paciente ahora o hay tiempo para la optimización fisiológica?
- ¿Cómo influye el estado hemodinámico del paciente en la elección y la dosis del fármaco inductor?

Aunque no hay una respuesta sencilla a estas preguntas fundamentales, el principio central es el siguiente: cuanto más inestable hemodinámicamente, más importante es reanimar antes de la intubación para atenuar los posibles efectos hemodinámicos adversos de los fármacos de la SIR.

Los pacientes en «choque compensado» aparentemente pueden estar estables. La presencia o ausencia de choque nunca debe equipararse de forma simplista con la presencia o ausencia de una lectura de la presión arterial menor de 90 mmHg. Debido a las respuestas adaptativas posteriores a la lesión, a menudo se mantiene una presión arterial relativamente normal a pesar de una hipoperfusión significativa. La hipotensión suele ser un hallazgo tardío indicativo de una descompensación importante. El operador debe seleccionar el fármaco inductor (y la dosis adecuada) y determinar el ritmo, el momento y la cantidad de líquidos o hemoderivados de reanimación en el contexto del estado circulatorio general del paciente y su respuesta a la reanimación, en lugar de guiarse únicamente por la presión arterial sistólica.

La **tabla 34-2** ofrece una guía resumida sobre cómo anticipar y manejar los cambios fisiológicos durante el manejo de la vía aérea. *Véanse* los capítulos 20 y 33 para un análisis detallado tanto de la optimización fisiológica como del manejo de la vía aérea en el paciente inestable.

TABLA 34-2	Anticipación de los cambios fisiológicos durante el manejo de la vía aérea del paciente con traumatismos	
Escenario clínico	**Desafío**	**Consideraciones**
Lesión de la vía aérea		
• Traumatismo facial/del cuello	• ¿Será difícil la intubación?	• ¿Secuencia de intubación rápida (SIR) frente a una técnica con el paciente despierto? • Identifique los dispositivos de rescate • Prepare la vía aérea quirúrgica
• Inhalación de humo	• ¿Será difícil la intubación? • ¿Habrá edema de las vías respiratorias? • ¿Las lesiones pulmonares limitarán la reserva?	• ¿SIR frente a una técnica con el paciente despierto? • El dispositivo de rescate supraglótico puede no funcionar • Prepare la vía aérea quirúrgica • Tenga preparado un tubo endotraqueal más pequeño • Anticipe una desaturación rápida
Lesiones cerebrales y de la columna cervical		
• Lesiones cerebrales y traumatismos multisistémicos con deterioro hemodinámico	• ¿Se reducirá aún más la presión arterial (y la perfusión del sistema nervioso central) durante la inducción?	• Optimice la precarga • Reduzca la dosis de etomidato o ketamina • Evite otros fármacos de inducción
• Columna cervical	• ¿Existe riesgo de lesión medular durante la intubación?	• Se asume que los pacientes con traumatismos contusos tienen este riesgo hasta que se demuestre lo contrario • Mantenga la estabilización en línea • Uso de videolaringoscopia o endoscopia flexible si está disponible
	• ¿La estabilización en línea impedirá la visualización de la vía aérea?	• Utilice la manipulación laríngea externa óptima durante la laringoscopia directa (LD) • La videolaringoscopia es superior a la LD
Lesión torácica		
• Contusa	• ¿Hay neumotórax o hemotórax? • ¿Los fármacos o la ventilación a presión positiva causarán el colapso cardiovascular? • ¿Las lesiones torácicas limitarán la reserva?	• Considere la descompresión torácica con aguja • Optimice la precarga • Dosis reducidas de etomidato o ketamina • Anticipe una desaturación rápida
• Penetrante	• ¿Hay neumotórax o taponamiento pericárdico? • ¿Los fármacos o la ventilación a presión positiva ocasionarán el colapso cardiovascular? • ¿Las lesiones torácicas limitarán la reserva?	• Considere la descompresión torácica con aguja • Optimice la precarga • Dosis reducidas de etomidato o ketamina • Anticipe una desaturación rápida
• Choque	• ¿Los fármacos o la ventilación a presión positiva precipitarán el colapso cardiovascular?	• Optimice la precarga • Dosis reducida de etomidato para la inducción

TÉCNICA

Parálisis frente a tranquilización rápida del paciente combativo con traumatismos

El paciente combativo con traumatismos presenta una serie de problemas conflictivos. Las causas potenciales del comportamiento combativo son numerosas e incluyen LTE, intoxicación por drogas o etanol, alteraciones médicas preexistentes (p. ej., diabetes), hipoxemia, choque, ansiedad, enfermedades psiquiátricas y otras. La prioridad es controlar rápidamente al paciente para poder identificar y corregir las causas potencialmente mortales y reducir al mínimo el riesgo de lesiones para el personal médico. Existe controversia sobre si estos pacientes deben someterse a una tranquilización rápida con un fármaco neuroléptico o sedante o si es adecuada la intubación inmediata con bloqueo neuromuscular. La tranquilización rápida con haloperidol está bien establecida como un medio seguro y eficaz para obtener el control del paciente combativo con traumatismos que no puede ser calmado por otros medios. Tanto el haloperidol como el droperidol pueden administrarse por vía intravenosa en incrementos de 5 a 10 mg cada 5 min, hasta 20 mg i.v., o hasta conseguir una respuesta clínica suficiente. La decisión de utilizar tranquilización rápida en lugar de SIR con bloqueo neuromuscular depende de la naturaleza de la presentación del paciente y de las lesiones. Si la intubación es necesaria en función de las lesiones y los signos vitales del paciente, pese al comportamiento agresivo, entonces estará indicada la intubación inmediata. No obstante, si el paciente presenta principalmente problemas de control y no parece tener lesiones que obliguen a la intubación, la tranquilización rápida será adecuada. En muchas situaciones, la decisión no estará clara y será necesario aplicar el sentido común y coordinarse con el personal y los recursos disponibles. El control del paciente es un paso esencial en el manejo general.

Secuencia de intubación rápida en el paciente con traumatismos

Salvo que las lesiones del paciente indiquen lo contrario, la SIR es el método preferido para el manejo de la vía aérea en la mayoría de los pacientes lesionados. El potencial de dificultad o fracaso es inherente al manejo de la vía aérea en los casos de traumatismos; la formulación de un plan de respaldo (rescate) es una parte clave de la preparación de las intervenciones en la vía aérea.

Al igual que en otros pacientes en estado crítico, los algoritmos de la vía aérea universal, difícil y fallida guiarán al clínico para navegar por la multitud de escenarios clínicos únicos que pueden surgir en el paciente lesionado (*véase* cap. 5). La familiaridad con los algoritmos y con los fármacos y técnicas de SIR, así como con las técnicas alternativas de vía aérea, aumentará al máximo la probabilidad de un resultado positivo.

Elección del fármaco bloqueador neuromuscular

La succinilcolina (SCh) y el rocuronio son dos opciones excelentes para la SIR en el paciente con traumatismos. La SCh es muy deseable por su inicio rápido y fiable y su breve duración de acción. Esto último permite una reevaluación neurológica más temprana en los pacientes con LTE. La sospecha de elevación de la PIC no es una contraindicación para la SCh. Aunque las lesiones medulares, las quemaduras extensas y las lesiones por aplastamiento graves son factores de riesgo de hipercalemia inducida por SCh, la regulación de los receptores que puede conducir a la hipercalemia tarda unos días en desarrollarse y no es una preocupación clínica en el contexto grave. La SCh está contraindicada en estos pacientes a partir de 3 días después de la lesión y durante 6 meses (o, en el caso de los pacientes con quemaduras, hasta que estas se curen). En todos estos pacientes, el rocuronio es un sustituto adecuado. Si se selecciona el rocuronio, debe prestarse la debida atención a la sedación posprocedimiento para reducir la posibilidad de parálisis persistente con el uso de un fármaco inductor de acción más corta.

Elección del fármaco inductor

En la mayoría de las circunstancias, el etomidato es el fármaco preferido para los pacientes con traumatismos, debido a su rápida aparición, estabilidad hemodinámica, efecto favorable sobre la demanda metabólica de oxígeno cerebral y la amplia experiencia con su uso. Sin embargo, a pesar de su reputación de estabilidad hemodinámica, el etomidato puede empeorar el estado hemodinámico en los pacientes susceptibles, lo que lleva a la recomendación de reducir la dosis de inducción a 0.15 mg/kg en estos casos. No se ha constatado que la depresión transitoria de la síntesis de corticoides por el etomidato afecte negativamente el curso clínico de los pacientes con choque hemodinámico (*véase* cap. 21). La selección del fármaco inductor se resume en la **tabla 34-3**.

TABLA 34-3	Selección del fármaco inductor sedante para la secuencia de intubación rápida en el paciente con traumatismos		
Escenario clínico		**Primera elección**	**Alternativas**
Sin lesión encefálica			
Hemodinámicamente estable		Etomidato	Propofol, ketamina
Choque		Etomidato[a]	Ketamina[a]
Con lesión encefálica			
Hemodinámicamente estable		Etomidato	Propofol
Choque		Etomidato[a]	Ketamina[a]

[a] *En presencia de choque, reducir la dosis en un 25% a 50%.*

FRACASO DE LA VÍA AÉREA

La vía aérea fallida se maneja de acuerdo con el algoritmo de fracaso de la vía aérea. Las evaluaciones LEMON, ROMAN, RODS y SMART durante la valoración preintubación tienen como objetivo reducir al mínimo el riesgo de encontrar un fracaso de la vía aérea. El equipo de cricotirotomía para un «doble montaje» siempre debe estar disponible.

CONSEJOS Y ALERTAS

- El manejo de la vía aérea del paciente con múltiples lesiones sigue los mismos principios generales que con cualquier otro paciente. El desafío principal para el operador es resistirse a la distracción por las lesiones externas del paciente, el comportamiento combativo o la ansiedad que acompaña al cuidado de la víctima de los traumatismos con lesiones graves.
- Resista la tentación de limitarse a observar al paciente con lesión de las vías respiratorias superiores o inhalación de humo. El retraso puede llevar al desastre. Examine periódicamente la vía superior con un endoscopio flexible pasado por vía nasal. Es preferible pasarse de precavido e intubar siempre que haya edema, aunque sea leve.
- Considere la intubación temprana en los pacientes potencialmente inestables que van a ser trasladados fuera del SU para estudios diagnósticos o transportados a otro centro.
- Existen pruebas sustanciales y cada vez más numerosas de que la VL es superior a la LD para el manejo de la vía aérea en el SU. Esto es especialmente cierto en los pacientes con traumatismos (*véase* la sección «Información basada en la evidencia») y en aquellos que requieren estabilización cervical en línea. Los médicos que tratan a los pacientes con traumatismos de forma habitual deben considerar seriamente la incorporación rutinaria de la VL. Los videolaringoscopios hiperangulados pueden ser mejores para la visualización de la glotis que los de forma tradicional en los pacientes con collarín cervical.
- El paciente con traumatismos afectado hemodinámicamente puede presentar lesiones mucho más graves de las que aparenta. Los pacientes jóvenes, en particular, pueden conservar una presión arterial razonablemente «normal» ante una hemorragia importante. La inestabilidad oculta puede desenmascararse súbitamente por la administración de fármacos sedantes o ventilación con presión positiva. Si la necesidad de intubación no es inmediata, lleve a cabo la optimización fisiológica para atenuar las consecuencias hemodinámicas adversas de la SIR.

INFORMACIÓN BASADA EN LA EVIDENCIA

¿Existen estudios amplios sobre pacientes con traumatismos intubados en el servicio de urgencias?

El análisis multicéntrico más reciente de las intubaciones en caso de traumatismo procede del NEAR. En este informe de 19 071 intubaciones, el 23% fueron intubaciones por traumatismos.[1] Las indicaciones traumáticas más frecuentes fueron traumatismo craneoencefálico, traumatismo multisistémico, traumatismo facial o de cuello y combatividad, que representaron el 75% de las vías aéreas traumáticas. La mayoría (94%) fueron intubados por médicos de urgencias con VL en más del 70% de los primeros intentos. La SIR se empleó en el 83% de los casos, mientras que no se necesitó medicación (es decir, casos de paro traumático) en otro 12%. Los atributos de vía aérea difícil eran frecuentes. En el 72% de los casos se observó una reducción de la movilidad del cuello y en casi el 40% se detectaron tanto traumatismos faciales como sangre en la vía aérea.

¿Con qué frecuencia es necesaria la cricotirotomía en los pacientes con traumatismos?

En el mismo análisis NEAR, solo 31 de 4499 pacientes necesitaron una vía aérea quirúrgica (0.7%, IC 95%: 0.5-1.0) y 7 de 31 vías aéreas quirúrgicas (23%) se realizaron en el primer intento.[1] En un reciente estudio japonés de registro de la vía aérea en el que se revisaron 723 pacientes intubados con traumatismos, fue necesaria una cricotirotomía en el 2.2% de los casos, y prácticamente todas ellas se realizaron para el rescate de un fracaso de la vía aérea. Cuando se lleva a cabo, tiene una alta tasa de éxito y una baja tasa de eventos adversos.[2]

¿La videolaringoscopia es superior a la laringoscopia directa en los pacientes con traumatismos con riesgo de lesión cervical o craneal?

En un reciente análisis emparejado por puntuación de propensión de más de 4000 intubaciones por traumatismos en NEAR, la VL se asoció a un cociente de posibilidades (OR, *odds ratio*) emparejado por propensión de 2.2 para el éxito de la intubación en el primer intento en comparación con la LD. Estos resultados fueron corregidos por factores de confusión en la escala del paciente y del centro. Los centros con un mayor volumen de traumatismos y un mayor porcentaje de uso de VL tuvieron un mayor éxito en el primer intento de intubación asociado al uso de VL por centro. La VL debe ser la herramienta predeterminada para el manejo urgente de la vía aérea en el paciente con traumatismos.

Referencias

1. Trent SA, Kaji AH, Carlson JN, McCormick T, Haukoos JS, Brown CA 3rd; National Emergency Airway Registry Investigators. Video laryngoscopy is associated with first-pass success in emergency department intubations for trauma patients: a propensity score matched analysis of the National Emergency Airway Registry. *Ann Emerg Med*. 2021;78(6):708-719.

2. Nakao S, Kimura A, Hagiwara Y, et al. Trauma airway management in emergency departments: a multicentre, prospective, observational study in Japan. *BMJ Open*. 2015;5(2):e006623.

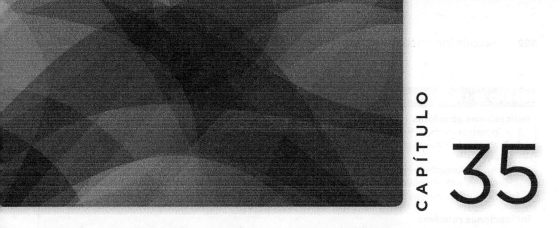

Paciente neurocrítico

Stephen Bush

Bret P. Nelson

DESAFÍO CLÍNICO

Los pacientes neurocríticos que requieren intubación constituyen un subconjunto importante de los pacientes de urgencias que necesitan tratamiento de la vía aérea. El objetivo es lograr la colocación de una vía aérea definitiva segura mientras se mantiene la presión de perfusión cerebral (PPC) y se limita o elimina el riesgo de lesión cerebral secundaria mitigando la hipotensión y la hipoxemia. Para los fines de este capítulo, el análisis se centrará en dos grupos de pacientes neurocríticos, aquellos con estado epiléptico y aquellos con presión intracraneal (PIC) elevada.

Estado epiléptico

Un análisis general sobre el diagnóstico y el tratamiento de los trastornos convulsivos queda fuera del alcance de este libro. En las crisis simples, autolimitadas y generalizadas, el manejo de la vía aérea es de apoyo. Los esfuerzos se dirigen a la terminación de la crisis y la prevención de la hipoxia por obstrucción de la vía aérea. Debe considerarse la intubación cuando el estado del paciente empeore a pesar de administrar oxígeno suplementario o cuando las medidas típicas de primera línea no consigan poner fin a la crisis en un tiempo razonable. Ante una crisis simple, lo único que suele ser necesario son maniobras básicas en la vía aérea, observación expectante (la mayoría de las crisis terminan espontáneamente), oxígeno suplementario de alto flujo y supervisión. La protección de la vía aérea frente a la broncoaspiración rara vez es necesaria en las crisis simples y autolimitadas, ya que la actividad motora descoordinada impide la expulsión coordinada del contenido gástrico.

Determinar cuándo se debe pasar de las medidas de apoyo a la intubación es el principal desafío clínico. La Epilepsy Foundation define el *estado epiléptico* como una crisis que dura más de 5 min o tener más de una crisis en un período de 5 min, sin volver a un nivel normal de consciencia entre los episodios. La justificación de los 5 min (antes 30) fue que la mayoría de las crisis no relacionadas con el estado tienen una duración mucho más corta, por lo general de 2 a 3 min. Los mecanismos compensatorios del cerebro para prevenir el daño neuronal dependen de una oxigenación adecuada, y el flujo sanguíneo cerebral suele verse afectado mucho antes de los 30 min, sobre todo en los pacientes con enfermedades subyacentes. También se ha constatado que, a mayor duración de las crisis, los tratamientos farmacológicos pierden eficacia. La tasa de mortalidad del estado epiléptico es superior al 20% y aumenta con la duración de la actividad convulsiva. Por lo tanto, la intubación debe realizarse de forma precoz como parte de la terapia de apoyo general en los casos en los que la crisis no se interrumpa rápidamente con medicación anticonvulsiva. En el **cuadro 35-1** se enumeran las indicaciones absolutas y relativas para la intubación en el paciente con convulsiones.

CUADRO 35-1 Indicaciones de intubación endotraqueal en el paciente con convulsiones

Indicaciones absolutas
1. Hipoxemia (SpO$_2$ < 90%) secundaria a hipoventilación u obstrucción de la vía aérea
2. Tratamiento de la causa subyacente (p. ej., hemorragia intracraneal con presión intracraneal elevada)
3. Crisis prolongada resistente a anticonvulsivos (para prevenir la acumulación de deuda metabólica [acidosis y rabdomiólisis])
4. Estado epiléptico generalizado

Indicaciones relativas
1. Profilaxis del efecto depresor respiratorio ante la toma de grandes dosis de anticonvulsivos (p. ej., benzodiazepinas y barbitúricos)
2. Interrupción de la actividad convulsiva para facilitar el diagnóstico (p. ej., tomografía computarizada)
3. Protección de la vía aérea en caso de crisis prolongadas

ABORDAJE DE LA VÍA AÉREA

Crisis autolimitada

La mayoría de las crisis terminan con rapidez, ya sea de forma espontánea o en respuesta a la medicación, y solo requieren medidas de apoyo. Colocar a los pacientes de lado, suministrarles oxígeno mediante mascarilla, aspirar cuidadosamente las secreciones y la sangre y, en ocasiones, realizar una tracción mandibular para aliviar la obstrucción suele ser todo lo necesario para prevenir la hipoxemia y la broncoaspiración. No se deben colocar bloqueadores de mordida en los pacientes con convulsiones. No están indicados y solo servirán para aumentar la probabilidad de lesiones. Los intentos de ventilación con mascarilla durante una crisis suelen ser ineficaces y rara vez necesarios.

Actividad convulsiva prolongada

Aunque la mayoría de las crisis autolimitadas no requieren intubación, existen varias indicaciones para la intubación ante las crisis prolongadas. La actividad motora generalizada acabará provocando hipoxemia, hipotensión, acidosis, rabdomiólisis, hipoglucemia e hipertermia. Puede producirse depresión respiratoria ante las dosis altas o combinaciones de anticonvulsivos. La hipoxemia, a pesar del suplemento de oxígeno de alto flujo, es una indicación para la intubación inmediata.

Ninguna guía clara define específicamente la duración de la actividad convulsiva que requiere intubación. Una buena regla general es que los pacientes con crisis que duran menos de 5 min pero con evidencia de hipoxemia (cianosis central o lecturas de oximetría de pulso < 90% a pesar de administrar oxígeno suplementario y respiraciones claramente inadecuadas) o los pacientes con crisis que duran más de 5 min a pesar de la terapia anticonvulsiva adecuada deben ser considerados para intubación. Por lo general, cuando los anticonvulsivos de primera línea (benzodiazepinas) no consiguen poner fin a la actividad tónico-clónica generalizada, está indicada la secuencia rápida de intubación (SIR). El levetiracetam a menudo se administra como una carga de 60 mg/kg hasta una dosis máxima de 4500 mg i.v. para ayudar a terminar las crisis y puede administrarse junto con benzodiazepinas, si el tiempo lo permite. Otros anticonvulsivos de segunda línea (fenitoína y fenobarbital) requieren al menos 20 min para una dosis de carga; por lo tanto, al momento de iniciarla, es aconsejable la intubación. El inicio de una infusión de propofol o fenobarbital también sería una indicación de intubación debido a sus efectos depresores respiratorios. Ambos fármacos actúan de forma sinérgica con las benzodiazepinas, aumentando la probabilidad de apnea y la necesidad de tratamiento de la vía aérea.

TÉCNICA

La SIR es el método preferido en el paciente con convulsiones. Además de su superioridad técnica, la SIR pone fin a toda actividad motora, lo que le permite al organismo empezar a corregir la deuda metabólica. Sin embargo, el cese de la actividad motora mientras el paciente está paralizado no representa la terminación de la crisis y se requieren dosis de carga eficaces de los anticonvulsivos adecuados (es decir, levetiracetam) inmediatamente después de la intubación si aun no se han administrado. En el **cuadro 35-2** se describe la técnica recomendada para el paciente con crisis convulsivas.

CUADRO 35-2	SIR para pacientes con actividad convulsiva prolongada
Tiempo	**Acción**
Cero menos 10+ min	Preparación
Cero menos 10+ min	Preoxigenación
Cero menos 10+ min	Optimización fisiológica
Cero	Inducción con parálisis
	Ketamina 1.5 mg/kg o etomidato 0.3 mg/kg o propofol 1.5-2 mg/kg
	Succinilcolina 1.5 mg/kg
Cero más 30 s	Protección y poner en posición
Cero más 45 s	Prueba de colocación correcta
Cero más 60 s	Control postintubación
	Midazolam por goteo i.v. 0.05-0.2 mg/kg por hora
	O
	Goteo i.v. de propofol 1-5 mg/kg por hora
	Monitorización del EEG si el paciente tiene parálisis continua
	Aumento de la frecuencia respiratoria en caso de acidosis significativa

EEG: electroencefalograma; SIR: secuencia de intubación rápida.

La técnica convencional de la SIR es adecuada en el paciente con crisis convulsivas con las siguientes modificaciones:

1. *Preoxigenación:* la preoxigenación puede ser subóptima debido al esfuerzo respiratorio descoordinado; por lo tanto, la oximetría de pulso es fundamental. Tras la administración de succinilcolina (SCh), el paciente puede desaturarse a menos del 90% antes de la relajación completa, por lo que puede requerir oxigenación mediante un dispositivo de bolsa-mascarilla y oxígeno al 100% antes de los intentos de intubación y oxigenación pasiva continua mediante cánula nasal de 5 a 15 L/min durante toda la secuencia de intubación.

2. *Inducción con parálisis:* el etomidato es el principal fármaco inductor si hay hipotensión asociada. El etomidato puede elevar el umbral convulsivo (y, por lo tanto, inhibir la actividad convulsiva) en las crisis generalizadas. La ketamina ha mostrado ser eficaz para poner fin al estado epiléptico y reducir la necesidad de intubación en los niños. El propofol también se ha utilizado como fármaco inductor en este contexto a una dosis de 1.5 mg/kg. Existen pocos datos sobre el propofol como fármaco inductor en los pacientes con convulsiones. No obstante, existe evidencia de que proporciona inhibición rápida de la actividad convulsiva tras un bolo y una infusión, y se ha empleado en estados epilépticos resistentes al tratamiento. El midazolam es una alternativa, pero la reducción de la dosis necesaria en un paciente hemodinámicamente deteriorado significa que funciona mal como fármaco inductor. La SCh se recomienda para el bloqueo neuromuscular en este contexto debido a su corta duración de acción. La dosis para intubación del rocuronio provocará parálisis durante aproximadamente una hora y, por lo tanto, impedirá al clínico saber si hay actividad convulsiva en curso sin una monitorización continua del electroencefalograma (EEG). Si se dispone de sugammadex, podría servir para revertir el rocuronio según la necesidad y atenuar la preocupación por la parálisis prolongada.

3. *Control postintubación:* existen tres consideraciones adicionales con respecto al control postintubación.
   - La sedación profunda y prolongada con un fármaco que inhiba las crisis es deseable durante la primera hora tras la intubación para facilitar los estudios (p. ej., tomografía computarizada) y permitir que la acidosis se corrija con una ventilación controlada. La infusión de propofol permite la reversión rápida de la sedación, lo que hace posible la evaluación repetida o continua de la actividad convulsiva y el estado neurológico, por lo que se usa a menudo con este fin.
   - En la medida de lo posible, debe evitarse el bloqueo neuromuscular prolongado; no obstante, si se utiliza, debe venir acompañado de dosis adecuadas de un fármaco sedante y

---

CUADRO 35-3 Fármacos y posología

1. Tratamiento de las crisis antes de la intubación
   - Lorazepam 0.1 mg/kg por vía intravenosa (i.v.) hasta 2 mg/min

     o

   - Diazepam 0.1-0.3 mg/kg i.v. hasta 5 mg/min o 0.5 mg/kg rectal

     o

   - Midazolam 0.1-0.3 mg/kg i.v. hasta 5 mg/min, *después*
   - Fosfenitoína 20 mg/kg (en miligramos de equivalente de fenitoína) o
   - Levetiracetam 60 mg/kg hasta un máximo de 4500 mg de carga i.v.
2. Fármacos inductores
   - Etomidato 0.3 mg/kg

     o

   - Propofol 1.5-2 mg/kg

     o

   - Ketamina 1.5 mg/kg
3. Fármacos de bloqueo neuromuscular
   - Succinilcolina 1.5 mg/kg
4. Sedación y terapia postintubación
   - Midazolam 0.05-0.2 mg/kg por hora en infusión i.v.

     o

   - Propofol 1-5 mg/kg por hora en infusión i.v.

---

de una monitorización continua del EEG, si se dispone de ella. Si no se dispone del EEG inmediatamente, debe dejarse que cese la parálisis motora antes de repetir la dosis, para evaluar la eficacia del tratamiento anticonvulsivo. Una sedación eficaz con un inhibidor de la actividad convulsiva como una infusión de propofol o midazolam es preferible a la parálisis motora.
- Si hay PIC elevada, traumatismo craneoencefálico, enfermedad conocida del sistema nervioso central o sospecha de meningitis, debe utilizarse la técnica de intubación con PIC elevada (**cuadro 35-3**).

Presión intracraneal elevada

Una PIC elevada representa una amenaza directa para la viabilidad y la función del cerebro al limitar el flujo sanguíneo y el aporte de oxígeno. En los traumatismos craneoencefálicos (TCE), la PIC elevada se ha asociado claramente a mal pronóstico. Los problemas relacionados con una PIC elevada pueden empeorar por muchas de las técnicas y fármacos utilizados para el tratamiento de la vía aérea, ya que pueden provocar una mayor elevación de la PIC. Además, las víctimas de traumatismos múltiples pueden presentar hipotensión, lo que limita la elección de fármacos y técnicas disponibles. Este capítulo sienta las bases para comprender los problemas del aumento de la PIC y los métodos óptimos de tratamiento de la vía aérea en este grupo de pacientes.

Cuando se produce un aumento de la PIC debido a una lesión o catástrofe médica, a menudo se pierde la capacidad del cerebro para regular el flujo sanguíneo (autorregulación) en un intervalo de presiones sanguíneas. Por lo general, la PIC se mantiene en un rango de presión arterial media (PAM) de 80 a 180 mmHg. La elevación de la PIC suele ser un signo de que se ha perdido la autorregulación. En este contexto, una presión arterial excesivamente alta o demasiado baja podría agravar la lesión cerebral al favorecer el edema cerebral o la isquemia. La hipotensión, incluso durante un período muy breve, es especialmente perjudicial. Se ha constatado que la hipotensión y la hipoxia son factores de predicción independientes de mortalidad y morbilidad en los pacientes con TCE.

La PPC es la fuerza que impulsa el flujo sanguíneo al cerebro. Se mide por la diferencia entre la PAM y la PIC:

$$PPC = PAM - PIC$$

De esta fórmula se deduce claramente que los descensos excesivos de la PAM, como podría ocurrir durante la SIR, disminuirían la PPC y contribuirían a la isquemia cerebral. Por el contrario, los aumentos de la PAM, si no cursan con aumentos equivalentes de la PIC, pueden ser beneficiosos debido al aumento de la presión de distensión para la oxigenación del tejido cerebral. Por lo general, se recomienda mantener la PIC por debajo de 20 mmHg, la PAM entre 100 y 110 mmHg, y la PPC cerca de 70 mmHg. Hay una serie de elementos confusos que pueden aumentar la PIC durante el manejo de la vía aérea.

Respuesta simpática refleja a la laringoscopia

La respuesta simpática refleja a la laringoscopia (RSRL) es estimulada por la abundante inervación sensitiva de la laringe supraglótica. El uso del laringoscopio, y en particular el intento de colocación de un tubo endotraqueal, provocan una descarga aferente importante que aumenta la actividad simpática del sistema cardiovascular mediada a través de la actividad neuronal directa y la liberación de catecolaminas. Los intentos más prolongados o agresivos de laringoscopia e intubación dan lugar a una mayor estimulación del sistema nervioso simpático. Este aumento de las catecolaminas ocasiona un incremento de la frecuencia cardíaca y de la presión arterial, lo que aumenta de manera importante el flujo sanguíneo cerebral a expensas, aparentemente, de la circulación sistémica. Estos cambios hemodinámicos pueden contribuir al aumento de la PIC, sobre todo si la autorregulación está alterada; por lo tanto, es conveniente atenuar esta RSRL. Se han estudiado técnicas de intubación más delicadas (incluido el uso de operadores experimentados y dispositivos de videolaringoscopia) que reducen al mínimo la estimulación de la vía aérea y complementos farmacológicos (p. ej., bloqueadores β y opiáceos sintéticos) para lograr esta atenuación. En conjunto, las pruebas disponibles son insuficientes para determinar si los coadyuvantes farmacológicos, en particular el fentanilo, repercuten en la supervivencia de los pacientes o en su estado neurológico funcional.

Hay poca evidencia que sustente el uso de lidocaína para atenuar la respuesta hemodinámica a la laringoscopia. Como resultado, la lidocaína no se recomienda para la mitigación de la RSRL asociada a la intubación urgente y *ya no debe administrarse* con esta indicación.

Del mismo modo, el esmolol, un bloqueador β de acción corta, ha mostrado sistemáticamente su capacidad para controlar tanto la frecuencia cardíaca como las respuestas de la presión arterial a la intubación. Sin embargo, incluso los fármacos de acción corta como el esmolol pueden empeorar la hipotensión en un paciente traumatizado o confundir la interpretación de un descenso de la presión arterial inmediatamente después de la intubación. Por estas razones, aunque el esmolol tiene acción homogénea y resulta fiable para atenuar la RSRL en casos con anestesia electiva, por lo general no se utiliza con este fin para la intubación de urgencia y no se recomienda.

Como se ha mencionado anteriormente, también se ha constatado que el fentanilo a dosis de 3 a 5 µg/kg atenúa la RSRL asociada a la intubación. No obstante, aunque este abordaje puede mitigar la RSRL, su uso añade complejidad y un mayor riesgo de errores en la administración de fármacos y *aumenta* la carga cognitiva del clínico que realiza la SIR. En consecuencia, no se recomienda el uso sistemático de fentanilo en los pacientes con presunción de PIC elevada, pero aún puede tener un papel en los pacientes con PAM muy alta y presunción de PIC alta y puede considerarse caso por caso. En resumen, dada la complejidad de administrar medicación adicional durante la SIR, el uso de fármacos simpaticolíticos para la presunta elevación de la PIC resulta controvertido y ya no se recomienda con firmeza.

Respuesta de la presión intracraneal al bloqueo neuromuscular

La propia SCh puede producir un aumento leve y transitorio de la PIC, aunque esta afirmación también ha sido cuestionada. En cambio, esta amenaza potencial es mínima y nunca se ha constatado que afecte negativamente los resultados de los pacientes. Por lo tanto, la SCh sigue siendo un fármaco bloqueador neuromuscular (FBNM) de uso frecuente para el tratamiento de los pacientes con PIC elevada debido a su rápida acción y corta duración. El bloqueo neuromuscular con fármacos no despolarizantes como el rocuronio es de uso frecuente y los datos de registros recientes indican que actualmente casi la mitad de todas las SIR urgentes se realizan con rocuronio. A dosis de intubación convencional, de 1.5 mg/kg i.v., el rocuronio crea condiciones de intubación ideales en 45 a 60 s. Dado que el rocuronio no conlleva riesgo de elevación de la PIC y no se asocia a hipercalemia, es una opción viable para el bloqueo neuromuscular en las lesiones cerebrales. Una nota importante es que la duración de la parálisis con rocuronio es mucho mayor que con la SCh y depende de la dosis. Si se desea una duración más corta de la parálisis, debe utilizarse SCh.

Elección del fármaco inductor

Al tratar al paciente con una posible lesión cerebral, es importante elegir un fármaco inductor que no afecte negativamente la PPC. Lo ideal sería elegir un fármaco inductor que pudiera mejorar o mantener la PPC y proporcionar algún efecto protector cerebral mediante la disminución de la tasa metabólica basal de consumo cerebral de oxígeno ($CMRO_2$). Este efecto puede compararse a la disminución de la demanda miocárdica de oxígeno en el corazón isquémico. El etomidato es un derivado imidazólico de acción corta que presenta este perfil encefaloprotector beneficioso con la ventaja añadida de ofrecer estabilidad hemodinámica. De hecho, el etomidato es el más estable en términos hemodinámicos de todos los fármacos inductores utilizados habitualmente. Su capacidad para disminuir el $CMRO_2$ y la PIC y su estabilidad hemodinámica lo convierten en el fármaco preferido para los pacientes con PIC elevada (*véase* cap. 21). En el pasado, la ketamina se ha evitado en los pacientes con elevaciones conocidas de la PIC debido a la creencia de que puede incrementarla aún más. Varias series de casos en pacientes con respiración espontánea y obstrucciones conocidas del flujo de salida del líquido cefalorraquídeo (LCR), que no incluían grupos de control, constituyeron la base de esta preocupación. Sin embargo, las pruebas relativas a este fenómeno son contradictorias y los datos más recientes indican que la ketamina es segura para su uso en los casos de TCE. De hecho, la ketamina puede aumentar la perfusión cerebral. En el paciente hipertenso, se prefiere el etomidato debido a la posibilidad de que la ketamina pueda aumentar la PAM.

Selección de dispositivos

Varios estudios han investigado las ventajas potenciales de la intubación endoscópica flexible frente a la laringoscopia rígida, partiendo de la premisa de que estas técnicas reducen al mínimo la estimulación traqueal y, por lo tanto, la RSRL. Los resultados de estos estudios son dispares y no permiten extraer conclusiones que recomienden una técnica sobre la otra. En el entorno controlado del quirófano, la inserción del tubo endotraqueal en la tráquea es más estimulante que una laringoscopia de rutina. No obstante, está claro que la intubación debe llevarse a cabo de la forma más delicada posible, mediante videolaringoscopia, limitando tanto el tiempo como la intensidad de la inspección laringoscópica.

ABORDAJE DE LA VÍA AÉREA

La SIR es el método preferido para los pacientes con presunción de PIC alta porque proporciona protección frente a las respuestas reflejas a la laringoscopia y las elevaciones de la PIC. La presencia de coma no debe interpretarse como una indicación para proceder sin fármacos o para administrar únicamente un FBNM sin un fármaco sedante de inducción. Aunque el paciente parezca no responder, la laringoscopia y la intubación provocarán los reflejos descritos anteriormente si no se utilizan los fármacos simpaticolíticos y de inducción adecuados. Se recomienda la secuencia presentada en el **cuadro 35-4** para los pacientes con PIC elevada.

INICIO DE LA VENTILACIÓN MECÁNICA

La ventilación mecánica en el paciente con PIC elevada debe basarse en tres principios: *1)* oxigenación óptima, *2)* normocapnia y *3)* evitar mecanismos de ventilación que aumentarían la congestión venosa en el cerebro (p. ej., presión positiva teleespiratoria, presión inspiratoria máxima elevada).

CUADRO 35-4 SIR para pacientes con presunta PIC elevada	
Tiempo	**Acción**
Cero menos 10+ min	Preparación
Cero menos 10+ min	Preoxigenación
Cero menos 10+ min	Optimización fisiológica
Cero	Inducción con parálisis
	Etomidato 0.3 mg/kg o propofol 1.5-2 mg/kg o ketamina 1.5 mg/kg
	Succinilcolina 1.5 mg/kg o rocuronio 1.5 mg/kg
Cero más 30 s	Protección y poner en posición
Cero más 45 s	Prueba de colocación correcta
Cero más 60 s	Control postintubación
Goteo i.v. de propofol, 1-5 mg/kg por hora	

*Puede considerarse el fentanilo a 3 µg/kg i.v. en función de cada caso. PIC: presión intracraneal; SIR: secuencia de intubación rápida.

Aunque nunca existió una base científica para el uso de la hiperventilación «terapéutica», se adoptó de forma generalizada y entusiasta. Las directrices de la Brain Trauma Foundation para el tratamiento de TCE graves recomiendan evitar la hiperventilación profiláctica y ventilar a los pacientes con TCE grave de forma que se alcancen los límites inferiores de normocapnia ($PaCO_2$ de 35-40 mmHg). Un abordaje similar parece prudente en los pacientes con causas médicas de elevaciones de la PIC (p. ej., hemorragia cerebral).

Aunque no hay indicios de resultados que respalden su uso o muestren algún beneficio, la hiperventilación a una $PaCO_2$ de 30 mmHg puede seguir teniendo un papel limitado como medida temporal en los pacientes que presentan signos clínicos de herniación (pupila dilatada o postura de descerebración) y que no responden a intervenciones adecuadas con fármacos osmóticos, el drenaje de líquido cefalorraquídeo o ambos. Este procedimiento debe iniciarse solo con el apoyo de métodos de capnografía continua para orientar los esfuerzos de ventilación y evitar las secuelas perjudiciales de la hipocapnia excesiva. Además, debe considerarse la neuromonitorización avanzada de la isquemia cerebral. Los parámetros fisiológicos normales de la ventilación inicial se describen en el capítulo 10. La fracción inspirada de oxígeno (FiO_2) inicial debe ser de 1.0 (100%). La FiO_2 puede disminuir posteriormente según la pulsioximetría, siempre que se mantengan saturaciones de oxígeno normales. La presión del dióxido de carbono puede recibir seguimiento mediante gasometría arterial o, preferiblemente, por medio de capnografía continua, cuya primera evaluación debe producirse alrededor de 10 min después del inicio de la ventilación mecánica en estado estacionario. Para permitir las exploraciones neurológicas tempranas y frecuentes, la mejor sedación a largo plazo es una infusión de propofol, que puede interrumpirse cuando sea necesario con una pronta recuperación del paciente. No obstante, se desea una sedación profunda para permitir una ventilación mecánica controlada y eficaz y otras intervenciones necesarias, al tiempo que se atenúan los efectos estimulantes del tubo en la tráquea y se elimina cualquier posibilidad de que el paciente tosa o se corcovee. El propofol no es un analgésico; se utiliza un analgésico opiáceo, como el fentanilo, para mejorar la tolerancia al tubo endotraqueal y reducir la estimulación y la capacidad de respuesta.

CONSEJOS Y ALERTAS

Estado epiléptico

- Incluso en la vía aérea difícil, la SIR suele ser preferible para el manejo de la vía aérea en el paciente con crisis activas, ya que cualquier técnica sin bloqueo neuromuscular tiene pocas probabilidades de éxito. La evaluación de la vía aérea difícil puede ser un desafío. Por lo tanto, la dificultad de la vía aérea suele ser una cuestión de criterio. Deben prepararse planes de urgencia y dispositivos de rescate adecuados en caso de fracaso de la vía aérea.
- El paciente paralizado puede seguirse convulsionando, lo que puede causar lesiones neurológicas a pesar de la falta de actividad motora. Se deben administrar dosis eficaces de anticonvulsivos de acción prolongada y utilizar benzodiazepinas para la sedación a largo plazo. Evite la parálisis prolongada, si es posible. Si se utiliza un bloqueador neuromuscular de acción prolongada, gestione una monitorización continua por EEG.

Presión intracraneal elevada

- La SIR es el método preferido para la intubación traqueal en los pacientes con sospecha de PIC elevada. La técnica permite controlar diversos efectos adversos y un control óptimo de la ventilación tras la intubación.
- El etomidato constituye el fármaco inductor preferido, especialmente si el paciente tiene hipotensión.
- El fentanilo ya no se recomienda de forma rutinaria para la PIC elevada que está complicada por la presión arterial alta. El beneficio simpaticolítico adicional probablemente sea mínimo porque la mayoría de los pacientes ya habrán recibido una carga de inducción completa como parte de la SIR. Además, ningún estudio ha confirmado que mejore el pronóstico del paciente cuando se utiliza durante la intubación de urgencia.

INFORMACIÓN BASADA EN LA EVIDENCIA

¿Qué medio de inducción es mejor para los pacientes neurocríticos?

Aunque el lorazepam y el diazepam son los fármacos prototípicos para la interrupción de la actividad convulsiva aguda, son fármacos de inducción muy inferiores. No existen datos sobre el medicamento ideal como fármaco inductor en el estado epiléptico. El etomidato, el propofol y el midazolam son opciones aceptables. La ketamina ha mostrado ser eficaz para terminar con el estado epiléptico, especialmente en los niños, y sería una buena cuarta opción.[1-4,6,8]

¿Midazolam, propofol o fenobarbital para el tratamiento postintubación en los pacientes con crisis convulsivas?

Para los cuidados postintubación, se debe sedar al paciente con un fármaco que no solo proporcione amnesia y ansiólisis, sino que también optimice el tratamiento antiepiléptico. Las benzodiazepinas tienen todas estas propiedades y están fácilmente disponibles en el ámbito de los cuidados intensivos. Se prefiere el midazolam al diazepam y al lorazepam como infusión i.v. continua debido a su semivida más corta, su solubilidad en agua, su estabilidad hemodinámica y su mayor experiencia clínica en el estado epiléptico resistente al tratamiento.

El midazolam y el propofol son los fármacos de primera línea preferidos, aunque no existe ningún ensayo prospectivo aleatorizado que compare directamente estos tratamientos. A pesar de la popularidad del propofol para el tratamiento de las crisis resistentes en el contexto de la unidad de cuidados intensivos (UCI), hay poca experiencia en el contexto de las urgencias, y los estudios realizados en la UCI son demasiado pequeños para obtener conclusiones.[5-7] La dosis recomendada de propofol es de 1 a 2 mg/kg en bolo i.v. (o inducción), seguido de una infusión de 1 a 5 mg/kg por hora. Las dosis sostenidas más altas se han asociado al síndrome de infusión de propofol. La ketamina también se ha estudiado en el contexto del estado epiléptico refractario y podría considerarse un tratamiento complementario para el manejo postintubación de esta población de pacientes.[8] Una revisión de los estudios en los que se utilizó ketamina con este fin reveló que la dosis media era de 2.2 mg/kg por hora en infusión continua.

¿La optimización fisiológica de los pacientes con presión intracraneal elevada mejora los resultados funcionales?

Es difícil hacer recomendaciones basadas en la evidencia sobre el manejo de la vía aérea en el paciente con lesión cerebral y PIC elevada, como ocurre en muchas otras áreas del manejo de la vía aérea. En cuanto a la metodología, la mayoría de los estudios sobre el efecto de las intervenciones comentadas en este capítulo se realizaron en individuos estables en el contexto del quirófano; otros se llevaron a cabo en personas profundamente anestesiadas en la UCI durante la aspiración traqueal. Es difícil extrapolar los hallazgos de estos grupos a los pacientes en estado crítico sometidos a intubación de urgencia. Además, el momento y la dosis de las intervenciones farmacológicas variaron significativamente, lo que dificulta la comparación de un estudio con otro.

No existe ningún estudio en la literatura médica que compare las intervenciones en la vía aérea con una medida de resultado funcional, es decir, discapacidad o muerte. Los aumentos de la frecuencia cardíaca, la presión arterial y la PIC son los parámetros que se suelen medir al comparar una técnica o intervención farmacológica con otra, ya que afectan la PPC. Sin embargo, no hay evidencia de que sean sustitutos válidos de medidas de resultados más importantes, como la discapacidad, ni de que las elevaciones transitorias de cualquiera de las medidas mencionadas anteriormente tengan un efecto significativo en la morbilidad o la mortalidad. Con base en lo anterior, no hay evidencia de que las intervenciones presentadas en este capítulo sean perjudiciales y, a la espera de pruebas más directas, parece intuitivo que reducir al mínimo los cambios adversos en la PIC, la presión arterial y la frecuencia cardíaca probablemente contribuiría a incrementar los resultados favorables.

Referencias

1. Trinka E, Cock H, Hesdorffer D, et al. A definition and classification of status epilepticus—report of the ILAE Task Force on Classification of Status Epilepticus. *Epilepsia*. 2015;56(10):1515-1523.

2. Synowiec AS, Singh DS, Yenugadhati V, Valeriano JP, Schramke CJ, Kelly KM. Ketamine use in the treatment of refractory status epilepticus. *Epilepsy Res*. 2013;105(1-2):183-188.

3. Gaspard N, Foreman B, Judd LM, et al. Intravenous ketamine for the treatment of refractory status epilepticus: a retrospective multicenter study. *Epilepsia*. 2013;54(8):1498-1503.

4. Ilvento L, Rosati A, Marini C, L'Erario M, Mirabile L, Guerrini R. Ketamine in refractory convulsive status epilepticus in children avoids endotracheal intubation. *Epilepsy Behav.* 2015;49:343-346.

5. Shearer P, Riviello J. Generalized convulsive status epilepticus in adults and children: treatment guidelines and protocols. *Emerg Med Clin North Am.* 2011;29:51-64.

6. Glauser T, Shinnar S, Gloss D, et al. Evidence-based guideline: treatment of convulsive status epilepticus in children and adults: report of the Guideline Committee of the American Epilepsy Society. *Epilepsy Curr.* 2016;16:48-61.

7. Rossetti AO, Reichhart MD, Schaller M-D, Despland P-A, Bogousslavsky J. Propofol treatment of refractory status epilepticus: a study of 31 episodes. *Epilepsia.* 2004;45:757-763.

8. Alkhachroum A, Der-Nigoghossian CA, Mathews E, et al. Ketamine to treat super-refractory status epilepticus. *Neurology.* 2020;95:e2286-e2294.

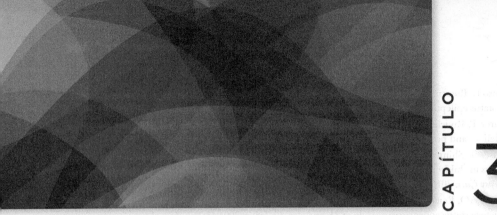

Enfermedad reactiva de la vía aérea

Heather Mahoney

Calvin A. Brown III

DESAFÍO CLÍNICO

El manejo de la vía aérea en los pacientes con asma aguda o enfermedad pulmonar obstructiva crónica (EPOC) es un desafío porque la intubación no resuelve el problema principal: la obstrucción de las vías aéreas distales más pequeñas. No obstante, la intubación será necesaria cuando sea probable un fracaso ventilatorio a pesar de la asistencia respiratoria médica y no invasiva. La ventilación postintubación puede ser extremadamente difícil en caso de acidosis respiratoria persistente o que empeora, barotraumatismo o hipotensión causada por presiones intratorácicas elevadas con retorno venoso disminuido, aunque más en el asma que en la EPOC. Por lo tanto, la decisión de intubar debe tomarse con cuidado. Es fundamental tratar de forma intensiva y precoz el broncoespasmo agudo para evitar la intubación. Las estrategias de asistencia respiratoria no invasiva (ventilación no invasiva y oxígeno nasal de alto flujo) también pueden evitar la intubación en muchos de estos pacientes, al reducir el trabajo respiratorio hasta que los broncodilatadores y los corticoides puedan surtir efecto.

El tratamiento inicial de un empeoramiento del asma grave incluye la reversión del broncoespasmo dinámico mediante tratamiento de nebulización con agonistas β_2 continuo o en serie (albuterol 10-15 mg/h o cada 20 min) y tratamiento de nebulización con anticolinérgicos (bromuro de ipratropio 0.5 mg cada 20 min durante tres dosis). Los corticoides orales o intravenosos (i.v.) están indicados para el tratamiento del componente inflamatorio. Para el asma aguda resistente que no responde a los broncodilatadores y corticoides de primera línea, la administración i.v. de 2 g de sulfato de magnesio en los adultos o 40 mg/kg (hasta un máximo de 2 g) en los niños redujo la necesidad de hospitalización en un 25% y un 68%, respectivamente, en dos revisiones Cochrane recientes (*véase* la sección «Información basada en la evidencia»). En caso de broncoespasmo continuo, la epinefrina o terbutalina intramusculares a 0.25 a 0.5 mg pueden proporcionar una broncodilatación adicional. El uso temprano de asistencia respiratoria no invasiva (ventilación no invasiva con presión positiva [VNIPP] u oxígeno nasal de alto flujo [ONAF]) puede evitar la necesidad de intubación al favorecer el trabajo respiratorio. Debe considerarse la analgesia en los casos graves debido a que la hiperventilación provoca un aumento del atrapamiento de aire y de la auto-presión positiva teleespiratoria (PEEP, *positive end-expiratory pressure*). Los pacientes con ansiedad pueden tener dificultades para tolerar la asistencia no invasiva y la analgesia leve puede proporcionar ansiólisis y comodidad mientras se preparan para la intubación. Esto debe hacerse con cuidado en la cabecera del paciente y ajustarse a consciencia, con precaución para no sobresedarlo antes de tiempo. Para ello, puede utilizarse ketamina, fentanilo o dexmedetomidina.

En la EPOC, las comorbilidades (sobre todo las enfermedades cardiovasculares) desempeñan un papel más importante y el pronóstico es peor (incluso con ventilación mecánica de corta duración). En el paciente con EPOC, el tratamiento anticolinérgico puede ser tan importante como el tratamiento con agonistas β_2. Los corticoides vuelven a ser importantes para atenuar la inflamación subyacente. Como ocurre con muchos pacientes con asma, es la progresión de la fatiga, y no el empeoramiento del broncoespasmo, lo que conduce a la insuficiencia respiratoria y al paro. A menos que el estado del paciente obligue a una intubación precoz o inmediata, se recomienda un intento de asistencia respiratoria no invasiva, ya que la presión positiva binivel en la vía aérea (BiPAP, *bilevel positive airway pressure*) tiene un valor demostrado en determinados pacientes con EPOC y puede ayudar a evitar la intubación. El ONAF mediante un circuito de cánula nasal de alto flujo calentado y humidificado puede proporcionar reducciones similares del trabajo respiratorio y se ha constatado que no es inferior a la VNIPP. Al igual que para el paciente con asma, la ventilación mecánica tras la intubación en la EPOC puede ser difícil de manejar. Las presiones en la vía aérea suelen ser elevadas y el apilamiento de respiraciones (que provoca auto-PEEP) es frecuente, incluso con un manejo óptimo del ventilador. El aumento de las presiones intratorácicas inducido por la ventilación mecánica, combinado con la reducción de volumen por el trabajo respiratorio del paciente antes de la intubación, las enfermedades cardiovasculares coexistentes y los cambios hemodinámicos relacionados con la disminución del tono simpático tras la intubación hacen que el período periintubación sea muy dinámico e inestable. El control del ventilador se trata en la siguiente sección.

ABORDAJE DE LA VÍA AÉREA

A pesar de esta amplia gama de modalidades de tratamiento médico no invasivo, entre el 1% y el 3% de las reagudizaciones graves del asma requerirán intubación. Estos pacientes suelen estar fatigados y tener una capacidad residual funcional reducida y discordancia ventilación/perfusión (V/Q), por lo que puede resultar difícil preoxigenarlos de forma óptima y debe preverse una desaturación rápida. La secuencia de intubación rápida (SIR) suele ser el método preferido si la anatomía lo permite y se considera que la videolaringoscopia y la intubación son sencillas. Si el paciente tiene una vía aérea difícil, el operador podría planificar la intubación incluso antes que en el caso de un paciente no difícil, a fin de disponer de las mejores condiciones y del mayor tiempo posible para realizar una técnica con el paciente despierto.

Técnica

El principio más importante para el manejo del paciente con estado asmático que requiere intubación es tomar el control total de la vía aérea lo antes posible. Los pacientes suelen adoptar una postura erguida a medida que empeora su estado respiratorio; esta posición debe mantenerse lo máximo posible durante el período previo a la intubación. La preoxigenación debe conseguirse en la mayor medida posible (*véase* cap. 8). La ventilación no invasiva puede considerarse como un medio para aumentar la FiO_2 durante esta fase, al tiempo que disminuye el trabajo respiratorio. Los fármacos elegidos para la SIR deben administrarse con el paciente en la posición que le resulte más cómoda, a menudo sentado en posición vertical. Conforme va perdiendo el conocimiento, debe colocarse en decúbito supino con la cabecera de la cama a 20°, poner en posición la cabeza y el cuello y realizar la laringoscopia y la intubación.

Dosificación y administración de fármacos

El etomidato y la ketamina son los fármacos preferidos para la inducción del paciente con asma. La dosis para la SIR de etomidato y ketamina es de 0.3 mg/kg i.v. y 1.5 mg/kg i.v., respectivamente. La ketamina tiene una ventaja teórica por su efecto broncodilatador, aunque es probable que sea insignificante si se ha realizado un tratamiento broncodilatador intensivo. No hay datos que muestren la superioridad de la ketamina en la enfermedad reactiva de la vía aérea, y debe considerarse que tiene un equilibrio clínico con el etomidato. En los pacientes con EPOC y enfermedad cardiovascular avanzada, se prefiere el etomidato para evitar la estimulación catecolaminérgica de la ketamina. Otros fármacos de inducción (como el propofol o el midazolam) también son opciones, pero pueden predisponer a estas personas a la hipotensión en un contexto de hipovolemia y aumento de los cambios de la presión intratorácica. El bloqueo neuromuscular con 1.5 mg/kg de succinilcolina o rocuronio es igualmente eficaz. Se prefiere el rocuronio dada su mayor duración de acción y la prevención de la ventilación asincrónica inicial.

CONTROL POSTINTUBACIÓN

Una vez que el paciente ha sido intubado con éxito y se ha confirmado la posición correcta del tubo, se requiere sedación y analgesia para conseguir una sedación profunda que permita la máxima sincronía paciente-ventilador. El bloqueo neuromuscular suele ser necesario durante las primeras horas de ventilación mecánica para facilitar un tiempo de exhalación máximo y una hipercapnia permisiva sin disincronía. En los casos más graves pueden iniciarse goteos intravenosos de epinefrina. El manejo meticuloso del ventilador es fundamental para lograr el mejor resultado para el paciente. Puede administrarse ketamina adicional, así como albuterol continuo en línea y otros coadyuvantes farmacológicos.

Ventilación mecánica

Todos los pacientes con asma tienen las vías aéreas pequeñas obstruidas e hiperinsuflación dinámica con cantidades variables de auto-PEEP (o PEEP intrínseca). El aumento de la auto-PEEP incrementa el riesgo de barotrauma, causando neumotórax. Una descompresión alveolar segura y sin complicaciones requiere un tiempo espiratorio prolongado, que se consigue con una frecuencia respiratoria más baja para permitir que el flujo de aire espirado vuelva al valor basal entre respiraciones. Esto puede requerir una frecuencia tan baja como de 8 a 10 respiraciones por minuto en los casos más extremos. Los pacientes pueden tolerar volúmenes corriente de protección pulmonar (6-8 mL/kg de peso corporal ideal), pero esta estrategia requiere una hipercapnia permisiva, que resulta de la combinación de una ventilación alveolar y minuto baja y un espacio muerto elevado causado por el broncoespasmo. Para tolerar esta estrategia y evitar que la hipercapnia estimule el centro respiratorio y aumente el impulso respiratorio, se requiere una sedación profunda y, en la mayoría de los casos, un bloqueo neuromuscular continuo.

La presión medida durante la inspiración máxima es la presión inspiratoria máxima (PIM) y es una medida de la resistencia de la vía aérea (incluida la resistencia del tubo endotraqueal). Esta lectura tiene un valor predictivo inconstante en caso de barotrauma o volutrauma (que se predice mejor por la presión meseta) y es alto en los pacientes con enfermedad broncoespástica o enfermedad pulmonar obstructiva. Un aumento repentino de la PIM debe interpretarse como indicio de obstrucción de la vía aérea, taponamiento mucoso o neumotórax hasta que se demuestre lo contrario. Una caída brusca y drástica de la PIM puede indicar una extubación accidental o una intubación esofágica.

La presión intraalveolar medida al cerrar la válvula inspiratoria al final de la inspiración se denomina *presión de meseta* (P_{plat}). Los valores menores de 30 cmH$_2$O son los mejores y no suelen asociarse a barotrauma o volutrauma. La medición y la tendencia de la P_{plat} es una herramienta objetiva excelente para confirmar los ajustes óptimos del ventilador y la respuesta del paciente, así como la reversión de la obstrucción del flujo aéreo. Si los ajustes iniciales del ventilador revelan una P_{plat} de más de 30 cmH$_2$O, considere reducir el volumen corriente para atenuar la hiperinsuflación.

CONSEJOS Y ALERTAS

AJUSTES INICIALES DEL VENTILADOR

- Determine el peso corporal ideal del paciente.
- Establezca un volumen corriente de 6 a 8 mL/kg con F$_{IO_2}$ de 1.0 (100% de oxígeno).
- Establezca una frecuencia respiratoria de 8 a 10 respiraciones por minuto.
- Mida y mantenga la presión de meseta en menos de 30 cmH$_2$O.
- Céntrese inicialmente en las presiones de oxigenación y de la vía aérea (meseta) y maneje una hipercapnia de forma permisiva.
- Asegure la sedación y analgesia continuas con propofol o una benzodiazepina junto con un opiáceo no liberador de histamina, como el fentanilo.
- Considere la paralización con un bloqueador neuromuscular no despolarizante de acción prolongada si es difícil alcanzar los objetivos de ventilación.
- Continúe el tratamiento con agonistas β$_2$ en línea y el tratamiento farmacológico complementario en función de la gravedad de la enfermedad del paciente y de la respuesta objetiva al tratamiento.

Complicaciones de la ventilación mecánica

Dos de las complicaciones más frecuentes en los pacientes con asma con ventilación mecánica son las lesiones pulmonares (baro- o volutrauma) y la hipotensión. Debe considerarse inmediatamente la posibilidad de un neumotórax a tensión ante cualquier episodio de hipotensión, sobre todo cuando el inicio sea repentino. En los pacientes sin neumotórax a tensión, la hipotensión suele estar relacionada con la reducción de volumen absoluto o con la disminución del retorno venoso por el aumento de la auto-PEEP y de la presión intratorácica. Los riesgos inherentes de desarrollar cualquiera de estas complicaciones están directamente relacionados con el grado de hiperinsuflación. De las dos, la hipotensión se atribuye con menor frecuencia al neumotórax a tensión, pero es perjudicial si no se detecta. La mayoría de los pacientes con asma presentarán reducción del volumen intravascular debido al aumento del trabajo respiratorio, la disminución de la ingesta oral tras el inicio de la reagudización asmática y el incremento generalizado del estado metabólico. Por estas razones, es adecuado infundir empíricamente de 1 a 2 L de cristaloide antes de iniciar la SIR o al inicio de la ventilación mecánica.

El neumotórax puede descartarse rápidamente con una ecografía a pie de cama o una radiografía de tórax. También se puede realizar una prueba de presión intratorácica alta causante de hipovolemia con una prueba de apnea después de excluir el neumotórax. Se desconecta al paciente del ventilador y se le permite estar apneico hasta 1 min siempre que se garantice una oxigenación adecuada mediante pulsioximetría. En caso de reducción de volumen, la presión intratorácica media disminuirá rápidamente, la presión arterial debería comenzar a aumentar, la presión del pulso se ampliará y la frecuencia del pulso disminuirá en 30 a 60 s. Con las cantidades altas de auto-PEEP, se requieren reducciones en el atrapamiento de aire como se describió anteriormente. Si la auto-PEEP no es un problema, entonces debe instituirse una infusión empírica de volumen de 500 mL de cristaloide y puede repetirse en función de la respuesta del paciente al volumen adicional. Si la exploración física o la radiografía no logran identificar el pulmón culpable en un paciente cercano al paro, está indicada la inserción inmediata de tubos torácicos bilaterales. A partir de entonces, será necesario reevaluar los ajustes de la presión ventilatoria. Los ajustes iniciales del ventilador y las posibles complicaciones del ventilador del paciente con asma son comparten con el paciente con EPOC.

INFORMACIÓN BASADA EN LA EVIDENCIA

¿Es frecuente la intubación en urgencias por asma y cómo se maneja?

Un análisis reciente de más de 14 500 intubaciones en urgencias por indicación médica reveló que solo 173 (1.2%) de ellas fueron por asma. En comparación con otras intubaciones, los pacientes con asma tenían más probabilidades de ser preoxigenados con BiPAP (63% frente a 14%) y someterse a SIR (96% frente a 81%) e inducción con ketamina (52% frente a 12%). Las tasas de complicaciones fueron similares.[1]

¿Los anticolinérgicos inhalados mejoran los resultados en la enfermedad reactiva aguda de la vía aérea en comparación con los agonistas β inhalados?

Los efectos broncodilatadores de los anticolinérgicos son bien conocidos, pero ha habido controversia sobre si estos fármacos actúan de forma sinérgica con los agonistas β en el contexto del broncoespasmo agudo. Una reciente revisión de Cochrane del 2017 concluyó que el efecto combinado de los anticolinérgicos con agonistas β en el asma aguda redujo las hospitalizaciones y mejoró la función pulmonar en comparación con los agonistas β solos. Sin embargo, presentaron más efectos secundarios como temblor, agitación y palpitaciones con el tratamiento combinado.[2] En la EPOC, los anticolinérgicos de mantenimiento son útiles; sin embargo, en las reagudizaciones, sigue sin estar claro. Una revisión de la base de datos Cochrane resumió cuatro estudios que comparaban el albuterol inhalado con el bromuro de ipratropio en el contexto de una reagudización de la EPOC. Los datos agrupados de estos estudios (129 pacientes en total) no mostraron diferencias en el volumen espiratorio máximo a la hora o a las 24 h entre los grupos de albuterol y de bromuro de ipratropio. Añadir bromuro de ipratropio al albuterol no produjo ningún beneficio con respecto al albuterol solo. A pesar de esta relativa falta de pruebas, la American Thoracic Society, la European Respiratory Society y la Global Initiative for Chronic Obstructive Lung Disease promueven el uso del ipratropio inhalado en las reagudizaciones de la EPOC.[3] Así, con base en las pruebas disponibles, se deben utilizar anticolinérgicos en los pacientes con asma grave como tratamiento establecido y deben tenerse en cuenta para el tratamiento de las reagudizaciones de la EPOC, especialmente cuando se observa poca mejoría con los agonistas β solos.

¿El uso de magnesio intravenoso mejora los resultados en los pacientes con asma aguda?

El magnesio interviene en la relajación del músculo liso y las investigaciones recientes se han centrado en el papel de este medicamento para aliviar el broncoespasmo. Tanto en los niños como en los adultos, el magnesio i.v. se asocia a una reducción de los ingresos hospitalarios y a una mejoría de la función pulmonar. En dos revisiones Cochrane, el magnesio evitó la hospitalización desde un 25% en los adultos hasta un 68% en los niños.[4,5] No hay pruebas sólidas de que el magnesio disminuya la necesidad de intubación. Con base en estos datos, se debe considerar el tratamiento con magnesio i.v. como terapia complementaria para el asma grave o en los pacientes que no respondan a la terapia inicial.

¿Existen estrategias ventilatorias no invasivas que puedan mejorar los intentos de preoxigenación en el asma aguda?

La VNIPP se ha utilizado con éxito para disminuir el trabajo respiratorio y preoxigenar a los pacientes;[6] sin embargo, la agitación y el delírium pueden confundir los intentos de preoxigenación en los casos graves. Un reciente estudio observacional prospectivo multicéntrico describió la técnica de *secuencia de intubación diferida* (SID), que podría emplearse en pacientes cuyo delírium o agitación impide una preoxigenación óptima mediante mascarilla o VNIPP.[7] En la SID, se administra una dosis disociativa de ketamina para permitir la preoxigenación. En este estudio prospectivo de 62 pacientes, la saturación media de oxígeno aumentó tras la SID (90% a 99%), y no se observaron efectos adversos ni siquiera en los pacientes de alto riesgo. Aunque los datos de este estudio son prometedores, la falta de aleatorización, la comparación directa con la SIR y el pequeño tamaño de la muestra impiden hacer una recomendación para su uso rutinario.[8]

¿La ketamina intravenosa es beneficiosa en los casos de asma aguda?

Con frecuencia se ha hablado de la ketamina para el tratamiento del asma aguda. El beneficio teórico de los efectos broncodilatadores de la ketamina, la analgesia para frenar la hiperventilación y la menor inhibición del impulso respiratorio han motivado su uso en el servicio de urgencias. Su inicio de acción es rápido y puede administrarse por vía intramuscular o intravenosa. Se acepta como tratamiento en el asma grave resistente del paciente pediátrico intubado y de algunos adultos sin enfermedad cardiovascular. La ketamina también se ha propuesto para su uso en los pacientes sin intubar refractarios a la terapia convencional, especialmente en aquellos con hiperventilación y para facilitar la oxigenación con ventilación no invasiva. Sin embargo, el balance de la disforia y el aumento de la agitación en un paciente con dificultad respiratoria puede ser perjudicial y debe tenerse en cuenta. La ketamina es una elección lógica para el manejo de la vía aérea del paciente con asma grave porque aumenta las catecolaminas circulantes, es un dilatador directo del músculo liso e inhibe el flujo de salida vagal. No obstante, no hay estudios controlados que demuestren el beneficio de la ketamina i.v. en el tratamiento de los pacientes con asma sin intubar. Los reportes de casos de mejoría evidente de la función pulmonar con ketamina han perpetuado su popularidad, pero ningún estudio aleatorizado ha mostrado la superioridad de la ketamina sobre otros fármacos. Recientemente, un estudio doble ciego controlado con placebo asignó de forma aleatoria a 33 pacientes pediátricos con asma a una infusión de ketamina (0.2 mg/kg en bolo, seguida de 0.5 mg/h durante 2 h) y a 35 pacientes a placebo.[9] Cada grupo recibió también albuterol, bromuro de ipratropio y glucocorticoides. No se encontraron diferencias significativas en las puntuaciones del índice pulmonar (compuesto por frecuencia respiratoria, sibilancias, relación I/E, uso de músculos accesorios y saturación de oxígeno) entre ambos grupos. Tampoco se observaron diferencias en la tasa de hospitalización. En la actualidad, con base en su mecanismo de acción y perfil de seguridad, la ketamina parece ser el mejor fármaco disponible para la SIR en el paciente con asma. En ausencia de ketamina, pueden utilizarse otros medicamentos. No hay pruebas suficientes que respalden el uso de la ketamina i.v. como tratamiento complementario en los pacientes sin intubar o con ventilación.

Referencias

1. Godwin HT, Fix ML, Baker O, Madsen T, Walls RM, Brown CA 3rd. Emergency department airway management for status asthmaticus with respiratory failure. *Respir Care*. 2020;65(12):1904-1907.

2. Kirkland SW, Vandenberghe C, Voaklander B, Nikel T, Campbell S, Rowe BH. Combined inhaled beta-agonist and anticholinergic agents for emergency management in adults with asthma. *Cochrane Database Syst Rev*. 2017;1(1):CD001284.

3. Singh D, Agusti A, Anzueto A, Barnes PJ, Bourbeau J, Celli BR, Criner GJ, Frith P, Halpin DMG, Han M, López Varela MV, Martinez F, Montes de Oca M, Papi A, Pavord ID, Roche N, Sin DD, Stockley R, Vestbo J, Wedzicha JA, Vogelmeier C. Global Strategy for the Diagnosis, Management, and Prevention of Chronic Obstructive Lung Disease: The GOLD Science Committee Report 2019. *Eur Respir J*. 2019;53:1900164.

4. Griffiths B, Kew KM. Intravenous magnesium sulfate for treating children with acute asthma in the emergency department. *Cochrane Database Syst Rev*. 2016;(4):CD011050.

5. Kew KW, Kirtchuk L, Michell CI. Intravenous magnesium sulfate for treating adults with acute asthma in the emergency department. *Cochrane Database Syst Rev*. 2014;(5):CD010909.

6. Baillard C, Fosse J-P, Sebbane M, et al. Noninvasive ventilation improves preoxygenation before intubation of hypoxic patients. *Am J Respir Crit Care Med*. 2006;174(2):171-177.

7. Weingart SD, Trueger NS, Wong N, et al. Delayed sequence intubation: a prospective observational study. *Ann Emerg Med*. 2015;65(4):349-355.

8. El-Khatib MF, Jamaleddine G, Kanj N, et al. Effect of heliox- and air-driven nebulized bronchodilator therapy on lung function in patients with asthma. *Lung*. 2014;192(3):377-383.

9. Allen JY, Macias CG. The efficacy of ketamine in pediatric emergency department patients who present with acute severe asthma. *Ann Emerg Med*. 2005;46(1):43-50.

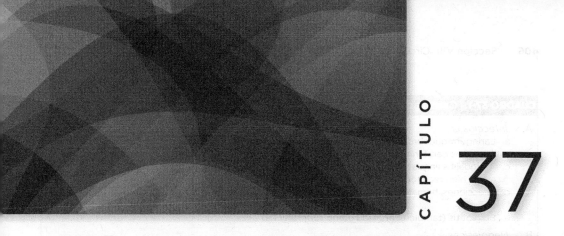

Vías aéreas distorsionadas y obstrucción aguda de las vías respiratorias superiores

Erik G. Laurin

Ali S. Raja

DESAFÍO CLÍNICO

La *vía aérea superior* se refiere a la porción de la anatomía de la vía aérea que se extiende desde los labios y las narinas hasta el primer anillo traqueal. La primera porción de la vía aérea superior es redundante: una vía nasal y una oral. Sin embargo, a nivel de la bucofaringe, las dos vías se fusionan y se pierde esta redundancia. Las causas más frecuentes de distorsión y obstrucción aguda de la vía aérea superior que ponen en peligro la vida ocurren en la región de este canal común, y son típicamente laríngeas. Además, los trastornos de la base de la lengua y la faringe pueden causar obstrucción (**cuadro 37-1**). Este capítulo trata de los problemas que deforman u obstruyen la vía aérea superior. Los cuerpos extraños en la vía aérea superior se tratan en los capítulos 28 y 44.

ABORDAJE DE LA VÍA AÉREA

Los signos de distorsión y obstrucción de la vía aérea superior pueden ser ocultos o sutiles. El deterioro potencialmente mortal puede producirse de forma repentina e inesperada. Las intervenciones aparentemente inocuas, como dosis pequeñas de fármacos hipnóticos sedantes para aliviar la ansiedad o el uso de anestésicos locales tópicos, pueden provocar una obstrucción súbita y total de la vía aérea. Los dispositivos de rescate pueden no tener éxito e incluso estar contraindicados en algunas circunstancias. El objetivo en los pacientes con obstrucción de la vía aérea superior o deformidad anatómica de esta última es manejar la vía aérea de forma rápida pero controlada antes de que se produzca la obstrucción completa. Hasta que se intente un tratamiento definitivo, el paciente debe permanecer en una posición cómoda. Esto es especialmente cierto en los niños, en los que la ansiedad, el miedo y el llanto pueden hacer que una obstrucción parcial se convierta en una obstrucción completa de la vía aérea.

¿Cuándo debe realizarse una intervención?

El capítulo 1 aborda la importante cuestión de cuándo intubar. Si la obstrucción de la vía aérea es grave, progresiva o inminente, se requiere una actuación inmediata (a menudo secuencia de intubación rápida [SIR] *«forzada a actuar»* o cricotirotomía) sin más consideraciones sobre el traslado del paciente a otro lugar (p. ej., el quirófano u otro hospital). Es fundamental reconocer a los pacientes que requieren una vía aérea quirúrgica inevitable y realizar el procedimiento sin demora, ya que a menudo se pierde un tiempo valioso intentando otros métodos para obtener el control de la vía aérea. A falta de una indicación para una intervención *inmediata*, la cuestión es menos clara: ¿Cuál es el curso clínico previsto?

CUADRO 37-1 Causas de la obstrucción de la vía aérea superior

A. *Infecciosas*
   a. Laringotraqueobronquitis viral y bacteriana (p. ej., crup)
   b. Abscesos parafaríngeos y retrofaríngeos
   c. Amigdalitis lingual (una amígdala lingual es una anomalía congénita rara pero real y una causa bien reconocida de fracaso de la intubación).
   d. Infecciones, hematomas o abscesos de la lengua o del piso de la boca (p. ej., angina de Ludwig)
   e. Epiglotitis (también conocida como *supraglotitis*)

B. *Neoplásicas*
   a. Carcinomas laríngeos
   b. Carcinomas hipofaríngeos y linguales (lengua)

C. *Agentes físicos y químicos*
   a. Cuerpos extraños
   b. Lesiones térmicas (calor y frío)
   c. Lesiones cáusticas (ácidos y álcalis)
   d. Toxinas inhaladas

D. *Alérgicas/idiopáticas:* incluyendo el angioedema inducido por inhibidores de la enzima convertidora de angiotensina

E. *Traumáticas:* traumatismo contuso o penetrante del cuello y de la vía aérea superior

---

Las heridas penetrantes en el cuello y la vía aérea son notablemente impredecibles (*véase* cap. 34). Algunos expertos prefieren asegurar la vía aérea independientemente de los signos de alerta, mientras que otros promueven la observación expectante. Esta última estrategia plantea problemas importantes. El primero es que el paciente suele permanecer relativamente asintomático hasta que, de forma repentina e inesperada, desarrolla una obstrucción total, lo que impide el rescate de la vía aérea (y el paciente). El segundo es que, a menos que se utilice un endoscopio flexible, el observador solo puede ver la parte anterior de la vía aérea y no las partes posterior e inferior, donde probablemente se producirá la obstrucción. En otras palabras, cuando no se usa un endoscopio flexible, solo se ve «la punta del iceberg».

La cronología de la amenaza para la vía aérea también es importante. En igualdad de condiciones, un paciente que presenta inflamación de la vía aérea, como angioedema, que se ha desarrollado a lo largo de 8 a 12 h, tiene un riesgo mucho menor de obstrucción repentina en comparación con un individuo similar en el que el mismo grado de inflamación se ha desarrollado a lo largo de 30 min. Por lo general, para cualquier afección en la que la obstrucción pueda ser progresiva de manera rápida, silenciosa e inobservable desde el exterior (p. ej., angioedema, lesiones vasculares en el cuello y epiglotitis), lo más prudente es actuar antes que después para asegurar la vía aérea.

Hay cuatro signos cardinales de obstrucción aguda de la vía aérea superior:

- Voz de «papa (patata) caliente»: la voz apagada que se oye a menudo en pacientes con mononucleosis y amígdalas muy grandes.
- Dificultad para deglutir las secreciones, ya sea por dolor u obstrucción: el paciente suele estar sentado, inclinado hacia adelante y escupiendo o babeando secreciones.
- Estridor.
- Disnea.

Los dos primeros signos no indican necesariamente que la obstrucción total de la vía aérea superior sea inminente; sin embargo, el estridor y la disnea, sí. El paciente que presenta estridor ya ha perdido al menos el 50% del calibre de la vía aérea y requiere una intervención inmediata. En el caso de los niños menores de 8 a 10 años de edad con crup, el tratamiento médico puede ser suficiente. En los niños mayores y en los adultos, la presencia de estridor puede hacer necesaria una vía aérea quirúrgica o, al menos, la intubación mediante una preparación doble. Esta técnica recurre a un intento despierto desde arriba, idealmente utilizando un endoscopio flexible, con la capacidad (preparada de antemano) de pasar con rapidez a una vía aérea quirúrgica en caso de ser necesario. La ventilación con bolsa-mascarilla (VBM) llevada a cabo correctamente a menudo tendrá éxito en los casos con obstrucción de tejidos blandos (incluido el laringoespasmo), pero por lo general no superará una obstrucción fija (como la compresión extrínseca de la vía aérea por un hematoma) y, en cualquier caso, no debe considerarse más que una maniobra provisional.

¿Qué opciones existen si la vía aérea empeora o se produce una obstrucción?

Las consideraciones clave son las siguientes:

- *¿Será posible la VBM de rescate?* ¿Será posible lograr el sellado de la mascarilla o la parte inferior de la cara está alterada? ¿Una herida profunda en el cuello ha penetrado en la vía aérea haciéndola incompetente a presiones altas? Como se ha comentado en el capítulo 12, los dispositivos de bolsa-mascarilla más utilizados en los contextos de reanimación son capaces de generar entre 50 y 100 cmH$_2$O en las vías respiratorias superiores, siempre que no dispongan de válvulas de alivio de presión positiva y que se pueda obtener un sellado adecuado de la mascarilla. Los dispositivos pediátricos y neonatales suelen incorporar válvulas de alivio de presión positiva que pueden desactivarse fácilmente (en caso necesario). Este grado de presión positiva suele ser suficiente para superar el grado moderado de obstrucción de la vía superior causado por tejido redundante (p. ej., pacientes con obesidad), tejido edematoso (p. ej., angioedema, crup y epiglotitis) o laringoespasmo. Sin embargo, las lesiones que son duras y fijas, como hematomas, abscesos, tumores malignos y cuerpos extraños, producen una obstrucción que no se puede superar de forma fiable con la VBM, incluso con presiones elevadas en las vías respiratorias superiores.

- *¿Dónde está el problema de la vía aérea?* Si la lesión se encuentra al nivel de la cara o de la buco- o nasofaringe, y se considera que la intubación orotraqueal es imposible (por el motivo que sea), se puede contemplar el uso de un dispositivo extraglótico (DEG, como una mascarilla laríngea o King LT®) si hay acceso por la boca. Si la lesión se encuentra al nivel de la glotis o inmediatamente por encima de ella, es posible que el DEG no funcione y se requiera una intubación (si la obstrucción puede evitarse) o una cricotirotomía (si no es posible). Si la lesión está por debajo de las cuerdas vocales, la cricotirotomía no evitará la obstrucción y se recurrirá a una estrategia totalmente diferente (*véanse* caps. 28 y 44).

¿Cuáles son las ventajas y los riesgos de una técnica con el paciente despierto?

En la mayoría de los casos, a menos que el paciente esté en crisis o empeore rápidamente, lo mejor es examinarlo despierto con un endoscopio flexible. La exploración endoscópica permite tanto la evaluación de la vía aérea como, si está indicada, la intubación (*véanse* caps. 17 y 24). Como alternativa, se puede realizar una laringoscopia oral de paciente despierto utilizando preferentemente un videolaringoscopio. Si se consigue una visibilidad adecuada de la glotis mediante laringoscopia directa o videolaringoscopia, se procede a la intubación. Si la visualización no es óptima, pero la epiglotis puede verse y está en la línea media, la intubación orotraqueal mediante SIR suele ser factible, sobre todo con un *bougie*, a menos que el diagnóstico de trabajo sea un trastorno laríngeo primario. Sin embargo, en raras ocasiones, la vía aérea puede ser más difícil de visualizar tras la inducción y la parálisis o puede haberse deteriorado bruscamente entre la exploración con el paciente despierto y la administración de fármacos de SIR. Por estas razones, los fármacos para la SIR deben prepararse antes de llevar a cabo la laringoscopia con el paciente despierto y a menudo es mejor hacer la intubación en el momento de la exploración inicial que después del retraso necesario para retirar el laringoscopio y efectuar posteriormente la SIR. Si se sospecha que la lesión se encuentra a nivel laríngeo, es importante la visualización completa de la laringe, en particular de la glotis (p. ej., visualización endoscópica flexible).

¿Es razonable la secuencia de intubación rápida?

Si se tiene la certeza de que la intubación orotraqueal es posible y se confía plenamente en que el paciente pueda ser ventilado con éxito mediante VBM o DEG, entonces es razonable proceder a la SIR (p. ej., al principio del curso de una lesión penetrante del cuello). Se recomienda una preparación doble con preparación para una vía aérea quirúrgica inmediata. La decisión de proceder con una SIR frente a una exploración con el paciente despierto o una cricotirotomía primaria es cuestión de criterio clínico. El paciente con una lesión temprana de la vía aérea superior (p. ej., inhalación de productos de combustión) suele intubarse fácilmente por vía oral (en ausencia de indicadores preexistentes de dificultad de la vía aérea), siempre que se haga antes de que progresen la hemorragia de la lesión y la inflamación de la vía. El factor determinante es la confianza del médico en que la intubación tendrá éxito y, en caso contrario, en que la oxigenación mediante VBM o DEG (o mediante cricotirotomía) será oportuna y satisfactoria.

Los retos a los que se enfrentan los pacientes que presentan obstrucción de las vías respiratorias superiores destacan la importancia de contar con dispositivos alternativos para la vía aérea, como un endoscopio flexible y un videolaringoscopio, además de un laringoscopio convencional y un *bougie*. Los pacientes con obstrucciones de la vía superior en los que la laringoscopia directa sería probablemente imposible, como los angioedemas graves, a veces pueden intubarse con éxito con un videolaringoscopio hiperangulado de perfil estrecho (p. ej., GlideScope®) y suelen ser candidatos razonablemente sencillos para la intubación endoscópica flexible. La decisión de intentar una videolaringoscopia con hoja hiperangulada suele depender del espacio disponible para pasar la hoja. El área entre la lengua y el paladar puede evaluarse mediante inspección visual y palpación, pero la base de la lengua y las áreas laríngeas son imposibles de evaluar hasta que se inserta la hoja; por lo tanto, es esencial aplicar un abordaje con el paciente despierto (en todos los escenarios excepto en el de «forzado a actuar») para determinar de forma controlada si es posible la laringoscopia y la colocación del tubo endotraqueal. Tanto la laringoscopia como la colocación del tubo endotraqueal presentan sus propios desafíos y la capacidad para realizar una laringoscopia satisfactoria puede dificultar o imposibilitar la colocación del tubo endotraqueal. Por el contrario, los endoscopios flexibles insertados a través de la nasofaringe o la bucofaringe pueden maniobrarse más fácilmente alrededor de obstrucciones parciales que las hojas y, con la cantidad de flexibilidad direccional de la punta del endoscopio, permiten visualizar una laringe obstruida con mayor facilidad que una hoja. Además, la colocación del tubo endotraqueal se simplifica porque pasa por encima del endoscopio en lugar de ser una colocación separada e independiente.

Un abordaje que se ha impuesto es la técnica de doble dispositivo, en la que se utilizan tanto un videolaringoscopio como un endoscopio flexible. La hoja del videolaringoscopio sirve para desplazar los tejidos blandos y visualizar la mayor parte posible de la laringe. Si se obtiene una buena visibilidad y es posible la colocación del tubo endotraqueal, se intuba al paciente. Si la laringoscopia o la colocación del tubo endotraqueal resultan difíciles, se prepara a otro operador con un endoscopio flexible para realizar una intubación endoscópica, que a menudo resulta incluso más fácil cuando se usa una hoja de videolaringoscopio para desplazar el tejido blando, abrir las vías respiratorias superiores y visualizar la aproximación del endoscopio hacia la laringe. Una vez que el endoscopio está en la tráquea, el tubo endotraqueal se coloca forzando el paso del endoscopio, con la visualización de la intubación y la solución de problemas, según sea necesario, en la pantalla del videolaringoscopio.

CONSEJOS Y ALERTAS

- Sea reacio a trasladar a pacientes con sospecha de obstrucción aguda de las vías respiratorias superiores y vía aérea no asegurada, incluso a distancias cortas. Salvo raras excepciones, casi siempre es prudente asegurar la vía aérea del paciente con lesión penetrante aguda importante en el cuello o traumatismo laríngeo contuso (ejemplos de obstrucción «dinámica» de la aérea superior) antes del traslado.
- El angioedema de las vías respiratorias superiores es una afección potencialmente peligrosa e imprevisible, sobre todo cuando se ha producido en un período corto. La exploración externa de los labios, la lengua y la faringe puede revelar poco de lo que ocurre a nivel de la vía aérea. Lo más prudente es intervenir antes que después. Por lo general, la endoscopia flexible proporcionará información definitiva y servirá de conducto para la intubación, si está indicada.
- El paciente con obstrucción aguda de las vías respiratorias superiores, una vía aérea alterada o una vía aérea distorsionada que *puede* proteger y mantener su vía aérea y *puede* mantener la oxigenación y la ventilación, siempre debe considerarse como con *vía aérea difícil*, y debe utilizarse el algoritmo de la vía aérea difícil (*véase* cap. 5).
- El paciente con obstrucción de las vías respiratorias superiores, una vía aérea alterada o una vía aérea distorsionada que *no puede* mantener la oxigenación o la ventilación debe considerarse que tiene una *vía aérea fallida*, y debe utilizarse el algoritmo de fracaso de la vía aérea (*véase* cap. 4).
- Las técnicas de manejo a ciegas de la vía aérea (p. ej., intubación nasotraqueal a ciegas) en pacientes con obstrucción de las vías respiratorias superiores o deformidad anatómica están contraindicadas y no deben intentarse.
- No se puede confiar únicamente en la VBM para rescatar una vía aérea, sobre todo si la obstrucción es causada por una lesión fija.
- Por lo general, la SIR está contraindicada a menos que el operador se vea obligado a intentar una intubación «de un solo intento» invocando el principio de *«forzado a actuar»* (*véase* cap. 5), la inspección en el paciente sea tranquilizadora o el operador considere que es probable que la SIR tenga éxito y se disponga de un plan de respaldo (doble preparación).
- Esté preparado para hacer una cricotirotomía antes de realizar una laringoscopia con el paciente despierto, reconociendo que la manipulación de la vía aérea superior irritada, la administración de un sedante o la aplicación de un anestésico tópico pueden ocasionar la obstrucción total.

INFORMACIÓN BASADA EN LA EVIDENCIA

¿Qué pruebas orientan el tratamiento de urgencia de los pacientes con obstrucción aguda de las vías respiratorias superiores y con qué frecuencia se utilizan técnicas con el paciente despierto?

Un informe reciente del National Emergency Airway Registry (NEAR) reveló que aproximadamente el 1% de todos los casos de vía aérea de urgencia en adultos se tratan con un endoscopio flexible, empleado con mayor frecuencia en caso de obstrucción de la vía aérea.[1] En un análisis más reciente del NEAR de 19 071 casos discretos de pacientes, se aplicó una técnica con el paciente despierto en el primer intento en 82 (0.4%) ocasiones. La mayoría de los primeros intentos (91%) fueron realizados por médicos de urgencias por angioedema (32%) y obstrucción de la vía aérea sin angioedema (31%). El dispositivo inicial más utilizado fue un endoscopio flexible (78%). Entre todas las intubaciones con el paciente despierto, el éxito del primer intento se alcanzó en el 85% (IC del 95%: 76-95).[2]

¿Con qué frecuencia requiere intubación el angioedema inducido por inhibidores de la enzima convertidora de angiotensina y cómo se trata?

En la misma cohorte del NEAR, se realizó una intubación por angioedema en 98 pacientes (0.5%). El éxito del primer intento se alcanzó en el 81% de los casos y los médicos de urgencias realizaron el procedimiento en el 94% de los casos. El dispositivo más utilizado fue un endoscopio flexible (49%), y el 42% de los intentos se llevaron a cabo por vía nasal. Los métodos farmacológicos incluyeron sedación con parálisis (61%, probablemente los intubados al principio del curso), anestesia tópica con o sin sedación (13% y 13%, respectivamente) y sedación sola (10%). Entre los 19 (19%) pacientes que requirieron intentos adicionales, la intubación se consiguió en el segundo intento en 10 (53%). Se tuvo que hacer cricotirotomía en dos pacientes (2%), pero no se observaron muertes.[3]

¿Es cierto que la aplicación de anestésicos tópicos en una vía aérea distorsionada puede desencadenar una obstrucción total?

No hay estudios sobre este tema, pero la mayoría de los profesionales de la vía aérea experimentados lo han visto. Aunque el mecanismo por el que esto ocurre es objeto de especulación, se trata de un fenómeno real y debe tenerse precaución en caso de obstrucción preexistente de la vía aérea cuando se contemple la anestesia tópica y la instrumentación de la vía aérea. Planifique las estrategias de rescate con antelación y examine la vía aérea en un entorno en el que se pueda ejecutar un rescate rápido si se produce una obstrucción completa.

Referencias

1. Brown CA 3rd, Bair AE, Pallin DJ, et al. Techniques, success, and adverse events of emergency department adult intubations. *Ann Emerg Med*. 2015;65(4):363-370.

2. Kaisler MC, Hyde RJ, Sandefur BJ, et al. Awake intubations in the emergency department: a report from the National Emergency Airway Registry. *Am J Emerg Med*. 2021;49:48-51.

3. Sandefur BJ, Liu XW, Kaji AH, et al. Emergency department intubations in patients with angioedema: a report from the National Emergency Airway Registry. *J Emerg Med*. 2021;61(5):481-488.

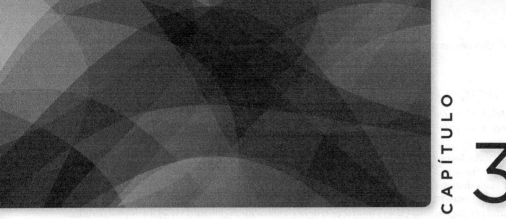

38

Paciente embarazada

Megan Leigh Fix

Rebecca L. Kornas

DESAFÍO CLÍNICO

Los cambios fisiológicos y anatómicos asociados al embarazo pueden plantear desafíos en todas las facetas del manejo de la vía aérea, incluyendo la oxigenación, la ventilación y el aseguramiento de la vía aérea. Junto con muchos cambios fisiológicos, el embarazo tardío también presenta dificultades únicas relacionadas con la vía aérea. De hecho, las complicaciones asociadas al manejo de la vía aérea en la paciente parturienta son la causa más importante de mortalidad materna relacionada con la anestesia. El embarazo modifica la anatomía y la fisiología de la mujer de distintas maneras:

- *Reserva y agotamiento de oxígeno:* se produce una reducción aproximada del 20% en el volumen de reserva espiratorio, el volumen residual y la capacidad residual funcional (CRF), así como un aumento de la tasa metabólica basal materna y de la demanda de oxígeno por parte de la unidad fetal. Estos cambios conducen a una desaturación más rápida durante la apnea, incluso cuando está preoxigenada por completo (aproximadamente 3 min en comparación con 6 a 8 min en una mujer adulta no embarazada), y se agravan aún más en la paciente embarazada con obesidad.
- *Hiperventilación fisiológica:* la progesterona aumenta el impulso ventilatorio y provoca hiperventilación. La ventilación minuto materna se incrementa al principio del embarazo debido en gran parte al aumento del volumen corriente. Esto causa una alteración de los parámetros «normales» de los gases en la sangre, que debe tenerse en cuenta a la hora de controlar la ventilación mecánica. La $PaCO_2$ materna desciende hasta aproximadamente 32 mmHg, lo que se asocia a una disminución compensatoria del bicarbonato de 26 a 22 mEq/L para mantener un pH materno normal. La ventilación mecánica debe proporcionar cierto grado de hiperventilación para mantener el pH materno. Un abordaje razonable consiste en aumentar la ventilación minuto alrededor de un 20% para la mujer embarazada en el primer trimestre, subiendo al 40% al término.
- *Deterioro cardiopulmonar al final del embarazo:* en las últimas fases del embarazo, cuando la paciente se coloca en decúbito supino, los efectos del útero grávido sobre el diafragma y, en ocasiones, el aumento del tamaño de las mamas sobre la pared torácica disminuyen aún más la CRF. Además de reducir la CRF, el decúbito supino a finales del segundo y tercer trimestres del embarazo puede provocar compresión aortocava por el útero grávido. Esto reduce significativamente el retorno sanguíneo al corazón, con lo cual se ve perjudicada la perfusión materna y fetal. Esto puede atenuarse en cierta medida colocando a la paciente en decúbito lateral izquierdo.
- *Efectos sobre la laringoscopia y la ventilación con bolsa-mascarilla (VBM):* el embarazo también puede afectar a la laringoscopia y a la VBM. El aumento de peso, la mayor resistencia a la expansión torácica por el contenido abdominal y el mayor tamaño de las mamas pueden dificultar la VBM de forma análoga a la observada en una paciente con obesidad. El aumento del tamaño de las mamas también puede dificultar la inserción de un laringoscopio convencional. Los efectos de los estrógenos y el aumento del volumen sanguíneo contribuyen al edema de la mucosa de las fosas nasales y la faringe, haciendo que los tejidos de la vía aérea se vuelvan redundantes, friables

y más propensos a la hemorragia, especialmente con la manipulación de la vía aérea. Este edema de la mucosa también puede llevar a una distorsión dinámica de las estructuras de la vía aérea y dificultades tanto para identificar las estructuras como para pasar el tubo endotraqueal a través de las vías respiratorias superiores hasta la glotis. Esta distorsión de la vía superior puede empeorar con la preeclampsia, el trabajo de parto activo con pujos y la infusión de grandes volúmenes de líquidos cristaloides. La congestión vascular también produce una disminución del tamaño luminal de la tráquea, lo que requiere un tubo endotraqueal más pequeño de lo esperado (tamaño medio: 6.5-7 mm). Además, la VBM es más difícil debido a la congestión de los tejidos de las vías respiratorias superiores.

- *Mayor propensión a la broncoaspiración:* a medida que avanza el embarazo, aumenta la secreción de ácido gástrico, lo que provoca una disminución del pH gástrico materno, así como un aumento de las concentraciones de gastrina, una reducción de la actividad gástrica y un incremento del tiempo de vaciado gástrico que puede dar lugar a un mayor volumen gástrico en reposo. El agrandamiento del útero eleva la presión ejercida sobre el estómago, lo que, combinado con una reducción del tono del esfínter gastroesofágico en el embarazo, incrementa el riesgo de reflujo. En estas pacientes debe suponerse siempre un «estómago lleno». La administración de un bloqueador neuromuscular empeorará aún más esta situación al causar una pérdida del tono muscular abdominal de sostén. Estos cambios normales en la fisiología gastrointestinal comienzan a principios del segundo trimestre, pero se vuelven más problemáticos a mediados y finales del segundo y tercer trimestres.
- *Efectos sobre los bloqueadores neuromusculares:* la actividad de la colinesterasa plasmática materna se reduce en un 25%; sin embargo, esto no produce ningún efecto importante sobre la eliminación, la semivida o la duración del efecto de la succinilcolina. En cambio, el embarazo aumenta la sensibilidad a los relajantes musculares aminoesteroides, como el vecuronio y el rocuronio, lo que puede prolongar sus efectos.

ABORDAJE DE LA VÍA AÉREA

Al principio del embarazo predominan los cambios en los líquidos y la CRF, pero la vía aérea en sí no se modifica. A medida que avanza el embarazo, deben preverse dificultades tanto en la intubación como en la VBM. No obstante, el abordaje de la vía aérea en la paciente embarazada no difiere del de cualquier otra intubación urgente, excepto por la consideración de las características únicas del embarazo descritas en la sección «Desafío clínico», que pueden crear dificultades en la vía aérea más allá del sexto mes de gestación.

Las cuestiones clave a tener en cuenta para el manejo de la vía aérea en estas pacientes son las siguientes:

- Desde el punto de vista anatómico, considere a la paciente embarazada en el tercer trimestre análoga a una paciente con obesidad y utilice el algoritmo de vía aérea difícil. Si una evaluación cuidadosa con las mnemotecnias LEMON, ROMAN, RODS y SMART (*véanse* caps. 2 y 5) indica que la secuencia de intubación rápida (SIR) es razonable, tenga a la mano dispositivos de reserva (p. ej., dispositivo extraglótico) y prevea una desaturación de oxihemoglobina más rápida que en la paciente sin embarazo.
- Si la intubación endoscópica flexible es el método elegido, evite la vía nasal y prefiera la vía oral, a menos que las alteraciones anatómicas impidan la intubación orotraqueal. La mucosa puede estar inflamada, edematosa y friable, y es más probable que la intubación nasotraqueal provoque lesiones en la mucosa y hemorragias.
- Preoxigene completamente, utilizando un mínimo de 3 min de respiración de oxígeno al 100% u ocho respiraciones de capacidad vital; a medida que se reduce la CRF, aumenta el consumo de oxígeno y la apnea conduce con mayor rapidez a la desaturación. La mejor forma de hacerlo es con la paciente en posición erguida mientras respira pasivamente a través de una mascarilla con reservorio (MR) con oxígeno administrado a la «velocidad de lavado» (*véase* cap. 8) de 40 a 70 L/min. La oxigenación pasiva durante la fase apneica, mediante cánula nasal a 5 a 15 L/min, debe ser de uso rutinario, si es posible, con el fin de retrasar la desaturación durante los intentos de intubación.
- Todos los opiáceos y fármacos inductores pueden reducir el flujo sanguíneo materno a la placenta y, por lo tanto, el flujo sanguíneo al feto. Estos fármacos también atraviesan la barrera placentaria. Dado que los relajantes musculares son sales de amonio cuaternario totalmente ionizadas, no atraviesan con facilidad la placenta. Los antihipertensivos, como el metoprolol, el labetalol y el esmolol, atraviesan la placenta y conllevan el riesgo de inducir bradicardia fetal.

Sin embargo, en el contexto del manejo urgente de la vía aérea, el bienestar materno prevalece sobre el potencial de exposición fetal. Cuando se administran estos fármacos y el parto del feto es inminente, el cuidador encargado del manejo del neonato inmediatamente después del parto debe estar bien informado sobre los fármacos administrados a la madre.

- Aunque no existen pruebas sólidas que respalden el uso rutinario de la presión cricoidea, puede ser más relevante en las pacientes embarazadas debido a los cambios gastrointestinales descritos anteriormente. Consideramos que la maniobra es opcional, pero si se va a utilizar, la persona encargada de administrarla debe estar capacitada y ser experta en la aplicación de presión cricoidea y estar preparada para soltarla pronto si se encuentra alguna dificultad.
- Aunque los dispositivos de rescate de la vía aérea, como la vía aérea con mascarilla laríngea (VAML), la VAML para intubación, el i-Gel® y el tubo laríngeo King®, pueden utilizarse en caso de intubación fallida de forma similar al caso de la paciente no embarazada, el mayor riesgo de broncoaspiración en la paciente embarazada no estabilizada da lugar a una urgencia adicional para el control definitivo de la vía aérea. La colocación satisfactoria de uno de estos dispositivos de rescate extraglóticos puede lograr un intercambio gaseoso adecuado, dando al profesional tiempo adicional para asegurar una vía aérea definitiva y evitar una vía aérea quirúrgica. No obstante, dado que la paciente embarazada de término puede desaturarse rápidamente, no demore la cricotirotomía cuando falle la intubación y cuando no pueda mantenerse una oxigenación adecuada mediante bolsa y mascarilla o un dispositivo extraglótico (DEG).

Secuencia de intubación recomendada

Preparación

Se debe realizar un examen detallado de la vía aérea difícil, incluyendo LEMON, ROMAN, RODS y SMART, antes de decidir la idoneidad de la SIR. Aunque no existan otros indicios de laringoscopia difícil, la obesidad, el aumento de tamaño de las mamas y el edema fisiológico de la vía aérea pueden complicar la intubación. Por defecto, incluso sin los factores predisponentes típicos de una vía aérea difícil, se debe utilizar el algoritmo pertinente en las pacientes en embarazo tardío. Al igual que en el caso de la paciente no embarazada, si el operador no confía en que la oxigenación (por VBM o DEG) y la intubación vayan a tener éxito, debe emplearse una técnica con la paciente despierta con anestesia tópica (*véase* cap. 5). Reúna su equipo de vía aérea tanto para el manejo inmediato como para el rescate potencial de una vía aérea fallida. Asegúrese de incluir una selección de tubos endotraqueales de menor tamaño con estiletes cargados, un *bougie*, un laringoscopio de mango corto (el gran tamaño del pecho suele impedir el uso de un mango de laringoscopio de longitud habitual), un dispositivo de rescate con el que tenga familiaridad y equipo para realizar una vía aérea quirúrgica.

Preoxigenación

Preoxigene completamente utilizando un mínimo de 3 min de respiración corriente con oxígeno al 100% (*véase* más arriba). La preoxigenación se realiza de forma ideal en posición vertical; sin embargo, si la paciente está en decúbito supino, utilice la posición de decúbito lateral izquierdo cuando esté en decúbito supino para evitar la compresión aortocava. Incline el abdomen ligeramente hacia la izquierda con una cuña o almohada bajo la cadera derecha para desplazar el útero grávido de la vena cava inferior.

Optimización fisiológica

De forma similar a la paciente no embarazada, asegure una hemodinámica óptima con reanimación con líquidos y sangre, si está indicado. Las pacientes con hipotensión al final del embarazo deben colocarse en decúbito lateral izquierdo. Las urgencias hipertensivas deben tratarse principalmente con sulfato de magnesio.

Parálisis con sedación

La selección del fármaco paralizante es similar a la de la paciente no embarazada. Salvo contraindicación, se recomienda la succinilcolina para la parálisis a una dosis de 1.5 mg/kg. Si la succinilcolina está contraindicada, debe administrarse un fármaco no despolarizante, idealmente rocuronio 1.5 mg/kg, a pesar del riesgo de efecto prolongado tras la administración. La elección del fármaco inductor viene determinada por el estado hemodinámico materno, como en la paciente no embarazada. No hay evidencia que sustente el uso o la evitación de un fármaco inductor en particular durante el embarazo, aunque la ketamina sería una opción de segunda línea si se requiriera intubación en el contexto de preeclampsia o eclampsia graves.

Poner en posición

El éxito de la intubación puede mejorarse significativamente con una colocación en posición adecuada antes de la administración de fármacos inductores. En el caso de las parturientas con obesidad o con exceso de tejido mamario, la colocación vertical de un rollo o una almohada entre los omóplatos desplaza las estructuras glóticas hacia adelante y ayuda a alejar las mamas del cuello. La posición del occipucio es igual de importante porque una extensión excesiva del cuello puede desplazar las estructuras glóticas hacia adelante e impedir la visualización. Coloque una almohadilla o una sábana doblada bajo la cabeza de la paciente para llevarla a una posición neutra que pueda evitar esta situación. Una posición con la cabeza hacia arriba (20° a 30°) puede ayudar con la ventilación tanto en la paciente que respira espontáneamente como cuando se requiere ventilación con presión positiva. La presión cricoidea puede, intuitivamente, ser más importante en la paciente embarazada, pero las pruebas que apoyan su uso rutinario son escasas. Si se utiliza presión cricoidea y la visualización glótica es difícil, libere la presión glótica para mejorar la visibilidad de la glotis y permita que el operador realice la manipulación laríngea externa.

Prueba de colocación correcta

Al igual que con la paciente no embarazada, la colocación de la sonda debe confirmarse mediante la detección de dióxido de carbono teleespiratorio, además de la exploración física, por muy seguro que esté el operador de que la tráquea se ha intubado correctamente.

Control postintubación

No hay directrices ampliamente adoptadas sobre los parámetros de ventilación mecánica en el embarazo; sin embargo, podemos inferir algunas pautas de los cambios fisiológicos que se producen en el embarazo. El embarazo se asocia a un aumento de la tasa metabólica, que requiere una mayor ventilación minuto a medida que avanza el embarazo. A término, esto se traduce en un incremento del 30% al 50% de la ventilación minuto. La gasometría arterial o la pulsioximetría y la monitorización del dióxido de carbono teleespiratorio ayudarán a ajustar los parámetros de ventilación. Aunque la paciente embarazada con síndrome de dificultad respiratoria aguda debe seguir parámetros de ventilación de bajo volumen corriente, pueden ser necesarios ajustes modestos tanto de la frecuencia (empezar de 12 a 14 por minuto) como del volumen corriente (hasta 12 mL/kg) para satisfacer las necesidades ventilatorias. Esto debe hacerse mientras se controla la presión de meseta para asegurarse de que se mantiene por debajo de 27 cmH$_2$O. Si las presiones de ventilación son altas, colocar a la paciente en posición de Trendelenburg inversa y decúbito lateral izquierdo para desplazar el contenido abdominal fuera del diafragma puede aportar cierta mejoría. Además, se puede reducir un poco el volumen corriente y aumentar la frecuencia respiratoria.

Manejo del fracaso en la intubación

Como ocurre con cualquier paciente que requiere intubación urgente, pueden surgir dificultades imprevistas a pesar de una cuidadosa evaluación de la vía aérea difícil. En la paciente embarazada, el abordaje debe modificarse ligeramente para adaptarse a los cambios fisiológicos previstos que impone el embarazo. Principalmente, esto se debe a la rapidez con la que se desatura la madre y al edema y la friabilidad de la vía aérea que se observan con frecuencia. Recomendamos reducir el número de intentos de laringoscopia antes de pasar al algoritmo de fracaso de la vía aérea. Aunque mantener la oxigenación y la ventilación es importante para todos los pacientes, es primordial en la paciente embarazada, que tiene una reserva fisiológica reducida. En estas circunstancias, elija un DEG con el que tenga más facilidad y experiencia. Si se realiza correctamente, la VBM a dos manos y dos personas puede ganar tiempo para permitir una alternativa a la cricotirotomía. No obstante, hay que estar preparado para realizar una vía aérea quirúrgica si el DEG no es capaz de ofrecer una oxigenación y ventilación adecuadas. Considere que el edema dinámico de la vía aérea superior, que puede desarrollarse rápidamente, es una causa frecuente de incapacidad tanto para visualizar las estructuras glóticas como para ventilar con VBM o DEG. La resistencia al desplazamiento diafragmático por parte del útero y el peso de la mama grávida sobre el tórax disminuirán la CRF de la paciente e impedirán una ventilación satisfactoria, lo que puede atenuarse colocándola en posición de Trendelenburg inversa, haciendo que el contenido abdominal se desplace en sentido caudal.

RESUMEN

El embarazo de término induce cambios que afectan casi todos los aspectos del manejo de la vía aérea. La clasificación de la paciente embarazada pretérmino como vía aérea difícil, el uso del algoritmo de vía aérea difícil y tener en cuenta la desaturación rápida de oxihemoglobina y los desafíos técnicos de la laringoscopia y la VBM ayudarán al operador a desarrollar un plan convincente, incluido el rescate en caso de fracaso de la intubación.

CONSEJOS Y ALERTAS

- La colocación adecuada de la paciente embarazada, incluida la colocación de la cabeza ligeramente hacia arriba con un rollo entre los hombros, y un buen apoyo bajo el occipucio antes de la inducción y el intento de intubación pueden mejorar la visibilidad y el éxito de la intubación.
- Anticipe una desaturación rápida. La preoxigenación sistemática mediante oxígeno a flujo de lavado a través de una mascarilla con reservorio y oxígeno nasal apneico, durante la SIR, prolongará el período de apnea segura.
- El edema supraglótico es una causa frecuente de fracaso de la intubación; por lo tanto, puede ser necesario un tubo endotraqueal más pequeño (6.5 a 7 mm).
- La videolaringoscopia ofrece ventajas imprescindibles para la visualización glótica y la intubación en comparación con la laringoscopia directa y es el dispositivo de primera línea.
- En cuanto a la paciente no embarazada, la presión cricoidea es opcional, pero puede ser más relevante si se considera que el riesgo de broncoaspiración es elevado. En caso de laringoscopia difícil o de una vía aérea fallida que requiera la colocación de un DEG, la liberación precoz de la presión cricoidea puede mejorar la visualización de la glotis y la intubación.
- Cuando se eligen fármacos para facilitar la intubación, la regla general es «si beneficia a la madre en el contexto urgente, en última instancia beneficiará al feto».

INFORMACIÓN BASADA EN LA EVIDENCIA

¿Qué anomalías fisiológicas dificultan más el manejo urgente de la vía aérea en la paciente embarazada?

La morbimortalidad materna derivada de la anestesia está disminuyendo; sin embargo, cuando se producen malos resultados en la anestesia materna, los problemas de la vía aérea son los más frecuentes.[1] Las diferencias fisiológicas de la vía aérea materna incluyen efectos hormonales sobre la mucosa, edema de las vías respiratorias superiores que cambia dinámicamente, especialmente al borde del parto, mayor riesgo de reflujo gastrointestinal y broncoaspiración, mayor ventilación minuto, menor capacidad pulmonar total, menor CRF y mayor volumen corriente.[1-7] Existe debate sobre si la vía aérea materna es realmente más difícil desde el punto de vista anatómico.[1] Dado que las urgencias obstétricas de la vía aérea son raras pero devastadoras, una revisión reciente aboga firmemente por que los médicos practiquen y se preparen para la posibilidad del fracaso de la vía aérea en obstetricia.[4] Los cambios fisiológicos del embarazo también afectan la ventilación mecánica, y los objetivos incluyen mantener una presión inspiratoria máxima $< 35\,cmH_2O$ y una presión de meseta $< 27\,cmH_2O$.[6]

¿Mejora la oxigenación apneica el tiempo de apnea segura en el embarazo?

Un estudio con simulador mostró que el uso de oxigenación apneica con cánula nasal durante 3 min con FiO_2 al 100% durante la SIR aumentaba el tiempo hasta la desaturación.[3] Las guías de la Obstetric Anaesthetists' Association y la Difficult Airway Society para el manejo de la intubación traqueal difícil y fallida en obstetricia del 2015 también abogan en sus algoritmos por el oxígeno nasal y la ventilación con mascarilla inmediatamente después de la inducción.[5]

¿Qué dispositivo extraglótico es mejor para la paciente embarazada?

Los DEG se han estudiado más ampliamente en partos por cesárea electivos de bajo riesgo y ningún ensayo publicado ha comparado directamente la intubación endotraqueal con los DEG para la intubación en el servicio de urgencias.[8,9] En una revisión sistemática y un metaanálisis del manejo de las vías aéreas en los partos por cesárea electivos se encontraron cinco estudios que comparaban la tasa de éxito en el primer intento de colocación de DEG (LMA Classic®, LMA Supreme®, LMA ProSeal® e i-Gel®) y la intubación endotraqueal. No se observaron diferencias en la tasa de éxito en el primer intento entre estos métodos. Sin embargo, un análisis de sensibilidad para el subgrupo de i-Gel® mostró una tasa significativamente mayor de éxito en el primer intento (cociente de posibilidades [OR, *odds ratio*] 3.95; IC del 95%: 1.09-14.25; $I_2 = 0\%$; $p = 0.04$) y una incidencia significativamente menor de colocación difícil (OR 0.07; IC del 95%: 0.01-0.54; $p = 0.01$).[10,11] En esta misma revisión, siete estudios evaluaron el tiempo transcurrido hasta la inserción del dispositivo, y se observó una reducción estadísticamente significativa del tiempo transcurrido hasta la inserción del DEG en comparación con la intubación de −15.8 s. Cuando solo se evaluaron los ensayos controlados aleatorizados de mayor calidad, esta diferencia estadísticamente significativa dejó de estar presente y descendió a −7.44 s.

Los estudios más pequeños realizados en pacientes embarazadas con DEG se han desarrollado en el contexto de una intubación fallida y se han centrado en su uso como dispositivos de rescate. Los DEG resultaron ser herramientas de rescate eficaces para evitar las complicaciones que se producen con nuevos intentos de intubación, como la hipoxemia, la broncoaspiración y el traumatismo de la vía aérea.[12]

Ninguno de estos dispositivos protege contra la broncoaspiración, pero los cambios anatómicos y fisiológicos del embarazo hacen que esta situación sea una preocupación importante. Los DEG de segunda y tercera generación (LMA Supreme®, LMA ProSeal®, i-Gel®, tubo laríngeo King®, AuraGain®) incluyen un segundo lumen para pasar una sonda orogástrica para descomprimir el estómago. La mayor presión de sellado de la LMA ProSeal® (~32 cmH$_2$O) y del i-Gel® (24-26 cmH$_2$O) permite presiones ventilatorias más altas, un hallazgo constante en una amplia gama de puntuaciones de índice de masa corporal. En comparación con la VAML clásica, estas características son ventajosas en la población gestante. Según datos limitados, en las pacientes embarazadas parece que el i-Gel, un DEG fabricado con elastómero termoplástico de calidad médica preformado y diseñado para reflejar anatómicamente las estructuras periglóticas, presenta algunas ventajas sobre sus equivalentes de VAML.[13] No obstante, la elección del dispositivo de rescate debe estar influida por la experiencia del operador y la disponibilidad del dispositivo.

¿Cuál es la tasa de fracaso en la intubación en obstetricia? ¿Ha mejorado con los recientes avances en el manejo de la vía aérea difícil?

En la literatura sobre anestesia se observa variabilidad y controversia con respecto a la tasa de fracaso en la intubación de la paciente embarazada, pero una revisión bibliográfica que se remonta a 1970 encontró que la incidencia es de 1 en 390.[14] Esta misma revisión afirma que por cada 60 intubaciones fallidas habrá una muerte materna. Varios estudios han constatado que estas tasas están disminuyendo y que la tasa global de anestesia general en obstetricia se ha reducido con el tiempo.[15-17] Varios estudios sobre las reclamaciones por lesiones en anestesia obstétrica también hallaron una mejoría de la seguridad, con una disminución de las complicaciones respiratorias del 24% al 4% y una reducción de las reclamaciones por oxigenación/ventilación inadecuada o broncoaspiración de contenido gástrico e intubaciones esofágicas.[16,17] Un tercer estudio halló que la tasa de intubaciones difíciles en un análisis de cohortes de 20 años de 2633 pacientes era del 4.7% y la de fracaso en la intubación del 0.8%, y estas tasas se mantuvieron estables a lo largo de los 20 años revisados.[18] Estos estudios indican que hay riesgos importantes asociados al manejo de la vía aérea en las pacientes obstétricas y que estas tasas se han mantenido estables o han disminuido en incidencia. Un estudio retrospectivo reciente evaluó 180 intubaciones obstétricas durante un período de 3 años y halló que 157 de 163 intubaciones por laringoscopia directa y 18 de 18 intubaciones por videolaringoscopia tuvieron éxito en el primer intento. La única intubación por laringoscopia directa fallida se rescató utilizando un videolaringoscopio.[19] Es muy recomendable anticipar y reconocer la vía aérea difícil en el embarazo y seguir algoritmos de vía aérea difícil con unos pocos dispositivos bien elegidos, teniendo en cuenta los cambios anatómicos y fisiológicos que se producen en el embarazo. También se recomienda mantener una capacitación y educación continuas en este ámbito.[5,20]

Referencias

1. Goldszmidt E. Principles and practices of obstetric airway management. *Anesthesiol Clin*. 2008;26(1):109-125.

2. Gaiser R. Physiologic changes of pregnancy. In: Chestnut DH, ed. Obstetric Anesthesia: Principles and Practice. 5th ed. Mosby; 2014:15-33.

3. Pillai A, Chikhani M, Hardman JG. Apnoeic oxygenation in pregnancy: a modelling investigation. *Anaesthesia*. 2016;71:1077-1080.

4. Mushambi MS, Jaladi S. Airway management and training in obstetric anaesthesia. *Curr Opin Anesthesiol*. 2016;29:261-267.

5. Mushambi MC, Kinsella SM, Popat M, et al. Obstetric Anaesthetists' Association and Difficult Airway Society guidelines for the management of difficult and failed tracheal intubation in obstetrics. *Anaesthesia*. 2015;70(11):1286-1306.

6. Deloya-Thomas, E, Mondragon-Labelle T, Guerrero-Gutierrez, MA, et al. Considerations for mechanical ventilation in the critically III obstetric patient. *Critical Care Obstet Gynecol*. 2020;6(4:10).

7. Bhatia PK, Biyani G, Mohammed S, Sethi P, Bihani P. Acute respiratory failure and mechanical ventilation in pregnant patient: a narrative review of literature. *J Anaesthesiol Clin Pharmacol*. 2016;32(4):431-439.

8. Halaseh BK, Sukkar ZF, Hassan LH, et al. The use of ProSeal laryngeal mask airway in caesarean section—experience in 3000 cases. *Anaesth Intensive Care*. 2010;38(6):1023-1028.

9. Yao WY, Li SY, Sng BL, et al. The LMA Supreme in 700 parturients undergoing Cesarean delivery: an observational study. *Can J Anaesth*. 2012;59(7):648-654.

10. Ahmed FI, Hasan AM. I-gel versus cuffed endotracheal tube in elective cesarean section (double-blind randomized study). *Ain-Shams J Anesthesiol*. 2015;8:511-515.

11. White LD, Thang C, Hodsdon A, et al. Comparison of supraglottic airway devices with endotracheal intubation in low-risk patients for Cesarean delivery: systematic review and meta-analysis. *Anesth Analg*. 2020;131(4):1092-1101.

12. Rahman K, Jenkins JG. Failed tracheal intubation in obstetrics: no more frequent but still managed badly. *Anaesthesia*. 2005;60:168-171.

13. Gupta SL, Satya Prakash MVS, Prabu G. Use of i-gel for caesarean section with kyphoscoliosis. *BMJ Case Rep*. 2014.

14. Kinsella SM, Winton AL, Mushambi MC, et al. Failed tracheal intubation during obstetric general anaesthesia: a literature review. *Int J Obstet Anesth*. 2015;24(4):356-374.

15. Mhyre JM. What's new in obstetric anesthesia in 2009? An update on maternal patient safety. *Anesth Analg*. 2010;111:1480-1487.

16. Davies JM, Posner KL, Lee LA, et al. Liability associated with obstetric anesthesia: a closed claims analysis. *Anesthesiology*. 2009;110:131-139.

17. Kuczkowski KM, Reisner LS, Benumof JL. Airway problems and new solutions for the obstetric patient. *J Clin Anesth*. 2010;15:552-563.

18. McKeen DM, George RB, O'Connell CM, et al. Difficult and failed intubation: incident rates and maternal, obstetrical, and anesthetic predictors. *Can J Anaesth*. 2011;58:514-524.

19. Aziz MF, Kim D, Mako J, et al. A retrospective study of the performance of video laryngoscopy in the obstetric unit. *Anesth Analg*. 2012;115(4):904-906.

20. Biro P. Difficult intubation in pregnancy. *Curr Opin Anaesthesiol*. 2011;24(3):249-254.

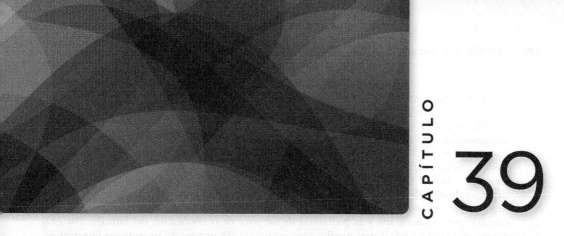

Urgencias cardiovasculares

Rebecca L. Kornas

Stephen Bush

DESAFÍO CLÍNICO

Todos los días acuden al servicio de urgencias (SU) pacientes en estado crítico, pero los que sufren una urgencia hipertensiva o cardiovascular constituyen un subconjunto especial con desafíos únicos relacionados con el mantenimiento de la perfusión tisular y la administración de oxígeno. Estos pacientes pueden presentar insuficiencia cardíaca congestiva hiperdinámica o con choque cardiogénico, cardiopatía isquémica (síndrome coronario agudo) o disección aórtica. Durante el manejo de la vía aérea, debe prestarse atención a la hemodinámica, con especial atención a evitar cambios importantes en la frecuencia cardíaca y la presión arterial, que podrían afectar de forma nociva el gasto cardíaco, el suministro y la demanda de oxígeno miocárdico, así como a las fuerzas de cizallamiento vascular. Existe una delgada línea por la cual los médicos deben caminar para proporcionar una dosificación óptima de los fármacos en estos pacientes. Durante el manejo urgente de la vía aérea, se intenta aliviar el dolor, inducir la hipnosis, atenuar la respuesta simpática refleja a la laringoscopia (RSRL) y administrar la dosis adecuada de medicación de inducción para conseguir buenas condiciones de intubación sin producir hipotensión postintubación (HPI) ni disminución de la perfusión coronaria.

Independientemente de los efectos de los fármacos, los pacientes con insuficiencia cardíaca congestiva son más propensos a desarrollar HPI debido a la combinación de una menor precarga concomitante con la transición a la ventilación con presión positiva, el alivio del tono simpático elevado a medida que se descarga el trabajo respiratorio y la hipocarbia relativa.

Respuesta simpática refleja a la laringoscopia

La RSRL es estimulada por la abundante inervación sensitiva de la laringe supraglótica. El uso del laringoscopio, y en particular el intento de colocación de un tubo endotraqueal, estimula los receptores del dolor, lo que provoca un aumento de la actividad simpática del sistema cardiovascular mediado a través de la actividad neuronal directa y la liberación de catecolaminas. Los intentos más prolongados o agresivos de laringoscopia e intubación produce una mayor estimulación del sistema nervioso simpático. Esta oleada de catecolaminas causa un aumento de la frecuencia cardíaca y de la presión arterial, lo que incrementa la demanda miocárdica de oxígeno. En los pacientes con cardiopatía isquémica, esto puede potenciar o empeorar la isquemia miocárdica. Por lo tanto, es deseable reducir esta RSRL. Se han estudiado técnicas de intubación delicada (incluyendo recurrir a operadores experimentados y dispositivos de videolaringoscopia) que reducen al mínimo la estimulación de las vías respiratorias y los complementos farmacológicos (p. ej., bloqueadores β y opiáceos sintéticos) para lograr esta disminución.

El esmolol, un bloqueador β de acción corta, ha demostrado sistemáticamente su capacidad para controlar las respuestas a la intubación tanto de la frecuencia cardíaca como de la presión arterial. Se suele utilizar una dosis de 2 mg/kg administrada 3 min antes de la intubación. Por desgracia, la administración de bloqueadores β en situaciones de urgencia puede ser problemática por varias razones. Incluso un fármaco de acción corta como el esmolol puede empeorar la hipotensión o confundir la interpretación de una disminución de la presión arterial inmediatamente después de la intubación. Aunque el esmolol tiene una acción homogénea y resulta confiable para la disminución de la RSRL en la anestesia electiva, no debe utilizarse en la intubación de urgencia.

También se ha constatado que el fentanilo a dosis de 3 a 5 μg/kg atenúa la RSRL asociada a la intubación en el quirófano. No hay datos que muestren un beneficio en los resultados de la simpaticólisis con opiáceos durante la secuencia de intubación rápida (SIR) de urgencia, ni siquiera en los pacientes con presión arterial elevada que sufren una catástrofe cardiovascular o neurovascular. Además, los pacientes sometidos a la SIR habrán recibido concentraciones similares a las de la anestesia general de un fármaco inductor sedante que, en teoría, ya funcionaría para reducir el aumento simpático asociado a la laringoscopia. Cualquier beneficio posible del fentanilo tendría que sopesarse contra el tiempo adicional necesario para administrarlo y la posibilidad de un error en la dosificación del fármaco. Por estas razones, no se recomienda la simpaticólisis *de rutina* para la SIR urgente del paciente con hipertensión; sin embargo, es razonable considerarla caso por caso para los individuos que puedan ser intolerantes a los picos de frecuencia cardíaca, presión arterial o fuerzas de cizallamiento vascular. Esto dependerá en última instancia de toda la información clínica disponible y del criterio del médico. Si se lleva a cabo, la dosis recomendada de fentanilo es de 3 μg/kg y debe administrarse como dosis única durante 60 s. Esta técnica permite disminuir eficazmente la RSRL, reduciendo en gran medida las posibilidades de apnea o hipoventilación antes de la sedación y la parálisis (*véase* cap. 20). El fentanilo no debe administrarse a pacientes con hipotensión incipiente o real o a aquellos que dependen del impulso simpático para mantener una presión arterial adecuada para la perfusión cardíaca. En tales casos, la hipotensión resultante puede causar una mayor isquemia miocárdica.

La intubación debe realizarse de la forma más delicada posible, limitando tanto el tiempo como la intensidad de la laringoscopia. Varios estudios han investigado las ventajas potenciales de la intubación endoscópica flexible frente a la laringoscopia directa (LD), partiendo de la premisa de que estas técnicas reducen al mínimo la estimulación traqueal y, por lo tanto, la RSRL. Los resultados de estos estudios son dispares y no existe un beneficio clínico claro de una modalidad sobre la otra. En el contexto controlado del quirófano, la ,inserción del tubo endotraqueal en la tráquea es más estimulante que una laringoscopia de rutina.

Elección del fármaco de inducción

Al tratar al paciente con cardiopatía isquémica, es importante elegir un fármaco de inducción que no aumente la demanda miocárdica de oxígeno y provoque isquemia miocárdica.

La ketamina estimula el sistema nervioso simpático centralmente al disminuir la recaptación de catecolaminas. A través de la estimulación del sistema nervioso simpático, la ketamina suele producir un aumento del 20% de la frecuencia cardíaca y de 25 mmHg de la presión arterial, lo que puede causar isquemia miocárdica y debe evitarse en los pacientes con cardiopatía isquémica grave. Puede ser razonable utilizar la ketamina cuando el paciente experimente bradicardia e hipotensión, porque su estimulación simpática puede beneficiarlo en este escenario. Sin embargo, también es importante recordar que, en este tipo de pacientes, las catecolaminas endógenas pueden estar ya agotadas y, en este caso, la ketamina podría actuar únicamente como depresor miocárdico directo e inótropo negativo, ocasionando un empeoramiento de la presión arterial y la hemodinámica del paciente.

Desde el punto de vista de la hemodinámica, el etomidato es el más estable de todos los fármacos de inducción utilizados de forma habitual y es el medicamento preferido para la mayoría de las SIR urgentes, sobre todo en los pacientes con urgencias cardiovasculares. Se trata de un derivado imidazólico de acción corta, que es un fármaco inductor que actúa sobre los receptores GABA a través de un receptor diferente al del propofol y los barbitúricos. Aunque el etomidato tiene efectos cardiovasculares mínimos a las dosis habituales, se recomienda considerar el uso de dosis reducidas (0.15 a 0.2 mg/kg) guiándose por la edad del paciente y sus signos vitales en el momento de la intubación.

Elección del fármaco paralizante

La succinilcolina (dosis: 1.5 mg/kg i.v.) es un fármaco paralizante despolarizante de membrana que se une a los receptores neuromusculares de forma similar a la acetilcolina, pero permanece unida más tiempo que esta última y produce fasciculación muscular, seguida de relajación en 1 min y parálisis durante 5 a 10 min. Puede causar un aumento transitorio del potasio sérico de 0.5 a 1.0 mEq/L, por lo que en la mayoría de los pacientes es clínicamente insignificante. Sin embargo, en las personas con trastornos neuromusculares preexistentes complicados con atrofia muscular, puede producirse una regulación postsináptica que les ponga en riesgo de hipercalemia potencialmente mortal (*véase* cap. 22). La succinilcolina, sobre todo tras dosis repetidas, también puede causar bradiarritmias. Por lo tanto, incluso cuando los pacientes presentan taquicardia, es prudente tener atropina cerca antes de administrar una segunda dosis de succinilcolina en caso de que se produzca una bradicardia importante.

El rocuronio (1.5 mg/kg) es un bloqueador neuromuscular no despolarizante que antagoniza competitivamente con la acetilcolina en la unión neuromuscular, bloqueando la unión de la acetilcolina. Administrado a dosis mayores de 1 mg/kg, el rocuronio tiene un inicio similar y produce condiciones de intubación comparables a las de la succinilcolina. En cambio, las dosis crecientes de rocuronio mejoran el éxito del primer intento, observándose un beneficio máximo con las dosis mayores de 1.4 mg/kg, en especial si se utiliza la LD (*véase* cap. 22). Esta es la base de la nueva recomendación de 1.5 mg/kg de rocuronio para la SIR de urgencia. No presenta efectos cardíacos. El rocuronio produce una parálisis clínica extensa que puede durar más del h, pero evita la necesidad de considerar la multitud de contraindicaciones y precauciones que deben tenerse en cuenta con el uso de la succinilcolina. El sugammadex, un fármaco de reversión rápida del rocuronio, disocia las moléculas de rocuronio del receptor de acetilcolina y revierte el bloqueo neuromuscular en 2 min.

ABORDAJE DE LA VÍA AÉREA

A pesar de los posibles efectos hemodinámicos adversos que conlleva la manipulación laríngea durante la intubación en el contexto de una cardiopatía isquémica, no existen pruebas de que las LD o las videolaringoscopias provoquen peores resultados en los pacientes intubados en el contexto de una urgencia hipertensiva. Sin embargo, la videolaringoscopia ha mostrado ser una herramienta más eficaz en los pacientes del SU y también debería ser el dispositivo predeterminado en el paciente con hipertensión. Se recomienda la SIR para la mayoría de los pacientes que requieren intubación urgente mientras experimentan una urgencia hipertensiva o cardiovascular, a menos que una dificultad anatómica o fisiológica coexistente obligue a recurrir a una técnica con el paciente despierto.

Secuencia de intubación recomendada

Preparación: si se dispone de ella, debe realizarse una ecografía cardíaca y torácica para evaluar la función cardíaca general (fracción de eyección, identificar anomalías evidentes del movimiento de la pared) y la presencia o ausencia de edema pulmonar. Esto ayudará a identificar a los pacientes que tienen más probabilidades de desarrollar inestabilidad de los signos vitales y HPI o paro cardíaco periintubación con el fin de informar específicamente sobre la elección del fármaco y el ajuste de la dosis.

Preoxigenación: en los pacientes que presentan edema pulmonar, la preoxigenación es fundamental. Si está disponible, el método óptimo para preoxigenar es la ventilación no invasiva con presión positiva o la cánula nasal de alto flujo (oxígeno humidificado y calentado que se suministra a un máximo de 60 L/min).

Optimización fisiológica: todo paciente con antecedentes de hipertensión que presente una presión arterial baja y normal, así como taquicardia, debe abordarse con cuidado, ya que esto puede predecir el colapso cardiovascular. Como se ha mencionado antes, la simpaticólisis es opcional y no se recomienda de forma rutinaria. No obstante, para casos extremos de urgencia hipertensiva, puede administrarse fentanilo a una dosis de 3 μg/kg para reducir aún más la respuesta de la frecuencia cardíaca y la presión arterial a la laringoscopia y la intubación. No se recomienda el tratamiento previo con esmolol debido al riesgo de colapso cardiovascular.

Parálisis con sedación: no se debe reducir la dosis del relajante muscular; más bien, en el paciente cardíaco en estado de choque, se debe utilizar una dosis un 25% mayor del bloqueador neuromuscular en vista de un estado de bajo flujo. Sin embargo, casi siempre es necesaria una reducción significativa de la dosis de sedación en este grupo de pacientes debido al estado precario de la circulación y al efecto hipotensor que ejercerán todos los sedantes en estas circunstancias.

Poner en posición: este grupo de pacientes rara vez tolera estar acostado antes de la inducción, por lo que los pasos anteriores deben realizarse con el paciente sentado al menos 30° en posición vertical. Una vez perdida la consciencia, la rápida colocación del paciente en la posición óptima de intubación debe ser prioritaria.

Prueba de colocación correcta: la HPI puede cursar con una menor producción de CO_2, lo que puede perjudicar a los dispositivos de medición cualitativa de CO_2. Se recomienda el uso de un monitor cuantitativo de CO_2 teleespiratorio en línea.

INICIO DE LA VENTILACIÓN MECÁNICA

Tenga cuidado al administrar ventilación con presión positiva a los pacientes con choque cardiogénico. Las presiones prolongadas o elevadas pueden provocar una disminución de la precarga, causar la reducción del gasto cardíaco y potenciar la HPI. Se requiere un equilibrio dinámico del patrón y los flujos de ventilación para proporcionar una ventilación eficaz en este grupo difícil de pacientes.

CONSEJOS Y ALERTAS

- Evite la ketamina en los pacientes con cardiopatía isquémica, ya que causa la estimulación del sistema nervioso simpático, lo que conduce a aumentos de la presión arterial y la frecuencia cardíaca, induciendo así la isquemia miocárdica.
- No hay datos que muestren una mejoría de los resultados con el uso rutinario de la simpaticólisis con fentanilo durante la SIR urgente del paciente con cardiopatía o hipertensión. Esto añade un tercer medicamento en la secuencia, lo que requiere más tiempo y una mayor probabilidad de error en la administración del fármaco. Puede considerarse caso por caso en función de toda la información clínica disponible y del criterio del médico.
- Modifique la dosis del sedante utilizado; todos tienen la capacidad de potenciar la hipotensión en los pacientes que presentan choque cardiogénico. Además, use una dosis más alta de un bloqueador neuromuscular en los pacientes con estados de bajo flujo para garantizar una relajación muscular eficaz y oportuna.

INFORMACIÓN BASADA EN LA EVIDENCIA

¿Existen pruebas a favor del uso rutinario de fentanilo durante la secuencia de intubación rápida del paciente con una urgencia cardiovascular?

El fentanilo se utiliza habitualmente en el quirófano para atenuar la RSRL en los pacientes que experimentan una crisis cardiovascular o neurovascular. En el SU, los pacientes que presentan una urgencia cardíaca y requieren intubación suelen tener una hemodinámica extrema. En los pacientes con hipotensión o con riesgo de hipotensión, el fentanilo debe usarse con precaución. En un registro observacional multicéntrico de intubaciones en el SU en Japón, el grupo de fentanilo tuvo un mayor riesgo de HPI (cociente de posibilidades [OR, *odds ratio*] corregido 1.87; IC del 95%: 1.05-3.34; $p = 0.03$) en comparación con el grupo sin fentanilo.[1] En un análisis de sensibilidad en el que se utilizó el emparejamiento por puntuación de propensión, esta asociación siguió siendo significativa (OR, 3.17; IC del 95%: 1.96-5.14; $p < 0.01$). El fentanilo rara vez se utiliza en el SU. En un análisis reciente de aproximadamente 15 800 pacientes del National Emergency Airway Registry (NEAR), un tercio figuraba como «hipertenso» en el momento de la intubación y, sin embargo, solo entre el 2% y el 3% recibió fentanilo antes de la medicación de SIR.[2] Que nosotros sepamos, no existen datos de resultados que muestren una mejoría de la supervivencia o de los resultados funcionales cuando se administra fentanilo durante el manejo urgente de la vía aérea.

Referencias

1. Takahashi J, Goto T, Okamoto H, et al. Association of fentanyl use in rapid sequence intubation with post-intubation hypotension. *Am J Emerg Med*. 2018;36(11):2044-2049.

2. April MD, Arana AA, Reynolds JC, et al. Peri-intubation cardiac arrest in the ED: a National Emergency Airway Registry (NEAR) study. *Resuscitation*. 2021;162:403-411.

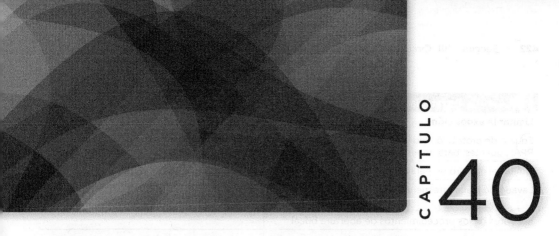

Intubación del paciente altamente infeccioso

Katelin Morrissette

Jarrod M. Mosier

DESAFÍO CLÍNICO

La pandemia por la enfermedad del coronavirus del 2019 (COVID-19) destacó la preocupación por la seguridad de los trabajadores sanitarios a la hora de intubar a un paciente altamente infeccioso. Cada vez que el aire pasa sobre una interfase líquida, como ocurre durante la espiración, se producen aerosoles. Dada la carga viral de la nasofaringe, existe el riesgo de que los aerosoles producidos contengan virus que puedan transmitirse al personal sanitario de la sala. Esto es especialmente cierto si se tiene en cuenta que se utilizan flujos elevados y ventilación con presión positiva para la preoxigenación de pacientes con insuficiencia respiratoria hipoxémica, lo que magnifica la preocupación de diseminar las partículas infecciosas aerosolizadas. Los datos teóricos y experimentales indican que es probable que exista un espectro de propagación de secreciones respiratorias y que, cuanto más pequeña sea la partícula, más tiempo puede permanecer en el aire y representar una amenaza por transmisión viral inhalada.[1] Por lo tanto, aunque ningún procedimiento puede considerarse incapaz de permitir la transmisión infecciosa, la Organización Mundial de la Salud (OMS) ha definido algunos procedimientos como «generadores de aerosoles» si existen pruebas que indican que plantean un riesgo especialmente elevado de transmisión de enfermedades a través de la generación de aerosoles.[2] La intubación endotraqueal está incluida en esta lista desde mayo del 2021.

En el 2003, una epidemia del «coronavirus del síndrome respiratorio agudo grave» (SARS-CoV o SARS-CoV-1) causó la muerte de aproximadamente 774 personas y se observó que los médicos y enfermeras que realizaban la intubación corrían un mayor riesgo de infección que los profesionales presentes para otras formas de asistencia ventilatoria.[3] Varios estudios de seguimiento también sugirieron que la intubación era un procedimiento de alto riesgo para la transmisión de infecciones, pero que el riesgo se reducía mediante el uso de equipos de protección personal (EPP), como mascarillas N95 y protección ocular.[4,5] Cabe destacar que el número total de trabajadores sanitarios infectados fue relativamente bajo (26 infectados de un total de 624 estudios, 4%), y que estos estudios no controlaron los factores que teóricamente reducirían la producción de aerosoles, como el uso de la secuencia de intubación rápida (SIR).[5]

La pandemia de influenza H1N1 del 2009 reabrió estas cuestiones de seguridad respecto a los procedimientos de generación de aerosoles. Se capturó ARN de pequeñas gotículas respiratorias para cuantificar el riesgo de transmisión viral. A pesar del escaso número de pacientes, los datos respaldaron la preocupación actual sobre los procedimientos generadores de aerosoles, indicando que presentan un mayor riesgo de propagación del ARN que las muestras de aire ambiente de referencia.[6] Sin embargo, una distinción dicotómica del «procedimiento generador de aerosoles» frente al «no generador» es artificialmente estricta, y la variación en la práctica de procedimientos generadores de aerosoles (p. ej., SIR frente a respiración espontánea durante la intubación) o factores específicos del paciente pueden afectar de manera importante el riesgo de cualquier procedimiento para un paciente determinado.[7] Independientemente de la definición utilizada, para la seguridad de todos los trabajadores sanitarios próximos al manejo de la vía aérea, se acordó que dos temas principales sean fundamentales para reducir al mínimo el riesgo de transmisión infecciosa: *1)* limitar la exposición y *2)* limitar la aerosolización de partículas virales (**tabla 40-1**).

TABLA 40-1 Estrategias de reducción de riesgos para intubar al paciente altamente infeccioso	
Limitar la exposición	**Limitar la aerosolización**
Equipo de protección individual (mascarilla N95 o RPAF, guantes, bata impermeable, protección ocular)	Salas de presión negativa
Limitar el número de personas en la sala	SIR y dosis más altas de FBNM
Lavado de manos frecuente	Utilizar DEG solo como dispositivo de rescate
SIR antes de los procedimientos de abertura bucal	
Operador calificado que realiza la intubación	
Videolaringoscopia	
Procedimientos normalizados/simulación para reducir los errores de comunicación	

DEG: dispositivo extraglótico; FBNM: fármaco bloqueador neuromuscular; RPAF: respirador purificador de aire forzado; SIR: secuencia de intubación rápida.

LIMITACIÓN DE LA EXPOSICIÓN

El primer paso para limitar la exposición es trabajar para garantizar una estrategia fluida y bien planificada para reducir el tiempo de laringoscopia y lograr el éxito en el primer paso. El uso de EPP adecuado es un pilar para limitar la exposición y debe considerarse rutinario para limitar el riesgo de infección.[4] Las experiencias con la transmisión precoz de COVID-19 en entornos sanitarios de China llevaron a recomendar un mayor equipo de protección durante las intubaciones, incluidas las mascarillas N95 o respiradores con purificador de aire forzado (RPAF), protección ocular y una bata de barrera.[8] Lo ideal es usar un RPAF cuando esté disponible, ya que ofrece la mayor protección respiratoria. Si no se dispone de ellos, se debe utilizar como mínimo una mascarilla N95 y protección ocular. Es muy posible que, incluso sin partículas en aerosol, los líquidos corporales caigan sobre las superficies y permitan la transmisión, como en el caso de la enfermedad por el virus del Ébola.[9] Es fundamental lavarse las manos con frecuencia, aplicar una técnica adecuada para ponerse y quitarse la ropa y limpiar todo el equipo con soluciones desinfectantes apropiadas.[9,10] Al realizar la SIR, cualquier maniobra de abertura de la boca debe reservarse hasta que el paciente esté completamente paralizado para evitar la posibilidad de mordeduras en el caso de patógenos transmitidos por la sangre. Debe usarse un intervalo de dosis más alto para los bloqueadores neuromusculares (al menos 1.5 mg/kg i.v. de succinilcolina o rocuronio) para garantizar una parálisis rápida y completa. Recomendamos la videolaringoscopia no solo para mejorar el éxito del primer paso, sino también para limitar la exposición a líquidos corporales al mantener una mayor distancia entre el operador y el paciente.[11]

Se han propuesto varios diseños de barreras de protección para limitar aún más la exposición a partículas infecciosas.[12,13] No obstante, es fundamental probar estos dispositivos antes de implementarlos para garantizar su eficacia, ya que se ha constatado que algunos incluso potencialmente aumentan la liberación de partículas en aerosol.[14] No recomendamos el uso de dispositivos de barrera porque no están probados y pueden ser contraproducentes, además de limitar la movilidad en caso de que se aborte un intento debido a una dificultad de intubación.

Los EPP incómodos, los sistemas de filtración de aire, cualquier sistema de barrera utilizado y la posible limitación de las herramientas disponibles en un entorno de aislamiento representan desafíos importantes. Lo más evidente es que la comunicación entre los miembros del equipo de intubación se degrada considerablemente, sobre todo con el uso de RPAF o respiradores purificadores de aire controlados, en los que el ventilador genera ruido. Las mascarillas N95 amortiguan la voz y cubren la cara, lo que dificulta oír lo que dice la persona o ver las expresiones faciales y la comunicación no verbal. Las salas de aislamiento a menudo dejan fuera de su alcance el equipo necesario ante una dificultad, ya que es necesario quitárselo y ponérselo de nuevo o que un miembro del equipo esté afuera. Por lo tanto, el médico ideal para realizar la intubación no solo es un operador experto, sino que también debe realizar una simulación rutinaria con EPP completo y aislamiento para mejorar el rendimiento del equipo.

LIMITACIÓN DE LA PRODUCCIÓN DE AEROSOLES

La limitación de la aerosolización puede dividirse en estrategias ambientales y de procedimiento. Con respecto a las estrategias ambientales, se ha recomendado una sala cerrada con presión negativa para disminuir la concentración de partículas aerosolizadas y evitar la transmisión a las áreas circundantes.[15,16] En cuanto a las estrategias de manejo de los procedimientos, los estudios cuantitativos indican que una tos fuerte genera más partículas de aerosol que la SIR.[17] Además, la ventilación con bolsa-mascarilla con un sellado facial adecuado tampoco parece producir aerosoles de forma particular.[17] Otros estudios cuantitativos coinciden en que la tos enérgica da origen a más partículas que la intubación, pero hallaron tasas más elevadas de formación de partículas.[18] Este último estudio no controló el método de inducción, lo que puede explicar los resultados dispares.[18] En conjunto, parece que la SIR junto con las medidas adoptadas para garantizar una alta probabilidad de éxito en el primer paso y la limitación del tiempo en un espacio cerrado con el paciente infeccioso son estrategias de procedimiento prudentes.

ESTRATEGIAS DE OXIGENACIÓN NO INVASIVA Y RIESGO

Se han planteado inquietudes sobre la formación de aerosoles durante la preoxigenación no invasiva mediante la administración de oxígeno de alto flujo o mascarillas de presión positiva. Los resultados de los estudios son dispares. En los voluntarios sanos, se ha visto que la cánula nasal de alto flujo puede aumentar la generación de partículas aerosolizadas.[19] En este mismo estudio, la presión positiva continua en las vías respiratorias mostró reducir las partículas aerosolizadas.[19] En cambio, otros estudios, también con voluntarios sanos, han comprobado que el esfuerzo respiratorio, que puede reducirse con mayores tasas de flujo de oxígeno, fue un generador más importante de partículas aerosolizadas que cualquiera de las modalidades no invasivas.[20,21] El uso de una mascarilla quirúrgica sobre los métodos de administración de oxígeno no parece afectar la producción de partículas y no se recomienda.[22] Considerando la incertidumbre actual, se necesitan más estudios; sin embargo, no existen pruebas sólidas de que las modalidades avanzadas de preoxigenación con oxígeno de flujo a ras, oxígeno nasal de alto flujo o ventilación no invasiva con presión positiva aumenten el riesgo para el personal sanitario que participa en la intubación. El beneficio para la seguridad de estos métodos avanzados de preoxigenación en un contexto de neumonía grave con insuficiencia respiratoria hipoxémica justifica el uso continuo de estas modalidades no invasivas con las precauciones de protección adecuadas.[23] Los estudios sobre dispositivos extraglóticos y generación de aerosoles son limitados, por lo que el uso de estos dispositivos debe reservarse únicamente para maniobras de rescate.[24] Es probable que la colocación del dispositivo no represente un riesgo extremadamente alto en situaciones en las que el paciente está bien relajado y no tose con fuerza. No obstante, existe la posibilidad de que se generen aerosoles durante la ventilación controlada, así como durante la retirada del dispositivo.[25]

CONSEJOS Y ALERTAS

- La intubación representa un alto riesgo potencial de transmisión infecciosa.
- El EPP es imprescindible para la prevención de infecciones y debe incluir guantes, bata impermeable, careta con protección ocular, mascarillas N95 y un lavado de manos riguroso.
- Se deben utilizar métodos de preoxigenación como en los pacientes no infecciosos en el contexto de un uso adecuado del EPP.
- Los dispositivos de barrera, como las cajas cubiertas o las cortinas de plástico, deben evaluarse caso por caso porque la seguridad y la eficacia varían mucho. No recomendamos el uso rutinario de estos dispositivos.
- Se sugiere tener salas de presión negativa, ya que probablemente reduzcan la concentración de partículas aerosolizadas que contengan ARN viral.
- La SIR y todos los esfuerzos para lograr el éxito en el primer paso pueden reducir la transmisión durante la intubación.
- Los dispositivos supraglóticos para vía aérea deben usarse únicamente como dispositivos de rescate y sustituirse por un tubo endotraqueal con manguito tan pronto como sea posible de forma segura.

Referencias

1. Jones RM, Brosseau LM. Aerosol transmission of infectious disease. *J Occup Environ Med*. 2015;57(5): 501-508

2. World Health Organization. Infection Prevention and Control during Health Care When Coronavirus Disease (COVID-19) Is Suspected or Confirmed. World Health Organization; 2020.

3. Fowler RA, Guest CB, Lapinsky SE, et al. Transmission of severe acute respiratory syndrome during intubation and mechanical ventilation. *Am J Respir Crit Care Med*. 2004;169:1198-1202.

4. Tran K, Cimon K, Severn M, Pessoa-Silva CL, Conly J. Aerosol generating procedures and risk of transmission of acute respiratory infections to healthcare workers: a systematic review. *PLoS One*. 2012;7:e35797.

5. Raboud J, Shigayeva A, McGeer A, et al. Risk factors for SARS transmission from patients requiring intubation: a multicentre investigation in Toronto, Canada. *PLoS One*. 2010;5:e10717.

6. Thompson K-A, Pappachan JV, Bennett AM, et al. Influenza aerosols in UK hospitals during the H1N1 (2009) pandemic—the risk of aerosol generation during medical procedures. *PLoS One*. 2013;8:e56278.

7. Hamilton F, Arnold D, Bzdek BR, et al. Aerosol generating procedures: are they of relevance for transmission of SARS-CoV-2? *Lancet Respir Med*. 2021;9:687-689.

8. Luo M, Cao S, Wei L, et al. Precautions for intubating patients with COVID-19. *Anesthesiology*. 2020;132:1616-1618.

9. Torabi-Parizi P, Davey RT, Jr., Suffredini AF, Chertow DS. Ethical and practical considerations in providing critical care to patients with Ebola virus disease. *Chest*. 2015;147:1460-1466.

10. Weissman DN, de Perio MA, Radonovich LJ, Jr. COVID-19 and risks posed to personnel during endotracheal intubation. *JAMA*. 2020;323:2027-2028.

11. Wiechmann W, Toohey S, Majestic C, Boysen-Osborn M. Intubating ebola patients: technical limitations of extensive personal protective equipment. *West J Emerg Med*. 2015;16:965.

12. Hill E, Crockett C, Circh RW, Lansville F, Stahel PF. Introducing the "Corona Curtain": an innovative technique to prevent airborne COVID-19 exposure during emergent intubations. *Patient Saf Surg*. 2020;14:22.

13. Yang Y-L, Huang C-H, Luk H-N, Tsai PB. Adaptation to the plastic barrier sheet to facilitate intubation during the COVID-19 pandemic. *Anesth Analg*. 2020;131:e97-e99.

14. Simpson JP, Wong DN, Verco L, Carter R, Dzidowski M, Chan PY. Measurement of airborne particle exposure during simulated tracheal intubation using various proposed aerosol containment devices during the COVID-19 pandemic. *Anaesthesia*. 2020;75:1587-1595.

15. Li Y, Leung M, Tang JW, et al. Role of ventilation in airborne transmission of infectious agents in the built environment—a multidisciplinary systematic review. *Indoor Air*. 2007;17:2-18.

16. Chow TT, Yang XY. Ventilation performance in operating theatres against airborne infection: review of research activities and practical guidance. *J Hosp Infect* 2004;56:85-92.

17. Brown J, Gregson FKA, Shrimpton A, et al. A quantitative evaluation of aerosol generation during tracheal intubation and extubation. *Anaesthesia*. 2021;76:174-181.

18. Dhillon R, Rowin W, Humphries R, et al. Aerosolisation during tracheal intubation and extubation in an operating theatre setting. *Anaesthesia*. 2021;76:182-188.

19. Pearce E, Campen MJ, Baca JT, et al. Aerosol generation with various approaches to oxygenation in healthy volunteers in the emergency department. *J Am Coll Emerg Physicians Open*. 2021;2:e12390.

20. Wilson NM, Marks GB, Eckhardt A, et al. The effect of respiratory activity, non-invasive respiratory support and facemasks on aerosol generation and its relevance to COVID-19. *Anaesthesia*. 2021;76:1465-1474.

21. Gaeckle NT, Lee J, Park Y, Kreykes G, Evans MD, Hogan CJ, Jr. Aerosol generation from the respiratory tract with various modes of oxygen delivery. *Am J Respir Crit Care Med*. 2020;202:1115-1124.

22. Miller DC, Beamer P, Billheimer D, et al. Aerosol risk with noninvasive respiratory support in patients with COVID-19. *J Am Coll Emerg Physicians Open*. 2020;1:521-526.

23. Agarwal A, Basmaji J, Muttalib F, et al. High-flow nasal cannula for acute hypoxemic respiratory failure in patients with COVID-19: systematic reviews of effectiveness and its risks of aerosolization, dispersion, and infection transmission. *Can J Anaesth*. 2020;67:1217-1248.

24. Lim WY, Wong P. Supraglottic airways in the management of COVID-19 patients. *Anaesth Crit Care Pain Med*. 2020;39:589-590.

25. Somri M, Gaitini L, Gat M, Sonallah M, Paz A, Gomez-Rios MA. Cardiopulmonary resuscitation during the COVID-19 pandemic. Do supraglottic airways protect against aerosol-generation? *Resuscitation* 2020;157:123-125.

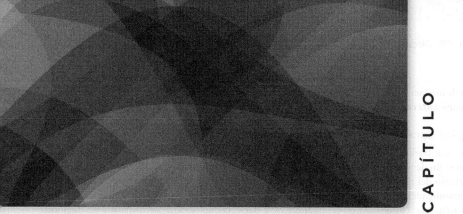

41

Vía aérea extensamente contaminada

Darren A. Braude

Rudolph Princi

James C. DuCanto

DESAFÍO CLÍNICO

El manejo de la vía aérea en medicina de urgencias, cuidados intensivos y medicina prehospitalaria a menudo se complica por la contaminación de las vías respiratorias con sangre o material regurgitado, sobre todo en casos de paro cardíaco extrahospitalario.[1] La presencia de sangre en la vía aérea se ha citado como una de las principales causas de fracaso en el primer intento de intubación en la unidad de cuidados intensivos (UCI), al tiempo que los intentos múltiples de intubación se relacionan claramente con la aparición de complicaciones importantes.[2] También se ha observado que la broncoaspiración es la principal causa de muerte en las intubaciones traqueales en el quirófano y la UCI.[3,4]

Una *vía aérea extensamente contaminada* (VAEC) es aquélla con obstrucción y suciedad en las vías respiratorias superiores debido a la presencia de grandes cantidades de líquidos y sólidos regurgitados o expectorados que perjudican la oxigenación y la ventilación y complican el manejo básico y avanzado de la vía aérea. En estos casos, la ventilación con bolsa-mascarilla empeorará inevitablemente la aspiración pulmonar. Las vías aéreas extraglóticas pueden limitar la broncoaspiración y dar ritmo a la oxigenación y la ventilación, pero no funcionarán de forma óptima en caso de VAEC y sin duda tendrán que ser sustituidas por un tubo endotraqueal con manguito. Los intentos exitosos de intubación a menudo se ven dificultados por una mala visualización de los puntos de referencia laríngeos. Entre los grupos de pacientes con riesgo de VAEC se incluyen aquellos con hemorragia gastrointestinal (GI), embarazo casi de término o de término, obesidad mórbida, obstrucción GI, víctimas de traumatismos graves y cualquier persona que haya recibido ventilación prolongada con mascarilla de rescate con insuflación gástrica posterior.

ABORDAJE DE LA VÍA AÉREA

Estrategias para prevenir la regurgitación durante el manejo de la vía aérea

Quizá las estrategias más importantes adoptadas para prevenir la regurgitación durante el manejo de la vía aérea sean el uso de la secuencia de intubación rápida (SIR) y la colocación del paciente en posición con la cabeza hacia arriba y los pies hacia abajo. Por lo general, la presión cricoidea ha sido desacreditada y el drenaje gástrico preinducción conlleva su propio cálculo de riesgo-beneficio.[5,6] Si la persona tiene alguna limitación en la capacidad para proteger su vía aérea, la propia colocación de la sonda gástrica podría producir vómitos y broncoaspiración. Además, la colocación de cualquier material extraño a través del esfínter esofágico inferior implica el riesgo de favorecer la regurgitación. Por estas razones, el drenaje gástrico preintubación suele limitarse a los pacientes con hemorragia digestiva superior y estado mental normal. A veces se utilizan procinéticos GI en la población que recibirá cirugía electiva para compensar los tiempos lentos de vaciado gástrico secundarios a la gastroparesia, pero es poco probable que sirvan en situaciones de urgencia. En general, es probable que ninguna de estas estrategias sea útil si la bucofaringe ya está contaminada con sangre, emesis o secreciones.

Estrategias para tratar la regurgitación

El abordaje tradicional de la VAEC consiste en recolocar al paciente con la cabeza hacia abajo o a un lado con el fin de utilizar la gravedad para permitir el drenaje postural de la faringe, la nasofaringe como reservorio del material regurgitado y un catéter de aspiración rígido (CAR) para eliminar aún más los contaminantes de la vía aérea.[7] Para los pacientes que requieren ventilación asistida antes de la intubación, o cuando la intubación no es una alternativa viable, la colocación de un dispositivo extraglótico (DEG) que permita el paso de un catéter de aspiración de gran calibre suele ser mejor a la ventilación con mascarilla; un DEG retroglótico como el King Laryngeal Tube®, que bloquea el esófago, podría ser muy útil. En el momento de la intubación, algunos expertos han considerado la colocación intencionada de un tubo endotraqueal en el esófago para redirigir el contenido abdominal y permitir su aspiración.[8]

El abordaje más novedoso de la VAEC es la técnica SALAD, acrónimo de laringoscopia asistida por aspiración y descontaminación de la vía aérea (*Suction-Assisted Laryngoscopy and Airway Decontamination*).[9] La técnica SALAD permite tratar la VAEC mediante el uso enérgico de un CAR para descontaminar la vía aérea desde la boca hasta la laringe de forma gradual. Lo ideal sería utilizar un CAR con un orificio mucho mayor que el de un dispositivo Yankauer. Este CAR se inserta en la vía aérea *antes de la introducción del laringoscopio*, de forma que este quede mínimamente expuesto a los contaminantes de la vía. Esto es de suma importancia con la videolaringoscopia (VL), aunque se ha constatado que tanto la VL como la laringoscopia directa (LD) son igual de eficaces en casos de vía aérea contaminada.[10]

A medida que el catéter de aspiración avanza a través de la bucofaringe, alrededor de la base de la lengua y hacia la hipofaringe, elimina los contaminantes de la vía aérea antes que el laringoscopio, evitando que los contaminantes de la vía obstaculicen los instrumentos de iluminación o visualización. Esto es especialmente importante con la VL. Tras la inserción del laringoscopio, el CAR se maniobra hacia la izquierda de la hoja del laringoscopio para mantener la descontaminación hipofaríngea y proporcionar el espacio necesario para la inserción del tubo endotraqueal desde el lado derecho de la hoja del laringoscopio.

Aparte de las ventajas de la aspiración preventiva de la vía aérea, cuando el CAR se utiliza como herramienta de distracción física antes de insertar el laringoscopio, facilitará la laringoscopia al reducir la necesidad de manipulación de los tejidos y de hacer ajustes para controlar la lengua con respecto a su posición en la hoja del laringoscopio. Estas maniobras son prácticamente idénticas a las que se realizan con el propio laringoscopio. En efecto, está colocando un CAR con forma de laringoscopio de hoja curva para facilitar la inserción de un laringoscopio real con la técnica SALAD, la cual también puede servir para ayudar a la inserción de vías aéreas supraglóticas y bucofaríngeas.

Pasos de la técnica SALAD

Paso 1: laringoscopia asistida por aspiración

El operador comienza el procedimiento SALAD con el CAR sujetado con la mano derecha por encima, de forma que la curva del CAR refleje la forma de las vías respiratorias superiores y la forma del laringoscopio curvo (la punta del CAR apunta hacia abajo y se aleja del endoscopista). Inserte el CAR en la línea media, con barridos laterales para descontaminar la bucofaringe hacia la base de la lengua y luego la hipofaringe. El CAR se toma con firmeza como un laringoscopio y se utiliza para desplazar la lengua y la mandíbula hacia abajo con el fin de aumentar al máximo el espacio para la inserción del laringoscopio. Manipule el CAR de manera similar a una hoja curva del LD para *comprimir la lengua contra el piso de la boca* y *levantar la base de la lengua alejándola de la pared faríngea posterior* para un crear espacio que permita insertar el laringoscopio (**fig. 41-1**).

Paso 2: visualización de la laringe sin ensuciar la óptica

El operador sigue utilizando el CAR para desplazar la lengua en sentido anterior y permitir la aspiración por delante del laringoscopio, y avanza la punta del laringoscopio hacia la hipofaringe. Se debe mantener la óptica del laringoscopio en la *posición vertical más alta* posible en relación con la base de la lengua y la pared faríngea posterior del paciente para evitar que se contamine al tocar la pared de la cara posterior de la faringe, donde se acumulan los contaminantes de la vía aérea debido a la gravedad (**fig. 41-2**).

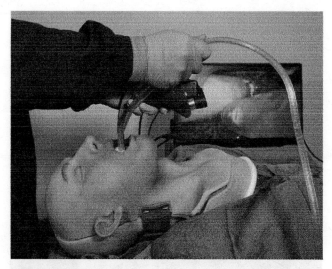

Figura 41-1. **Laringoscopia asistida por aspiración.**

Paso 3: SALAD Park

Maniobre el CAR desde el lado *derecho* del laringoscopio hacia el lado *izquierdo* con la punta en la parte superior del esófago, donde permanece durante la intubación. Esta técnica se conoce como *SALAD Park*. La colocación en el esófago también reduce al mínimo la aspiración involuntaria de oxígeno suplementario desde las vías respiratorias superiores. Si el médico maneja una vía aérea en la que la fuente de contaminación procede de la *bucofaringe* o la *nasofaringe*, la punta del catéter de aspiración se *retira* de la entrada del esófago para permitir que el catéter de aspiración evacue los contaminantes de la vía aérea que la inundan *desde encima de la laringe* (fig. 41-3).

Paso 4: SALAD Poke

La colocación del tubo endotraqueal puede simplificarse dilatando manualmente el espacio a través del cual pasa el tubo; para ello se introduce el dedo índice de la mano derecha junto al lado derecho de la hoja del laringoscopio para garantizar que haya un espacio bucofaríngeo adecuado (con un control adecuado de la lengua) que permita al tubo traqueal pasar a la laringe. Esta técnica se ha denominado *SALAD Poke* y es similar a la utilización de un dilatador para ensanchar la vía de inserción de un catéter venoso central.

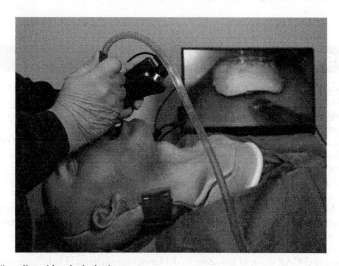

Figura 41-2. **Visualización de la laringe.**

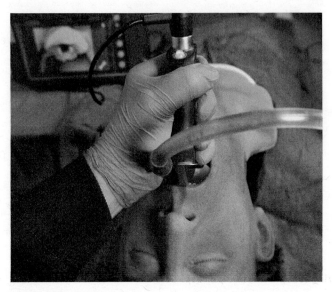

Figura 41-3. Técnica «SALAD Park».

El SALAD *Poke* permite superar la dificultad de insertar el tubo traqueal cuando el endoscopista no ha creado este espacio de forma activa durante la inserción de la hoja.

Paso 5: descontaminación del tubo traqueal antes de la ventilación

Se debe aspirar el tubo endotraqueal antes de la administración de la primera ventilación a través del tubo. Este paso pretende brindar al cuidador la mejor oportunidad para reducir la broncoaspiración y descontaminar a fondo la vía aérea durante el cuidado del paciente.

RESUMEN

La VAEC representa un reto importante para las maniobras básicas y avanzadas de la vía aérea. La colocación en posición, la aspiración y un dispositivo extraglótico pueden ser útiles en un inicio, pero estos pacientes requieren intubación lo antes posible y esto se facilita con la técnica SALAD mediante el uso de un catéter de aspiración de gran calibre de forma gradual.

CONSEJOS Y ALERTAS

- No se recomienda el drenaje gástrico previo a la intubación porque la propia colocación de la sonda aumenta el riesgo de regurgitación.
- Coloque al paciente con una VAEC con la cabeza hacia abajo o a un lado para aprovechar la gravedad y permitir el drenaje postural de la faringe.
- Para los pacientes que requieren ventilación asistida antes de la intubación, o cuando la intubación no es una alternativa viable, colocar un DEG que facilite el paso de un catéter de aspiración de gran calibre suele ser mejor a la ventilación con mascarilla.
- Se recomienda la técnica SALAD utilizando un CAR de gran calibre cuando se intuba a un paciente con VAEC.
- El CAR es más que un dispositivo de aspiración. Cuando se sujeta firmemente como un laringoscopio, sirve para desplazar la lengua y la mandíbula hacia abajo con el fin de aumentar al máximo el espacio para la inserción de la hoja del laringoscopio y para ayudar mantener la altura y la limpieza.
- Maniobre el CAR desde el lado *derecho* del laringoscopio hacia el lado *izquierdo* con la punta en la parte superior del esófago, donde permanece «inmóvil» durante la intubación.

INFORMACIÓN BASADA EN LA EVIDENCIA

¿Hay evidencia que respalde la técnica SALAD?

Cada vez hay más evidencia de la utilidad clínica de esta técnica a partir de simulaciones de una vía aérea contaminada.[11-14] Existen dos informes de casos publicados que muestran la eficacia clínica de la técnica SALAD: un caso relacionado con la inducción e intubación de un paciente con obstrucción de la salida gástrica que implicó la regurgitación de 3 L de líquido gástrico y un caso relacionado con el manejo de un paciente con edema pulmonar grave cuya afección creó un torrente de líquido que salía de su árbol bronquial, obstruyendo la laringe.[15,16] Aún no existen grandes series de casos ni ensayos aleatorizados que evalúen la técnica SALAD.

¿Cómo recomienda capacitar a los profesionales de la vía aérea en el manejo de la VAEC?

La técnica SALAD requiere formación experimental específica en un maniquí de capacitación de la vía aérea, modificado para presentar cantidades abundantes de contaminante simulando lo que ocurre en la vía aérea. La fabricación de maniquíes para simular la técnica SALAD se ha descrito en varios blogs médicos, así como en la literatura revisada por pares.[17,18] Nasco dispone de un maniquí comercial que permite simular la técnica: el Life/form S.A.L.A.D. Simulator.

¿Hay algún catéter de aspiración rígido que resulte mejor que otro?

En caso de VAEC, el catéter Yankauer típico tiene una utilidad muy limitada. Hay al menos dos fabricantes que producen CAR de gran calibre de manera comercial: CONMED y SSCOR, Inc., los cuales facilitan la eliminación de grandes cantidades de contaminantes líquidos y sólidos parciales de la vía aérea.

¿Existe alguna ventaja de la videolaringoscopia frente a la laringoscopia directa para la VAEC?

Dentro de los estudios de simulación de la técnica SALAD que utilizan videolaringoscopios de geometría convencional frente a los de forma hiperangulada, no existen conclusiones sólidas sobre la superioridad de uno u otro tipo de dispositivo. En un análisis retrospectivo de datos sobre intubaciones de pacientes con hemorragia digestiva del NEAR III, tanto la LD como la VL presentaron tasas similares de éxito y de visibilidad glótica.[19] Otro estudio de cohortes retrospectivo que examinó casos de intubación y traumatismos en el servicio de urgencias (SU) indica que la VL (72%) puede tener una ventaja sobre la LD (63%) en cuanto al éxito en el primer intento.[20] En un estudio observacional de intubaciones en el SU se observó que la tasa de éxito en el primer intento fue mayor con el GlideScope® (81%) que con el laringoscopio directo (66%) en 590 pacientes con vías aéreas contaminadas con sangre o vómito. Solo en el 1.3% de los casos de vía aérea sucia la contaminación fue tan grave que no permitió el uso de la lente del GlideScope®. Los videolaringoscopios de geometría convencional (es decir, forma Macintosh) tienen la ventaja de seguir sirviendo aunque sus sistemas de imagen se vean obstaculizados por contaminantes de la vía aérea. La laringoscopia debe practicarse de forma tal que el módulo de video del endoscopio se sitúe lo más *cerca posible de la base de la lengua, superior a la pared faríngea posterior*, para limitar la contaminación de la fuente de luz.

¿Tiene alguna utilidad la ecografía abdominal portátil para estimar el volumen gástrico?

La obtención de imágenes del volumen gástrico tiene una utilidad limitada en situaciones de urgencia que requieren un rescate rápido y el control de la oxigenación y ventilación del paciente. Esta técnica cada vez tiene más respaldo como herramienta clínicamente relevante para hacer la evaluación de la anestesia previa al procedimiento, cuando se tiene el tiempo y la oportunidad adecuados para optimizar al paciente antes de la inducción y el manejo de la vía aérea.[21]

Referencias

1. Jost D, Minh DP, Galinou N, et al. What is the incidence of regurgitation during an out-of-hospital cardiac arrest? Observational study. *Resuscitation*. 2015;96:70.

2. Joshi R, Hypes CD, Greenberg J, et al. Difficult airway characteristics associated with first-attempt failure at intubation using video laryngoscopy in the intensive care unit. *Ann Am Thor Soc*. 2017;14(3):368-375.

3. Warner MA, Meyerhoff KL, Warner ME, Posner KL, Stephens L, Domino KB. Pulmonary aspiration of gastric contents: a closed claims analysis. *Anesthesiology*. 2021;135(2):284-291.

4. Cook TM, Woodall N, Frerk C, Fourth National Audit Project. Major complications of airway management in the UK: results of the Fourth National Audit Project of the Royal

College of Anaesthetists and the Difficult Airway Society. Part 1: anaesthesia. *Br J Anaesth*. 2011;106(5):617-631.

5. Snow RG, Nunn JF. Induction of anaesthesia in the foot-down position for patients with a full stomach. *Br J Anaesth*. 1959;31(11):493-497.

6. Stept WJ, Safar P. Rapid induction/intubation for prevention of gastric-content aspiration. *Anesth Analg*. 1970;49(4):633-636.

7. Kluger MT, Visvanathan T, Myburgh JA, Westhorpe RN. Crisis management during anaesthesia: regurgitation, vomiting, and aspiration. *BMJ Qual Saf*. 2005;14(3):e4.

8. Fiore MP, Marmer S, Steuerwald MT, et al. Three airway management techniques for airway decontamination in massive emesis: a manikin study. *West J Emerg Med*. 2019;20(5):784-790

9. Root CW, Mitchell O, Brown R, et al. Suction assisted laryngoscopy and airway decontamination (SALAD): a technique for improved emergency airway management. *Resusc Plus*. 2020;1-2:100005.

10. Sakles JC, Corn GJ, Hollinger P, et al. The impact of a soiled airway on intubation success in the emergency department when using the GlideScope or the direct laryngoscope. *Acad Emerg Med*. 2017;24(5):628-636.

11. Pilbery R, Teare MD, Millins M. Soiled airway tracheal intubation and the effectiveness of decontamination by paramedics: a randomised controlled manikin study protocol. *Br Paramed J*. 2018;3(3):16-22.

12. Lin L, Huang C-C, Ong JR, et al. The suction-assisted laryngoscopy assisted decontamination technique toward successful intubation during massive vomiting simulation: a pilot before–after study. *Medicine*. 2019;98(46):e17898.

13. Ko S, Wong OF, Hin C, et al. A pilot study on using suction-assisted laryngoscopy airway decontamination techniques to assist endotracheal intubation by GlideScope® in a manikin simulating massive hematemesis. *Hong Kong J Emerg Med*. 2019;28(5):305-313.

14. Jensen M, Barmaan B, Orndahl CM, Louka A. Impact of suction-assisted laryngoscopy and airway decontamination technique on intubation quality metrics in a helicopter emergency medical service: an educational intervention. *Air Med J*. 2020;39(2):107-110.

15. Heui LJ. Successful endotracheal intubation using suction-assisted laryngoscopy assisted decontamination technique and a head-down tilt position during massive regurgitation. *Soonchunhyang Med Sci*. 2020;26(2):75-79.

16. Frantz E, Sarani N, Pirotte A, Jackson BS. Woman in respiratory distress. *JACEP Open*. 2021;2(1):e12344.

17. DuCanto J, Serrano KD, Thompson RJ. Novel airway training tool that simulates vomiting: suction-assisted laryngoscopy assisted decontamination (SALAD) system. *West J Emerg Med*. 2017;18(1):117-120.

18. Sampson C, Pauly J, Horner J. Low-cost portable suction-assisted laryngoscopy airway decontamination (SALAD) simulator for dynamic emesis. *J Educ Teach Emerg Med*. 2019;4(2):I1-7.

19. Carlson JN, Crofts J, Walls RM, Brown CA 3rd. Direct versus video laryngoscopy for intubating adult patients with gastrointestinal bleeding. *West J Emerg Med*. 2015;16(7):1052-1056.

20. Li T, Jafari D, Meyer C, et al. Video laryngoscopy is associated with improved first-pass intubation success compared with direct laryngoscopy in emergency department trauma patients. *JACEP Open*. 2021;2:e12373.

21. Holtan-Hartwiga I, Johnsena LR, Dahl V, Haidl F. Preoperative Gastric Ultrasound in Surgical Patients who Undergo Rapid Sequence Induction Intubation. *Trends in Anaesthesia and Critical Care*. 2021;38:30-35.

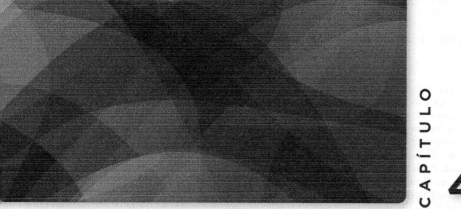

Paciente geriátrico

Katren R. Tyler

Stephen Bush

DESAFÍO CLÍNICO

Las comorbilidades son frecuentes en la población de edad avanzada y, para cualquier enfermedad o lesión, los adultos mayores tienen peores resultados que los jóvenes. El envejecimiento provoca un deterioro progresivo de la reserva fisiológica, a menudo empeorado por enfermedades crónicas preexistentes, por lo que los pacientes de edad avanzada tienen un mayor riesgo de presentar eventos adversos periintubación. La morbilidad cardiovascular, la afección pulmonar, los síndromes de fragilidad y las afecciones crónicas subyacentes son especialmente relevantes para evitar las dificultades del manejo de la vía aérea en el paciente geriátrico. Es probable que los pacientes de edad avanzada que requieren un manejo urgente de la vía aérea tienen comorbilidades importantes. Los adultos mayores también muestran cada vez más obesidad y, paradójicamente, tienen más probabilidades de estar desnutridos; pueden requerir el manejo de la vía aérea por diversas razones. Sin embargo, su evolución clínica prevista suele ser el factor más importante a la hora de decidir la intubación en el servicio de urgencias (SU). Incluso sin una amenaza inmediata para la oxigenación, la ventilación o la protección de la vía aérea, el paciente mayor suele tener un curso clínico más prolongado y complejo que requiere soporte de la vía aérea como parte de su tratamiento. Por el contrario, el uso de técnicas de ventilación no invasiva puede proporcionar un puente importante durante la recopilación de información, la toma de decisiones médicas y las discusiones familiares.

Disminución de la reserva cardiorrespiratoria

Los cambios relacionados con la edad en los pulmones deterioran el intercambio gaseoso, reduciendo la presión de oxígeno en la línea de base. La PaO_2 normal desciende 4 mmHg por década después de los 20 años de edad. La capacidad pulmonar total no cambia significativamente, pero la capacidad residual funcional (CRF) y el volumen de cierre (VC) aumentan con la edad. El VC aumenta más que la CRF, lo que provoca atelectasia, sobre todo en decúbito supino. La disminución de la sensibilidad del impulso respiratorio central, el debilitamiento de los músculos respiratorios y la alteración de la mecánica de la pared torácica afectan la capacidad del adulto mayor para responder a la hipoxia y la hipercarbia. En consecuencia, la saturación de oxígeno puede descender rápidamente ante una amenaza respiratoria. Los pacientes de edad avanzada también corren riesgo de aspiración pulmonar debido al deterioro de los reflejos de la vía aérea, los trastornos de la deglución, los efectos de los fármacos y el retraso del vaciado gástrico. Los adultos mayores con enfermedad pulmonar obstructiva crónica (EPOC) o apnea obstructiva del sueño pueden vivir con insuficiencia respiratoria parcialmente compensada, recibir oxígeno a domicilio o requerir asistencia respiratoria al inicio mediante máquinas de presión positiva continua en la vía aérea (CPAP, *continuous positive airway pressure*) nasal.

El corazón que envejece suele tener una contractilidad reducida, un flujo sanguíneo coronario disminuido y arritmias crónicas, lo que dificulta aún más su capacidad para aumentar el gasto cardíaco. Los bloqueadores β y los bloqueadores de los canales de calcio pueden limitar las respuestas a las tensiones fisiológicas al impedir las elevaciones compensatorias de la frecuencia cardíaca. Un gasto cardíaco relativamente fijo perjudica la respuesta fisiológica a los efectos vasodilatadores de los fármacos de intubación.

Por último, la presencia de enfermedades cardiovasculares o cerebrovasculares reduce la tolerancia del paciente a la hipoxemia o la hipotensión.

Los pacientes de edad avanzada son más propensos a la hipotensión postintubación, que puede ser grave y persistente una vez finalizada la intubación. Además de la edad, los pacientes que presentan un índice de choque (frecuencia cardíaca dividida por la presión arterial sistólica) elevado, insuficiencia respiratoria o antecedentes de insuficiencia renal terminal y crónica tienen un mayor riesgo de complicaciones periintubación. Por lo general, el paro cardíaco postintubación se produce en casi el 1% de los pacientes inmediatamente después de una secuencia de intubación rápida (SIR), siendo la actividad eléctrica sin pulso el ritmo más frecuente. Los pacientes de edad avanzada con hipotensión postintubación tienen mayor riesgo de evolucionar a paro cardíaco. En los pacientes hemodinámicamente vulnerables, es aconsejable la reanimación con volumen y el soporte de la presión arterial antes de la intubación, si el tiempo lo permite.

Los pacientes de edad avanzada tienen más probabilidades de acudir al SU *en* paro cardíaco. La reciente atención a la estrategia óptima de manejo de la vía aérea en el paro cardíaco primario indica que la colocación definitiva de la vía no es útil durante el período cercano al paro cardíaco. Los equipos clínicos deben centrarse en la calidad de las compresiones torácicas, la oxigenación y la limitación de la sobreventilación, que puede impedir el retorno venoso. Este tema se detalla en la sección de «Información basada en la evidencia». Sin embargo, si se realiza la intubación, el paciente en paro cardíaco suele tener una intubación técnicamente sencilla porque carece de tono muscular esquelético y de reflejos protectores. El manejo de los pacientes en paro cardíaco debe seguir los algoritmos aceptados de soporte vital cardíaco avanzado (ACLS, *advanced cardiac life support*) y se centra en maniobras menos invasivas de la vía aérea durante el paro cardíaco (colocación de un dispositivo extraglótico [DEG] o ventilación manual), seguidas de un manejo definitivo de la vía aérea si el paro se prolonga o se consigue el retorno de la circulación espontánea.

Aumento de la incidencia de la vía aérea difícil

La edad avanzada es un indicador de posible ventilación con bolsa-mascarilla (VBM) (*véase* cap. 2). Los adultos mayores también presentan una mayor incidencia de laringoscopia directa difícil, como consecuencia de la alteración de la movilidad del cuello y de la abertura de la boca. Una deformidad en flexión fija del cuello puede pasar desapercibida hasta que se retira la almohada antes de la intubación; la intubación con laringoscopia convencional es un desafío en estas condiciones (**fig. 42-1**). Además, los pacientes con artritis reumatoide y otras afecciones artríticas inflamatorias pueden tener una columna

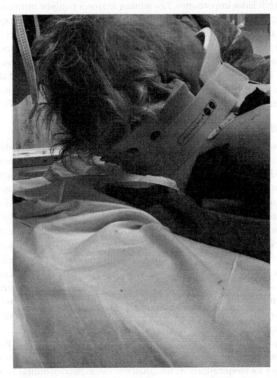

Figura 42-1. **Deformidad en flexión fija en un paciente de edad avanzada.** Esto da lugar a una laringoscopia difícil y poca visibilidad de la glotis.

cervical superior inestable. La mucosa de los adultos mayores es más friable, a menudo está deshidratada y es menos elástica, lo que la hace más vulnerable a los daños. Del mismo modo, los cambios asociados al envejecimiento y los efectos acumulativos de las enfermedades pueden dificultar la inserción del DEG y la aplicación de una vía aérea quirúrgica. Por todas estas razones, se recomienda aumentar al máximo las posibilidades de éxito en el primer intento mediante una colocación en posición adecuada, una preoxigenación potente y el uso libre de introductores de intubación y videolaringoscopia.

Consideraciones éticas

En el manejo de la vía aérea, como en todos los demás aspectos de la reanimación, deben respetarse las preferencias del paciente en cuanto a las intervenciones terapéuticas. La edad avanzada no es una contraindicación para la intervención avanzada de la vía aérea. Los malos resultados están más relacionados con la limitación funcional y las comorbilidades que con la edad cronológica. En los casos en los que las intervenciones de soporte vital no son adecuadas o no se desean, la ventilación no invasiva con presión positiva puede proporcionar asistencia respiratoria y comodidad. La CPAP o la presión positiva binivel en la vía aérea también pueden actuar como medida provisional cuando se carece de datos y se recaba información sobre las voluntades anticipadas antes de la intubación. Esta cuestión se aborda en la sección «Información basada en la evidencia».

ABORDAJE DE LA VÍA AÉREA

Dado que los pacientes de edad avanzada toleran mal la hipoxia, debe considerarse la intubación en una fase temprana de su tratamiento. La evaluación preintubación cuidadosa identificará los indicadores de vía aérea difícil, como una abertura bucal insuficiente, pulmones rígidos y una reducción de la amplitud de movimiento de la columna cervical. Lo más frecuente es que el operador confíe en el éxito previsto de la videolaringoscopia y la oxigenación mediante bolsa-mascarilla o el DEG, por lo que la SIR suele ser la técnica preferida, al igual que en otros grupos de edad. Independientemente de los resultados de la evaluación de cabecera sobre la dificultad de la vía aérea, en los pacientes mayores debe estar preparado para una vía difícil inesperada. Esto requiere planificación, comunicación y preparación de los dispositivos de rescate.

La preoxigenación es muy importante porque los pacientes de edad avanzada pueden desaturarse rápidamente debido a los cambios en el corazón y los pulmones asociados a la edad y a enfermedades preexistentes. Por las mismas razones, la preoxigenación puede ser menos eficaz respecto al paciente más joven y sano. El uso de oxígeno con mascarilla a un flujo de al menos 40 a 50 L/min y la oxigenación apneica deben considerarse de inicio si la preoxigenación por medios más tradicionales no es adecuada. Puede ser necesaria la VBM para mantener una saturación de oxígeno $> 93\%$ después de administrar el fármaco inductor y el fármaco bloqueador neuromuscular (FBNM), sobre todo si se requiere más de un intento de laringoscopia. Durante la VBM, el sellado de la mascarilla puede ser problemático debido al desgaste facial y al edentulismo, y la mejor técnica es la de dos manos y dos personas, con una vía aérea nasal u oral. Las dentaduras postizas bien ajustadas deben dejarse colocadas durante la VBM y retirarse para la intubación o la colocación del DEG. Si la dentadura está desplazada, mal ajustada o ya actúa como cuerpo extraño, debe retirarse. La pérdida de tejidos elásticos favorece el colapso y la obstrucción parcial de las vías respiratorias superiores. La obesidad aumenta el tejido excedente en la vía superior, lo que puede causar una obstrucción funcional con pérdida de tono. Los pacientes de edad avanzada pueden presentar obstrucción bucofaríngea debido a un hematoma o a cáncer de cabeza y cuello. La reducción de la distensibilidad pulmonar y la rigidez de la pared torácica pueden dificultar la oxigenación mediante bolsa-mascarilla o con el DEG; esto puede empeorar si coexisten EPOC o insuficiencia cardíaca.

Cuando una evaluación previa a la intubación identifica una vía aérea difícil, el operador debe elegir un videolaringoscopio y garantizar una colocación óptima del paciente para crear la mayor probabilidad de éxito. Tenga a la mano un introductor de intubación, como un *bougie* elástico de goma. Pueden elegirse vías aéreas alternativas, incluida la endoscopia flexible con el paciente despierto, en lugar de la SIR, de acuerdo con el algoritmo de vía aérea difícil (*véase* cap. 5). La cricotirotomía suele ser necesaria en una situación de «no se puede intubar, no se puede oxigenar», pero este procedimiento puede resultar difícil en el paciente de edad avanzada porque es más probable que presente una distorsión de los tejidos como consecuencia del cáncer o la radioterapia o un acceso limitado, como en el caso de una deformidad de flexión fija que afecte a la columna cervical.

Dosificación y administración del fármaco
Optimización fisiológica

Por lo general, los pacientes de edad avanzada tienen menos reserva fisiológica que los adultos más jóvenes y son más susceptibles a los efectos hipotensores de los sedantes. Teniendo esto en cuenta, es fundamental la optimización fisiológica para potenciar la fisiología cardiovascular del paciente y reducir la hipotensión profunda o el colapso circulatorio que puede producirse incluso con dosis moderadas de fármacos de inducción.

La secuencia de intubación diferida, analizada en el capítulo 20, puede ser especialmente adecuada para la población geriátrica, que tiene más probabilidades de estar confundida y agitada antes de la intubación y corre un mayor riesgo de hipoxemia que los adultos más jóvenes. El uso de una dosis disociativa de ketamina (1 mg/kg i.v.) para reducir la agitación y el consumo de oxígeno, así como aumentar el cumplimiento de la administración de oxígeno, puede dar lugar a episodios hipoxémicos menos frecuentes y menos graves. En los pacientes de edad avanzada con hipotensión, o en los que llegan en estado de choque, es preferible administrar un fármaco vasopresor para atenuar el colapso circulatorio periintubación. Esto incluye la consideración de vasopresores a dosis de bolo, por lo general fenilefrina o epinefrina, en pequeñas dosis para revertir la inestabilidad hemodinámica. Sin embargo, las pruebas de los beneficios de los vasopresores de dosis rápida carecen de solidez y su administración está asociada a un riesgo importante de error humano. La estrategia preferida consiste en administrar una infusión de norepinefrina para mantener la presión arterial antes de administrar los medicamentos para la SIR. Esto permite el ajuste por parte de otros miembros del equipo mientras los responsables de la vía aérea se centran en la intubación propiamente dicha. Además, los pacientes que requieren norepinefrina antes de la intubación suelen necesitarla para mantener la hemodinámica después y, por lo tanto, tenerla en el momento del procedimiento tiene sentido desde el punto de vista logístico.

Parálisis con inducción

El etomidato sigue siendo el fármaco de inducción preferido en los pacientes de edad avanzada debido a su mayor estabilidad hemodinámica, aunque en los pacientes profundamente afectados, una carga de inducción completa aún puede producir hipotensión o pérdida del tono vascular. La dosis de inducción establecida debe reducirse a la mitad en los pacientes de edad avanzada y es aconsejable una reducción de dos tercios en caso de deterioro hemodinámico importante. El propofol puede causar hipotensión significativa en los pacientes en estado crítico y no se recomienda como fármaco de inducción primario en los pacientes de edad avanzada que requieran SIR.

La ketamina causa menos inestabilidad cardiovascular que el propofol y es útil en pacientes jóvenes con hipotensión y reserva suprarrenal adecuada; sin embargo, sus propiedades simpaticomiméticas pueden ser problemáticas en las personas con cardiopatía isquémica, enfermedad cerebrovascular o enfermedad de Parkinson. Además, la ketamina ejerce su apoyo hemodinámico a través de la liberación indirecta de catecolaminas. En los adultos mayores, la reserva suprarrenal puede ser limitada y estar ausente, lo que provoca hipotensión idiopática y pérdida del tono vascular. Por lo tanto, en los pacientes mayores afectados, el etomidato es el fármaco inductor principal (*véase* cap. 21).

Los adultos mayores tienen más probabilidades de presentar una contraindicación asociada a la succinilcolina, predominantemente una lesión neurológica o un trastorno neuromuscular degenerativo. Si se toma la decisión de utilizar succinilcolina en personas de edad avanzada, busque contraindicaciones en el propio paciente, los médicos prehospitalarios, los familiares o los historiales médicos. Una exploración física rápida puede revelar déficits neurológicos que, si tienen más de 3 días, ponen al paciente en riesgo de hipercalemia mediada por receptores. La enfermedad renal crónica, incluida la insuficiencia renal, no es una contraindicación para el uso de succinilcolina. En la actualidad, muchos médicos utilizan el rocuronio como FBNM principal, especialmente en pacientes de edad avanzada. La dosis es la misma que en los adultos más jóvenes, utilizando la dosificación por peso corporal real.

Control postintubación

Los principios del control postintubación, expuestos en los capítulos 10 y 20, son adecuados para el adulto mayor. Anticipe una mayor sensibilidad a los efectos hipnóticos y hemodinámicos de los sedantes (p. ej., propofol) y analgésicos (p. ej., morfina, fentanilo) y ajuste el tratamiento respectivamente. Los FBNM rara vez son necesarios. Si se utilizan, los FBNM también deben administrarse en dosis reducidas y con mayores intervalos entre las dosis. La reducción de la distensibilidad pulmonar puede aumentar las presiones de ventilación en los pacientes de edad avanzada. En la EPOC, es aconsejable limitar la presión máxima y permitir una fase espiratoria prolongada, aunque debe evitarse la acidosis respiratoria grave en la cardiopatía isquémica. La ventilación con presión positiva, especialmente con niveles elevados de presión positiva al final de la espiración, puede causar hipotensión, sobre todo si hay hipovolemia, y puede empeorar los efectos hipotensores de los fármacos sedantes. La ventilación controlada por presión es el modo preferido.

CONSEJOS Y ALERTAS

- Los pacientes de edad avanzada presentan una mayor incidencia de dificultades tanto anatómicas como fisiológicas. Estos problemas se identifican y tratan de la misma manera que en el caso de los pacientes más jóvenes. La SIR suele ser el procedimiento preferido.
- Los pacientes de edad avanzada se desaturan rápidamente, lo que destaca la importancia de la preoxigenación. La oxigenación pasiva durante la apnea (oxígeno a 15 L/min por cánula nasal) puede retrasar la desaturación. Si la hipoxia se desarrolla rápidamente, puede ser necesaria la VBM o el rescate con un DEG después de la inducción o entre los intentos de intubación. La secuencia de intubación diferida puede ser útil en los adultos mayores debido a la agitación y al delírium.
- Los cambios cardiovasculares relacionados con la edad, las enfermedades preexistentes y las interacciones farmacológicas potencian la respuesta hipotensora a la inducción, por lo que deben utilizarse dosis reducidas de sedantes e hipnóticos. La reducción del gasto cardíaco prolonga el tiempo de circulación brazo-cerebro, y debe preverse un inicio de acción retardado para todos los fármacos intravenosos.

INFORMACIÓN BASADA EN LA EVIDENCIA

¿Cuál es el riesgo cardiovascular de la intubación en los pacientes de edad avanzada?

Los pacientes de edad avanzada corren el riesgo de sufrir consecuencias hemodinámicas adversas tras la intubación, tanto por los efectos cardiovasculares de los fármacos de inducción como por la disminución del retorno venoso que acompaña a la ventilación con presión positiva. Los pacientes de edad avanzada tienen más probabilidades de estar desnutridos y deshidratados, lo que da lugar a volúmenes intravasculares más bajos.[1] La hipotensión periintubación es frecuente y se produce en hasta el 25% de todos los pacientes.[2] Un registro monocéntrico de intubación en urgencias informó una asociación entre la edad y la hipotensión postintubación, siendo la edad > 70 años un factor predictivo independiente.[3] Los pacientes con hipotensión periintubación tenían casi 15 veces más probabilidades de morir durante su hospitalización.[4] No se confirmó que la hipotensión durante la intubación fuera la causa del aumento de la mortalidad, pero se identificó un grupo de alto riesgo, susceptible de sufrir alteraciones hemodinámicas, que los ponía en riesgo de morir durante la hospitalización. Datos recientes de más de 15 000 encuentros en el proyecto National Emergency Airway Registry (NEAR) mostraron una tasa global de paro cardíaco periintubación de aproximadamente el 1%. Los cocientes de posibilidades (OR, *odds ratio*) corregidas de paro cardíaco periintubación fueron mayores en los que llegaron en estado de choque (OR corregido > 6).[5] Cuando el tiempo lo permite, los pacientes vulnerables que requieren intubación deben someterse a reanimación con volumen antes de la intubación, uso de fármacos de inducción a dosis reducidas y apoyo con vasopresores para reducir el deterioro hemodinámico. Lamentablemente, los pacientes pueden sufrir hipotensión periintubación a pesar de una reanimación con líquidos adecuada.[6]

¿La edad avanzada es un indicador de la intubación difícil o de las complicaciones de la intubación?

La edad avanzada es un indicador independiente de las intubaciones difíciles y los acontecimientos periintubación adversos.[7] Estos pacientes presentan una mayor tasa global de laringoscopia difícil.[8,9] Los pacientes mayores de 80 años y aquellos con vías aéreas difíciles previstas, como los de clase III y IV de Mallampati, tienen más probabilidades de sufrir una lesión de la vía aérea durante la anestesia.[10] La decisión de proceder a la intubación se basa adecuadamente en las indicaciones originales para la intubación (imposibilidad de ventilar, imposibilidad de proteger la vía aérea y evolución clínica prevista). La supervivencia tras el manejo urgente de la vía aérea en los pacientes de edad avanzada probablemente dependa más de la enfermedad aguda y las comorbilidades subyacentes, y no directamente al acto de la intubación.[11]

¿Qué relajante muscular debe utilizarse para la secuencia de intubación rápida en el paciente de edad avanzada?

Los pacientes de edad avanzada tienen más probabilidades de presentar una contraindicación adquirida a la succinilcolina, en la mayoría de los casos un accidente cerebrovascular (ACV) reciente; sin embargo, cualquier defecto de la motoneurona superior o inferior de al menos 72 h de antigüedad pone al paciente en riesgo de regulación positiva de los receptores postsinápticos e hipercalemia.[12] La atrofia por desuso también es un factor de riesgo en el grupo de mayor edad. Teóricamente, el riesgo de liberación masiva de potasio intracelular solo está presente entre 3 días y unos 6 meses después de un ACV agudo, cuando los receptores de acetilcolina proliferan en la placa terminal neuromuscular. En realidad, muchos pacientes en el SU que requieren intubación urgente no pueden proporcionar una historia clínica completa y muchos médicos de urgencias optarán por utilizar rocuronio en lugar de succinilcolina para la SIR en los pacientes de edad avanzada.[13]

¿Son seguros y eficaces los vasopresores de dosis rápida en los adultos mayores?

Los vasopresores de dosis rápida o de dosis en bolo consisten en pequeñas dosis de fármacos vasopresores como fenilefrina o epinefrina para ayudar a mantener u obtener la estabilidad hemodinámica. Hay pocas pruebas enfocadas en los pacientes de edad avanzada, aunque los estudios publicados sobre vasopresores de dosis rápida tienden a informar sobre adultos mayores. La evidencia sobre la eficacia de los vasopresores de dosis rápida no es sustancial y los riesgos de reacción adversa o error de medicación son elevados.[14,15]

¿Cuál es el pronóstico de los pacientes mayores que requieren intubación en el servicio de urgencias?

La literatura publicada recientemente confirma lo que los médicos de urgencias sospechaban desde hace tiempo: la supervivencia hasta el alta y el regreso al domicilio tras una intubación en urgencias se ven bastante afectadas por la edad del paciente, siendo los de edad avanzada los que tienen menos probabilidades de sobrevivir y regresar a casa. En los pacientes mayores de 65 años, la intubación en el SU se asocia a una mortalidad intrahospitalaria del 35%. En el caso de los pacientes mayores de 90 años, esta cifra se eleva al 50%, y solo el 14% regresará a casa.[16] Esta información debería suscitar un debate sobre los objetivos asistenciales con los pacientes y sus familias.[17] Los pacientes con dificultad respiratoria pueden obtener un alivio considerable con métodos no invasivos de ventilación o considerando un ensayo de intubación de duración limitada.

Referencias

1. Pereira GF, Bulik CM, Weaver MA, Holland WC, Platts-Mills TF. Malnutrition among cognitively intact, noncritically ill older adults in the emergency department. *Ann Emerg Med.* 2015;65(1):85-91.

2. Hasegawa K, Hagiwara Y, Imamura T, et al. Increased incidence of hypotension in elderly patients who underwent emergency airway management: an analysis of a multi-centre prospective observational study. *Int J Emerg Med.* 2013;6(1):12.

3. Heffner A, Swords D, Kline J, Jones A. The frequency and significance of postintubation hypotension during emergency airway management. *J Crit Care.* 2012;27(4):417. e419-417 e413.

4. Heffner AC, Swords DS, Nussbaum ML, Kline JA, Jones AE. Predictors of the complication of postintubation hypotension during emergency airway management. *J Crit Care.* 2012;27(6):587-593.

5. April MD, Arana AA, Reynolds JC, et al. Peri-intubation cardiac arrest in the ED: a National Emergency Airway Registry (NEAR) study. *Resuscitation.* 2021;162:403-441.

6. Janz DR, Casey JD, Semler MW, et al. Effect of a fluid bolus on cardiovascular collapse among critically ill adults undergoing tracheal intubation (PrePARE): a randomised controlled trial. *Lancet Respir Med.* 2019;7(12):1039-1047.

7. Johnson KN, Botros DB, Groban L, Bryan YF. Anatomic and physiopathologic changes affecting the airway of the elderly patient: implications for geriatric-focused airway management. *Clin Interv Aging.* 2015;10:1925-1934.

8. Mostafa M, Saeed M, Hasanin A, Badawy S, Khaled D. Accuracy of thyromental height test for predicting difficult intubation in elderly. *J Anesth.* 2020;34(2):217-223.

9. Panjiar P, Bhat KM, Yousuf I, Kochhar A, Ralli T. Study comparing different airway assessment tests in predicting difficult laryngoscopy: a prospective study in geriatric patients. *Indian J Anaesth.* 2021;65(4):309-315.

10. Hua M, Brady J, Li G. The epidemiology of upper airway injury in patients undergoing major surgical procedures. *Anesth Analg.* 2012;114(1):148-151.

11. Zimmerman JJ, Harmon LA, Smithburger PL, et al. Choosing wisely for critical care: the next five. *Crit Care Med.* 2021;49(3):472-481.

12. Martyn JAJM, Richtsfeld MMD. Succinylcholine-induced hyperkalemia in acquired pathologic states: etiologic factors and molecular mechanisms. *Anesthesiology.* 2006;104(1):158-169.

13. Brown CA, 3rd, Bair AE, Pallin DJ, Walls RM. Techniques, success, and adverse events of emergency department adult intubations. *Ann Emerg Med*. 2015;65(4):363-370.e361.

14. Cole JB, Knack SK, Karl ER, Horton GB, Satpathy R, Driver BE. Human errors and adverse hemodynamic events related to "push dose pressors" in the emergency department. *J Med Toxicol*. 2019;15(4):276-286.

15. Holden D, Ramich J, Timm E, Pauze D, Lesar T. Safety considerations and guideline-based safe use recommendations for "bolus-dose" vasopressors in the emergency department. *Ann Emerg Med*. 2018;71(1):83-92.

16. Ouchi K, Hohmann S, Goto T, et al. Index to predict in-hospital mortality in older adults after non-traumatic emergency department intubations. *West J Emerg Med*. 2017;18(4):690-697.

17. Ouchi K, Lawton AJ, Bowman J, Bernacki R, George N. Managing code status conversations for seriously ill older adults in respiratory failure. *Ann Emerg Med*. 2020;76(6):751-756.

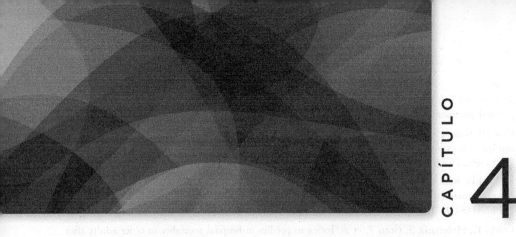

CAPÍTULO 43

Paciente con obesidad mórbida

Megan Leigh Fix

DESAFÍO CLÍNICO

La Organización Mundial de la Salud y los National Institutes of Health definen a una persona con *sobrepeso* cuando tiene un índice de masa corporal (IMC) de entre 25 y 29.9 kg/m^2 y a una persona con *obesidad* cuando su IMC es > 30 kg/m^2. Esto se denomina *obesidad de grado I*. La *obesidad de grado II* (antes conocida como *obesidad mórbida*) se define como un IMC entre 35 y 39.9 kg/m^2. La *obesidad de grado III* (antes conocida como *obesidad grave*) se define como un IMC ≥ 40 kg/m^2. La *National Health and Nutrition Examination Survey* del 2017 al 2018 estima que el 42.4% de los adultos en los Estados Unidos tienen obesidad. En el *Behavioral Risk Factor Surveillance System* del 2017, una encuesta transversal aleatorizada estatal de la población adulta de los Estados Unidos, se observaron diferencias considerables en la prevalencia de la obesidad entre los estados. El cuarto *National Audit Project* (NAP4) del Reino Unido informó que los pacientes con obesidad mórbida tienen un riesgo cuatro veces mayor de presentar complicaciones importantes (muerte, daño cerebral, vía aérea quirúrgica urgente, hospitalización imprevista o prolongada en la unidad de cuidados intensivos) en comparación con los pacientes sin obesidad tras el tratamiento de la vía aérea.

ABORDAJE DE LA VÍA AÉREA

Al igual que para todos los pacientes, el tratamiento de la vía aérea de las personas con obesidad requiere una evaluación estructurada y metódica para identificar los indicadores específicos de la ventilación con bolsa-mascarilla (VBM), la intubación traqueal, la colocación de un dispositivo extraglótico (DEG) y la cricotirotomía difíciles. Es materia de controversia si la obesidad por sí sola es un indicador de laringoscopia difícil o si los individuos con obesidad tienden a tener una mayor incidencia de otros marcadores de intubación difícil. Los atributos de los pacientes difieren, y algunas personas con obesidad pueden tener varios factores de riesgo anatómicos de dificultad de la vía aérea además de la obesidad, mientras que otras pueden no tenerlos. No obstante, los pacientes con obesidad mórbida desarrollan cambios tanto fisiológicos como anatómicos que pueden hacer que el manejo de la vía aérea sea especialmente difícil, ya que presentan un exceso de tejido adiposo no solo en el tórax, el cuello, la pared torácica y el abdomen, sino también, a nivel interno, en la boca y la faringe. En comparación con los pacientes delgados, este exceso de tejido dificulta el acceso a la vía aérea (intubación y traqueostomía) y el mantenimiento de la permeabilidad de las vías respiratorias superiores.

Los pacientes con obesidad también son más propensos a presentar desafíos fisiológicos durante el manejo de la vía aérea. El grado de los cambios patológicos, fisiológicos y anatómicos se correlaciona con el grado y la extensión de la obesidad y las comorbilidades frecuentes en los pacientes con obesidad. En el **cuadro 43-1** se enumeran los cambios fisiológicos y anatómicos asociados a la obesidad mórbida. Los efectos principales de la obesidad en el manejo de la vía aérea son *1)* una rápida desaturación arterial secundaria a la disminución de la capacidad residual funcional (CRF) y al aumento del consumo de oxígeno; *2)* el manejo difícil de la vía aérea, en concreto una VBM difícil, como consecuencia de un mayor

CUADRO 43-1 Cambios fisiológicos y anatómicos asociados a la obesidad	
Cambios fisiológicos asociados a la obesidad según el sistema	**Cambios anatómicos asociados a la obesidad**
Pulmonares:	
Aumento de la presión intratorácica con un patrón respiratorio restrictivo: ↓ CRF, ↓ VRE, ↓ CPT	Aumento del perímetro facial y del tamaño de la lengua; área faríngea más pequeña
Aumento del trabajo de la respiración, disminución de la CVM	Tejido faríngeo excedente (riesgo de apnea obstructiva del sueño)
Desajuste V/Q (predispone a la hipoxemia)	Aumento de la circunferencia del cuello
Riesgo de HTN pulmonar	Aumento del perímetro torácico
Síndrome de hipoventilación por obesidad	Aumento del tamaño de las mamas
	Aumento del perímetro abdominal
Cardíacos:	
Aumento del gasto cardíaco	
Aumento del VS, volumen sistólico	
HTN, HVI	
Aumento de la tasa metabólica: ↑ VO_2, ↑ producción de CO_2	
Renales:	
Aumento del FSR y la TFG	
Hepáticos/gastrointestinales:	
Infiltración grasa del hígado	
Aumento de la presión intraabdominal	
Riesgo de hernia hiatal, ERGE	
Endocrinos:	
Mayor riesgo de diabetes	
Hiperlipidemia	
Hemáticos:	
Mayor riesgo de TVP	
Policitemia (con hipoxemia crónica)	
Musculoesqueléticos:	
Enfermedad articular degenerativa	
Cambios asociados con el decúbito	

CPT: capacidad pulmonar total; CRF: capacidad residual funcional; CVM: capacidad ventilatoria máxima; ERGE: reflujo gastroesofágico; FSR: flujo sanguíneo renal; HTN: hipertensión; HVI: hipertrofia ventricular izquierda; TFG: tasa de filtración glomerular; TVP: trombosis venosa profunda; VO_2: consumo de oxígeno; VRE: volumen de reserva espiratorio; VS: volumen sanguíneo.

riesgo de obstrucción por exceso de tejido adiposo faríngeo y una mayor resistencia derivada del peso de la pared torácica y de la masa de contenido abdominal que limita el desplazamiento diafragmático; y 3) la laringoscopia, intubación y cricotirotomía difíciles.

La obesidad afecta casi todos los aspectos de la fisiología normal, sobre todo a los sistemas respiratorio y cardiovascular. Los pacientes con obesidad suelen presentar hipoxemia basal con un gradiente de oxígeno alveolar-arterial ampliado debido, principalmente, a un desajuste ventilación-perfusión (V/Q). Los volúmenes pulmonares desarrollan un patrón restrictivo con diversas alteraciones, la más importante de las cuales es la disminución de la CRF. Estos índices cambian exponencialmente con el grado de obesidad. El descenso de la CRF se ha atribuido a la «carga de masa» del abdomen y a la rigidez muscular antiálgica del diafragma. Las reducciones de la CRF limitan el espacio potencial disponible que suele utilizarse para crear un reservorio de oxígeno durante la fase de preoxigenación de la secuencia de intubación rápida (SIR). La CRF puede reducirse hasta el punto de caer dentro del rango de la capacidad de cierre, lo que conduce a un cierre pequeño de la vía aérea y a un desajuste V/Q. La CRF disminuye aún más cuando el paciente adopta el decúbito supino, lo que provoca un empeoramiento del desajuste V/Q, la derivación de derecha a izquierda y la hipoxemia arterial. Aunque la capacidad vital (CV), la capacidad pulmonar total (CPT) y la CRF pueden mantenerse en caso de obesidad leve, pueden reducirse hasta un 50% en los pacientes con obesidad grave. El deterioro de la CRF provoca una rápida desaturación de la oxihemoglobina durante la fase apneica de la SIR, incluso en el contexto de una preoxigenación adecuada (*véase* cap. 8).

El trabajo de respiración aumenta entre un 30% y un 400% en los pacientes con obesidad mórbida debido a la menor distensibilidad de la pared torácica, la mayor resistencia de la vía aérea y una posición diafragmática anómala. Estos cambios limitan la capacidad ventilatoria máxima (CVM). El paciente con obesidad también presenta un consumo de oxígeno y una producción de dióxido de carbono (CO_2) elevados debido a la actividad metabólica del exceso de masa corporal. Los riesgos de hipertensión (HTN) pulmonar y síndrome de hipoventilación por obesidad también aumentan con la obesidad. La mayor presión abdominal y el consiguiente riesgo de broncoaspiración de ácido gástrico pueden causar neumonitis por aspiración.

Los cambios cardiovasculares en la obesidad incluyen el aumento del volumen extracelular, el gasto cardíaco, la presión telediastólica del ventrículo izquierdo y la hipertrofia ventricular izquierda (HVI). El volumen sanguíneo (VS) total absoluto se incrementa, pero es relativamente menor cuanto a volumen/peso en comparación con los pacientes delgados (50 mL/kg frente a 75 mL/kg). La morbilidad cardíaca, incluida la HTN, la cardiopatía isquémica y la miocardiopatía se correlaciona con la obesidad progresiva.

Otros cambios incluyen un aumento del flujo sanguíneo renal y de la tasa de filtración glomerular (TFG), infiltración grasa del hígado y propensión a la diabetes mellitus y a la apnea obstructiva del sueño (AOS) (*véase* cuadro 43-1).

El aumento del peso de la pared torácica, el perímetro facial y el tejido faríngeo excedente contribuyen a definir la obesidad como un factor de riesgo independiente de VBM difícil (*véase* cap. 2). Los pacientes con obesidad tienden a tener un espacio faríngeo más pequeño debido al depósito de tejido adiposo en la lengua, los pilares amigdalinos y los pliegues ariepiglóticos. Los pacientes con obesidad tienen un mayor riesgo de AOS, otro factor de riesgo independiente de la VBM difícil. En el paciente con obesidad debe preverse una VBM difícil, que a menudo requiere una técnica de dos personas con las vías aéreas bucales y nasofaríngeas colocadas. En los pacientes graves o con superobesidad, la VBM puede ser simplemente imposible porque la presión de sellado de la mascarilla necesaria para vencer el aumento de peso y la resistencia puede ser muy superior a la posible con bolsa y mascarilla. Además, la VBM desafiante se asocia a la intubación difícil en el 30% de los casos.

La dificultad de la intubación también se asocia a una mayor circunferencia del cuello y a puntuaciones de Mallampati elevadas. La cricotirotomía es más difícil debido al aumento de la circunferencia del cuello, el grosor de los tejidos subcutáneos, las deformidades anatómicas y el tejido adiposo que obstaculiza la visión de los puntos de referencia, y a menudo requiere incisiones más profundas y largas. Los DEG pueden no ser capaces de superar la alta resistencia de la pared torácica compensada y los diafragmas reducidos. Los DEG de segunda generación, como el LMA Supreme®, pueden proporcionar presiones de fuga más elevadas (25-30 cmH_2O) y pueden ser preferibles en los pacientes con obesidad.

TÉCNICA

Los pacientes con obesidad mórbida varían con respecto a la dificultad de la vía aérea; la evaluación LEMON es fundamental para anticipar y planificar adecuadamente la intubación (*véase* cap. 5). Cuando la vía parece muy difícil, el algoritmo de la vía difícil recomienda una preparación cuidadosa y un abordaje con el paciente despierto con anestesia tópica y, si es necesario, sedación ligera.

La posición adecuada resulta fundamental en los pacientes con obesidad para garantizar una preoxigenación adecuada, así como el mejor intento de laringoscopia e intubación traqueal. Lo ideal es colocar al paciente en posición vertical o «en rampa» durante la preoxigenación. Puede ser necesario realizar la laringoscopia con el paciente en posición semirrecta si es probable que se produzca la pérdida de reclutamiento alveolar y una desaturación rápida en decúbito supino. Si el paciente no puede sentarse erguido, puede ser útil apoyarlo sobre sábanas o sobre una almohada en cuña disponible de manera comercial, desde el punto medio de la espalda hasta los hombros y la cabeza para lograr una posición adecuada, como se muestra en la **figura 43-1**. Para confirmar la postura correcta, se debe observar al paciente de perfil y trazar una línea horizontal imaginaria desde el conducto auditivo externo hasta la

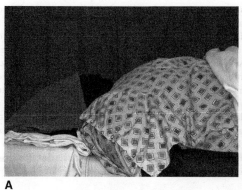 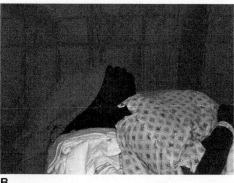

A   B

Figura 43-1. **A.** La paciente está en decúbito supino con el peso de las mamas/tórax obstruyendo el acceso a la vía aérea. **B.** La paciente se apoya sobre sábanas para establecer mejores puntos de referencia anatómicos y neutralizar el peso de las mamas/tórax en la vía aérea. Aquí es posible trazar una línea horizontal imaginaria desde el conducto auditivo externo hasta la escotadura esternal.

escotadura esternal. Esta posición facilita una preoxigenación más eficaz y prolonga el tiempo previo a la desaturación arterial con apnea.

La preoxigenación eficaz es de suma importancia en los pacientes con obesidad porque se desaturan a un ritmo mucho más rápido que otros. Aunque en la población general se recomiendan 3 min de respiración con volumen corriente (V_C) u ocho respiraciones con V_C con FiO_2 al 100% (mejor si se utiliza oxígeno a velocidad de lavado y una mascarilla con reservorio), estas técnicas pueden resultar insuficientes en la población con obesidad. La ventilación no invasiva con presión positiva (VNIPP) y la presión positiva teleespiratoria (PEEP, *positive end-expiratory pressure*) pueden servir si la oxigenación a presión ambiente es subóptima y se considera necesario el reclutamiento alveolar. La preoxigenación es difícil en decúbito supino y, a menos que esté contraindicado, los pacientes con obesidad deben estar en posición vertical o en la posición de Trendelenburg inversa. Utilice oxígeno apneico mediante cánula nasal a un flujo de 15 L/min para prolongar el período de apnea segura.

Cuando el tiempo y las condiciones lo permiten, especialmente en el paciente con obesidad mórbida, o en el paciente con obesidad con indicadores adicionales de dificultad laringoscópica, el método preferido es una técnica con el paciente despierto con endoscopia flexible o videolaringoscopia (VL). Además de la vía elegida, debe disponerse del equipo adecuado para la vía aérea y comprobarse su correcto funcionamiento y, en el mejor de los casos, debe disponerse de asistencia inmediata en caso de que la intubación resulte excesivamente difícil. Se prefiere la VL porque tiene más probabilidades de proporcionar una visión excelente de la glotis. Al realizar una laringoscopia directa (LD), un laringoscopio de mango corto será más fácil de insertar, ya que el tórax impide que el mango más largo acceda con la hoja a la boca. Durante la ventilación por VBM o DEG, colocar al paciente en posición de Trendelenburg inversa o semirrecta reduce la presión ascendente del contenido abdominal contra el diafragma y también puede atenuar parte del «efecto de peso» de los tejidos de la pared torácica, como las mamas. Tanto la vía aérea de mascarilla laríngea convencional como la de intubación han mostrado ser eficaces para proporcionar ventilación, y esta última también sirve como conducto para la intubación traqueal. La VL ha comprobado su eficacia en el manejo de la vía aérea del paciente con obesidad y es el dispositivo predeterminado para el manejo urgente de la vía aérea cuando se planifica la intubación orotraqueal. Durante la LD, el *bougie* puede ser útil cuando se encuentra una visibilidad subóptima de la glotis y debe ser de fácil acceso.

La VBM suele requerir la intervención de dos profesionales que utilizan tracción mandibular bilateral a dos manos y sellado con mascarilla, con la vía aérea bucofaríngea y nasofaríngea colocadas. Si se prevé que la colocación manual de la bolsa va a ser difícil, se puede usar una válvula de alivio de presión en la vía aérea y ajustarla de modo que se administre una presión positiva continua en la vía aérea (5 a 15 cmH$_2$O). Esto puede ayudar a que la endoprótesis abra la faringe y la vía aérea más distales y mejore la eficacia de la VBM. Es importante tratar de tirar de la mandíbula hacia arriba en la mascarilla en lugar de empujar la mascarilla hacia abajo hacia la cara. Recomendamos la «prensión tenar» para la VBM en los pacientes con obesidad (*véase* cap. 12). La relajación de los músculos de las vías respiratorias superiores durante la SIR suele causar el colapso de la faringe, cargada de adiposidades y de paredes blandas entre la úvula y la epiglotis, lo que dificulta la VBM y la intubación traqueal. Esto refuerza en gran medida la necesidad de utilizar vías aéreas bucales y nasales, que aumenta por la colocación del paciente en posición semierguida, como se ha descrito con anterioridad.

La cricotirotomía puede ser demasiado difícil en el paciente con obesidad grave porque el mentón puede estar directamente contiguo a la pared torácica, lo que dificulta la identificación y el acceso a los puntos de referencia anatómicos. Asegúrese de encontrar puntos de referencia. Se puede utilizar la ecografía a pie de cama para identificar la membrana cricotiroidea y, si el tiempo lo permite, se puede «puntear» o «marcar» la piel con un bolígrafo antes de iniciar el intento de intubación. Si se realiza una cricotirotomía, puede ser necesario disponer de uno o dos ayudantes para sujetar o retraer los pliegues de grasa del cuello, la cara y el tórax. Como en todos los pacientes, la cricotirotomía es un procedimiento táctil. La cricotirotomía abierta asistida por *bougie* es la técnica preferida, al igual que en otros pacientes (*véase* cap. 19). Por último, debido al mayor diámetro del cuello, muchas cánulas de traqueostomía no serán lo suficientemente largas para el paciente con obesidad mórbida. Utilice un tubo endotraqueal (TET) de 6-0, introducido a través de la incisión de cricotirotomía, para la colocación definitiva de la vía aérea.

Dosis y administración de fármacos

La obesidad, junto con cualquier enfermedad concomitante asociada, afecta todos los aspectos de las propiedades farmacodinámicas y farmacocinéticas de los medicamentos, incluida la absorción, el inicio de acción, el volumen de distribución (V_d), la unión a proteínas, el metabolismo y la depuración. En el paciente con obesidad, no solo se produce un aumento del tejido adiposo, sino también un incremento de la masa corporal magra de aproximadamente el 30% del exceso de peso total. Sin embargo, la relación entre la grasa y la masa magra aumenta, lo que provoca una disminución relativa del porcentaje de masa magra y agua en los pacientes con obesidad en comparación con los pacientes delgados. Además, se produce un incremento del volumen sanguíneo y del gasto cardíaco. El V_d de un fármaco concreto se ve afectado por la combinación de estos factores asociados a la obesidad, junto con la lipofilia específica del fármaco. La unión a proteínas se altera por una mayor concentración de lípidos, que limitan la unión de algunos fármacos, aumentando así la concentración plasmática libre. Por el contrario, la mayor cantidad de glucoproteínas α_1 puede intensificar la unión a proteínas de otros fármacos, disminuyendo así la concentración plasmática libre. Para la mayoría de los fármacos que experimentan metabolismo hepático, hay un cambio mínimo en la semivida efectiva a pesar de la alta incidencia de infiltración grasa del hígado. No obstante, los fármacos eliminados por el riñón tienen una depuración acelerada debido al aumento de la TFG. Estos cambios farmacocinéticos y farmacodinámicos pueden hacer que el efecto neto de estos fármacos sea algo impredecible, por lo que puede ser necesario ajustar la dosis.

En general, la lipofilia del fármaco puede indicar la dosis necesaria. La mayoría de los fármacos anestésicos son lipófilos y, por lo tanto, se espera un aumento del V_d y de la dosis del fármaco, pero esto no se observa sistemáticamente en los estudios farmacológicos debido a factores como la depuración en los órganos finales o la unión a proteínas. Los fármacos menos lipófilos, como los bloqueadores neuromusculares, permanecen en el compartimento acuoso y tienen poco o ningún cambio en el V_d. Esto promueve, en general, una posología basada en el peso corporal ideal (PCI). En cambio, en el contexto de la SIR urgente, las condiciones óptimas de intubación creadas por una sedación y un bloqueo neuromuscular adecuados son primordiales. La succinilcolina es un fármaco que se administra con base en el peso corporal total (PCT), a pesar de su naturaleza hidrófila. Esto ha sido muy bien estudiado (*véase* cap. 22) y está relacionado con una mayor actividad de la seudocolinesterasa en los pacientes con obesidad mórbida. Lo mismo ocurre con el rocuronio. Se ha visto que la dosis basada en el PCI es *adecuada* para el manejo de pacientes con obesidad en el contexto controlado del quirófano; sin embargo, en el servicio de urgencias, podría crear el «peor escenario posible» de una intubación urgente difícil con parálisis incompleta y desaturación rápida. En este contexto, una dosis baja de rocuronio podría dar lugar a un impulso ventilatorio intrínseco ineficaz o ausente, pero a una relajación y abertura bucal inadecuadas para permitir la laringoscopia. La dosis basada en el PCI prolongará la actividad del rocuronio, pero con una duración basal de acción de 45 min, este abordaje tiene pocos inconvenientes. Además, la recomendación del fabricante es la dosis basada en el PCT. Por lo tanto, para la SIR urgente, recomendamos la dosis basada en el PCT para todos los bloqueadores neuromusculares para *evitar las infradosis* y las condiciones de intubación subóptimas resultantes. Si los fármacos inductores se administran en sobredosis, pueden producir depresión cardiovascular, por lo que la dosis debe tener como objetivo *evitar la sobredosis*. Abogamos por que los fármacos de inducción se dosifiquen en función del peso corporal magro (PCM) en el paciente con obesidad mórbida. En la **tabla 43-1** se resumen las recomendaciones de ajuste de la dosis de los medicamentos habituales para la SIR.

La dosis de los fármacos para los pacientes con obesidad puede ser difícil de recordar, dado que algunos de ellos se dosifican en función del PCM y otros en función del PCT. El PCI, necesario para calcular el PCM, debe estimarse o consultarse en una tabla o nomograma, en función de la estatura y el sexo del paciente. El PCT puede ser comunicado por el paciente u obtenido con una báscula de cama. El PCM puede considerarse como el PCI más el 30% de la diferencia entre el PCT y el PCI. En otras

TABLA 43-1	Recomendaciones de dosis para fármacos de uso frecuente en el manejo de la vía aérea	
Fármaco	**Dosis**	**Comentarios**
Propofol	PCM	La lipofilia, la depuración sistémica y el V_d en estado estacionario se correlacionan bien con el PCT. Gran afinidad por el exceso de grasa y otros órganos bien perfundidos. La alta extracción hepática y la conjugación se relacionan con el PCT. La depresión cardiovascular limita la dosis basada en el PCM para su uso en la inducción. La dosis de mantenimiento puede iniciarse con base en el PCT, pero debe ajustarse al efecto según escalas de sedación
Etomidato	PCM	Con el V_d aumentado, puede ser necesario disminuir la dosis en caso de enfermedad hepática
Ketamina	PCM	Lipófila, amplio metabolismo hepático de primer paso. PCM para uso en inducción
Succinilcolina	PCT	Hidrófila, la actividad de la colinesterasa plasmática aumenta en proporción al peso corporal
Vecuronio	PCT	Hidrófilo, V_d aumentado y depuración disminuida; sin embargo, las condiciones óptimas de intubación promueven la dosis con base en el PCT
Rocuronio	PCT	Hidrófilo, V_d aumentado y depuración disminuida; sin embargo, las condiciones óptimas de intubación promueven la dosis con base en el PCT

PCM: peso corporal magro; PCT: peso corporal total; V_d: volumen de distribución.

palabras, por cada kilo o libra que el paciente tenga de sobrepeso, aproximadamente un tercio de este contribuye a la masa corporal magra.

CONTROL POSTINTUBACIÓN

Los cambios en la anatomía y la fisiología de los pacientes con obesidad tienen implicaciones importantes para el manejo del ventilador. El V_C inicial debe calcularse en función del PCI y luego ajustarse según las presiones de la vía aérea, con el éxito de la oxigenación y la ventilación indicado por oximetría de pulso y la capnografía, o la monitorización mediante gasometría arterial. En general, se recomienda el uso de al menos 5 a 10 cmH_2O de PEEP para evitar el cierre de la vía aérea al final de la espiración y la atelectasia. En caso de obesidad grave, puede ser necesario ventilar al paciente en posición semirrecta para desplazar el peso de las mamas, la grasa abdominal o el panículo adiposo de la pared torácica.

Las radiografías portátiles a pie de cama suelen ser de mala calidad en el paciente con obesidad, lo que limita su valor clínico, aunque por lo general se puede determinar si el TET está en un bronquio principal.

CONSEJOS Y ALERTAS

- La dificultad prevista en la VBM, el uso de DEG, la intubación y la cricotirotomía, combinada con la disminución de la reserva fisiológica en los pacientes con obesidad, hace que el manejo oportuno de la vía aérea sea importante y la decisión de intubar no pueda demorarse.
- Para muchos pacientes con obesidad, una técnica con el paciente despierto, por lo general una endoscopia flexible con el paciente despierto o videolaringoscopia, es el método preferido de intubación. Si se realiza una SIR, la estrategia de rescate debe estar bien trazada, con el equipo necesario inmediatamente disponible.
- La disminución de la CRF reduce las reservas adecuadas de oxígeno y predispone a los pacientes con obesidad a una rápida desaturación e hipoxemia. Esto puede atenuarse con una planificación cuidadosa utilizando técnicas como la colocación en posición con la cabeza hacia arriba o «en rampa», la VNIPP y la PEEP para la preoxigenación, una buena técnica de VBM de dos personas y la aplicación de PEEP tras la intubación.

INFORMACIÓN BASADA EN LA EVIDENCIA

¿La obesidad es un factor de riesgo independiente para la intubación difícil?

Clásicamente, la obesidad mórbida se ha descrito como un indicador independiente de intubación difícil, pero no está claro si es la propia obesidad o si contribuyen indicadores de la intubación difícil descritos con mayor frecuencia. Se ha observado que tanto el perímetro del cuello como el aumento del IMC son indicadores independientes de intubación difícil. En un amplio estudio retrospectivo reciente de más de 45 000 intubaciones se detectó que, aunque la obesidad mórbida en sí no era un factor de riesgo independiente de intubación difícil, sí lo era de VBM difícil.[1] La obesidad también es un factor de riesgo de intubación difícil en el contexto prehospitalario. En el 2011, Holmberg y cols.[2] informaron que la obesidad era un factor de riesgo independiente de intubación difícil tras revisar más de 800 intubaciones prehospitalarias.

¿La videolaringoscopia es superior a la laringoscopia directa en los pacientes con obesidad?

La colocación en posición óptima, como la descrita anteriormente, aumentará los intentos de intubación mediante cualquier técnica o dispositivo. Las intubaciones en los servicios de urgencias mejoran de forma inmensa con la VL en comparación con la LD (*véase* la sección «Información basada en la evidencia» del cap. 16). Algunos estudios han comparado la VL con la LD en pacientes con obesidad y han informado que las técnicas asistidas por video permiten una visualización glótica mucho mejor. En los pacientes con obesidad mórbida, la laringoscopia con GlideScope® proporcionó mejor visibilidad de la glotis y menores puntuaciones de dificultad de intubación en comparación con el laringoscopio Macintosh, con un tiempo hasta la intubación solo ligeramente superior.[3] Asimismo, en un ensayo aleatorizado en el que se comparó la LD con tres dispositivos de VL diferentes en pacientes con obesidad (Video-Mac®, GlideScope® y McGrath®) se observó que los tres dispositivos de VL mejoraban la visión de la glotis en comparación con la LD. Video-Mac® redujo el tiempo necesario para la colocación satisfactoria del tubo, y tanto el Video-Mac® como el GlideScope® requirieron menos intentos de intubación en comparación con la LD y McGrath®.[4]

¿Cuál es el papel de la posición para la preoxigenación y la oxigenación apneica en la intubación del paciente con obesidad?

No solo la intubación, sino también la VBM es más difícil en los pacientes con obesidad. Además, los pacientes con obesidad se desaturan más rápidamente que aquellos sin obesidad, lo que también dificulta la preoxigenación. Se ha constatado que la posición con la cabeza elevada por delante de los hombros alineando el conducto auditivo externo con la escotadura o ángulo esternal (*véase* fig. 43-1) facilita tanto la oxigenación como la intubación.[5,6] La desaturación de oxihemoglobina se retrasó significativamente y menos pacientes se desaturaron por debajo del 90% cuando se administró oxígeno de forma continua a 5 L/min por cánula nasal durante la fase apneica de la intubación.[7]

¿Cuál es el papel de la VNIPP y las maniobras de reclutamiento (MR) en el paciente con obesidad?

Los pacientes con obesidad tienen mayor riesgo de hipoxemia y atelectasia durante la inducción y la intubación, y algunos autores han promovido otras técnicas, como la VNIPP y las MR, para mejorar la oxigenación. La VNIPP pretende intensificar el reclutamiento de los alvéolos colapsados y las MR, que consisten en un aumento transitorio de la presión inspiratoria tras la intubación (40 cmH$_2$O durante 40 s), con el objetivo de aliviar la atelectasia. Esto se evaluó en 66 pacientes con obesidad mórbida aleatorizados a tres grupos: preoxigenación convencional, con VNIPP y con VNIPP + MR postintubación. Se observó que la combinación de preoxigenación con VNIPP y MR mejoraba la PaO$_2$ y el volumen pulmonar al final de la espiración en comparación con la preoxigenación convencional.[8]

¿Puede la ecografía identificar con precisión la membrana cricotiroidea en pacientes con obesidad?

Como se ha descrito, la mayor circunferencia del cuello y los puntos de referencia impalpables pueden hacer que una cricotirotomía de urgencia sea un desafío en el paciente con obesidad. Unos pocos estudios han analizado el uso de la ecografía para identificar la membrana cricotiroidea con resultados prometedores.[9,10] En un ensayo aleatorizado se observó que la ecografía en cadáveres humanos con puntos de referencia mal definidos reducía significativamente las complicaciones (p. ej., traumatismo laríngeo), del 74% al 25%, y multiplicaba por 5 la probabilidad de una inserción correcta.[9]

¿Cuál es el mejor método para la ventilación con bolsa-mascarilla en los pacientes con obesidad?

Como se ha descrito anteriormente, la VBM puede ser demasiado difícil en los pacientes con obesidad. Un estudio reciente examinó la diferencia entre la técnica de prensión tenar para la VBM de dos personas y la técnica convencional a dos manos. Este ensayo cruzado aleatorizado halló que la técnica de prensión tenar era más eficaz, definida por un mayor V$_C$ durante la VBM.[11]

Referencias

1. Moon TS, Fox PE, Somasundaram A, et al. The influence of morbid obesity on difficult intubation and difficult mask ventilation. *J Anesth*. 2019;33:96-102.

2. Holmberg TJ, Bowman SM, Warner KJ, et al. The association between obesity and difficult prehospital tracheal intubation. *Anesth Analg*. 2011;112:1132-1138.

3. Andersen LH, Rovsing L, Olsen KS. GlideScope videolaryngoscope vs. Macintosh direct laryngoscope for intubation of morbidly obese patients: a randomized trial. *Acta Anaesthesiol Scand*. 2011;55:1090-1097.

4. Yumul R, Elvir-Lazi OL, White PF, et al. Comparison of three video laryngoscopy devices to direct laryngoscopy for intubating obese patients: a randomized controlled trial. *J Clin Anesth*. 2016;31:71-77.

5. Rao SL, Kunselman AR, Schuler HG, DesHarnais S. Laryngoscopy and tracheal intubation in the head-elevated position in obese patients: a randomized, controlled, equivalence trial. *Anesth Analg*. 2008;107:1912.

6. Collins JS, Lemmens HJ, Brodsky JB, et al. Laryngoscopy and morbid obesity: a comparison of the "sniff" and "ramped" positions. *Obes Surg*. 2004;14:1171.

7. Ramachandran SK, Cosnowski A, Shanks A, et al. Apneic oxygenation during prolonged laryngoscopy in obese patients: a randomized, controlled trial of nasal oxygen administration. *J Clin Anesth*. 2010;22:164-168.

8. Futier E, Constantin JM, Pelosi P, et al. Noninvasive ventilation and alveolar recruitment maneuver improve respiratory function during and after intubation of morbidly obese patients. *Anesthesiology*. 2011;114:1354-1363.

9. Dinsmore J, Heard AM, Green RJ. The use of ultrasound to guide time-critical cannula tracheotomy when anterior neck airway anatomy is unidentifiable. *Eur J Anaesthesiol*. 2011;28:506-510.

10. Siddiqui N, Arzola C, Friedman Z, et al. Ultrasound improves cricothyrotomy success in cadavers with poorly defined neck anatomy: a randomized control trial. *Anesthesiology*. 2015;123:1033-1041.

11. Fei M, Blair JL, Rice MJ, et al. Comparison of effectiveness of two commonly used two-handed mask ventilation techniques on unconscious apnoeic obese adults. *Br J Anaesth*. 2017;118:618.

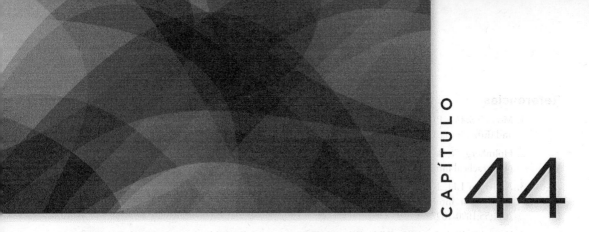

44

Cuerpo extraño en la vía aérea del adulto

Tatsuya Norii

Heather Mahoney

Erik G. Laurin

DESAFÍO CLÍNICO

La obstrucción de la vía aérea por cuerpo extraño (OVACE) plantea una serie de desafíos únicos. En primer lugar, cuando hay una obstrucción parcial, existe la posibilidad de que una acción concreta, o no adoptar una acción concreta, pueda agravar la situación convirtiendo una obstrucción parcial en una obstrucción total. En segundo, cuando hay una obstrucción total, las intervenciones instintivas, como la ventilación con bolsa-mascarilla o la inserción de un dispositivo extraglótico, pueden empeorar la situación, por ejemplo, haciendo que una obstrucción supraglótica se desplace por debajo de las cuerdas, dificultando o imposibilitando la extracción. En tercero, una maniobra de uso frecuente, como la intubación endotraqueal con ventilación con bolsa, puede encontrarse con un resultado inesperado, como la incapacidad total para intercambiar aire, desafiando los intentos del profesional de encontrar una solución a un problema que quizá nunca antes se había planteado. Por último, la vía aérea total o parcialmente obstruida es una situación clínica única, a diferencia de otras amenazas para la vía aérea, y requiere un conjunto específico de evaluaciones e intervenciones, a menudo en un período muy reducido.

El paciente con OVACE puede presentar signos de obstrucción de las vías respiratorias superiores o presentarse con coma y apnea, y solo el antecedente del inicio puede proporcionar indicios sobre la causa de la crisis. La obstrucción puede ser total, como en el paciente que aspira un bolo alimenticio y es incapaz de intercambiar aire suficiente para la fonación. Aunque estas situaciones suelen producirse en el contexto extrahospitalario, en ocasiones pueden presentarse en el servicio de urgencias (SU), por lo general cuando una obstrucción parcial se convierte en una obstrucción total. Un cuerpo extraño que causa bloqueo incompleto provocará síntomas y signos de obstrucción parcial de la vía superior, concretamente estridor, alteración de la fonación, dificultad respiratoria subjetiva y, a menudo, una sensación de miedo o pánico por parte del paciente. En muchos casos, habrá una afección precedente que haya aumentado el riesgo de broncoaspiración. Muchos pacientes que aspiran alimentos están física o mentalmente afectados, son adultos mayores o han consumido drogas o alcohol.

ABORDAJE DE LA VÍA AÉREA

El tratamiento de la OVACE sospechada o conocida en los adultos sigue una lógica similar a la utilizada en el paciente pediátrico (*véase* cap. 28) y depende de la localización del cuerpo extraño y de si la obstrucción es incompleta o completa. La ubicación puede ser supraglótica, infraglótica o distal a la carina. Dado que por lo general se desconoce el lugar exacto donde se encuentra el cuerpo extraño, la siguiente conversación se centra en primer lugar en el abordaje del cuerpo extraño cuya localización es incierta y, a continuación, se analizan los retos únicos en el tratamiento de la obstrucción de la vía aérea causada por cuerpos extraños traqueales.

Obstrucción incompleta por un cuerpo extraño

Cuando el paciente presenta una OVACE incompleta, el objetivo es restablecer la vía aérea totalmente permeable y evitar el paso de una obstrucción incompleta a una completa. Si el paciente coopera y respira de forma espontánea y si las saturaciones de oxígeno son adecuadas (posiblemente con oxígeno suplementario), a menudo lo mejor es disponer de un equipo de vía aérea urgente con acceso inmediato en caso de que el paciente se deteriore, mientras se intenta movilizar rápidamente a los profesionales necesarios para una extracción rápida en el quirófano. Algunos cuerpos extraños son evidentemente accesibles y pueden extraerse en el SU. Sin embargo, con un cuerpo extraño supraglótico parcialmente obstructivo existe el riesgo de que los intentos de extracción en el SU lleven al desplazamiento del cuerpo extraño a la tráquea, donde ya no es posible extraerlo con los instrumentos habituales del SU. Si el traslado al quirófano no es una opción (p. ej., porque requeriría el traslado a otro hospital), debe decidirse si el cuerpo extraño debe extraerse en el SU. Para intentar recuperar el cuerpo extraño en una OVACE incompleta, el primer paso puede ser adaptar al paciente un dispositivo de aspiración rígido (como un Yankauer o DuCanto) conectado a una aspiración fuerte de pared para intentar la autorrecuperación. A menudo, los pacientes pueden sentir dónde se aloja el cuerpo extraño y dirigir la succión a esta zona sin atragantarse.

Si este abordaje fracasa, lo mejor es manejar la vía aérea como se haría con una laringoscopia con el paciente despierto para una intubación difícil (*véase* cap. 17). El operador monta el equipo adecuado, preoxigena al paciente, le explica el procedimiento y le administra anestesia tópica y, solo si es necesario, un fármaco disociativo o sedación ajustada, reconociendo que cualquiera de ellos puede desencadenar una obstrucción total. Con el paciente en decúbito semisupino y anestesiado, el operador introduce cuidadosamente el laringoscopio con la mano izquierda desde la cabecera de la cama, inspeccionando en cada nivel de inserción antes de avanzar para asegurarse de que el cuerpo extraño no es empujado más abajo por la punta del laringoscopio. Se puede utilizar un laringoscopio directo o de video, de preferencia un dispositivo que permita ambos (como un laringoscopio de video de forma Macintosh), porque algunos objetos extraños se pueden evaluar mejor con video y otros con visualización directa. La técnica consiste en «levantar y explorar», seguido de un pequeño avance (quizá 1 cm), luego otro levantamiento e inspección, y así sucesivamente. Puede ser necesario hacer una pausa para permitir que el paciente se reoxigene o administrar más anestesia tópica, disociación o sedación.

Si la persona no tolera la posición semisupina, esta técnica puede modificarse con el paciente sentado y utilizando el laringoscopio en posición «cara a cara». En este escenario, el laringoscopista suele sujetar el laringoscopio con la mano *derecha*, de modo que el borde queda a la izquierda del paciente, como ocurriría en una inserción en decúbito supino. A continuación, el laringoscopista usa la mano *izquierda* para sujetar el instrumento de extracción de cuerpos extraños. Como alternativa, se puede emplear un endoscopio flexible a través de la nariz o la boca (con un bloqueador de mordida entre los dientes del individuo para evitar daños en el endoscopio) con el paciente sentado para visualizar el cuerpo extraño. No obstante, una vez identificados, suele ser necesario un segundo operador para manejar el dispositivo de extracción.

Cuando se identifica el cuerpo extraño, se selecciona el mejor instrumento para extraerlo (pinzas de Magill, tenáculo o pinza de campos). Algunos cuerpos extraños, como los objetos de superficie lisa, pueden ser difíciles de sujetar bien con las pinzas de Magill. Una vez tomado el objeto y retirado con éxito, se vuelve a realizar una laringoscopia para asegurarse de que no queda ningún otro cuerpo extraño en la vía aérea. A continuación, debe observarse al paciente hasta que se haya recuperado totalmente de la anestesia para asegurarse de que los síntomas se han resuelto y de que no hay otros problemas. Algunos pacientes pueden requerir un período de observación más prolongado o ingreso hospitalario si el profesional sospecha la presencia de otros cuerpos extraños pequeños debajo de las cuerdas vocales, broncoaspiración importante, síntomas de edema de las vías respiratorias superiores tras la extracción del cuerpo extraño o si existe preocupación por las comorbilidades del paciente (p. ej., problemas de salud crónicos e intoxicación alcohólica). Además, las maniobras de expulsión de cuerpos extraños en primeros auxilios, como la compresión abdominal (es decir, la maniobra de Heimlich), ocasionalmente causan lesiones toracoabdominales importantes. Por lo tanto, los pacientes que recibieron una maniobra de expulsión de cuerpo extraño de primeros auxilios deben ser evaluados de forma cuidadosa y el médico debe tener un umbral bajo para obtener estudios radiográficos o tomográficos computarizados para evaluar la extensión de las lesiones. La OVACE aguda incompleta debe considerarse siempre una urgencia real y es preciso tomar una decisión temprana sobre la conveniencia de la extracción en urgencias frente al traslado acelerado al quirófano. Si, en algún momento, la vía aérea se obstruye por completo, el paciente se trata como se describe en la siguiente sección.

Obstrucción completa de la vía aérea

Cuando la obstrucción de la vía aérea es completa, el paciente es incapaz de respirar o fonar y puede sujetarse el cuello con una o ambas manos, el llamado *signo universal de asfixia*. El paciente puede parecer aterrorizado y hará intentos de inspiración. En general, tras la obstrucción completa de la vía aérea con la consiguiente apnea, la saturación de oxígeno caerá rápidamente a niveles incompatibles con la consciencia.

El tratamiento inicial depende de si el paciente está consciente o no. Si está consciente, la última directriz del International Liaison Committee on Resuscitation (ILCOR) inicialmente recomienda dar palmadas en la espalda en los adultos y niños con OVACE completa, y después compresiones abdominales si las palmadas en la espalda no funcionan. La compresión abdominal debe aplicarse repetidamente hasta que se expulse el cuerpo extraño o el paciente pierda el conocimiento. No tiene sentido intentar la extracción instrumentada de un cuerpo extraño de la vía superior mientras el paciente aún está consciente, ya que si el paciente *in extremis* forcejea y no coopera, es probable que no se pueda tomar el cuerpo extraño o, lo que es peor, que se desplace más abajo en la vía. Si la compresión abdominal consigue expulsar el cuerpo extraño y el paciente puede fonar y respirar con normalidad, es suficiente con la observación durante unas horas, y no es obligatorio inspeccionar la vía aérea si el paciente permanece asintomático. Si la compresión abdominal no consigue extraer el cuerpo y el paciente pierde el conocimiento, puede intentarse una serie rápida de compresiones torácicas (equivalentes a las utilizadas durante la reanimación cardiopulmonar).

A partir de entonces, el primer paso es la laringoscopia directa inmediata o la videolaringoscopia *antes de cualquier intento de ventilación con bolsa-mascarilla, que puede hacer que el cuerpo extraño se desplace de una posición supraglótica a una infraglótica* (*véase* algoritmo, **fig. 44-1**). Si el paciente presenta flacidez, como suele ser el caso, no se necesita sedación ni fármaco bloqueador neuromuscular para realizar la laringoscopia. No se debe perder tiempo esperando a que se establezca una vía intravenosa.

Cuerpo extraño obstructor supraglótico

Con la laringoscopia directa o la videolaringoscopia, un cuerpo extraño obstructivo por encima de la glotis es fácil de identificar. Para extraer el cuerpo extraño pueden utilizarse pinzas de Magill, un tenáculo,

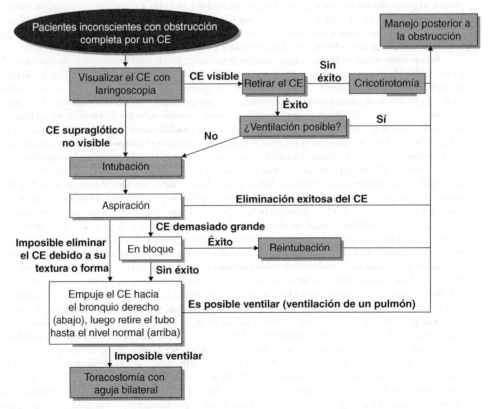

Figura 44-1. Manejo de la obstrucción completa por un cuerpo extraño. CE: cuerpo extraño. *Véase* la explicación en el texto.

una pinza de campo o cualquier otro instrumento adecuado. Una vez extraído el cuerpo extraño, debe inspeccionarse minuciosamente la laringe para asegurarse de que no queden restos de material extraño. Cuando se extrae el cuerpo extraño, el paciente puede comenzar la ventilación espontánea de inmediato. Si el paciente no comienza a respirar espontáneamente, está indicada la intubación inmediata y el inicio de la ventilación con presión positiva, que puede hacerse durante la misma laringoscopia (*véase* fig. 44-1). En caso de que no se pueda extraer el cuerpo extraño, se debe realizar una cricotiroidotomía inmediata para intentar establecer una vía aérea por debajo del nivel de la obstrucción. Si la laringoscopia no identifica un cuerpo extraño y la glotis se visualiza claramente, entonces o no hay cuerpo extraño o este se encuentra por debajo de las cuerdas vocales. En este caso, el paciente debe ser inmediatamente intubado y ventilado. Si la ventilación es satisfactoria, se procede a la reanimación como en cualquier otro paciente. Si la ventilación con bolsa a través del tubo endotraqueal (TET) encuentra una resistencia total (no hay movimiento de aire ni detección de dióxido de carbono al final de la espiración), entonces la tráquea está completamente obstruida y requiere técnicas exclusivas para la OVACE completa traqueal.

Obstrucción traqueal completa de la vía aérea por cuerpo extraño

Con una OVACE completa en la tráquea, hay tres técnicas que deben practicarse secuencialmente (*véase* fig. 44-1). La primera técnica consiste en extraer el cuerpo extraño con aspiración enérgica. Tras la intubación y la retirada del estilete, se puede acoplar directamente un aspirador de meconio neonatal (Neotech Products, Inc., Valencia, CA) al conector de la bolsa del TET y, a continuación, conectarlo a la aspiración continua del muro. Esto le permite al operador controlar la succión ocluyendo el orificio lateral del aspirador de meconio con la yema del dedo y utilizar el TET como catéter de succión de gran calibre. Esto funciona mejor cuando el extremo distal del TET está precortado a 90°, eliminando el bisel y el ojo de Murphy para que pueda producirse un efecto de «aspiradora» en el extremo del TET (**fig. 44-2**). A menudo se aplica una técnica similar para la vía aérea contaminada en exceso (*véase* cap. 41). Este abordaje es eficaz cuando el cuerpo extraño es pequeño; sin embargo, no tiene éxito cuando el cuerpo extraño es mayor que el diámetro de la luz endotraqueal. En ese caso, el operador debe pasar a la segunda técnica.

La idea subyacente de la segunda técnica es extraer el cuerpo extraño junto con el TET si la aspiración «atrapa» el cuerpo, pero no puede extraerlo a través de la luz del TET. Para realizar esta técnica en bloque, el operador aplica aspiración continua, sujeta el cuerpo extraño contra el extremo distal del TET (efecto de aspiradora), lo retira todo junto y, a continuación, reintuba al paciente. Esta técnica requiere que el operador realice la extubación y reintubación y solo debe hacerse cuando el cuerpo extraño se palpa en la punta del TET y el cuerpo extraño no puede extraerse con el primer método debido su tamaño o viscosidad. Cuando fallan las técnicas anteriores, el operador se ve obligado a intentar la tercera técnica.

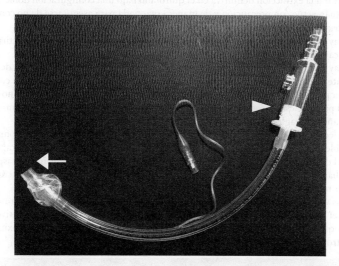

Figura 44-2. **Tubo endotraqueal (TET) con aspirador de meconio neonatal.** El aspirador de meconio se conecta directamente al conector de la bolsa del tubo endotraqueal (*punta de flecha*). El extremo distal del TET está precortado a 90 grados (*flecha*).

La tercera técnica, conocida como abordaje «abajo-arriba», consiste en empujar el cuerpo extraño hacia un bronquio del tronco principal haciendo avanzar el TET (abajo) y retirándolo después hacia la tráquea media (arriba). El operador desplaza el TET lo más abajo posible para intentar introducir un cuerpo extraño traqueal en el bronquio principal derecho (o izquierdo). Si se cree que el material extraño es blando, se puede intentar la ventilación con el TET introducido hasta el fondo, suponiendo que el TET puede haber atravesado la obstrucción. Si la ventilación no tiene éxito, se supone que el cuerpo extraño es sólido y que ha sido empujado hacia el bronquio principal por delante del TET. A continuación, se retira el tubo hasta su nivel normal, se infla el manguito y se intenta la ventilación. La estrategia en este caso es intentar convertir un cuerpo extraño traqueal obstructivo (que será letal) en un cuerpo extraño bronquial del tronco principal obstructivo (que puede extraerse en el quirófano). Así, el paciente puede mantenerse con vida ventilando un pulmón mientras el otro está obstruido.

Si todas las técnicas descritas no tienen éxito, existen dos posibilidades clínicas. La única situación reversible es cuando el paciente tiene un bronquio principal obstruido y un neumotórax a tensión en el otro lado. En los casos de OVACE pueden producirse neumotórax debido a las presiones anormalmente altas generadas tanto por el paciente, mientras está consciente, como por las maniobras de rescate. Dado que el operador no tiene forma de saber en qué bronquio principal se introdujo el cuerpo extraño (por lo general el derecho, pero posiblemente el izquierdo), debe realizarse una toracostomía bilateral con aguja, con la esperanza de identificar el neumotórax a tensión. Si no se identifica un neumotórax, la segunda posibilidad clínica es la obstrucción bilateral completa del tronco principal, una afección de la que no es posible sobrevivir independientemente del tratamiento.

CONTROL POSTINTUBACIÓN

El manejo postintubación depende de las circunstancias clínicas. Si el cuerpo extraño se ha extraído con éxito y el paciente sigue obnubilado, quizás por encefalopatía posthipóxica, la ventilación y el tratamiento general son los mismos que para cualquier otro paciente en paro cardíaco. Si el cuerpo extraño se ha introducido en un bronquio del tronco principal, el otro pulmón debe ventilarse con cuidado a frecuencias bajas con volúmenes corriente reducidos para reducir al mínimo el riesgo de barotraumatismo mientras se espera al quirófano. Como se ha indicado antes, los pacientes que recibieron maniobras de expulsión de cuerpos extraños en primeros auxilios deben ser evaluados de forma cuidadosa para detectar cualquier lesión interna.

CONSEJOS Y ALERTAS

- Si el paciente tiene una OVACE incompleta y está estable, el mejor abordaje es, por lo general, esperar a la extracción definitiva en el quirófano bajo una configuración doble. Si se ve obligado a actuar, actúe con precaución y de manera razonada para asegurarse de no convertir una obstrucción supraglótica en una infraglótica.
- Si hay OVACE completa por encima de las cuerdas vocales que no puede extirparse, está indicada la cricotirotomía.
- Si hay OVACE completa por debajo de las cuerdas vocales y no puede verse desde arriba mediante laringoscopia directa, es en extremo improbable que la cricotirotomía coloque una vía aérea por debajo del nivel de la obstrucción y, por lo tanto, la cricotirotomía no está indicada.
- Si el paciente está inconsciente y no recupera la ventilación espontánea al eliminar los cuerpos extraños supraglóticos, realice una intubación traqueal.
- La elección de la técnica más adecuada para los casos de OVACE traqueal completa puede establecerse mejor en función del tamaño y las características del cuerpo extraño, así como del nivel de comodidad del operador con las técnicas. No obstante, la técnica de aspiración enérgica mediante el uso de un TET como catéter de succión de gran calibre debe intentarse antes que otras técnicas.
- Si las ventilaciones son imposibles a través del TET, debe hacerse la maniobra «abajo-arriba» con el TET con la esperanza de avanzar un cuerpo extraño traqueal obstructivo hacia un bronquio principal, retirar el TET a su posición media traqueal habitual y oxigenar y ventilar el otro pulmón.

INFORMACIÓN BASADA EN LA EVIDENCIA

¿Cuándo debo utilizar las maniobras de compresión abdominal o las palmadas en la espalda?

No existen estudios de calidad que comparen la eficacia de los diversos métodos para expulsar un cuerpo extraño obstructor. No hay evidencias claras para establecer la superioridad de las compresiones torácicas sobre las abdominales o viceversa. La American Heart Association (AHA), en sus directrices del 2010 para la atención cardíaca urgente, recomendó una progresión de maniobras de desobstrucción de la vía aérea en el paciente consciente, comenzando con las palmadas en la espalda y progresando a las compresiones abdominales.[1] No se ha producido ningún cambio significativo en este abordaje en la actualización de las directrices de la AHA del 2020. Si la maniobra de compresión abdominal no tiene éxito a pesar de los intentos repetidos, y el paciente está inconsciente, se puede intentar la compresión torácica, pero no hay pruebas de que tenga más éxito que la compresión abdominal. En el caso de las pacientes con obesidad o al final del embarazo, se prefieren las compresiones torácicas. Un estudio con cadáveres indica que se pueden desarrollar mayores presiones en la vía aérea mediante las compresiones torácicas que con las compresiones abdominales cuando el paciente está inconsciente, y esta evidencia se refleja en las recomendaciones de la AHA.[2]

¿Los dispositivos de aspiración antiasfixia son eficaces para extraer un cuerpo extraño de la vía aérea?

A diferencia de las maniobras convencionales de expulsión de cuerpos extraños en primeros auxilios (p. ej., la compresión abdominal), que crean presión positiva en la cavidad torácica para expulsar un cuerpo extraño de la vía aérea, las maniobras que producen presión negativa en la vía aérea desde arriba para extraer un cuerpo extraño han ganado reciente atención. Los dispositivos de aspiración antiasfixia se han comercializado y existen varias series de casos pequeños que han mostrado su eficacia.[3] Incluso se ha descrito el uso de una aspiradora doméstica con este fin.[4] Sin embargo, la solidez de las pruebas se ve limitada por el pequeño tamaño de las muestras de los estudios y las limitaciones metodológicas. El último *Consensus on Science and Treatment Recommendations* (CoSTR) del ILCOR 2020 para el soporte vital básico desaconseja el uso *rutinario* de los dispositivos de aspiración de la vía aérea.

¿De qué pruebas se dispone sobre la eficacia de las técnicas avanzadas más allá de las maniobras de primeros auxilios para aliviar la obstrucción de la vía aérea por cuerpo extraño?

Un estudio observacional de OVACE supraglótica descubrió que el uso de pinzas de Magill en el contexto prehospitalario era eficaz. El estudio incluyó a 240 adultos y niños con paro cardíaco extrahospitalario (PCEH) con OVACE. En el análisis multivariado, el estudio halló que el uso de las pinzas de Magill para el PCEH con OVACE se asociaba a una mayor supervivencia neurológicamente favorable en comparación con no utilizarlas (cociente de posibilidades [OR, *odds ratio*] 3.96; IC del 95%: 1.21-13.00). Esta evidencia se refleja en las recomendaciones del CoSTR del 2020.[3] Por el contrario, la evidencia disponible sobre el manejo de la OVACE secundaria a cuerpos extraños infraglóticos es extremadamente limitada. Solo existen unos pocos trabajos que hayan descrito el éxito de diversas técnicas.[5,6]

Referencias

1. Berg RA, Hemphill R, Abella BS, et al. American Heart Association guidelines for cardiopulmonary resuscitation and emergency cardiovascular care. *Circulation*. 2010;122:S685-S705.

2. Langhelle A, Sunde K, Wik L, et al. Airway pressure with chest compressions versus Heimlich manoeuvre in recently dead adults with complete airway obstruction. *Resuscitation*. 2000;44:105-108.

3. Couper K, Abu Hassan A, Ohri V, et al. Removal of foreign body airway obstruction: a systematic review of interventions. *Resuscitation*. 2020;156:174-181.

4. Norii T, Igarashi Y, Braude D, et al. Airway foreign body removal by a home vacuum cleaner: findings of a multi-center registry in Japan. *Resuscitation*. 2021;162:99-101.

5. Prekker ME, Colip C, Laudenbach A, et al. Emergency department vacuum extraction of an obstructing tracheal foreign body using a meconium aspirator and modified endotracheal tube. *J Emerg Med*. 2021;60(4):e81-e84.

6. Nagata S, Kim SH, Mizushima Y, Norii T. Airway obstruction due to sticky rice cake (mochi): a case series and review of the literature. *Int J Emerg Med*. 2018;11(1):34.

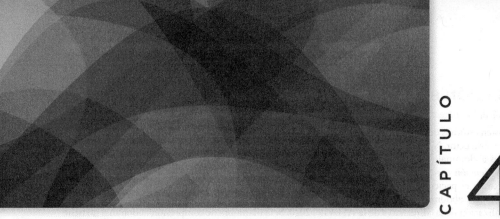

45

Extubación segura en el paciente con una urgencia de la vía aérea

Matteo Parotto

DESAFÍO CLÍNICO

La extubación es un procedimiento poco frecuente en medicina de urgencias. Sin embargo, determinadas situaciones, como la recuperación rápida de un paciente con sobredosis de polisustancias, pueden volver aconsejable la extubación. Las complicaciones en el momento de la extubación siguen produciéndose y representan casi un tercio de las complicaciones importantes de la vía aérea notificadas, como muestra el cuarto *National Audit Project* (NAP4). Estos hallazgos condujeron a la elaboración de directrices por parte de varias sociedades científicas (*véase* «Información basada en la evidencia»). Aunque estas directrices se centran en la medicina perioperatoria y de cuidados intensivos, muchos de los principios de un abordaje integral y planificado de la extubación se aplican también a la población del servicio de urgencias (SU). Los médicos de urgencias pueden estar cada vez más implicados en el proceso de extubación a medida que los pacientes intubados pasan más tiempo en el SU. La extubación es un componente vital del tratamiento de la vía aérea y requiere la misma planificación y comunicación meticulosas que la intubación. Al igual que en la intubación, el reconocimiento de la extubación potencialmente difícil es fundamental durante el proceso de planificación. Los médicos de urgencias deben poder reconocer situaciones de extubación potencialmente difíciles, diseñar una estrategia de extubación y ejecutar una extubación segura.

PLANIFICACIÓN DE LA EXTUBACIÓN

Considere el caso de un conductor de 55 años de edad con obesidad mórbida que llega al SU procedente de un incidente con un solo pasajero y un solo vehículo 30 min antes, durante un fuerte clima de invierno. Fue intubado en el campo por disminución del estado de consciencia. Se requirieron cuatro intentos de laringoscopia directa y videolaringoscopia debido al collarín cervical, el cuello corto y el exceso de tejidos blandos. La tomografía computarizada (TC) revela una única contusión pulmonar sin fracturas costales, tórax inestable u otras lesiones importantes. La hemodinámica del paciente está dentro de los límites normales y, aparte de una alcoholemia elevada, los resultados de los análisis de sangre iniciales y en serie se encuentran dentro de los parámetros normales. Han pasado 8 h desde el incidente y el paciente sigue en urgencias. Responde a las órdenes, mueve todas las extremidades y está cada vez más agitado, lo que exige sujeción leve y dosis crecientes de sedación. Tiene la lengua agrandada y con contusiones. Se observaron algunos hematomas en la parte anterior del tórax durante el reconocimiento secundario. Los signos vitales permanecen estables y una gasometría arterial con ventilación mínima (presión de soporte con una FiO_2 del 30%) muestra PaO_2 de 100 mmHg, saturación de O_2 del 98% y PCO_2 de 43 mmHg. No hay camas disponibles en la unidad de cuidados intensivos (UCI) y ahora hay que extubarlo o aumentar la sedación (**fig. 45-1**). ¿Cómo proceder?

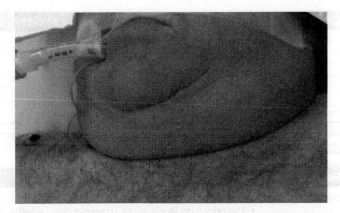

Figura 45-1. Conductor de 55 años, con obesidad mórbida, intubado y bajo sujeción, llevado al servicio de urgencias.

CRITERIOS DE EXTUBACIÓN

Por fortuna, existen principios generales definidos que deben seguirse al considerar la extubación de un paciente. A diferencia de la intubación, la extubación es *siempre* un procedimiento electivo y, por lo tanto, solo debe realizarse cuando las condiciones fisiológicas, farmacológicas y contextuales sean óptimas. En un SU muy concurrido, siempre hay presiones de tiempo y espacio. Las listas de verificación por escrito pueden facilitar la preparación del paciente para la extubación. En la **tabla 45-1** se destacan las recomendaciones mínimas que deben tenerse en cuenta al evaluar a un paciente para la extubación. Disponer de un abordaje coherente y predecible debe ser el objetivo general para reducir la incidencia del fracaso de la extubación.

ESTRATIFICACIÓN DEL RIESGO

Una vez tomada la decisión de extubar, la atención se centra en identificar las vías aéreas que pueden representar un mayor riesgo de fracaso de la extubación, que pueden implicar un mayor peligro de intubación difícil, una estancia prolongada en la UCI y un aumento de los costos y de la mortalidad. La Difficult Airway Society recomienda estratificar a los pacientes en grupos de *bajo riesgo* y de *alto riesgo* de fracaso de la extubación (**tablas 45-2 y 45-3**). Este tema se aborda más adelante en la sección «Información

TABLA 45-1 Criterios de extubación	
Reversión del proceso subyacente	• No se identifica ninguna otra necesidad de ventilación mecánica • No se espera que vuelva a requerirse durante la evolución inmediata en el hospital
Estado de consciencia	• Paciente alerta • Suspensión de los sedantes
Capacidad de oxigenación	• Respiración espontánea • Volumen corriente > 5-7 mL/kg • SpO_2 > 92 con FiO_2 de 30
Capacidad de ventilación	• Presión positiva teleespiratoria < 8 mmHg • Presión negativa voluntaria máxima > 20 cmH_2O
Indicadores de la pérdida inminente de la vía aérea	• Protección de las propias vías aéreas • Reversión del bloqueo neuromuscular (tandas de cuatro mediciones > 90) • Flujo espiratorio máximo > 60 L/min (evaluación de la tos) • ¿Intubación difícil? • ¿Ventilación con bolsa-mascarilla difícil?
Secreciones pulmonares	• Secreciones bucofaríngeas mínimas • Riesgo de broncoaspiración mínimo

TABLA 45-2	Estratificación del riesgo de la Difficult Airway Society
Bajo riesgo	• ¿En ayuno? • Vía aérea sin complicaciones • Sin factores de riesgo generales
Alto riesgo	• Capacidad de oxigenación incierta • Reintubación potencialmente difícil • Factores generales de riesgo (*véase* tabla 45-3)

De Mitchell V, Dravid R, Patel A, et al. *Difficult Airway Society Guidelines for the management of tracheal extubation.* Anaesthesia. *2012;67(3):318-340.*

TABLA 45-3	Factores generales de riesgo
Factores de riesgo de la vía aérea	• Vía aérea difícil conocida • Deterioro de la vía aérea (traumatismo, edema, hemorragia) • Acceso restringido a la vía aérea • Obesidad/apnea obstructiva del sueño • Riesgo de broncoaspiración
Factores generales de riesgo	• Cardiovascular • Respiratorio • Neurológico • Metabólico • Necesidades quirúrgicas especiales • Necesidades médicas especiales

basada en la evidencia». Esto ayuda a centrar la atención en el grupo de *alto riesgo* para identificar a los pacientes que requieren una planificación más profunda; sin embargo, sigue siendo importante recordar que se debe tener cuidado con la extubación traqueal, incluso en los pacientes identificados como de bajo riesgo. En la tabla 45-3 se enumeran algunos de los factores de riesgo generales que se destacan en el grupo de alto riesgo durante la extubación.

Preste especial atención a la sección de factores de riesgo de la vía aérea, ya que pueden ser difíciles de identificar antes de la extubación. Además de la irritación laríngea provocada por el tubo traqueal permanente, las intervenciones posteriores a la intubación, como la reanimación extensa con líquidos, pueden haber provocado edema de la vía aérea y podrían aumentar el riesgo de obstrucción de la vía tras la extubación. También debe tenerse en cuenta la evolución prevista de la enfermedad. Por ejemplo, los pacientes con quemaduras o infecciones de tejidos blandos en la cara o el cuello pueden ser más difíciles de reintubar de lo registrado inicialmente.

El fracaso de la extubación suele atribuirse a uno de dos problemas, o a ambos: obstrucción de las vías respiratorias superiores o insuficiencia respiratoria recurrente. La obstrucción de la vía superior, incluido el laringoespasmo, se asocia a dificultad respiratoria e hipoxemia inmediatas. Por otro lado, la insuficiencia respiratoria recurrente, o el deterioro gradual de la capacidad del paciente para respirar por sí mismo sin ayuda, es un problema mucho más frecuente en la UCI. El colapso y la obstrucción inmediatos de las vías respiratorias superiores son más frecuentes en el postoperatorio que en la UCI, pero la insuficiencia respiratoria recurrente sigue siendo la causa más frecuente de la necesidad de reintubar al paciente. En medicina de urgencias, se desconocen las características de los pacientes en los que fracasa la extubación. No obstante, los casos que pueden ser extubables en urgencias, como un paciente intubado para protección de la vía aérea tras una sobredosis, pueden tener riesgo de insuficiencia respiratoria si presentan neumonitis grave por broncoaspiración. Por lo tanto, se debe tener en cuenta el pasado (¿qué llevó a la intubación y qué tan difícil fue?), el presente (¿pueden proteger sus vías respiratorias y mantener el intercambio gaseoso en este momento?) y el futuro (¿tienen riesgo de obstrucción o insuficiencia respiratoria, y qué tan difícil sería la reintubación?).

ESTUDIOS ADICIONALES

En los pacientes con una vía aérea *de alto riesgo*, primero hay que decidir si se debe intentar la extubación en el SU. Si la extubación es factible y prudente después de tener en cuenta las características de alto riesgo del paciente, los antecedentes de intubación y la disponibilidad de equipos y apoyo para la vía aérea difícil, las pruebas adicionales pueden ayudar a garantizar la seguridad suficiente para la extubación. Se puede realizar una prueba de la fuga del manguito para evaluar el riesgo de obstrucción de la vía superior

---

CUADRO 45-1 Prueba de fuga del manguito

- **¿Qué es la prueba de fuga del manguito?** La prueba de fuga del manguito se utiliza para predecir la población que puede presentar un mayor riesgo de estridor postextubación. Es una medición del volumen de salida de aire del manguito, que es igual a la diferencia entre el volumen corriente inspiratorio y el volumen corriente espiratorio medio mientras el manguito alrededor del tubo endotraqueal está desinflado.
- **¿Cómo se realiza?** En la literatura médica se describen diversas metodologías. Lo más habitual es establecer el modo de control de asistencia con volúmenes corriente fijos de 10 a 12 mL/kg. A continuación, se mide el volumen corriente inspiratorio con el manguito inflado. Después, se desinfla el manguito y se suele proceder a un breve período de tos. Tras la resolución de la tos, se administran de cuatro a seis respiraciones y se calcula el valor medio de los tres volúmenes corriente espiratorios más bajos. La diferencia entre el volumen corriente inspiratorio con el manguito inflado y el volumen corriente espiratorio medio con el manguito desinflado sirve para calcular el volumen de fuga del manguito.
- **Aplicación a la práctica:** los volúmenes de fuga del manguito < 130 mL por lo general se aceptan como indicación de ausencia de fuga (prueba positiva) y ponen al paciente en riesgo de estridor postextubación y fracaso de la extubación. Por lo tanto, la ausencia de fuga del manguito debe alertar al responsable de la vía aérea de la posibilidad de complicaciones postextubación y, en consecuencia, debe diseñarse un plan.

---

tras retirar el tubo endotraqueal (**cuadro 45-1**). La prueba de fuga del manguito predice el estridor postextubación en los niños intubados por crup. En los adultos, la fuga por sí sola *no* predice necesariamente el éxito de la extubación, pero puede utilizarse con otros criterios para evaluar la probabilidad de éxito (*véase* la sección «Información basada en la evidencia»).

La fuga del manguito se produce cuando el aire exhalado rodea el tubo endotraqueal (TET) al desinflar el manguito y se exhala a través de la glotis. Puede producirse una fuga del manguito ausente cuando no hay espacio entre el tubo y la mucosa de las vías respiratorias a cualquier nivel, ya sea por un TET de gran tamaño presionando contra la tráquea o por un edema laríngeo en la abertura de la glotis. Evalúe la fuga del manguito en los pacientes de alto riesgo, entre los que se incluyen aquellos con una intubación difícil; los intubados con un TET grande (o uno grande para la estatura); los intubados durante más de 3 días; o las mujeres (tienen más probabilidades de tener un TET grande para su estatura). La ausencia de fuga en el manguito es preocupante por la posibilidad de que aparezca el estridor postextubación y, por lo tanto, de obstrucción de la vía aérea.

En caso de ausencia, las directrices publicadas sugieren administrar una dosis de corticoides, seguida de un intento diferido de extubación. Otra opción es visualizar la vía aérea en busca de edema laríngeo. La vía aérea puede evaluarse mediante laringoscopia directa, videolaringoscopia o nasofaringoscopia. La nasofaringoscopia puede realizarse con un broncoscopio pediátrico o un nasofaringoscopio y la aplicación de un anestésico local por vía nasal (3 a 4 disparos de lidocaína al 4% en aerosol suelen ser suficientes). Si se opta por la nasofaringoscopia, el paciente debe estar sentado y se le debe pedir que flexione el cuello hacia delante («como un pollo») para abrir al máximo el espacio hipofaríngeo y permitir una mejor visualización. El manguito del TET puede desinflarse para evaluar la respiración a su alrededor mediante inspección directa. La videolaringoscopia tiene la ventaja de crear un «modelo mental compartido», ya que los profesionales sanitarios que atienden al paciente también pueden visualizar la vía aérea. Por lo general, se requiere la topicalización de la faringe posterior, incluida la vallécula, tanto para la videolaringoscopia como para la laringoscopia directa. También puede ser necesaria la sedación. La evaluación de la tos también puede completarse mediante un flujo espiratorio máximo. Los valores inferiores a 60 L/min se han asociado a una mayor incidencia de fracaso de la extubación.

PROCESO DE EXTUBACIÓN

Extubación general

La extubación es siempre un procedimiento electivo que debe planificarse y para el que hay que estar preparado. Por lo general, el objetivo debe ser el mantenimiento de la oxigenación y la ventilación, y un plan integral en caso de que se produzca un fracaso de la extubación. El paciente despierto y con respiración espontánea puede lograr varios de los objetivos generales durante la extubación de forma independiente. Puede proteger sus vías respiratorias, mantener la permeabilidad con el tono muscular y facilitar el intercambio gaseoso con la respiración espontánea. Esto es muy diferente al paciente fuertemente sedado. Por este motivo, por lo general se recomienda la extubación en estado de vigilia. Esto es congruente con

TABLA 45-4 **Pasos generales para la extubación**
1. Se cumplen los criterios de extubación (*véase* tabla 45-5)
2. Suministre oxígeno al 100%
3. Aspiración de la vía aérea
4. Inserte el protector de mordida blando
5. Coloque al paciente con la cabeza hacia arriba
6. Desate o retire la cinta el tubo
7. Desinfle el manguito
8. Aplique presión positiva mientras se retira el tubo endotraqueal
9. Realice la transferencia a mascarilla
10. Confirme la ventilación y oxigenación continua

los criterios de extubación destacados en la tabla 45-3. El proceso general de extubación en una situación de *bajo riesgo* sigue el proceso escalonado descrito en la **tabla 45-4**.

Complicaciones

La mayoría de las extubaciones de bajo riesgo se completan sin complicaciones importantes. Sin embargo, la supervisión durante este período de transición de una situación controlada es imperativa porque las lesiones hipóxicas son frecuentes durante este lapso. En la **tabla 45-5** se enumeran las complicaciones que pueden producirse durante la extubación. Un componente del proceso de planificación de la extubación es reducir los factores de riesgo que conducen a complicaciones. Incluso ante un riesgo bajo, hay que ser capaz de manejar las complicaciones de la extubación en caso de que se produzcan (**cuadro 45-2** y **tabla 45-6**).

TABLA 45-5 **Complicaciones de la extubación**
Hipoventilación
Obstrucción de las vías respiratorias superiores
Laringoespasmo (*véase* cuadro 45-2)
Broncoespasmo
Daños en las cuerdas vocales
Edema pulmonar por presión negativa
Aspiración pulmonar
Tos
Alteraciones hemodinámicas (taquicardia, hipertensión, disritmias, síndrome coronario agudo)

CUADRO 45-2 **Laringoespasmo**
• **¿Qué es el laringoespasmo?** El laringoespasmo es una prolongación exagerada del reflejo normal de cierre de la glotis desencadenado por un estímulo mecánico o químico (broncoaspiración, secreciones). • **¿Cuáles son los factores de riesgo?** Los factores de riesgo del laringoespasmo pueden dividirse en factores del paciente o del procedimiento. Los factores del paciente que aumentan el riesgo de laringoespasmo son la edad temprana (niños), el hábito tabáquico y las infecciones respiratorias recientes. Los factores del procedimiento incluyen la manipulación de la vía aérea (intubación/extubación), la estimulación durante el período de transición entre el estado de anestesia profunda/despertar y la presencia de restos en las vías respiratorias (sangre, secreciones). • ***Control:*** el primer paso del tratamiento es reducir los factores de riesgo asociados al laringoespasmo. Esto incluye la aspiración de la vía aérea antes de la extubación y evitar la extubación cuando se pasa del plano de anestesia profunda a la vigilia. En caso de laringoespasmo, es imprescindible un reconocimiento rápido seguido de tratamiento (*véase* tabla 45-6).

TABLA 45-6 Tratamiento del laringoespasmo

1. Pida ayuda
2. Aplique presión positiva continua y administre FiO_2 al 100% en un intento de «romper» el espasmo
3. Maniobra de Larson: coloque los dedos medios detrás de la mandíbula y anterior a la apófisis mastoides. Combínelo con la tracción de la mandíbula
4. Propofol a dosis bajas de 0.25 mg/kg; si persiste, propofol a dosis altas de 1-2 mg/kg
5. Succinilcolina 1 mg/kg i.v. en caso de hipoxia grave con cierre persistente de la vía (si el propofol es ineficaz). Considere atropina 1 mg en caso de bradicardia
6. ¿No hay resolución? Algoritmo para el fracaso de la vía aérea

INSTRUMENTOS COMPLEMENTARIOS PARA LA EXTUBACIÓN

Catéter de intercambio de vía aérea

Los pacientes considerados de *alto riesgo* de fracaso de la extubación pueden requerir personal de apoyo como parte de un plan de la vía aérea. Una técnica habitual es el uso de un catéter de intercambio de vías aéreas (CIVA) para mantener un acceso continuo a las vías respiratorias. Los CIVA son tubos delgados y huecos con un extremo romo situado distalmente. Se suministran con un conector de 15 mm compatible con un circuito respiratorio, así como con un puerto de Luer® para ventilación de alta presión (a chorro) (fig. 45-2). Aunque dejar un CIVA en la tráquea representa una aplicación «extraoficial» de estos dispositivos (se diseñaron originalmente para facilitar el intercambio de los TET), la técnica está respaldada por opiniones de expertos y sociedades científicas cuando se utiliza como se describe a continuación.

Los CIVA de uso más frecuente son los fabricados por Cook Medical (Bloomington, Indiana, www.cookmedical.com). Por lo general, los CIVA de Cook de 11F y 14F sirven para los adultos, se toleran bien en el paciente despierto y son compatibles con TET con diámetros internos superiores a 4 y 5 mm, respectivamente; también se dispone de CIVA de 19F, pero los pacientes despiertos solo los toleran el 50% de las veces. Para todos los CIVA, la tolerancia depende de mantener la punta del equipo por encima de la carina. Por lo tanto, los calibres del CIVA deben alinearse con los del TET. No se requiere lidocaína a través o alrededor del catéter porque no se ha mostrado que aumente la tolerancia al dispositivo. Los pacientes pueden fonar con un CIVA de 11F o 14F colocado. El método para utilizar un CIVA se resume en la **tabla 45-7** y en la **figura 45-3**.

Las complicaciones asociadas a los CIVA incluyen neumotórax, neumoperitoneo, hipoxia durante el manejo de la vía aérea, perforación de la vía inferior y desplazamiento esofágico involuntario que también puede conducir a la perforación. El oxígeno suplementario postextubación debe mantenerse con una mascarilla, cánulas nasales o presión positiva continua en la vía aérea (CPAP, *continuous positive airway pressure*), aunque es posible la insuflación de oxígeno y la ventilación a chorro a través del CIVA. El uso de insuflación de oxígeno y ventilación a chorro a través del CIVA puede complicarse con

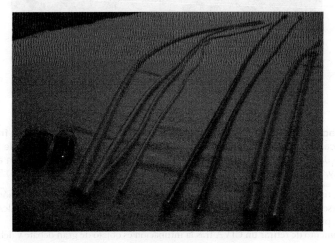

Figura 45-2. Ejemplos de catéteres de intercambio de vías aéreas: catéteres Aintree® y conectores Rapid Fit®.

TABLA 45-7 Catéter de intercambio de vías aéreas (CIVA)

1. Elija un CIVA de 11F o 14F.
2. Decida hasta dónde insertar el CIVA. En caso de duda de que la punta vaya a quedar por encima de la carina, la evaluación de la profundidad del tubo endotraqueal debe completarse con un endoscopio flexible antes de la inserción.
3. NO debe recurrirse a la insuflación de oxígeno a través del catéter salvo en situaciones mortales, llevada a cabo por un experto entrenado en la técnica. Utilice métodos alternativos de oxigenación.
4. Inserte el catéter lubricado a través del tubo endotraqueal hasta una profundidad predeterminada (por lo general, 20-22 cm). Nunca avance contra la resistencia.
5. Realice la aspiración bucofaríngea previa a la extracción.
6. Proceda a la extubación sobre el CIVA manteniéndolo en posición fija.
7. Fije el CIVA en su sitio con cinta adhesiva en el lado de la boca/frente (*véase* fig. 45-3).
8. Haga la transferencia a mascarilla con medición capnográfica para detectar posibles obstrucciones.
9. Etiquete claramente el CIVA para no confundirlo con la sonda nasogástrica.
10. Si fracasa la extubación, reintube sobre el catéter con laringoscopia directa o videoasistida (*véase* tabla 45-8).

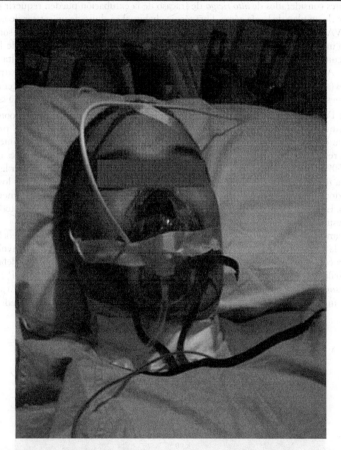

Figura 45-3. **Paciente con catéter de intercambio de vías aéreas pegado a la frente.** Obsérvese el uso de la mascarilla para oxígeno suplementario (reimpresa con autorización de Springer Nature: Duggan LV, Law JA, Murphy MF. Brief review: supplementing oxygen through an airway exchange catheter: efficacy, complications, and recommendations. *Can J Anesth.* 2011;58(6):560-568).

barotraumatismos potencialmente mortales y debe evitarse excepto en una situación de «no se puede intubar, no se puede oxigenar» (NINO). Si esto ocurre, es preferible utilizar caudales bajos (1-2 L/min) mientras se prepara el cuello para el acceso quirúrgico a la vía aérea.

El momento de retirar un CIVA tras la intubación es objeto de gran debate y debe individualizarse en función de la reserva respiratoria del paciente, la posibilidad de reintubación difícil y la evolución clínica. Pueden dejarse en la vía aérea durante 24 h o más.

La reintubación sobre un CIVA se realiza con videolaringoscopio, ya que tiene una mayor tasa de éxito en el primer intento en comparación con la laringoscopia directa. La colocación de un tubo endotraqueal sobre un CIVA *sin* laringoscopio, ya sea videoasistido o directo, se asocia a una tasa elevada de fracaso, incluido el desprendimiento del catéter.

El paciente debe estar en posición semisentada para permitir que los tejidos blandos se separen de la glotis. La aspiración es útil antes y durante la reintubación y debe ser de fácil acceso. La cabeza del paciente debe estar extendida si es posible. El operador debe situarse por encima de la cabecera de la cama, ya sea sobre taburetes o sobre la base de la cama (de este modo también se atrae la atención de todos los presentes). La reintubación puede hacerse con solo topicalización, sedación o inducción completa. La dexmedetomidina puede ser un complemento útil, especialmente en el paciente agitado. En la **tabla 45-8** se destaca una secuencia para el uso de CIVA para asegurar de nuevo la vía aérea. Al igual que el abordaje de la intubación, es imprescindible contar con un plan bien trazado en caso de fracaso.

Debe elegirse un tamaño de TET que «abrace» los lados del CIVA. En otras palabras, este es un momento para la oxigenación, no para preferir un TET más grande. La proximidad entre las paredes laterales del CIVA y la pared interna del TET marcará la diferencia entre el éxito y el fracaso de esta técnica. Si hay un espacio importante entre ellos, las estructuras glóticas pueden quedar «colgadas» en este espacio, impidiendo el paso del TET y posiblemente desalojando el CIVA. Las soluciones a este problema incluyen elegir un tamaño de TET más pequeño o «aumentar» el tamaño del CIVA con un catéter Aintree® (**fig. 45-4**).

Al llegar a la glotis con el TET, girarlo en sentido antihorario facilitará su paso. El borde anterior del TET está en su lado derecho, y esto lo alejará de las estructuras glóticas de este último lado. Las pequeñas maniobras como las descritas anteriormente aumentarán la tasa de éxito de la reintubación respecto al CIVA. Por último, como cualquier otro procedimiento, el uso del CIVA como parte de un

TABLA 45-8 CIVA para reintubación (algoritmo de la Difficult Airway Society)
1. Posición del paciente: sentado lo más posible; bucofaringe e hipofaringe aspiradas.
2. Aplique oxígeno al 100% con CPAP mediante mascarilla o aplique una cánula nasal de alto flujo.
3. Seleccione un tubo endotraqueal pequeño con punta roma blanda.
4. Administre anestesia o topicalización según la indicación.
5. Utilice la laringoscopia directa o indirecta para retraer la lengua y encarrilar el tubo endotraqueal (con el bisel orientado hacia delante) sobre el CIVA.
6. Confirme la posición del tubo con capnografía si el tiempo lo permite.

CIVA: catéter de intercambio de vías aéreas; CPAP: presión positiva continua en la vía aérea.

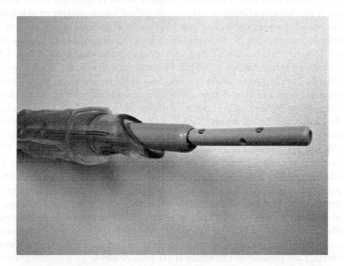

Figura 45-4. Catéter de intercambio de vías aéreas (CIVA) de 11F enfundado en catéter Aintree® de 19F para ayudar a evitar que los tejidos blandos se enganchen entre el CIVA y el tubo endotraqueal (de Law JA, Duggan LV. Extubation guidelines: anaesthetists' use of airway exchange catheters. *Anaesthesia*. 2012;67(8):918-919).

plan de extubación por etapas requiere cierta experiencia y práctica. Los autores recomiendan invitar a colegas de anestesia o UCI con experiencia en el uso de estos dispositivos para el consultorio hasta que el médico se sienta cómodo.

VENTILACIÓN NO INVASIVA Y OXÍGENO NASAL DE ALTO FLUJO

Se ha evaluado la extubación con ventilación no invasiva (VNI) en la población adulta de la UCI como un complemento útil en pacientes con mayor riesgo de fracaso, sobre todo con enfermedad pulmonar obstructiva crónica (EPOC), obesidad y características de alto riesgo de fracaso de la extubación (*véase* la sección «Información basada en la evidencia»). Se recomienda la aplicación inmediata de presión positiva binivel en la vía aérea (BiPAP, *bilevel positive airway pressure*) tras la extubación, con una presión positiva inspiratoria inicial en la vía aérea de 8 a 16 cmH_2O y una presión positiva espiratoria en la vía aérea de 4 a 6 cmH_2O. A continuación, se ajustan los parámetros en función de la PaO_2 y la $PaCO_2$. Si se utiliza, se requiere un mínimo de 24 h para conferir el beneficio. Aún se desconoce si la aplicación a corto plazo de ventilación nasal con presión positiva intermitente como complemento para la extubación en urgencias da lugar a una disminución de las tasas de fracaso. No obstante, debido a los beneficios generales mostrados en la población de la UCI, y los beneficios postoperatorios para la apnea obstructiva del sueño y los pacientes con obesidad, la extubación con BiPAP debe contemplarse como parte del plan de la vía aérea cuando esté clínicamente indicado.

Los estudios han mostrado que el oxígeno nasal de alto flujo aplicado después de la extubación puede reducir las tasas de reintubación en los pacientes de la UCI con bajo riesgo de fracaso de la extubación; este abordaje puede considerarse cuando esté indicado (*véase* la sección «Información basada en la evidencia»).

SEDACIÓN DURANTE LA EXTUBACIÓN

La intubación y la ventilación con presión positiva pueden resultar incómodas para los pacientes, lo que provoca una disincronía del ventilador y posibles problemas de seguridad para el paciente y el personal sanitario (y la necesidad de sujeción física o sedación). El objetivo durante la extubación es conseguir un paciente tranquilo y colaborador que pueda seguir órdenes y satisfacer sus propias necesidades respiratorias. La sedación postextubación debe considerarse cuidadosamente, sopesando diversos factores como la agitación y el delírium del paciente, las características de alto riesgo y el acceso a los fármacos adecuados. Si se requiere sedación, se deben utilizar fármacos que faciliten el cumplimiento del paciente pero que tengan un efecto mínimo sobre el impulso ventilatorio y los reflejos protectores de la vía aérea. Se ha observado que la dexmedetomidina es útil para el tratamiento de la agitación y el delírium postextubación y, a diferencia de muchos otros fármacos sedantes, no influye negativamente en el impulso respiratorio.

En el caso clínico presentado al principio del capítulo, el paciente era capaz de seguir órdenes pero se agitaba de forma intermitente. Se inició una infusión de dexmedetomidina 1 µg/kg por hora durante la primera hora, disminuyendo después a 0.5 µg/kg por hora para facilitar la cooperación. El paciente estaba sentado y se aspiraron la bucofaringe y el TET. Presentó fuga en el manguito con una evaluación cuantitativa > 130 mL. Tras la topicalización con lidocaína al 4% en aerosol, se llevó a cabo una videolaringoscopia con gentileza para evaluar el grado de inflamación de los tejidos blandos de las vías respiratorias superiores. Se pidió al paciente que respirara varias veces para evaluar el movimiento de los tejidos blandos de la vía superior. Se colocó un CIVA de 14F a través del TET, alineándolo con las marcas del tubo. Se tuvo cuidado de que no avanzara demasiado en la vía aérea y pudiera afectar a la carina.

El CIVA se pegó a la mascarilla de oxígeno. El paciente pudo hablar con el CIVA colocado. Se observó al paciente durante 4 h con el CIVA puesto, tal como puede verse en la fotografía de otro paciente en la figura 45-3. No se produjeron signos de colapso de las vías respiratorias superiores y el paciente no mostró signos de insuficiencia respiratoria. El CIVA fue retirado sin incidentes.

El desarrollo de un abordaje para extubar a los pacientes en urgencias puede convertirse en una parte cada vez más importante de la práctica y puede ayudar a evitar la perpetuación innecesaria de la ventilación mecánica y, por lo tanto, reducir los daños asociados. Esto puede ayudar a optimizar la utilización de los recursos, algo especialmente importante cuando la capacidad de la UCI está bajo presión y la demanda supera a la oferta. La capacidad de identificar la vía aérea *de alto riesgo* y planificar como corresponde es imprescindible. Tener por escrito los criterios para hacer una extubación segura puede ayudar a todos los profesionales sanitarios a utilizar un lenguaje común para la planificación y evaluación de la extubación. Sentirse cómodo con los instrumentos complementarios de la extubación, incluidos los CIVA y la transición de la extubación a la VNI inmediata, es una habilidad que vale la pena tener en el repertorio.

INFORMACIÓN BASADA EN LA EVIDENCIA

¿Qué hace que un paciente sea de alto riesgo para ser extubado y existen pruebas para guiar una extubación segura en los pacientes de urgencias?

En el NAP4 se observó que casi un tercio de las complicaciones importantes de la vía aérea notificadas se producían en el momento de la extubación.[1] No se cuenta con estudios de calidad en el SU sobre este tema. Muchas de nuestras recomendaciones se extrapolan de la literatura sobre el período perioperatorio.[2,3] El análisis de la base de datos *Closed Claims Project* de la American Society of Anesthesiology mostró que el 24% de los casos con resultado de muerte o muerte cerebral se produjeron en el momento de la extubación.[4] Los criterios aceptados para la extubación en la literatura sobre anestesia incluyen la resolución del proceso de la enfermedad subyacente, grados apropiados de alerta, impulso intrínseco adecuado del ventilador, secreciones mínimas y una saturación de oxígeno > 92% con respiración espontánea.[5-7] Un estudio piloto en pacientes traumatizados mostró que el uso de una lista de verificación de la extubación disminuía la tasa de fracaso de este procedimiento.[8] Entre los pacientes de alto riesgo se incluyen aquellos con vía aérea difícil conocida, obesidad, oxigenación deteriorada y fisiología y reserva cardiovascular deficientes. El fracaso de la extubación suele ser el resultado de una obstrucción y laringoespasmo periextubación o de una insuficiencia respiratoria hipóxica progresiva; esta última es más frecuente en la UCI.[9] Los pacientes que presentan características de alto riesgo deben permanecer intubados o someterse a extubación con apoyo especializado de anestesia u otorrinolaringología.[10]

¿Qué significa que haya una fuga en el manguito?

La *fuga en el manguito* es la diferencia entre el volumen corriente inspiratorio y el volumen corriente espiratorio medio mientras el manguito alrededor del TET está desinflado. La ausencia de una fuga adecuada del manguito (prueba positiva) se define de forma variable en la literatura médica, pero una diferencia de volumen < 110 a 130 mL se considera un resultado positivo. En un metaanálisis reciente de nueve estudios que evaluaron la prueba de fuga del manguito (ausencia de fuga adecuada) como indicador de obstrucción de la vía aérea tras la intubación, los pacientes con una prueba positiva tenían cuatro veces más probabilidades de presentar obstrucción de la vía aérea. La sensibilidad agrupada fue del 63%, con una especificidad del 86%.[11] Además, los flujos inspiratorios máximos < 60 L/min se han asociado a una mayor incidencia de fracaso de la extubación.[12]

¿Cuál es el papel de los catéteres de intercambio de vías aéreas durante la extubación?

Se ha constatado que los CIVA aumentan la tasa de éxito del primer paso en los pacientes con vías aéreas difíciles conocidas o sospechadas que requieren reintubación. Mort y cols.[13] hallaron una tasa global de éxito de la reintubación sobre un CIVA del 92%, con un 87% en el primer intento. Se ha observado que el uso de catéter es bien tolerado por los pacientes despiertos, si no tocan la carina sensible.[13,14] La insuflación de oxígeno y la ventilación a chorro a través de los CIVA pueden complicarse por barotrauma y deben evitarse salvo en situaciones de NINO. Se recomienda usar flujos de oxígeno bajos, de 1 a 2 L/min.[15] La intubación sobre un CIVA debe realizarse con videolaringoscopio, ya que ofrece las mayores probabilidades de éxito en el primer intento.[13]

¿Debe utilizarse ventilación con presión positiva no invasiva u oxígeno nasal de alto flujo tras la extubación?

Existen pruebas de que la extubación con VNI ayuda a reducir la tasa de reintubación, la mortalidad en la UCI y la duración de la estancia en la UCI.[16] Esto es más beneficioso en los pacientes con EPOC, insuficiencia cardíaca, trastornos respiratorios crónicos y en aquellos identificados con alto riesgo de fracaso de la extubación por insuficiencia respiratoria.[16-18] La duración de la aplicación de la BiPAP que ha mostrado ser de mayor beneficio para reducir la tasa de reintubación ha oscilado entre 24 y 48 h. En los pacientes con obesidad, se ha constatado que la extubación con CPAP tras la anestesia general o en la sala de recuperación disminuye la incidencia de complicaciones respiratorias postoperatorias.[19] Para los pacientes con apnea obstructiva del sueño, la American Society of Anesthesiology ha recomendado el uso continuo de CPAP o BiPAP en el postoperatorio.[20] La cánula nasal de alto flujo aplicada tras la extubación puede reducir las tasas de reintubación en los pacientes de la UCI con bajo riesgo de fracaso de la extubación y es una alternativa a la VNIPP.[21,22]

¿Qué ocurre con los pacientes que son extubados en urgencias?

Los datos sobre las extubaciones en urgencias son escasos. En una reciente revisión retrospectiva de 4 años de datos observacionales de un centro médico académico para casos agudos, 202 pacientes fueron extubados en urgencias. Las intubaciones se realizaron por protección de la vía aérea (30%), esofagogastroduodenoscopia (28%), intoxicación/ingesta (17.3%), insuficiencia respiratoria (14%), convulsiones (7%) y otros (4%). El intervalo promedio desde la llegada al SU hasta la extubación fue de 9 h. Casi un tercio fueron extubaciones «compasivas». Del resto de pacientes extubados en esta UCI-SU (*n* = 142,

70%), cero fallecieron, el 61% ingresaron en unidades médico-quirúrgicas, el 10% ingresaron en cuidados intensivos y el 28% pudieron ser dados de alta a su domicilio desde el SU.[23]

Referencias

1. Cook TM, Woodall N, Frerk C; Fourth National Audit Project. Major complications of airway management in the UK: results of the Fourth National Audit Project of the Royal College of Anaesthetists and the Difficult Airway Society. Part 1: anaesthesia. *Br J Anaesth*. 2011;106(5):617-631.

2. Popat M, Mitchell V, Dravid R, et al. Difficult Airway Society Guidelines for the management of tracheal extubation. *Anaesthesia*. 2012;67(3):318-340.

3. Law JA, Duggan LV, Asselin M, et al. Canadian Airway Focus Group updated consensus-based recommendations for management of the difficult airway: Part 2. Planning and implementing safe management of the patient with an anticipated difficult airway. *Can J Anaesth*. 2021;8:1-32. Epub ahead of print.

4. Joffe AM, Aziz MF, Posner KL, et al. Management of difficult tracheal intubation: a closed claims analysis. *Anesthesiology*. 2019;131(4):818-829.

5. Murphy C, Wong DT. Airway management and oxygenation in obese patients. *Can J Anesth*. 2013;60(9):929-945.

6. Strauss RA. Management of the difficult airway. *Atlas Oral Maxillofac Surg Clin NA*. 2010;18(1):11-28.

7. Gray SH, Ross JA, Green RS. How to safely extubate a patient in the emergency department: a user's guide to critical care. *Can J Emerg Med*. 2013;15(5):303-306.

8. Howie WO, Dutton RP. Implementation of an evidence-based extubation checklist to reduce extubation failure in patients with trauma: a pilot study. *AANA J*. 2012;80(3):179-184.

9. Thille AW, Boissier F, Ben Ghezala H, et al. Risk factors for and prediction by caregivers of extubation failure in ICU patients. *Crit Care Med*. 2014;(8):1.

10. Cavallone LF, Vannucci A. Extubation of the difficult airway and extubation failure. *Anesth Analg*. 2013;116(2):368-383.

11. Ochoa ME, Marin Mdel C, Frutos-Vivar F, et al. Cuff-leak test for the diagnosis of upper airway obstruction in adults: a systematic review and meta-analysis. *Intensive Care Med*. 2009;35(7): 1171-1179.

12. Su WL, Chen YH, Chen CW, et al. Involuntary cough strength and extubation outcomes for patients in an ICU. *Chest*. 2010;137(4):777-782.

13. Mort TC. Continuous airway access for the difficult extubation: the efficacy of the airway exchange catheter. *Anesth Analg*. 2007;105(5):1357-1362.

14. Cooper RM, McCarthy S, Urdaneta F. Tolerability of the cook staged extubation wire. *Anaesthesia*. 2018;73:1169.

15. Duggan LV, Law JA, Murphy MF. Brief review: supplementing oxygen through an airway exchange catheter: efficacy, complications, and recommendations. *Can J Anesth*. 2011;58(6):560-568.

16. Bajaj A, Rathor P, Sehgal V, et al. Efficacy of noninvasive ventilation after planned extubation: a systematic review and meta-analysis of randomized controlled trials. *Hear Lung J Acute Crit Care*. 2015;44(2):1-8.

17. Ferrer M, Valencia M, Nicolas JM, et al. Early noninvasive ventilation averts extubation failure in patients at risk: a randomized trial. *Am J Respir Crit Care Med*. 2006;173(2):164-170.

18. Ferrer M, Sellarés J, Valencia M, et al. Non-invasive ventilation after extubation in hypercapnic patients with chronic respiratory disorders: randomised controlled trial. *Lancet*. 2009;374(9695):1082-1088.

19. Neligan PJ, Malhotra G, Fraser M, et al. Continuous positive airway pressure via the Boussignac system immediately after extubation improves lung function in morbidly obese patients with obstructive sleep apnea undergoing laparoscopic bariatric surgery. *Anesthesiology*. 2009;110(4): 878-884.

20. American Society of Anesthesiologists Task Force on Perioperative Management of patients with obstructive sleep apnea. Practice guidelines for the perioperative management of patients with obstructive sleep apnea. *Anesthesiology*. 2014;120(2):268-286.

21. Hernández G, Vaquero C, González P, et al. Effect of postextubation high-flow nasal cannula vs conventional oxygen therapy on reintubation in low-risk patients: a randomized clinical trial. *JAMA*. 2016;315(13):1354-1361.

22. Maggiore SM, Idone FA, Vaschetto R, et al. Nasal high-flow versus venturi mask oxygen therapy after extubation. Effects on oxygenation, comfort, and clinical outcome. *Am J Respir Crit Care Med*. 2014;190:282.

23. Haas NL, Larabell P, Schaeffer W, et al. Descriptive analysis of extubations performed in an emergency department-based intensive care unit. *West J Emerg Med*. 2020;21(3):532-537.

Índice alfabético de materias

Nota: *los folios seguidos de una «f» indican figuras; los que vienen después de una «t», tablas, y los seguidos de una «c», cuadros.*